瓷贴面
Laminate veneers

20例非常规经典案例解析

RECIPES FOR SMILE DESIGN

20

ⓆQ QUINTESSENCE PUBLISHING

Berlin | Chicago | Tokyo
Barcelona | London | Milan | Mexico City | Moscow | Paris | Prague | Seoul | Warsaw
Beijing | Istanbul | Sao Paulo | Zagreb

（法）斯蒂芬·库比（Stefen Koubi） 主编　　郑妍华　周　锐　于立明　主译

瓷贴面
Laminate veneers
20例非常规经典案例解析

RECIPES FOR SMILE DESIGN

20

北方联合出版传媒（集团）股份有限公司
辽宁科学技术出版社
沈 阳

图文编辑

杨 帆 刘 娜 张 浩 刘玉卿 肖 艳 刘 菲 康 鹤 王静雅 纪凤薇 杨 洋

©2022，辽宁科学技术出版社。
著作权合同登记号：06–2022第99号。

图书在版编目（CIP）数据

瓷贴面：20例非常规经典案例解析 /（法）斯蒂芬·库比（Stefen Koubi）
主编；郑妍华，周锐，于立明主译.—沈阳：辽宁科学技术出版社，2022.8
ISBN 978-7-5591-2555-2

Ⅰ.①瓷…　Ⅱ.①斯…②郑…③周…④于…　Ⅲ.①牙—美容术—医
案　Ⅳ.①R783

中国版本图书馆CIP数据核字（2022）第096050号

出版发行：辽宁科学技术出版社
　　　　　（地址：沈阳市和平区十一纬路25号　邮编：110003）
印 刷 者：凸版艺彩（东莞）印刷有限公司
经 销 者：各地新华书店
幅面尺寸：285mm×210mm
印　　张：44
插　　页：4
字　　数：800千字
出版时间：2022年8月第1版
印刷时间：2022年8月第1次印刷
策划编辑：陈 刚
责任编辑：金 烁　杨晓宇
封面设计：袁 舒
版式设计：袁 舒
责任校对：李 霞

书　　号：ISBN 978-7-5591-2555-2
定　　价：698.00元

投稿热线：024-23280336
邮购热线：024-23280336
E-mail:cyclonechen@126.com
http://www.lnkj.com.cn

主编简介
Editors

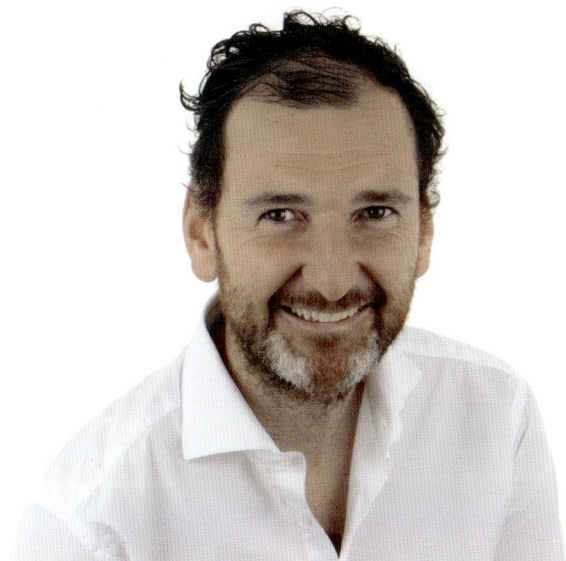

斯蒂芬·库比（Stefen Koubi）

1998年，毕业于法国马赛大学。

自2008年起担任法国马赛大学牙科修复系的副教授，并于2011年获得博士学位。

在马赛和巴黎私人诊所开业。

主要研究领域和兴趣方向是以美观与功能改善（牙列损耗）为导向的美学修复重建。

曾多次受邀到权威牙科美学协会及组织进行讲座。同时，他还是很多牙科院校美学课程的客座教授。

2012年，被马赛大学的学生评选为"年度最佳教师"，并在同年获得"法国最佳讲师"的称号。

自2012年起加入"Style Italiano"牙科专业社群，在社群中担任"间接修复"版块的负责人。

2013年，成立"L'Institut de la FACETTE"私人培训中心。培训中心主要开展牙列损耗和美学修复重建的相关课程。

他以作者或联合作者的身份参与发表了多篇与牙科美学相关的科研和临床文献。

推荐序一

Foreword

在过去的几十年间，由于牙科领域的技术和创新突飞猛进，仿生美学修复才有了在临床实现的可能。患者对美学改善的诉求和期待也因而逐渐提高，他们希望修复体能有理想天然牙之形态、颜色、表面纹理和生理功能。所以，这就要求我们去观察和模拟天然牙的所有特性，从美学到功能、形态和组织结构。

其中，全瓷贴面（PLVs）可以说是微创美学修复在临床这几十年来成功发展的典范。如果预备体设计和粘接流程都合理、正确，那么PLVs不仅是美学修复领域中美观效果最接近天然的人工（或数字化）修复体，同时也是医生提高患者口腔咬合功能的有效方式。

对于大部分临床医生而言，牙科美学的知识和信息更新速度快且范围广。换言之，传统的牙科培训教育已经无法跟上这些变化。大量涌现的各种技术和材料可能在一开始会令人应接不暇甚至感到有压力。但事实上，这些庞杂的知识信息如果经过得当的归整和系统化，那么其实是很容易掌握及应对的。而这就是库比医生在准备编写此书时所接受的挑战了：全书以贴面为主线，涵盖了几乎所有的临床情况和条件；以一种临床视角来阐述之余在内容上又要易懂而实用。本书旨在帮助牙齿美学修复医生解决由牙列不齐、牙齿颜色或形态原因引起的美观问题——也就是，改善微笑美观且提高功能和咬合。

要解决任何一个微笑美观的问题，都需要医生先充分收集诊断信息，然后制订治疗方案，选择修复体类型和材料。临床的操作按步骤流程有序开展，并以熟练掌握技术方法和某类修复材料的特定用法为前提。

临床医生无论面临何种美学挑战，都可以遵循这样的治疗过程并对治疗结果胸有成竹。

我与库比医生私下相识已有20余年，他一

直是牙科学领域的领军人物。在本书中，他结合自己的学术背景与临床经验，分享了PLVs在各种临床条件下的应用方法，以及相应的优点和缺点。过去这些年，他研究和评估了多种新材料和新技术，我对他的临床判断相当有信心。本书分享的是他多年累积并经过进一步打磨的知识体系，适合我们在日常遇到的大多数临床情况。这也是我认为本书对临床医生尤为有参考价值的原因，无论你是独立完成牙科诊疗还是作为治疗团队的一员参与。

本书内容丰富，涵盖几乎所有当下的焦点话题。比如，单颗牙贴面的修复治疗、牙体制备技术、修复材料的选择、微创修复的技术要点，以及牙体极微量制备或不制备的贴面修复、粘接流程，还有牙列损耗的全口修复重建。或简言之，本书内容是为各种不同的临床情况和条件提供了治疗与解决方法。

就像库比医生在本书中把牙科学领域的最新技术和工具应用在了临床的美学修复，本书的制作设计同样也结合了时下新颖的增强现实技术（AR）。读者通过手机或其他移动设备扫描书中的部分配图即可观看到相应的操作视频。

我希望本书能为临床医生提供必要的专业知识和最新的美学修复流程，并且能很好地融入医生日常的临床工作。另外，本书内容也有助于培养医生在执行治疗计划前形成客观的临床观察、分析和决策的能力水平。

相信读者一定会注意到，全书整体的篇章排序井然有序，每个章节的文字内容也都非常简洁、清晰，并且配有大量图片。这些图片都能向我们恰如其分地展示出库比医生是如何选择和使用各种修复材料的。

当然，我受邀写序不仅是因为这是一本值得一读的专业好书，而且也是出于我个人十分佩服库比医生及其卓越的才华。

库比医生在相当繁忙的临床工作之余，花时间和精力做内容编写、记录、整理和编排的工作。库比医生以他的视角和方式，在短短的时间内，不仅引领了法国的牙科美学领域，还推动了全世界牙科学的发展。

祝你在阅读中能有所启发和收获。

Galip Gürel

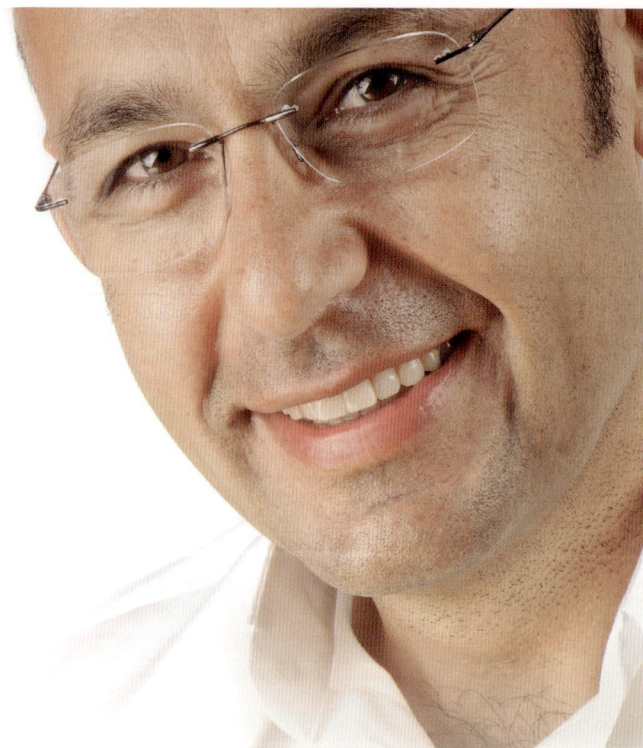

推荐序二
Foreword

如你翻阅本书之所见，当代的修复治疗能够实现的美学和功能改善已经达到了前所未有的高度。这其中当然有牙医在临床操作上的精进和提高，但不得不说在一开始是研究学者、科学家和技术专家共同推动了学科变革。他们在近几十年间一直努力，不断创新和促进新一代牙科材料的发展，而这才是牙科修复学方法和技术革命真正的起源。因此，在介绍本书之前，我们很有必要先来回顾这场变革的前期蓄势阶段。我作为临床医生和牙科教师，有幸地目睹和经历了这段特殊岁月。

当时的牙科学领域正处在临床、科研和教育的发展繁盛时期，百家争鸣且充满了无数的变化与可能。这对当代牙科学的形成，极具深远意义和影响。

回望过去，最早可以追溯到20世纪60年代。先有学者发现了牙釉质能实现真正意义上的化学性粘接。毋庸置疑，这是最早提出和支持粘接牙科学这一理念的先驱。接下来，制造商们就要面临前所未有的重大挑战了，为尽快跟上临床需求，他们必须尽快组建新的研发团队生产牙体粘接产品和制订操作流程。在随后很短的时间内，临床就实现了牙釉质粘接，这极大改善了复合树脂修复的临床结果。但对于牙本质来说，粘接发展要比牙釉质粘接至少晚了15年时间。

从此之后，人们就开始以一种全新的视角思考牙体修复治疗的粘接了。同时，学术和临床也出现了广泛的讨论及很多焦点话题。它们都从力学和生物学角度推翻了过去的传统教条，不仅如此，正如你在本书所见，美学水平也达到了前所未有的高度，更好地为患者解决美观诉求。在过去，医生就已经意识到为了修复体的机械固位会损失较多的牙体组织，所以

新粘接技术和理念的出现，他们经历较短的时间就接受了，并在临床明显减少了牙体的制备量。新粘接技术的出现，无疑极大颠覆了传统的修复学及其拥护者的认知。传统观点认为，牙本质未经垫底绝对不能直接酸蚀或经受树脂单体渗透，否则会产生严重的牙体毒性反应。然而，新的观点和研究结论认为，活髓牙经过制备后是有必要进行化学粘接操作的，而且应当作为操作规范在临床普遍推行。

粘接操作所形成的混合层能保护牙本质以及保证修复体的粘接预后。此时我作为学院的教师就不得不在短时间内调整相应的教学内容，向我的学生和同行们解释为什么牙本质酸蚀昨天还被质疑，今天却成为推荐的必要步骤……树脂单体在过去明明还被认为对未封闭的牙本质有毒性作用，以及在过去我们接受的指导是修复操作之前要保证窝洞内绝对干燥，

但现在却建议医生对窝洞进行湿粘接。

粘接技术和理念的发展变革，还大大提高了贴面在临床的成功率。说到贴面，这又是另一段历史了。这种修复体构想的萌芽起自20世纪70年代的美国，当时以甲基丙烯酸甲酯的预成品通过复合树脂粘固在口内的牙齿上。随后在美国就掀起了一阵潮流和热捧，甚至还出现了一些只接诊贴面修复的专科诊所（以及铺天盖地的广告宣传），宣称以一次就诊就能改善患者的微笑美观。

当然，那时候的贴面效果远远不及当今我们追求的个性化和天然美学。首先，它所体现的是一种对美的刻板印象，结果千篇一律而且不可避免地出现了牙体过突或体积过大。其次，由于两种树脂材料不同属性导致脱落失败频发。第二代的甲基丙烯酸树脂贴面则是由技师在工作模型上制作完成。这代贴面在美观方面有了提升，但是粘接的失败风险并没有降低。欧洲国家的人往往认为这种典型的"美国式微笑面容"太过亮白，极不自然，因此他们并没有对贴面那么趋之若鹜，但贴面这种修

复构想却被大多数人接受了。相比于甲基丙烯酸树脂，许多临床技术娴熟的医生更喜欢使用复合树脂材料。他们会先在牙面做酸蚀处理，然后明智地选择合适颜色的树脂在牙面分多次堆塑，有些情况下还真的取得了成功的治疗结果。但还有些人则认为，在牙体唇面直接薄薄地堆塑一层树脂贴面，这项技术不可控因素太多，可重复性差。所以，他们首先在控制深度的前提下完成临床的牙体制备，确定清晰的预备体终止线；然后取模并交由技工室制作贴面。当时有些全瓷技师的能力和技术水平高超，采用铂箔技术制作菲薄的长石瓷贴面粘接在牙体唇面。随后，这项技术又由耐火代型技术所替代。在20世纪90年代，牙釉质-牙本质粘接系统的发展又有了重大突破，组织生物学风险得到进一步减少，同时预备体形态也更能符合贴面的机械性抗力需求。比如说，建议贴面覆盖切端，邻面向腭侧覆盖过接触区。这样一来，还能增加瓷贴面的修复空间，让技师有充分的余地构建贴面的解剖形态以及瓷层堆塑，从而取得更满意的美学效果。

但是学科的发展并不止步于此，"最好的永远尚未到来"。随着人们对容貌外形的追求逐渐成为一种趋势，牙科美学的发展需求也显得越发紧迫。到了21世纪，一种新型的全瓷材料问世。从粘接可靠性和生物学角度来看，这类材料又有了进一步突破。不仅粘接强度提高了，而且机械性抗力也更可靠、光学表现也更佳。光学表现的提升主要得益于材料优异的透光性和近乎天然的颜色。

提到库比医生，他的职业生涯简单来说就是：一个很有天赋的孩子在人生早期就确立了自己的志向；在学生时期他就明显展现出了个人魅力、健谈和热忱；进入临床工作，他很快获得了业内的瞩目与成功。即使面对复杂案例，他凭借着自信与娴熟技术也得到了很多患者的信赖。

由于受到身边老师的熏陶和影响，库比医生发现法国马赛大学牙学院在当时处于学科发展浪潮的前沿，尤其是粘接学变革。马赛大学牙学院主张的是一种更遵循天然的治疗理念和方法［即日后出现的"仿生牙科学

（biomimetics）"］。毫无疑问，这个极具前景的主张以及对美学的热忱就是库比医生内心矢志不渝地在专业上践行之初心。在巴黎担任住院医师的3年也令他在临床上日趋成熟。

重点是，他发现了自己对于牙科教学的兴趣。他深受牙科院校高年级学生的喜爱和信任……那些孩子至今对他还念念不忘！有些学生在完成学业后在临床继续传承库比医生之所教。而我们的库比医生，则始终保有他对学科的热忱与活力继续前行。除了在巴黎和马赛私人诊所开业之外，他又开启了全新的职场角色，先是担任学校助教，后来又成为资深讲师。无论从其天赋还是自我驱动来说，这条职业生涯发展道路都是顺应了他的特质。他通过发表文章和举办讲课，逐渐

成为当下学科领域内的佼佼者。在2012年，库比医生成立了自己的牙科美学培训中心。他每年在培训中心至少有6次讲课，部分是英语授课，课程时间从3天到1周都有，内容包括实操和现场演示。库比医生一直醉心于牙科的教育事业。他在继续教育的课程上无私分享了他高水准的临床工作以及严谨规范的诊所条件，针对复杂治疗来说，这些无疑都是良好的基石。目前，他的课程受到了非常多来自全世界的热情反响和邀约。

最后，希望这本佳作能带给你美好的阅读体验。

Jean–Louis Brouillet

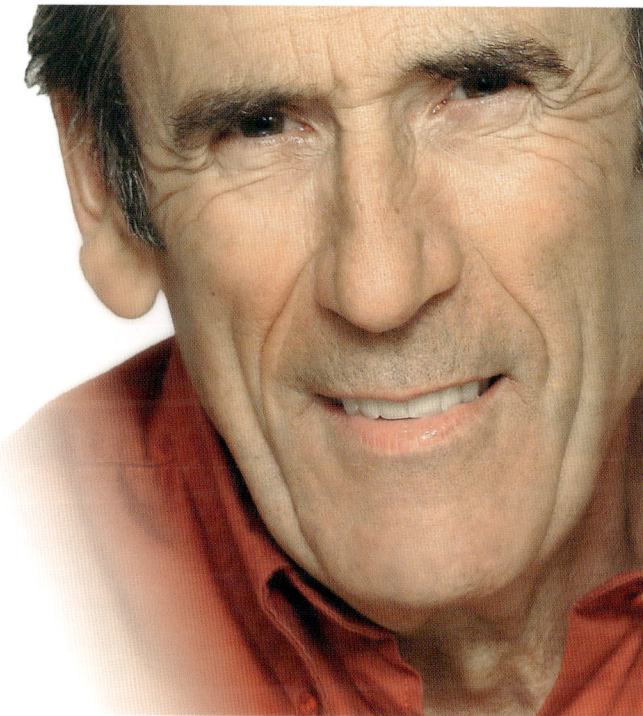

前言
Preface

由临床医生所写的书通常凝聚着他或她全部的牙科背景和工作经验、成长的得与失，甚至是个人视角下的牙科学缩影。

在法国马赛大学牙科修复系执教的这15年经历，让我形成了严谨和科学的教育理念与态度。

而在诊所从事临床工作的这20年，又让我深刻体会到临床治疗的复杂多样性，必须以谦卑好学之心面对日常工作的种种挑战，并思考如何更好地与患者沟通和交流，也让我感受到私人诊所开业不得不面对的经济压力，但最重要的是我有机会在临床精进和实践新的治疗理念。

通过与优秀的牙科技师合作，让我见识到他们不仅在专业上充满热忱与敬业，而且为人谦卑并且才华横溢。诚挚感谢Wilfrid Pertot，在我职业生涯之初我们就一起合作了；感谢Gérald Ubassy，让我有机会接触到美学的极致巅峰，领略到天然牙的无数细节之美；感谢Hilal Kuday，他独特的艺术天赋和诠释技能，让我在操作技术上有精进的可能和空间。在与他们合作的过程中，我感受到思想碰撞的火花以及他们的敬业精神，这样的经历弥足珍贵。这本书也是"你们"的工作结晶。

近10年，在世界范围内的巡讲经历，让我结识了很多优秀的同仁，并有幸成为现在的挚友；也让我意识到在不同国家和地区，新生代的临床医生对教育和学习有不同的需求；让我有机会向他人学习，增长见识，从而丰富我的讲课内容，更好地与同行、友人分享。

加入线上规模最大的牙科专业社群（www.styleitaliano.org），不仅让我拥有了第二个"家"，也让我有机会深入了解日常牙科工作中各种亟待解决的困难和问题。具体地说，就是要在日常工作中体现符合美学、操作简便、有可重复性和可预期性的牙科学。这也是当代牙科学的四大基石和先决要求，指导牙医得到高品质的治疗结果。

我的父亲是一位牙医和教师，这让我在孩提时就有机会充分接触并沉浸于粘接牙科学之世界。有幸遇到我的专业导师（比如，Jean-Louis Brouillet和André Jean Faucher），是他们指引我不断前行。要知道，在当时牙科学还属于一门非常前沿的学科。本书也可以说凝集着他们的智慧与贡献，是一种传承与继承。

尤其要提及Bernard Touati，他不仅是牙科美学的开拓者，也是首位在国际范围内授课和分享这些内容的人。

感谢我挚爱的Gillou，本书的背后凝聚着他对我所有的教导。他不仅是一位成功的养育者、家长和父亲，同时也是我最好的朋友。他是生命赐予我最珍贵的礼物之一。

感谢我的爱人Gabo，始终给予我支持。她的善解人意、艺术气质甚至不同的个人背景，帮助我在生活和工作上的成长与进步。

拥有两个可爱、活泼，一直以她们的父亲为傲的女儿（Gaya和Yara），是我每天都充满活力和能量的来源。

一个充满爱心和积极活力的工作团队，让我有了坚实的情感支持。在此的字字句句都无法表达他们所给予我的一切。感谢Vetine、Nana、Elie和所有成员。

本书的每个临床案例都充分融合了当今的各种技术、材料以及治疗理念，形成独具一格的治疗流程和方法。事实上，我编写的初衷是希望以筛选出的这20例经典美学案例囊括临床的所有情况，为读者提供一个独特而全新的视角来认识瓷贴面。

前17个临床案例（第1章到第17章）围绕的主题是美学修复，后3个临床案例（第18章到第20章）是有关牙列损耗的全口修复重建。贯穿这些案例的主线是瓷贴面与各类临床情况的灵活结合，以及为实现成功的治疗，提供临床流程和操作指导。前3章将以牙科美学和粘接学的基础知识为重，后面的章节则重在关注具体的临床问题。

本书的另一个特色是结合了当今的增强现实技术（AR）。读者在下载相关的App之后，以智能手机或者平板电脑扫描相关书页插图即可在离线状态下观看操作视频。衷心希望本书能对牙医同行的日常工作有所帮助，让牙医充分体验到当代牙科学的发展与进步。

祝阅读愉快。

斯蒂芬·库比
（Stefen Koubi）

致谢名录
My Hall of Fame

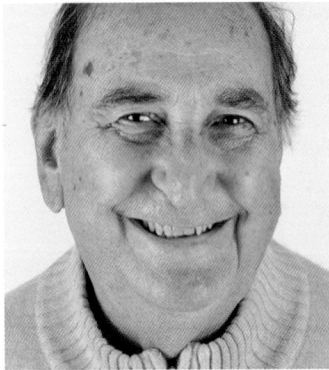

Gilles Koubi
缔造者（父亲）

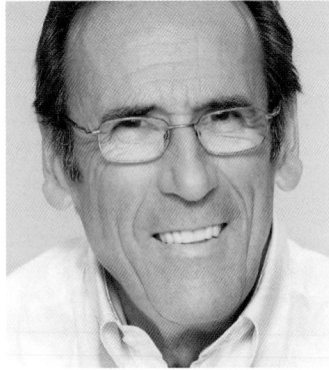

Jean-Louis Brouillet
专业道路上的导师

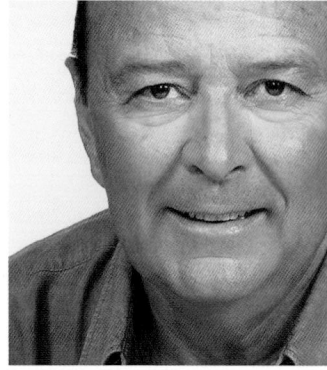

André-Jean Faucher
不懈精进之人

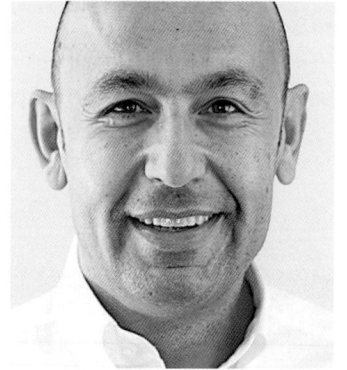

Galip Gürel
非凡的领导者

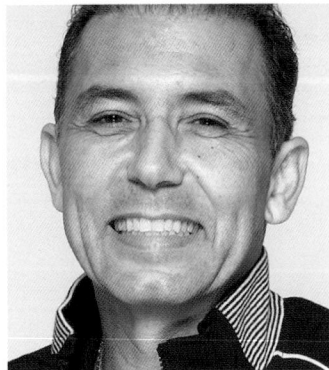

Gérald Ubassy
科学的艺术家（CDT）

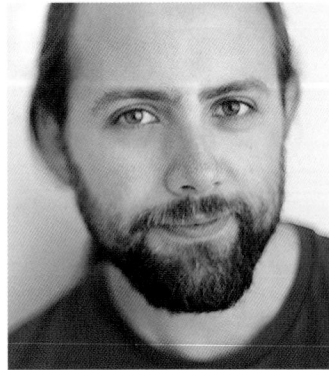

Hilal Kuday
才华横溢之人（CDT）

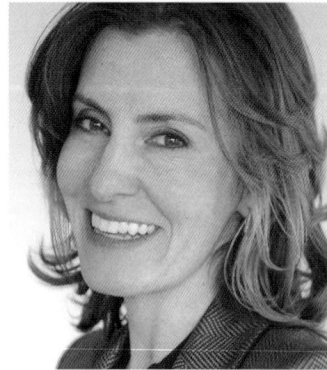

Francesca Vailati
璀璨而卓越之人

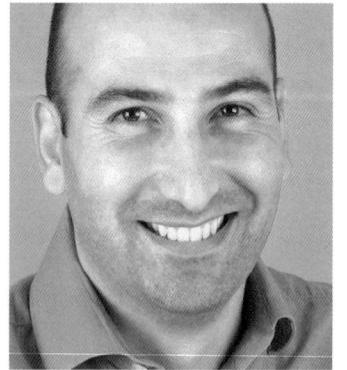

Patrice Margossian
严谨之人

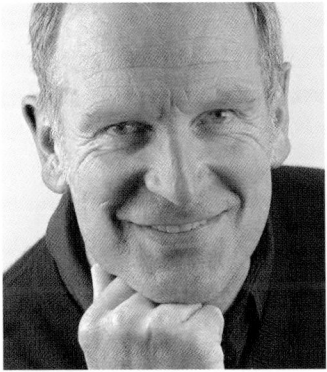

Éric VanDooren

远见卓识之人

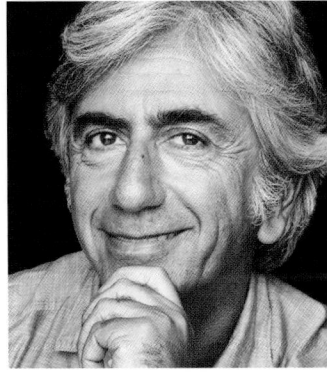

Angelo Putignano

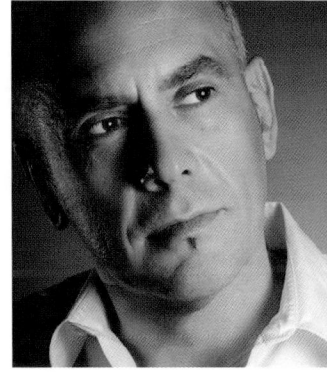

教授

Walter Devoto

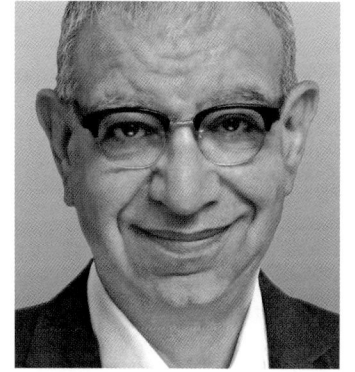

思想家

Nitzan Bichacho

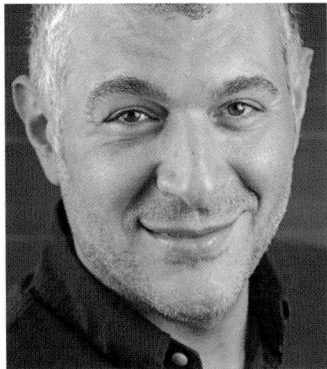

智慧之人

Richard Massihi

灵感丰富之人

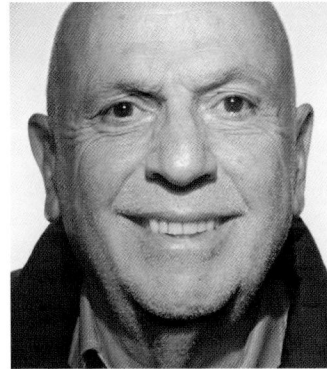

André Krief

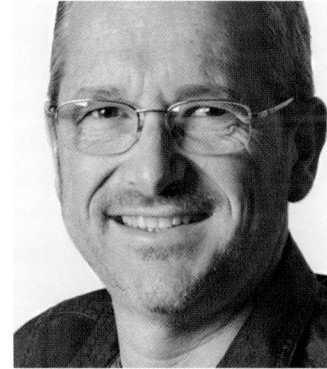

引领者

Jean-Francois Lasserre

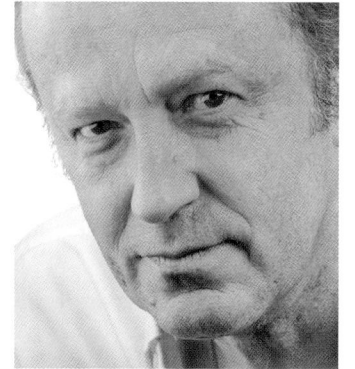

艺术家

Gil Tirlet

牙科生物学专家

配有增强现实技术（AR）视频

　　全书配有免费的AR视频，以供读者在智能手机或平板电脑上随时离线观看，操作步骤也很简单（右图）。希望读者朋友们能获得更好的阅读体验。

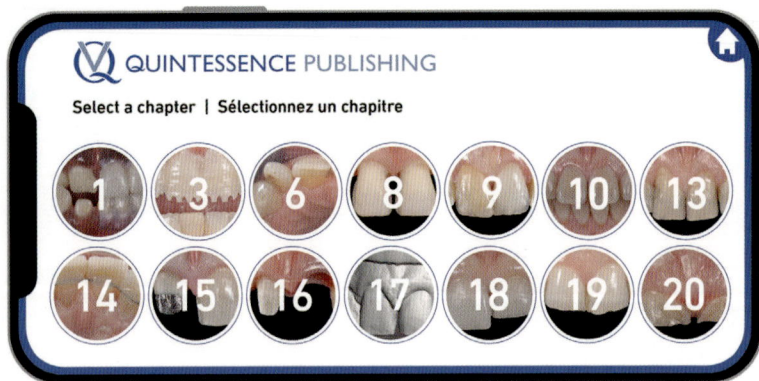

下载App
先在App Store（苹果用户）或者Google Play（安卓用户）搜索，并下载"Quintessence Koubi" App。

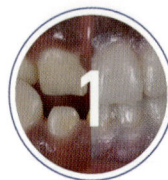

选择章节
在配有AR视频的内容中，选择相应章节。

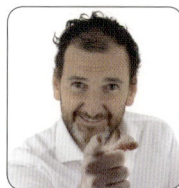

扫描书页配图
找到含有AR标识（如图所示）的书页配图。

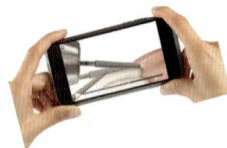

横屏观看
用智能手机或者平板电脑扫描配图，即可自动播放操作视频。

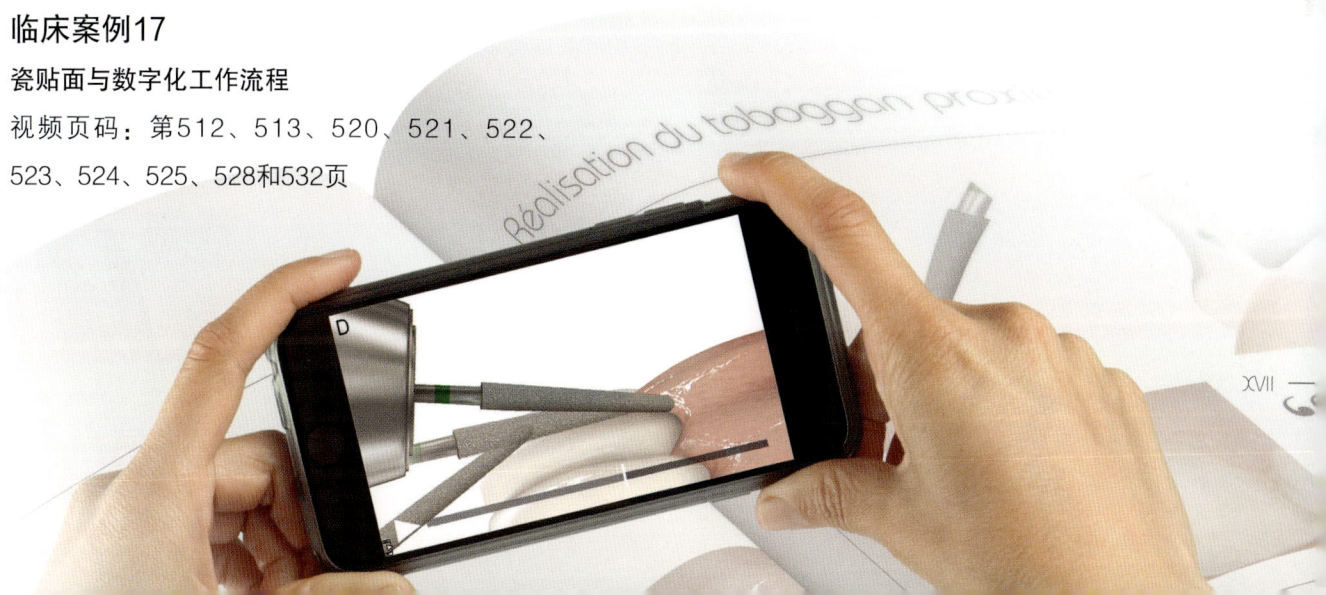

Réalisation du toboggan pro...

目录
Contents

20例非常规经典案例解析

基础章节（临床案例1、2和3）

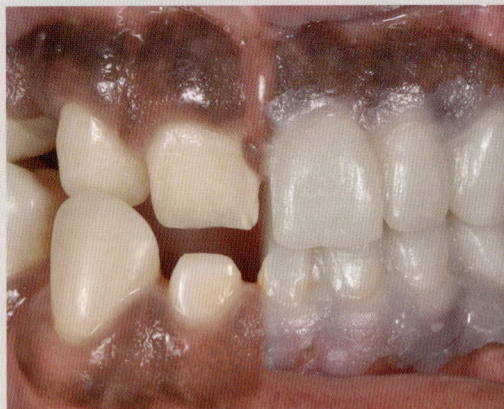

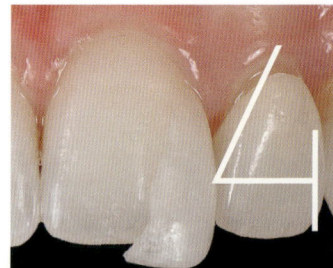

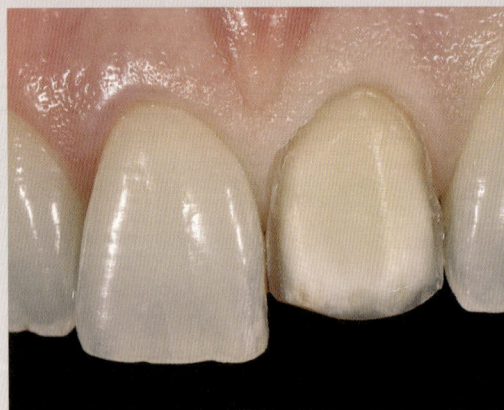

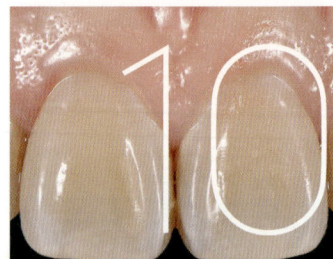

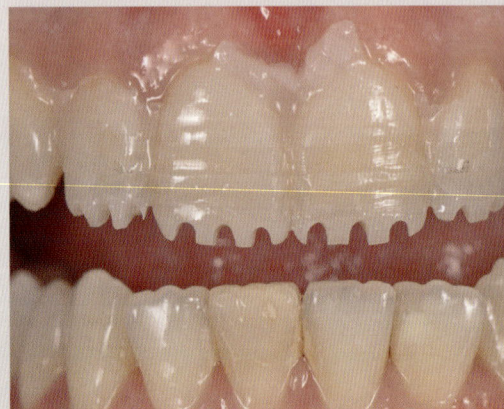

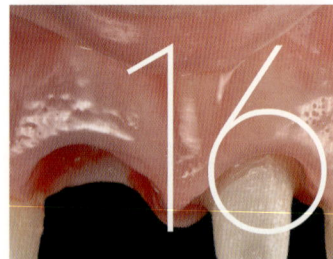

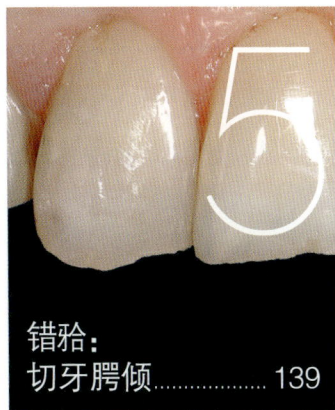

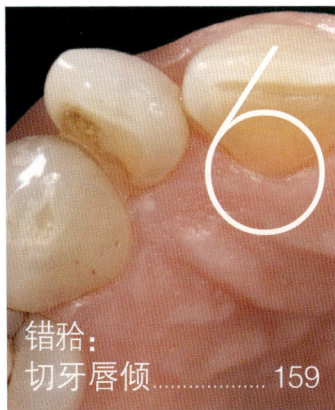

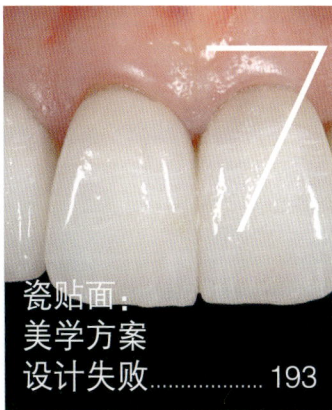

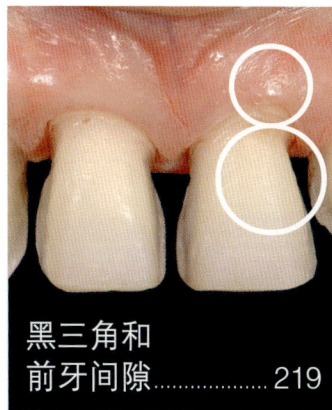

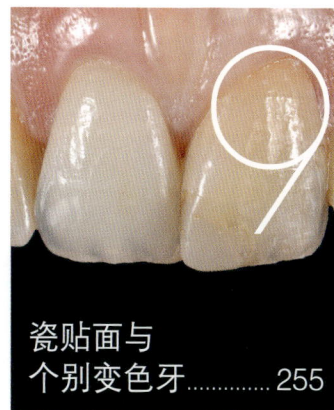

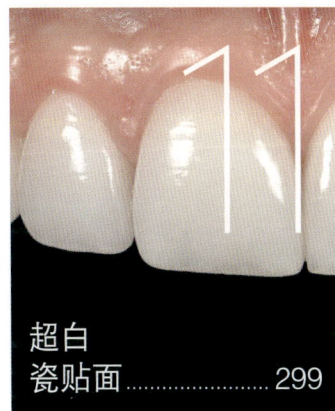

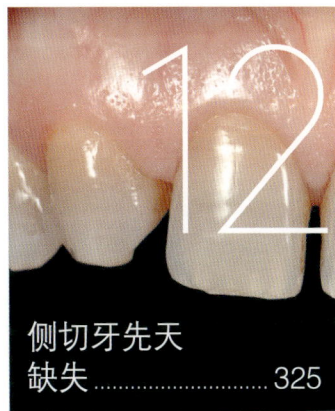

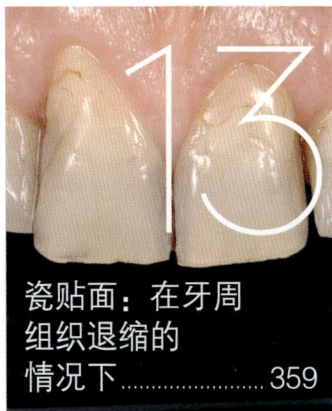

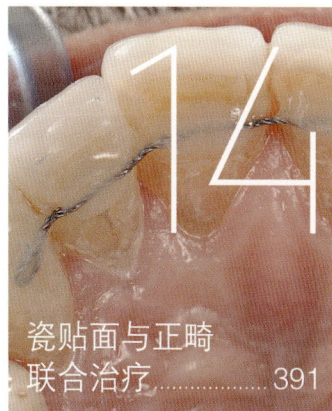

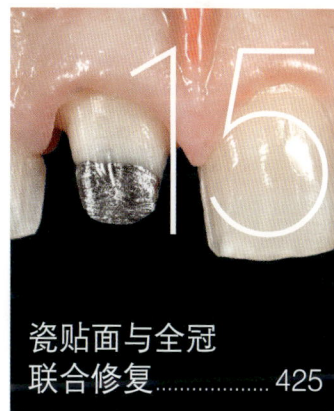

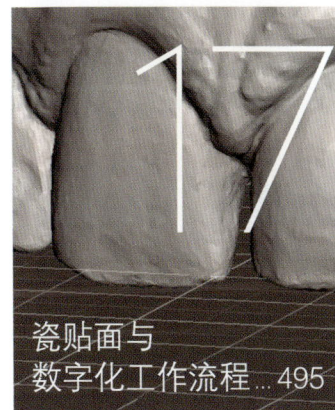

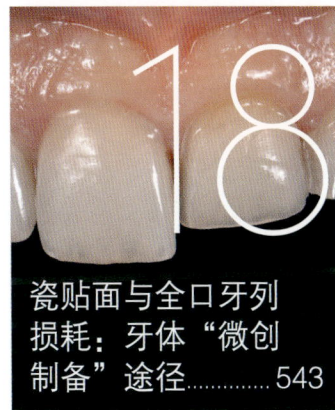

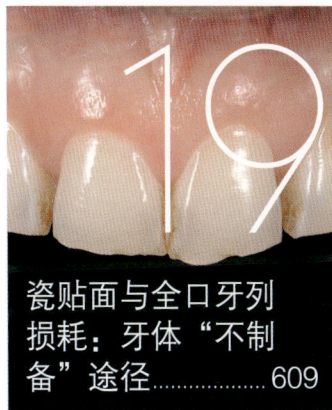

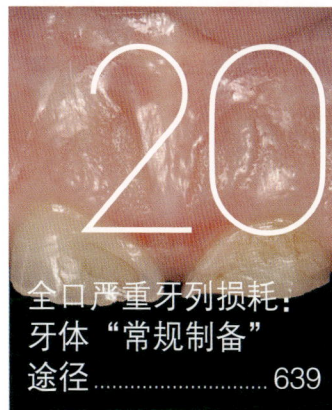

免费视频

本书配有AR视频，供读者通过智能手机或平板电脑扫描（含左图标识的插图）观看。

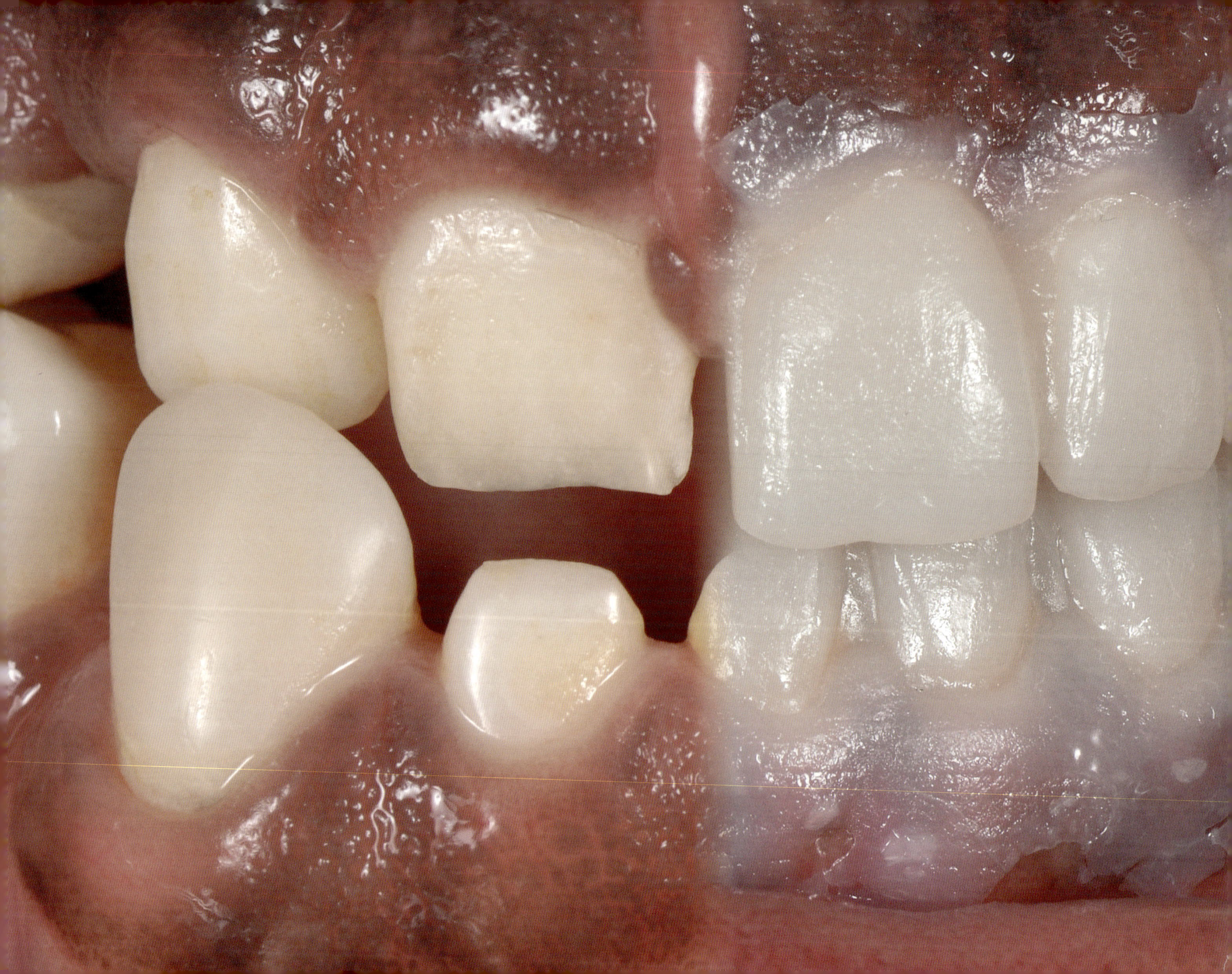

→ 美学分析。

→ 方案制订。

→ 流程指导。

美学治疗的系统化流程

Systematization

of the esthetic approach

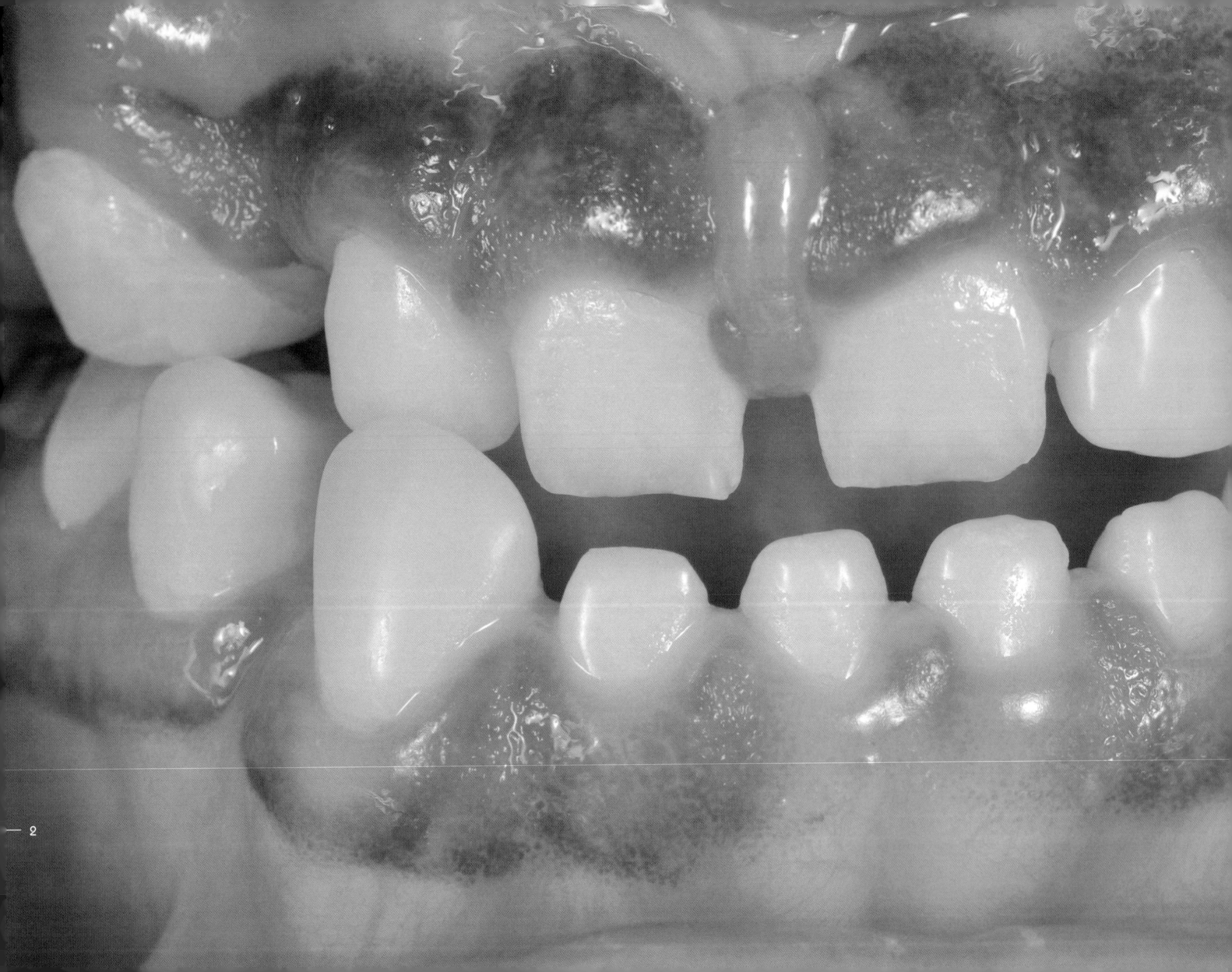

概述

在过去20多年，以微笑美观为诉求的患者越来越多。微笑美观，可以反映出很多积极正面的个人价值。比如，良好的身心状态、成功、自信和美。

本章内容将会侧重讨论美学治疗的系统化流程，为临床医生提供清晰的治疗框架和操作指导。

牙列或牙体美学遵循普遍接受的美学基准，但在此之上又会有不同形式的呈现。也就是我们

通常所说的，个性化微笑美学。

本书的第一个临床案例旨在阐明美学分析的次序和步骤，指导临床医生和技师能根据每位患者独特的面部信息分析治疗条件，随后再以这些美学参数制订相应的方案设计。

在分析和提高患者的微笑美观时，我们需要依次分析其面部、微笑像、牙列和牙齿比例，以及牙龈软组织。

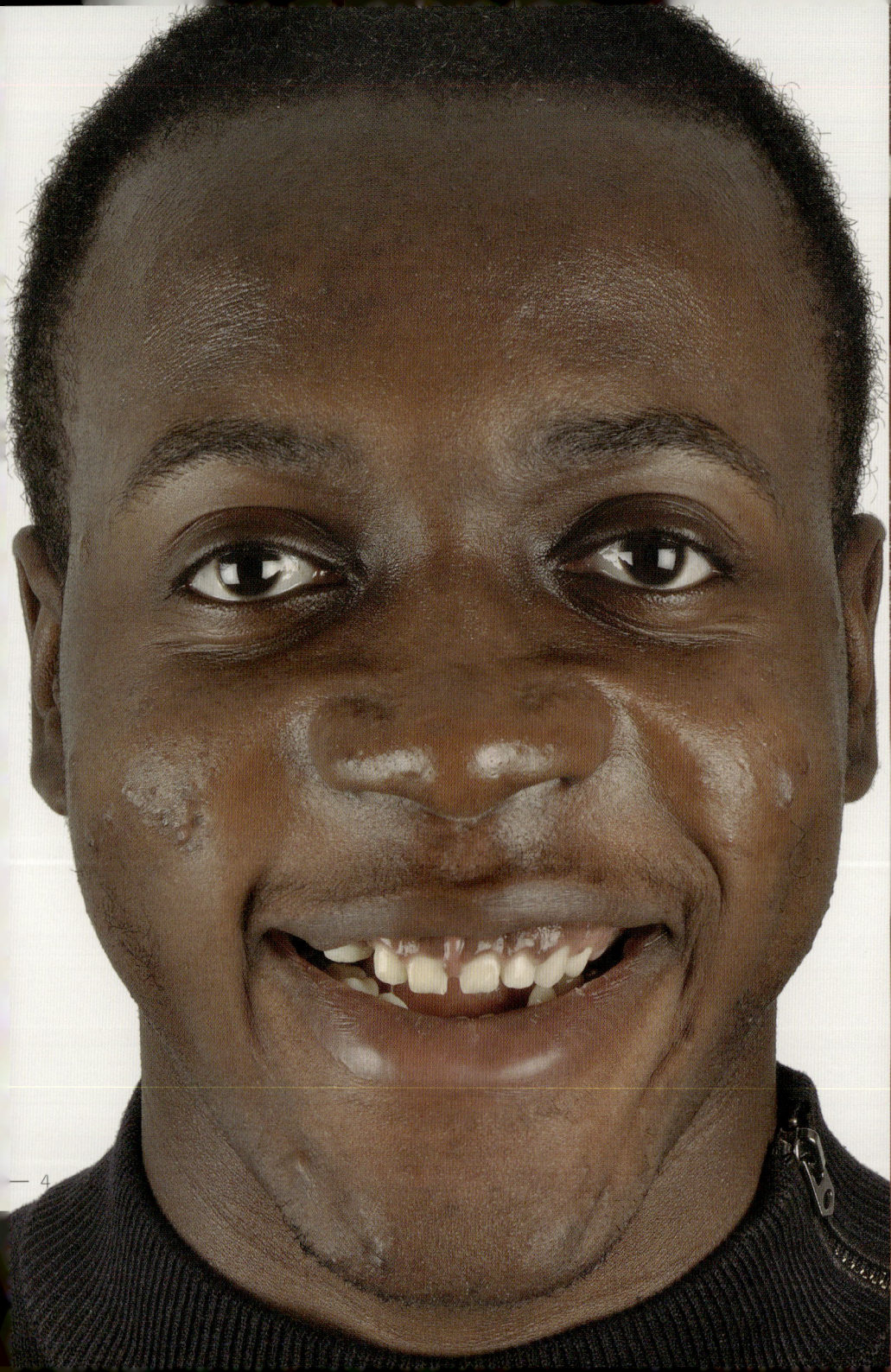

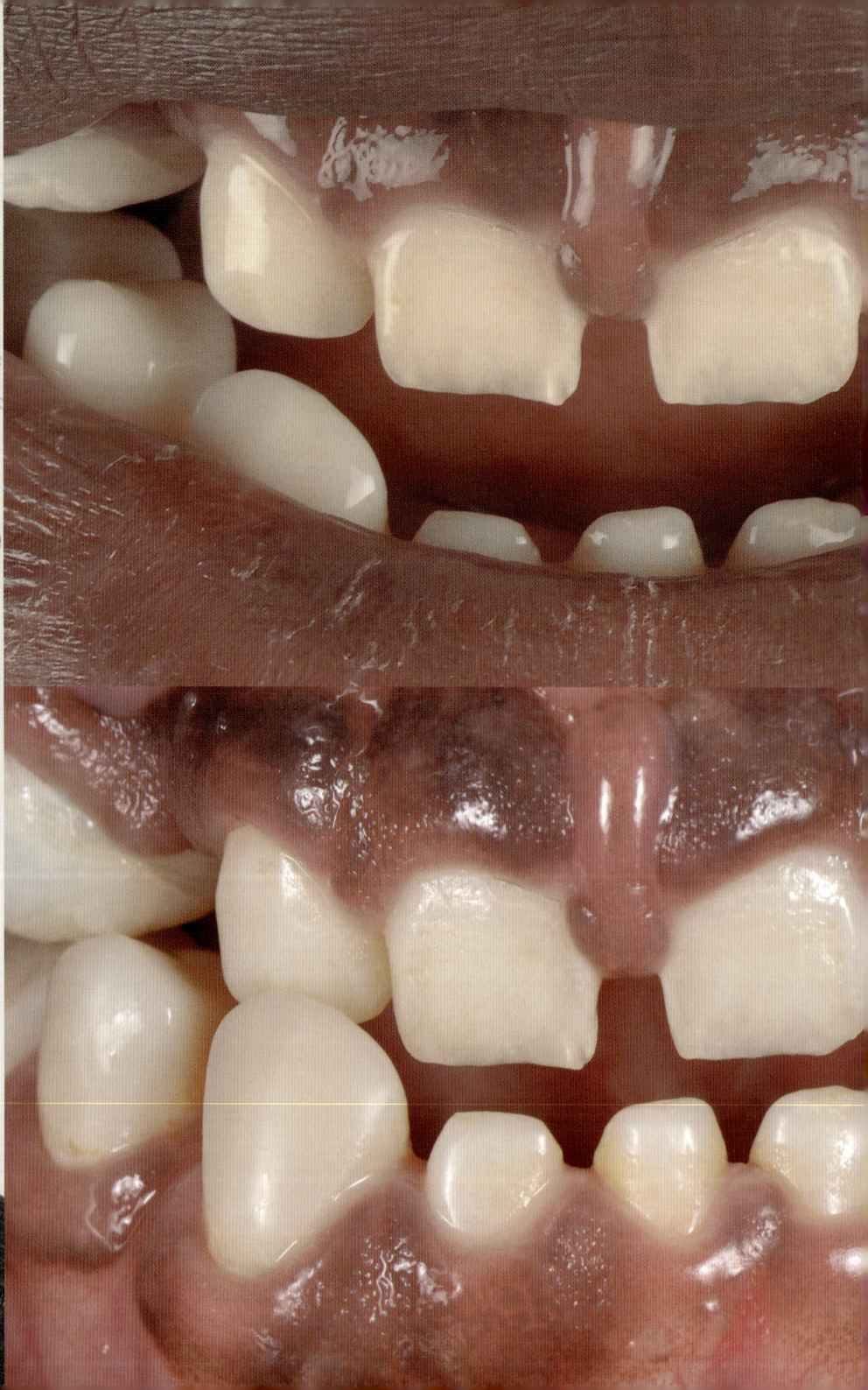

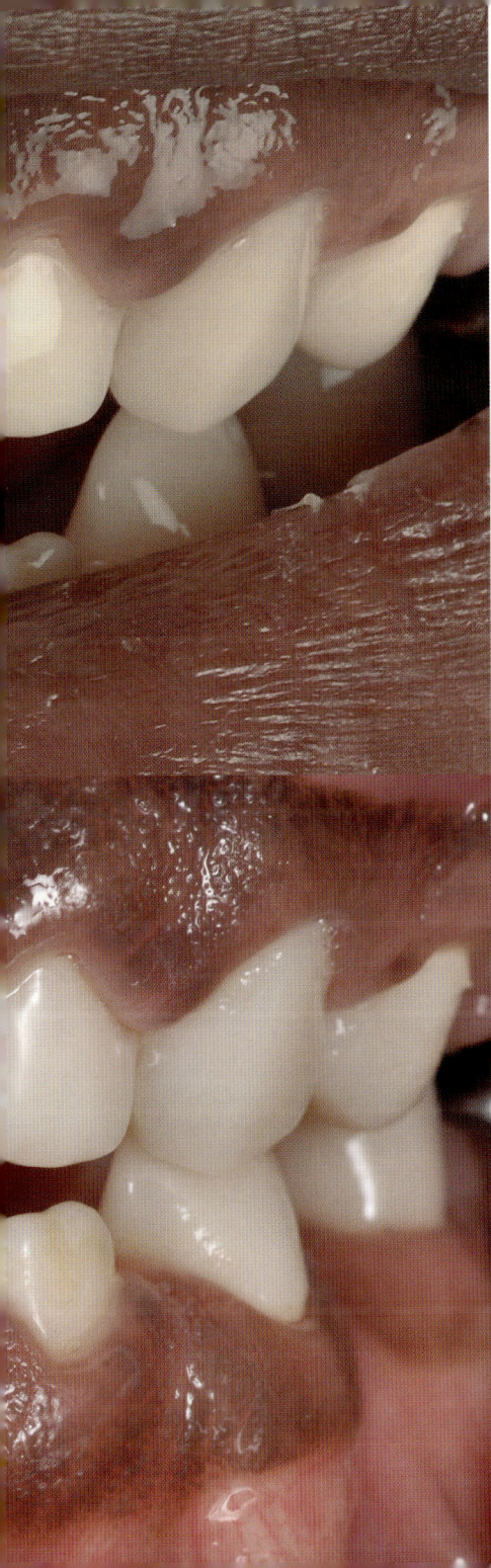

临床观察

病史

→ 20岁男性，有遗传病病史。

→ 两次正畸治疗史。

→ 两次颌面外科手术史。

→ 后牙存在乳牙金属冠和临时冠。

微笑分析

→ 大笑和息止状态。

→ 口唇。

→ 牙齿。

面部分析

→ 面部无明显异常。

→ 左右基本对称一致。

→ 皮肤无明显异常。

主诉

→ 能拥有自信和美观的微笑。

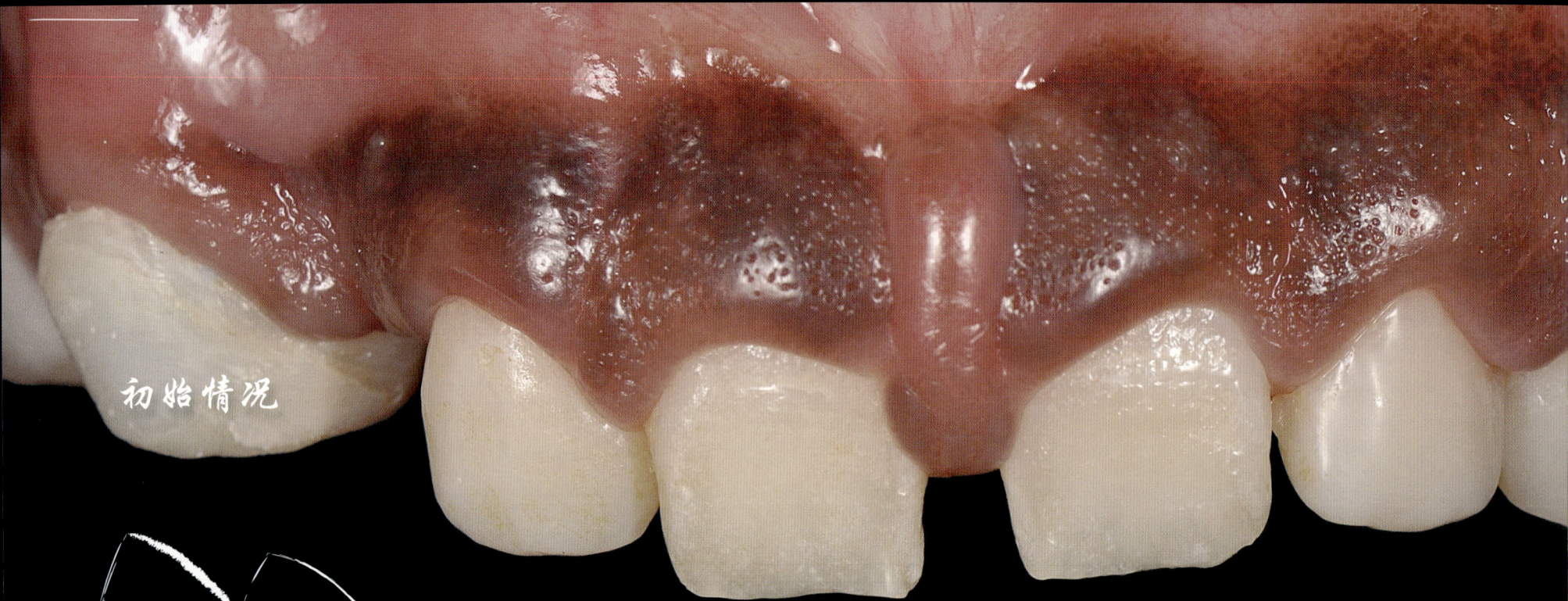

初始情况

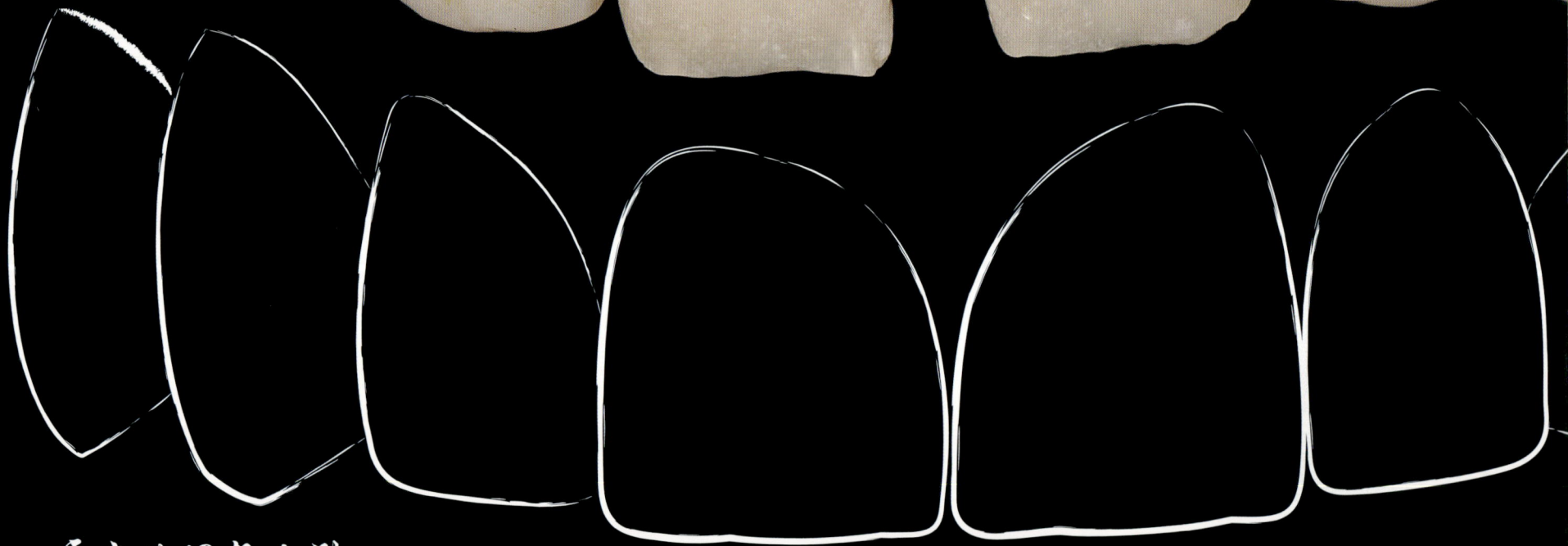

牙齿的理想比例

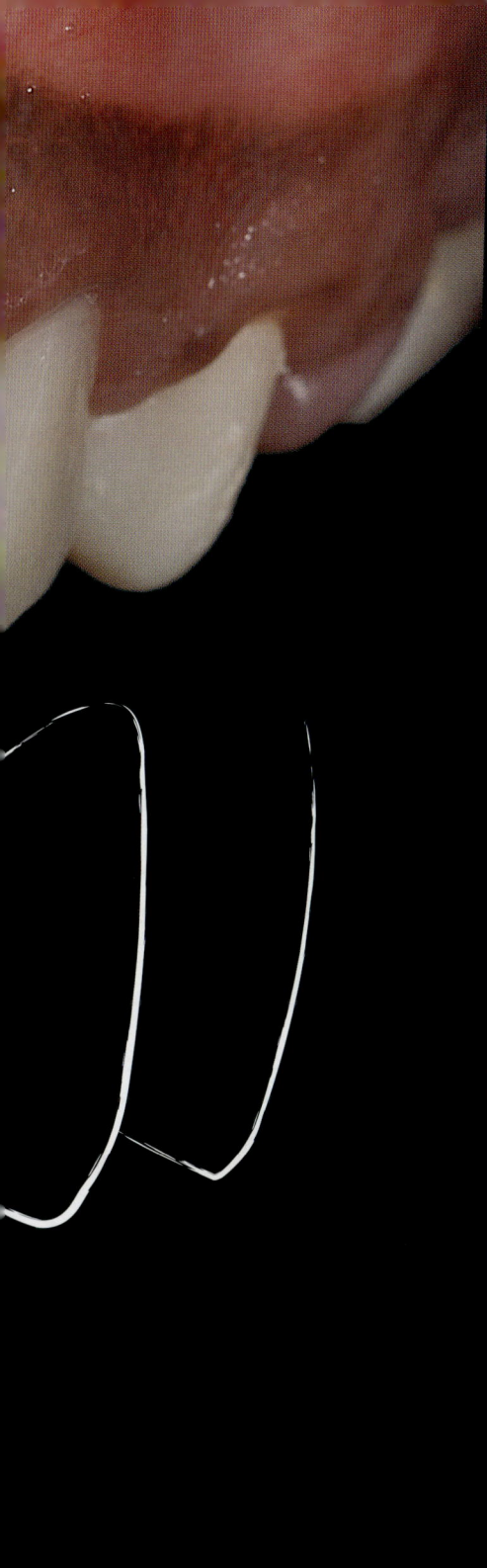

口内检查

牙体

　　牙齿位置、大小形态（本案例有过小牙）和组织结构（本案例有牙釉质发育不全）、数目缺失，以及牙体变色。

殆关系

　　分别检查静态（本案例右侧上下颌前牙存在反殆）和动态（前伸和侧方运动）的情况。

牙周组织

　　龈缘曲线、垂直向高度、水平向丰盈度（右侧上颌尖牙的颊侧软组织塌陷）。

首先勾画牙齿的理想比例

不考虑粉色美学的问题

不佳

设计不正确。因为此时的治疗空间只建立在粉色美学之上（结果是前牙切缘曲线的位置与初始条件仍然相同，美观问题并没有改善）。

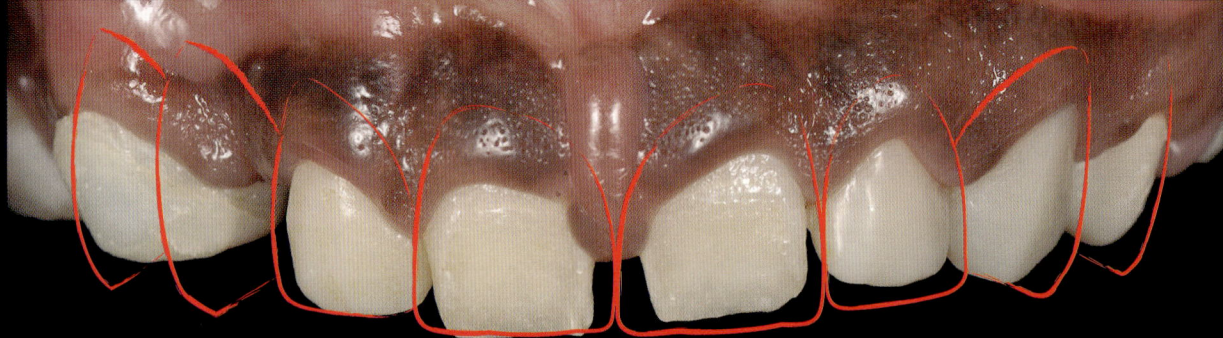

不佳

设计不正确。因为此时的治疗空间只建立在白色美学之上（结果是前牙切缘曲线的位置过低，口唇与牙齿的位置关系不和谐）。

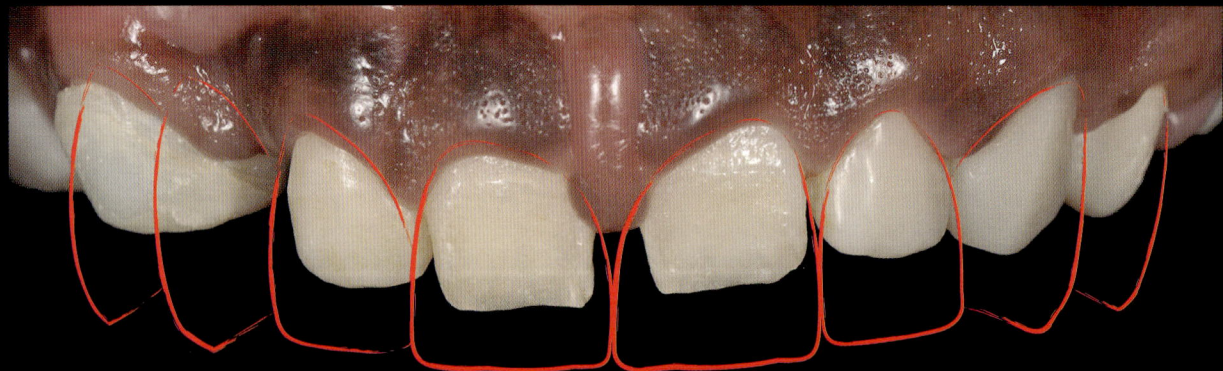

理想

同时考虑到了白色美学和粉色美学在空间上的分布。

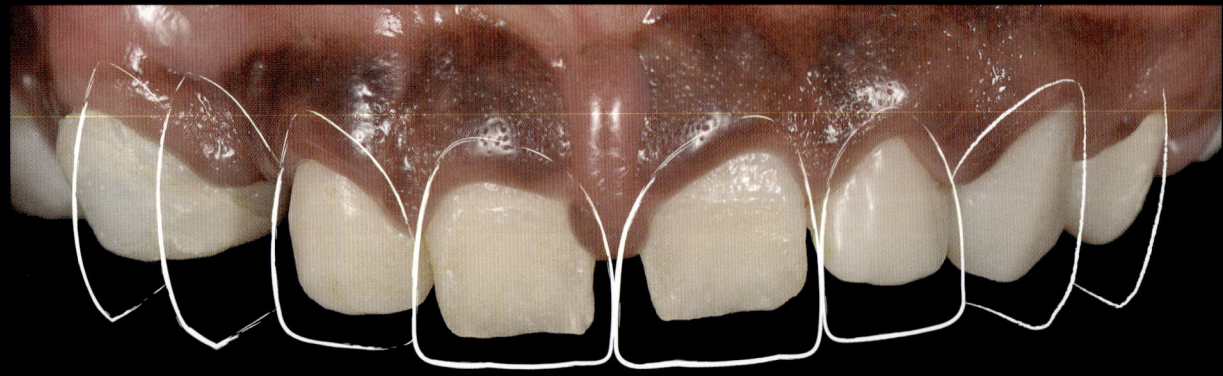

以建筑师的视角构思

治疗成功的关键在于，根据著名的"黄金比例"原则设计牙齿的理想比例之后确定其在口内的空间位置。只有当空间位置正确，理想的牙齿比例才能展现出令人满意的美观效果。

相比来说，确定牙齿的理想比例要比确定前牙切缘的三维位置更加简单，只要遵循"黄金法则"就可以了。

> **66** *牙医在开展临床治疗之前，*
> *必须先以建筑师的视角来构思方案设计。* **99**

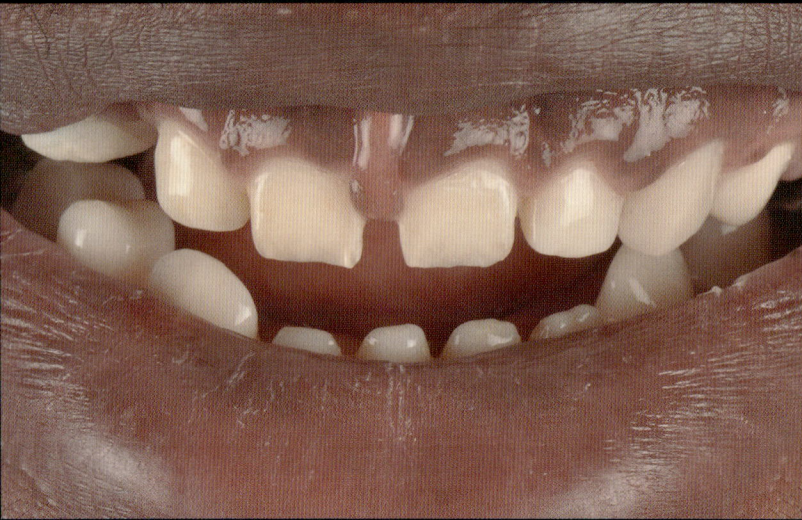
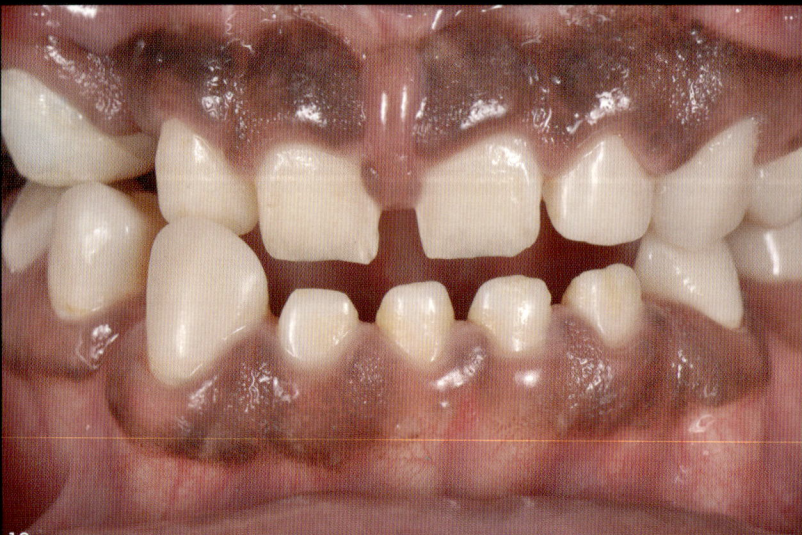
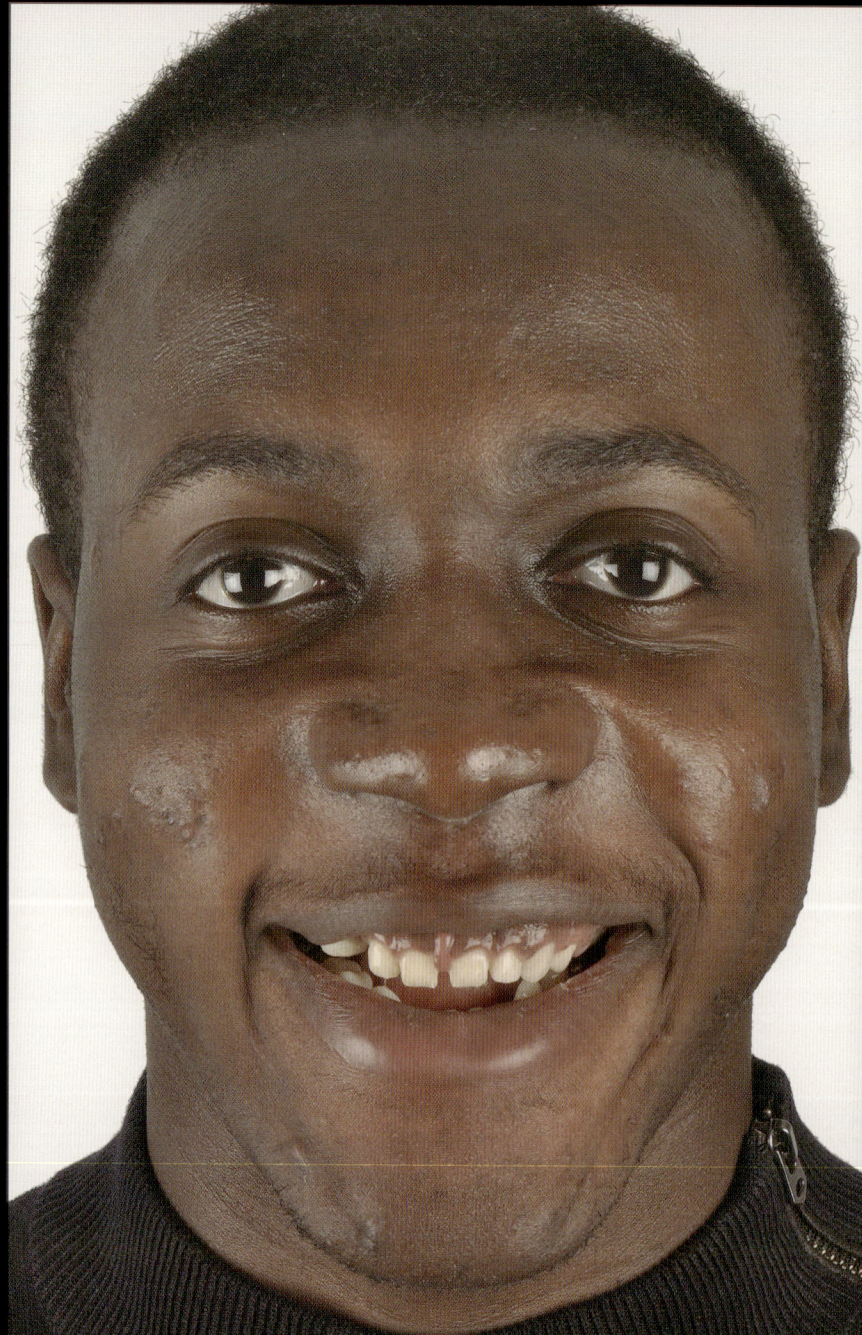
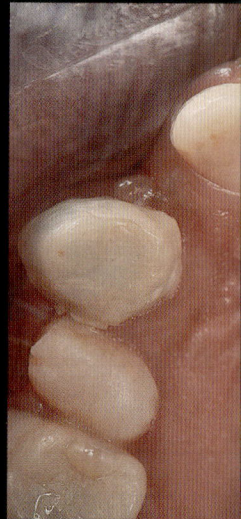
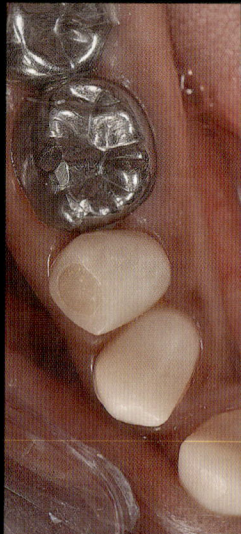

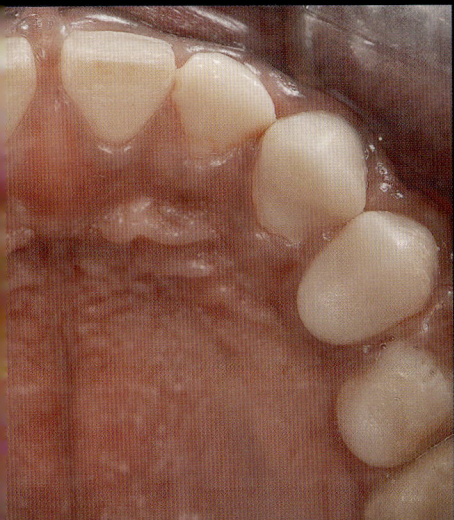

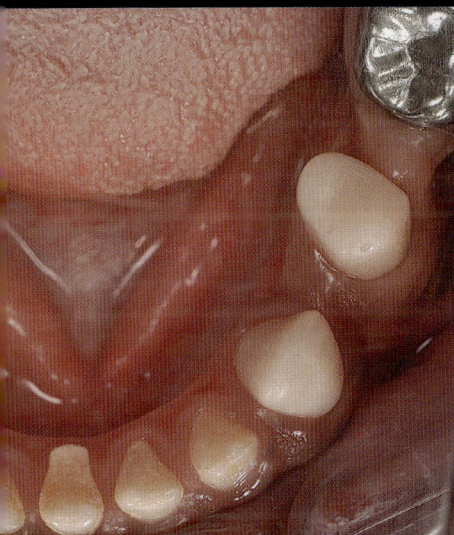

信息采集

符合美学和功能的方案设计包括以下4个重要步骤。

口内和口外的照片

→ 面部的正面观，居于照片正中且无偏斜。

→ 局部的微笑像。

→ 正面咬合观，居于照片正中。

→ 上颌和下颌的𬌗面观。

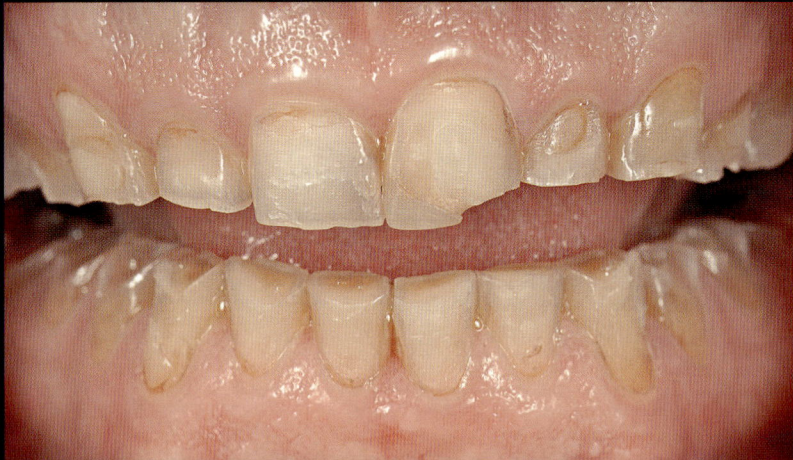

此案例的美学改善需要重新确定上颌中切牙切缘在三维空间的位置。从操作层面来说，医生可以在患者口内直接堆塑树脂材料，由双方共同决定前牙切缘的位置。因为方案还涉及VDO（咬合垂直距离）抬高，所以腭侧也以同样的方法堆塑树脂，建立新的前牙引导并且记录在CR位的全新咬合关系。

美学

采用树脂直接法延长前牙切缘，确定未来的牙体比例。

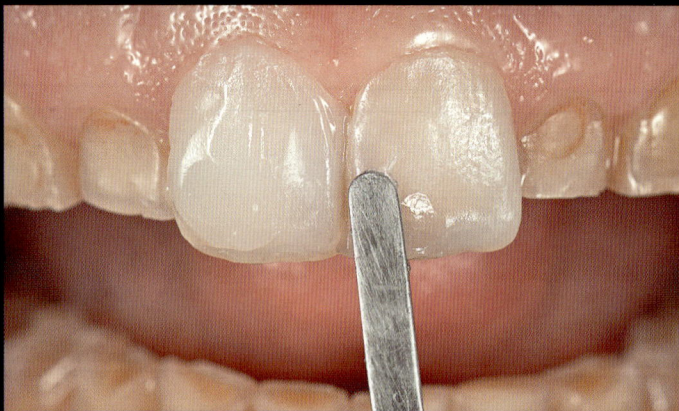

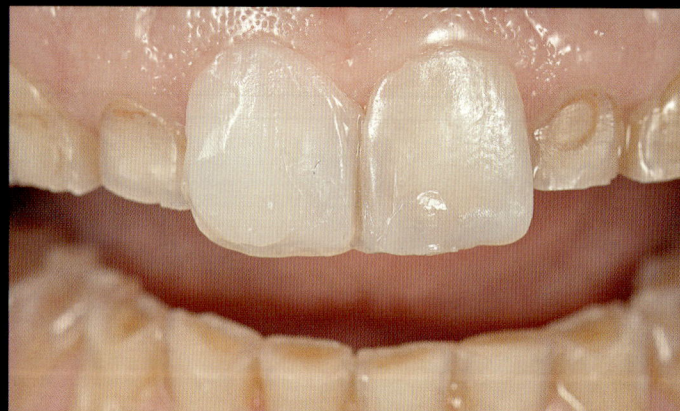

功能

采用树脂直接法在腭侧堆塑，在CR位记录新的VDO。

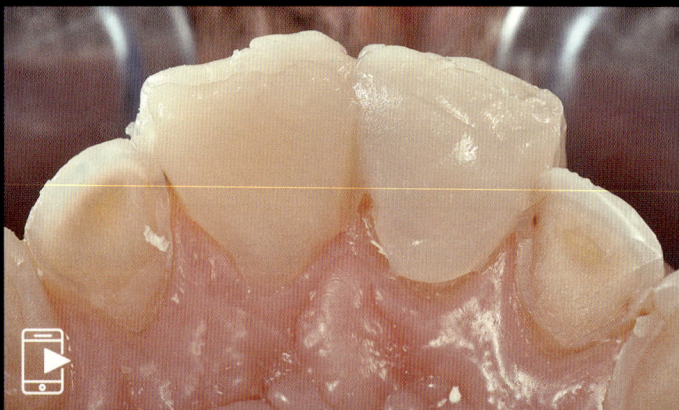

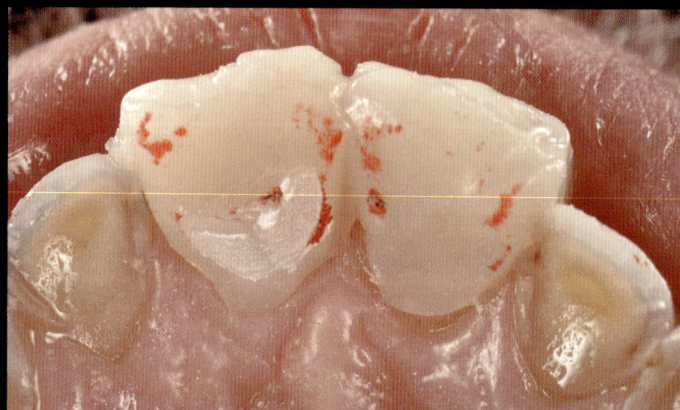

美学和功能

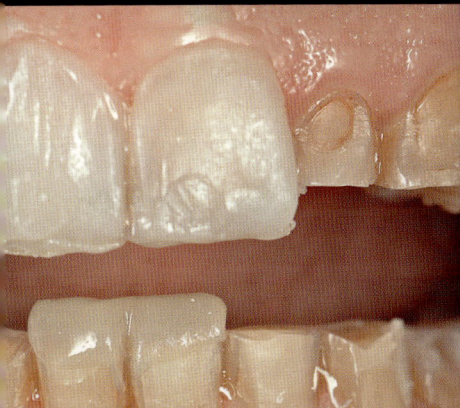

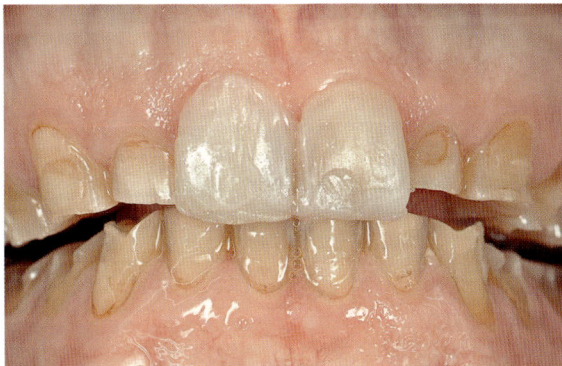

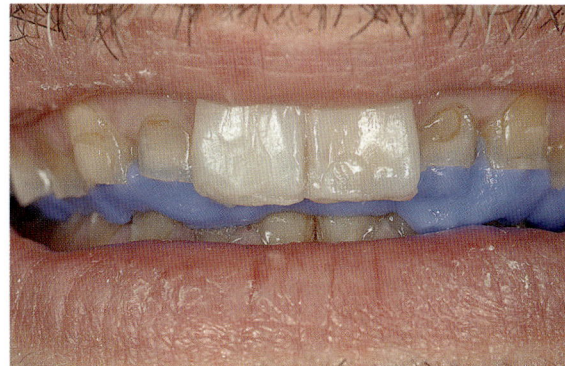

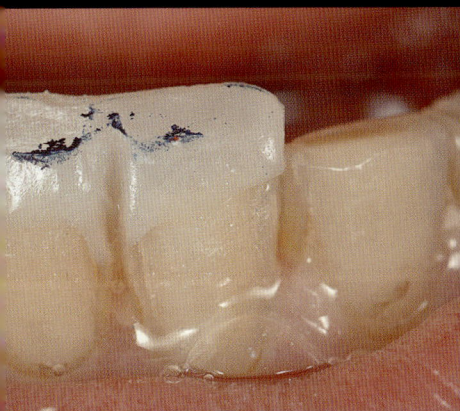

" 重新设计上颌中切牙的切缘位置和
咬合关系，并要考虑到其对后牙区设计的决定性影响。 "

取研究模型

医生在口内以树脂直接法设计完成之后，制取咬合记录和石膏模型。目的是为牙科技师准确提供两颗上颌中切牙的美学信息（高度和宽度），这是蜡型制作的必要条件。

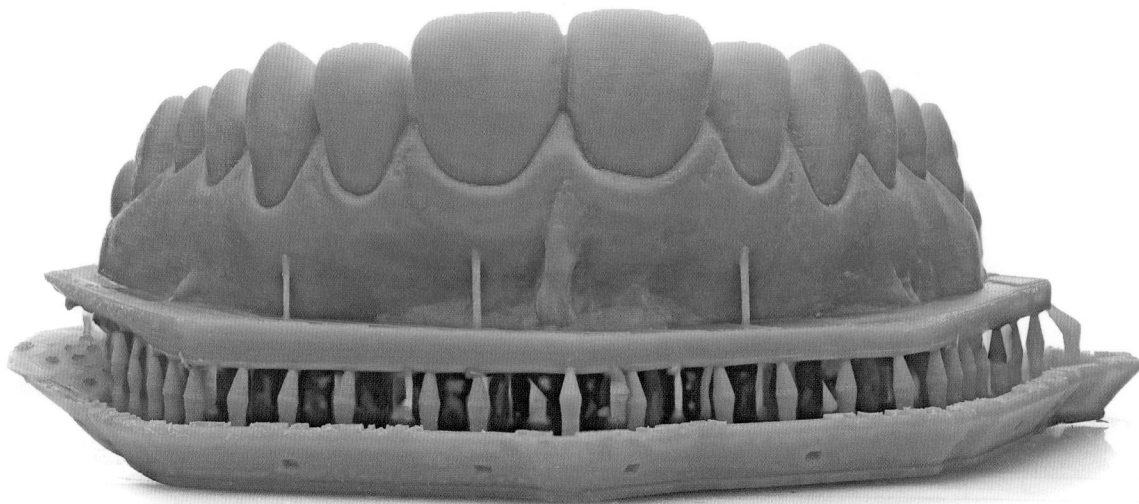

3D打印模型

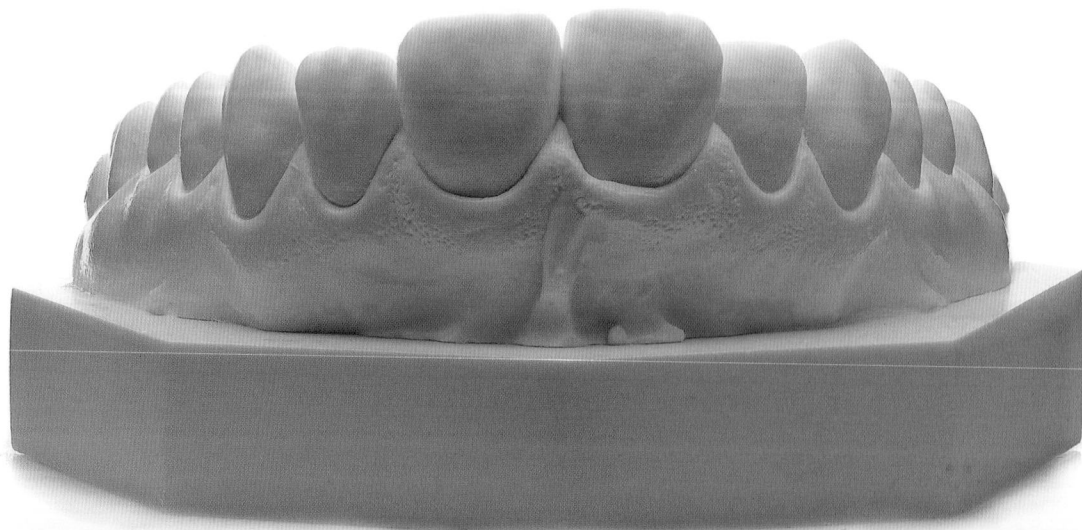

石膏模型

面部参考线

通过殆架系统（Ditramax），将面部美学参数准确转移到模型。

（1）双侧瞳孔连线。

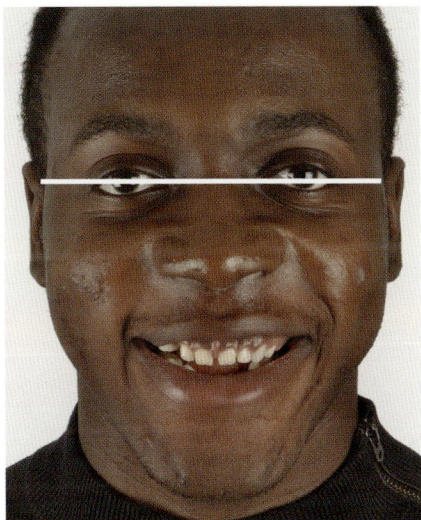

（2）面中线。

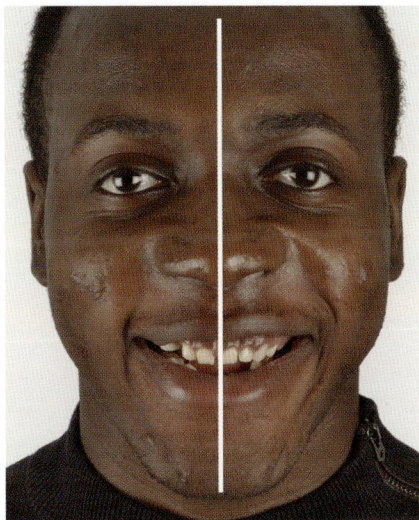

（3）鼻翼耳屏线（Camper）。

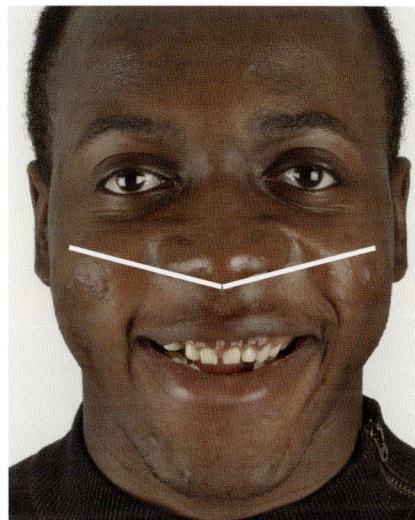

（4）殆架系统（Ditramax）。

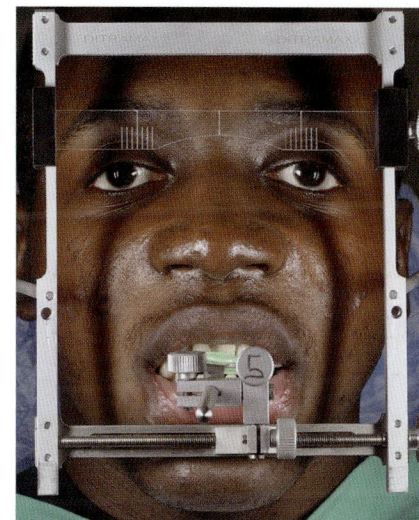

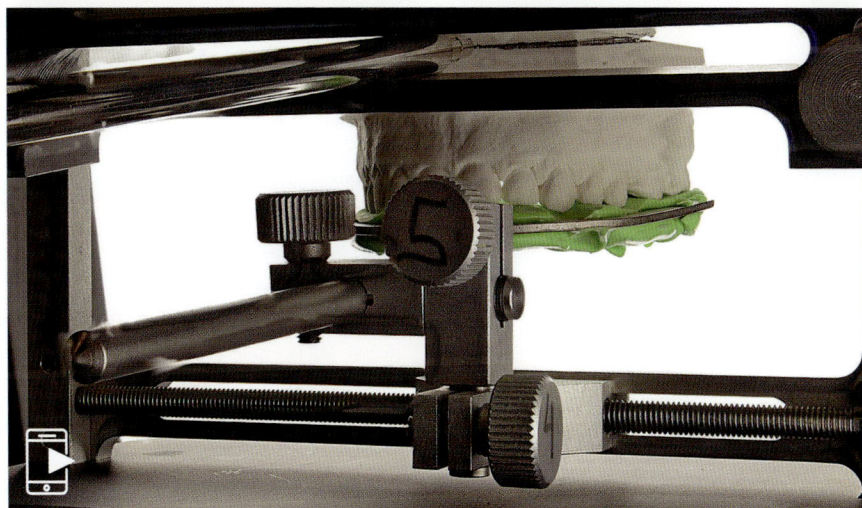

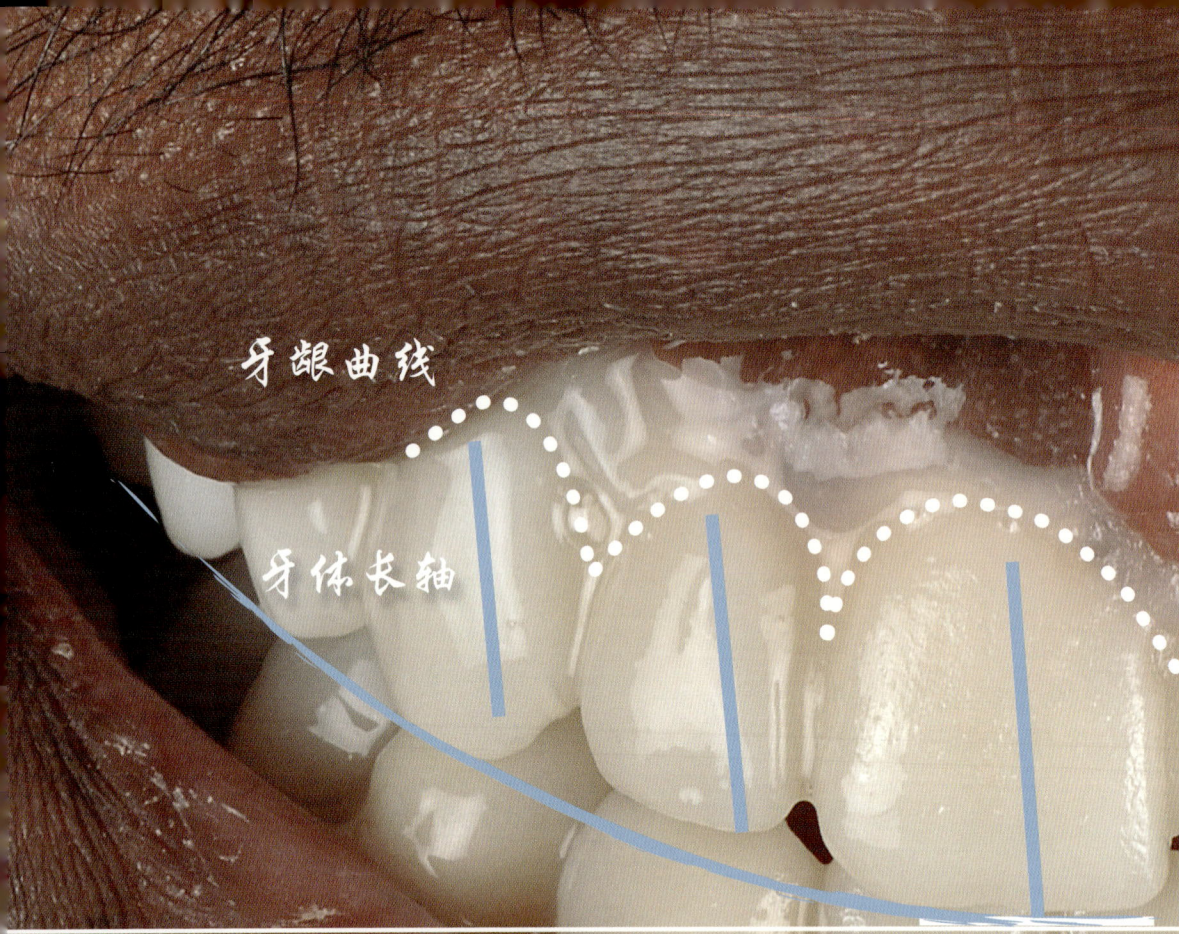
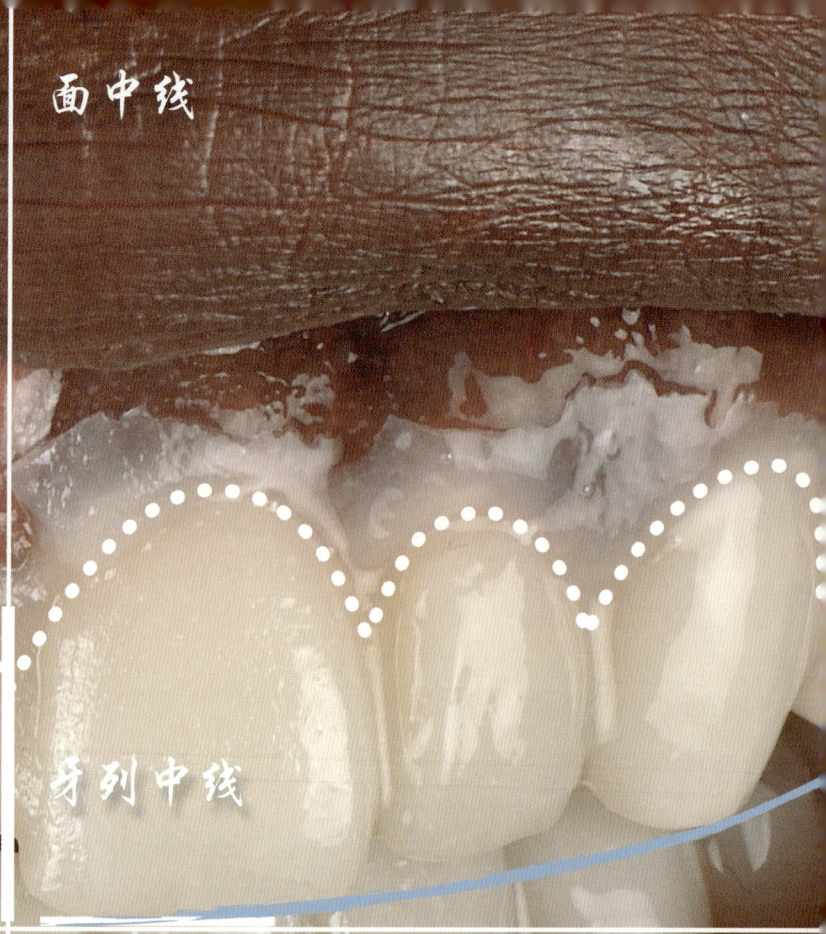
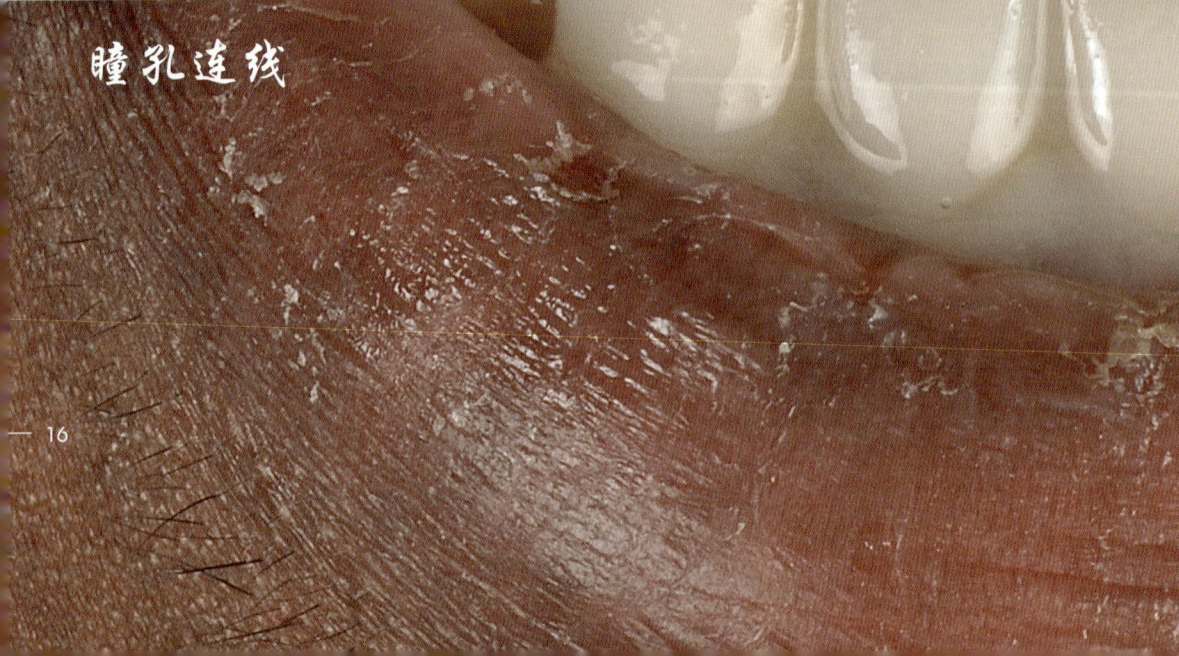
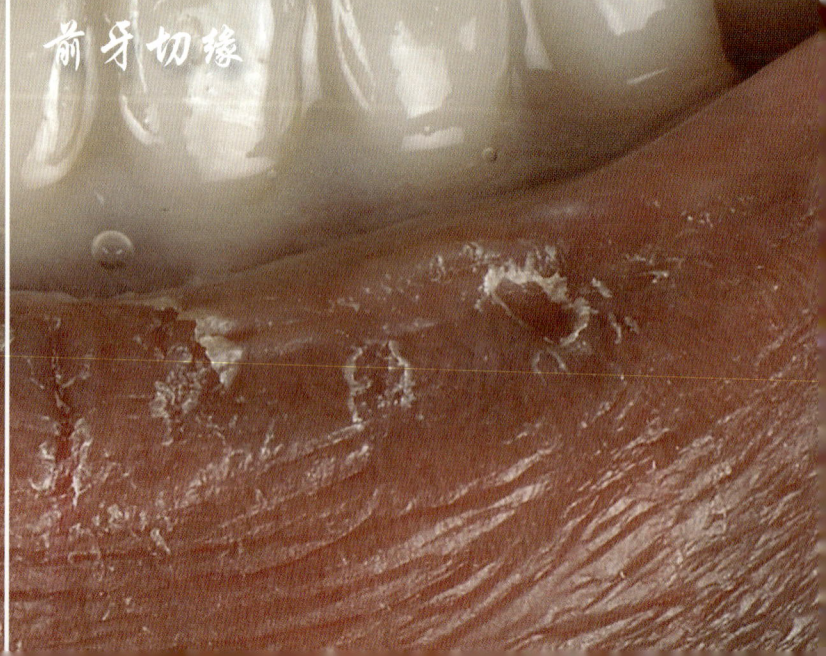

面中线

牙龈曲线

牙体长轴

牙列中线

瞳孔连线

前牙切缘

— 16

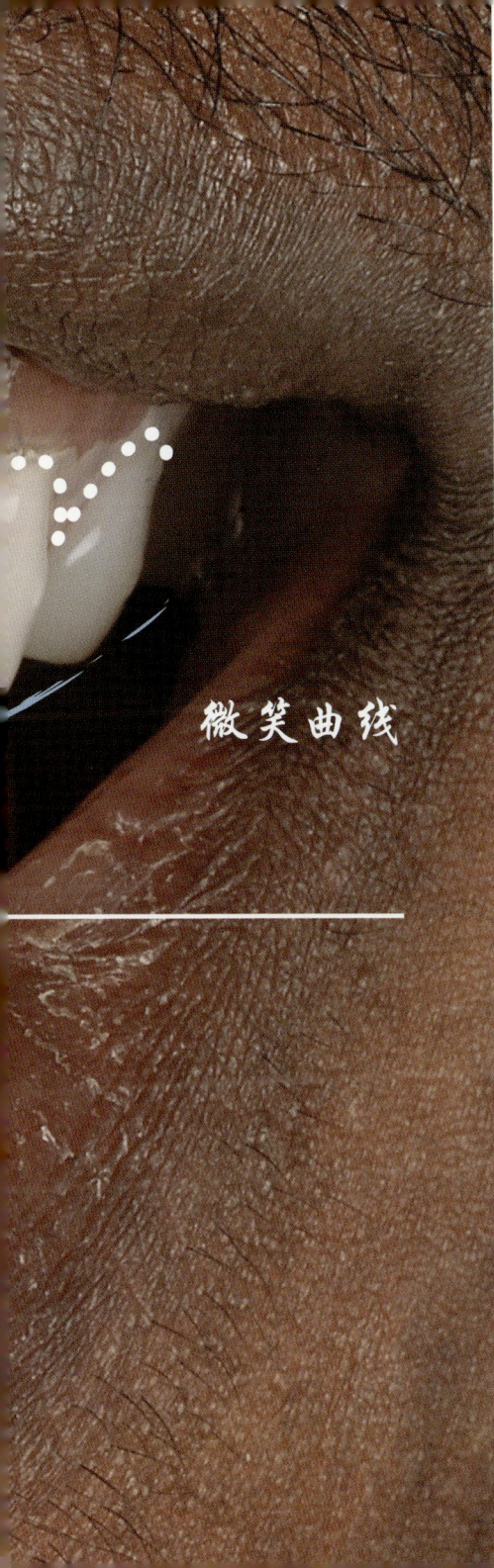

微笑曲线

信息整合

美学目标

→ 微笑曲线的切线与瞳孔连线（IPL）平行。

→ 微笑曲线符合和谐与美观。

→ 牙列中线与面中线（FM）相互平行。

→ 侧方微笑曲线的切线与鼻翼耳屏线相互平行。

→ 牙齿的比例和谐（中切牙切缘与IPL平行、不影响口唇发音、牙齿高度和宽度正常）。

→ 上颌左右两侧的龈缘位置对称。

→ 尖牙、侧切牙和中切牙之间的龈缘高点连线构成"海鸥"状。

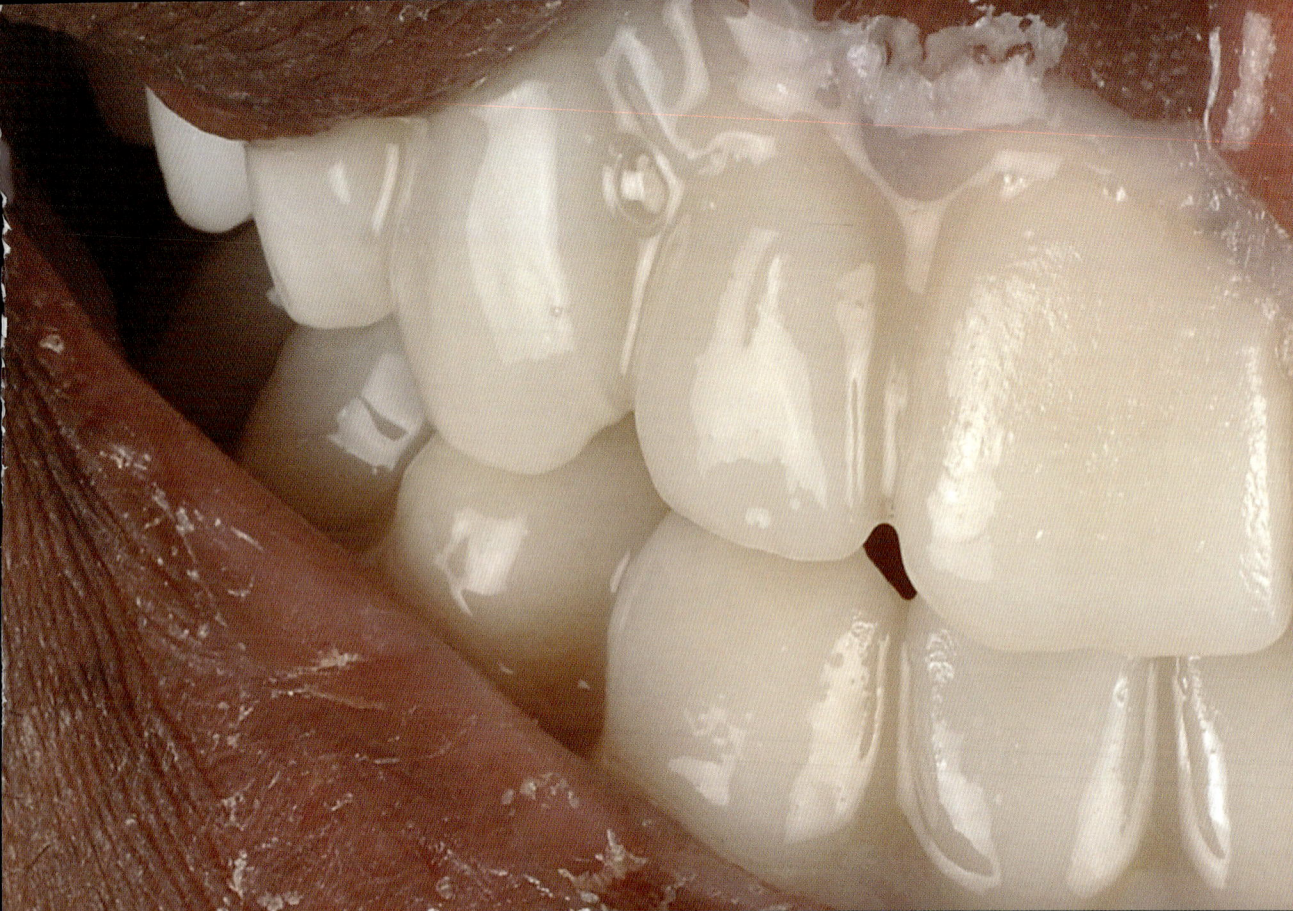
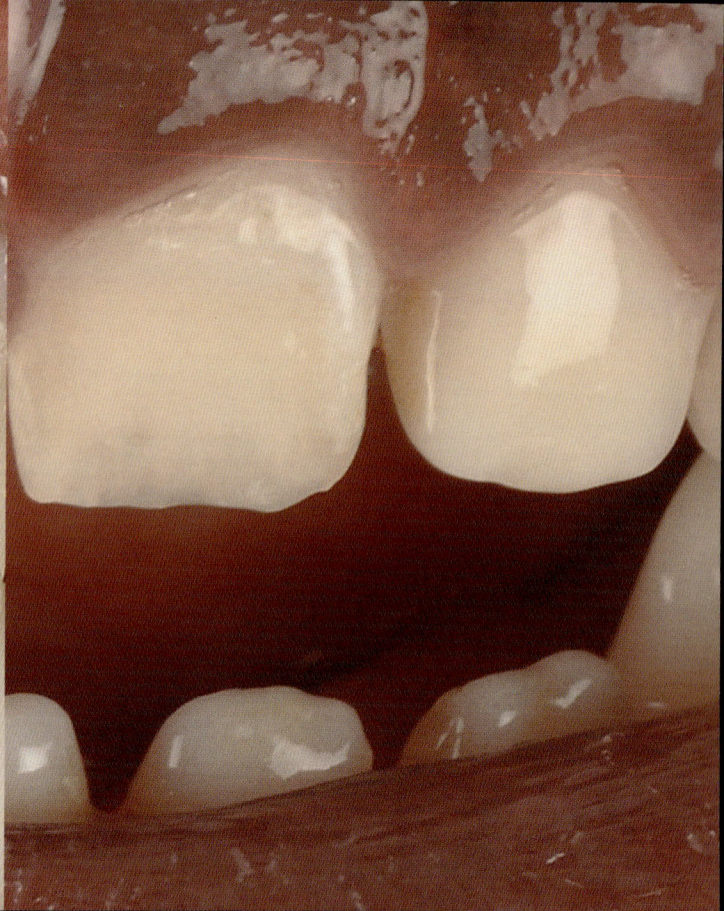

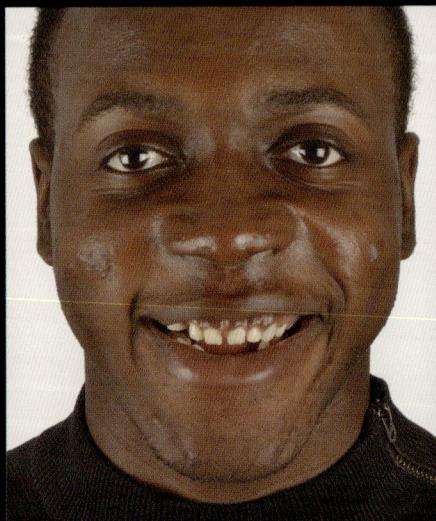
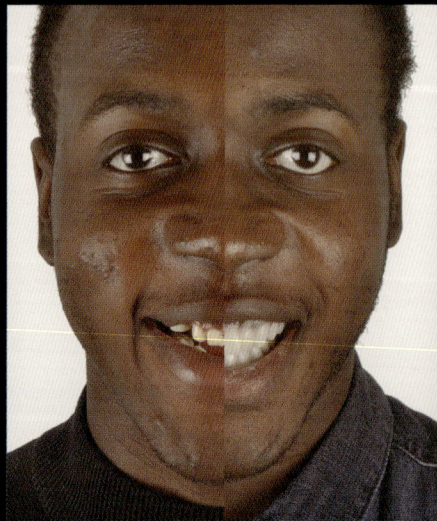
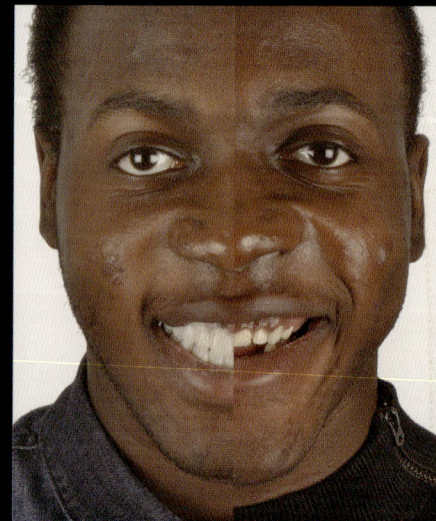

18

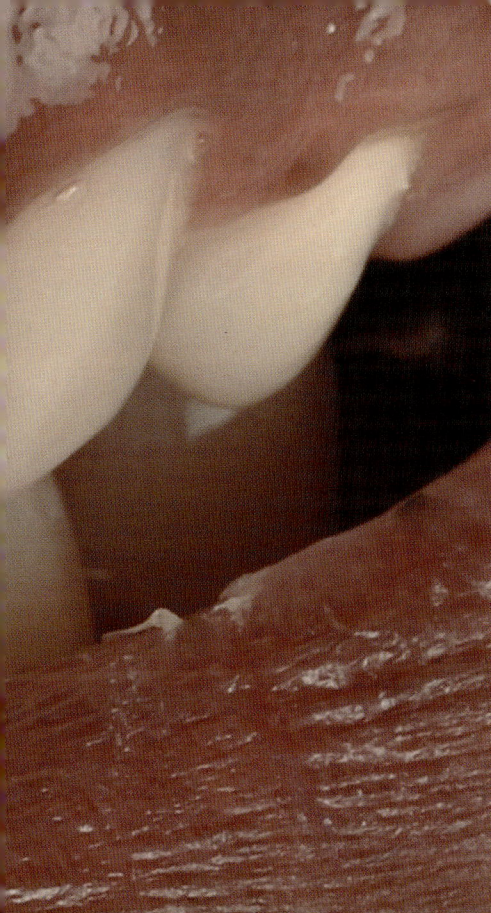

诊断饰面

美学方案

牙科领域在近15年涌现出许多伟大的技术革新与进步，其中有一项技术就能够在患者口内快速实现和预览最终的治疗结果。

诊断饰面，能辅助我们医生将头脑中的构思方案直接转变为口内的现实效果，并且整个过程耗时很短。

> **诊断饰面是医生向患者提出治疗方案的有效工具。**

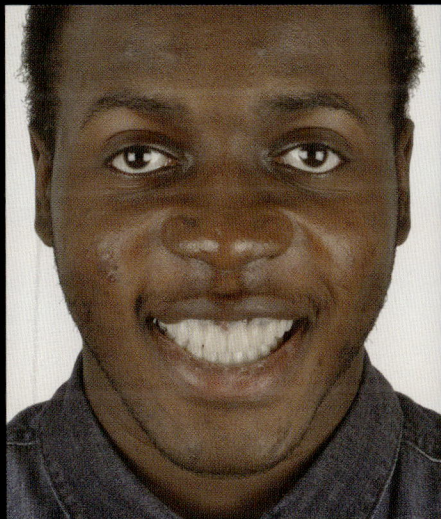

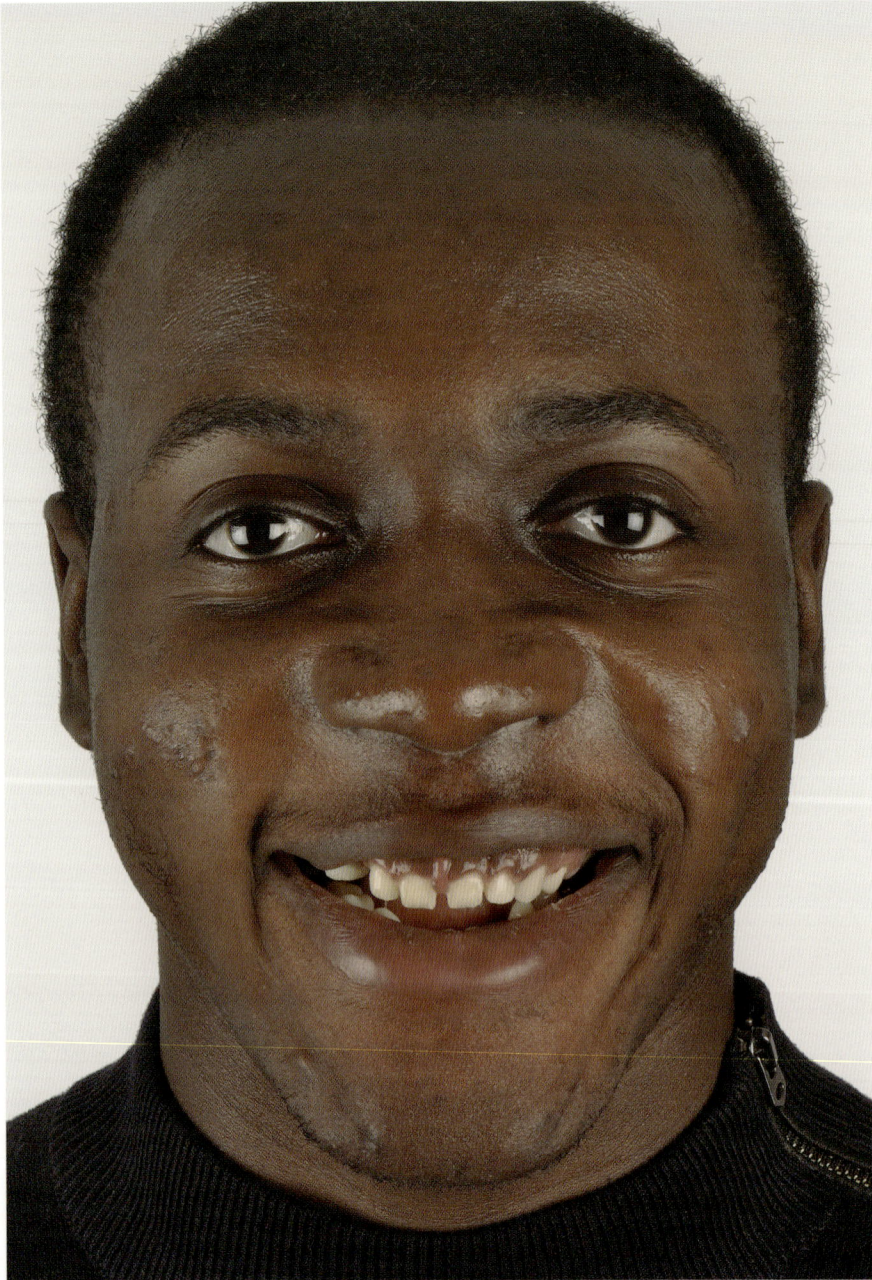

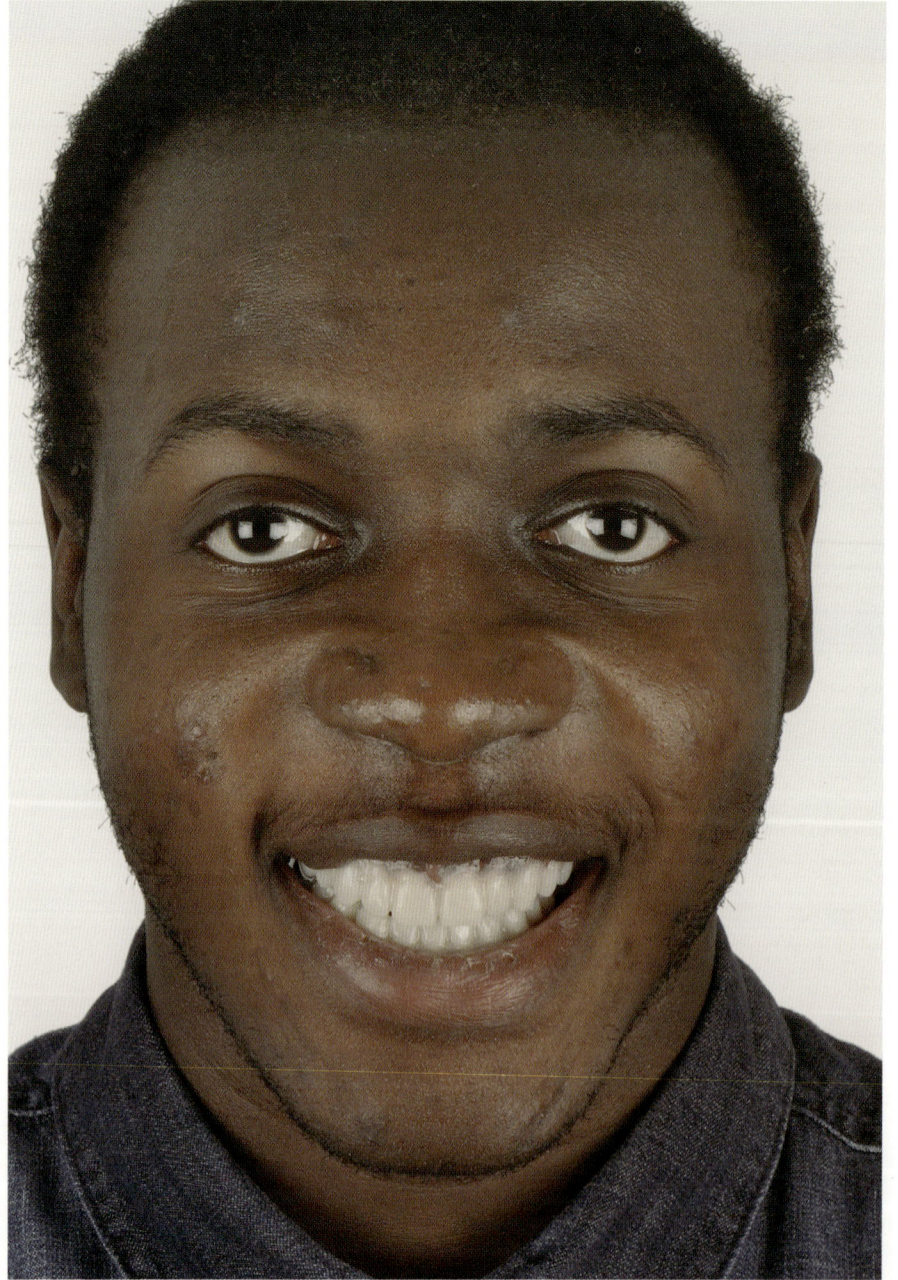

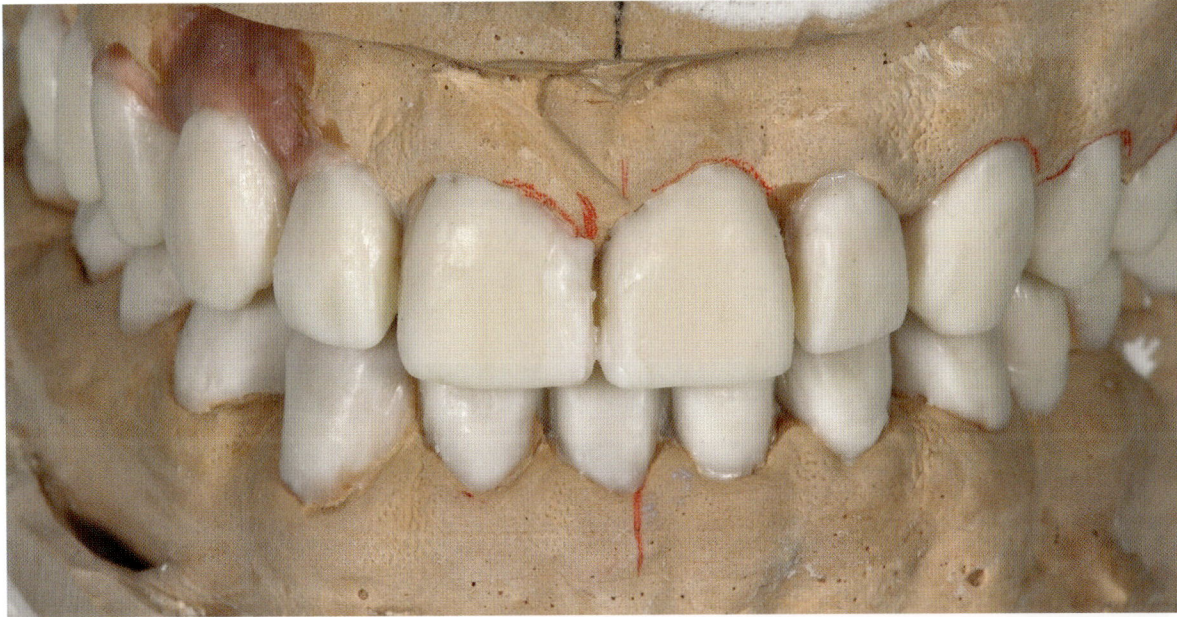

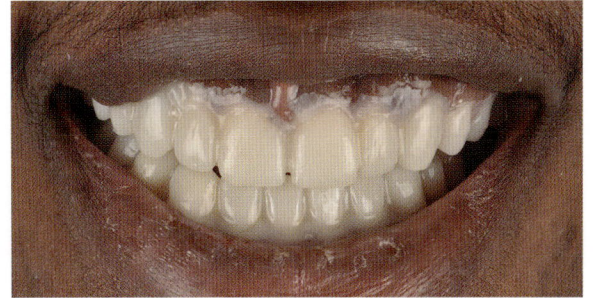

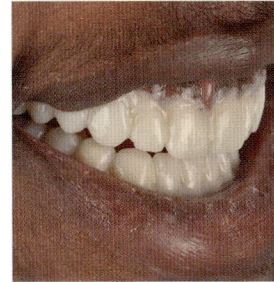

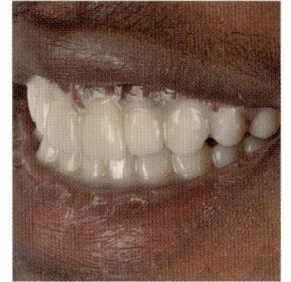

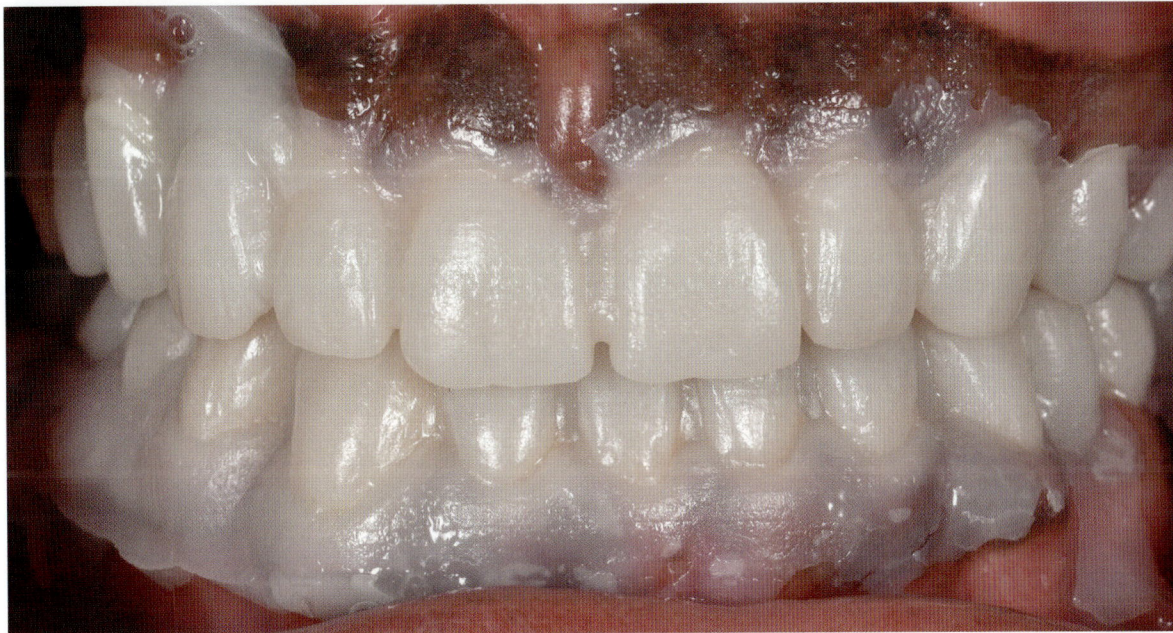

材料

→ 硅橡胶导板：Honigum
Putty Soft (DMG)

→ 诊断饰面：Resin Luxa-
temp Star A1 (DMG)

颊侧组织的外形轮廓

本案例的治疗目标之一就是要纠正右侧上颌尖牙周围的软组织塌陷。

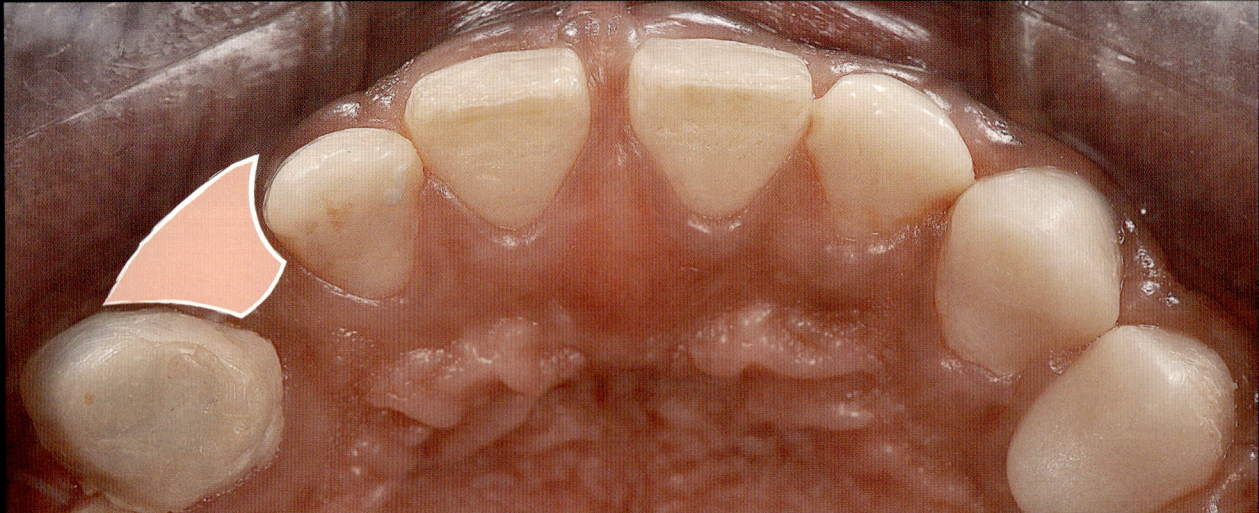

牙龈缘

诊断饰面不仅从视觉上恢复了理想的龈缘曲线，也在上颌尖牙周围恢复了正常的外形轮廓。

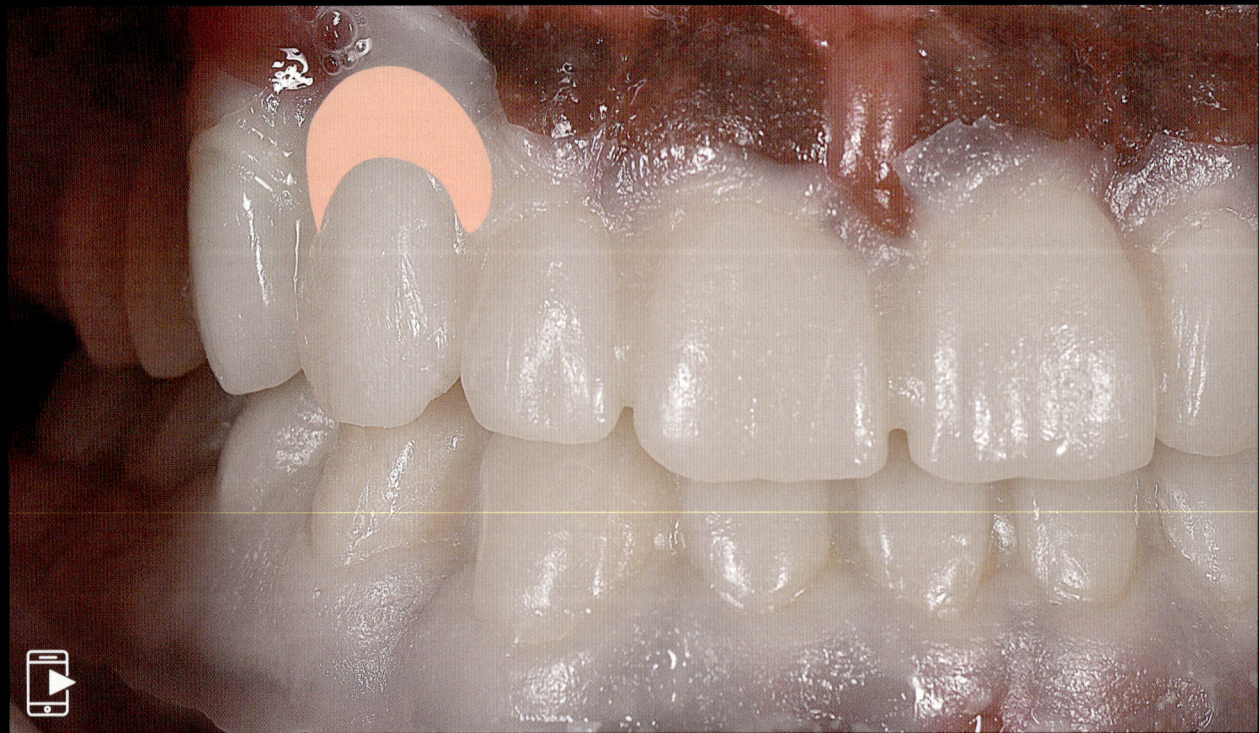

牙周膜龈手术

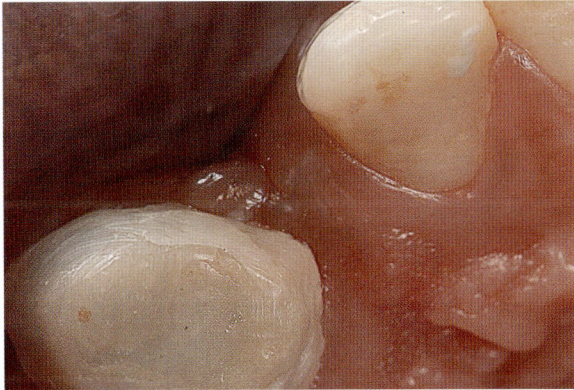

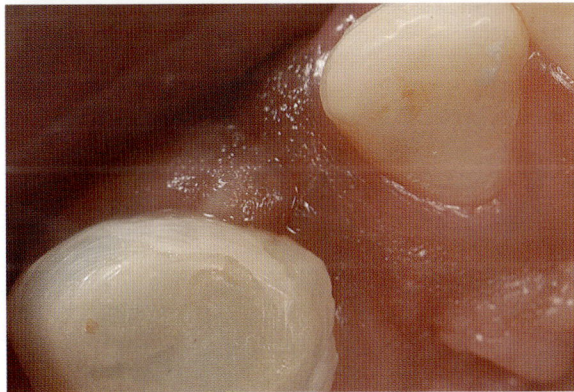

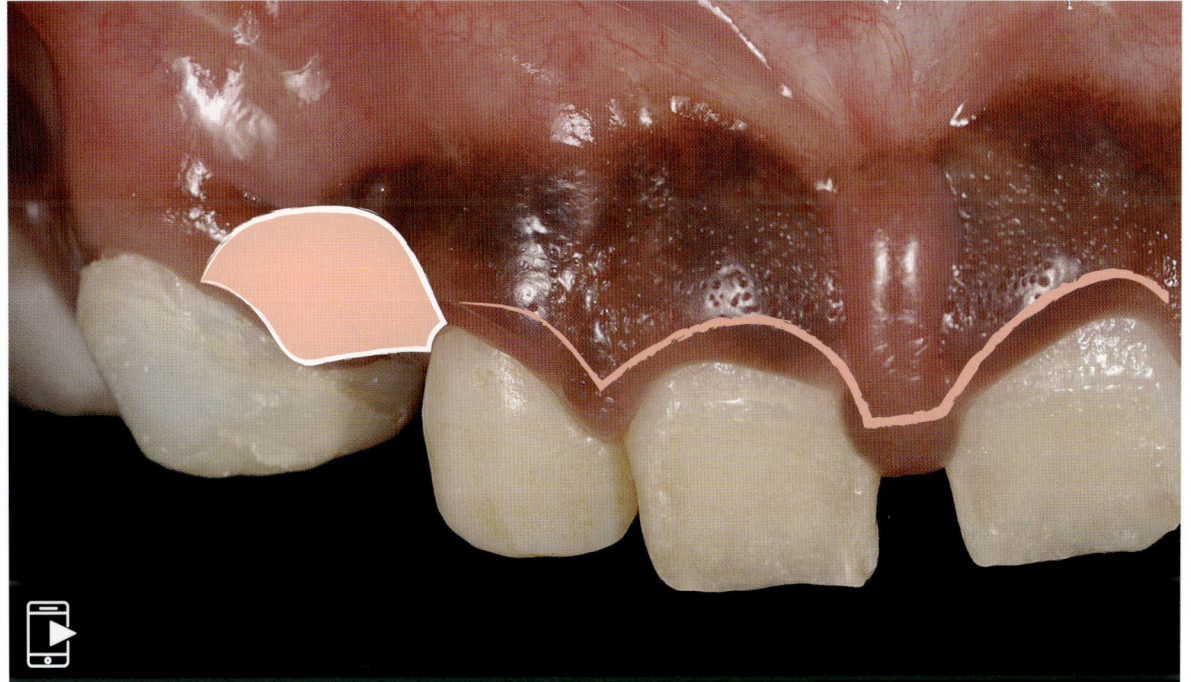

> 如同牙体制备在诊断饰面的辅助下
> 进行，牙周膜龈手术也需要以诊断饰面为指导。

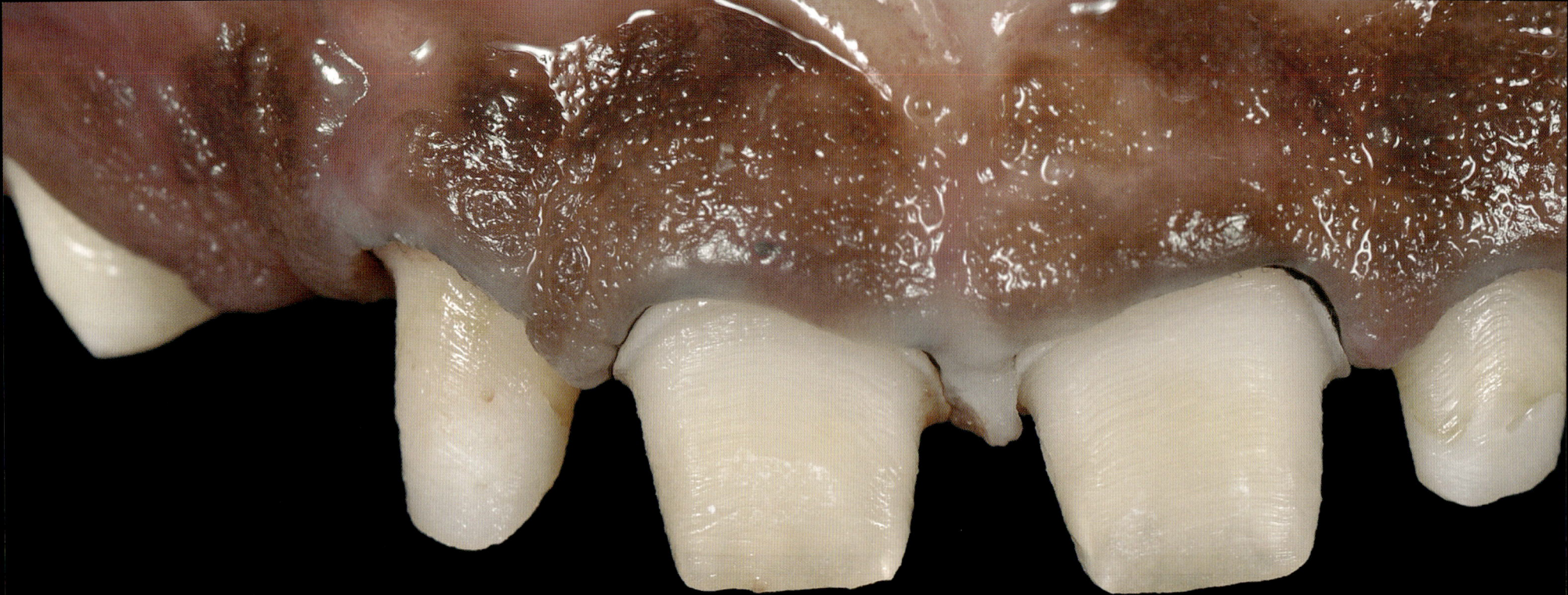

全冠预备体

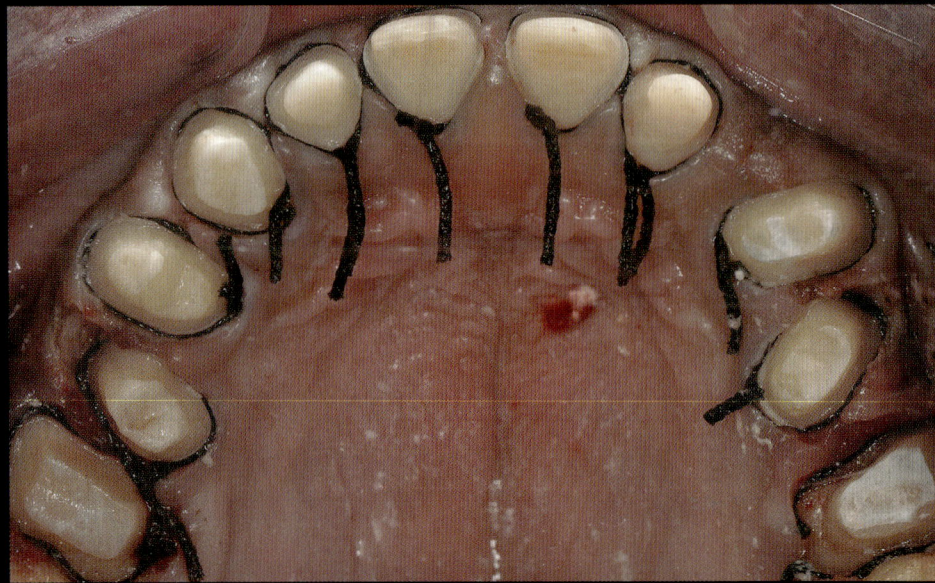

记录咬合关系

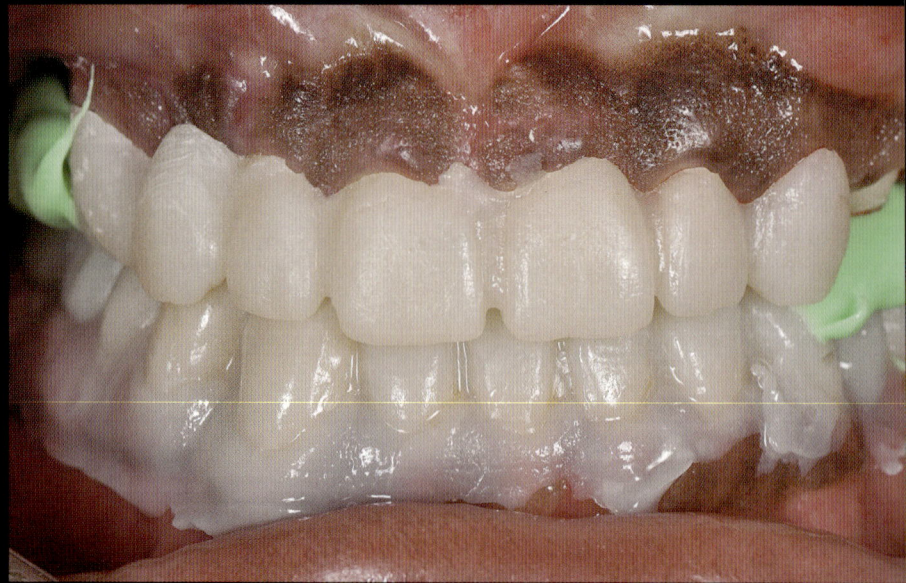

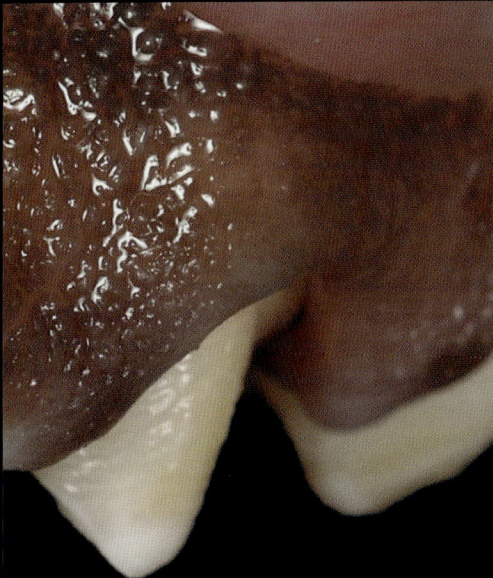

以牙医的视角操作

牙体制备

实现美学方案的最合理修复体形式是什么?

基于面部的一系列美学参数,我们设计出理想的白色美学方案。随后医生就开始以专业视角展开临床操作,选择最佳的修复体形式将方案付诸现实。

此时,医生要考虑到修复体的选择优先级:微创的修复体始终在最高优先级,生物成本越高的修复体越往后排。

Gil Tirlet和Jean-Pierre Attal提出了一个"**治疗梯度**"的概念。他们根据治疗方法的生物侵袭性,从小到大进行了如下排序:美白—正畸—复合树脂—贴面—全冠—种植。

近些年,由于贴面出色的美学和生物学表现,在临床应用广泛。

技工室制作

不过本章案例没有采用贴面的形式，而是二硅酸锂全冠。原因是涉及广泛且复杂的美学修复，相对来说全解剖式冠的设计和制作难度都会更小一点。而且，最新一代的压铸瓷块具有多重色梯度的特性，适合制作全解剖式修复体，即IPS e.max Multi（义获嘉伟瓦登特）。

本案例修复体选择全瓷热压铸的加工工艺。技师需要先制作修复体蜡型，并且形态和大小都尽可能接近美学方案。然后，通过失蜡和全瓷压铸的技术加工完成每个修复体。右侧固定桥的加工稍有不同，它通过蜡型和压铸技术先得到二硅酸锂的固定桥内部结构，然后再分层堆瓷烧结完成。

牙科技师根据修复体的半透性和饱和度需求，将每个蜡型放入铸圈内的相应位置。规律是多重色渐变瓷块的饱和度从颈部到切端逐渐递减，切端半透性更高而颈部饱和度更高。

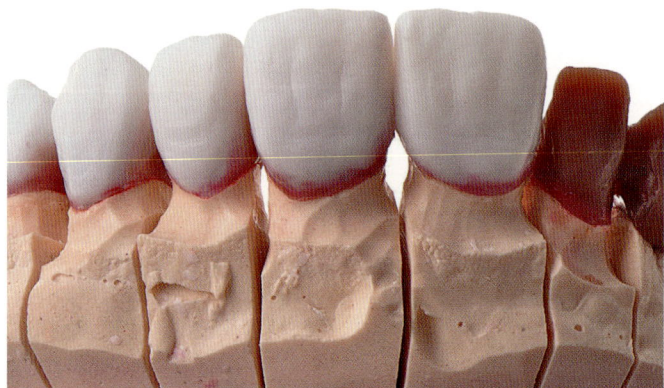

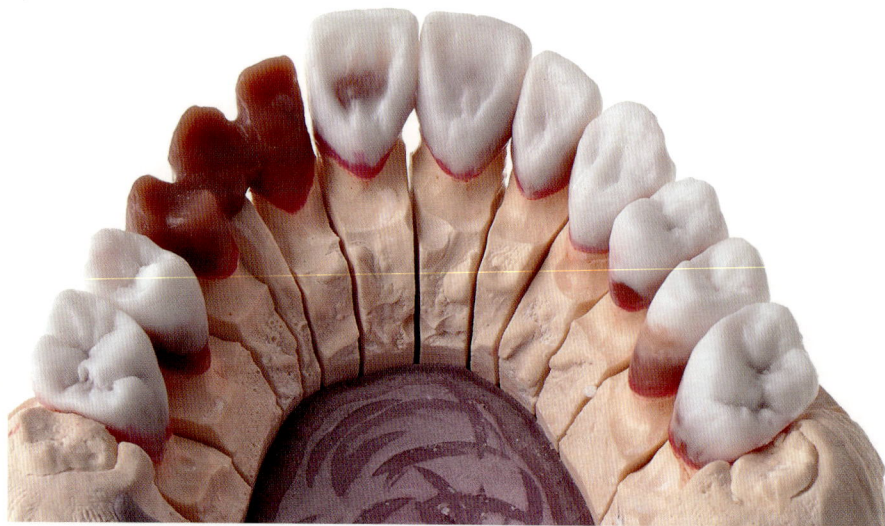

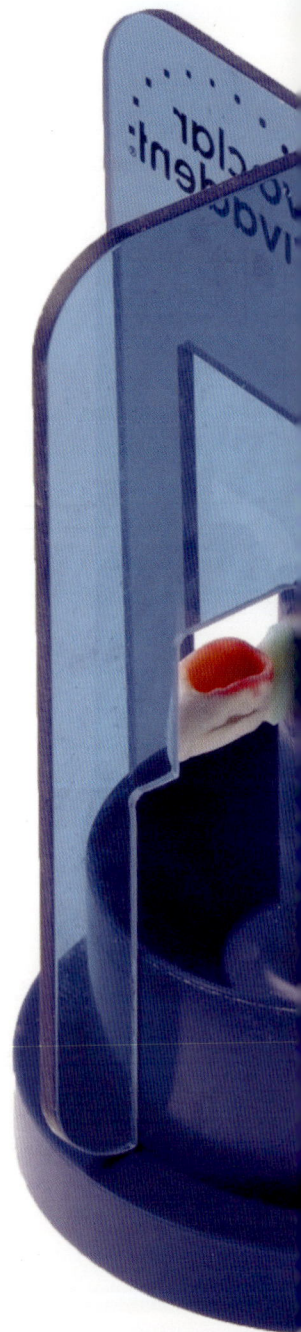

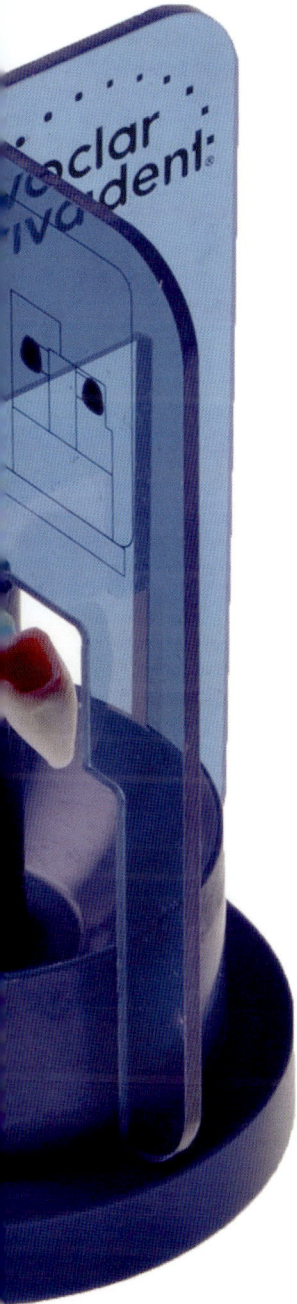

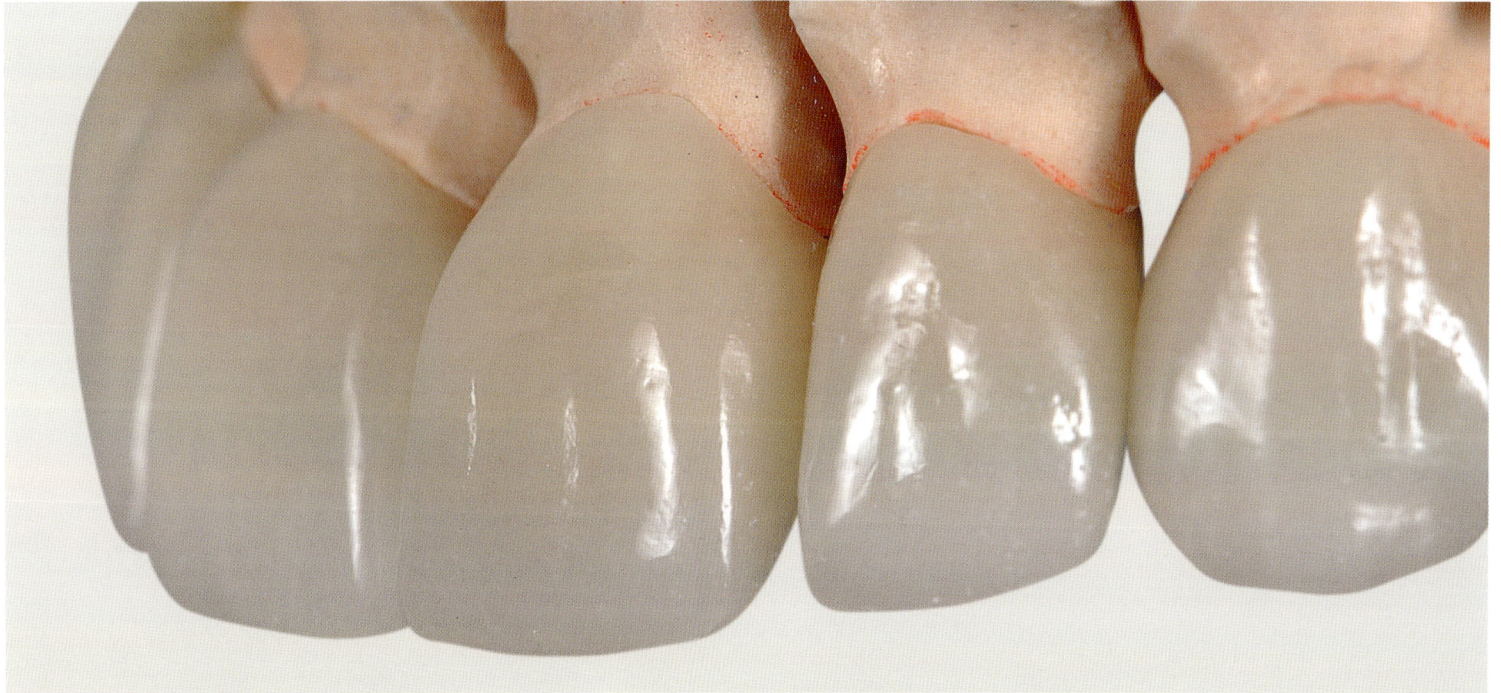

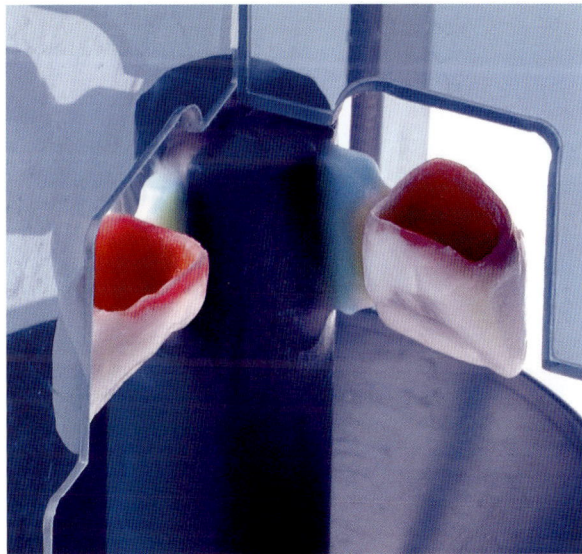

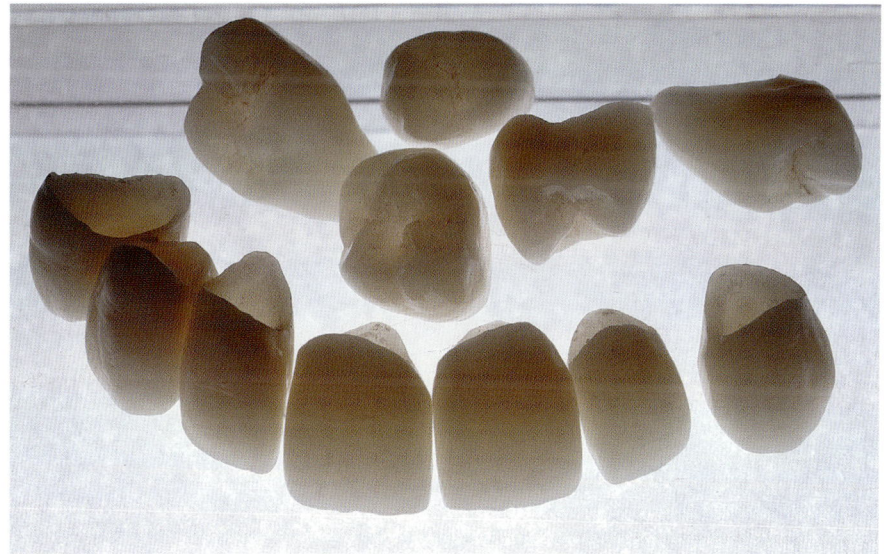

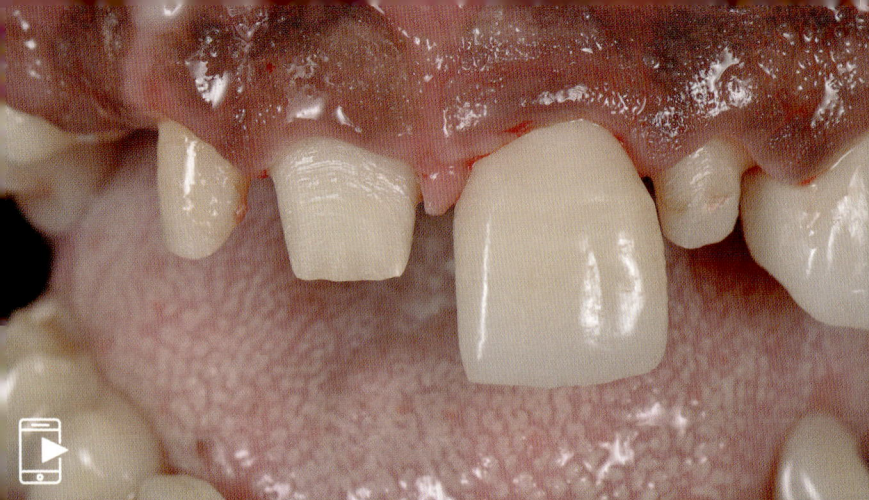

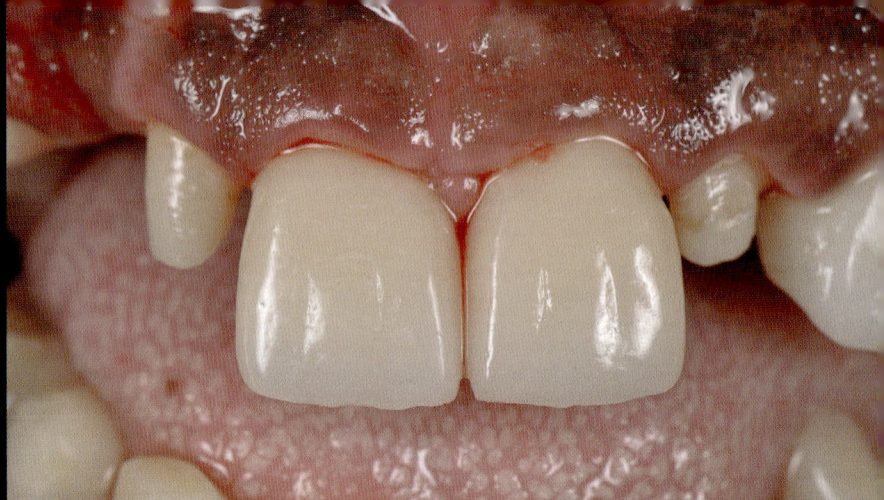

在单颗牙上橡皮障的前提下，逐一完成修复体的粘接。首先，从上颌中切牙开始。

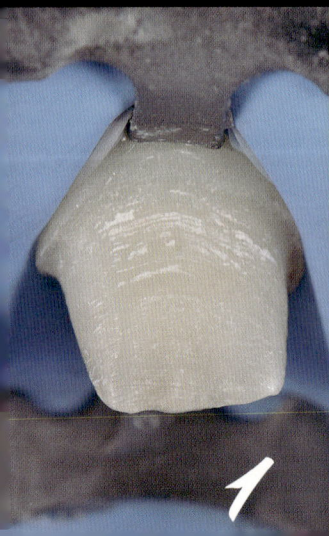

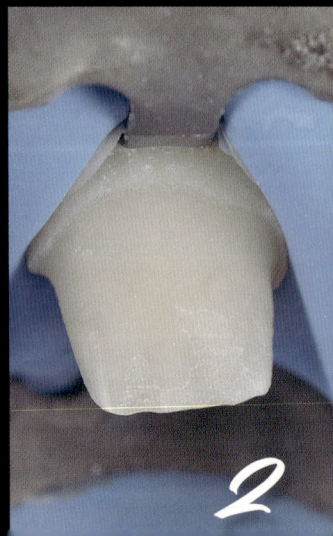

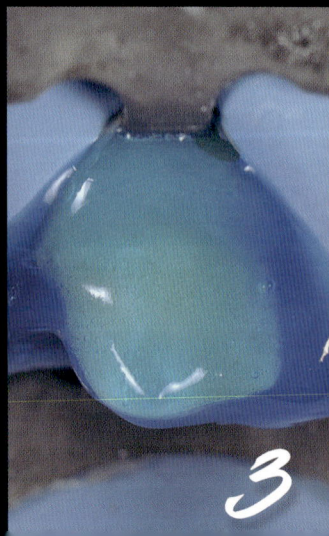

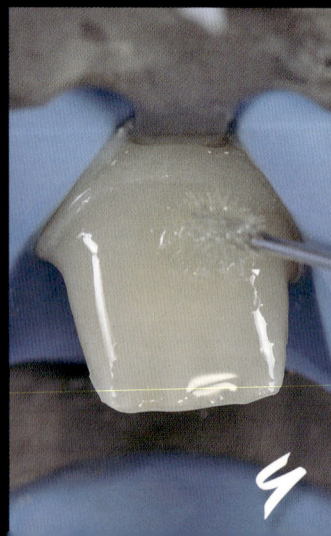

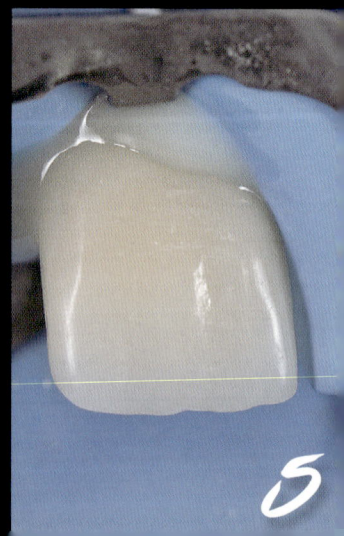

1 *2* *3* *4* *5*

试戴和粘接流程

修复体逐一粘接完成。上颌中切牙处于前牙美学的主导地位，因而要先粘接。其次，粘接右侧的固定桥。

不管是何种形式的修复体，粘接都采用统一的操作方法和流程。

粘接流程将在第3章详细阐述，在此先列出关键的步骤和顺序：

→ 单颗牙橡皮障技术。

→ 喷砂。

→ 酸蚀。

→ 涂布通用型粘接剂。

→ 选择光固化树脂作为粘接水门汀。

" *在单颗牙上橡皮障之前，注意要从整体上考虑多个修复体的粘接顺序，先中切牙，然后才是尖牙和侧切牙。* **"**

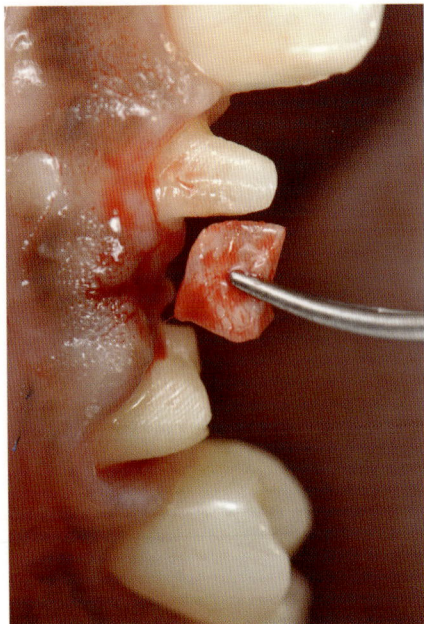

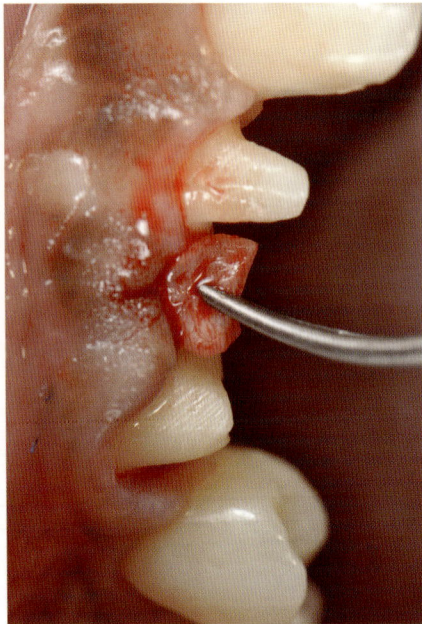

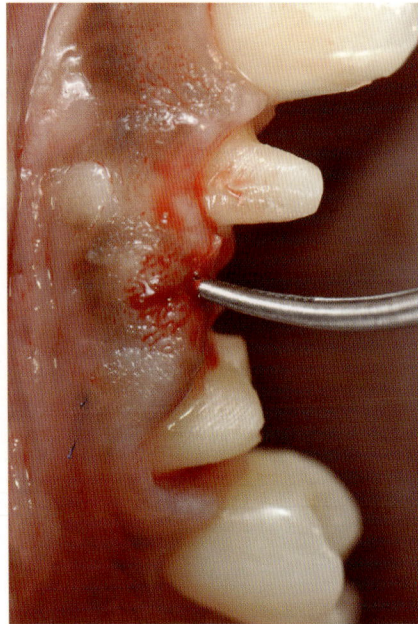

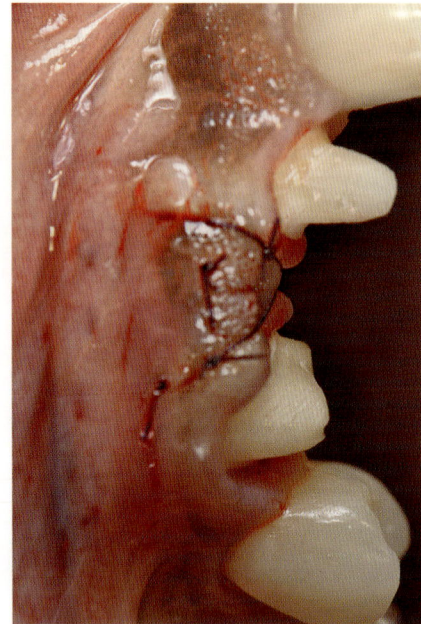

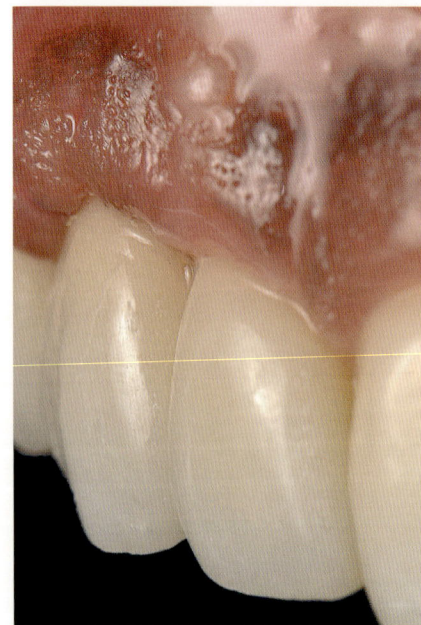

二期手术

❝ 二期手术与最终的
粘接流程同期完成。 ❞

这里的二期软组织手术，其实是借鉴了种植领域的技术方法。目的是构建理想的桥体穿龈形态和轮廓（丰盈度）。尽管在一开始已经完成了一次牙周手术，但这次是"仅在桥体区颊侧牙龈表浅位置移植新的软组织瓣，并且二期手术与粘接流程同期完成"。

固定桥的桥体底部形态是根据模拟理想牙龈轮廓的工作模型制作，因此桥体在粘接后会对移植物形成一定的压迫，引导软组织愈合，最终就能得到理想的（桥体）颈部穿龈轮廓了。这样一来也能减少患者的临床就诊次数。

该技术方法又被称作"颈部牙龈塑形（Cervical Contouring Concept，CCC）"理念，与前牙即刻种植和负重时的穿龈形态处理流程相同，是根据多年前Bichacho和Landsberg提出的观点发展而来。

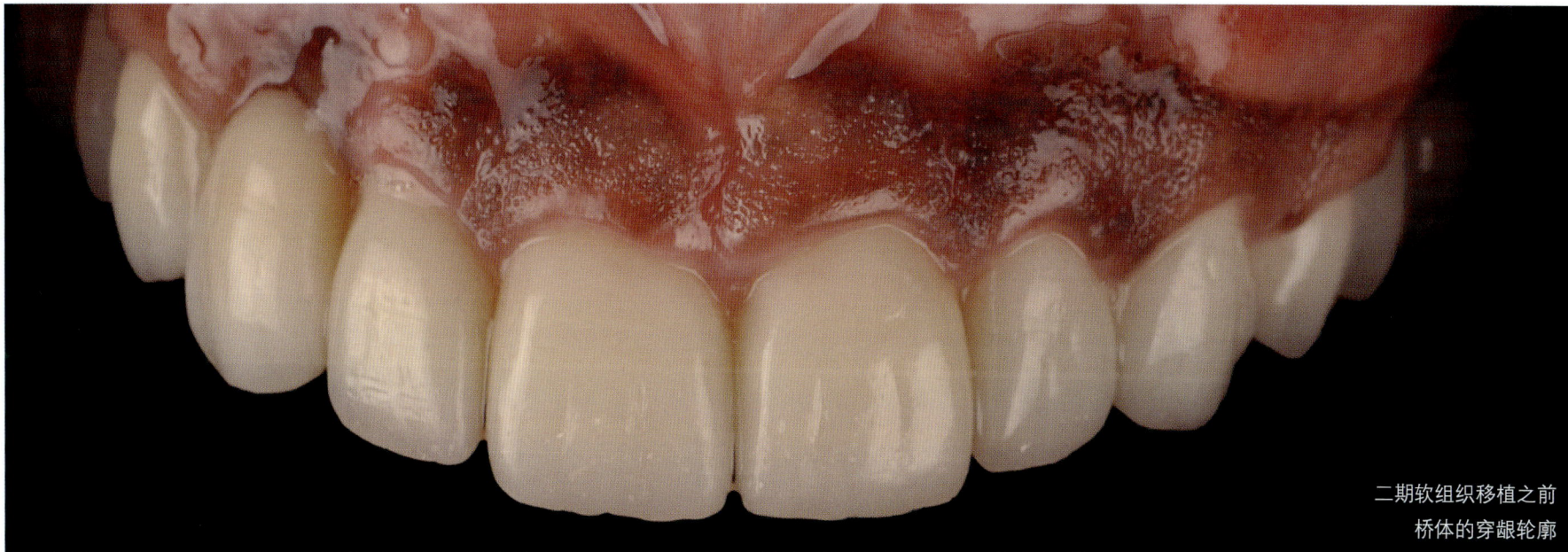

二期软组织移植之前
桥体的穿龈轮廓

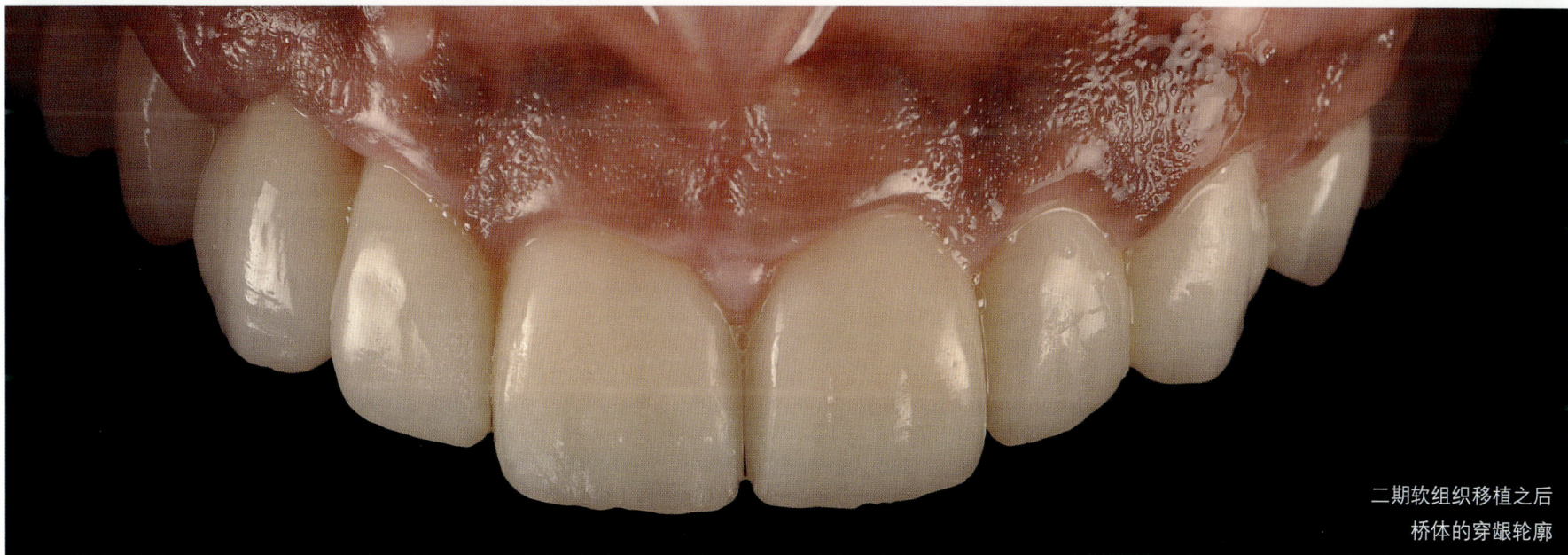

二期软组织移植之后
桥体的穿龈轮廓

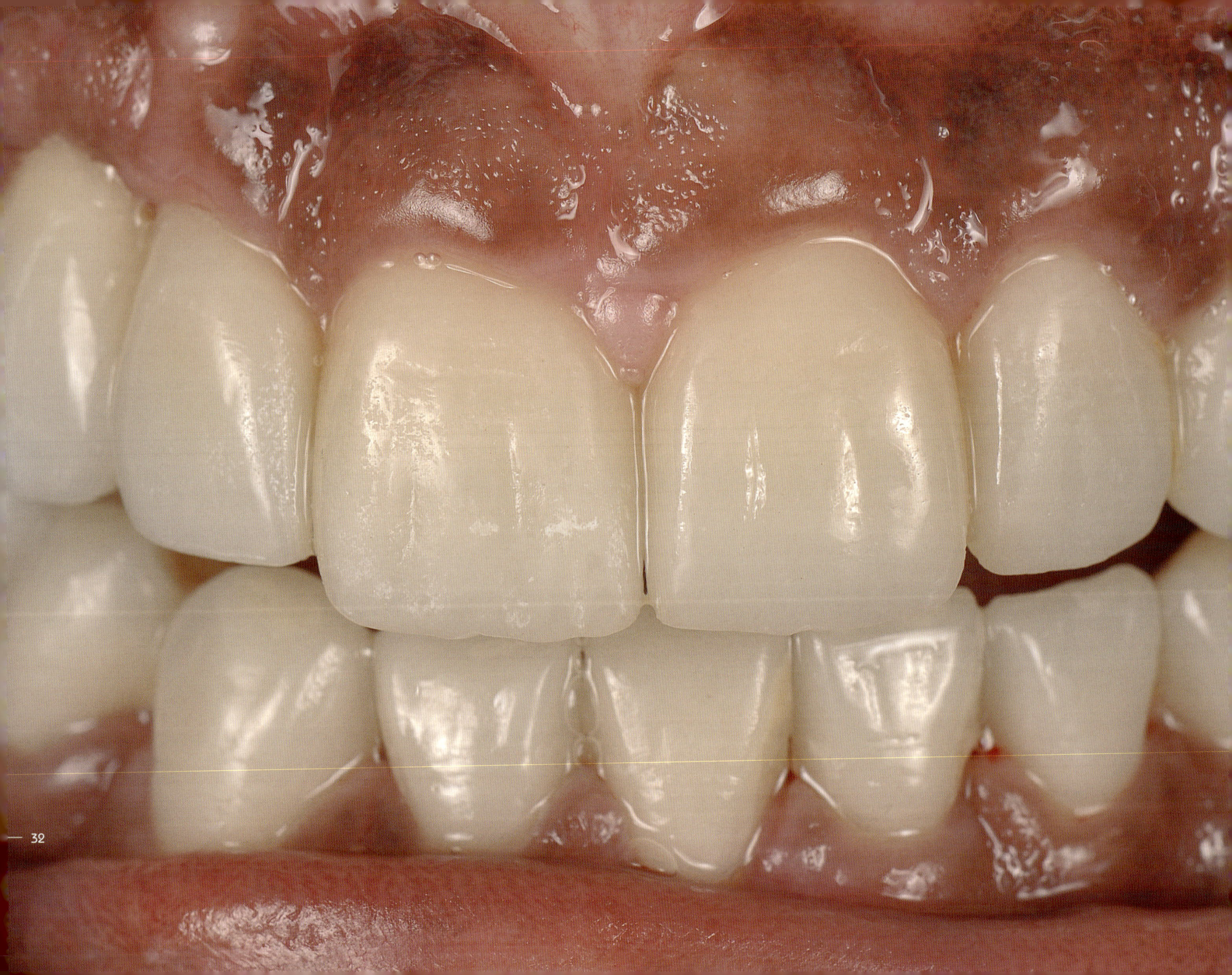

最终结果

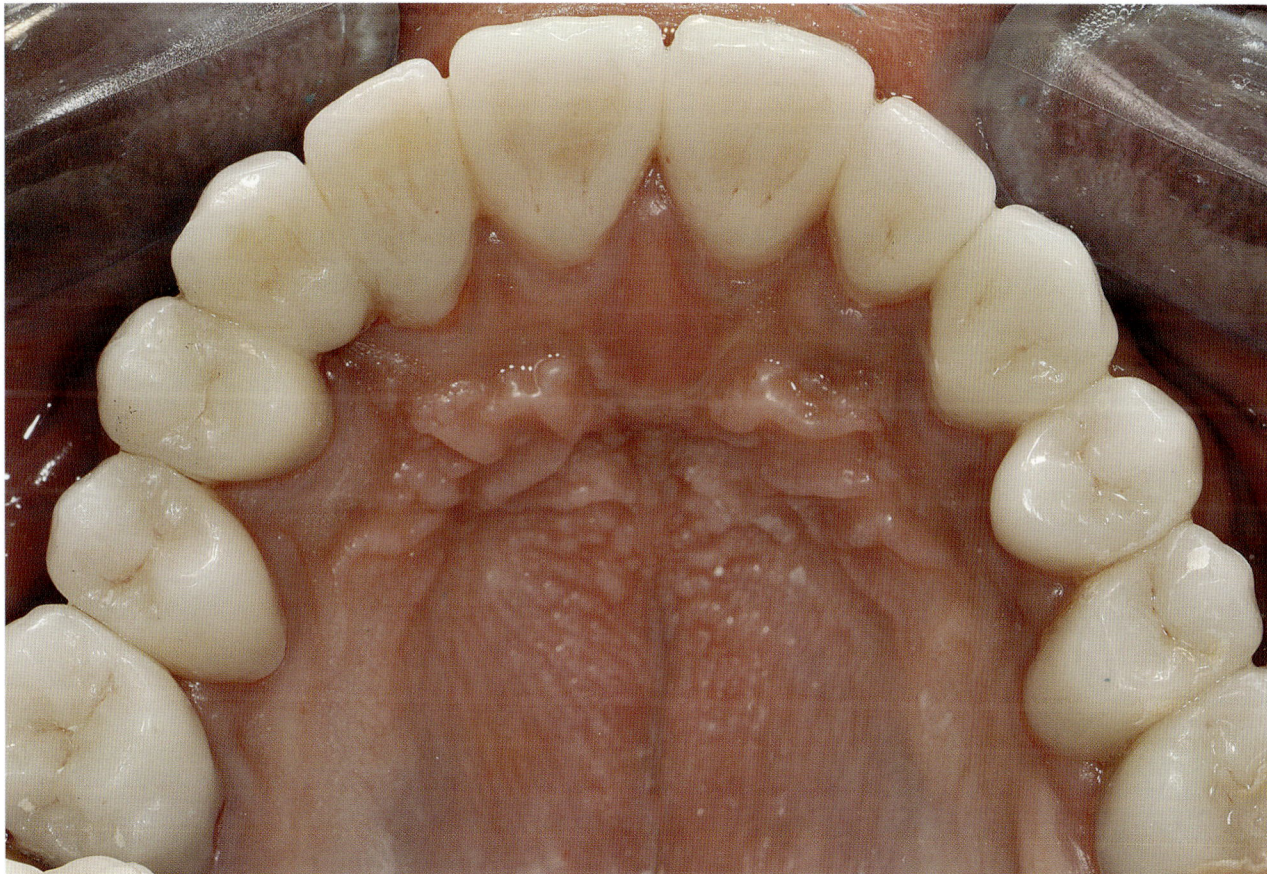

材料

→ 全瓷冠：IPS e.max Press Multi渐变色瓷块（义获嘉伟瓦登特）

→ 粘接水门汀：Variolink Esthetic Light（义获嘉伟瓦登特）

本章精要

→ 在临床操作前，须以建筑师的视角构思方案。

→ 技师得到从临床转移的患者信息，从而精确制作蜡型。医生再在患者口内实现诊断饰面的效果预览。

→ 在口内确认最终的治疗方案。

→ 治疗过程的各个阶段（牙周手术、牙体制备、确定咬合关系）都有精确的操作指导。

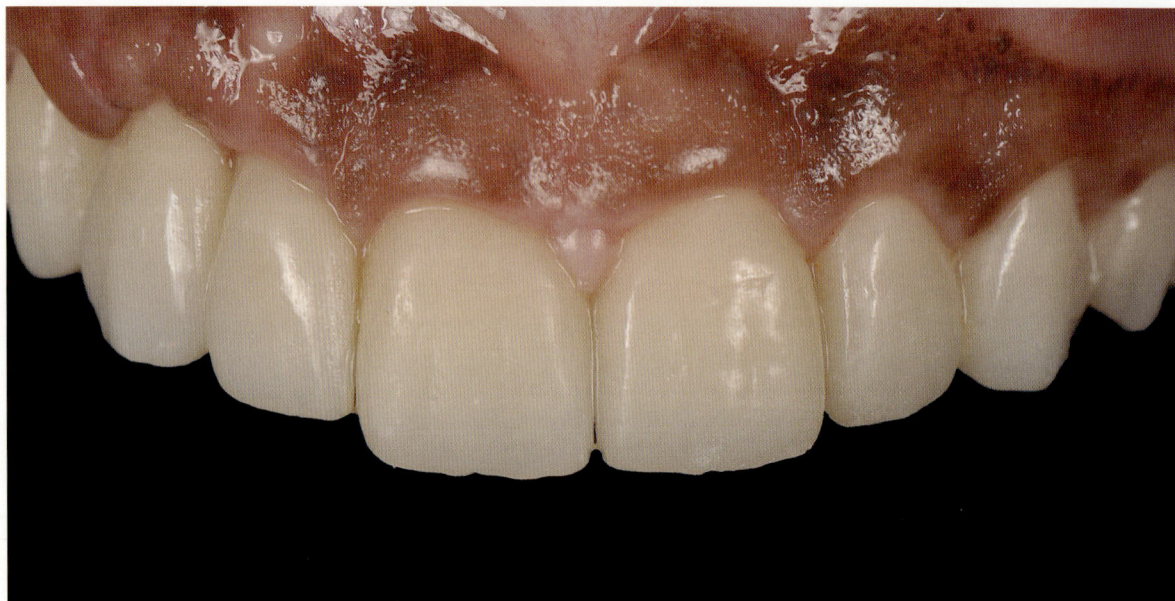

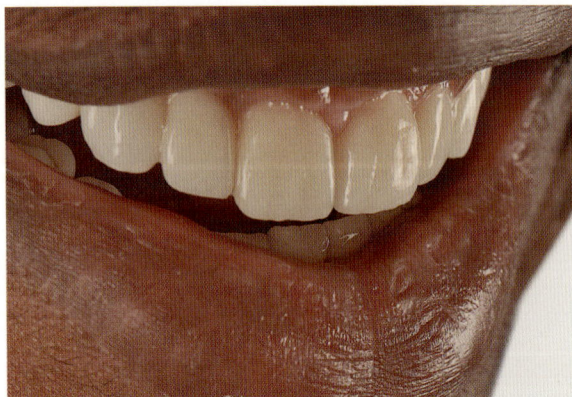
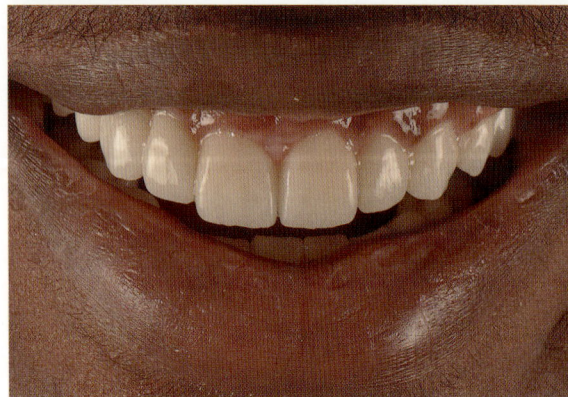
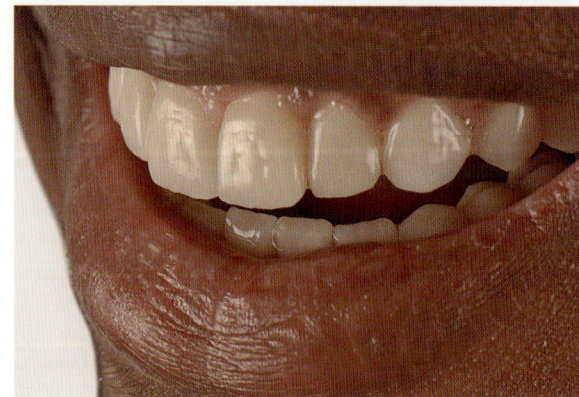

全瓷技师 Gérald Ubassy（法国）

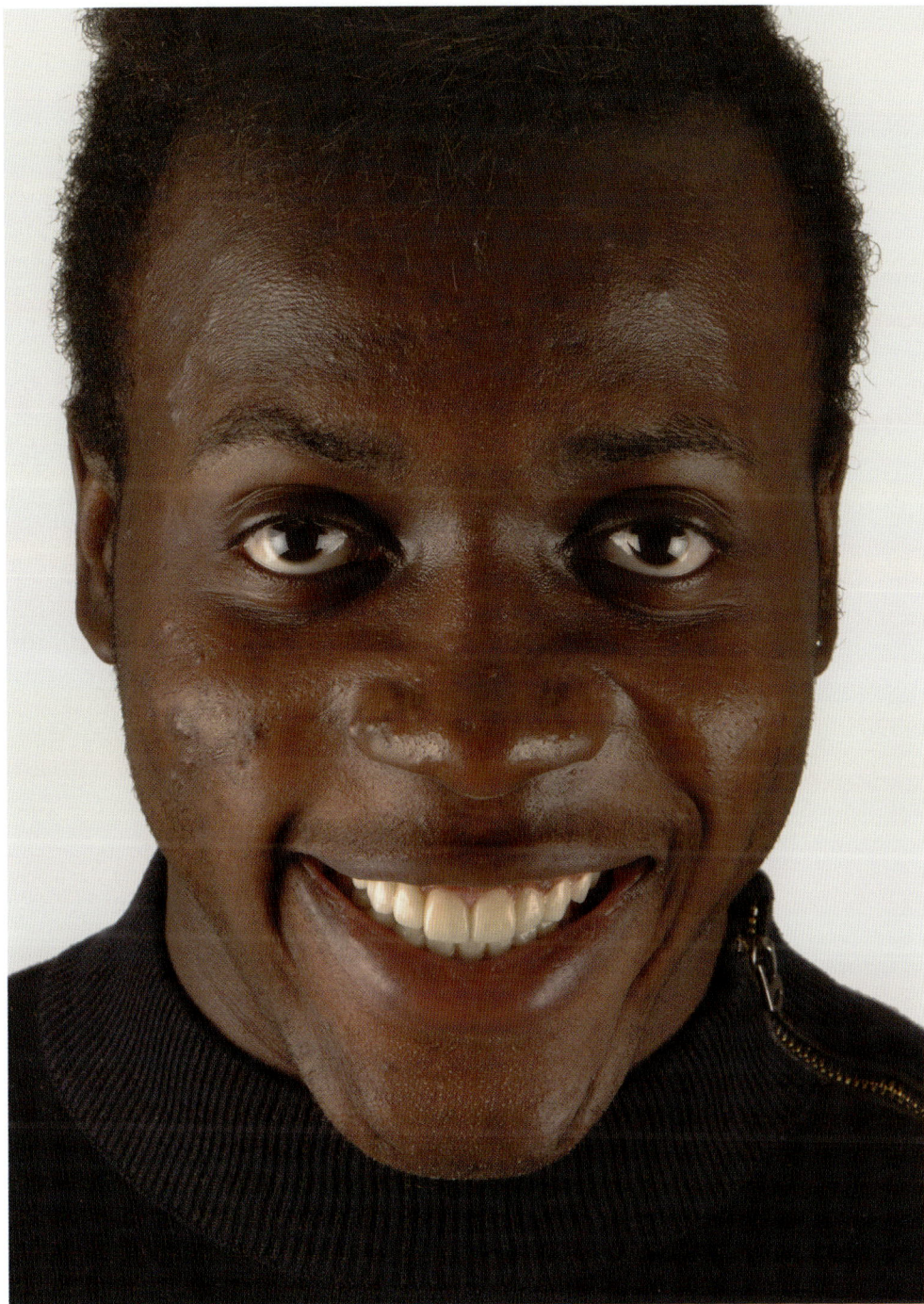
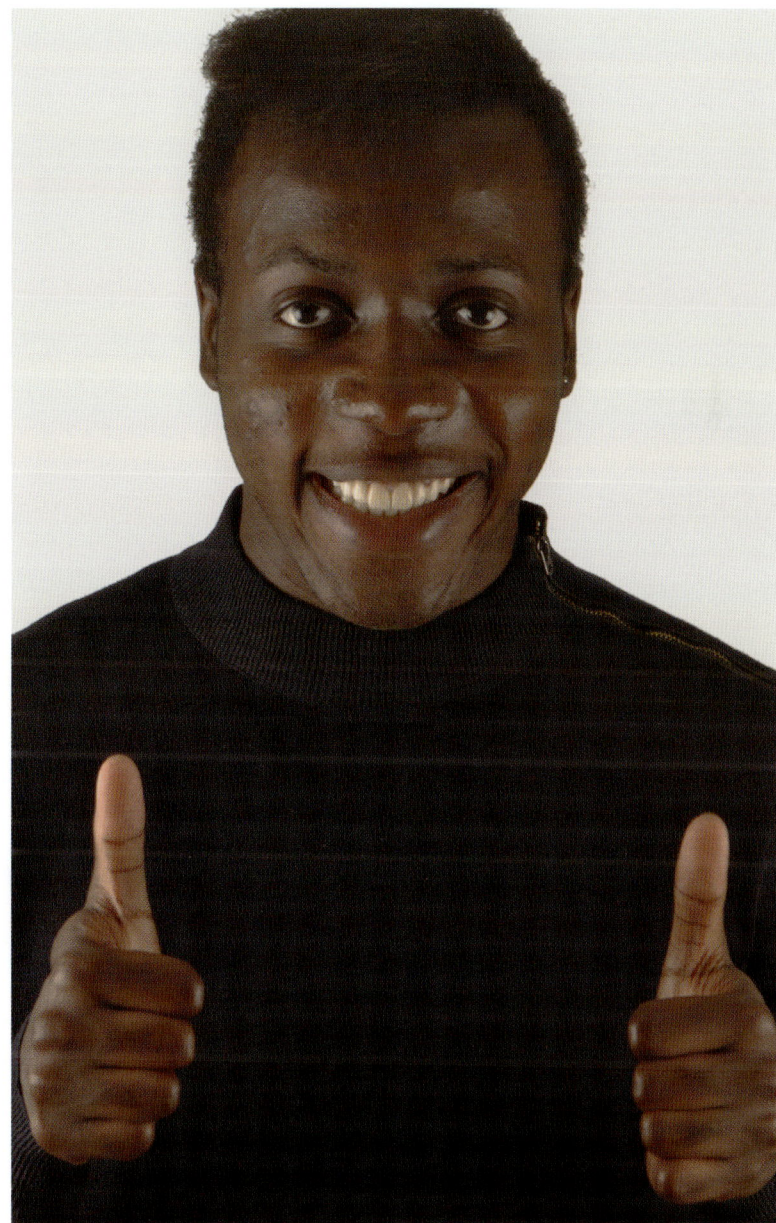

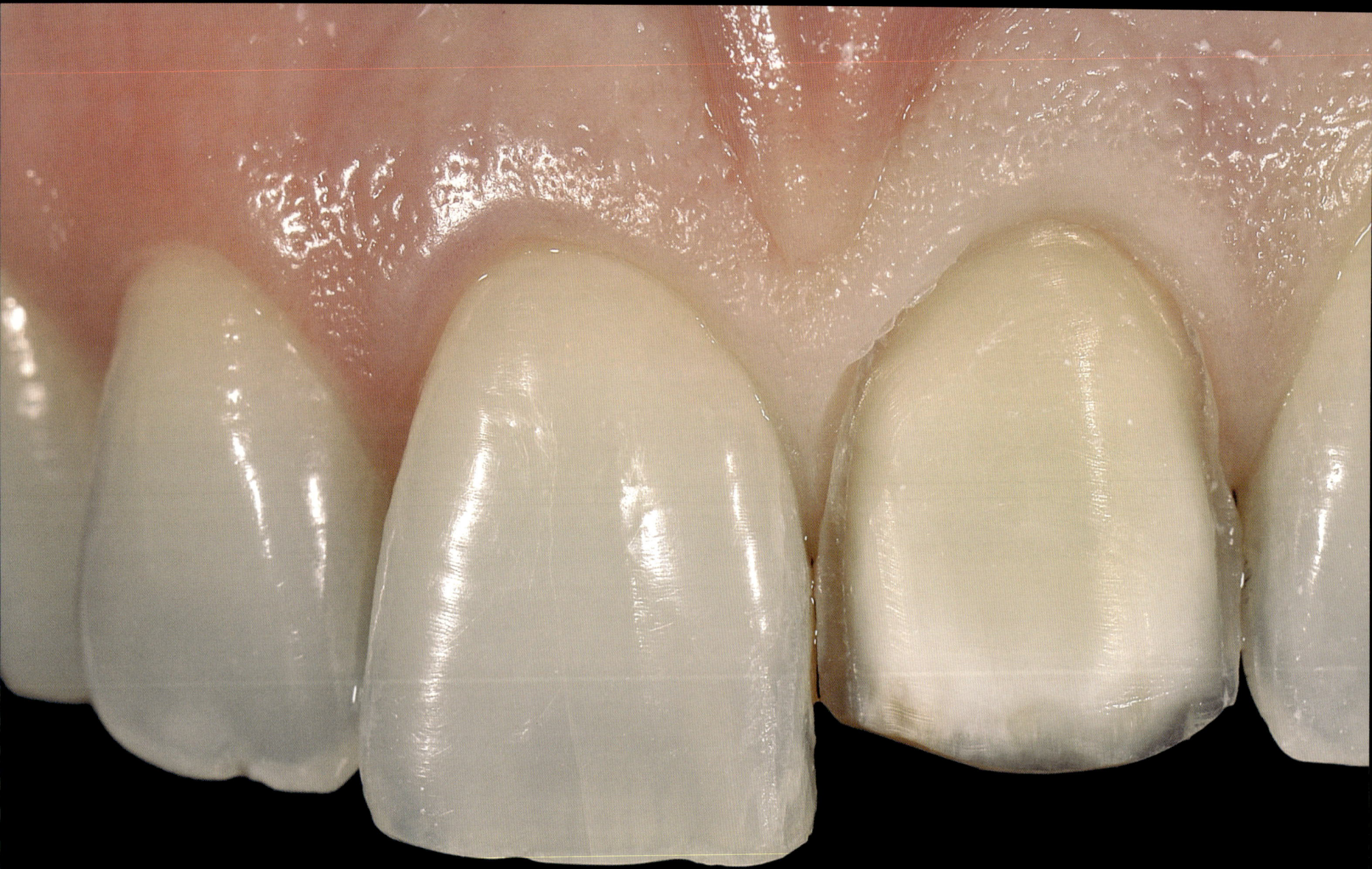

2

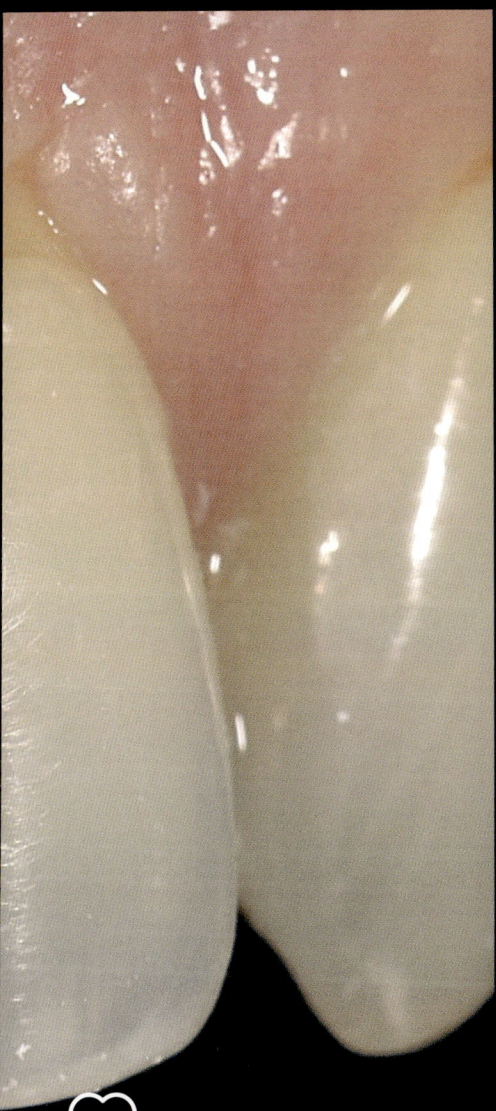

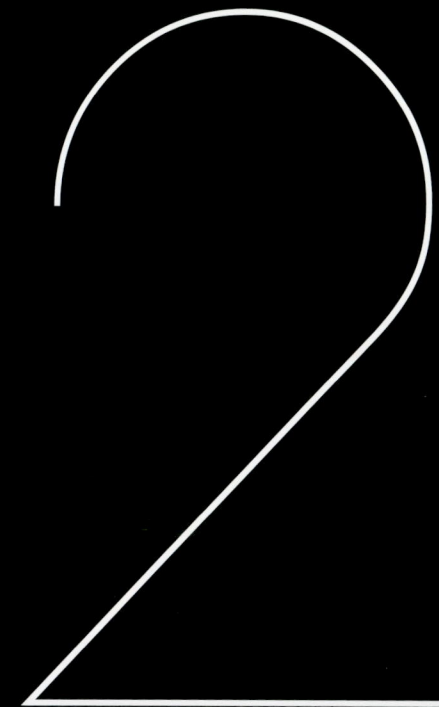

材料：正确选择瓷块
Ingredients
choosing the right ingot

→ 临床医生为技师提供最恰当的
   瓷块选择。

→ 了解正确选择瓷块，不仅能提
   高治疗结果的可期性，也能加
   强医生与技师的沟通合作。

→ 难点是医生要掌握光线在天然
   牙和不同瓷块上的表现。

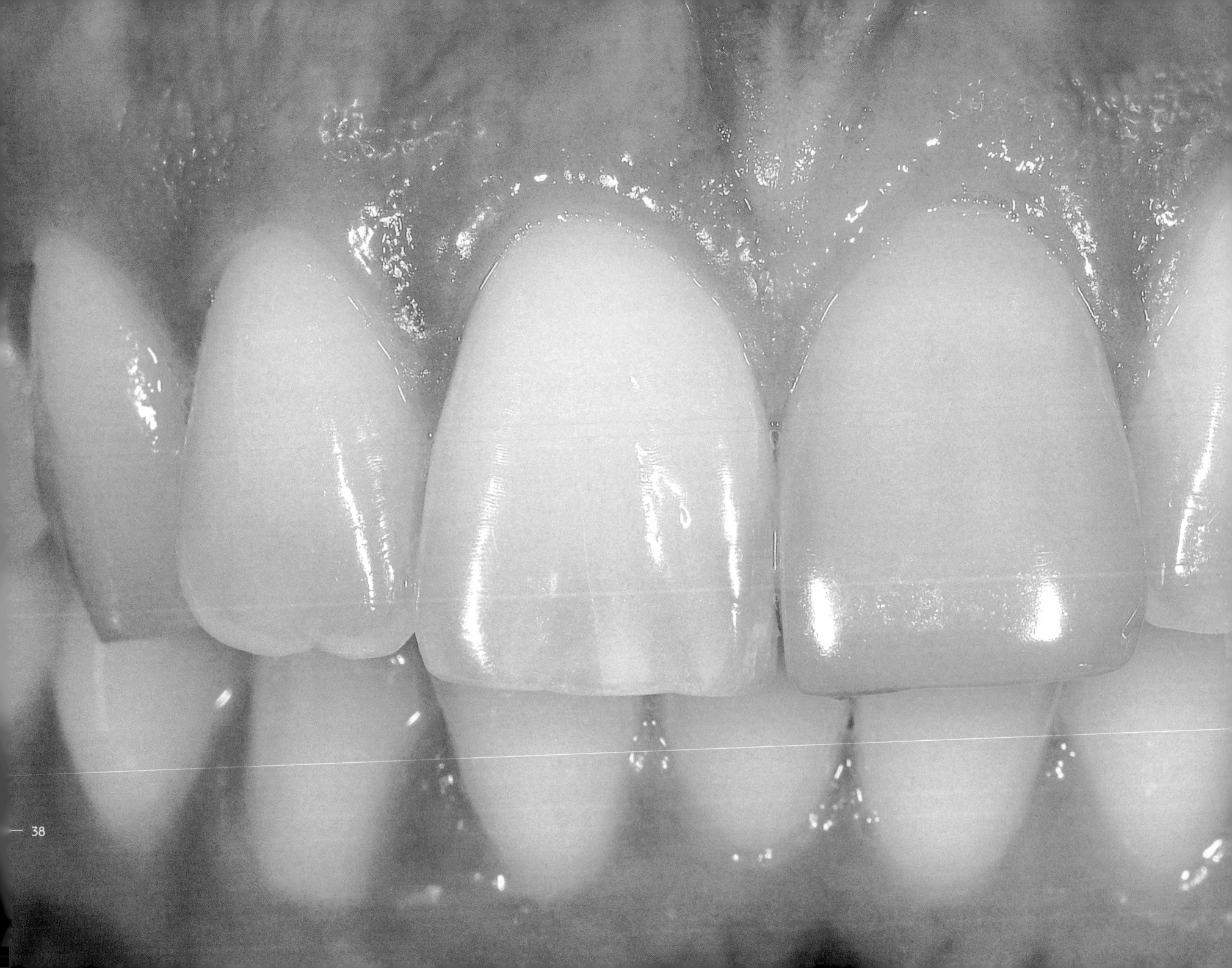

2

概述

Galip Gürel在20多年前首次提出了瓷贴面技术，现在这项技术已经成为临床的常规治疗方法，但从模拟天然牙颜色的角度来说，理想的美学预期仍然是临床的一大挑战。事实上，最终的美学结果取决于贴面、预备体表面以及粘接的树脂水门汀。

瓷块半透性或者不透明程度的选择对贴面亮度有相当重要的影响。

因此，各种瓷块以及它们的光线透射表现是临床医生与牙科技师必须掌握的基本知识。

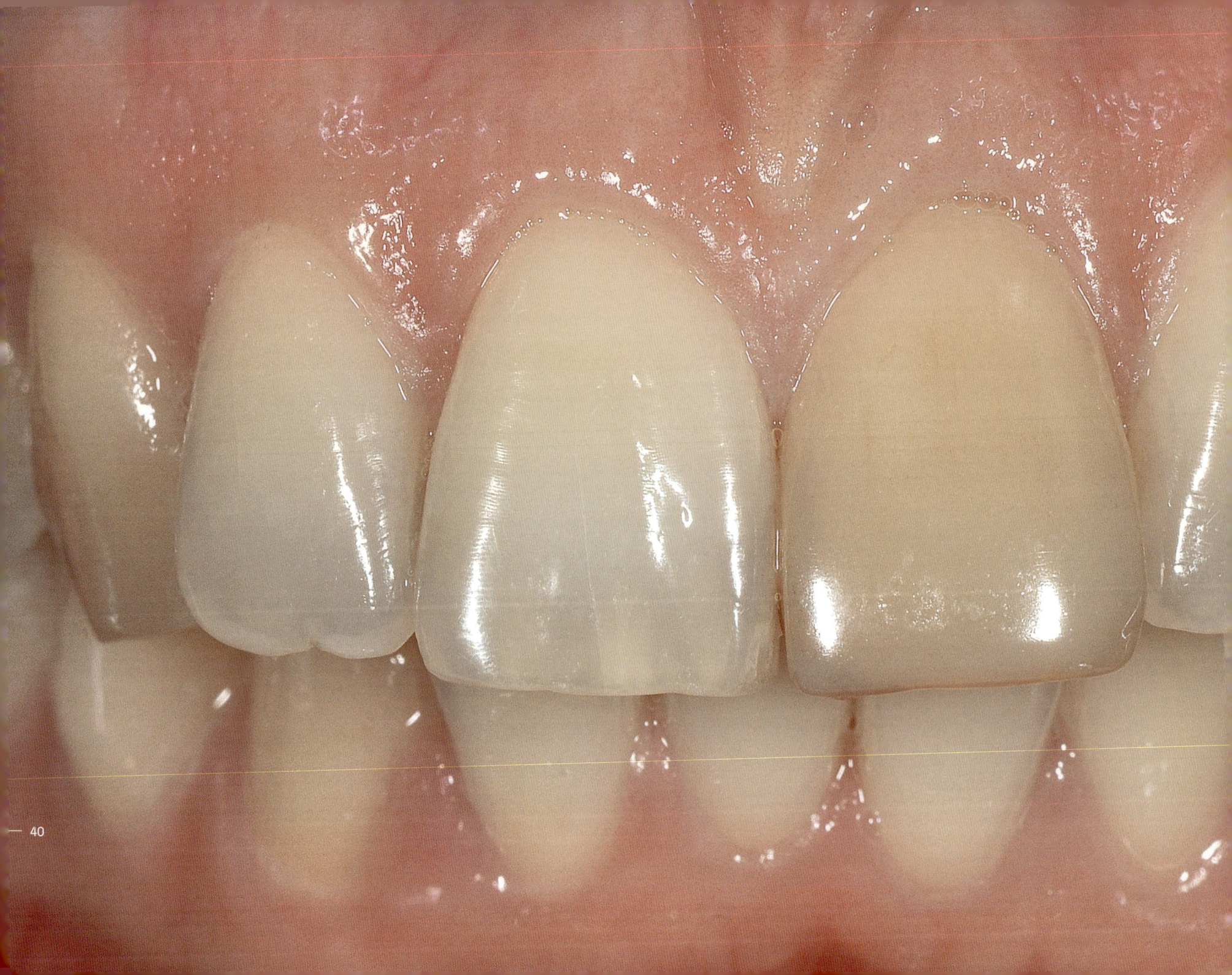

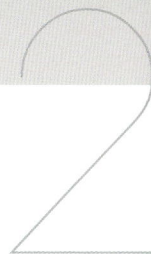

2

临床治疗

修复之前先进行美白治疗，除了提升微笑牙列的整体亮度，也有利于未来的贴面能实现与邻牙和谐一致的颜色美观。

根据患者年龄，美白治疗可有以下两种方案：

→ 30岁以下：
选择5%的过氧化脲（White Dental Beauty 5%）。一般来说，每个牙弓持续美白15天（根据具体的临床需求相应调整时间）。

→ 30岁以上：
选择6%的过氧化氢（White Dental Beauty 6%）。每个牙弓持续美白不超过10天。

随后，左侧上颌中切牙进行贴面修复。

主诉

→ 改善变色的左侧上颌中切牙。这颗牙曾接受过树脂充填治疗。

→ 希望在微笑时牙齿更加亮白。

家庭美白

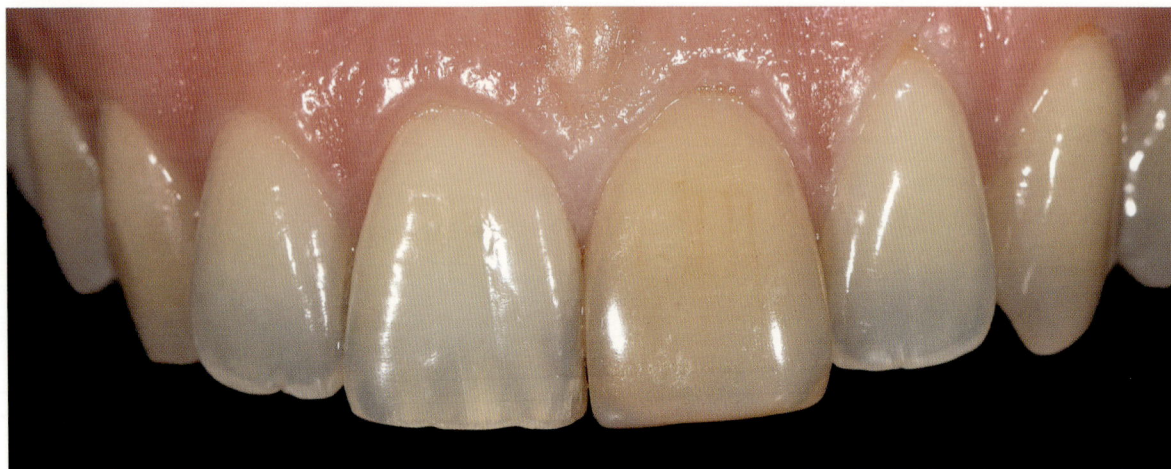

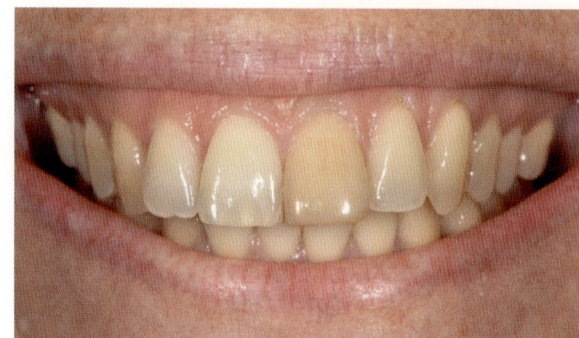

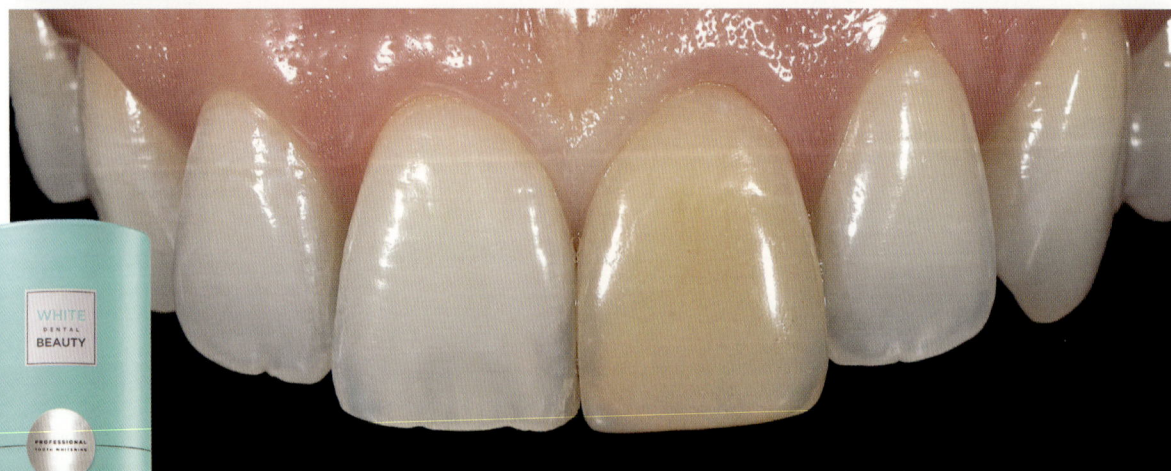

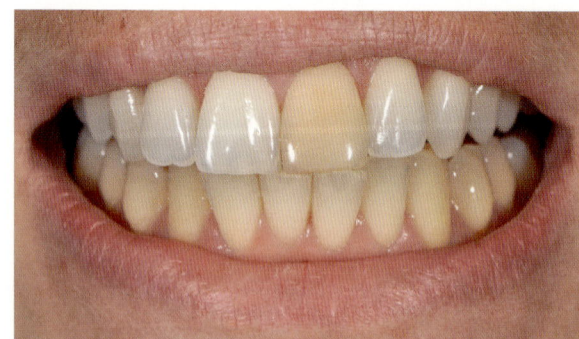

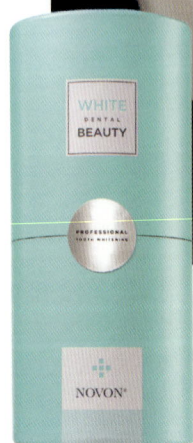

牙齿美白产品：
White Dental Beauty
6%过氧化氢（Optident）

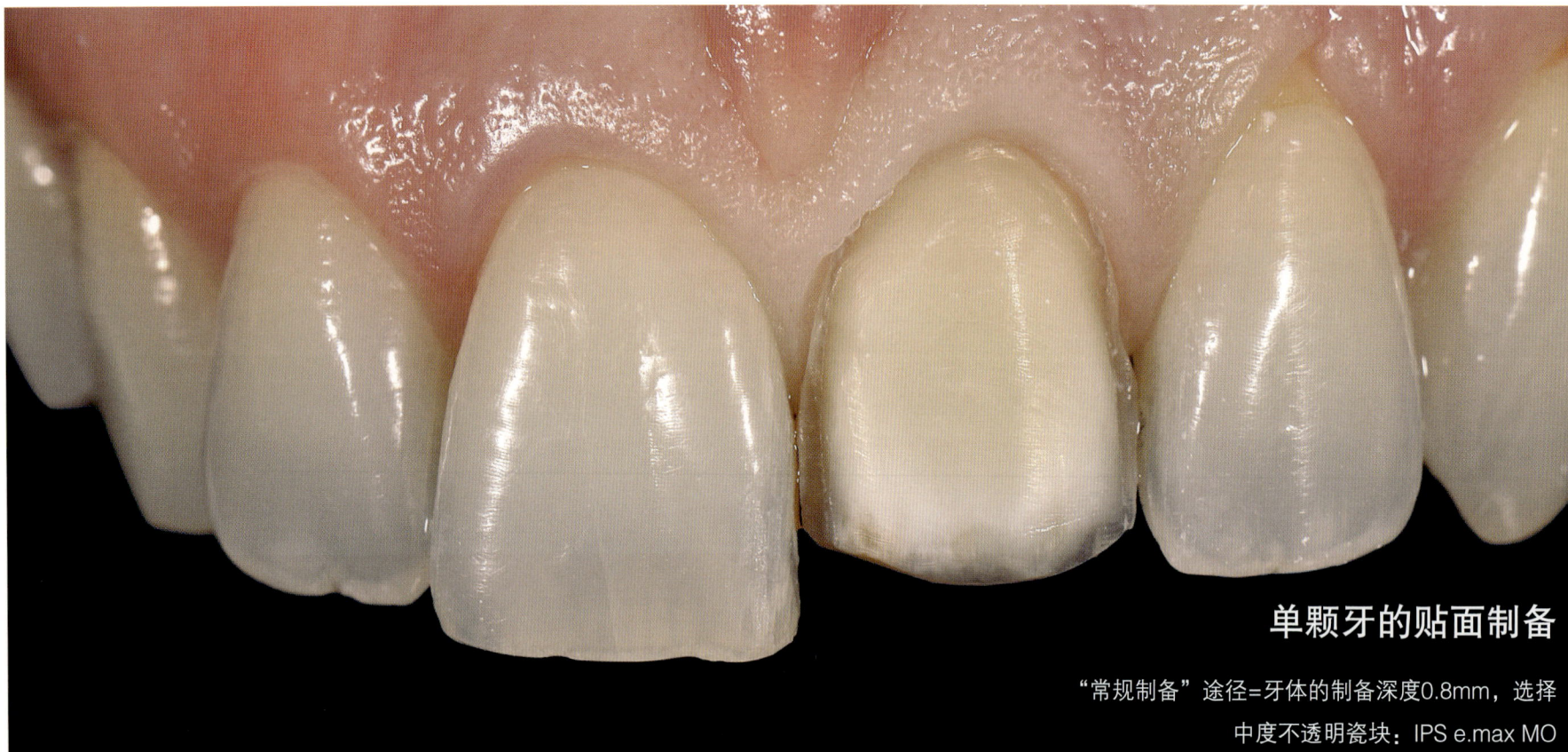

单颗牙的贴面制备

"常规制备"途径=牙体的制备深度0.8mm，选择

中度不透明瓷块：IPS e.max MO

选择贴面材料
和牙体制备深度

　　美学治疗的目标是通过选择合适的（铸瓷）瓷块达到令人满意的颜色美观。在单颗牙的贴面治疗时，一定要注意瓷块选择会影响牙体的制备深度。以本案例来说，MO瓷块是唯一能匹配邻牙亮度的材料。而MO瓷块本身是中度不透明，所以这就要求我们的牙体制备深度是0.8mm，而不是0.5mm了。

❝ 牙体的制备深度与所选的贴面材料有直接关系。❞

正常的天然牙亮度：LT（低度透明）瓷块

光线照射到由LT瓷块制作的贴面，除了发生表面反射，还有一部分光会穿透贴面到达其下方的牙釉质，并且在牙釉质表面也产生反射现象。人眼从外部视角可以观察到天然牙的正常亮度水平（肉眼接收了来自贴面和牙釉质这两层不同界面的反射光）。

根据LT本身的半透性，当贴面厚度是0.5mm时其下方的牙面颜色就能被肉眼观察到。所以牙体制备深度仅0.5mm就能达到天然牙的亮度（A1、B1或A2）效果，从而实现微创制备。当贴面的厚度超过0.5mm（比如，0.8~1.0mm），那么会导致贴面下方的牙面几乎没有反射光，大部分光线都穿透牙体，此时牙齿的亮度会显著降低，视觉上变得颜色灰暗。

66 *在本章案例，LT瓷块不能匹配邻牙在美白后的亮度水平。* **99**

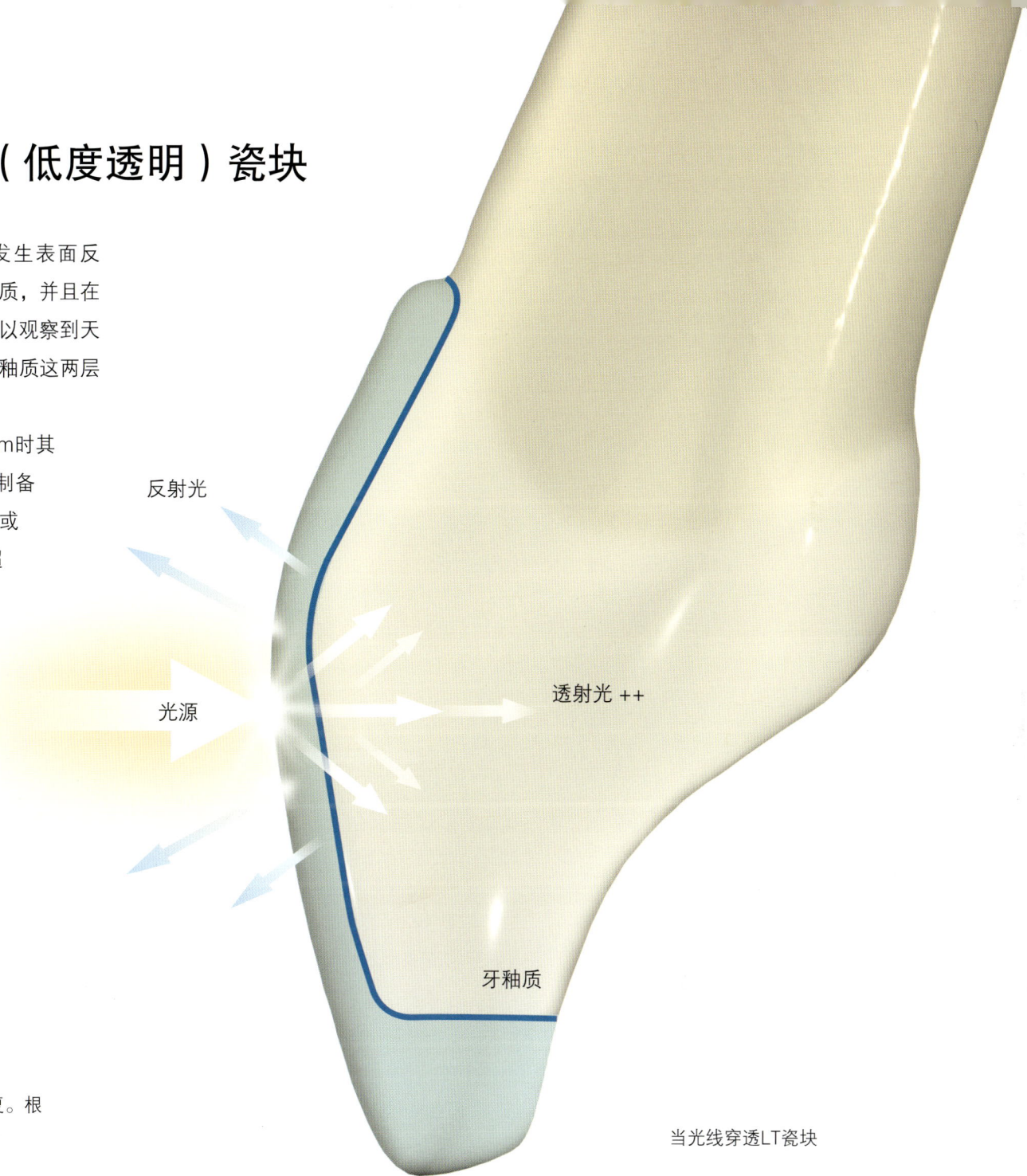

反射光

光源

透射光 ++

牙釉质

LT瓷块适合：4颗、6颗、8颗或10颗牙齿的贴面修复。根据修复后的颜色要求，LT瓷块的选择有A1、A2或B1。

当光线穿透LT瓷块

高于天然牙的亮度：MO（中度不透明）瓷块

在MO瓷块制作的贴面上，透射光的光线量要远远少于表面反射光，因而光线几乎照射不到下方的牙面。这是MO瓷块本身的不透明性所决定的。人眼从外部视角观察到的是牙齿亮度高于正常水平（肉眼接收的都是贴面表面反射的白光）。当贴面厚度是0.5mm时，饰瓷就没有足够的堆塑空间，那么就达不到预想的颜色效果。也就是说，0.5mm的贴面空间，MO瓷块是不能满足理想的美观要求。所以，此时贴面厚度要求一般是0.8mm（基底0.4mm，饰瓷层0.4mm），而不是0.5mm。

若要实现天然牙色（A1、B1或A2），那么MO 1瓷块制作贴面的空间要求就是0.8mm。若是要实现高于天然牙的亮度水平（美白后的牙色），那么推荐选择MO 0瓷块。

反射光 ++++

光源

透射光

牙釉质

> 为了与美白后的邻牙在亮度上相匹配，本章案例选用MO 0瓷块，牙体制备量是0.8mm（遵循牙齿原本的解剖外形）。

MO瓷块适合：单颗牙的贴面，以及"加法"途径的修复。

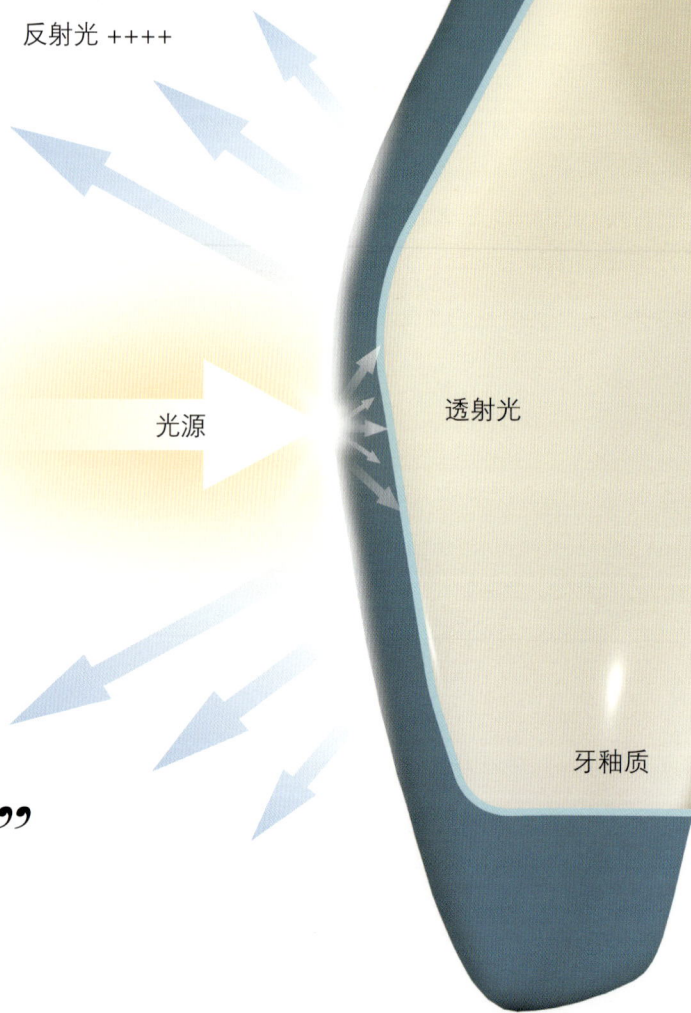

当光线穿透MO瓷块

牙体制备和临时贴面

1. 牙体制备的过程以确定的美学设计为指导（在本案例，牙齿原本的形态不需要改变）。为了与邻牙美白后的亮度相匹配，材料选择MO瓷块，所以制备**深度是0.8mm**，而不是0.5mm。

2. 利用拾向切分的硅橡胶导板控制牙体的制备量以及均一性。

3. 不必酸蚀处理，在整个预备体牙面涂布粘接剂，光照30秒，提高单颗牙临时贴面的口内固位。

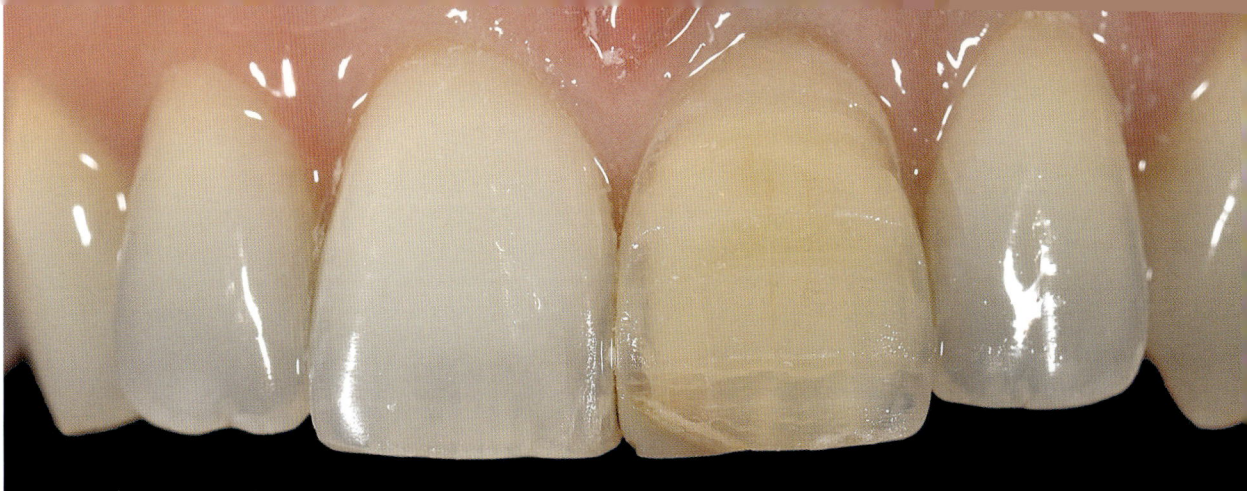

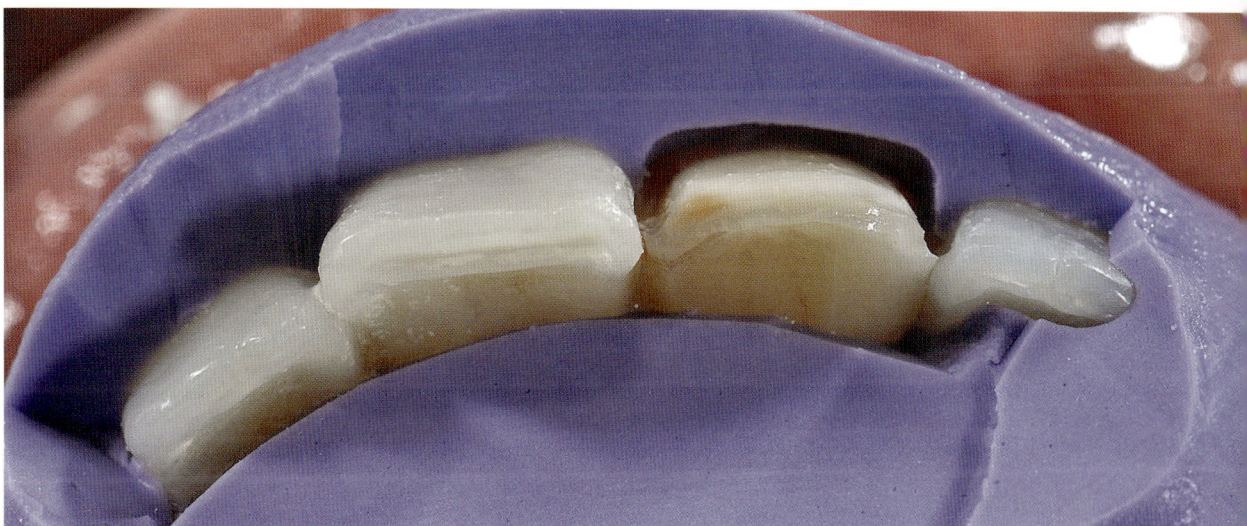

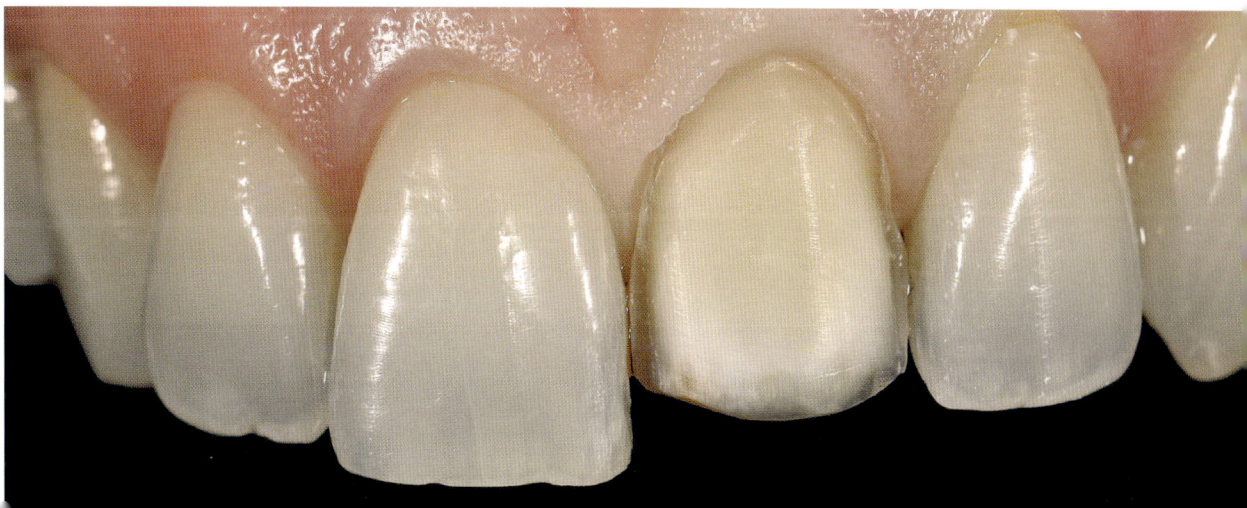

临床与技工室的信息传递

1. 预备体的印模制取。

2. 口内粘接临时贴面后的印模制取。

3. 咬合关系的记录（LuxaBite, DMG）。

4. 预备体的比色照片，选择特殊的专用比色板（Natural Die，义获嘉伟瓦登特）。目的是为技工室确定树脂代型的颜色。这样一来，技师就能更加精确地制作出贴面在口内粘接后的颜色效果。

5. 邻牙的比色照片，选择VITA比色板。拍照时，注意正确摆放比色片的位置。它应与邻牙保持在同一平面，且至少有一个或两个额外的参考比色片。

6. 邻牙的偏振光照片。目的是帮助技师能更准确地把握瓷贴面的饱和度。

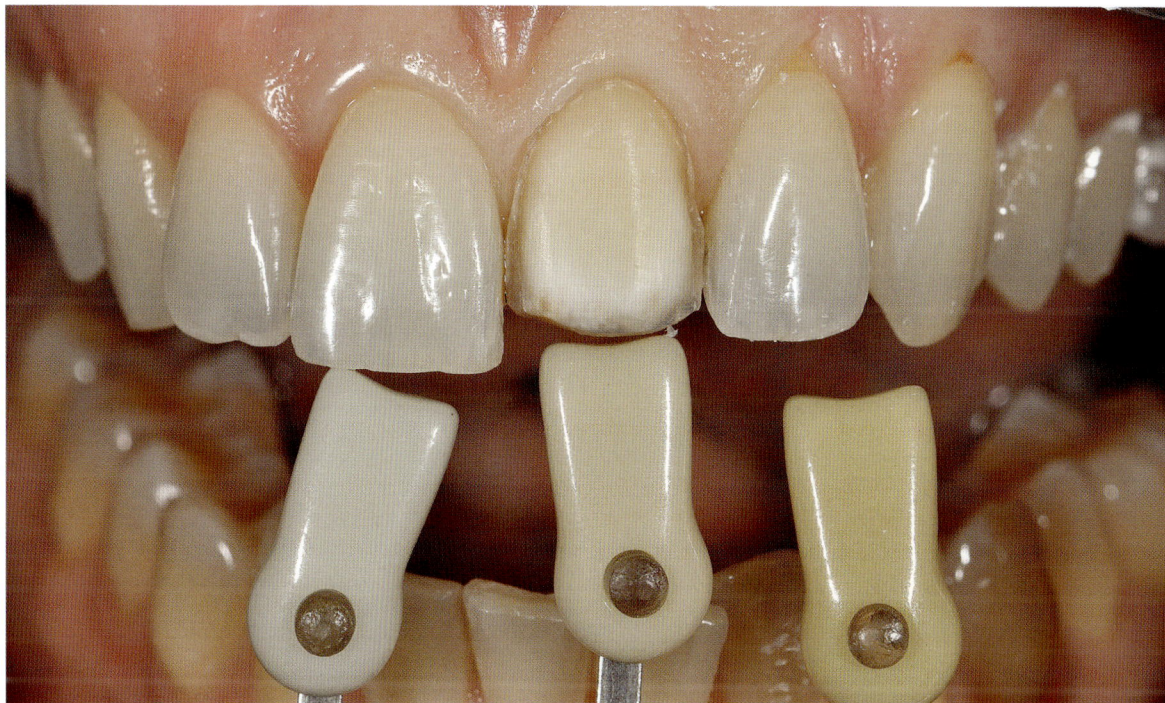

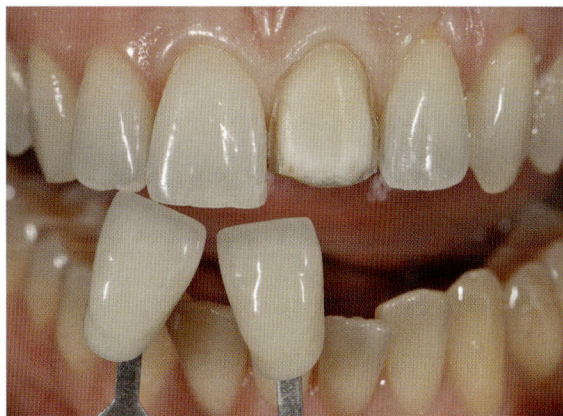

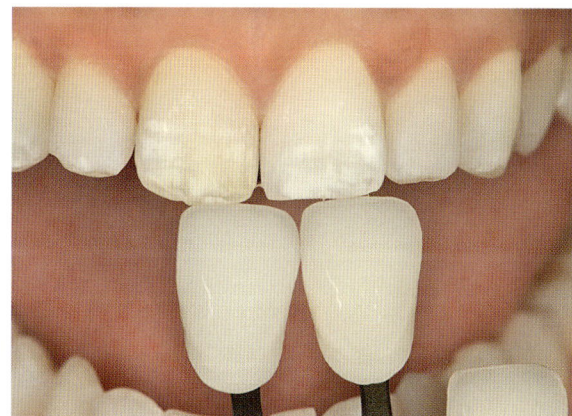

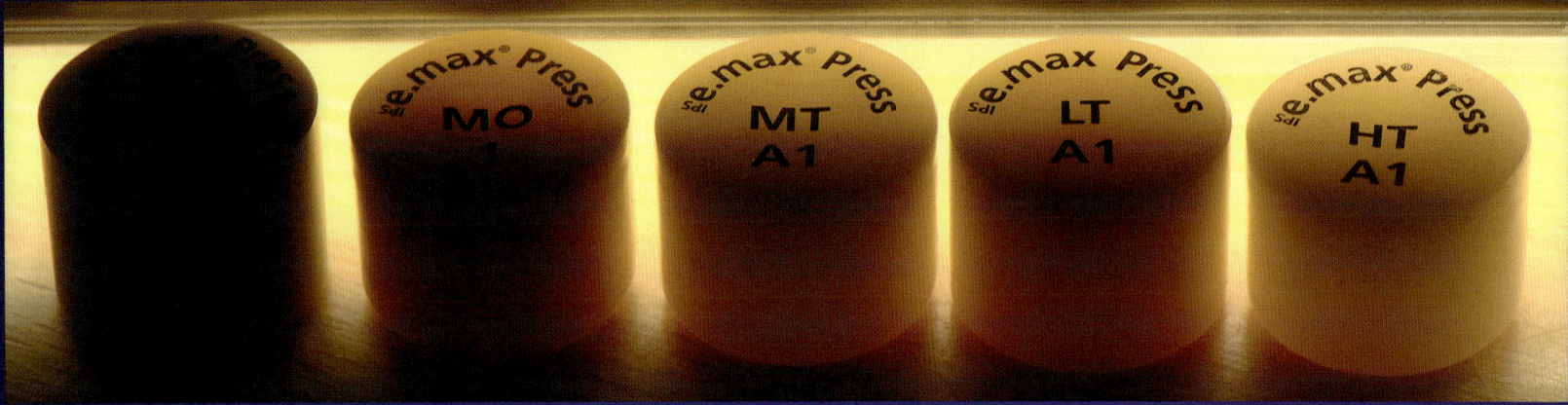

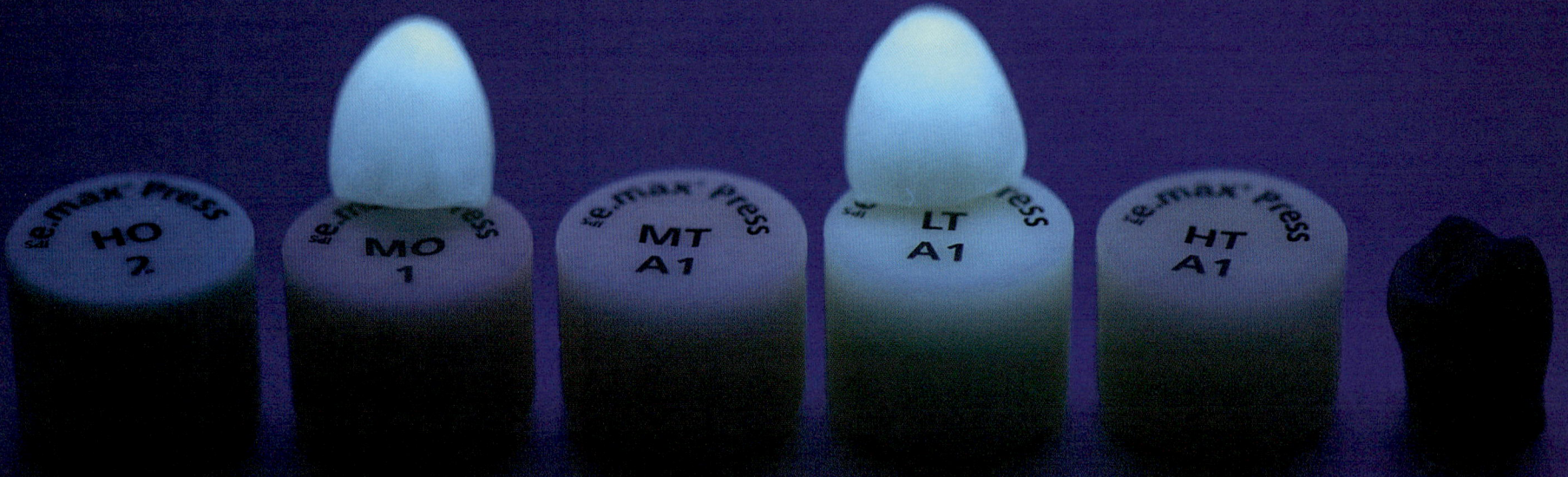

48

氧化锆

为什么选择二硅酸锂（IPS e.max）？

1. 从经济成本角度考虑，大部分技工室可承受。

2. **适合氢氟酸酸蚀并形成化学粘接（真正的"粘接"）**；氧化锆材料的挠曲强度为1000MPa，二硅酸锂的挠曲强度仅400MPa。这就能解释为何二硅酸锂在与牙釉质粘接后能弥补本身低于氧化锆强度75%的现实（Ma et al, 2013）。

3. 研究证实，它在临床使用15年以上，机械性能依然表现良好。

4. 既适合制作全解剖式，也适合分层堆瓷技术。

5. 既可应用于传统工艺（热压铸）制作，也可用于数字化（切削）制作。

6. 有多种半透性和不透明的瓷块可供临床选择。

7. 精密度好。

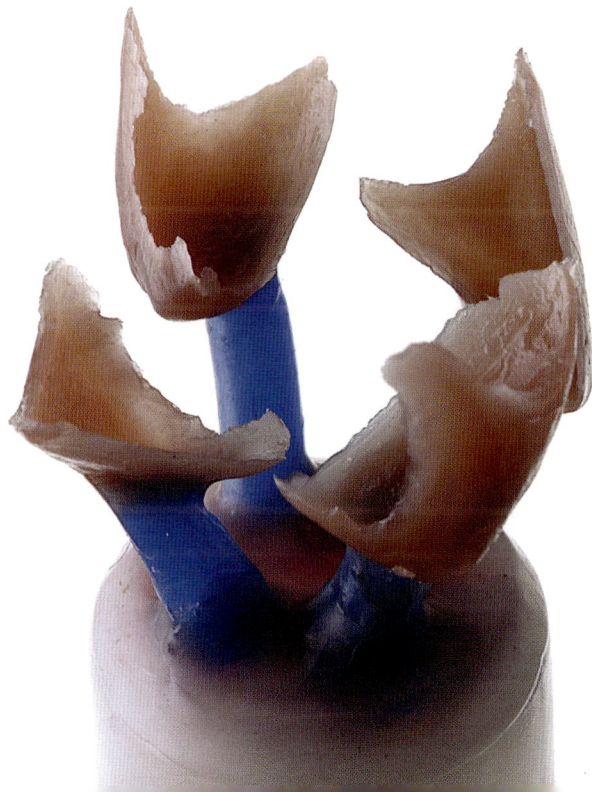
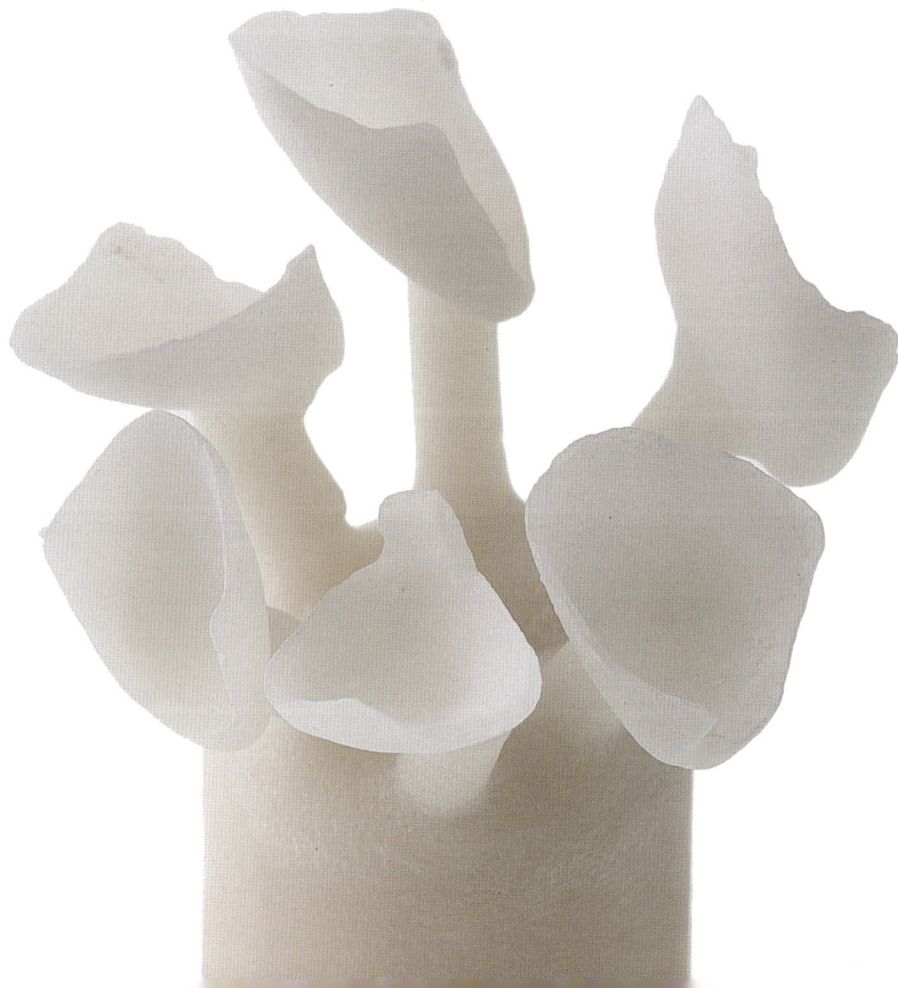

热压铸工艺

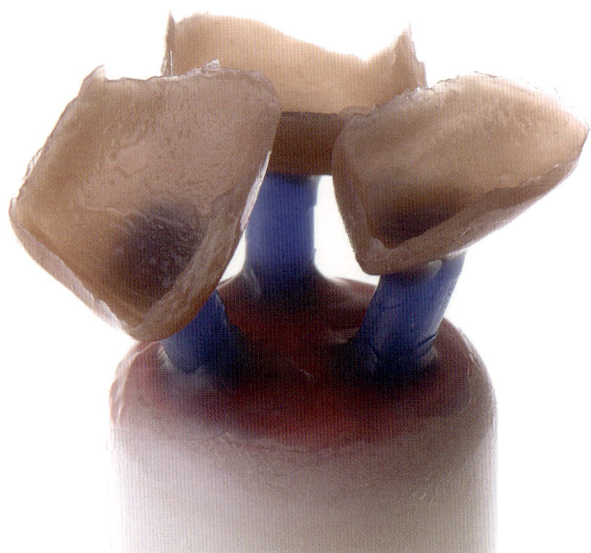

1. 蜡型

　　将修复体蜡型通过蜡铸道与蜡底座相连。随着温度升高，蜡型受热熔化，随后瓷块的熔融液体充满并替代蜡型空间。这就是瓷热压铸技术的失蜡阶段。

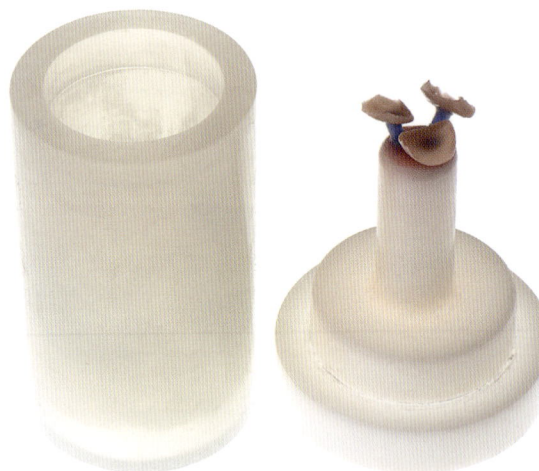

2. 铸圈

　　将蜡型通过铸道固定在铸圈底座。然后，在铸圈内注入包埋材，直到蜡型被完全覆盖。

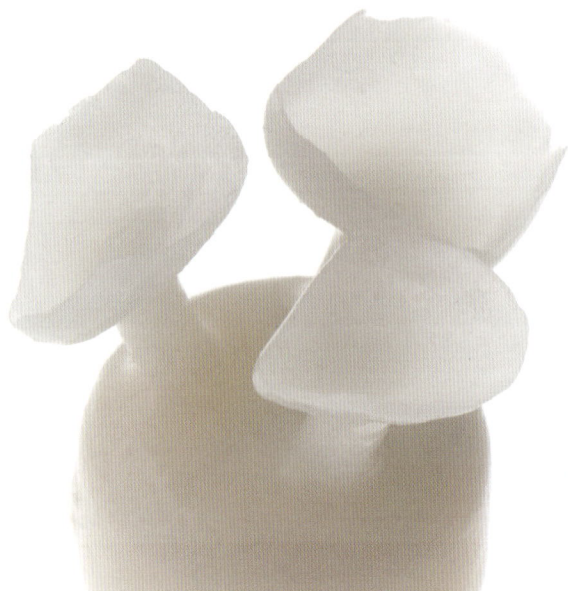

3. 压铸

　　升温除尽蜡后，将铸瓷熔融液体注入蜡型空腔。

4. 打磨

　　磨除铸道。

（1）美学设计方案。

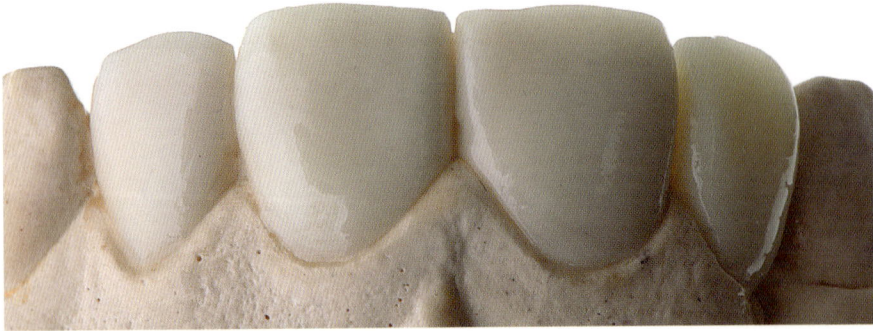

（2）预备体的工作模型。

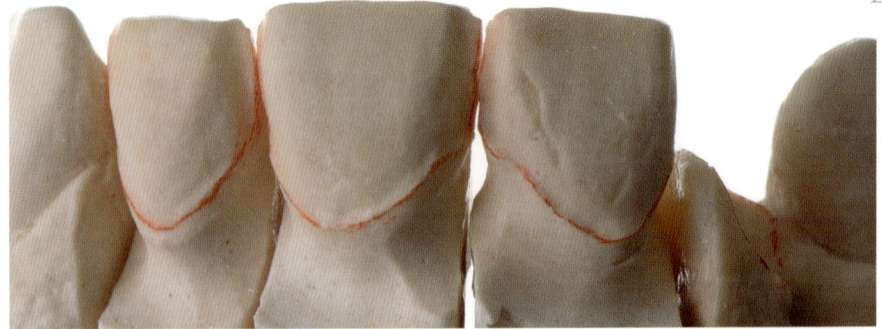

（3）从蜡型翻制硅橡胶导板，方便技师把握预备体和美学方案之间的修复空间。

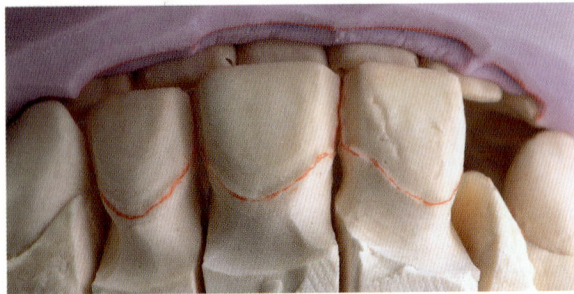

（4）贴面基底结构的蜡型。

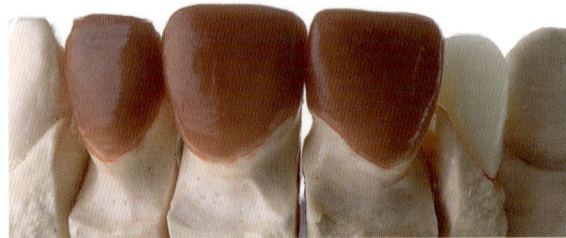

（5）控制基底结构的蜡型和美学方案之间的空间，检查饰瓷的预留空间。

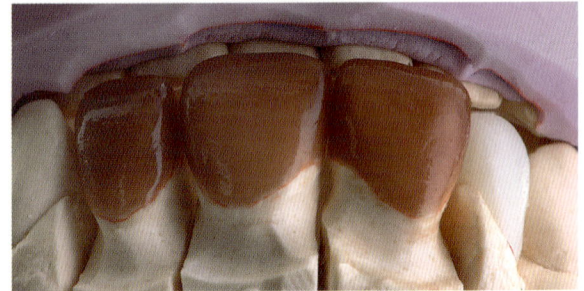

（6）热压铸和铸道打磨之后的贴面基底。

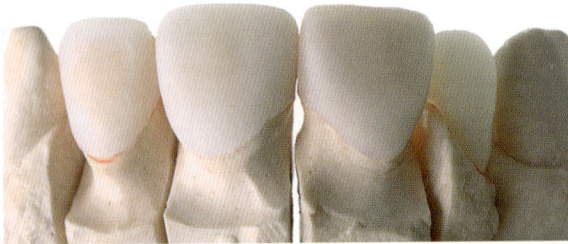

（7）检查确认是否有充分的饰瓷空间。

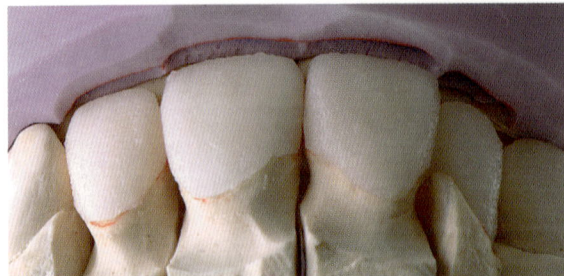

（8）基底结构先完成首次烧结，为堆饰瓷做准备。

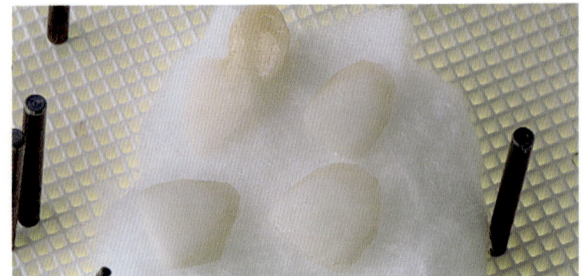

（9）烧结后的基底结构。

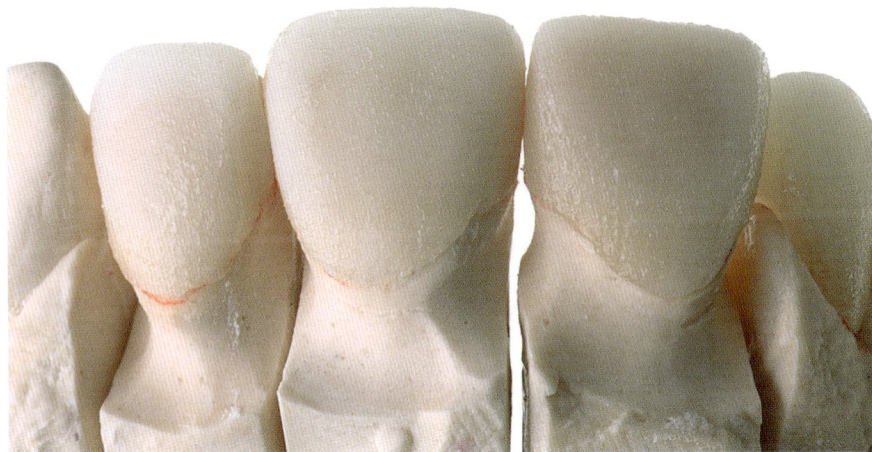

（10）堆塑牙本质瓷粉。

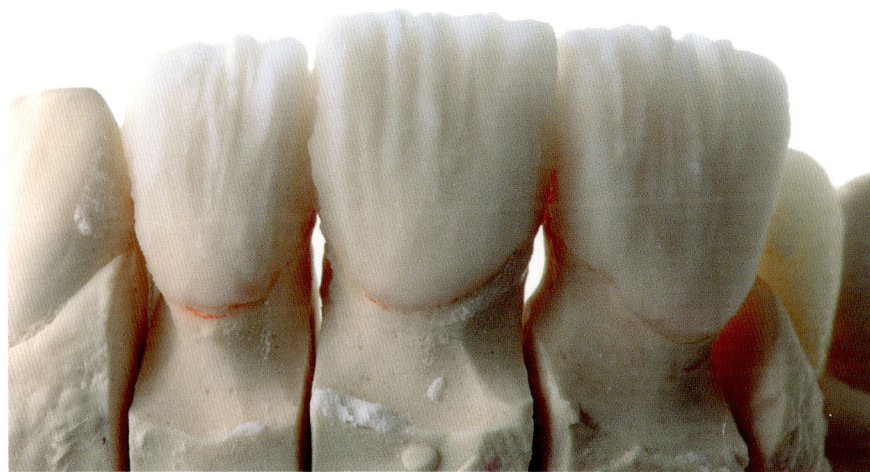

（11）堆塑牙釉质瓷粉。

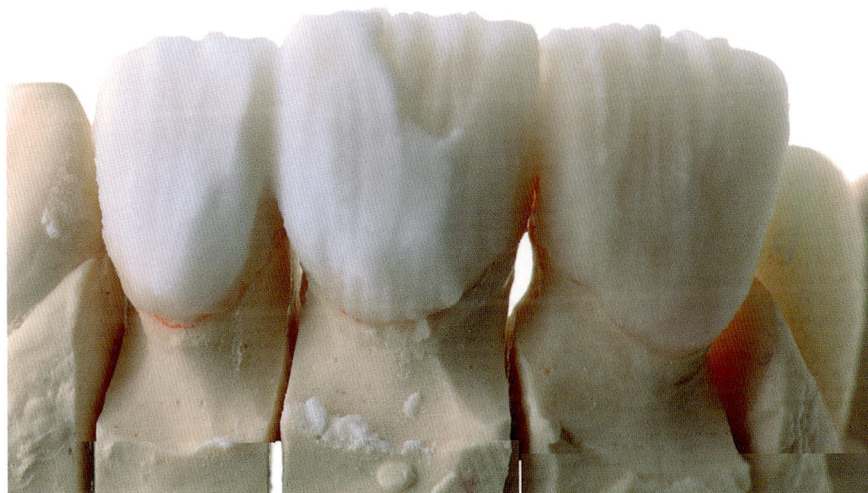

（12）烧结前，以小毛刷精修堆塑的解剖外形。

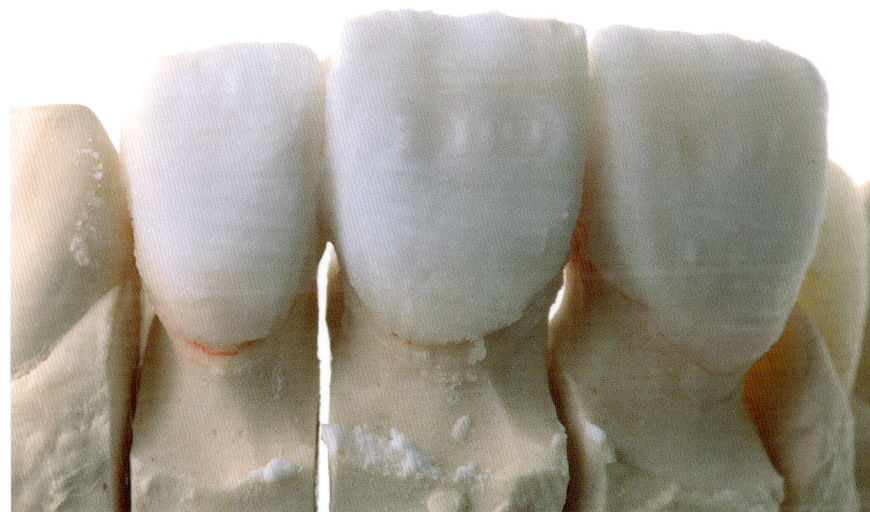

（13）再次烧结。

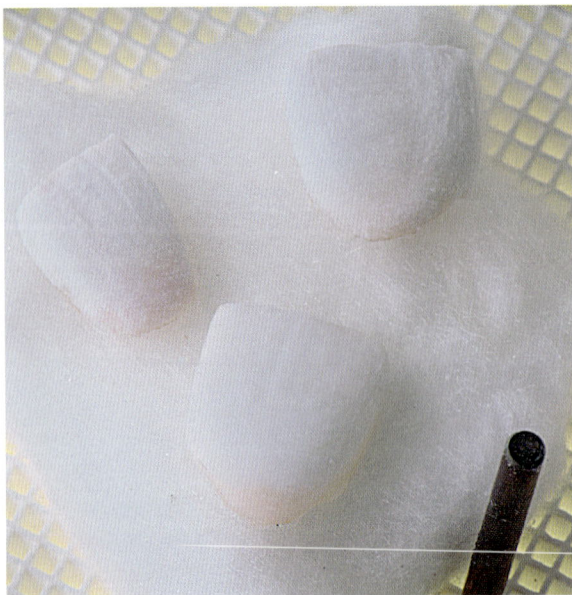

（14）精修最终的贴面形态（包括唇轴角、宏观和微观表面形貌）。

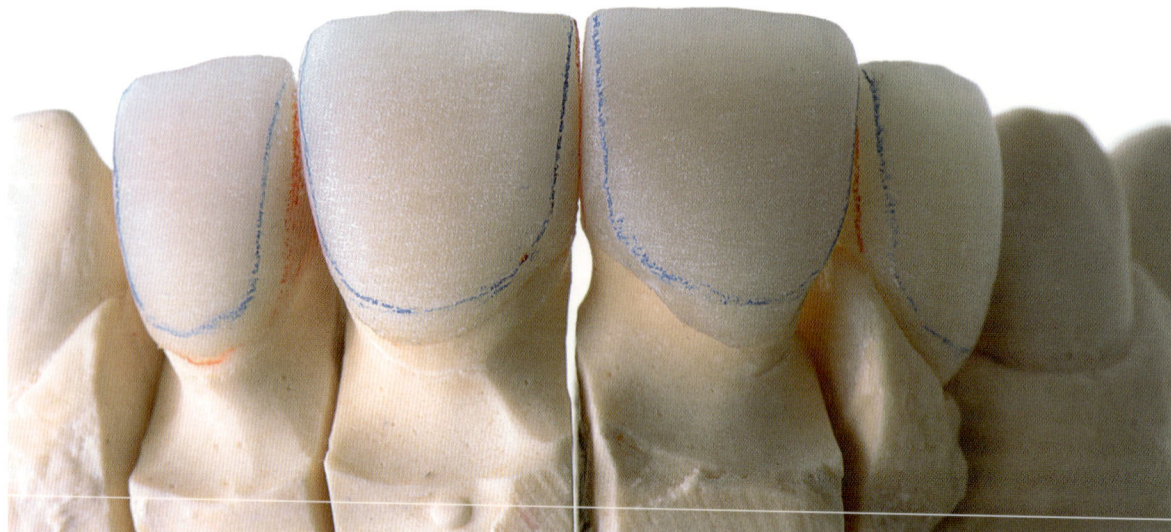

（15）手工抛光。

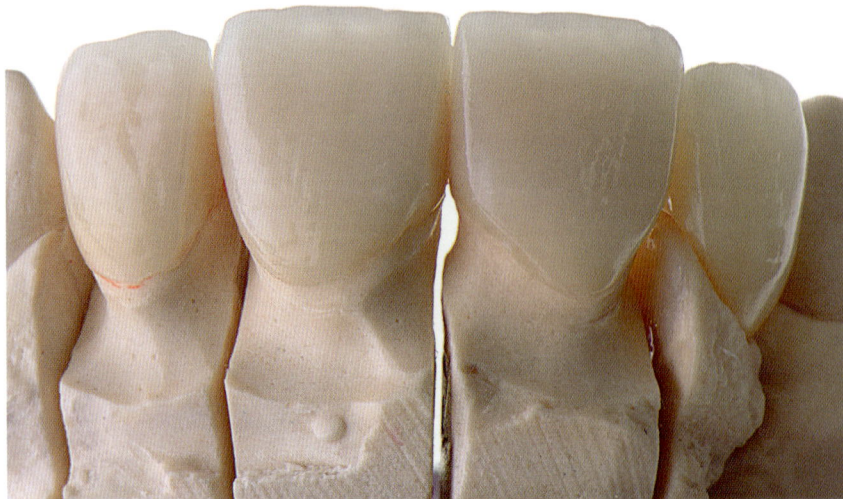

（16）贴面制作完成。

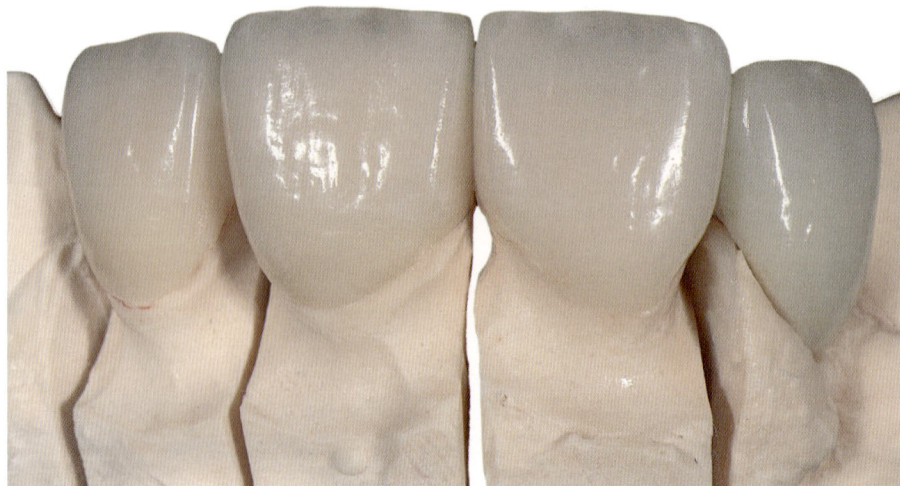

同一厚度条件下……的多种瓷块

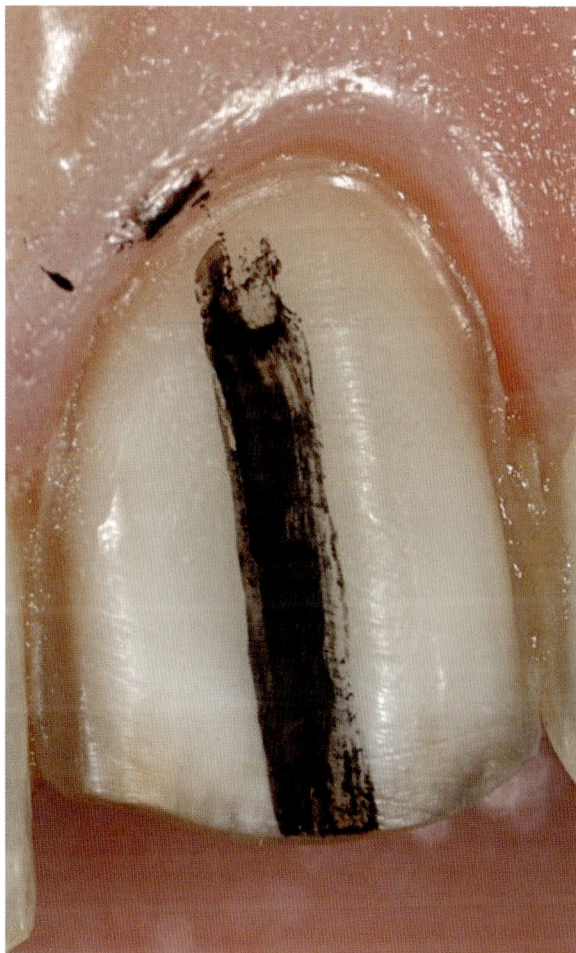

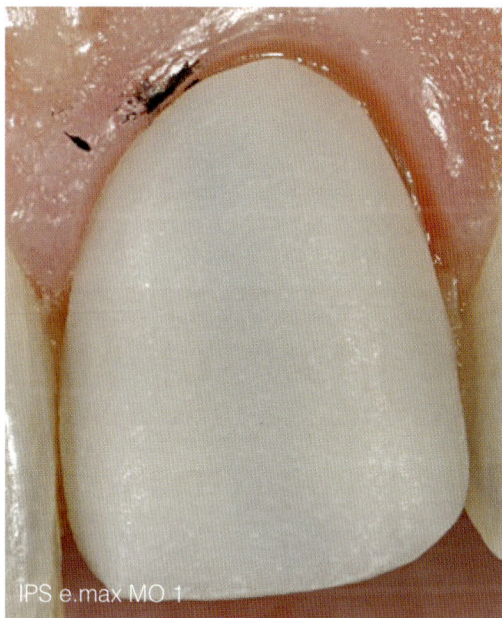

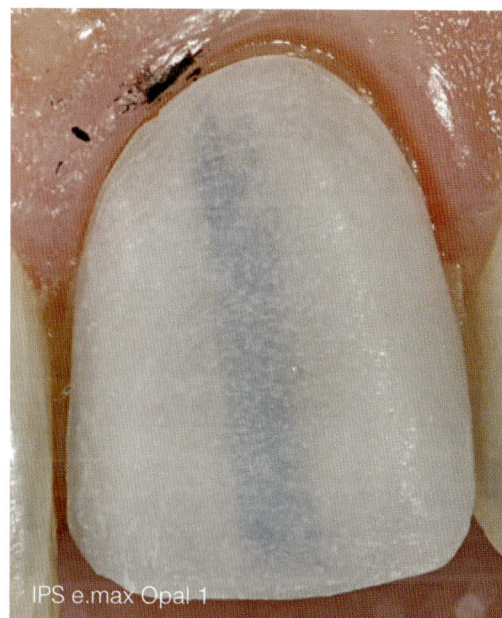

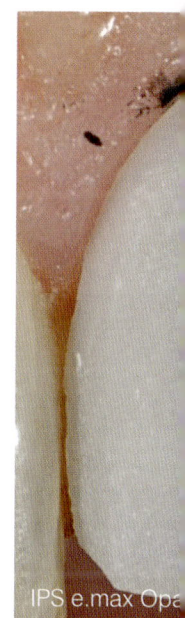

IPS e.max MO 1

IPS e.max Opal 1

IPS e.max Opal

为了说明瓷块选择对临床治疗的重要性，我们做了如下尝试：先在口内预备体表面画一条黑色线，然后采用6种不同IPS e.max瓷块制作了贴面基底结构，厚度都是0.4mm。由此，我们可以清楚观察到每一种瓷块各自独特的光学表现（不同的遮色能力）。

从中选出唯一一种瓷块既能完全遮色（画的黑色线），表面又能产生充分的反射光，达到与邻牙相匹配的亮度水平。

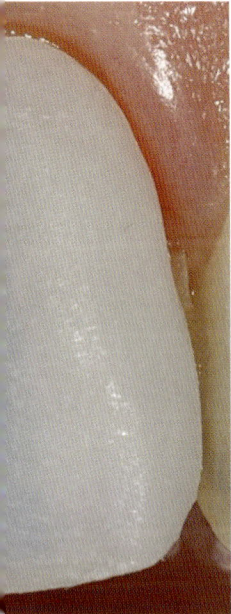
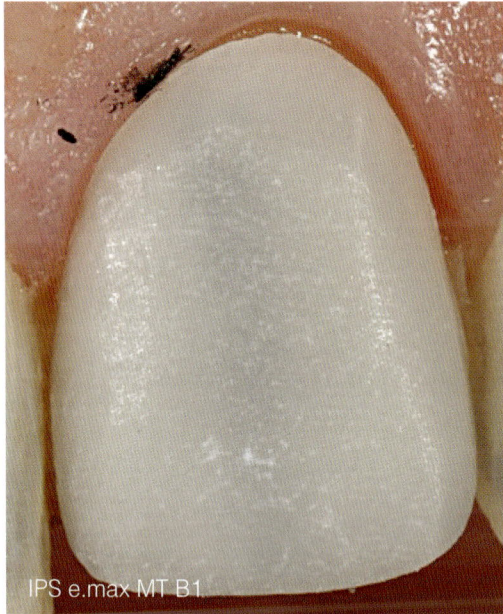
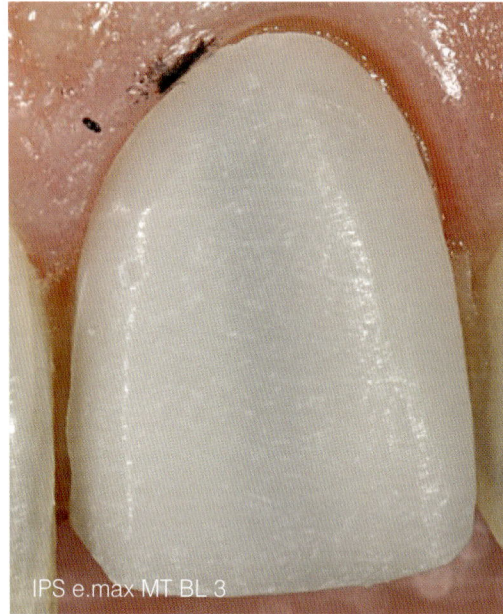
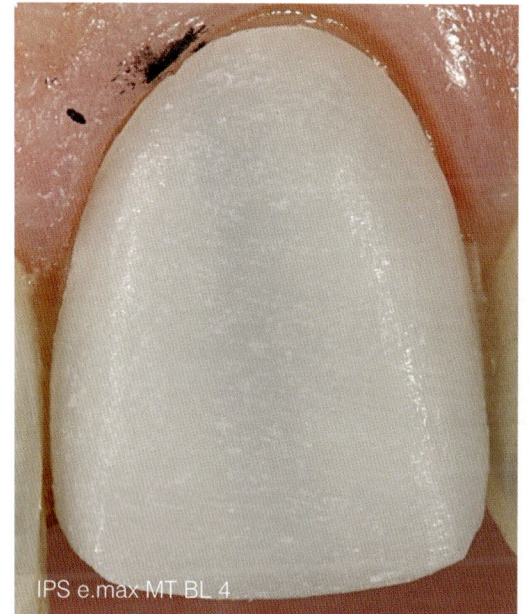

IPS e.max MT B1

IPS e.max MT BL 3

IPS e.max MT BL 4

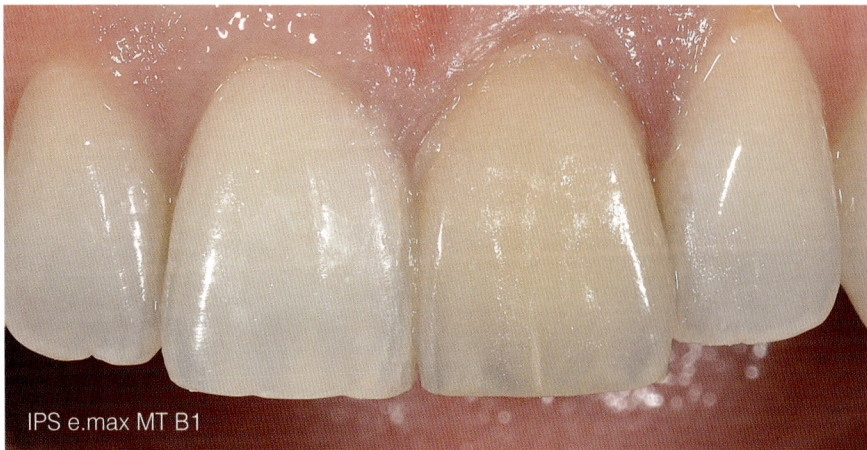
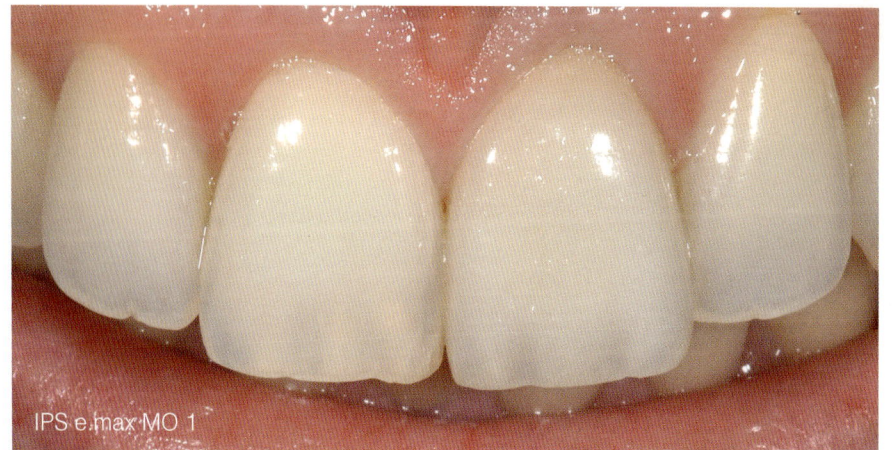

IPS e.max MT B1

IPS e.max MO 1

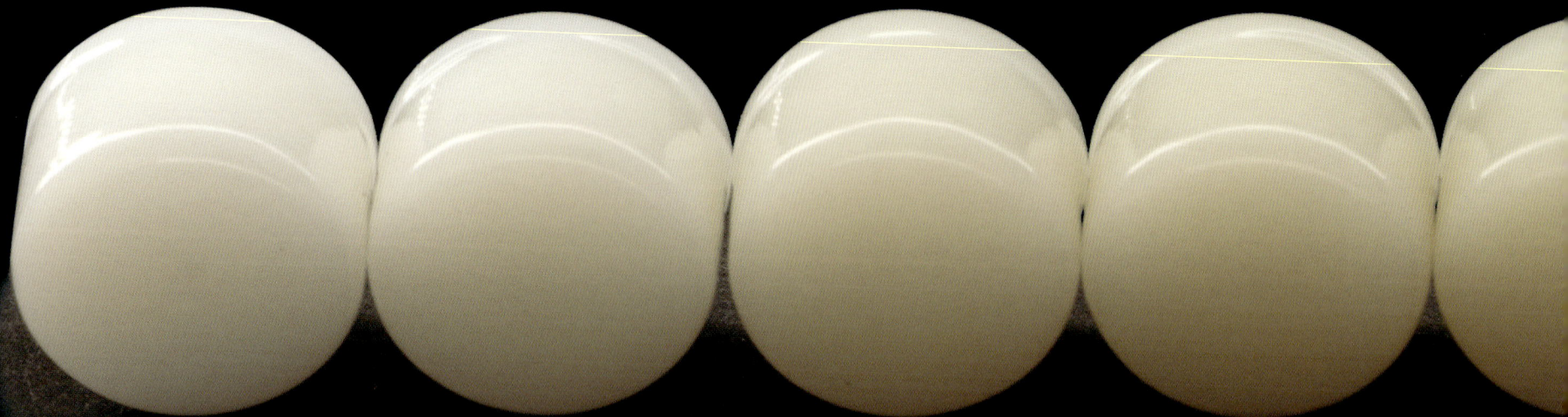

IPS e.max HT（高度透明）：BL1到A4

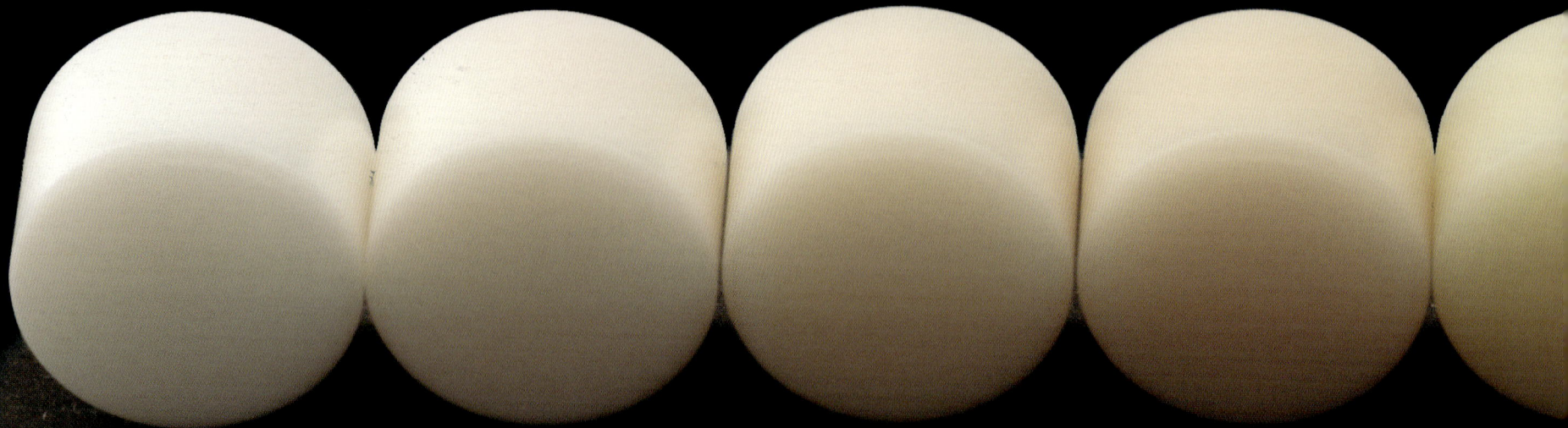

IPS e.max LT（低度透明）：BL1到A4

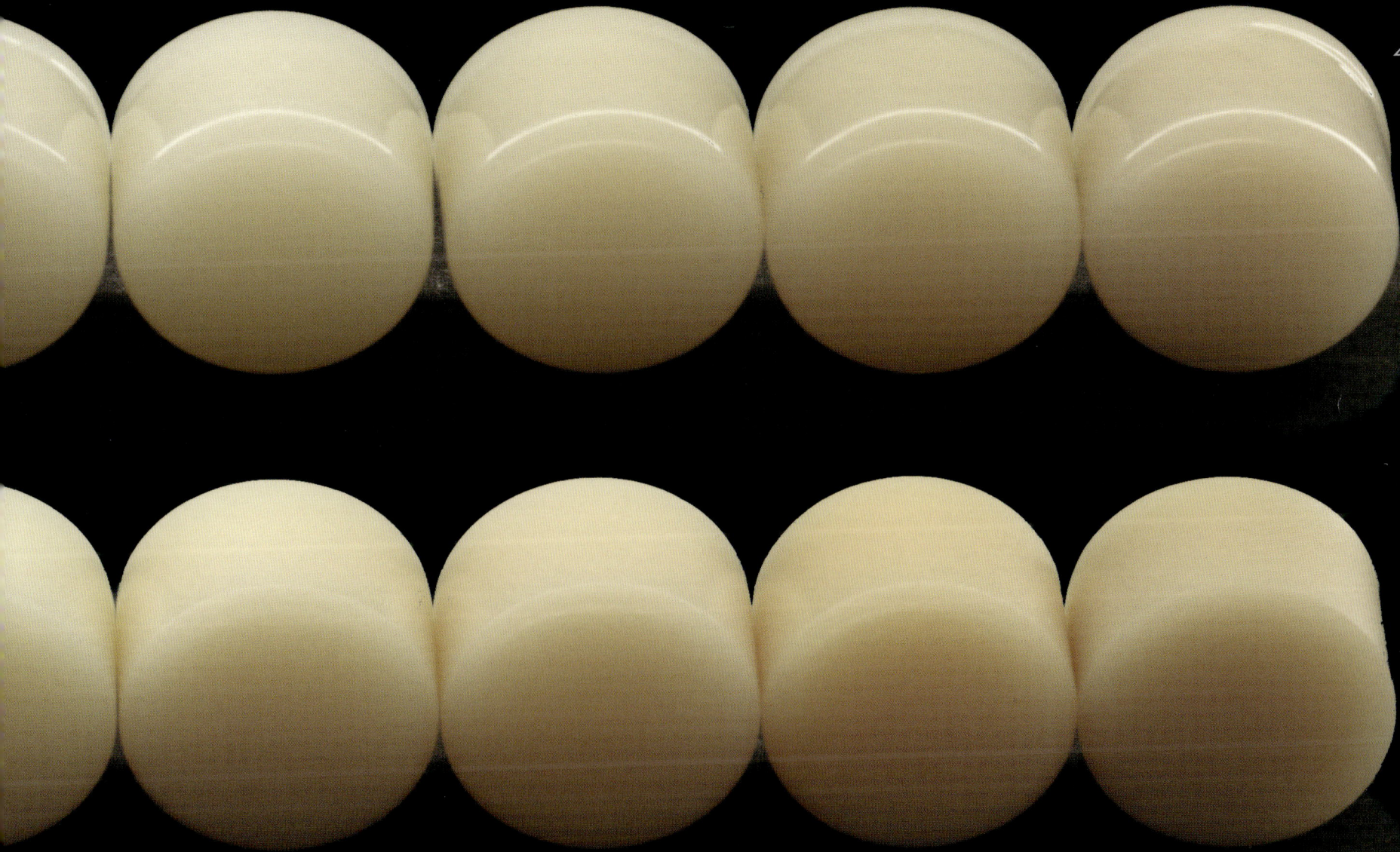

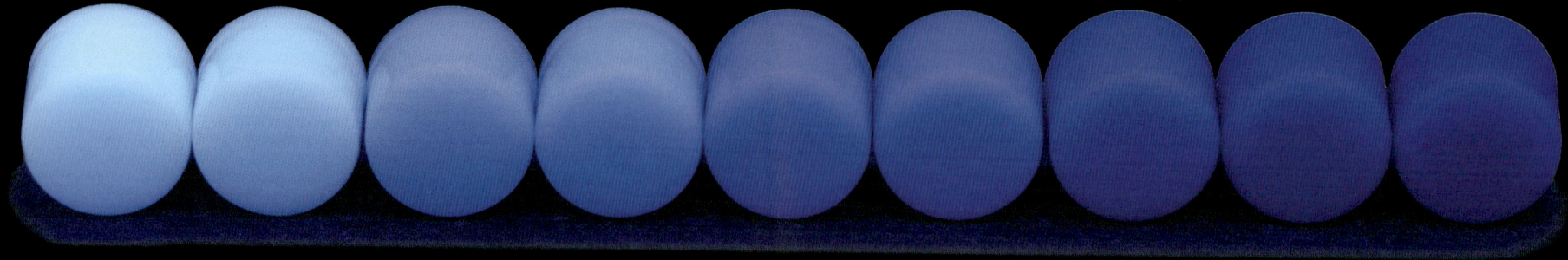

IPS e.max LT（低度透明）：BL1到A4

荧光性

为什么全瓷修复体需要具备荧光性?

材料的荧光性能显著减少修复体的同色异谱现象。同色异谱现象是指一个物体在不同的光源(椅旁灯光、太阳光线、云层照射的日光或人工光源等)照射下有不同的光学表现。

→ 天然牙本质具有明显的荧光性,而牙釉质的荧光性就非常弱。

→ HO(高度不透明)、MO、LT和HT(高度透明)瓷块本身的荧光性很弱,而且材料在原始状态下的荧光性也相同。所以,通常来说这些材料制作的修复体都要结合饰瓷做个性化处理,以达到接近天然牙的荧光表现。饰瓷的瓷粉(IPS e.max Ceram)内含有荧光颗粒成分(主要是为提高牙本质瓷粉的荧光性)。

→ 最新研发的瓷块[MT(中度透明)和Opal]具有更强的荧光性,可以直接用来制作全解剖式修复体(译者按:不需要额外的饰瓷,只要简单上釉就可以完成),因而尤其适合超薄的瓷贴面。

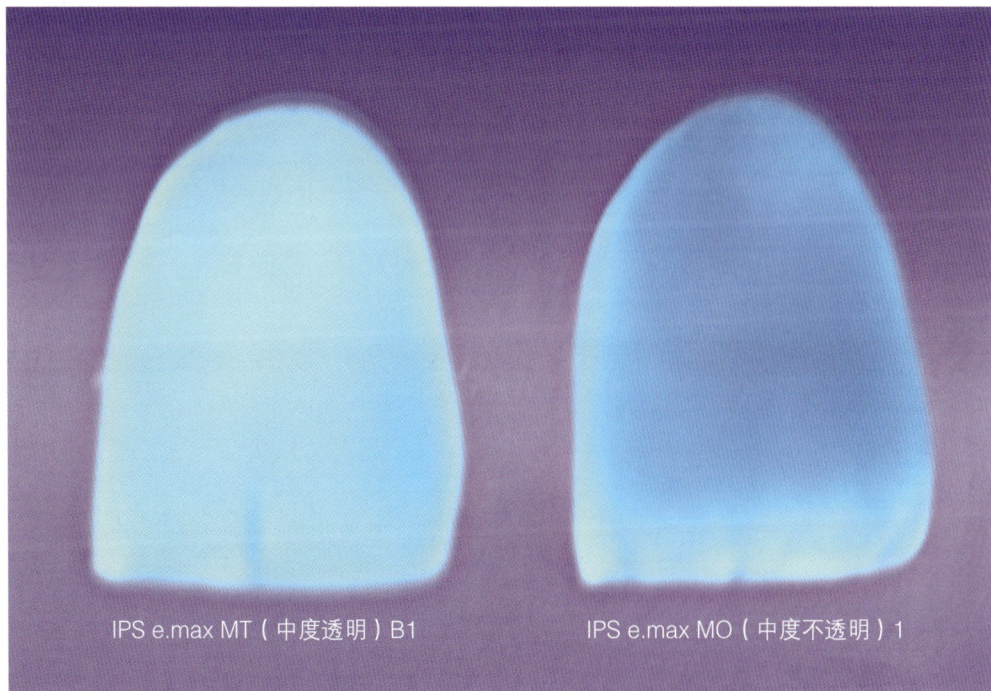

IPS e.max MT(中度透明)B1　　IPS e.max MO(中度不透明)1

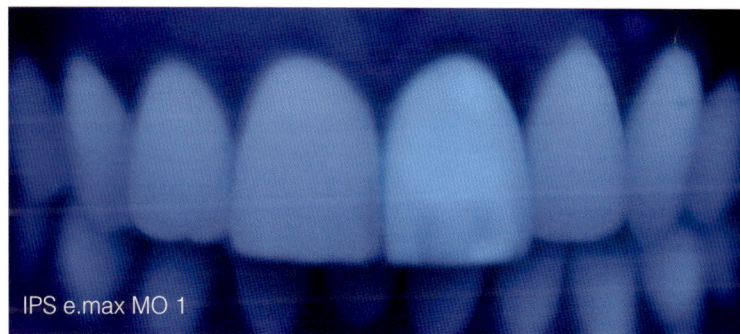

IPS e.max MO 1

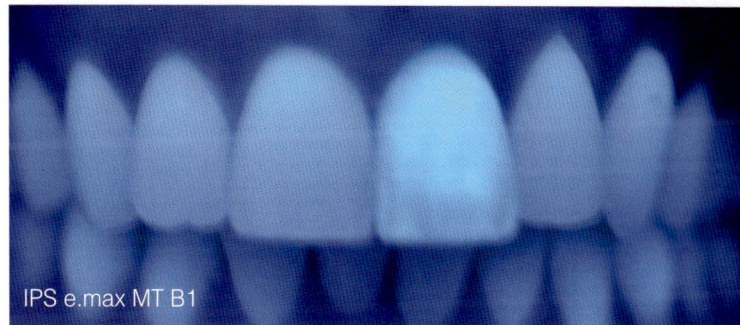

IPS e.max MT B1

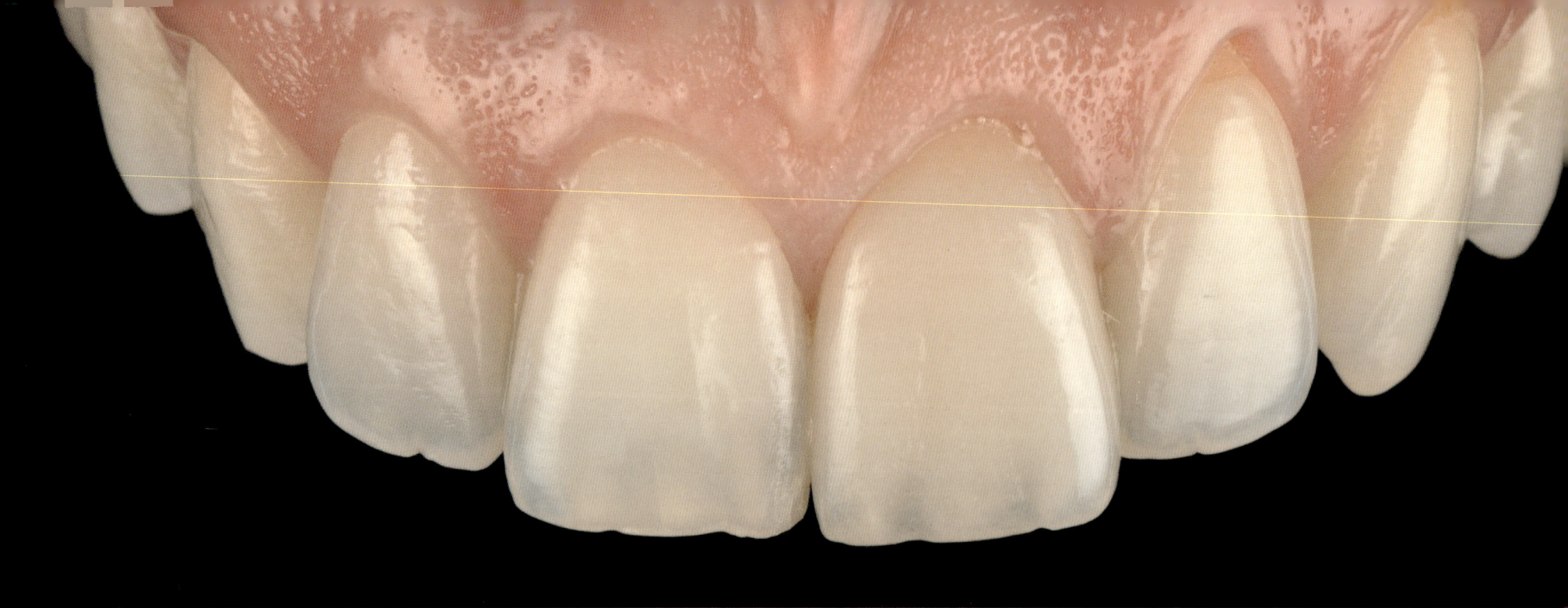
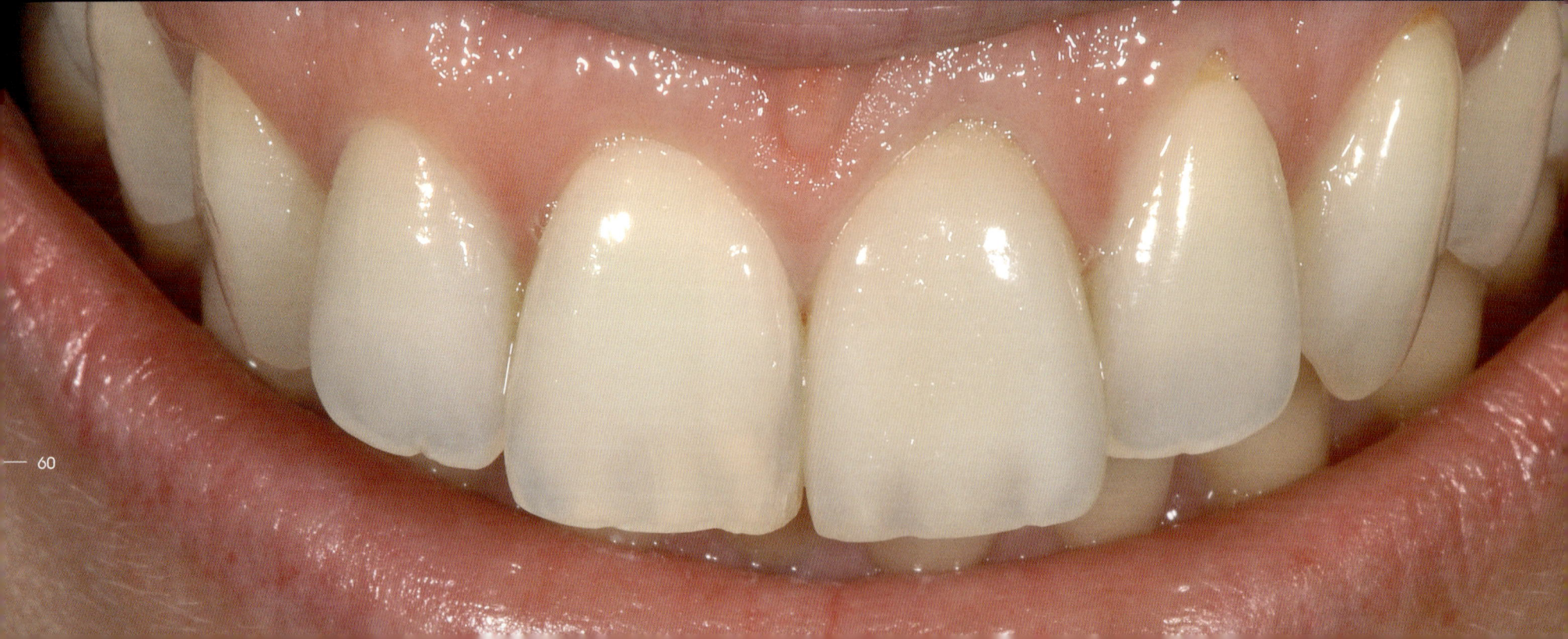

临床指导

	单颗牙的贴面	多颗牙的贴面	全口牙列损耗	超保守美学修复
牙体制备	"常规制备"途径	"微创制备"途径	"微创制备"或"不制备"途径	"不制备"途径
厚度要求和加工技术	0.8mm 热压铸+饰瓷层塑	0.5mm 热压铸+饰瓷层塑 或者 全解剖式（热压铸或者切削）	0.5mm 热压铸+饰瓷层塑（在前牙列） 或全解剖式切削制作+染色上釉（在前牙列） 全解剖式热压铸或切削制作（在后牙列）	0.3mm 热压铸+饰瓷层塑
热压铸的瓷块	IPS e.max MO （中度不透明）	IPS e.max LT （低度透明）	唇颊美学贴面：IPS e.max LT（低度透明） 功能贴面：IPS e.max HT（高度透明）或者 hybrid bloc LT（低度透明）	修复前美白治疗 + IPS e.max MT BL 2 （中度透明）
可切削的瓷块	不推荐切削制作	Empress CAD Multi （义获嘉伟瓦登特）	唇颊美学贴面： – Empress CAD Multi（义获嘉伟瓦登特） 功能贴面： – IPS e.max CAD（最小厚度0.8mm） – Cerasmart (GC)（最小厚度0.5mm） – Lava ultimate (3M)（最小厚度0.5mm）	不推荐切削制作

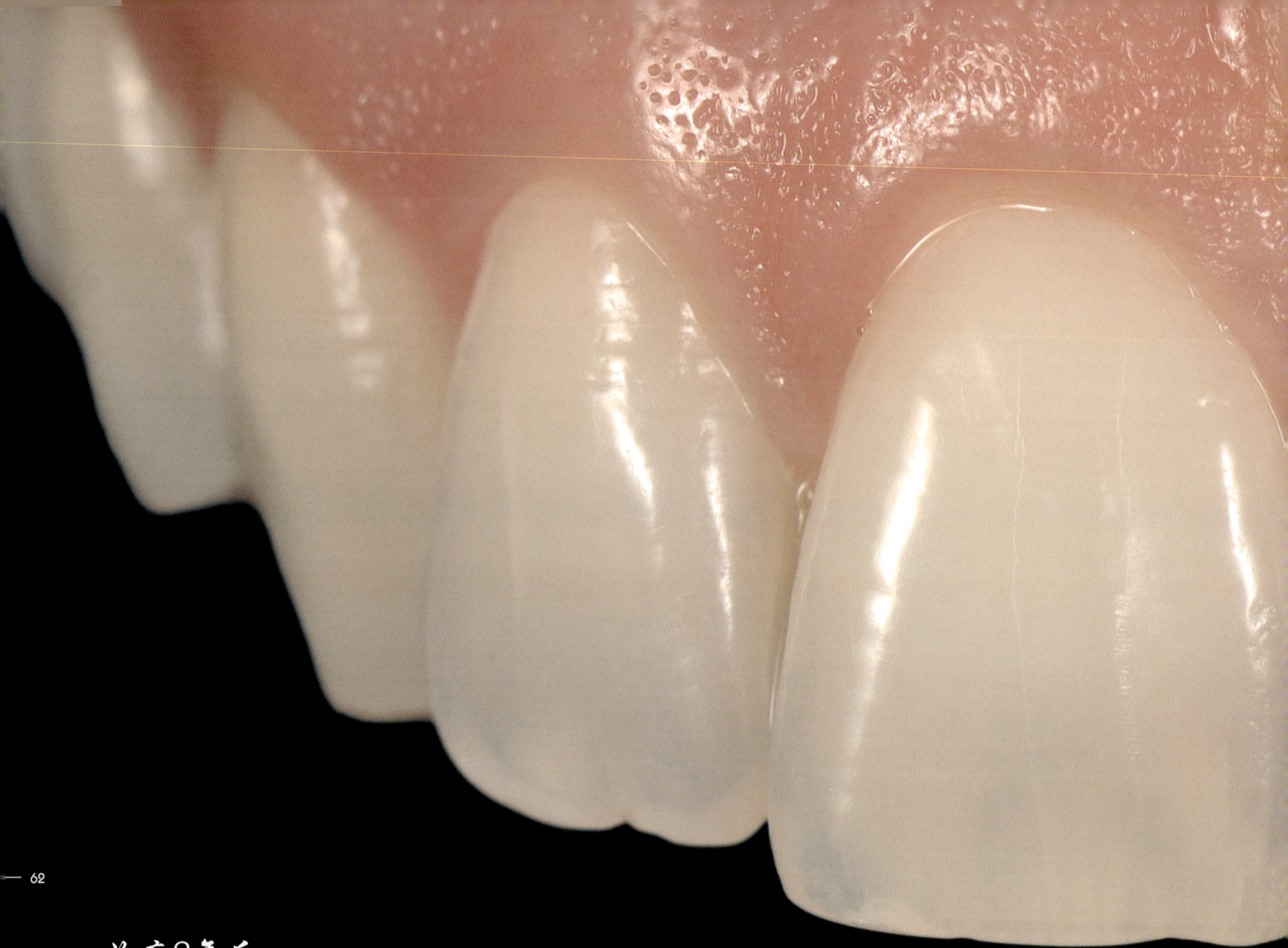

治疗8年后

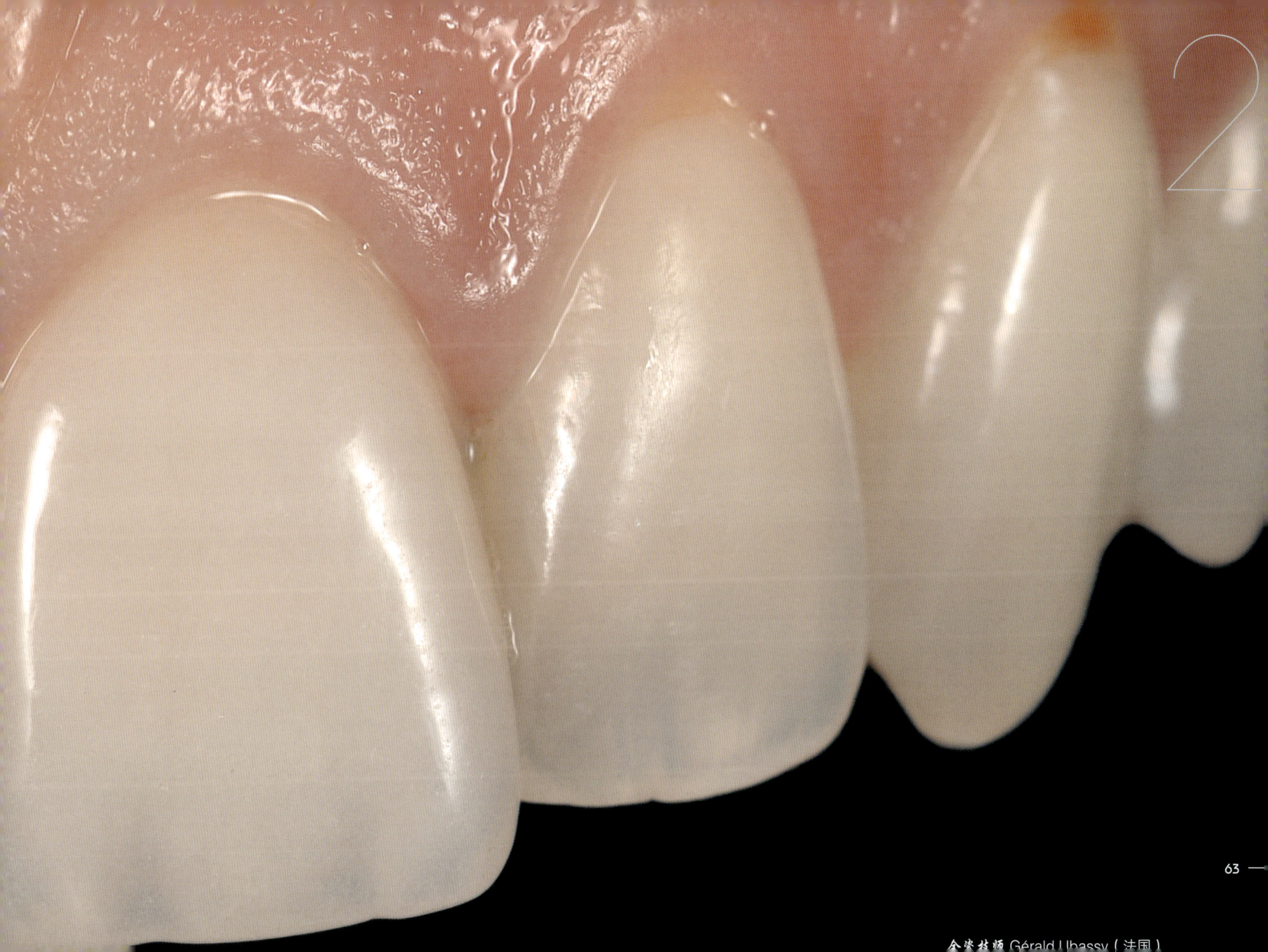

全瓷技师 Gérald Ubassy（法国）

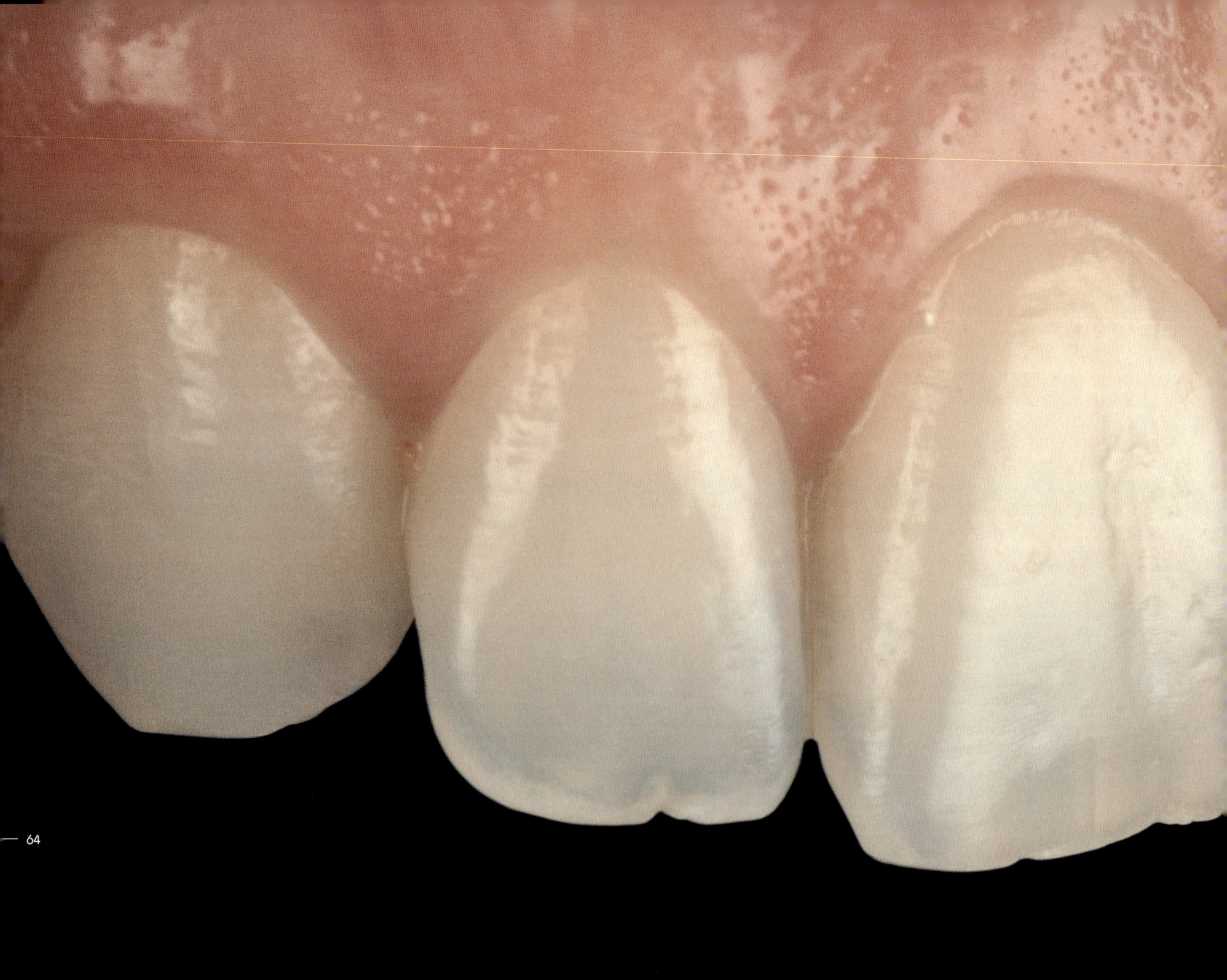

本章精要

→ 二硅酸锂材料（IPS e.max）有多种半透性和不透明度可供临床选择，而且加工工艺很方便。

→ 单颗牙贴面：本案例选择MO瓷块是因为它能匹配邻牙在美白后的亮度水平。牙体制备深度0.8mm。

→ 前牙区：一般情况下，选择LT瓷块，牙体制备深度0.5mm。

→ 饰瓷层塑能达到理想的美学结果。

→ 具有较强荧光性的瓷块特别适合全解剖式修复体。

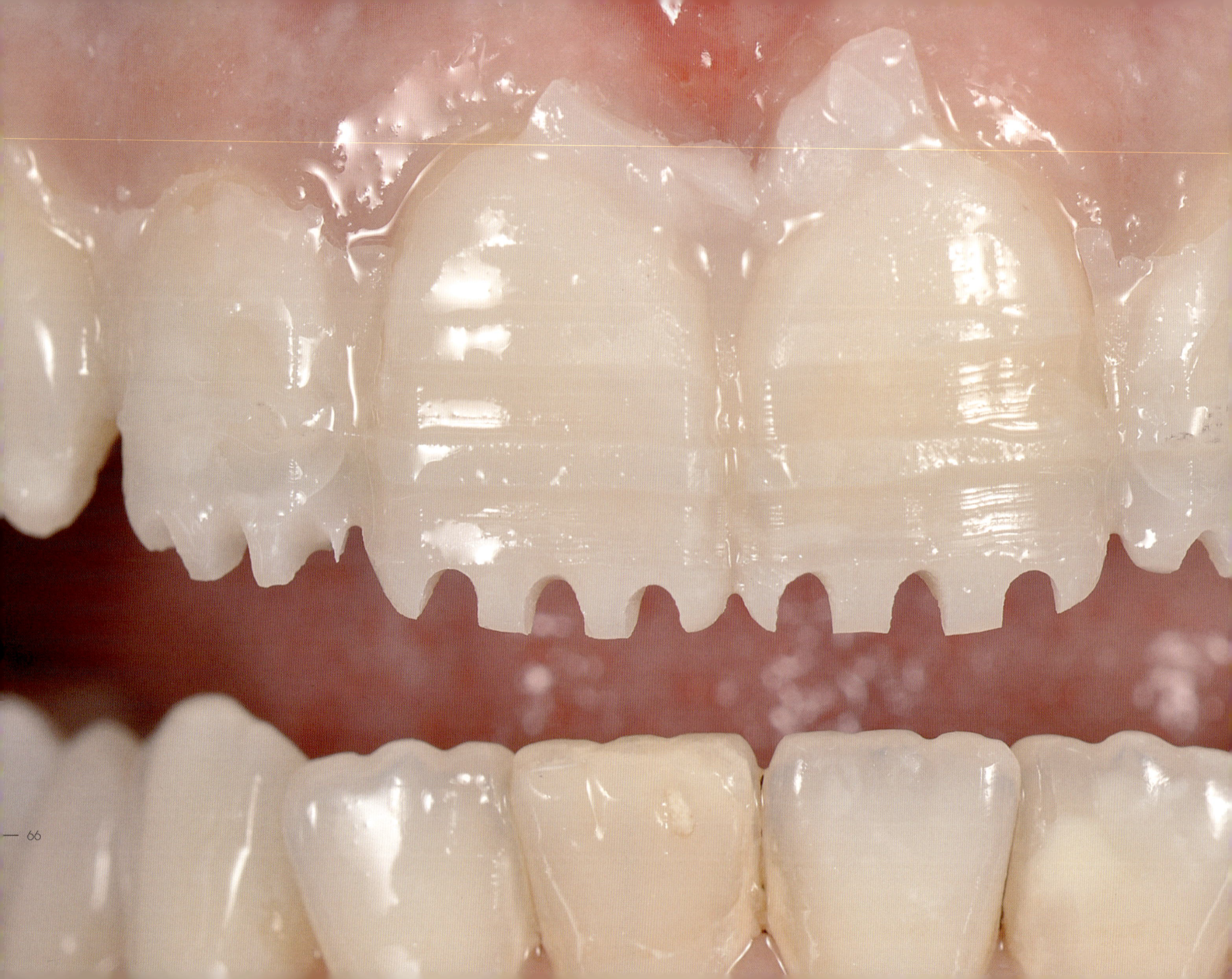

3

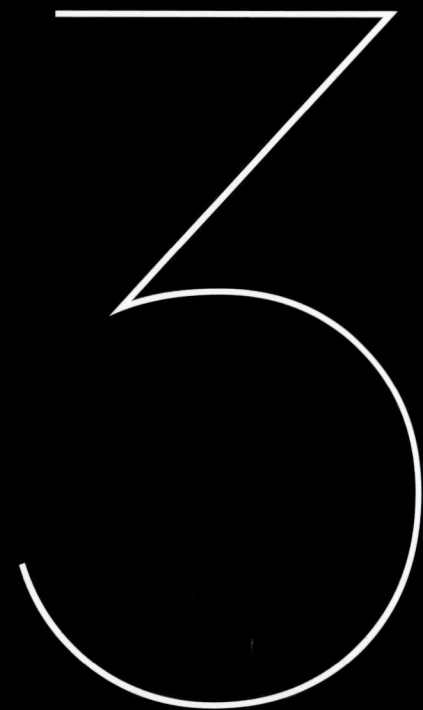

瓷贴面:
制备和操作的基本原则
Laminate veneers
basic principles

→ 牙体制备的边缘设计。

→ 唇轴角的重要性。

→ 唇面制备的3个轴向角度。

67

概述

> *只有了解过往，*
> *才能把握现状和未来。*

本书大部分临床案例都采用"微创制备"途径修复，因为它特别针对树脂粘接全瓷部分冠修复，尤其瓷贴面。为了更好地掌握"微创制备"的原则理念，我们有必要先熟悉牙体制备的历史发展和变化历程。事实上，临床技术的发展离不开粘接学和瓷材料的变革与迭代。

1. **在20世纪80年代早期，** Touati和Miara首次提出瓷贴面技术。由于当时的临床只能实现牙釉质粘接，所以贴面只能以薄片的形式粘接在牙体唇侧牙釉质上（受到争议），并且仅可水平向就位。因此，贴面只适用于牙齿变色严重的情况而不能改善牙齿的外形。

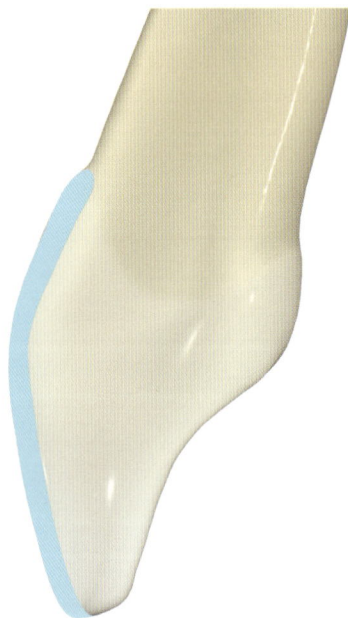

（1）瓷贴面。

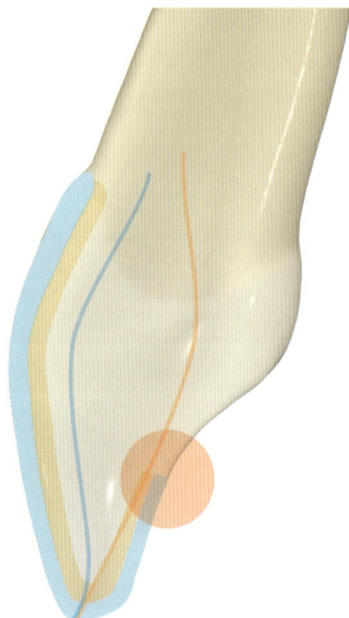

（2）扩展性制备。

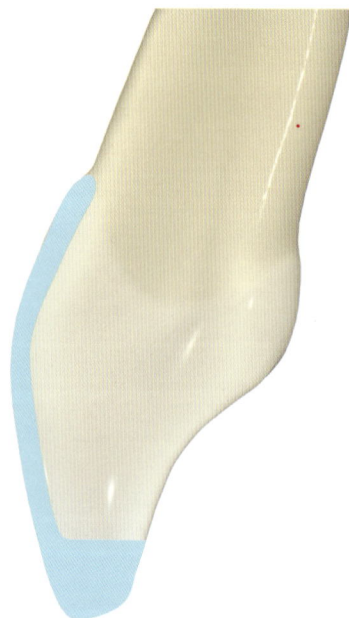

（3）"微创制备"途径。

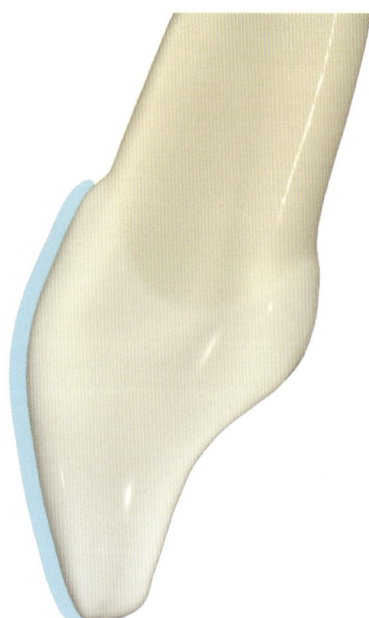

（4）"不制备"途径。

2. 在20世纪80年代晚期，Nakabayashi团队在混合层粘接方面的研究有了突破性进展，因而牙本质粘接才有了实现的可能，大大拓宽了贴面的适用范围。牙体制备也相应扩展到邻面且覆盖切端至腭侧，也就是人们常说的"腭侧包绕"形式的预备体。尽管这种制备设计的贴面与牙体在固位方面有所提高，但是腭侧包绕也会引起机械并发症：贴面的腭侧边缘极有可能位于功能应力集中的高风险区（腭侧隆突）。

因此，"腭侧包绕"贴面的主要缺点是：
→ 由于咬合过程中受到的功能应力负载过大，贴面常常发生脱粘接的问题。
→ 牙体的制备量多，导致牙本质暴露。

20世纪90年代和21世纪的一些回顾性研究表明，贴面与牙本质粘接的面积越大，治疗的成功率就越低（可从95%降低到70%）。原因归结为：全瓷材料与粘接牙面的弹性模量差异过大。两者的弹性模量越相近，贴面的抗折能力就会越高（Kelly et al, 2010）。这也解释了瓷贴面粘接在牙釉质（70GPa）要好于在牙本质（18GPa）的原因，因为牙釉质与全瓷的弹性模量更相近 [介于长石瓷65GPa与IPS e.max（义获嘉伟瓦登特）95GPa之间]。

3. 在21世纪早期，Magne倡导仿生物学理念（biomimetics），牙体制备的原则和理念也随之发生了重大转变。从有创制备（厚度1.5mm）发展到微创制备（厚度0.5mm），制备范围完全控制在牙釉质之内，这样贴面的失败风险就能降至最低。

切端设计是平坦的"对接"（butt joint）形式，取代了之前的"腭侧包绕"。

"诊断饰面是确定美学治疗方案的组成部分，并且在口内为牙体制备提供指导，也就说牙体制备以最终修复结果为导向而不是当下的口内条件。诊断饰面是一种完全遵循了仿生物学理念的方法。"

另外，二硅酸锂（IPS e.max，义获嘉伟瓦登特）的研究和发展也降低了牙体制备量的需求，从而减少了患者的生物学代价。这种全瓷材料使制备量从原来的1.5mm降至0.5mm，这样就足以获得高质量的美学效果和充分的机械性抗力了。从美学角度来说，在透明度和不透明度方面，这种材料提供的选择范围非常广。

4. 在21世纪末期，"减少牙体制备的生物学代价"这一观点得到了进一步深化和普及。多学科联合（比如本书的第一个临床案例）成为该发展阶段的重要支柱。正畸治疗被纳入了美学修复的系统性方案。在临床，当牙齿以正畸移动的方式创造出最终修复体的最低空间（0.5mm）要求时，医生完全不必在牙体上制备修复空间，只需要设计和勾画出预备体的边缘与范围就可以了。从逻辑的角度来说，这样的牙体制备就必须要建立在先由医患共同确认的美学方案的基础之上。然后，正畸医生控制牙齿的移动位置，以修复蜡型来确定和满足治疗的空间要求。

Prep

"常规制备"途径

Pless rep

"微创制备"途径

noP rep

"不制备"途径

为患者确定合适的治疗理念

当今，临床医生在微笑修复时往往会面临多种多样的治疗方法。其实，就目前来说主要有以下3种治疗趋势：

→ **"常规制备"途径**：这是一种基于固定修复的传统制备理念。众所周知，固定修复很强调预备体形态，牙釉质存留是几乎不可能了。医生通常将这种制备途径应用于前牙的全冠或3/4冠，腭侧有浅凹边缘，前牙唇侧的轮廓也不可能得以保留。

→ **"微创制备"途径**：这是目前应用最广泛的治疗理念，符合当代牙科治疗所大力倡导的生物保存原则。粘接性部分冠的修复形式在最大限度上保留了牙体组织，贴面的厚度标准从而降低到0.5mm。0.5mm，可视作是当代牙科粘接领域内具有代表性的关键数值。它不仅体现在直接法树脂修复技术也出现在间接法修复技术：在直接

法树脂修复技术中牙本质树脂表面需要为牙釉质树脂预留0.5mm的空间；在间接法修复技术，瓷贴面的标准厚度为0.5mm以及𬌗贴面的最小厚度也为0.5mm。

→ **"不制备"途径**：近些年开始流行起来的一种治疗理念，人们很容易受到此类商业宣传的影响。要重点强调，这种治疗途径无论从美学（悬突），还是加工制作（贴面菲薄）和临床（粘接操作难度大）角度来说都有很大的局限性。事实上，只有极少数间接法治疗适合这种途径，直接法修复可能是最适合应用。

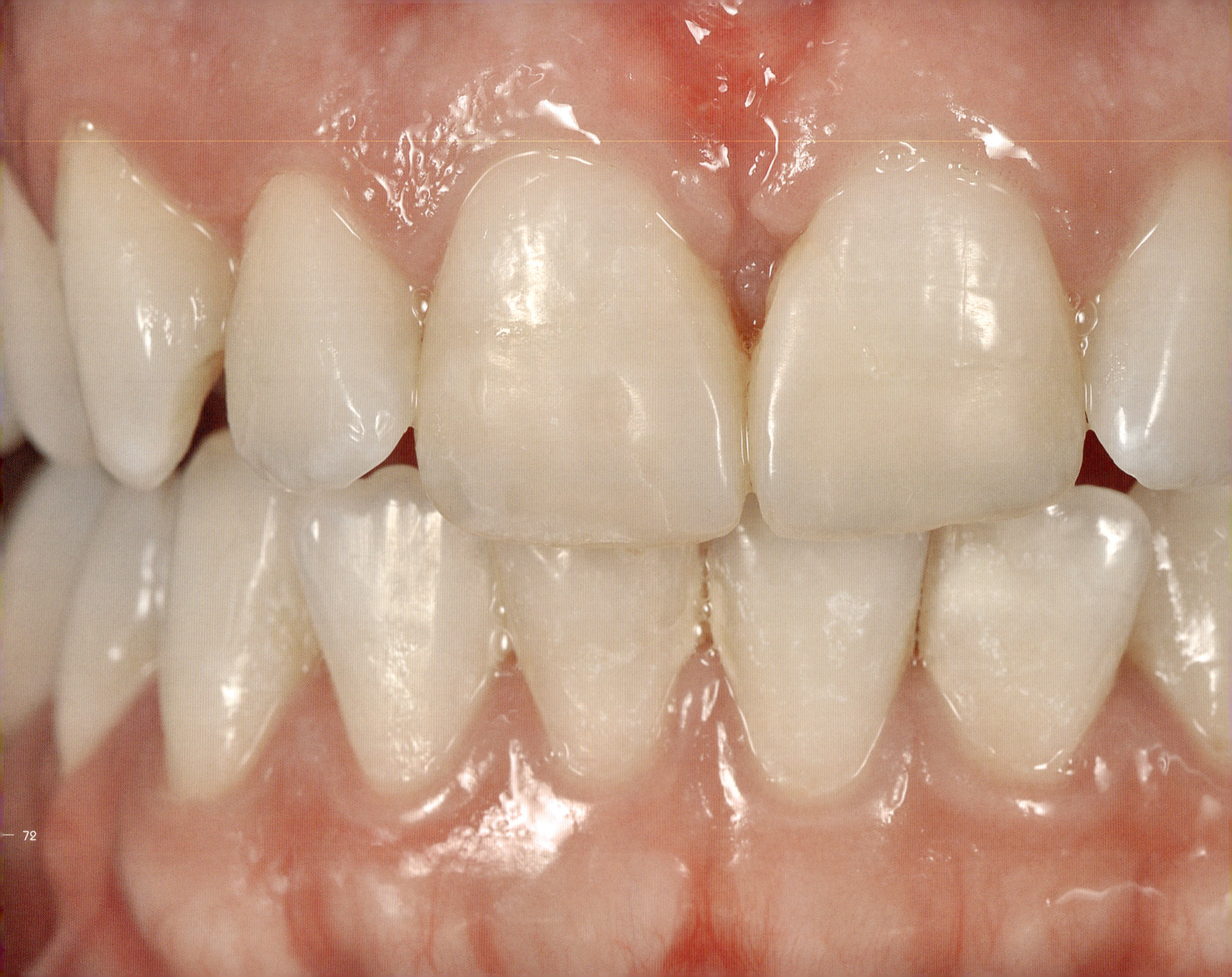

临床情况

病史

→ 上颌中切牙有旧树脂充填体。

微笑分析

→ 正常。

面部分析

→ 圆脸型。

主诉

→ 希望牙列整齐，修复体的长期预后好。

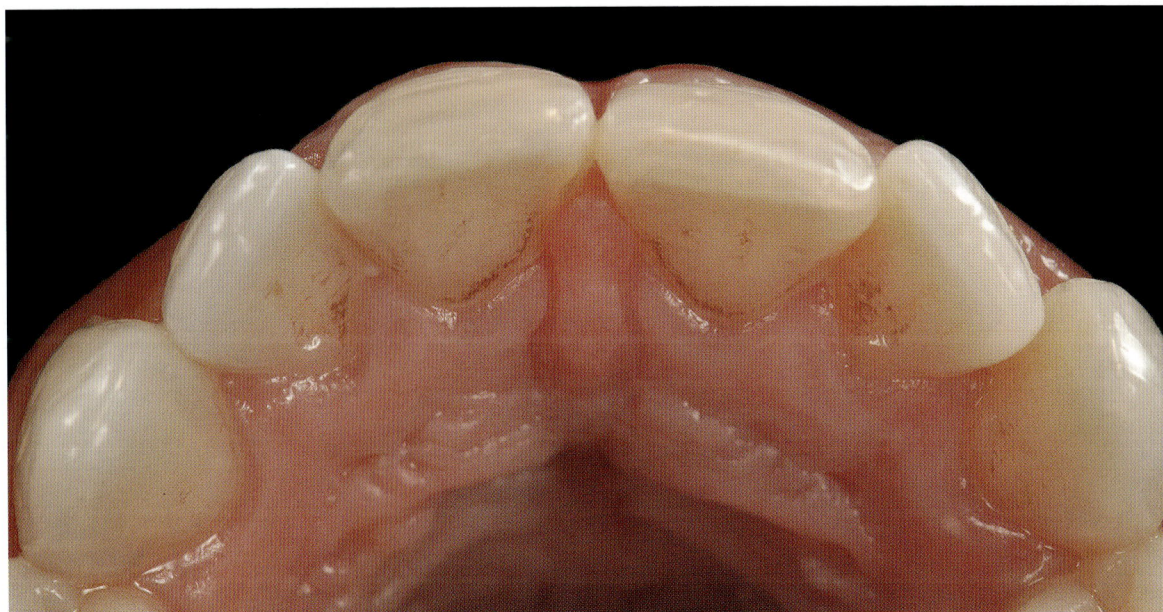

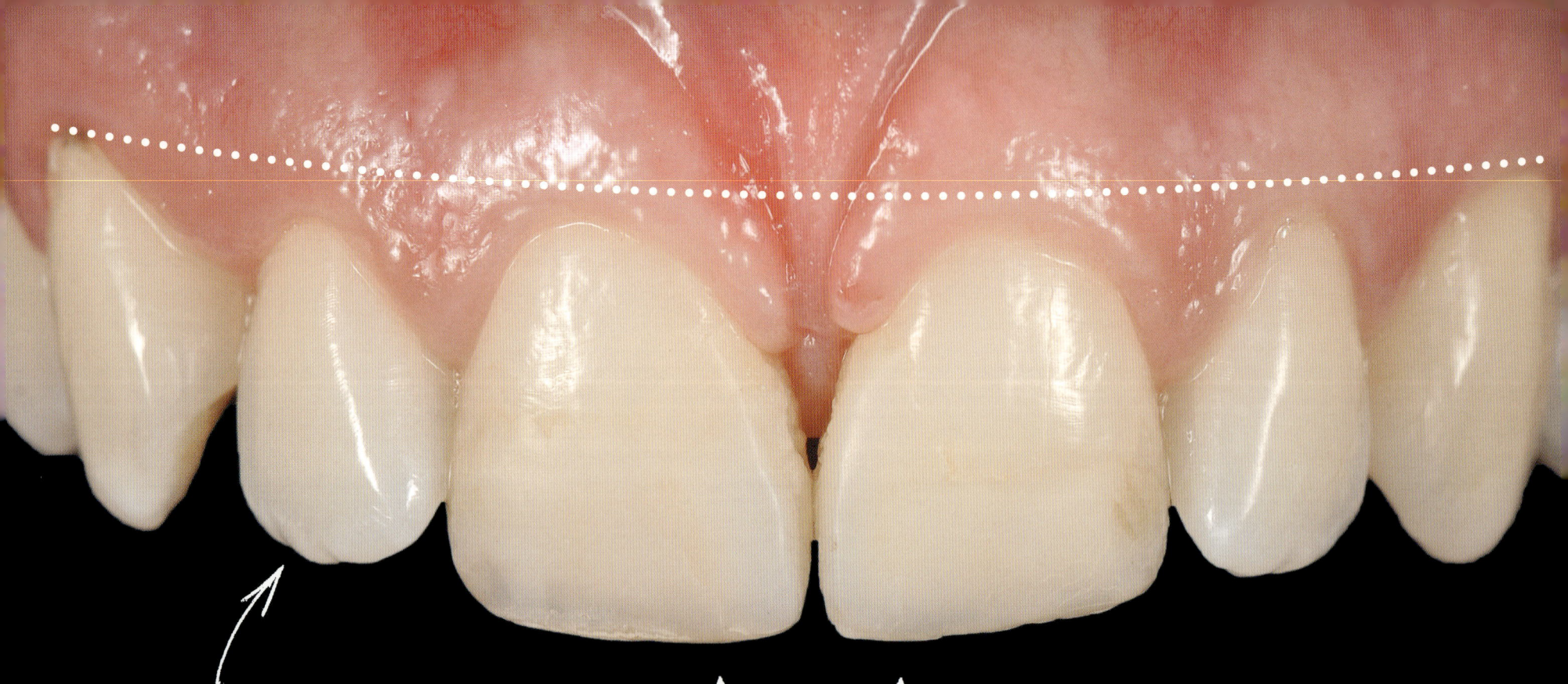

右侧上颌侧切牙
扭转，切端轻度
唇倾

上颌中切牙存在
旧树脂充填体

临床观察和美学分析

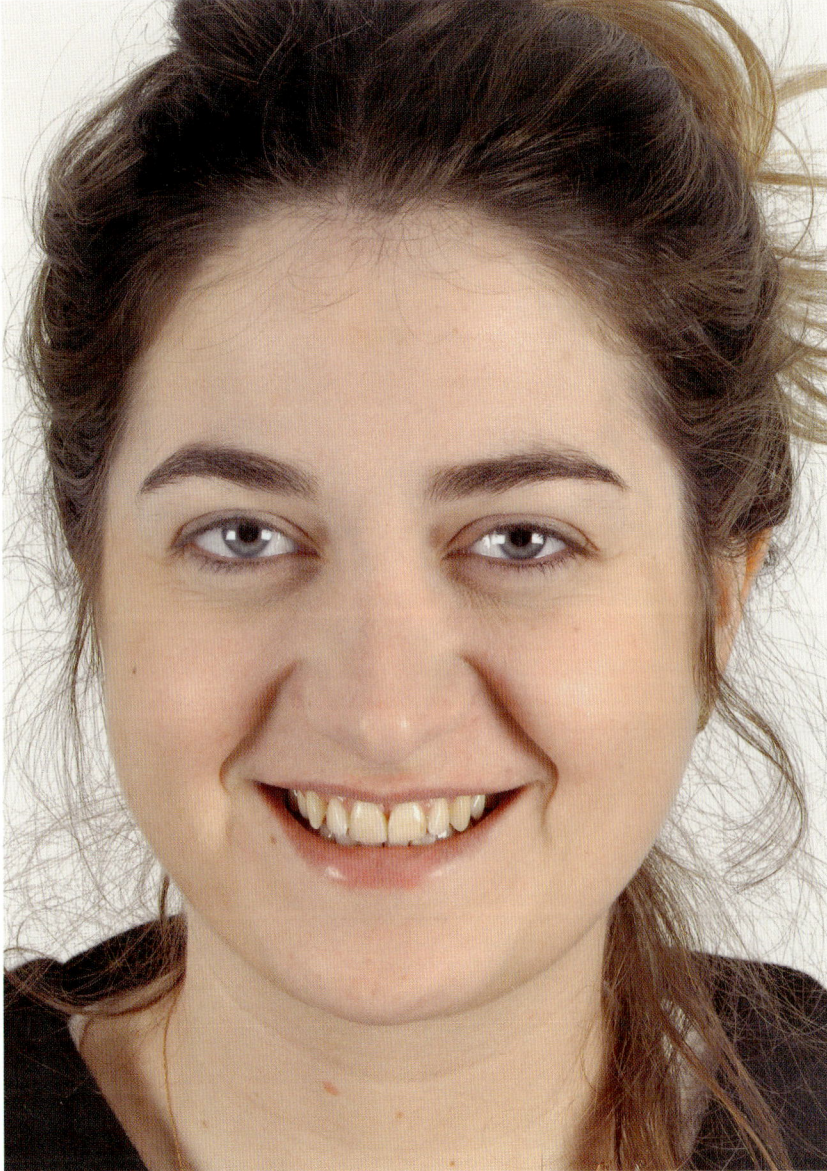

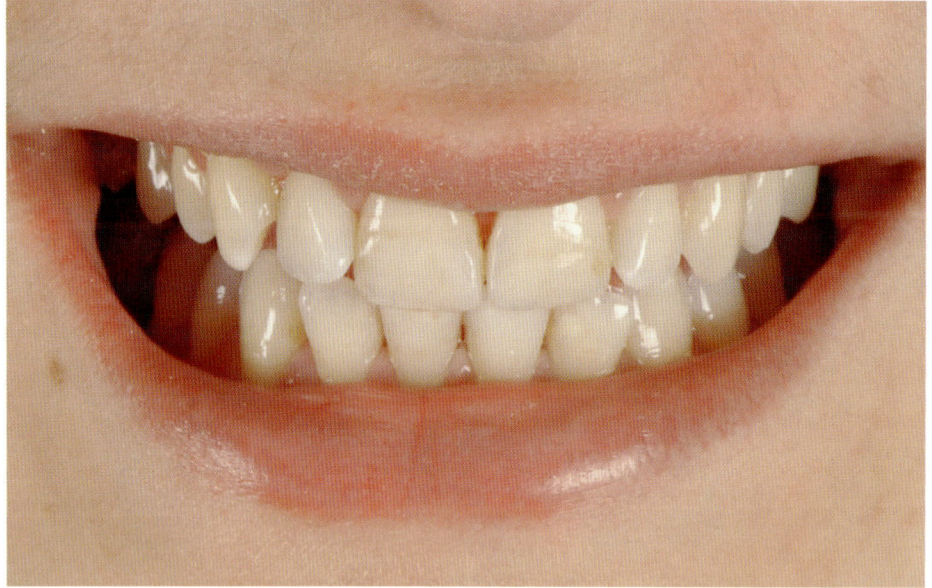

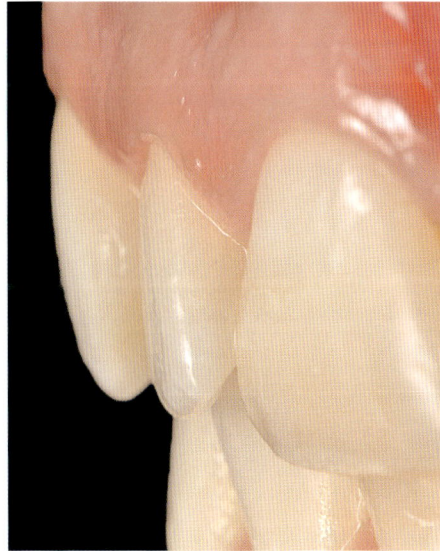

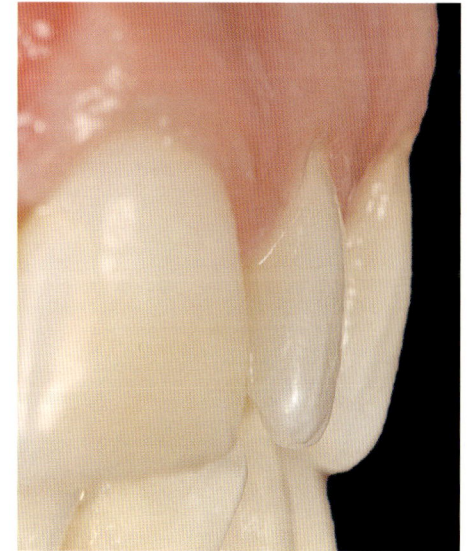

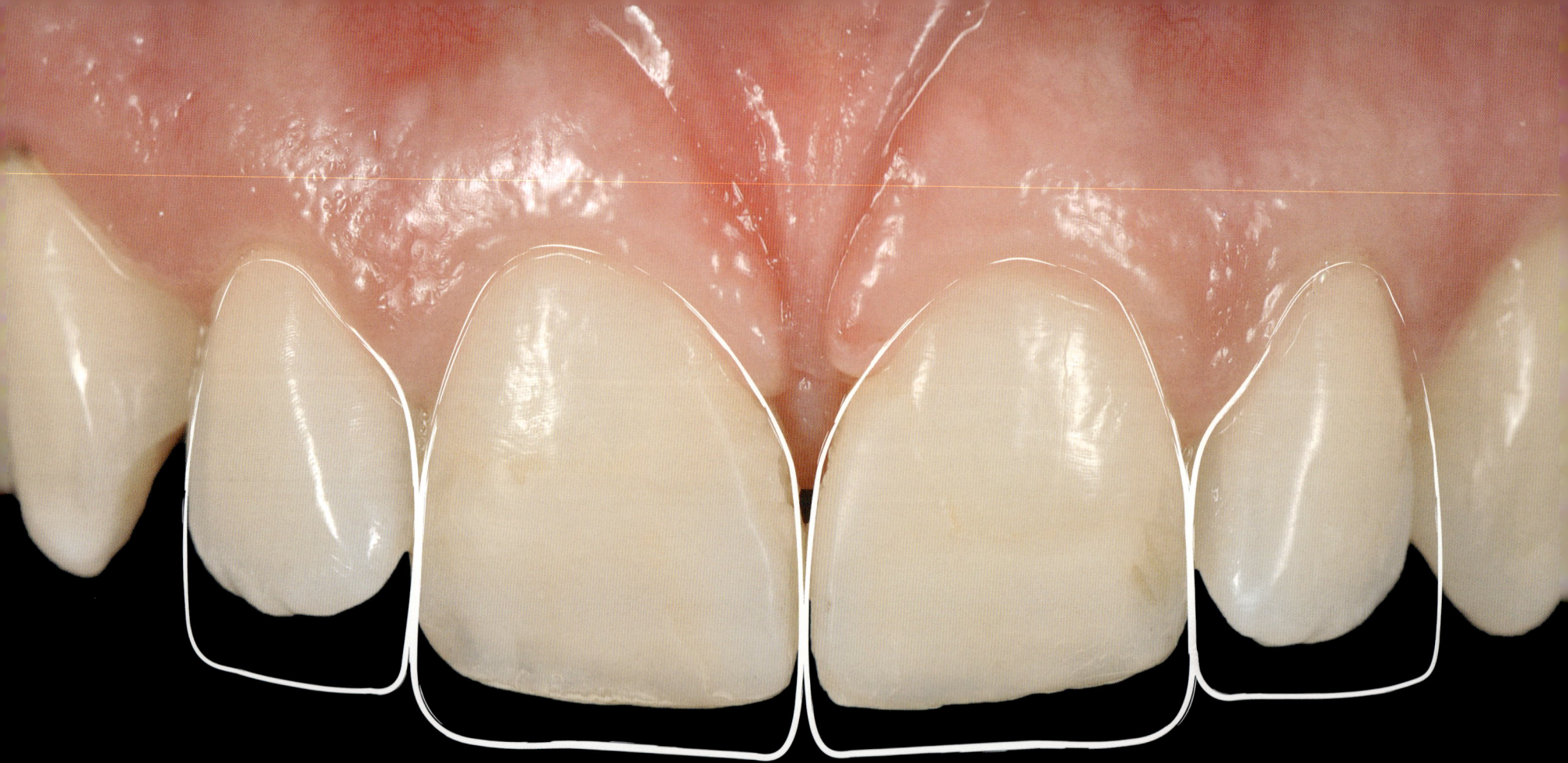

理想的牙齿比例

治疗目标

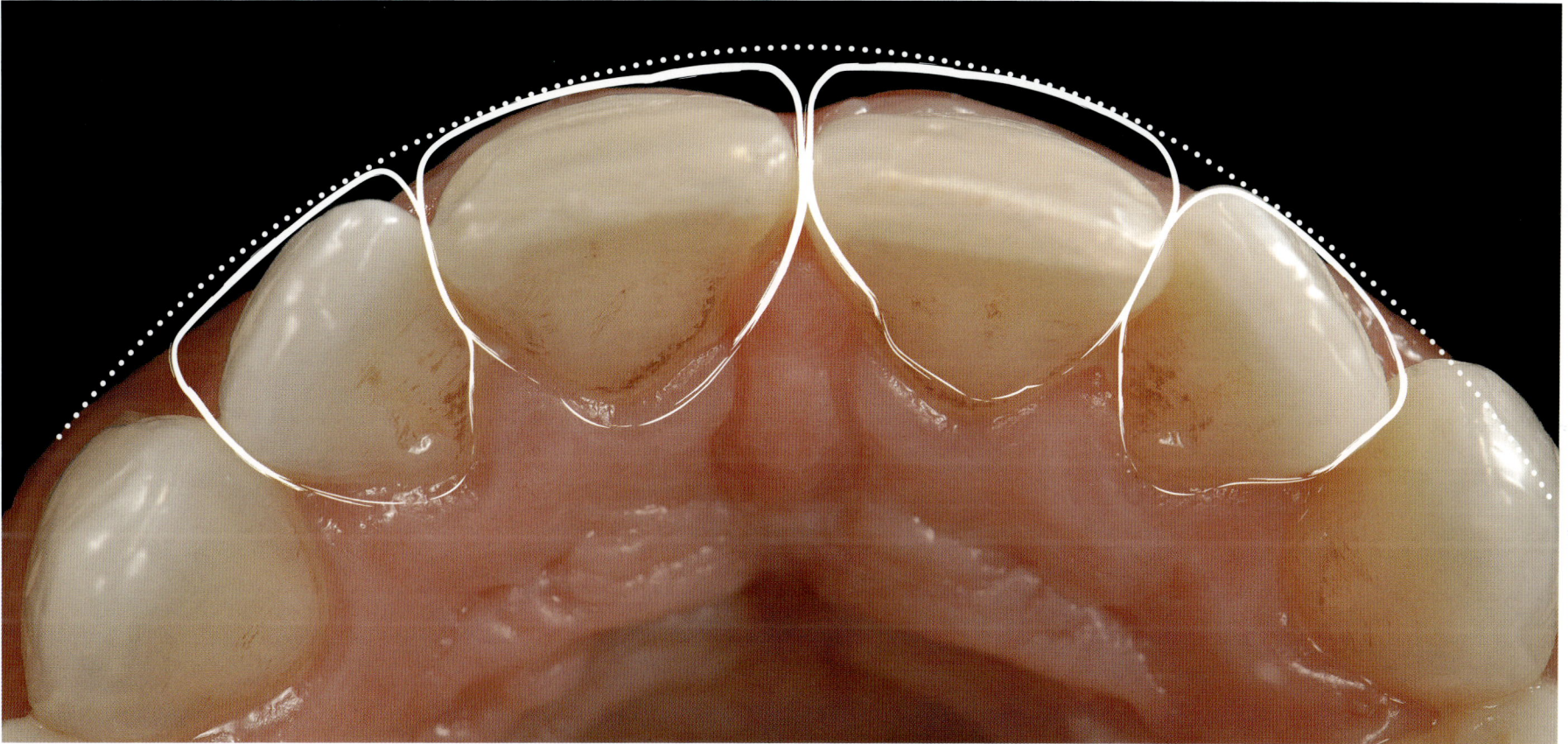

→ 增加上颌中切牙唇侧体积，少量增加切缘长度，从而恢复中切牙在微笑美观中的主导地位。

→ 排齐上颌4颗切牙。

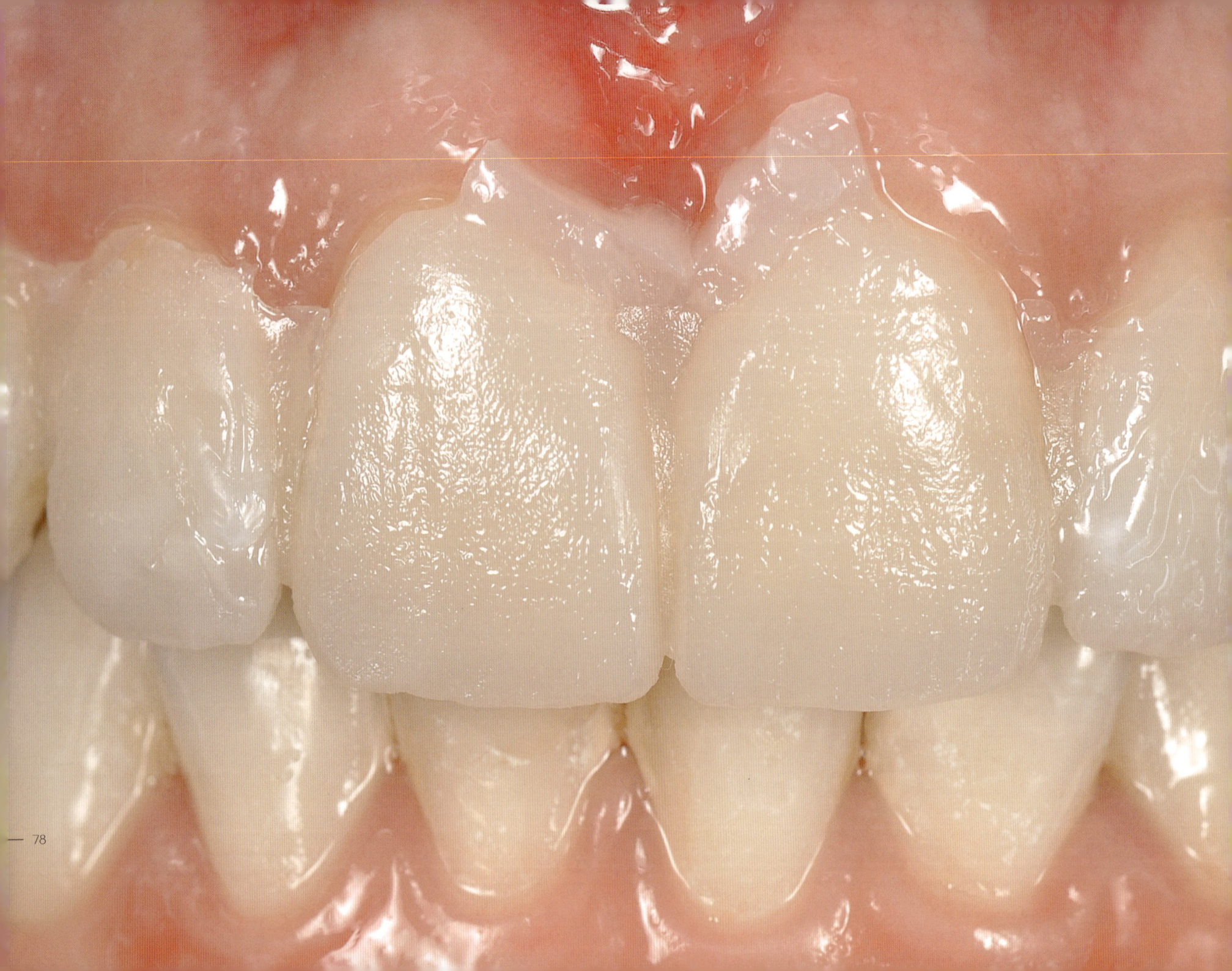

3

诊断饰面

    在口内无任何介入操作的前提下，直接在覆盖牙面完成诊断饰面。患者评估并认可方案设计后，即可开始治疗。在本案例，患者对诊断饰面的效果感到很满意，不仅提高了微笑美观也符合之前制定的治疗目标。

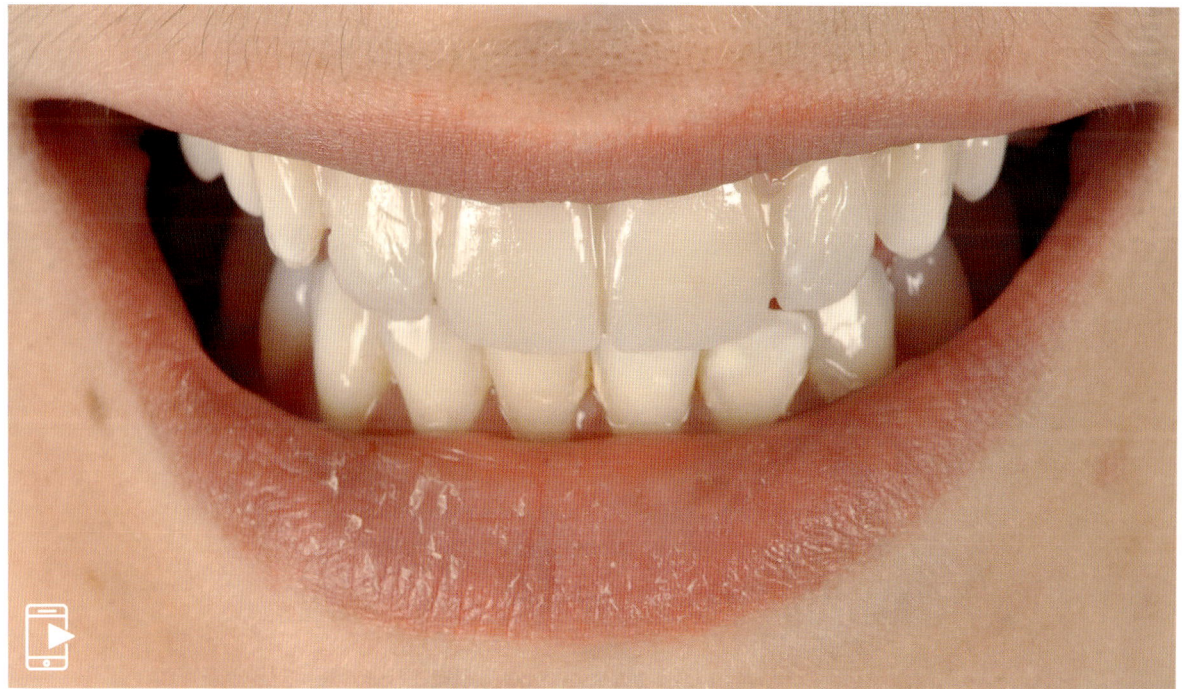

材料

→ 硅橡胶导板：Honigum
Putty Soft (DMG)

→ 诊断饰面：Luxatemp Star
A1 resin (DMG)

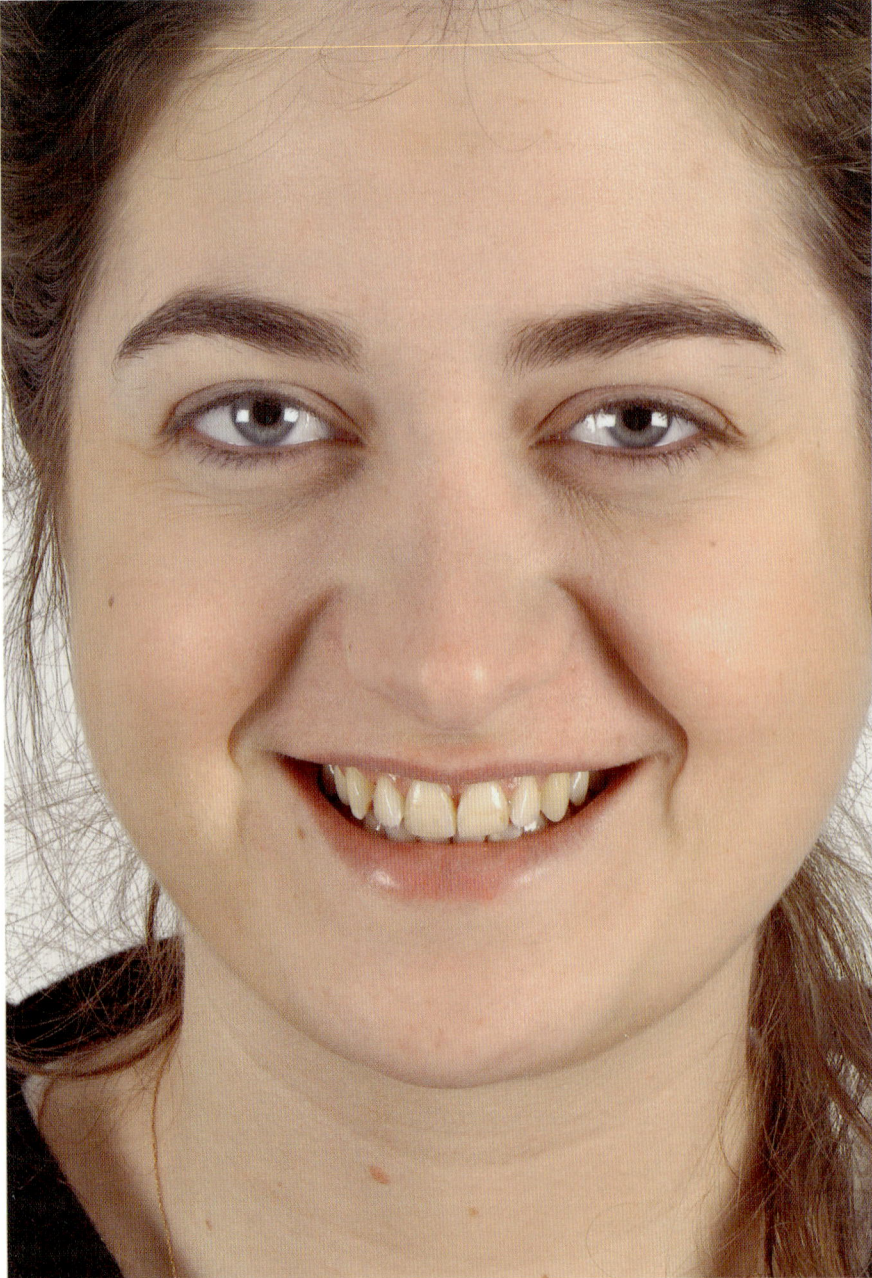

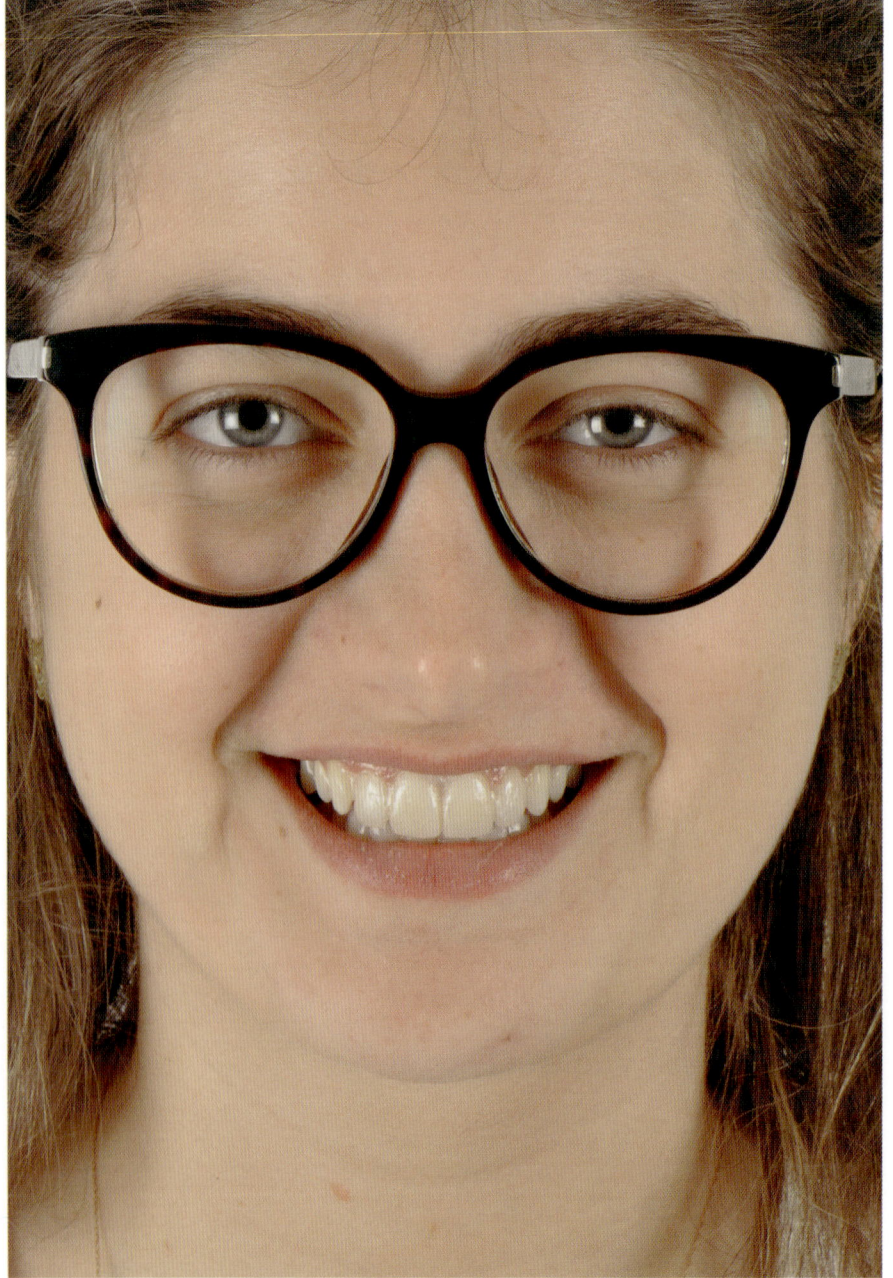

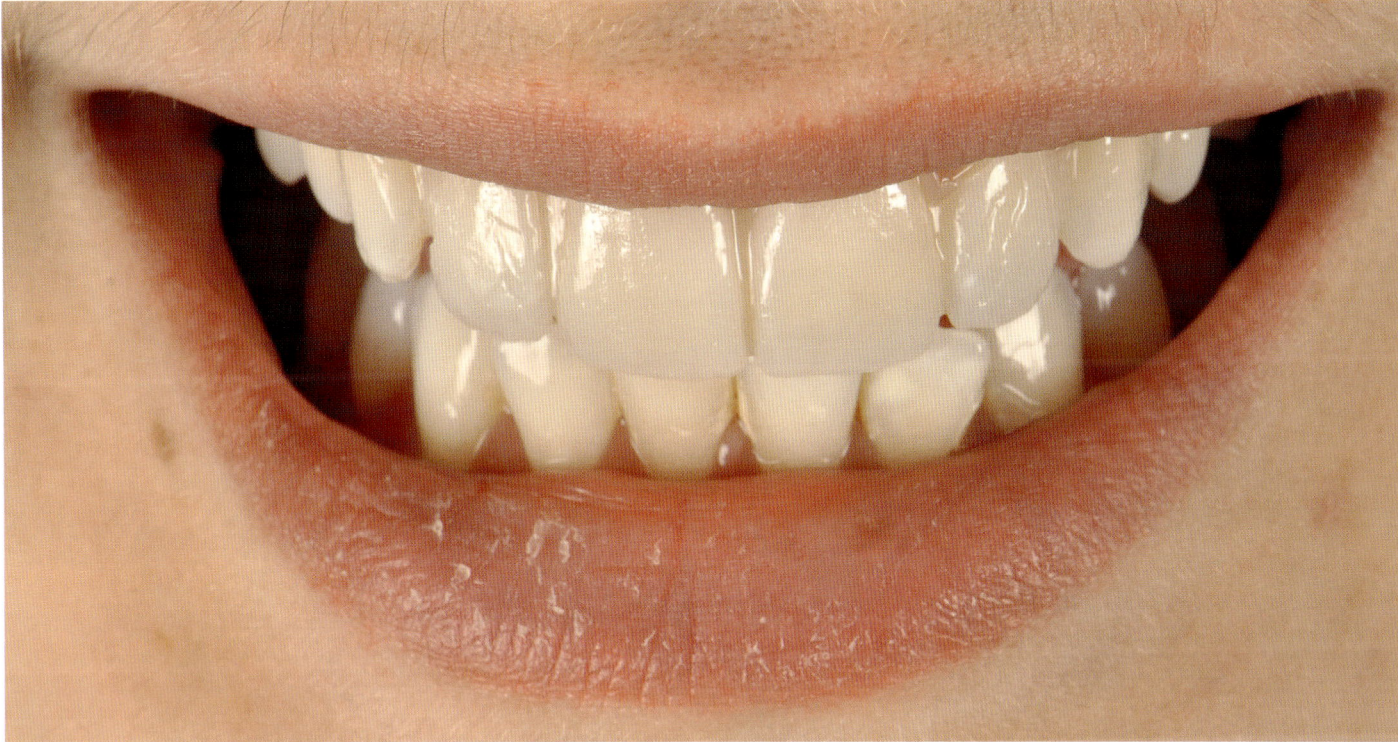

❝在硅橡胶导板内
注入双丙烯酸树脂，于
口内就位并静待2分钟，再
移除导板。❞

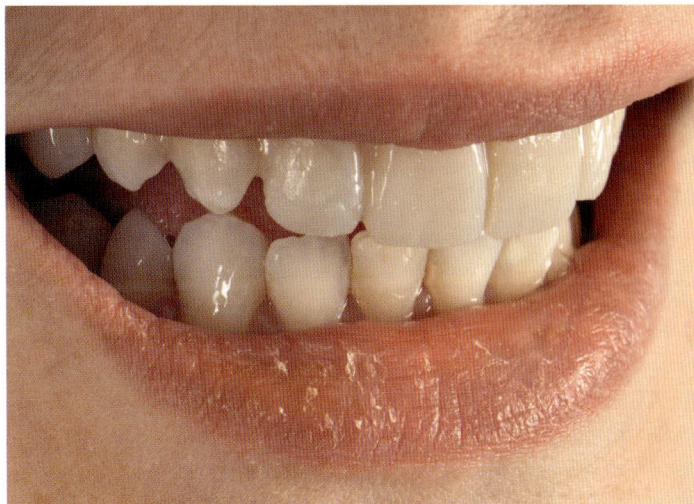

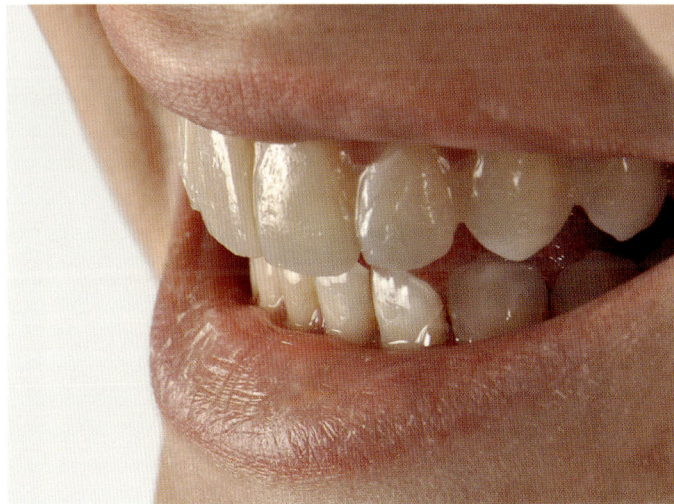

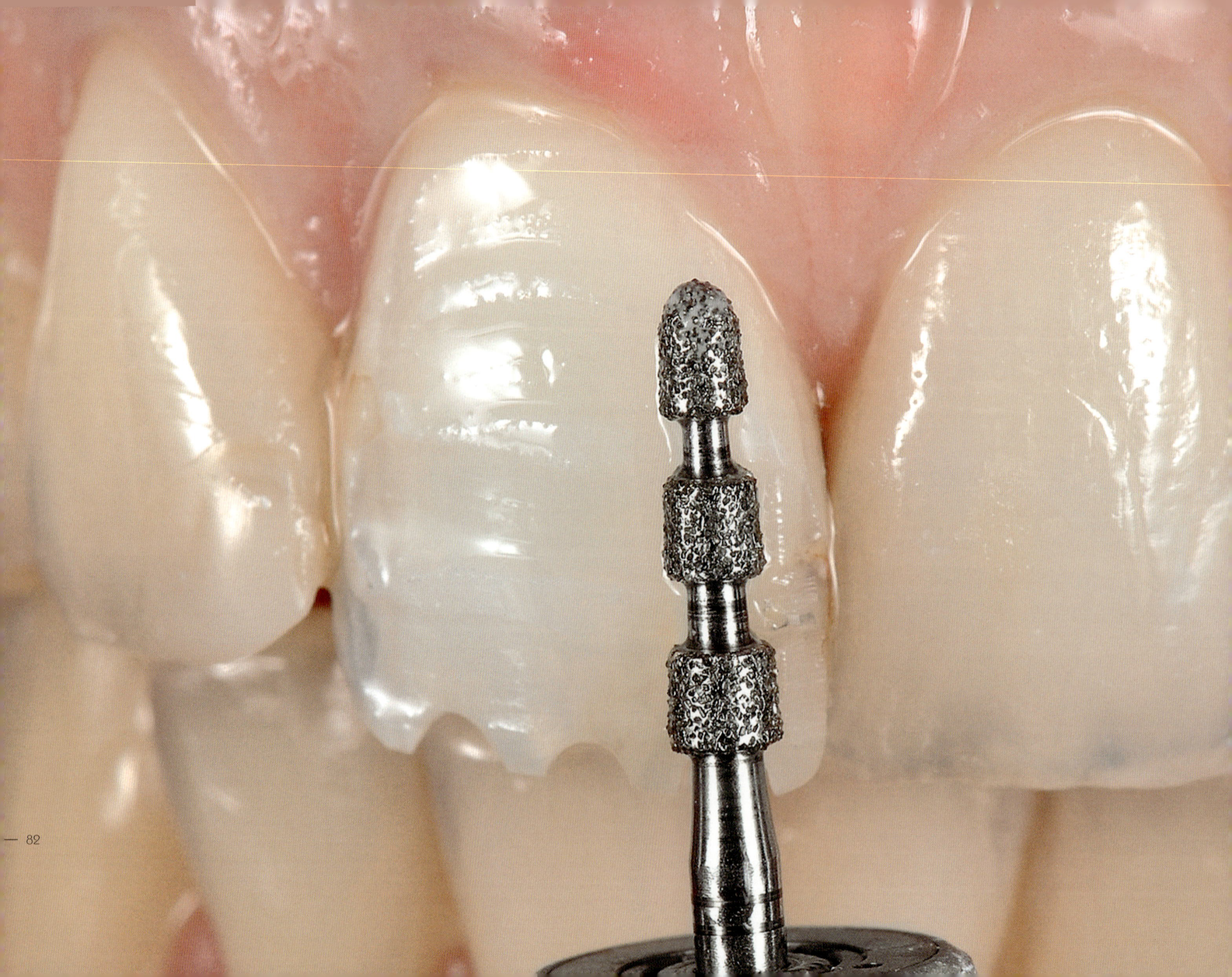

牙体制备

在操作前，医生先明确两个关键问题：

1. 制备车针应没入诊断饰面的深度是多少?
2. 预备体的设计形式是什么?

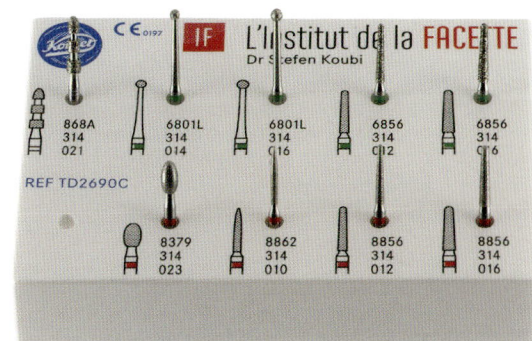

以笔者使用的车针套装为例说明。

（L'Institut de la FACETTE）

牙颈部
不做定深沟 ✗

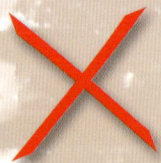

靠近切端的定深沟
距离切缘2mm

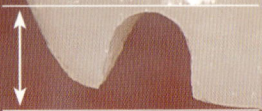

— 84

制备车针没入诊断饰面的深度

4个要点

→ 牙颈部不做定深沟。

→ 靠近切端的定深沟距离切缘2mm。

→ 唇面冠2/3的定深沟0.5mm。

→ 切端的对接边定深沟1.5mm。

定深车针

固美车针 868A 314 021

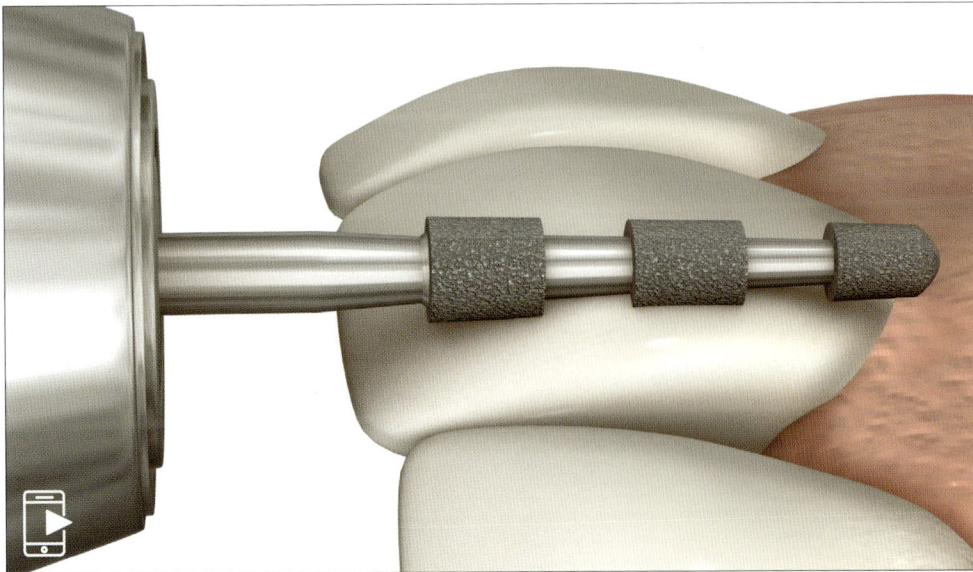

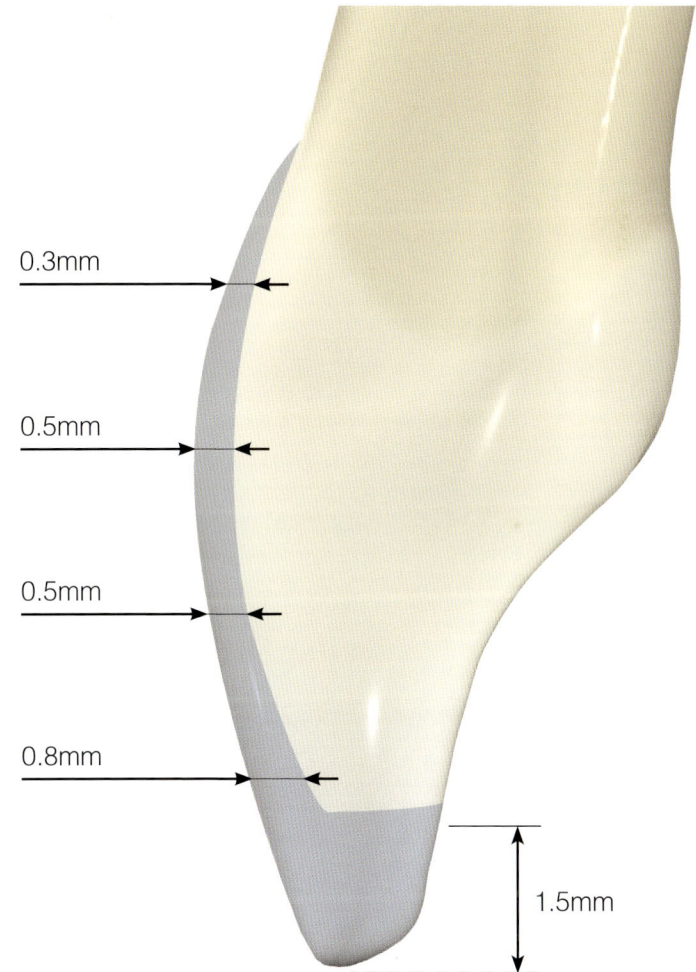

0.3mm

0.5mm

0.5mm

0.8mm

1.5mm

常规的瓷贴面厚度

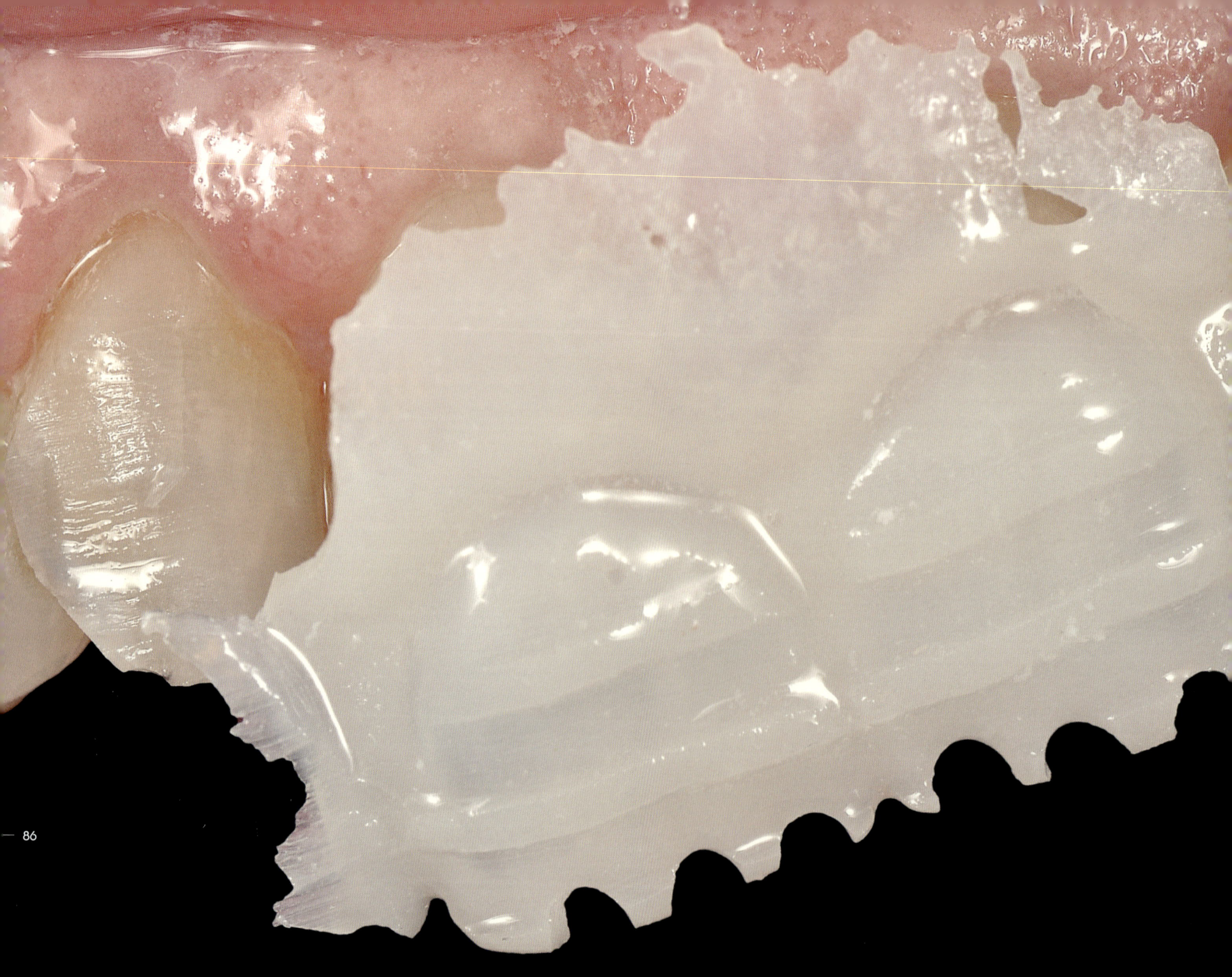

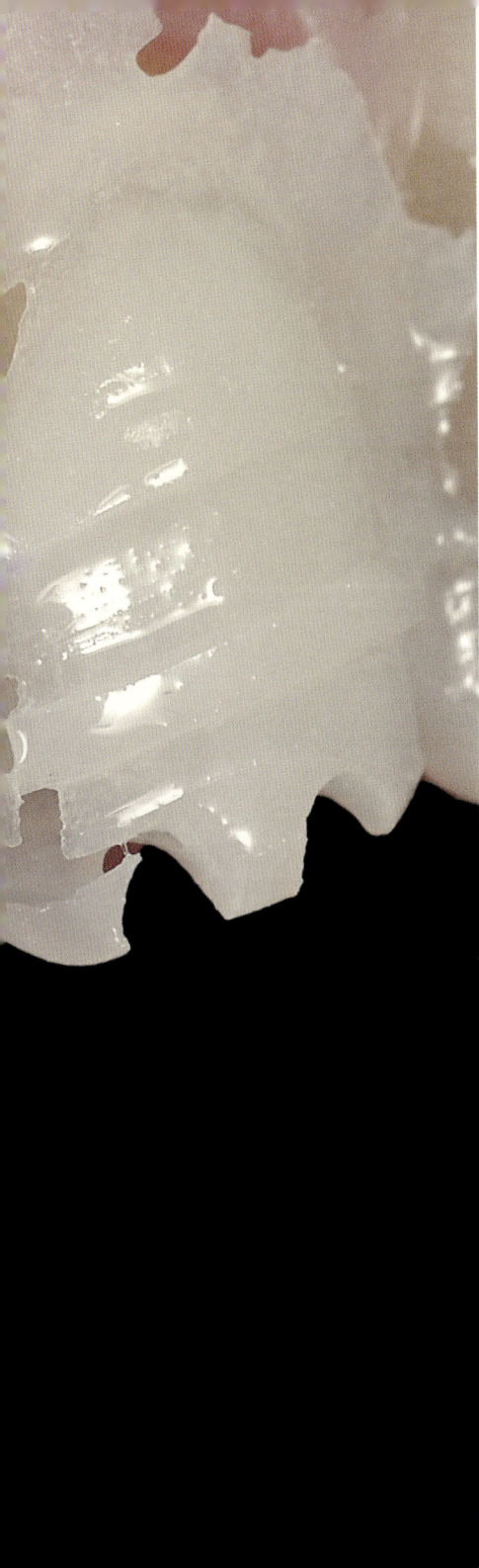

口内移除诊断饰面之后，会出现两种情况

→ 牙面上**可见定深沟的痕迹**（诊断饰面在此处厚度小于0.5mm）。

→ 牙面上**没有定深沟的痕迹**（诊断饰面在此处厚度大于0.5mm）。

　　无论贴面的预备体形态如何设计，（颈部和邻面）边缘都必须清晰明确，有利于技师准确辨认。这样，制作的贴面才能有良好的密合性、就位稳定性以及高质量的粘接结果。

66 *即使牙面无定深痕迹不需做任何磨除，也必须用喷砂处理表面。喷砂目的是去除牙釉质浅层的无釉柱结构，优化粘接质量。* **99**

预备体形态的设计要点

A. 磨除定深沟之间的牙体组织（绿标金刚砂车针）。

B. 切端对接边缘。

C. 唇面颈部和邻面边缘均位于龈上水平。

D. 唇面制备时，注意车针以3个轴向操作，严格遵循唇面的外形凸度。

E. 邻面边缘制备成弧形转角（slide），有学者谓之为"狗腿形"连续边缘。

F. 抛光预备体牙面（红标金刚砂车针），在邻接区采用精细颗粒度的抛光条。

（1）磨除定深沟之间的牙体组织（固美车针 6856 314 012）。

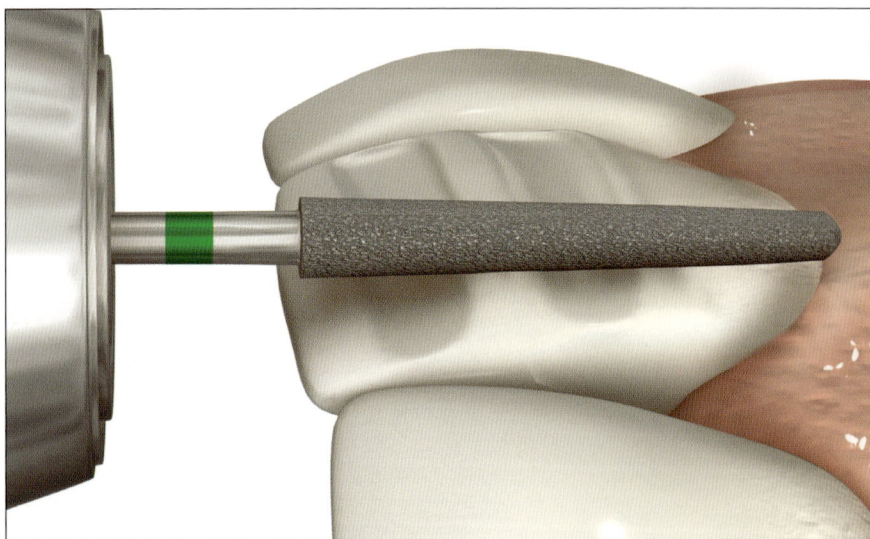

（2）切端对接边缘（butt margin，固美车针 6856 314 012）。

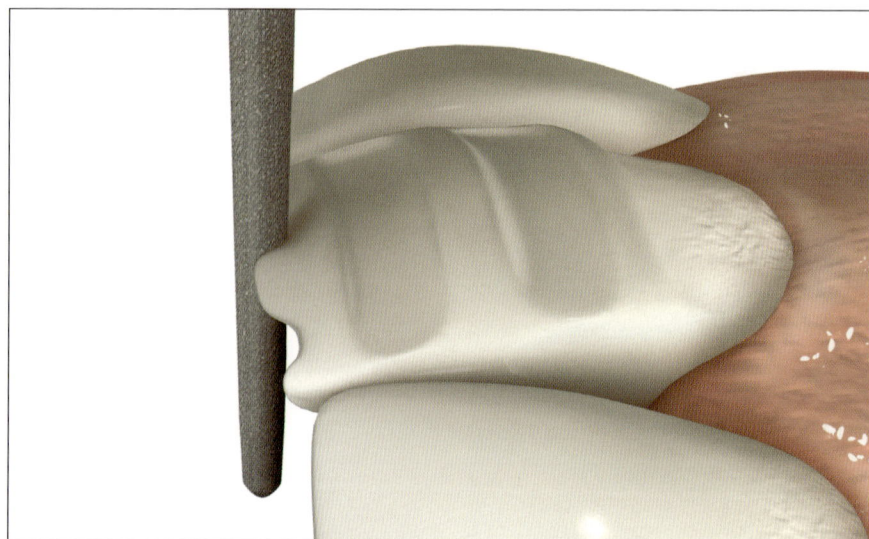

（3）唇面颈1/3（固美车针 6856 314 012）。

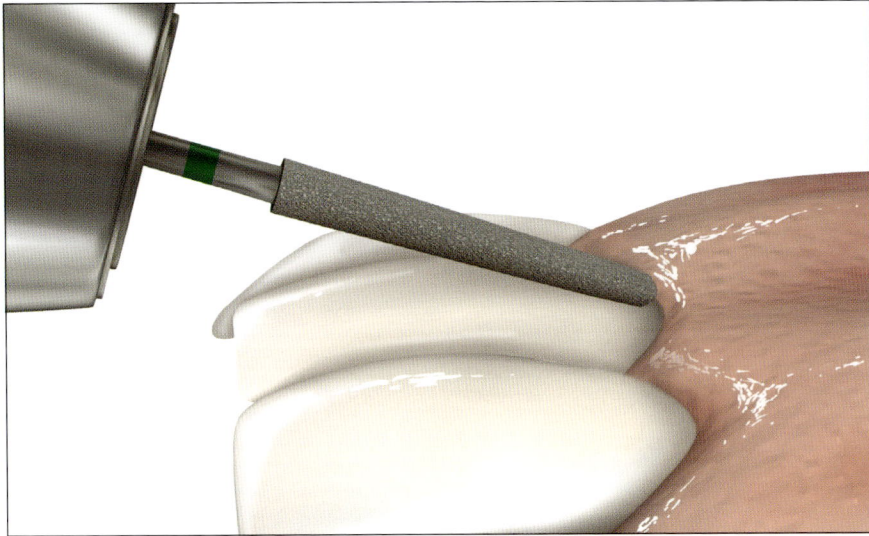

（4）唇面冠2/3（固美车针 6856 314 012）。

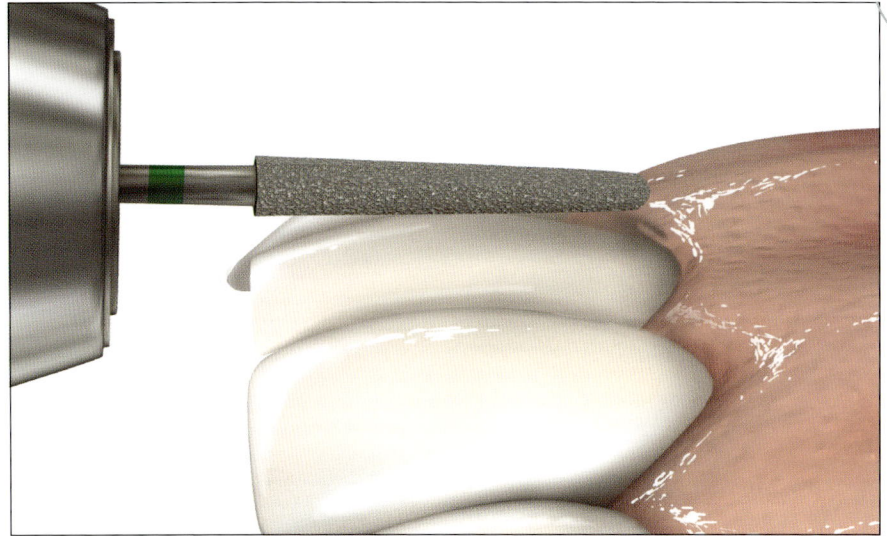

（5）距切缘2mm（固美车针 6856 314 012）。

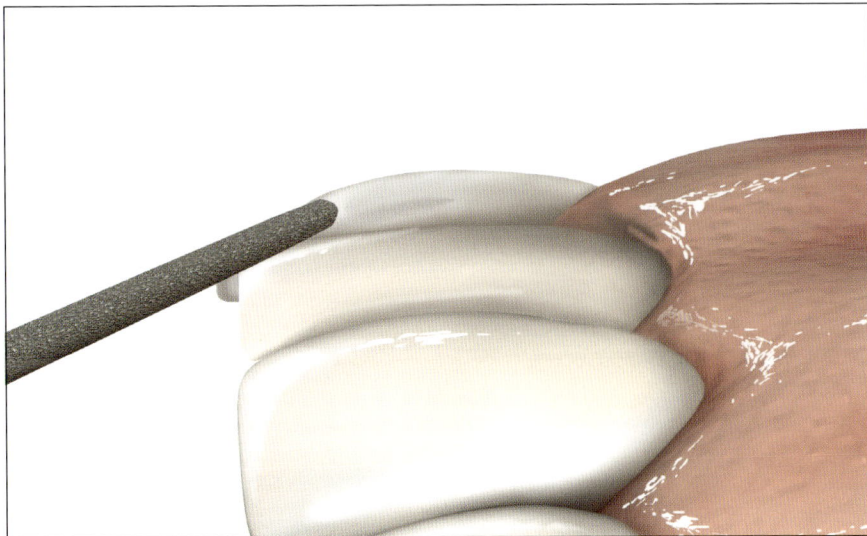

（6）精修预备体表面（固美车针 8856 314 012）。

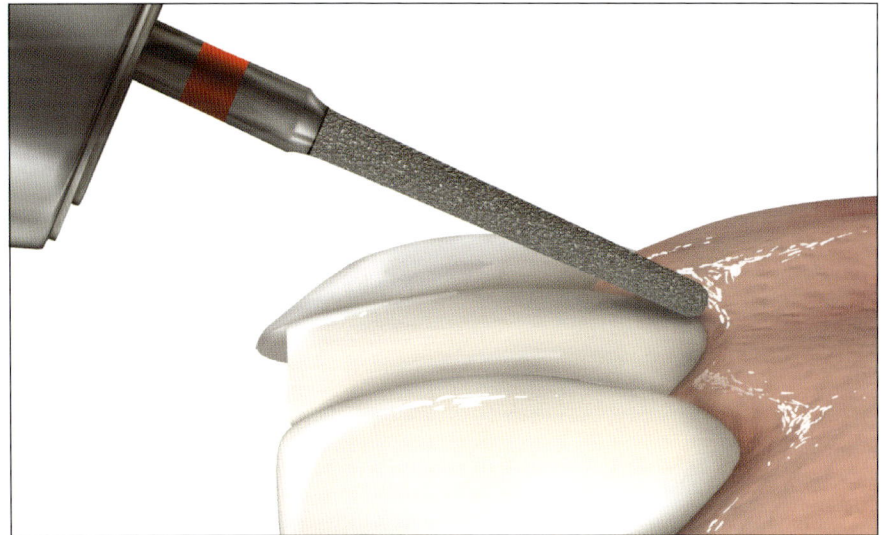

磨除定深沟之间的牙体组织（绿标金刚砂车针）

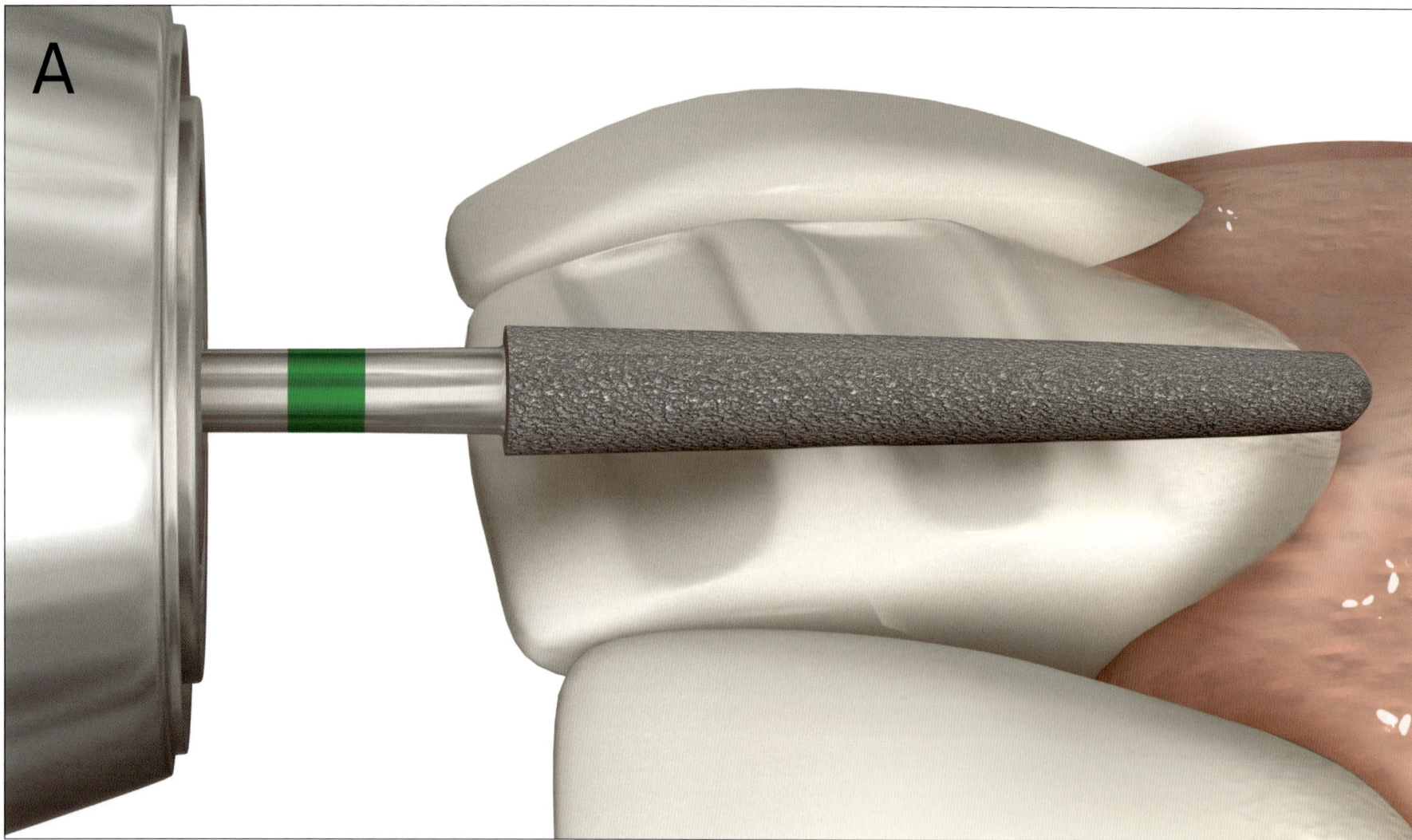

切端对接边缘

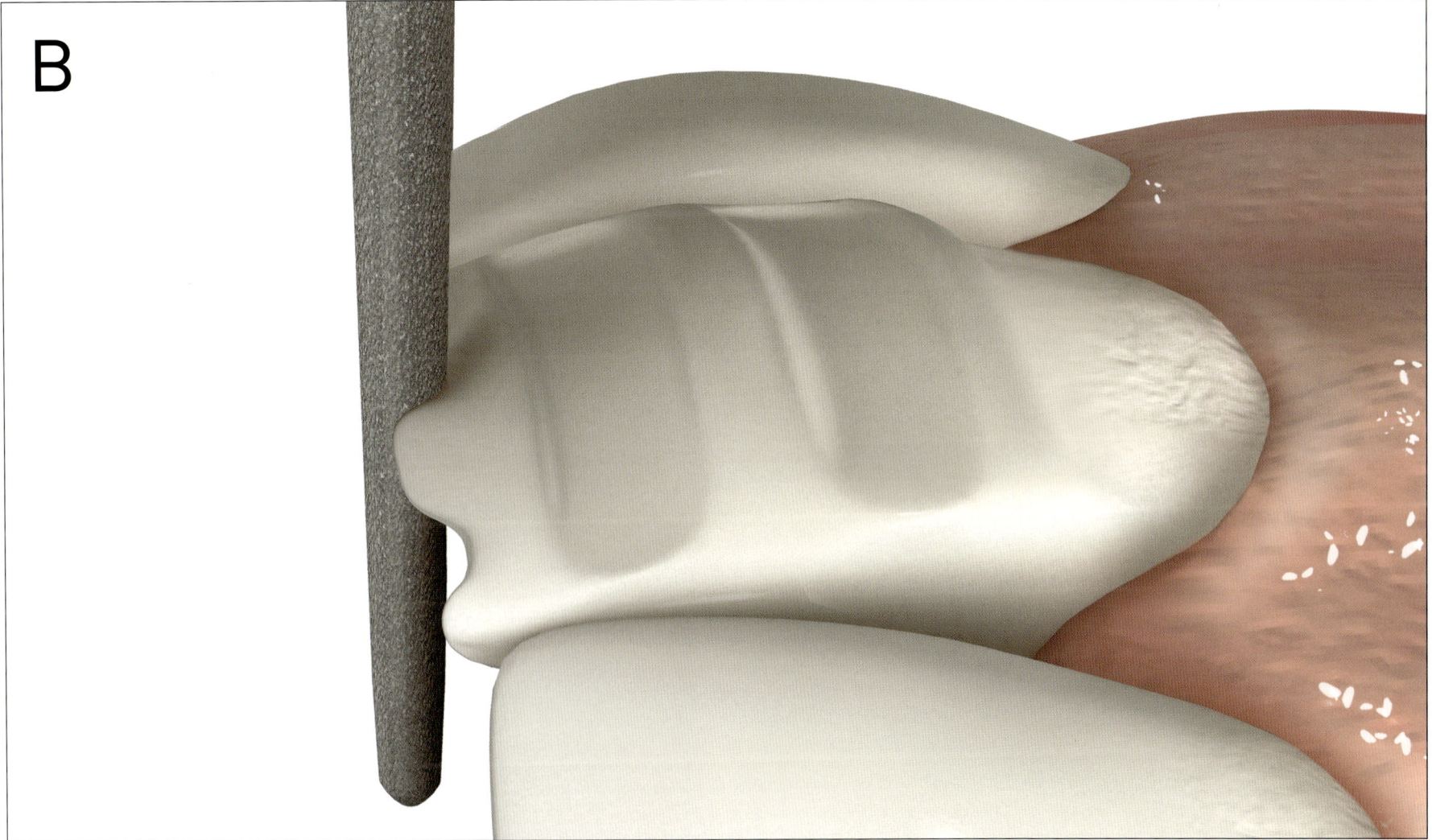

B

唇面颈部和邻面边缘均位于龈上水平

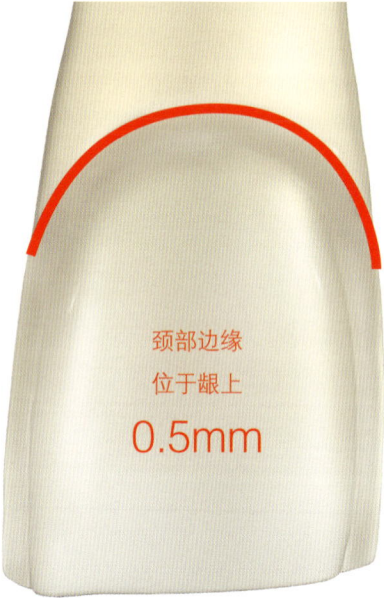

颈部边缘
位于龈上
0.5mm

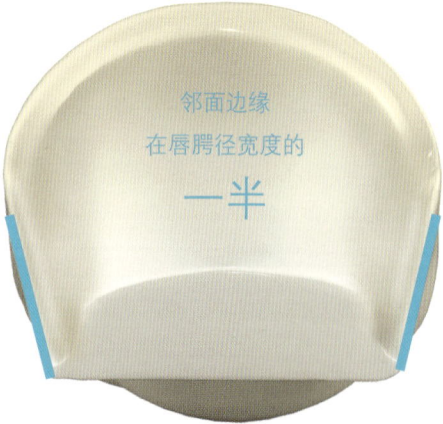

邻面边缘
在唇腭径宽度的
一半

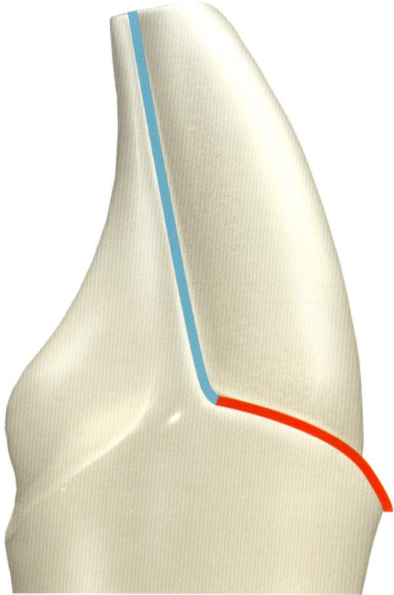

唇面制备时，注意车针以3个轴向操作，严格遵循唇面的外形凸度

D

贴面的主要优势之一是生物学代价小，保留更多牙体组织。

当牙体唇面维持了生理解剖形态，牙釉质以及颈部和邻面的倒凹区才有可能得到保留，而贴面可采用旋转方式就位。

重点是要注意保持牙体唇面的解剖凸度：

→ 从垂直向看，车针在制备时应遵循3个轴向。

→ 从水平向看，车针在制备时要顺应唇面的弧度。

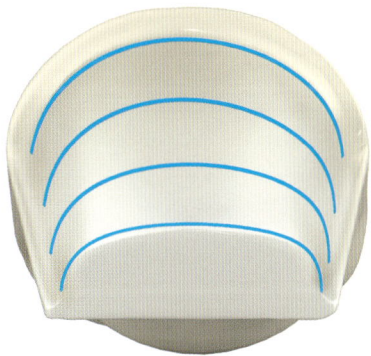

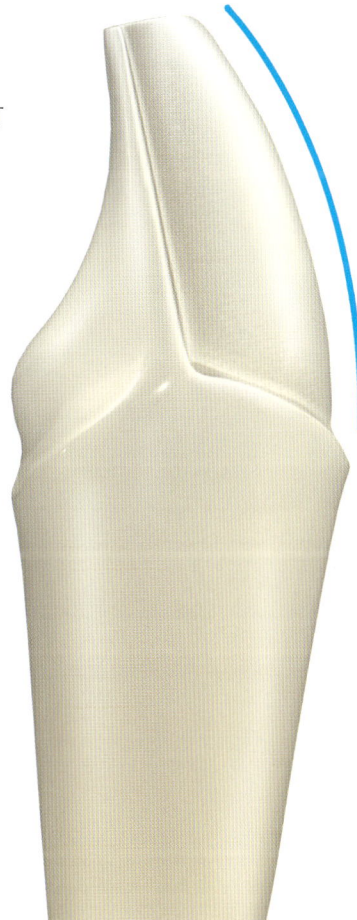

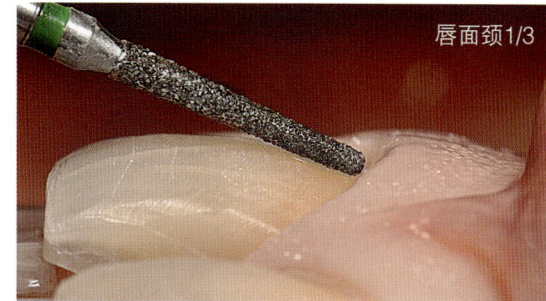

唇面颈1/3

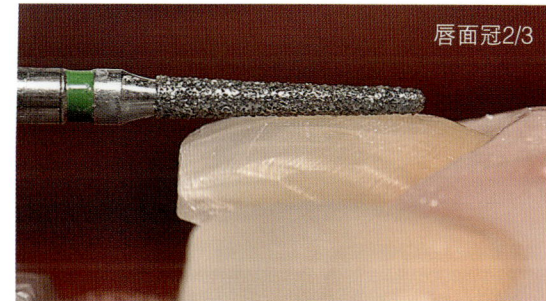

唇面冠2/3

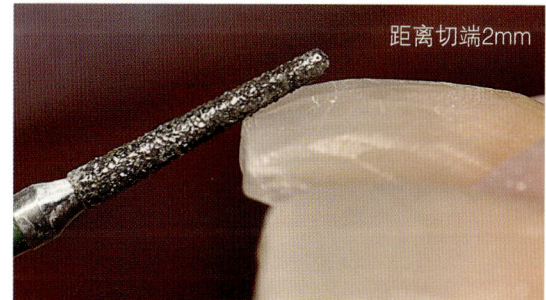

距离切端2mm

唇面制备时，注意车针以3个轴向操作，严格遵循唇面的外形凸度

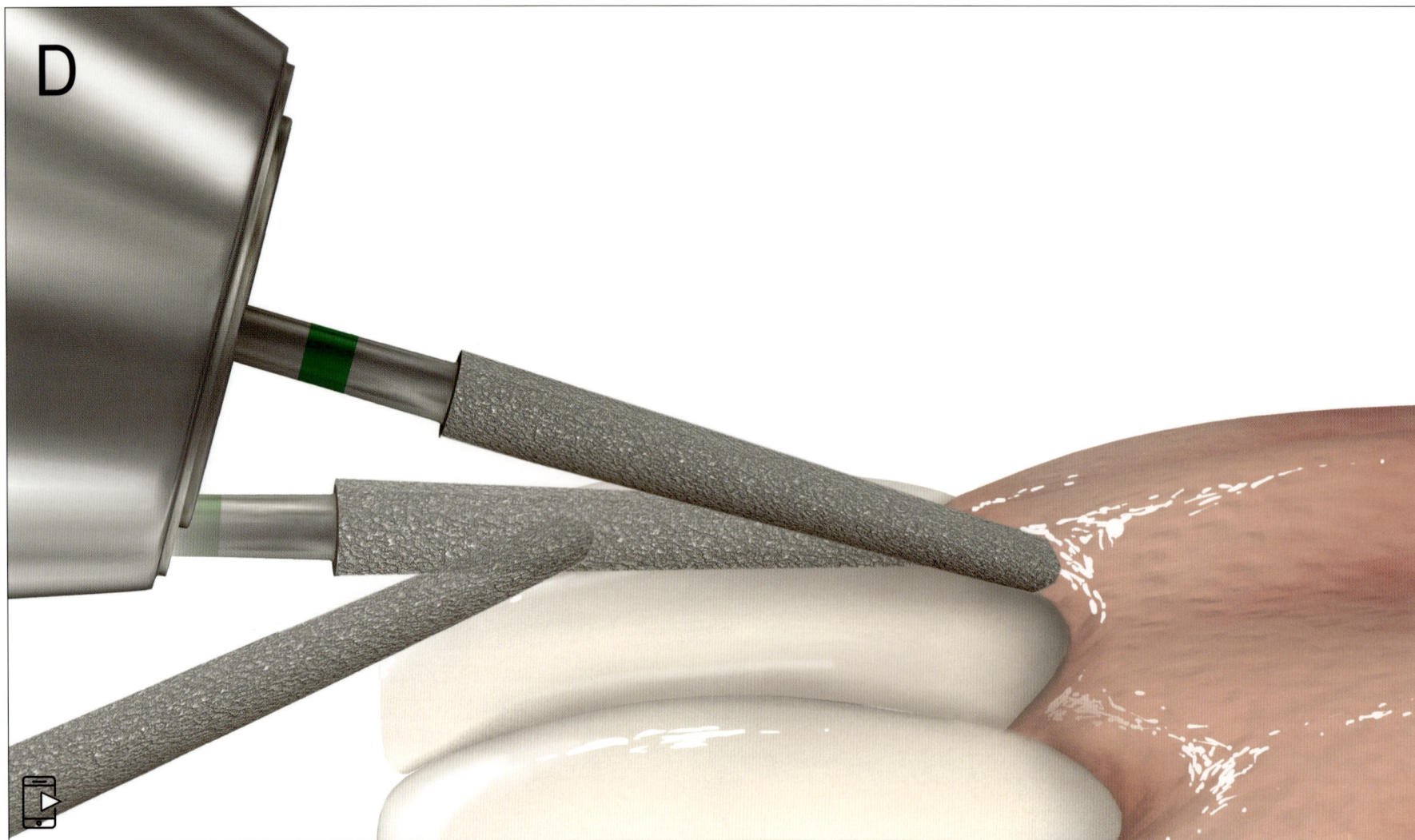

邻面边缘制备成弧形转角（slide），有学者谓之为"狗腿形"连续边缘

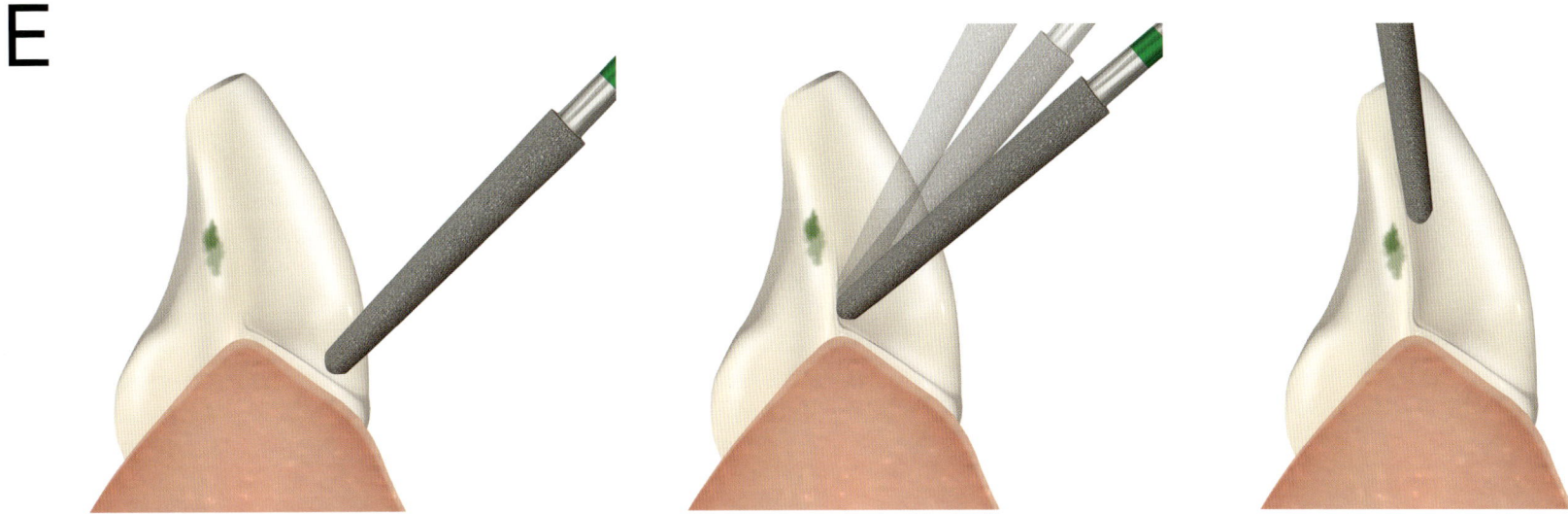

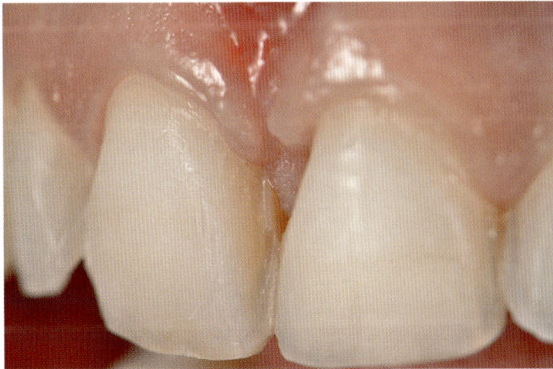

E

> 邻面边缘制备成弧形转角，有学者谓之为
> "狗腿形"。在一些美学要求高或者需要形成良好
> 穿龈形态的临床情况下，这种邻面边缘有利于贴面的就位。

抛光预备体牙面（红标金刚砂车针），在邻接区采用精细颗粒度的抛光条

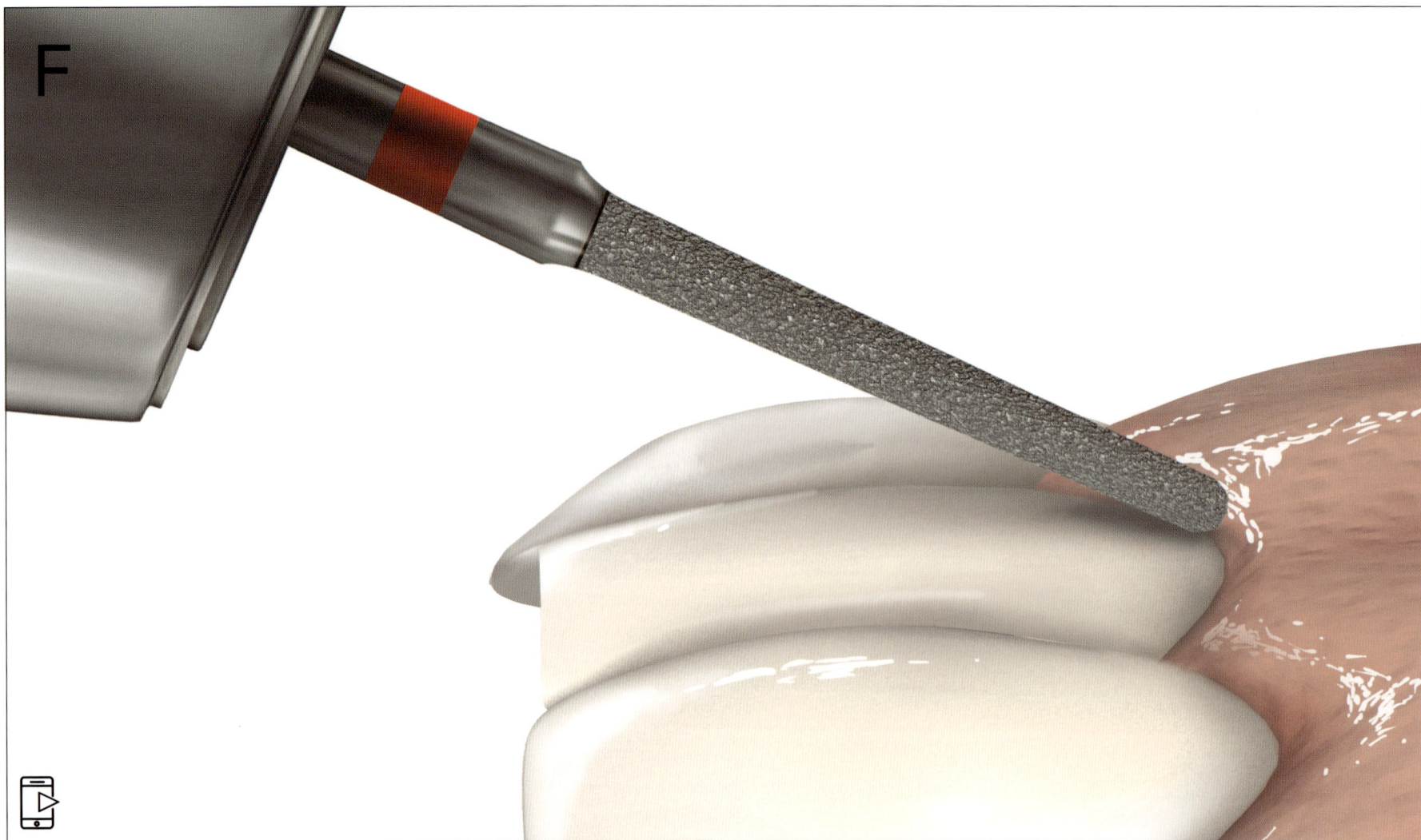

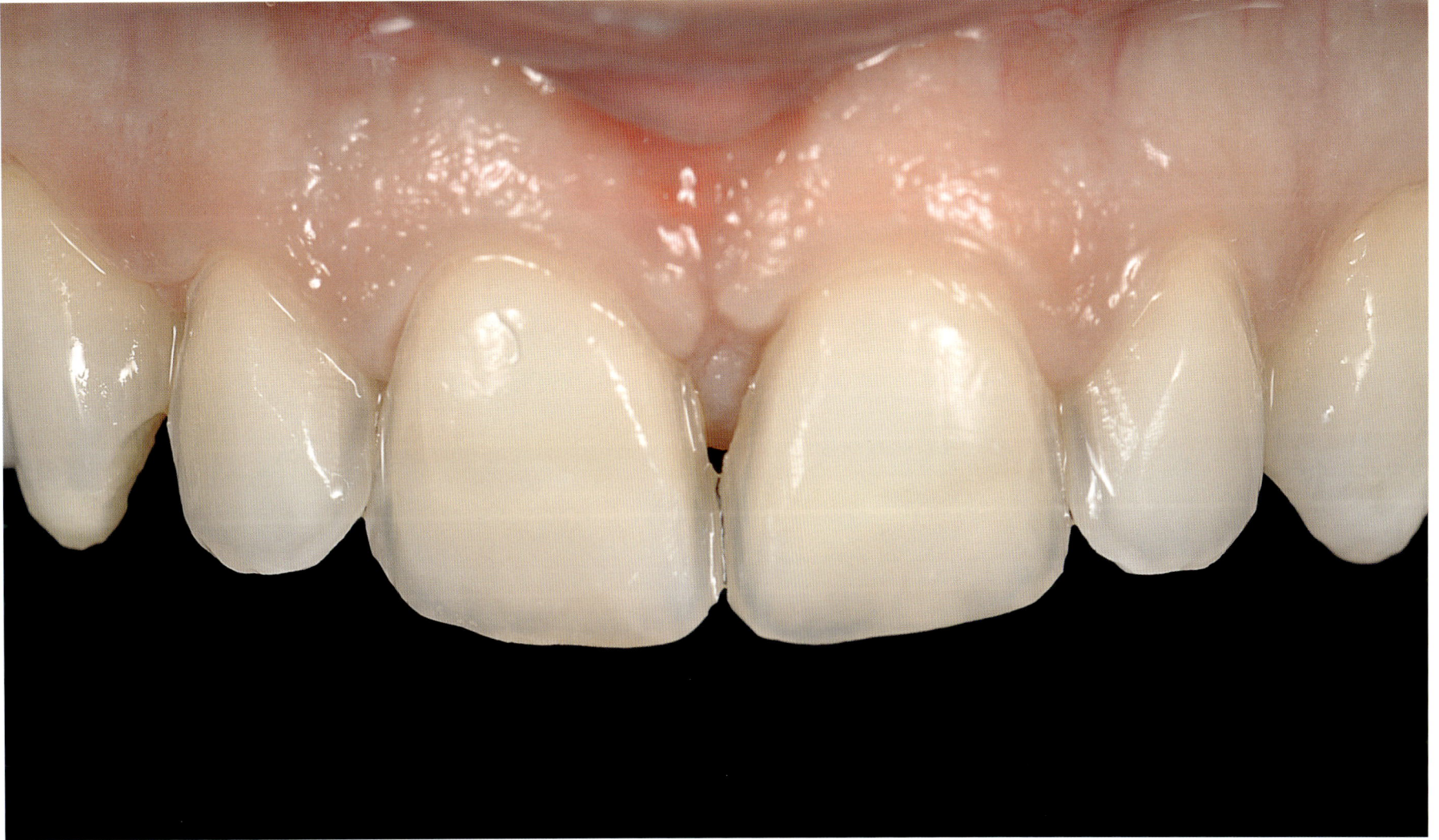

临时贴面

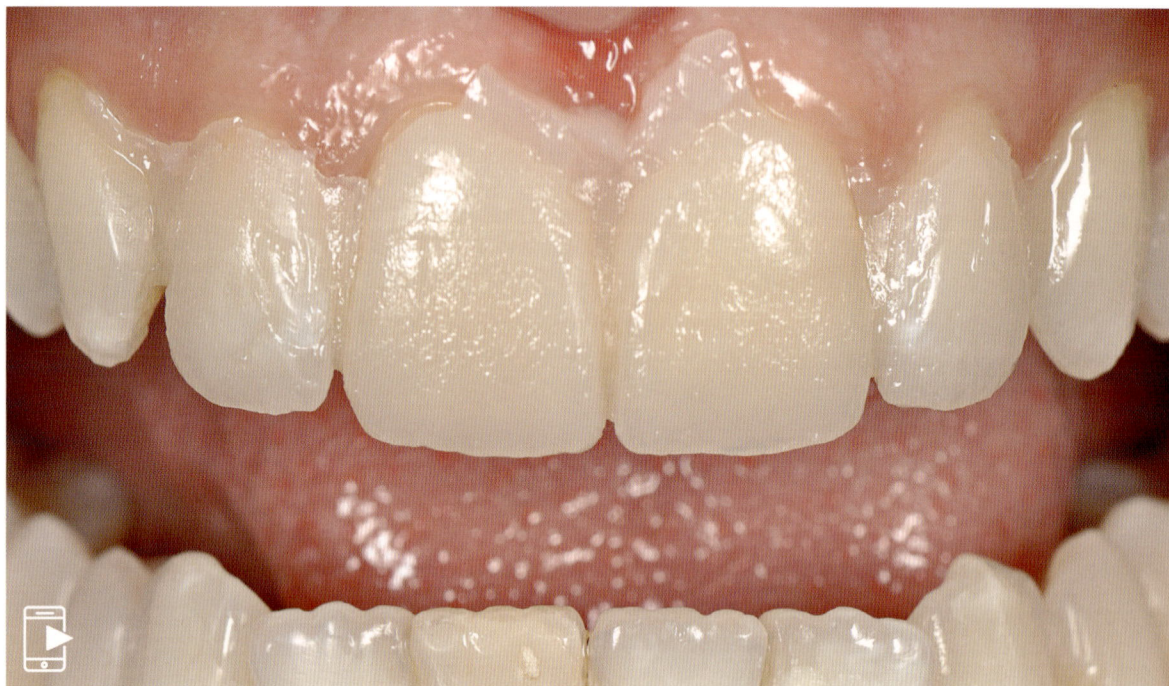

1. **吹干**。吹干预备体表面。
2. **涂布**。无须表面酸蚀，在预备体上涂布粘接剂，光照10秒。
3. **就位**。在硅橡胶导板内注入双丙烯酸树脂（同诊断饰面材料），然后将导板口内就位。
4. **静待**。静待5分钟，保持导板在口内稳定。待双丙烯酸树脂固化后移出导板，临时贴面在表面精修时才会有比较稳定的机械强度。
5. **精修**。采用红标车针精修临时贴面的颈部边缘和切缘外展隙。
6. **印模制取**。临时贴面在口内的印模制取。印模精确复制的牙体形态，即是患者通过口内饰面最终认可的美学方案。

材料

→ 临时贴面：Luxatemp Star A1 (DMG)

→ 粘接剂：All-Bond Universal Dual (Bisco)

❝ 在硅橡胶导板内注入双丙烯酸树脂，于口内就位后保持静置5分钟，使饰面树脂材料充分聚合固化。❞

试戴

1. 分点

检查密合性和就位道。

2. 美观

采用试戴糊剂（水溶性甘油糊剂），模拟水门汀粘接完成后的最终颜色表现。

> 贴面试戴，须选择合适颜色的甘油基试戴糊剂，以模拟最终水门汀粘接后的颜色结果。案例要求牙齿有更高的亮度，那么就要避免选择透明色的试戴糊剂。

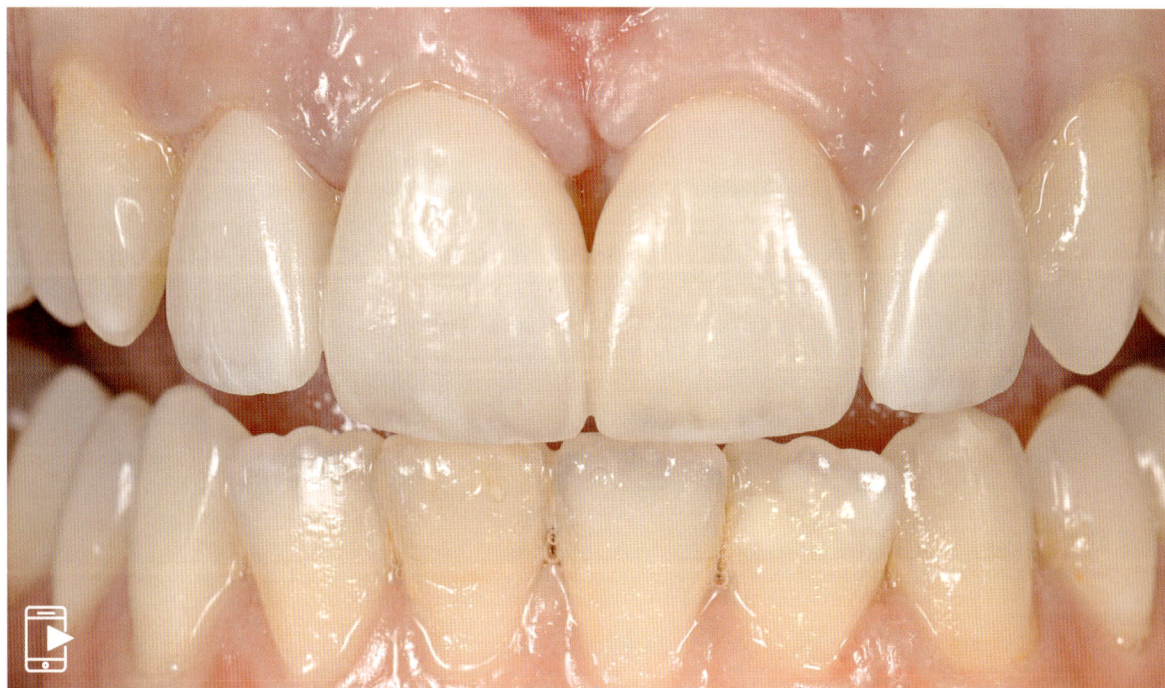

材料

→ 试戴糊剂：Variolink Esthetic Light（义获嘉伟瓦登特）

传统的瓷表面预处理

1. **喷砂**。
2. **酸蚀**。如果是IPS e.max（二硅酸锂），9%氢氟酸处理20秒；如果是长石瓷，则处理60秒（IPS瓷酸蚀凝胶，义获嘉伟瓦登特）。

临床椅旁

3. **酸蚀**。9%氢氟酸，处理10秒（瓷酸蚀剂，Bisco）；目的是试戴后的瓷面清洁。
4. **水雾冲洗**。10秒。
5. **酸蚀**。32%磷酸，处理2分钟，清除氢氟酸处理后的白色残余产物。
6. **涂布硅烷液**。（单组分）5秒。
7. **粘接剂**。涂在硅烷液层的表面，避免硅烷层发生水解和氧化（可选）。轻吹去除多余液剂。注意：此时不需要光照。
8. **妥善存放预处理后的瓷贴面**。避光，在暗条件下。

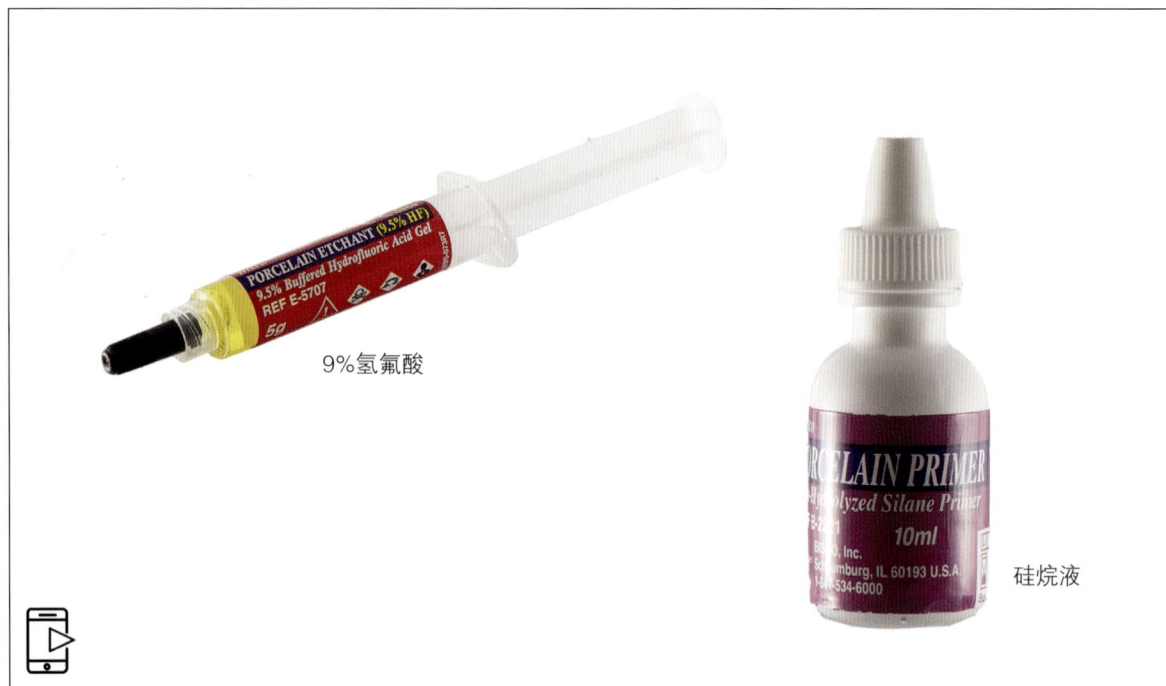

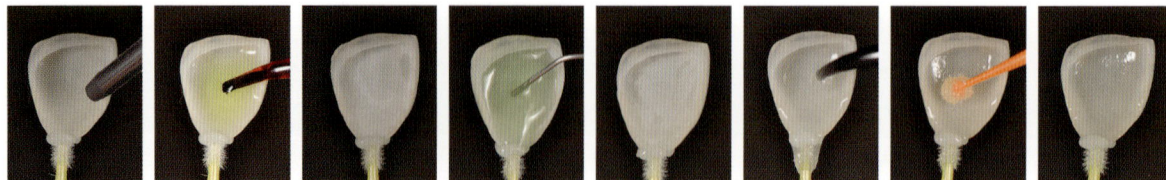

9%氢氟酸

硅烷液

当前的瓷表面预处理

1. 喷砂。

2. 涂布。Monobond瓷酸蚀&底漆二合一液剂（义获嘉伟瓦登特），用小毛刷反复涂20秒。

3. 等待。40秒。

4. 冲洗。20秒。

至此瓷表面预处理完成，待口内粘接。无论哪一种全瓷材料，上述步骤的操作时间都不变。

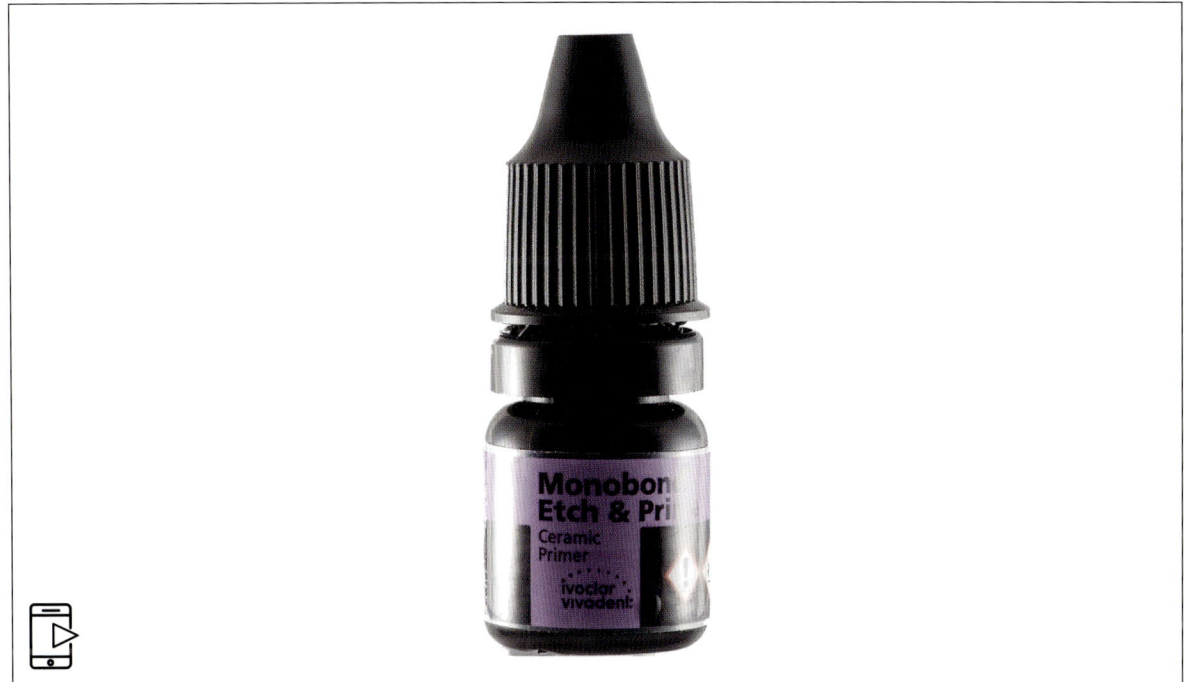

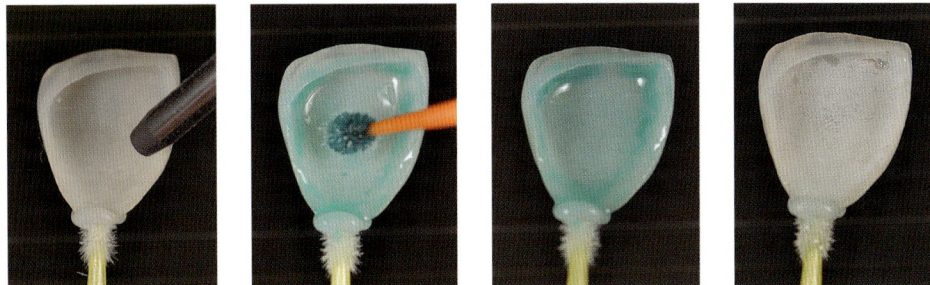

瓷表面预处理使用到的产品

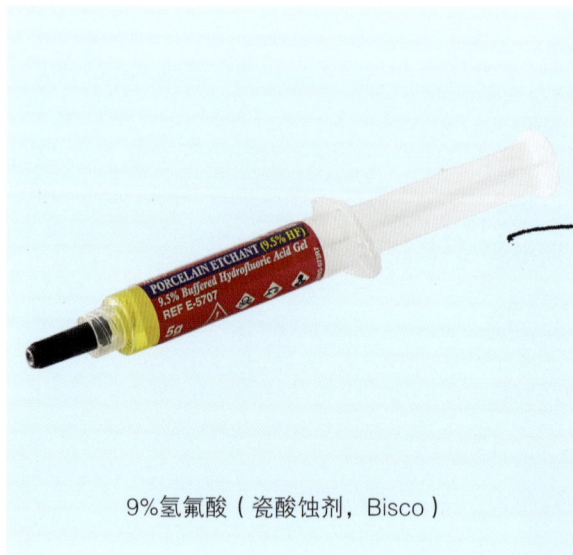

9%氢氟酸（瓷酸蚀剂，Bisco）

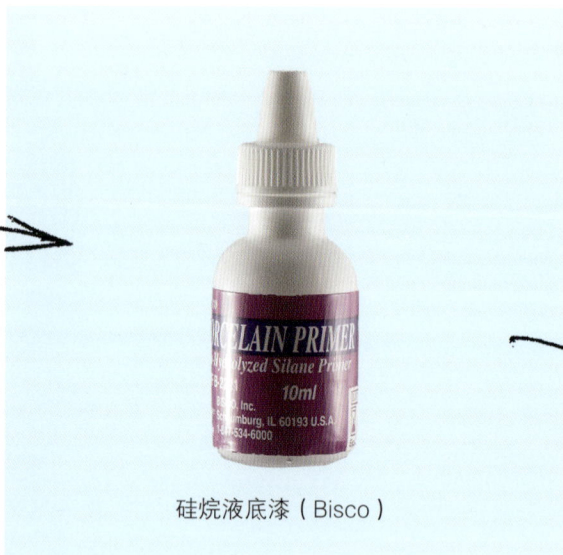

硅烷液底漆（Bisco）

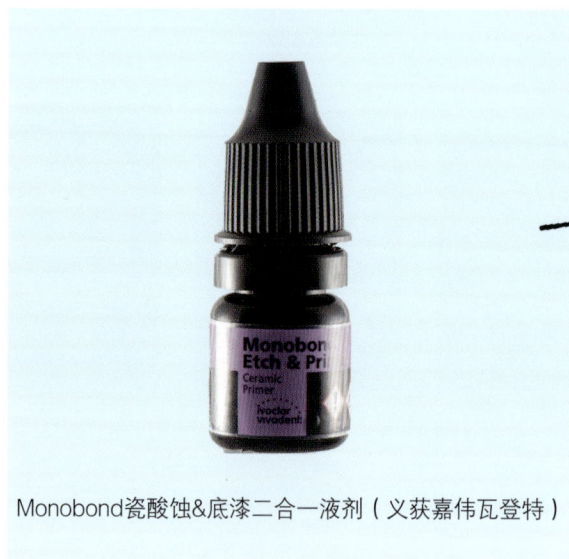

All-Bond通用型粘接剂（Bisco）

Monobond瓷酸蚀&底漆二合一液剂（义获嘉伟瓦登特）

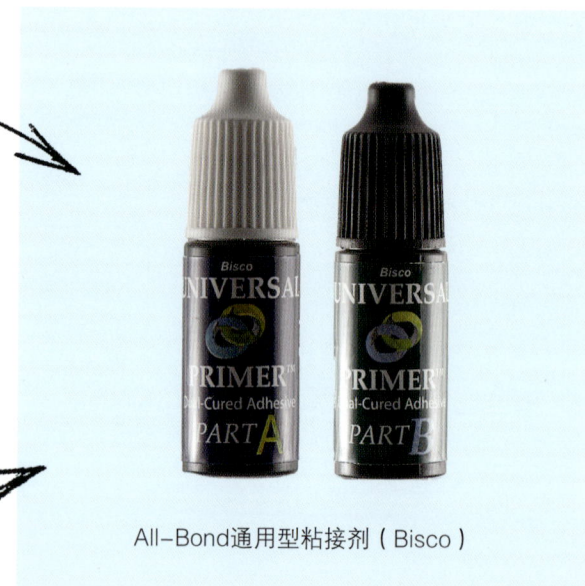

牙面预处理使用到的产品

1

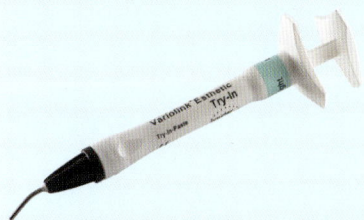

Variolink Esthetic Light试戴糊剂
（义获嘉伟瓦登特）

2

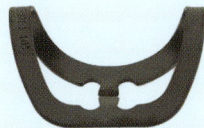

橡皮障夹No. 212，
（Hu Friedy）

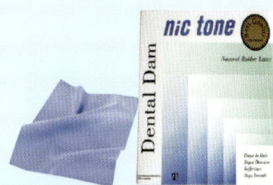

橡皮障布（MDC Dental）

3

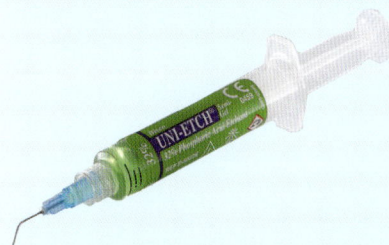

37%磷酸酸蚀剂（Bisco）

4

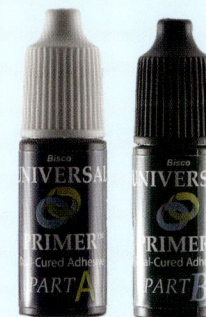

All-Bond通用型粘接剂
（Bisco）

5

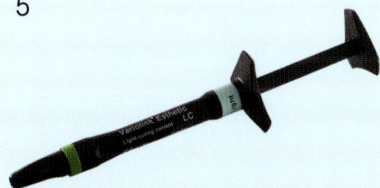

Variolink Esthetic Light粘接水门汀
（义获嘉伟瓦登特）

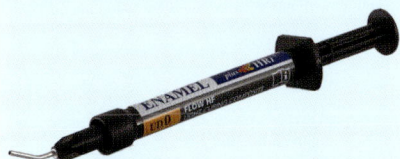

Enamel HRi flow UD0（美塑）

6

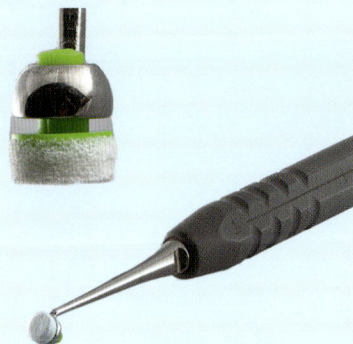

OptraSculpt Pad（义获嘉伟瓦登特）

7

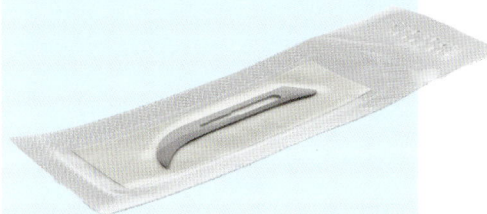

12号刀片（Henry Schein）

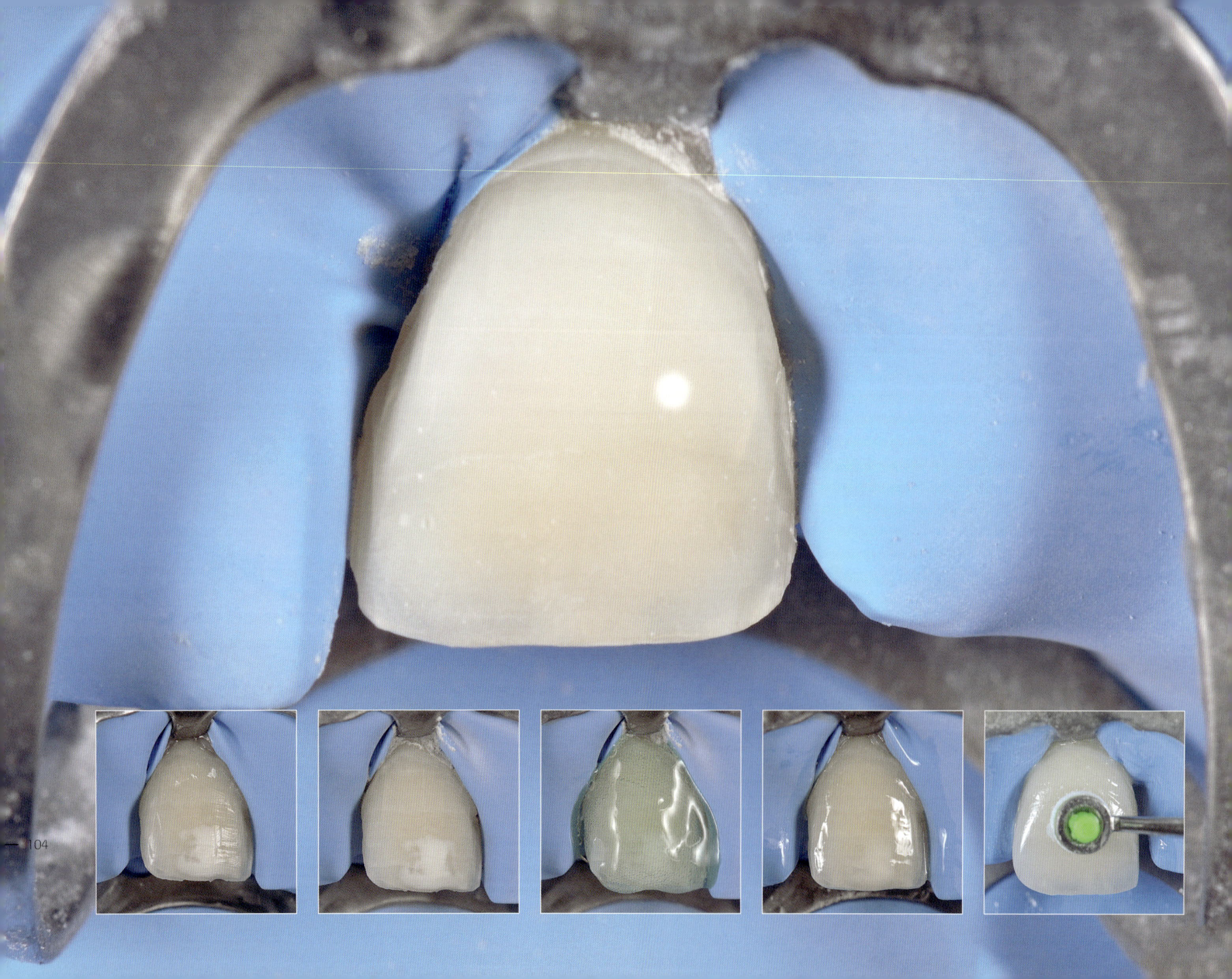

粘接流程

1. 放置
单颗牙上橡皮障。

2. 喷砂
喷砂颗粒大小30μm；压力值150kPa。

3. 全酸蚀
磷酸酸蚀处理25秒。

4. 冲洗
10秒。

5. 涂布
粘接剂20秒，涂3遍。

6. 轻吹
5秒，去除多余液剂。

7. 光照
45秒（光照强度>1000mW/cm^2 Bluephase Style 20i，义获嘉伟瓦登特）。

8. 涂布
粘接水门汀涂布在瓷表面。

9. 口内就位
贴面与水门汀一起口内就位。用小毛刷去除边缘多余的水门汀材料。

10. 彻底就位
采用OptraSculpt Pad，确保贴面在牙面彻底就位。

11. 光照聚合
45秒（光照强度>1000mW/cm^2，Bluephase Style 20i）。此时边缘仍有少量多余水门汀，这样可确保粘接边缘有完整的封闭性。

12. 彻底去净多余的水门汀
用12号刀片，以朝向操作者的方向运动，彻底去净多余材料。

材料
→ 全瓷贴面：IPS e.max LT B1（义获嘉伟瓦登特）
→ 粘接水门汀：Variolink Esthetic Light（义获嘉伟瓦登特）
→ 辅助贴面就位：OptraSculp Pad（义获嘉伟瓦登特）

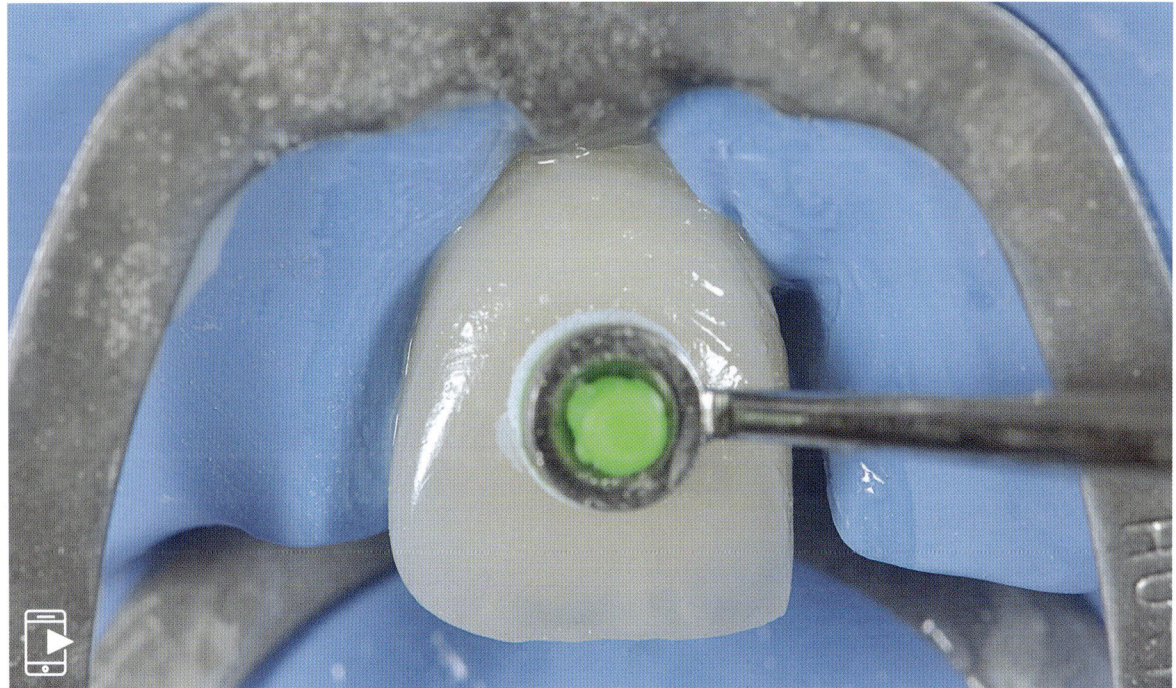

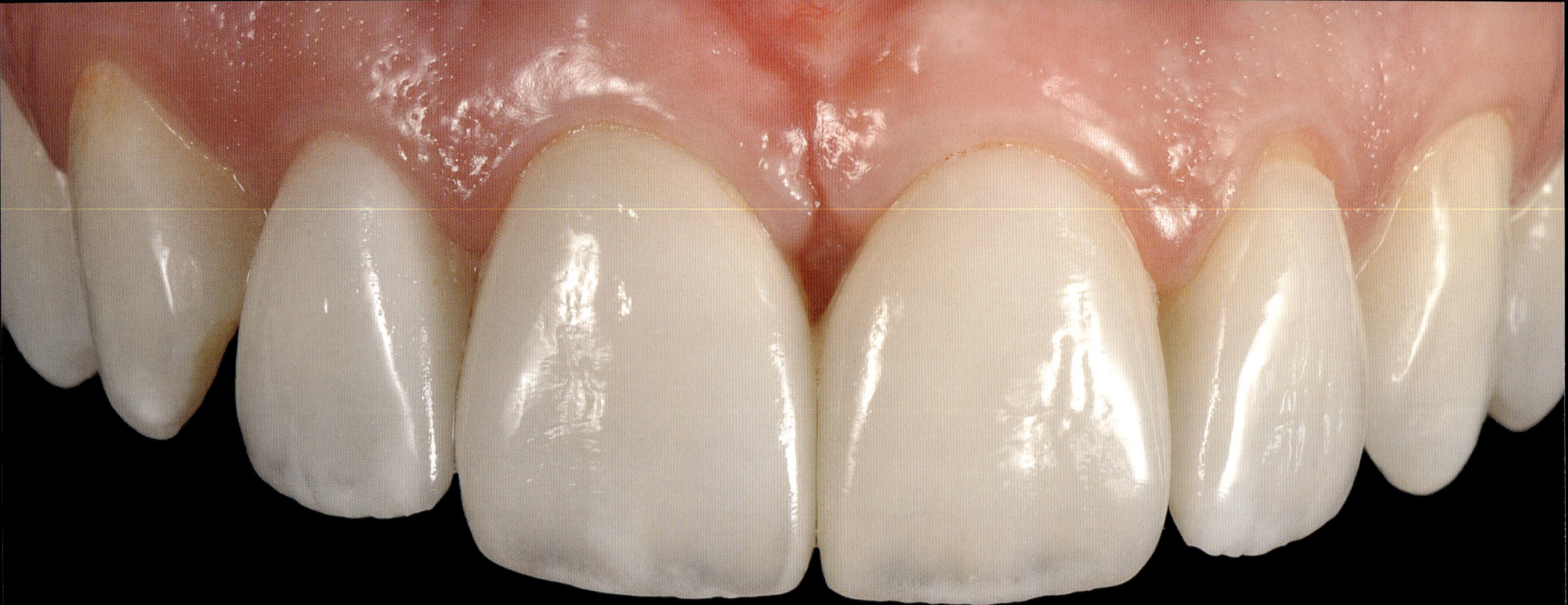

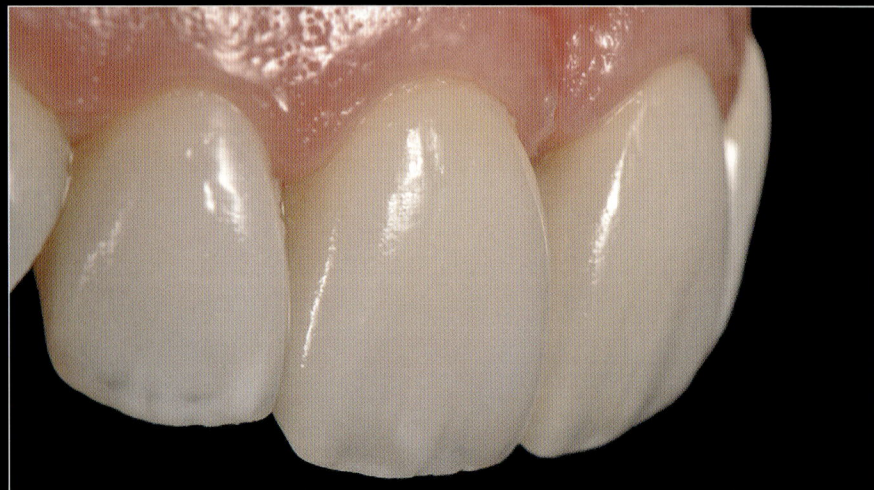

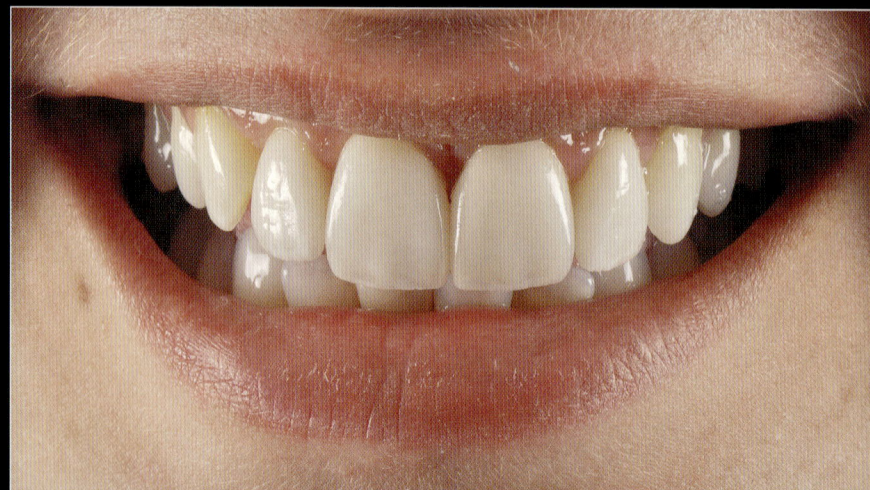

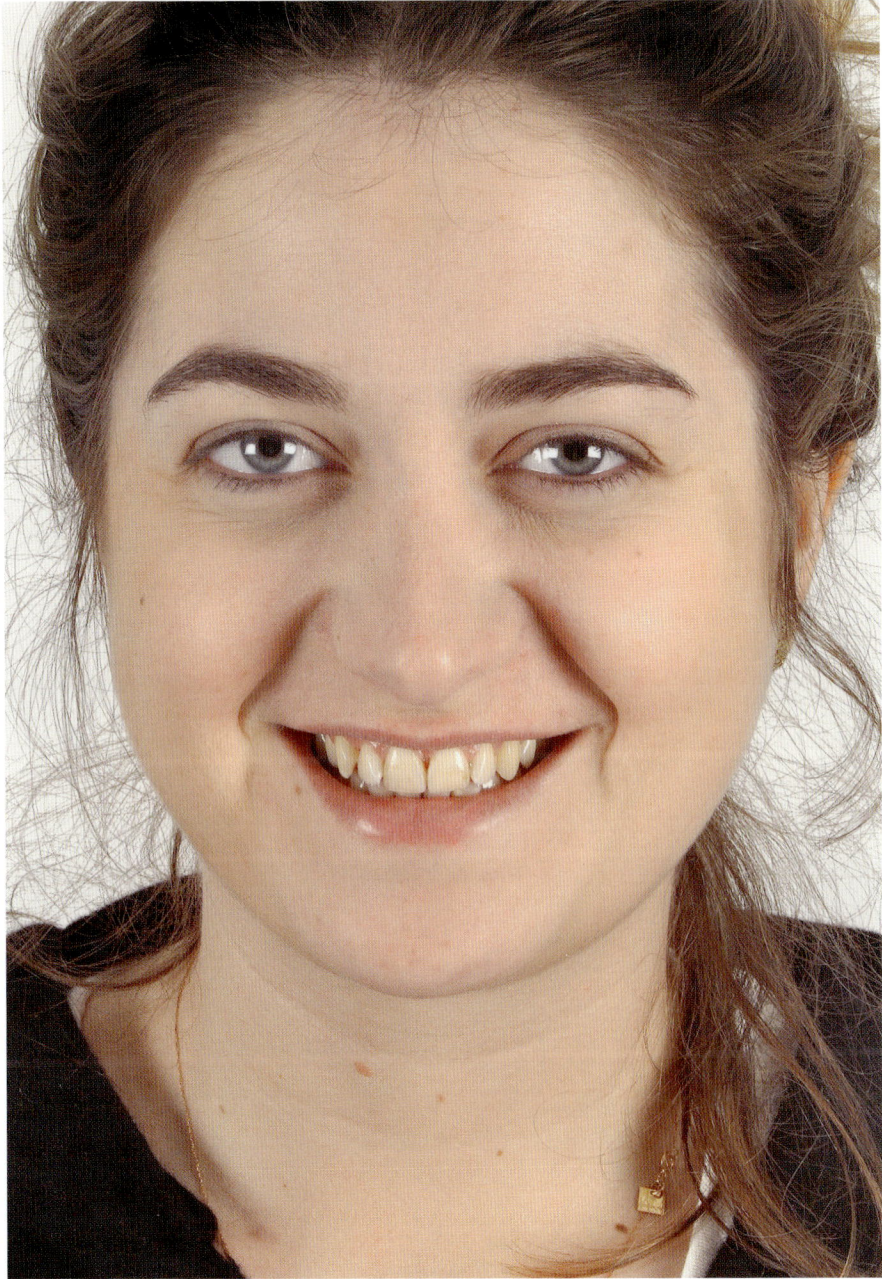

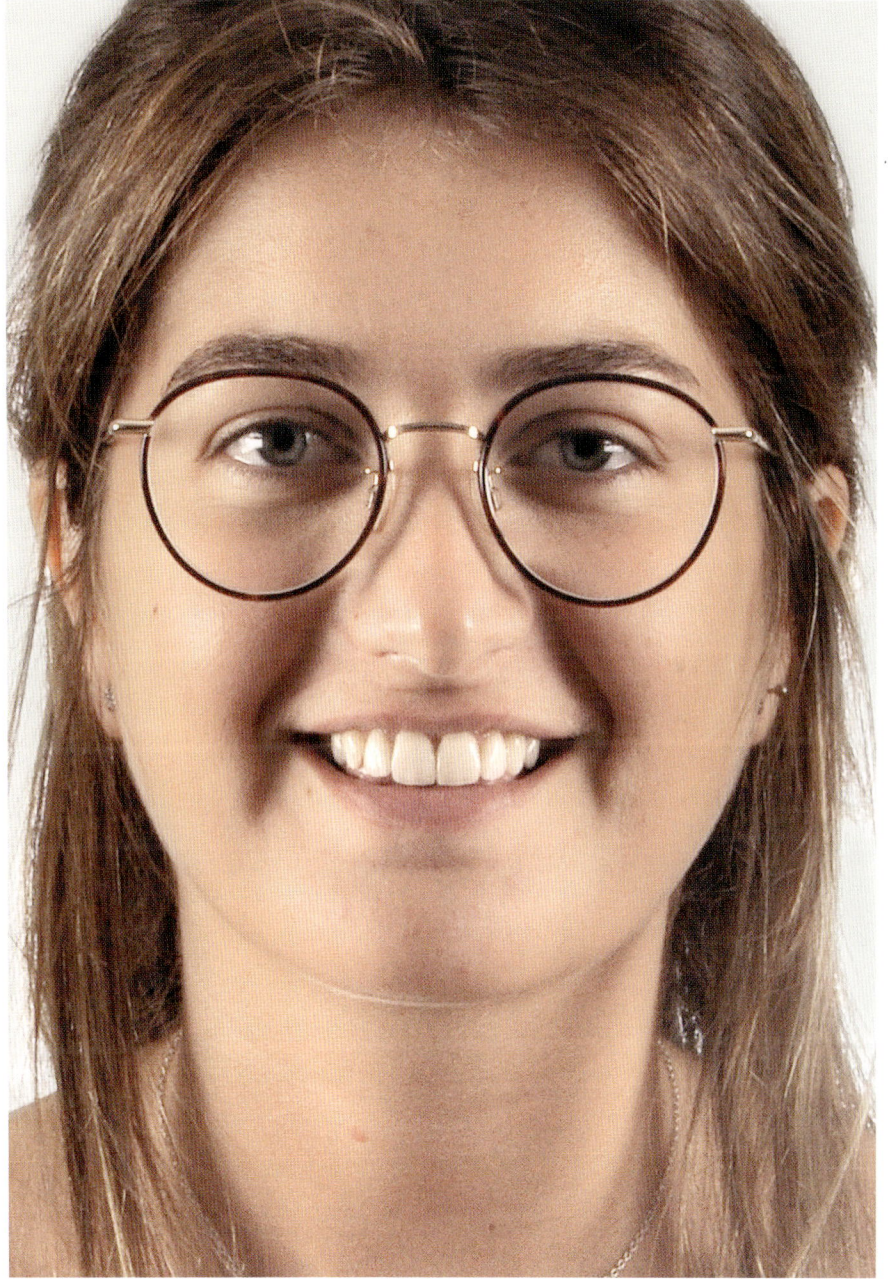

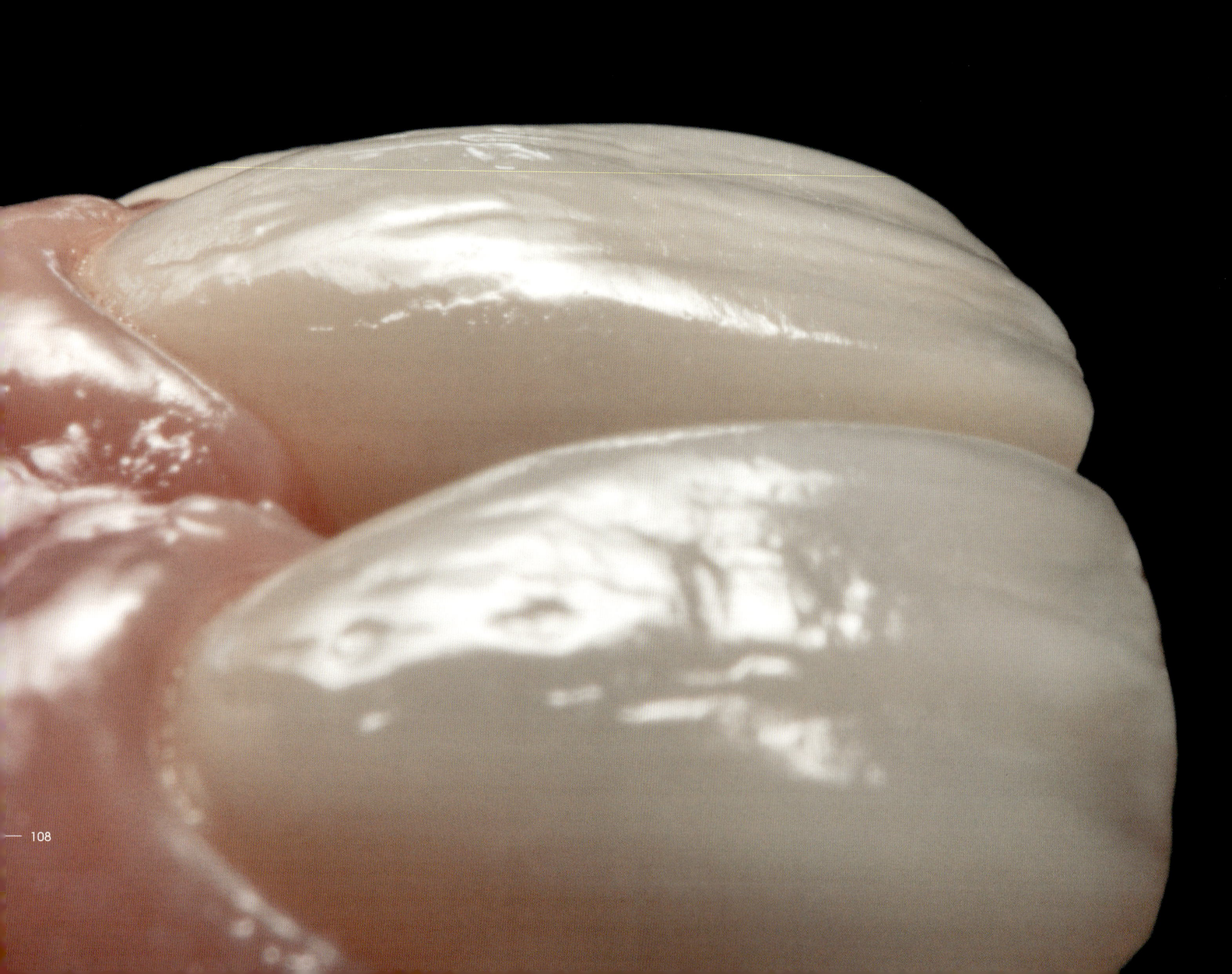

本章精要

→ "微创制备"途径：以诊断饰面为指导进行牙体制备
（唇面制备深度0.5mm，切端制备深度1.5mm）。

→ 预备体的形态设计（遵循唇面的生理性弧度，车针从3个
轴向上制备）。

→ 粘接流程结合单颗牙橡皮障技术。

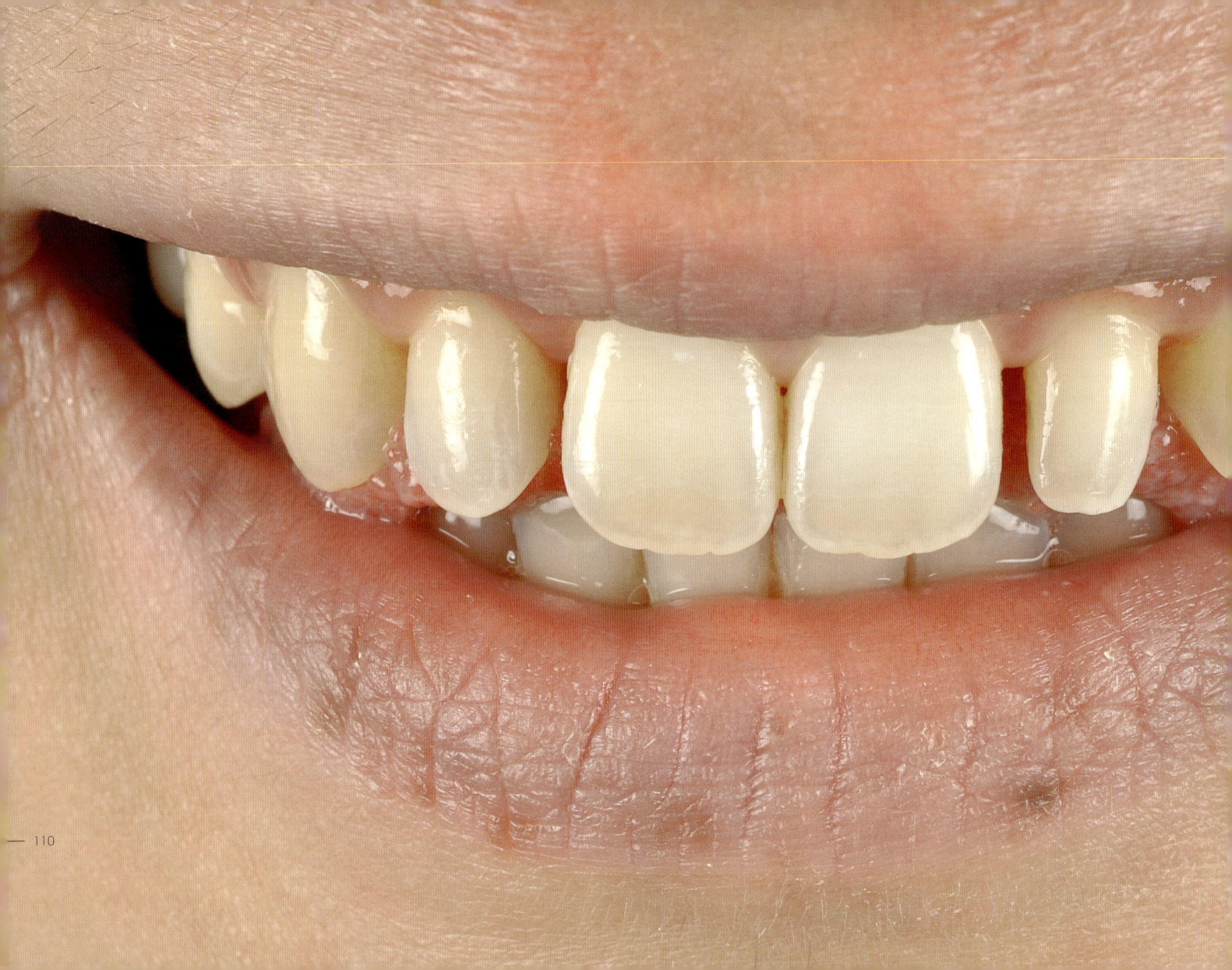

4

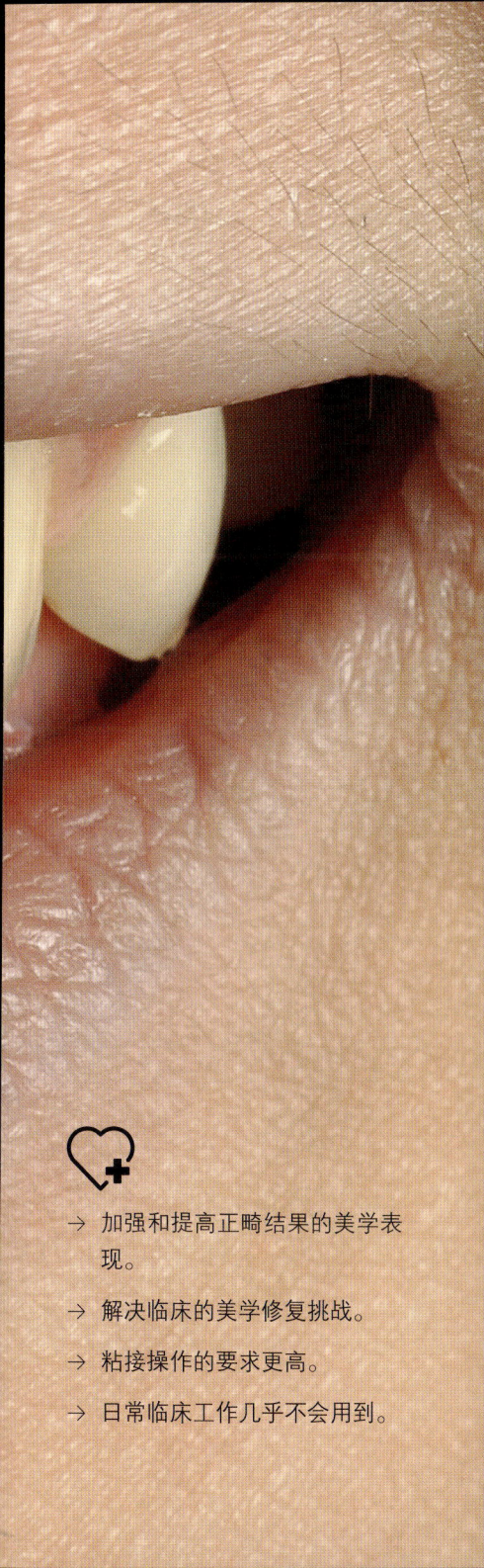

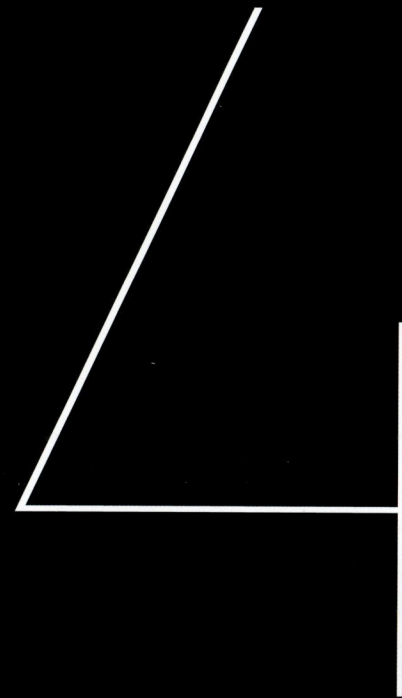

牙体"不制备"途径
的适应证和操作方法
"No prep" approach
when and how?

♡₊

→ 加强和提高正畸结果的美学表
　现。

→ 解决临床的美学修复挑战。

→ 粘接操作的要求更高。

→ 日常临床工作几乎不会用到。

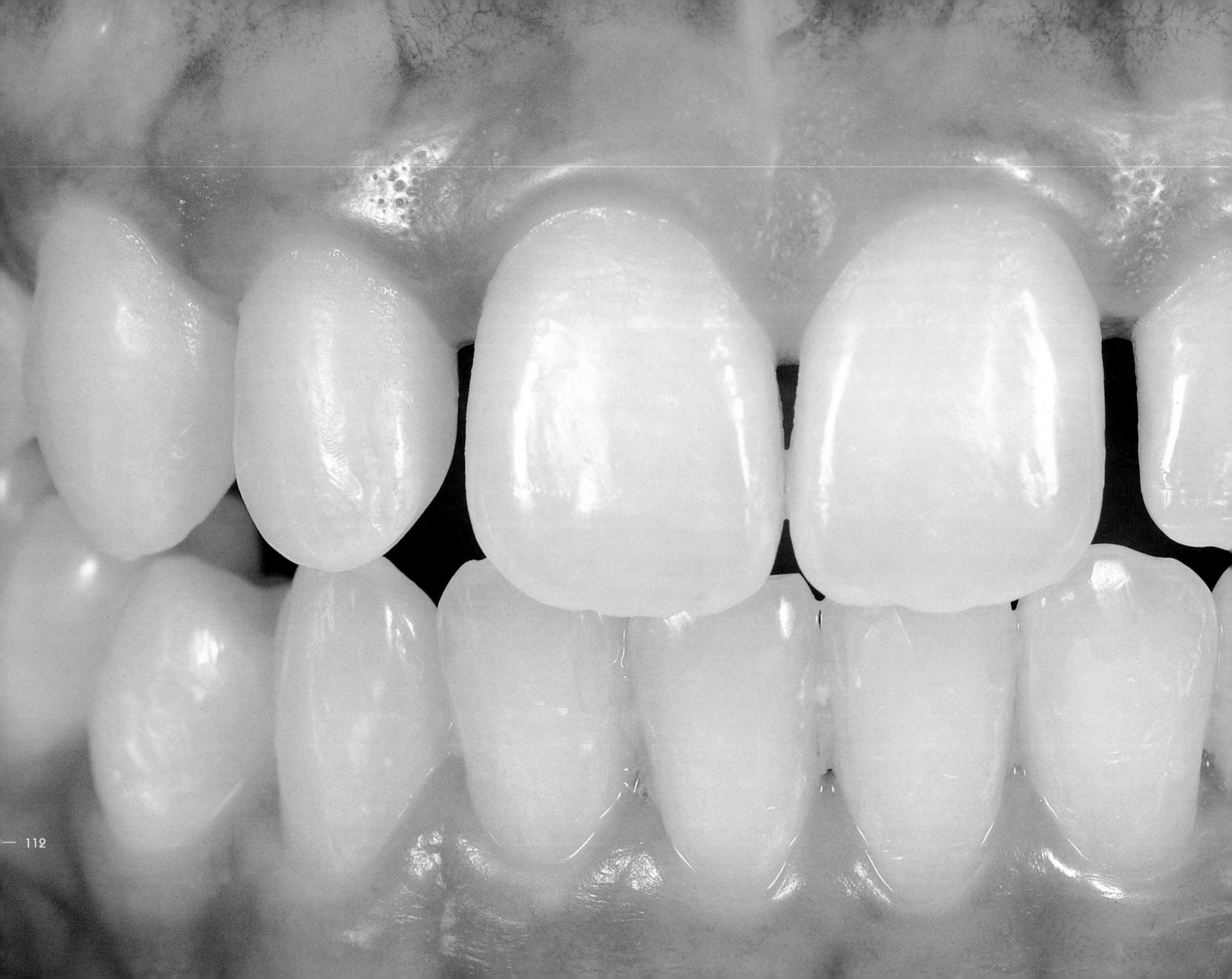

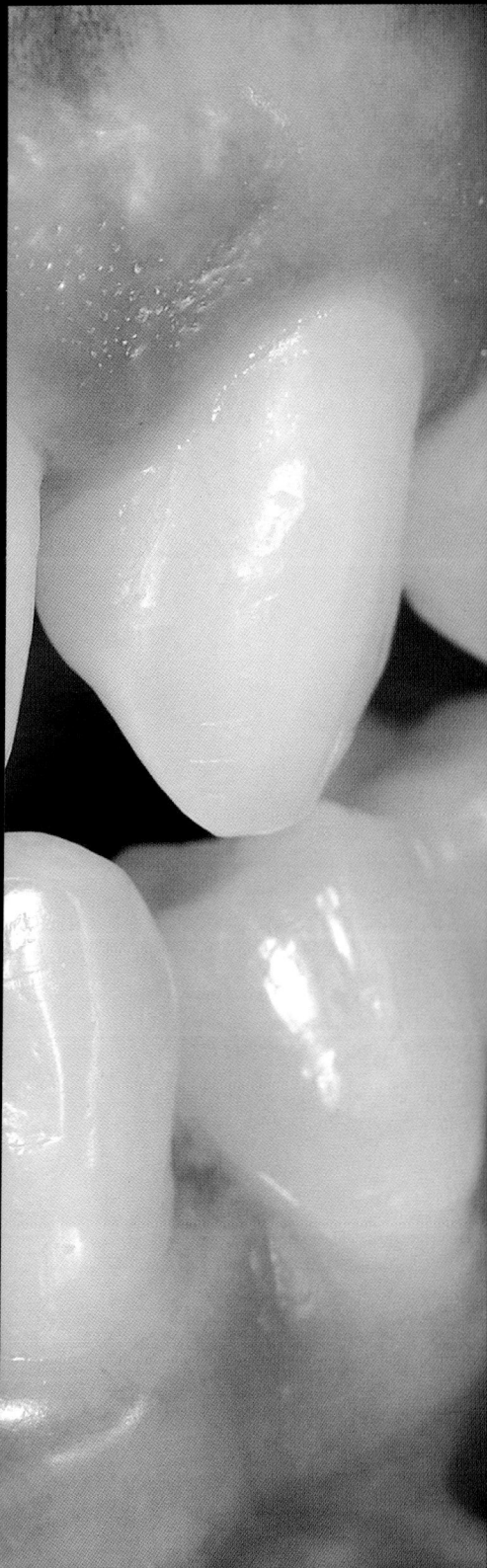

概述

在过去10多年，牙体"不制备"的修复治疗显著地引起了越来越多患者和临床医生的关注。市面上随之涌现出许多种预成贴面。这类贴面的美学表现令人质疑。

从科学和实证研究的角度看，以下几点值得深思和警惕：

→ 考虑到穿龈形态和口唇的功能活动，"不制备"牙体而完全占用外部空间增加牙齿体积的修复方式不适合绝大多数的临床情况。

→ 为了不影响预成贴面在口内就位，有时候需要进行牙釉质成形术（enamelo-plasties）。通常，牙釉质成形术比在导板引导和控制下的牙体制备有更大的组织创伤性。

→ 完全占用外部空间的贴面修复，其结果必然会侵占邻面唇轴角以及唇侧切缘外展隙，形成我们常说的一种"满口都是牙齿"的微笑印象，看起来极不自然。

尽管我们的建议是，贴面治疗要在周全的计划、有导板引导操作，以及结果可预期的前提下进行，但是"不制备"途径在某些情况下仍然是一种可选的治疗方式。不过，仅局限于一些由于牙体形态异常（过小牙、圆柱形或圆锥形牙）而存在牙列间隙的修复改善。临床修复医生与正畸医生组成多学科联合的团队，在同一个美学方案的指导下共同完成治疗。正畸医生可以为修复阶段实现理想的牙体大小比例而合理分布所需要的牙列间隙。

11

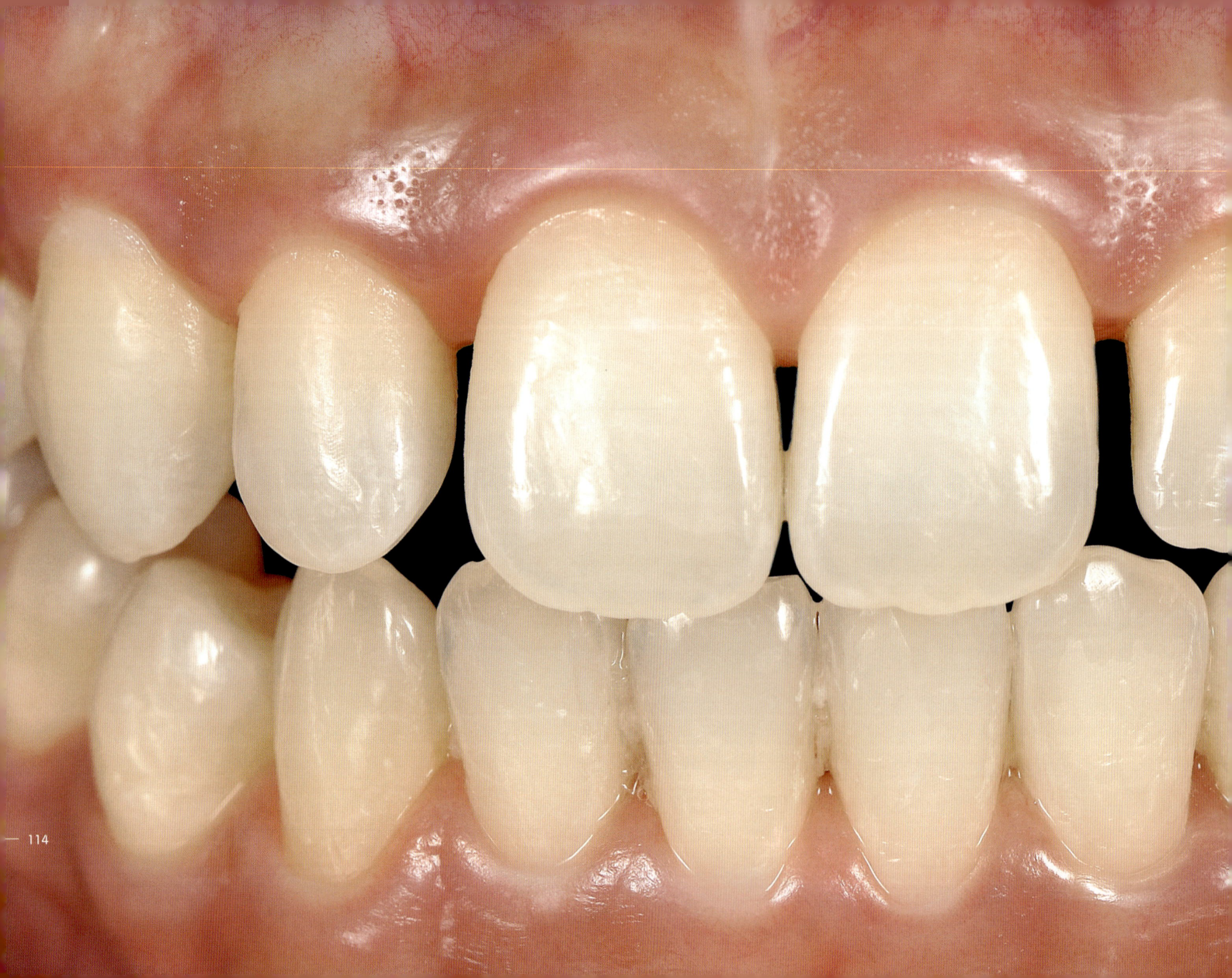

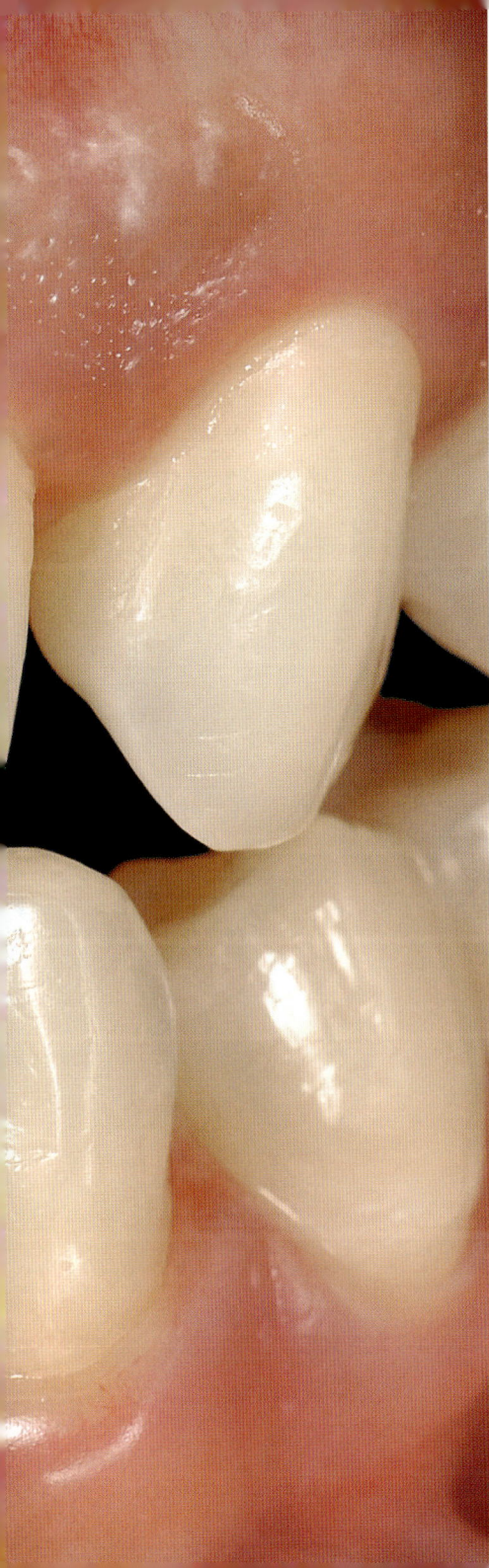

美学分析和临床挑战

病史和观察

年轻女性。

刚刚结束正畸治疗，咨询微笑改善。

她上颌的侧切牙是圆柱形过小牙，需要大小改形以提高微笑美观。

临床挑战

→ 上颌侧切牙的近远中间隙过宽，如何满足理想侧切牙的形态和大小比例。

→ 将多余的间隙空间分配给中切牙或者尖牙。

→ 确定美学方案之后，选择最合理的修复体形式。

→ 美学方案是：上颌侧切牙采用贴面修复（"微创制备"途径），邻牙采用部分贴面的方式修复（"不制备"途径）。

→ 注意不同修复体的粘接次序（先粘易碎裂的部分贴面，其次才是贴面）。

治疗方案

1. 由临床修复医生制订美学方案，并与患者沟通确认。

2. 然后，正畸医生根据方案需要，重新调整牙列间隙以获得理想的牙齿修复空间。

3. 最后，再由临床医生完成修复治疗。

" 多学科联合治疗要求临床修复医生和正畸医生遵循同一个美学方案的指导。 "

> 上颌侧切牙的近远中间隙过宽，如果仅单颗牙修复，那么势必会导致牙齿恢复的大小比例失衡，体积过大。因此，首先按正常比例勾画侧切牙的外形轮廓，然后将余下的间隙空间合理分配给邻牙。

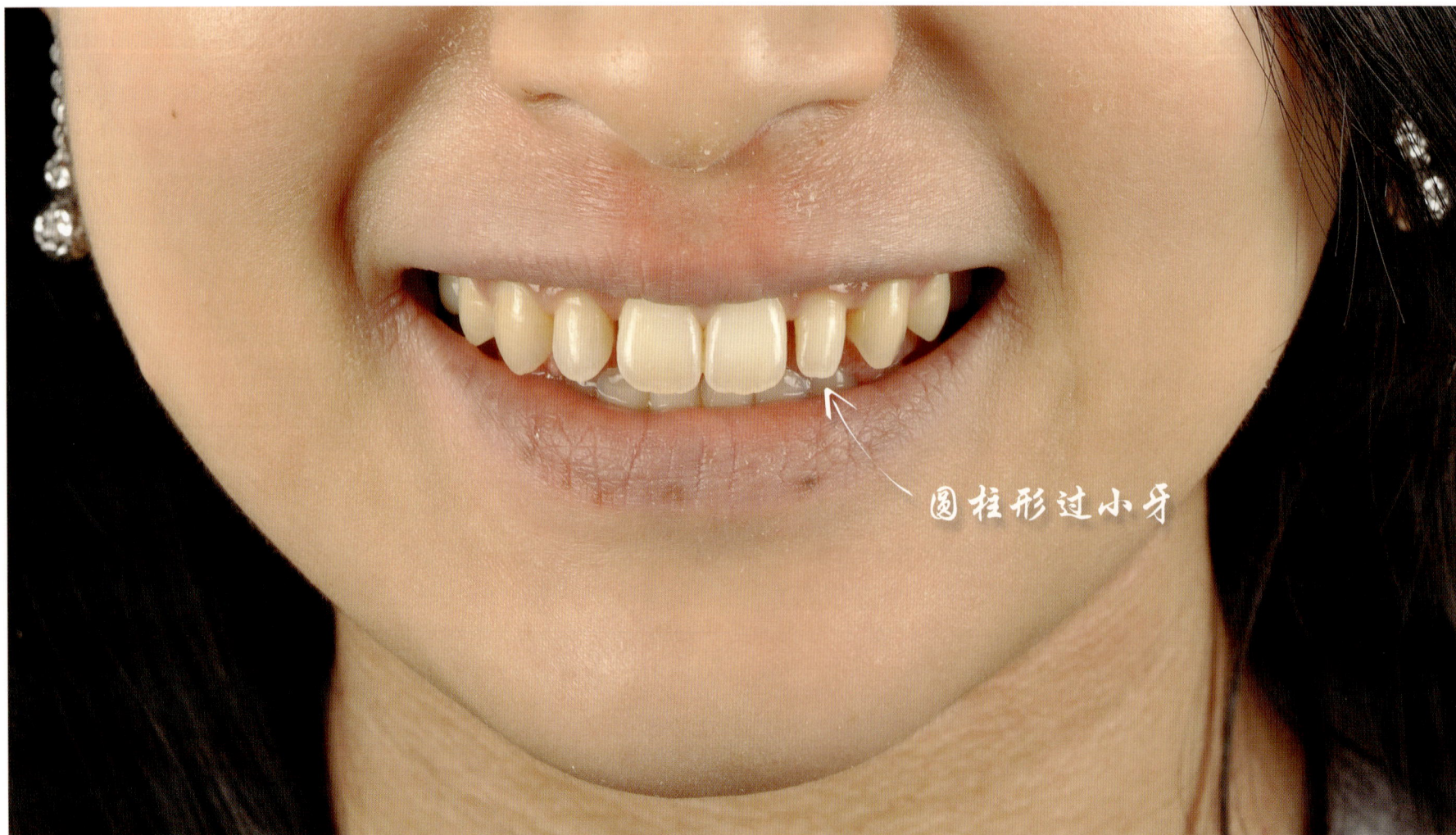

圆柱形过小牙

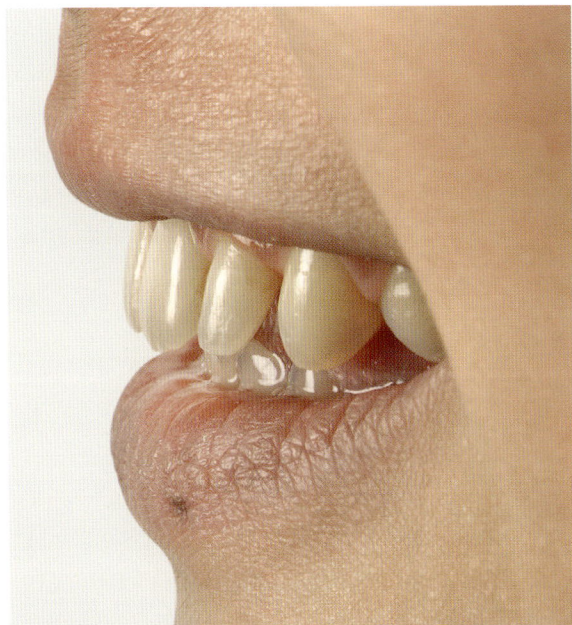

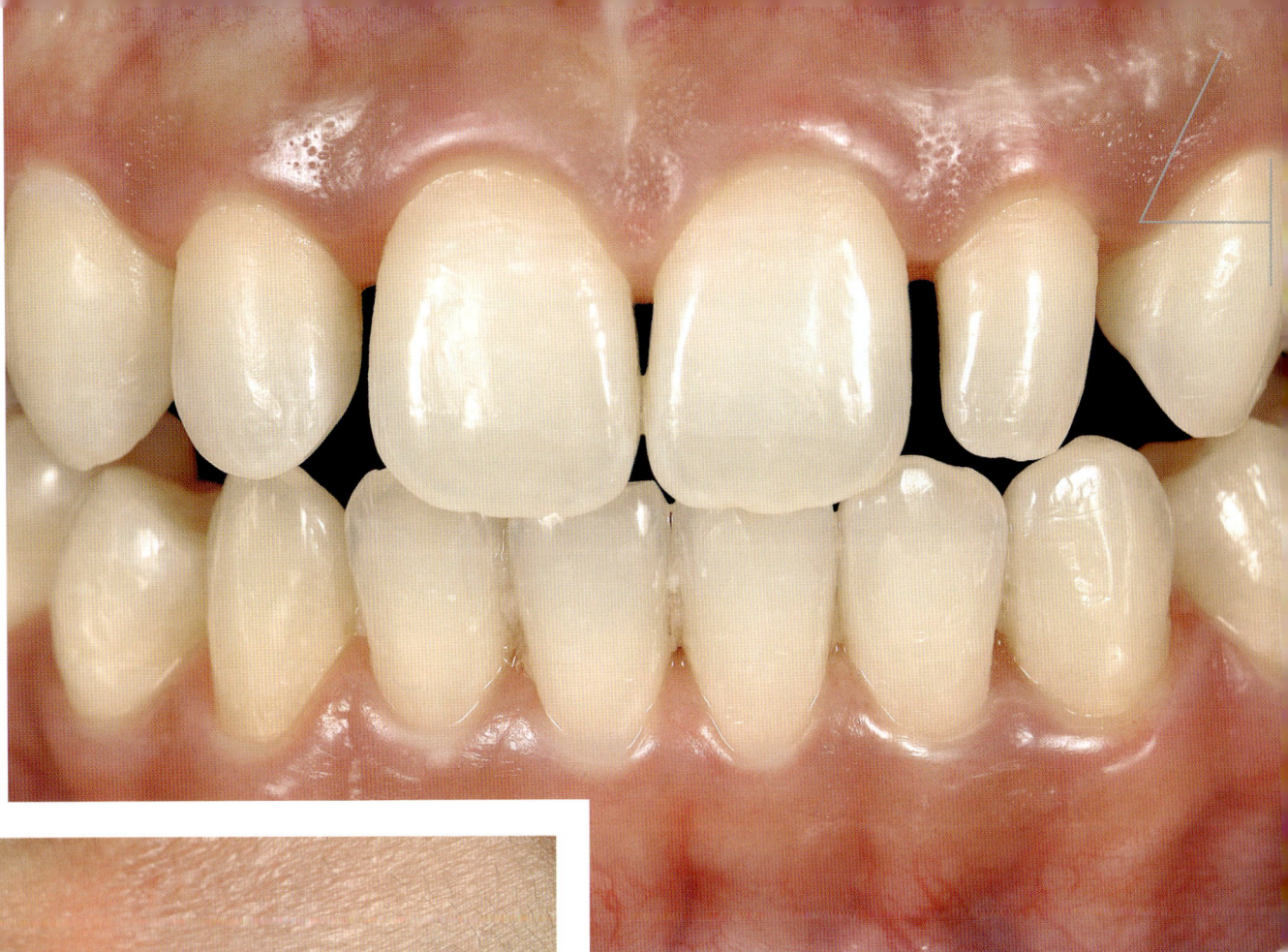

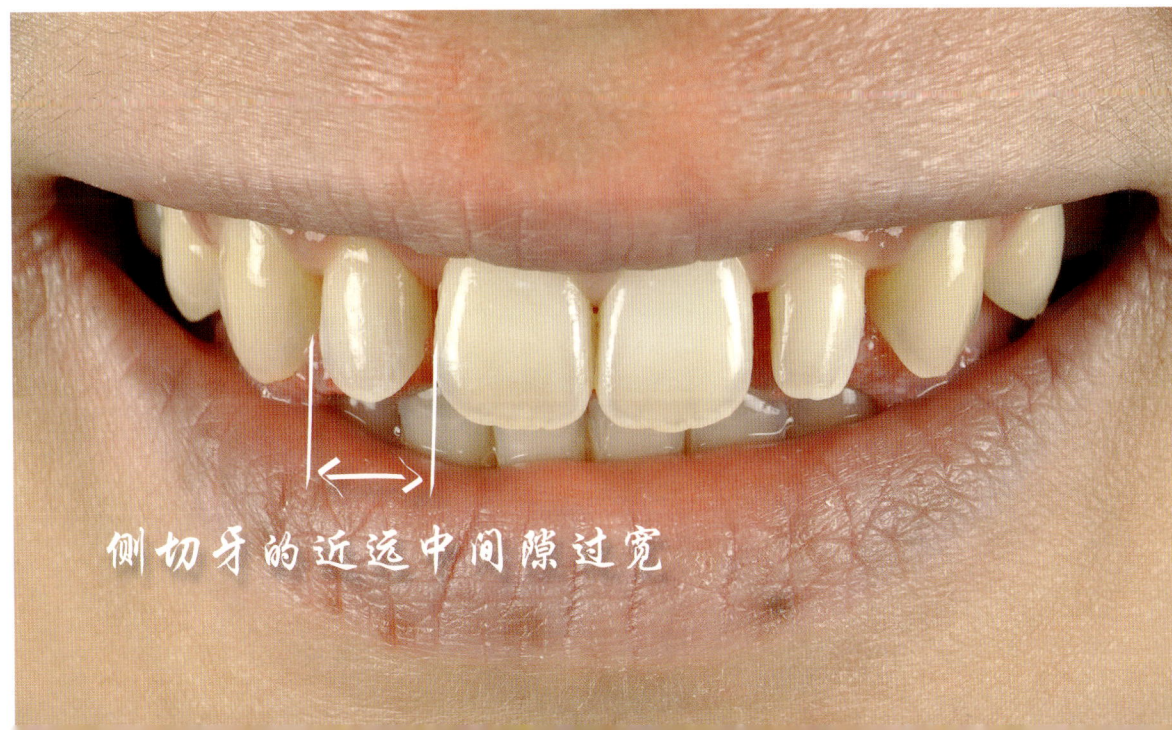

侧切牙的近远中间隙过宽

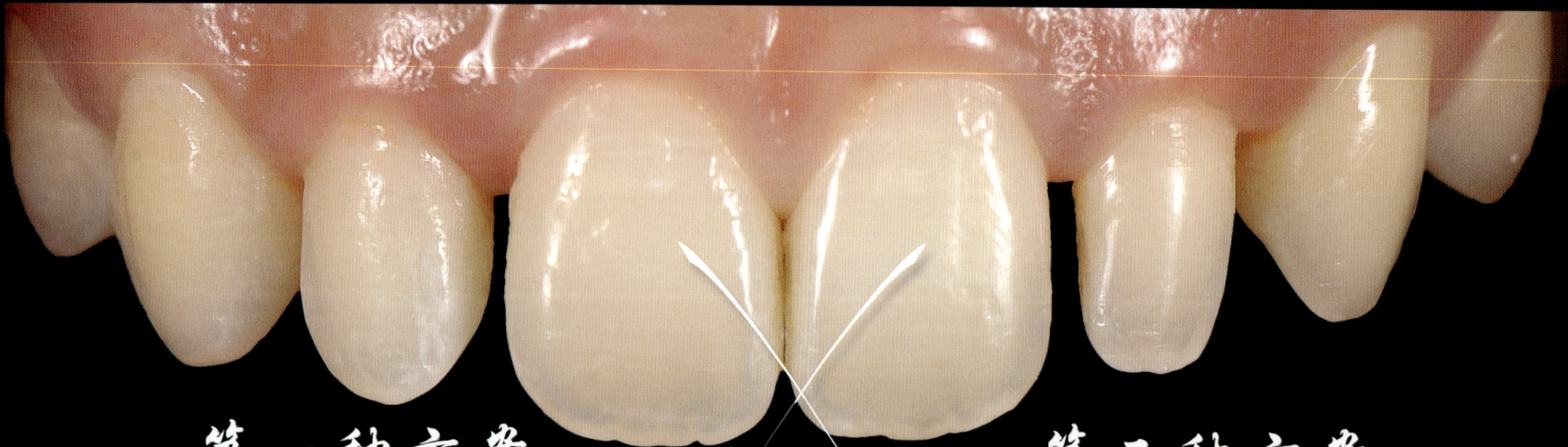

第一种方案
近远中间隙分配给中切牙
和侧切牙

第二种方案
近远中间隙分配给尖牙
和侧切牙

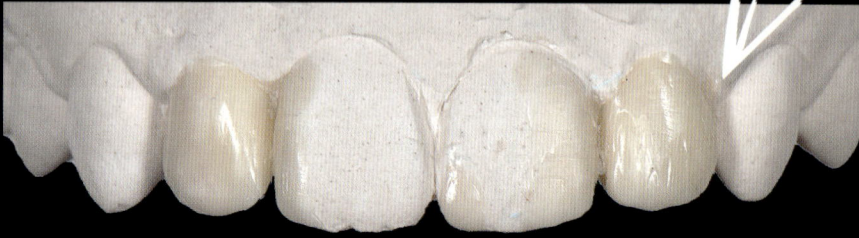

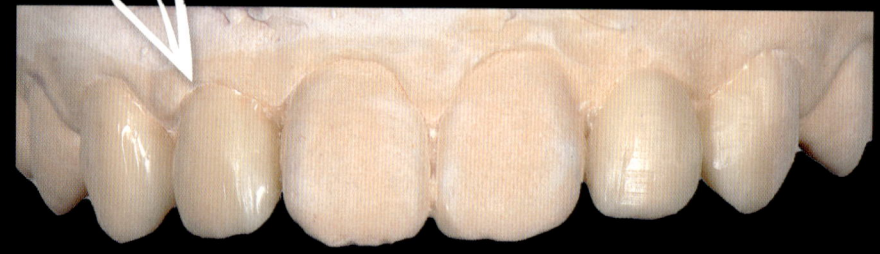

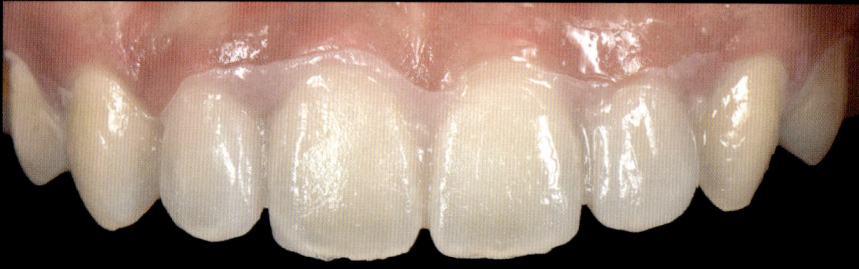

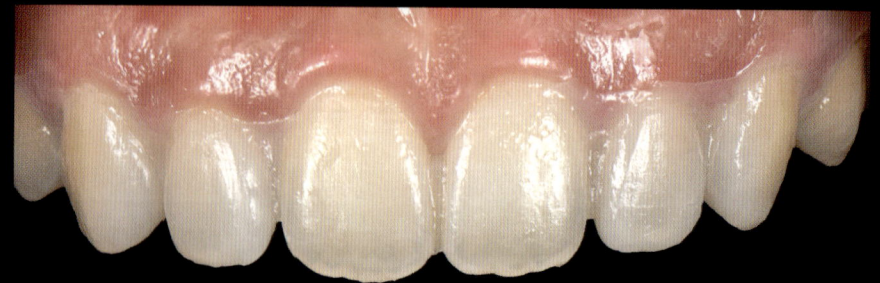

重点：以诊断饰面来选择方案

解决此类临床情况的第一个问题是，如何确定牙齿的理想位置（"白色美学"）。一旦明确了这个问题，那么选择最合理的修复体类型就会变得很简单。必须要强调，"不制备"途径的最佳适应证是治疗团队在一开始就有明确的治疗目标和方案，而且患者刚完成正畸阶段的治疗。正畸医生的参与为上颌侧切牙的修复预留出充足的空间。此时，侧切牙在牙列之中处于理想的位置并与邻牙留有间隙，这就给临床医生的修复治疗提供了更大的发挥空间。

当前的主要问题是侧切牙的近远中间隙对于正常的牙齿比例来说过宽：

→ 剩余间隙分配给中切牙？
→ 剩余间隙分配给尖牙？

为此，我们提出两种治疗方案，并将方案通过蜡型和导板转移到患者口内牙列，得到两个不同的诊断饰面。

> **"** *以建筑师视角构思，是指医生在治疗之前已在头脑中得到未来最终的治疗结果。* **"**

最终的治疗方案由临床医生和患者本人沟通确定。在本案例，患者选择将近远中间隙分配给上颌侧切牙和中切牙，这样还能加强中切牙在前牙美观中的主导地位。事实上，很多患者要求改善微笑通常就是希望加强中切牙在前牙区的视觉主导地位。

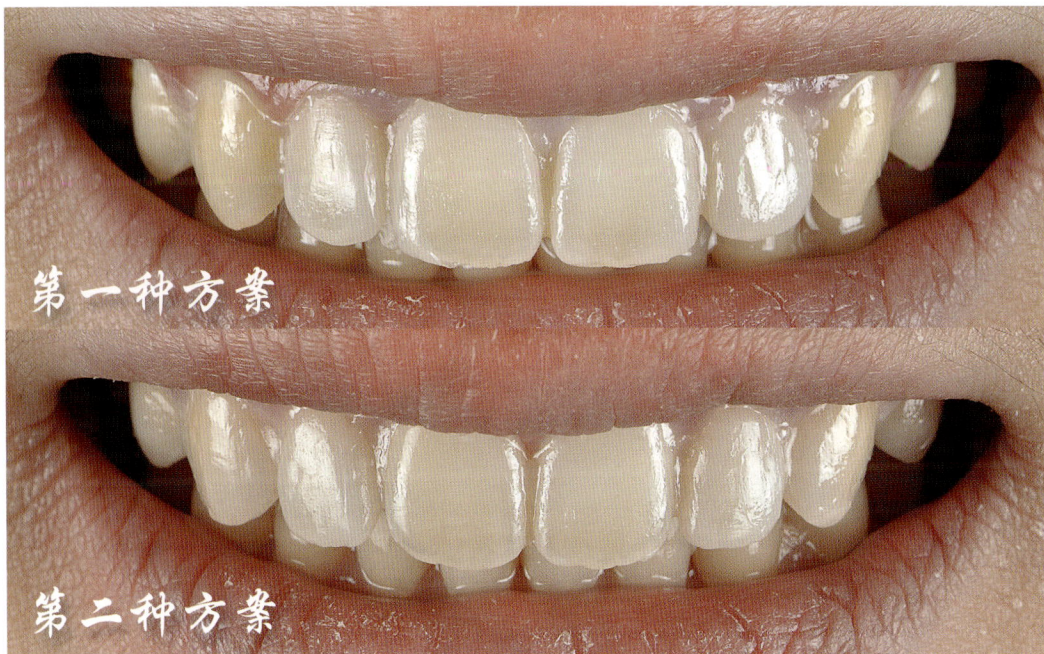

第一种方案

第二种方案

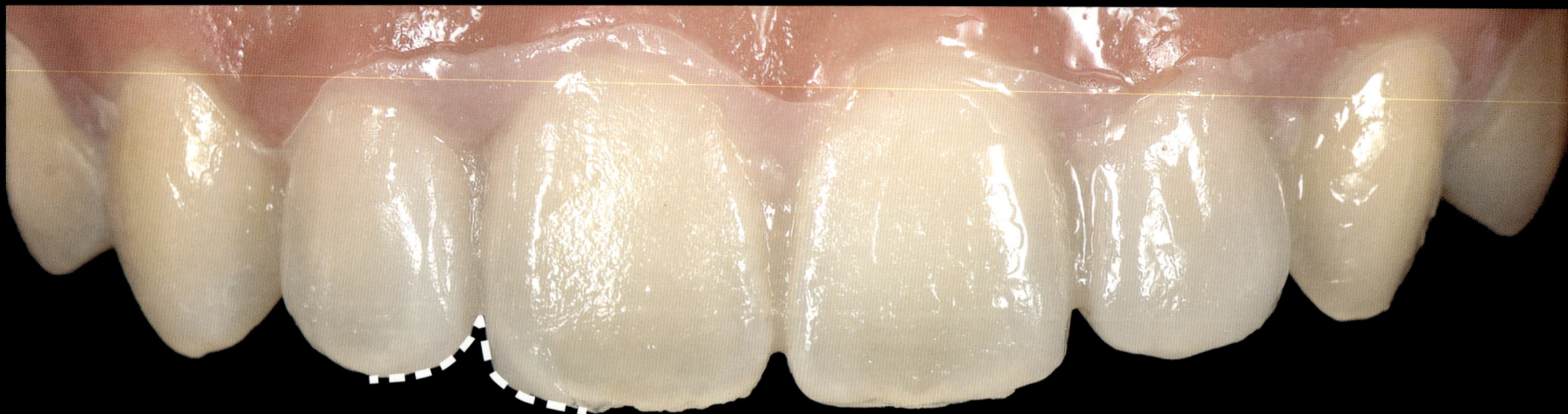

中切牙在前牙区占主导
切缘外展隙敞开不明显

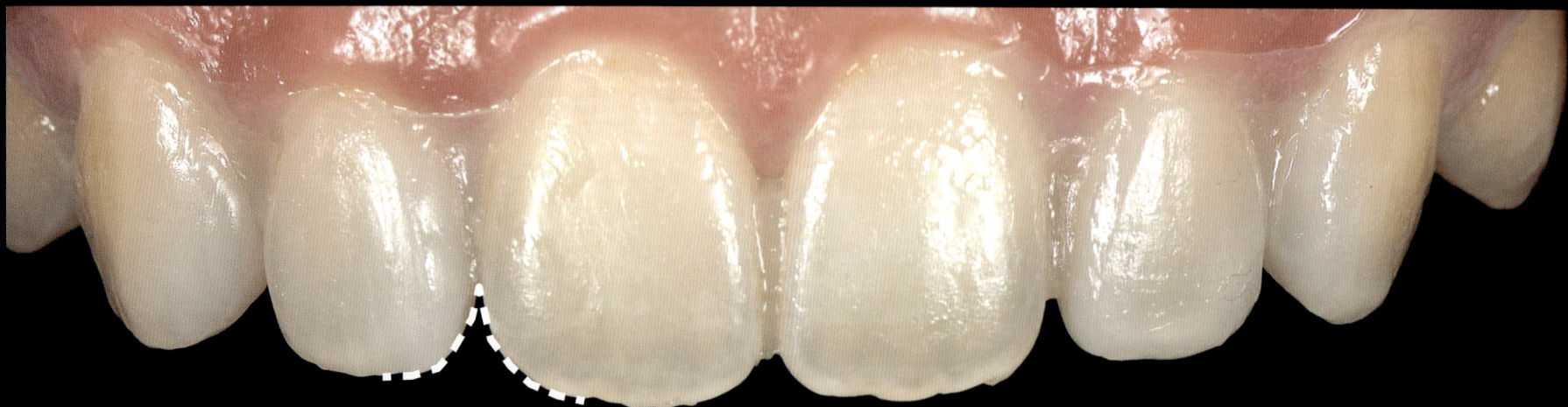

侧切牙在前牙区更占主导
切缘外展隙敞开明显

影响前牙美观的构成要素

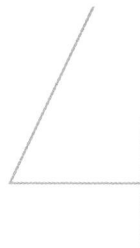

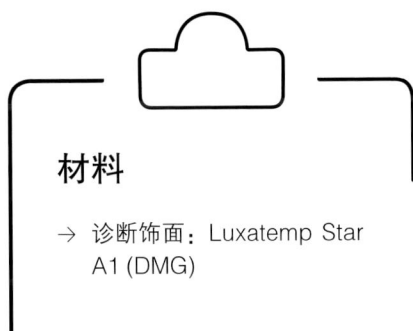

材料

→ 诊断饰面：Luxatemp Star
  A1 (DMG)

构成要素

→ 牙齿与牙齿之间的比例关系。

→ 龈缘连线。

→ 切缘外展隙的敞开程度：明显=微笑年轻化；

  不明显=微笑老龄化。

→ 牙列形态：牙齿的视觉主导性向远中依次递减=微笑柔和；

  远中牙齿的主导性更强=微笑具有张力。

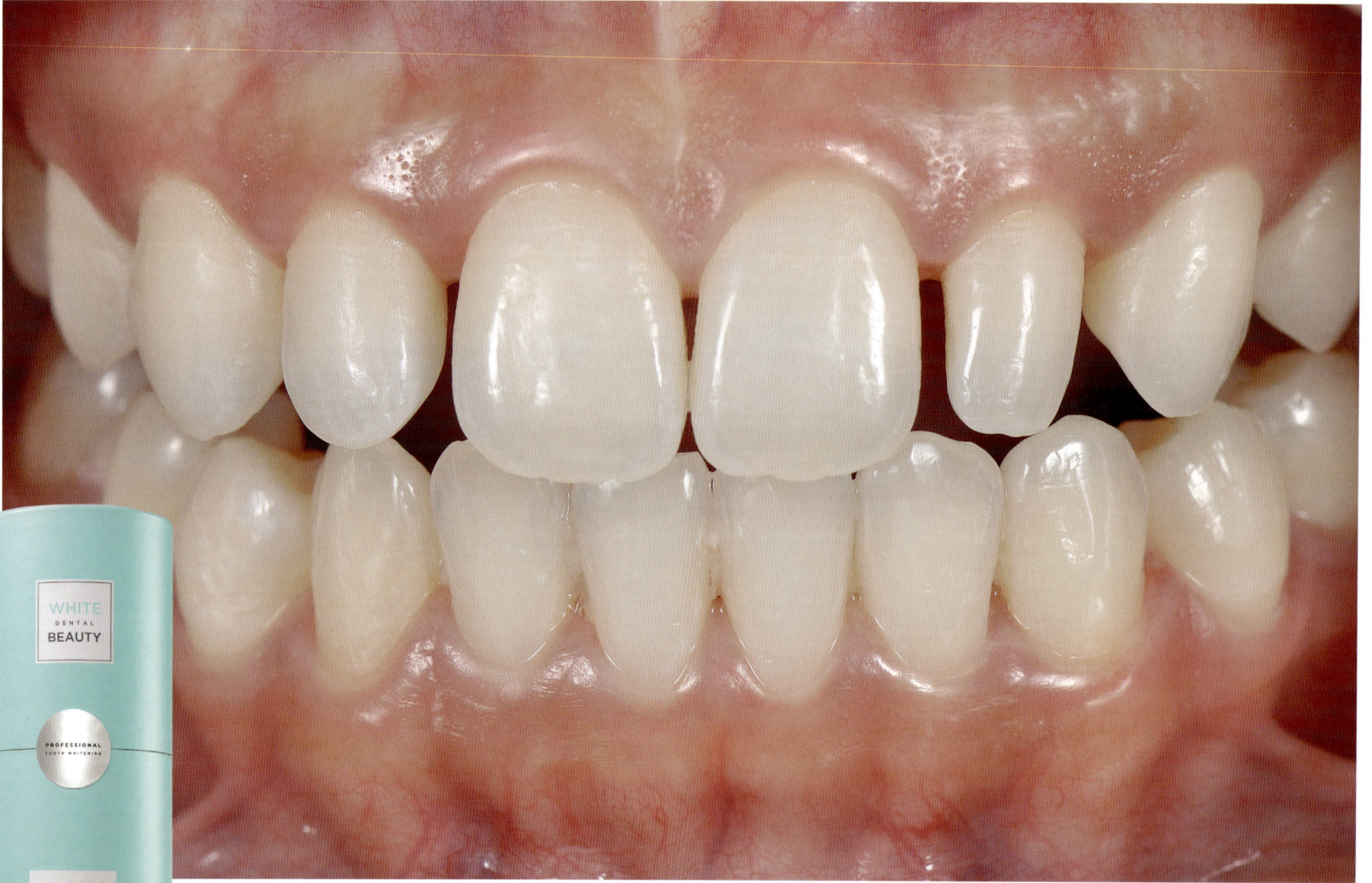

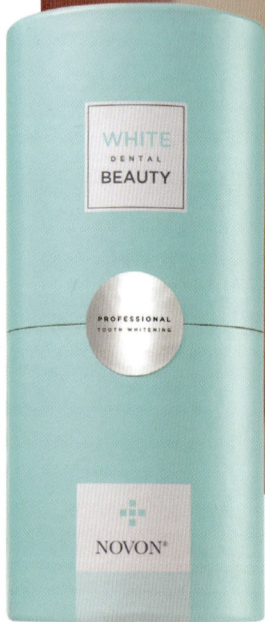

美白剂
White Dental Beauty 6%
(Optident)

为什么美白是必要步骤？

本案例成功的关键在于，部分贴面与基牙的颜色达到和谐及均衡。因为部分贴面的粘接边缘会落在前牙唇面，直接关乎美观。考虑到牙齿本身的颜色，部分贴面的唇侧粘接边缘很有可能出现发灰、发暗。所以本案例在修复治疗前先进行了美白步骤。美白的目的其实非常简单，就是要提高牙齿的亮度，这样我们就可以选择亮度更高的瓷材料（相对来说遮色性稍高），最终实现未来的部分贴面与基牙的和谐美观。

本案例的美白方案是患者配戴美白牙托过夜，美白药物为6%过氧化氢，持续8~10天。

> *基于牙齿本身的颜色，部分贴面与牙面的衔接处很有可能会颜色发灰、发暗。因此本案例在修复前先进行了美白治疗。*

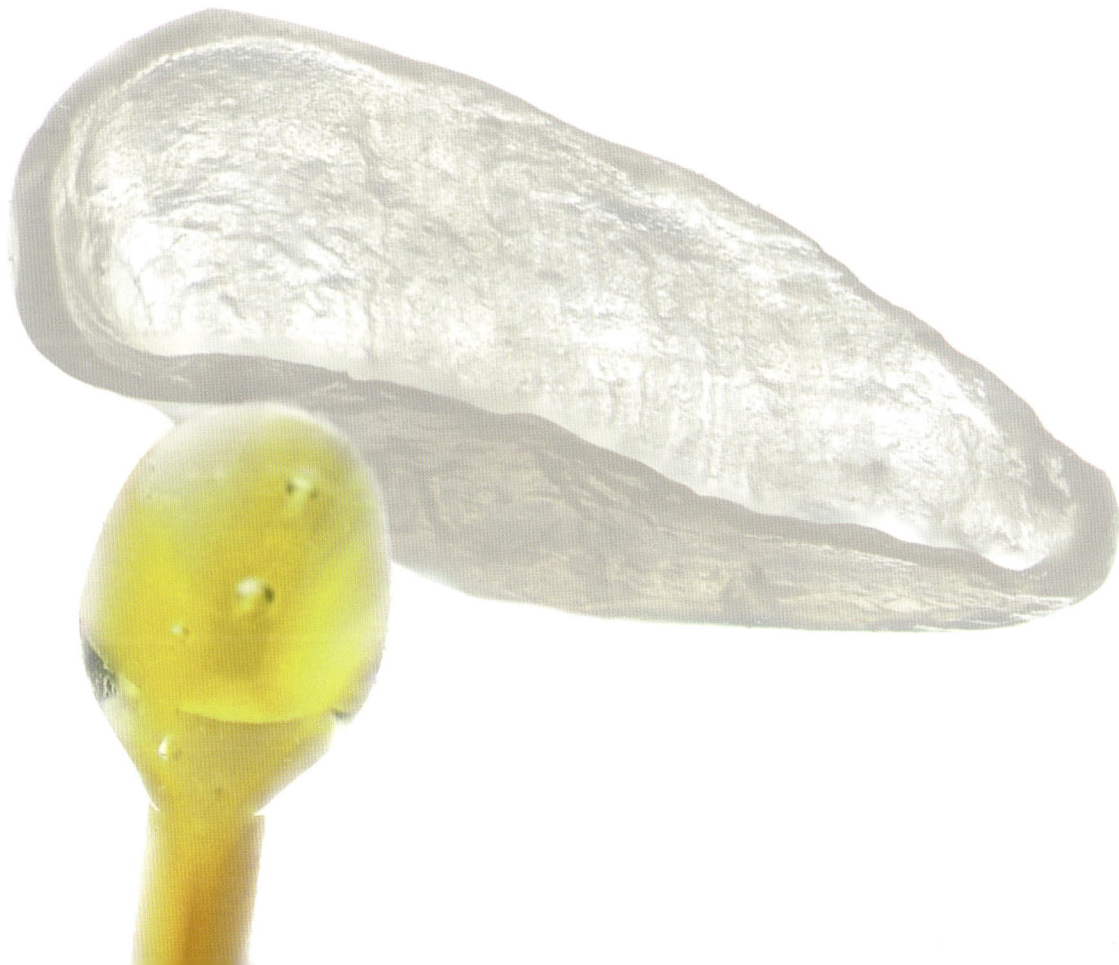

材料

→ 美白剂：White Dental Beauty (Optident)

 –10%过氧化脲

 –6%过氧化氢

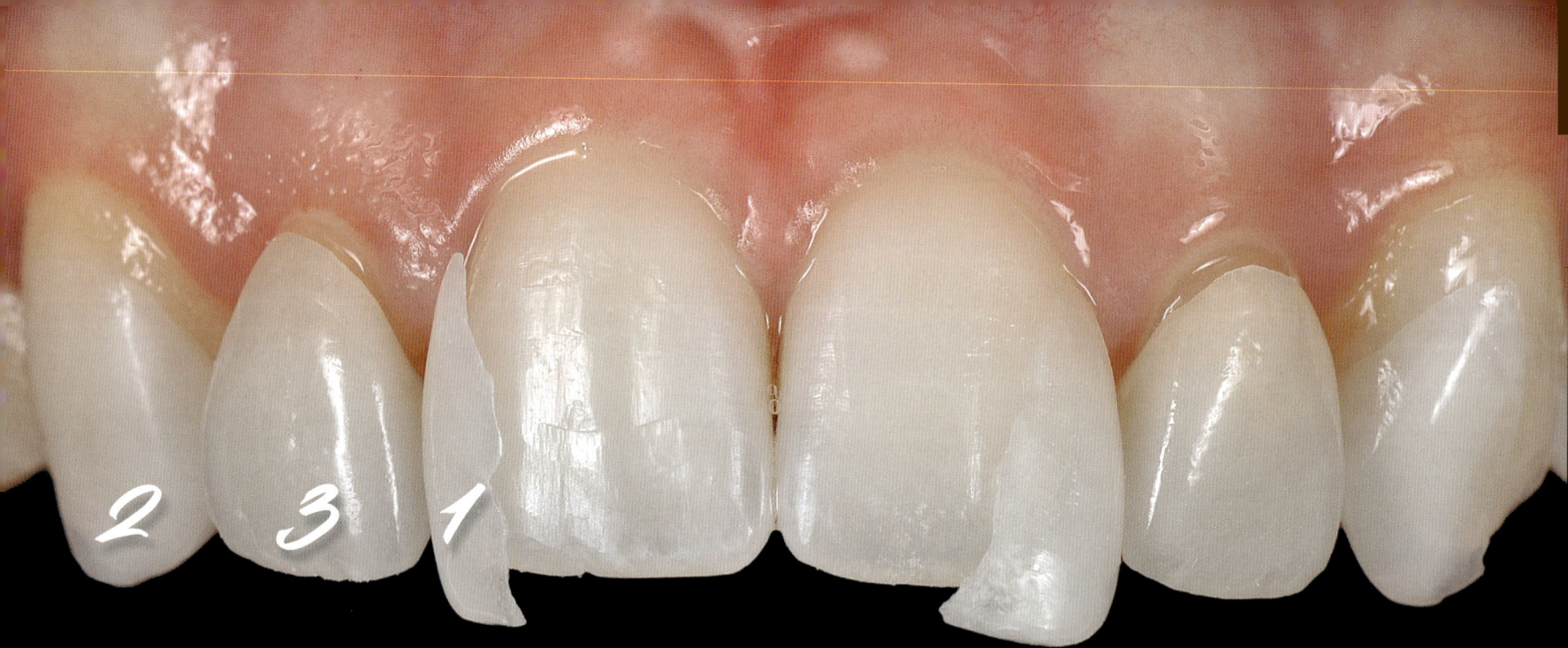

上颌侧切牙：瓷贴面（"微创制备"途径）

上颌中切牙：部分瓷贴面（"不制备"途径）

上颌尖牙：部分瓷贴面（"不制备"途径）

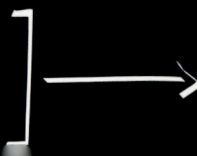

部分瓷贴面的透明性与牙体
本身饱和度之间达到和谐
均衡是临床的难点。

确定修复体的类型和材料

根据本案例的情况，上颌侧切牙选择瓷贴面毋庸置疑。但对于上颌中切牙来说瓷贴面修复的牙体创伤较大，因此我们采用部分贴面的方式，平衡组织保存与增加牙体大小的修复要求。部分贴面设计在中切牙远中，加强中切牙在微笑美观中的视觉主导地位。

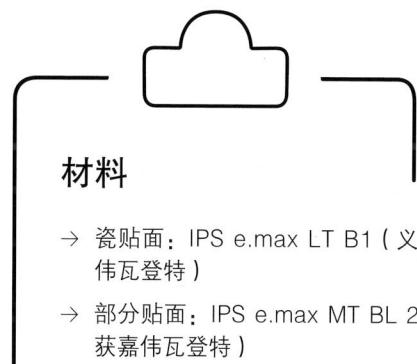

材料

→ 瓷贴面：IPS e.max LT B1（义获嘉伟瓦登特）

→ 部分贴面：IPS e.max MT BL 2（义获嘉伟瓦登特）

部分贴面的荧光性

　　新一代的二硅酸锂铸瓷材料在荧光性方面已经能与天然牙相媲美。比如，本案例所用的瓷块IPS e.max MT（中度透明）。

　　选择这类瓷块制作部分贴面，不仅加工方便，而且也不需要额外分层堆瓷步骤，在制作后仅手工抛光就可以了。

" *换句话说，当今的铸瓷材料已能满足制作全解剖式修复体的要求。* **"**

贴面的荧光性

　　通常瓷贴面经过分层堆瓷后会有更理想的美学表现。临床最常用的是LT和MO铸瓷块，这由它们本身的半透性表现所决定。

　　大多数贴面会经过不同程度的染色处理，荧光表现并不明显。

" *分层堆塑瓷粉（IPS e.max Ceram，义获嘉伟瓦登特），不仅可以实现个性化的颜色效果，也增强了修复体的荧光表现。这些瓷粉内部添加了具有荧光性的颗粒成分。* **"**

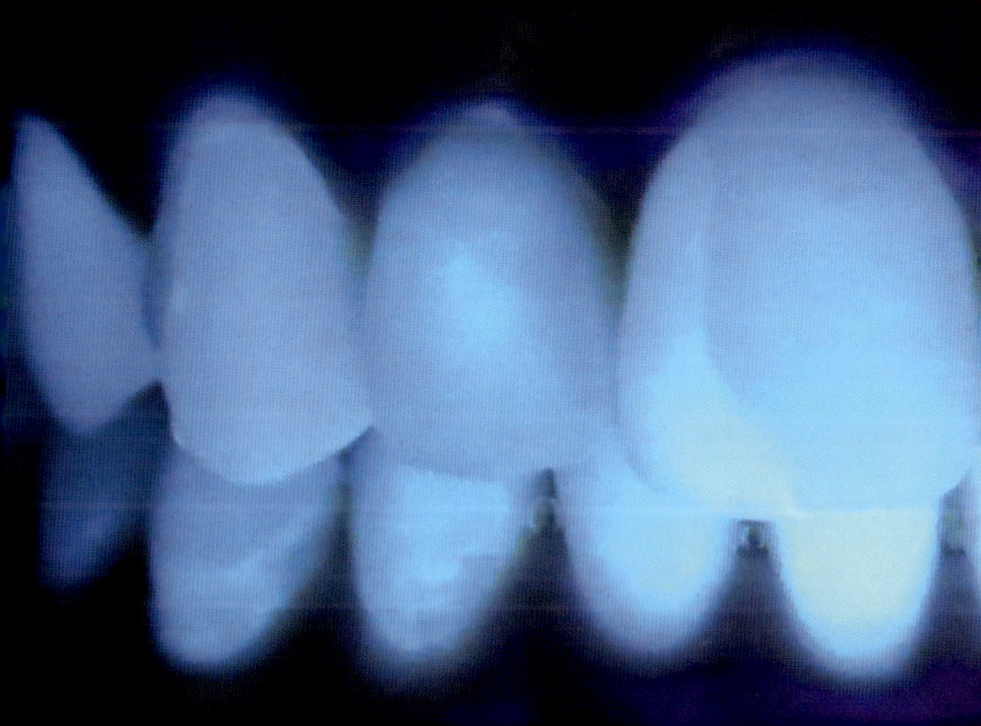

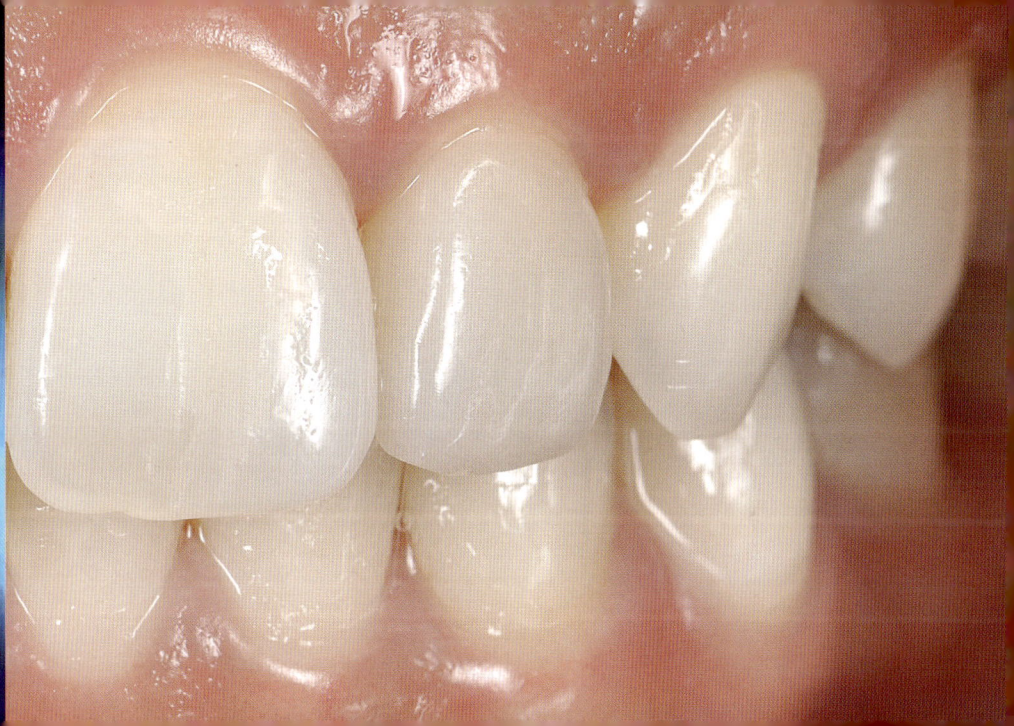

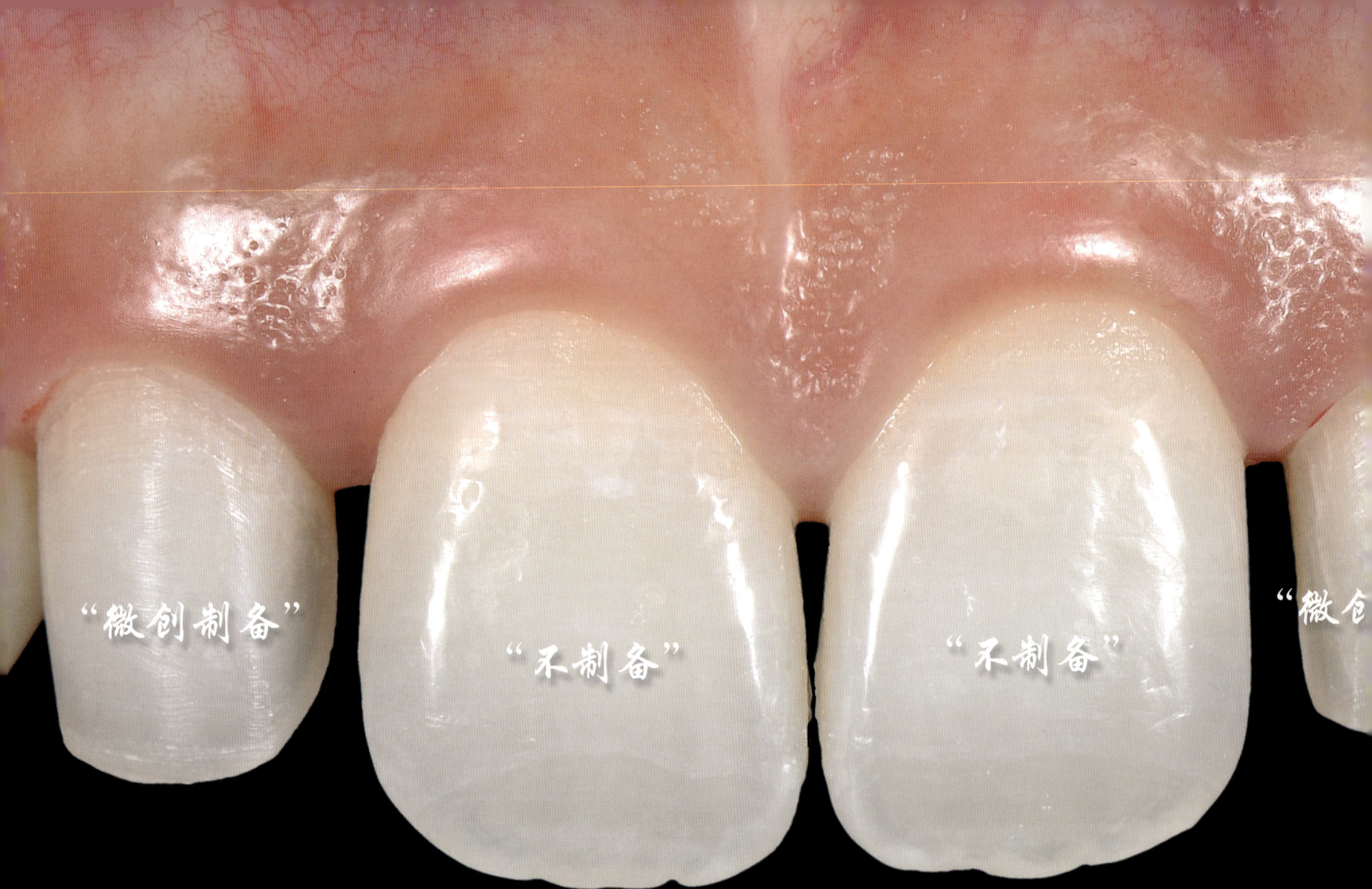

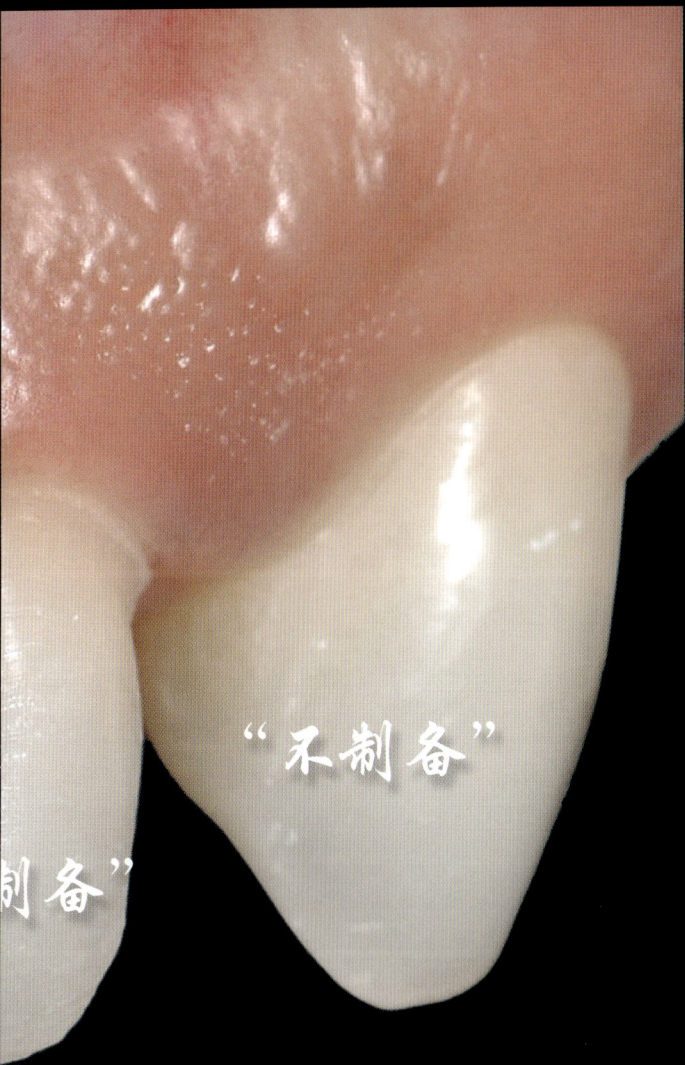

"不制备"

"制备"

牙体制备

上颌侧切牙采用"微创制备"途径，制备量极少，目的仅仅是有明确的预备体边缘就可以了。医生在贴面试戴、粘接甚至最后的精修抛光阶段都能清晰看到止点。

只占据牙体的外部空间，是单纯增加了牙体的大小。尖牙的部分贴面同样也加强了治疗的美观结果，微笑牙列的切缘外展隙从中切牙到尖牙过渡自然。

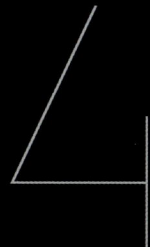

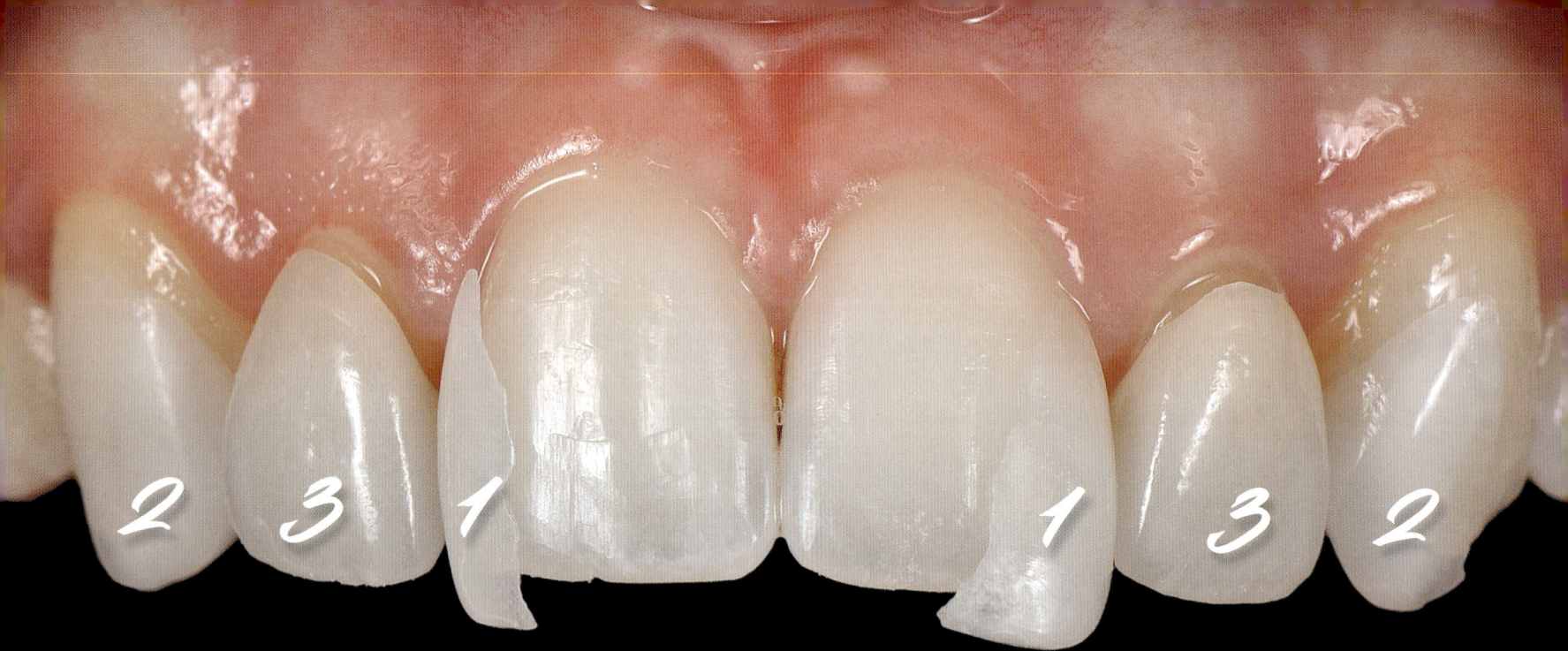

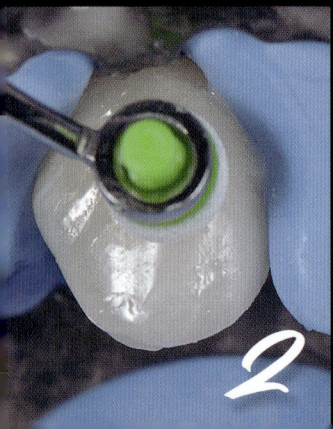

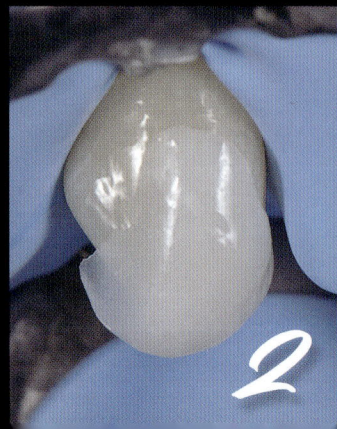

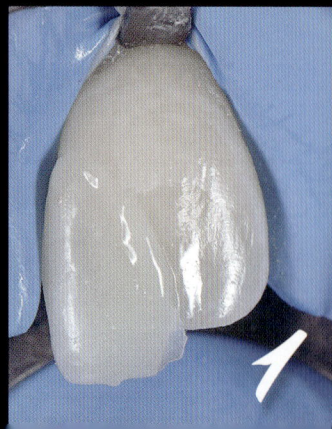

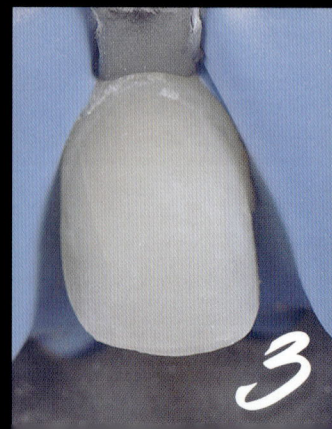

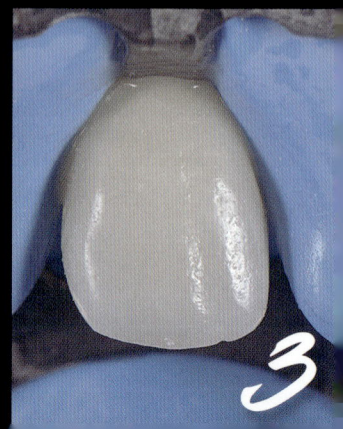

粘接流程

不同类型的修复体（部分贴面和瓷贴面）在同期粘接过程中需要更加注意操作步骤和次序。为了避免因操作而导致治疗失败，粘接流程的合理性和有可重复性相当重要。

1. 结合单颗牙橡皮障技术，逐一粘接修复体。
2. 根据修复体的脆弱性排序，依次完成粘接。部分贴面为先，瓷贴面次之。原因是如果需要调整邻接区，那么可以在部分贴面粘接后进行。

材料

→ 粘接水门汀：Variolink Esthetic Light（义获嘉伟瓦登特）

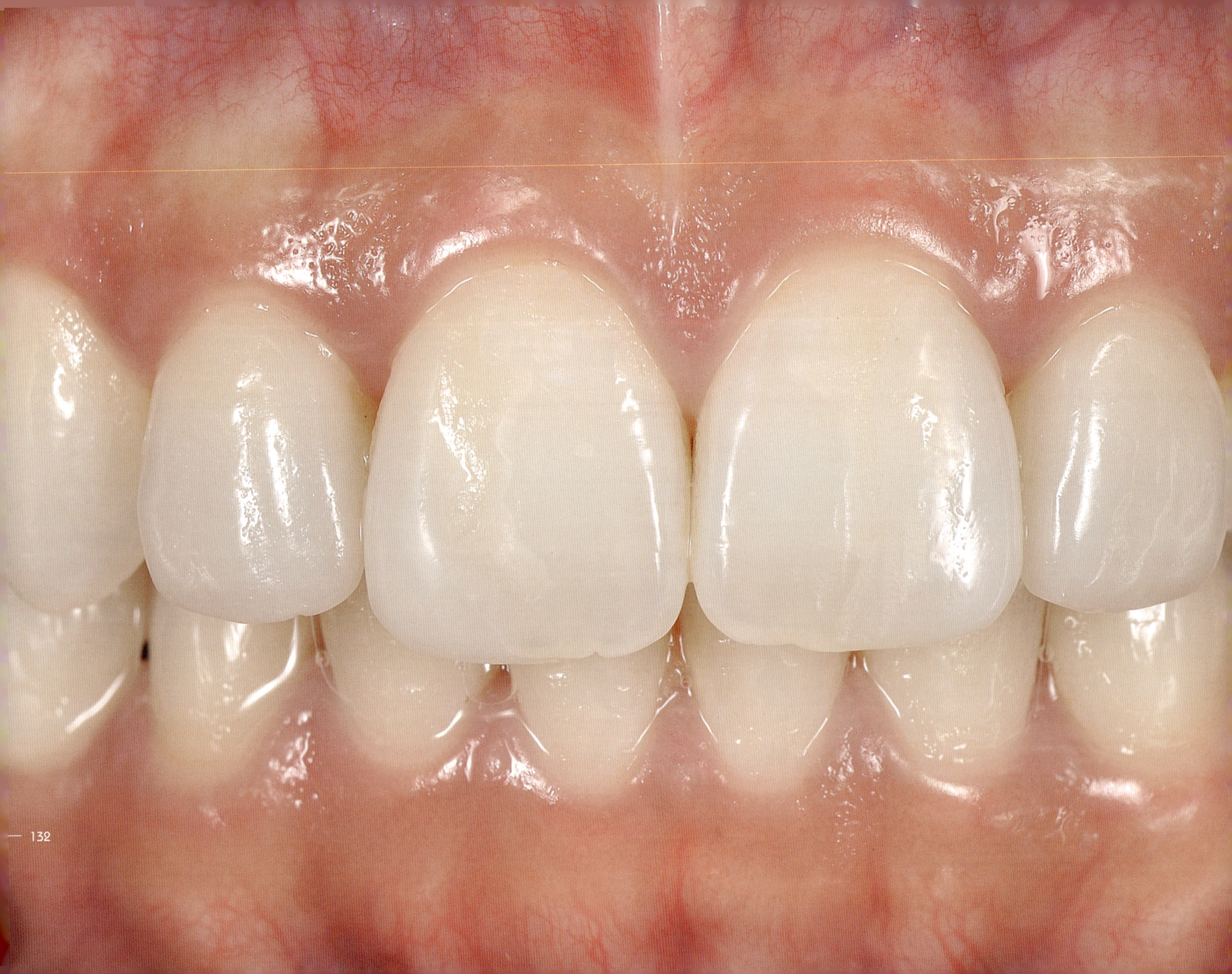

部分贴面的精修抛光

1. 火焰状车针。

2. 砂石车针（阿肯色砂石），低速和少量冷却水条件下。

3. 深粉色"子弹头"抛光车针，低速和少量喷水。

4. 深粉色"圆盘"抛光碟，低速和少量喷水。

5. 灰色"子弹头"抛光车针，低速和少量喷水。

6. 灰色"圆盘"抛光碟，低速和少量喷水。

7. 红色抛光刷和含金刚砂的抛光膏，低速和无水条件下。

材料

→ 精修套装：Symbiose
（德国固美）

*66 抛光操作始终沿着
牙面的方向。 99*

最终结果

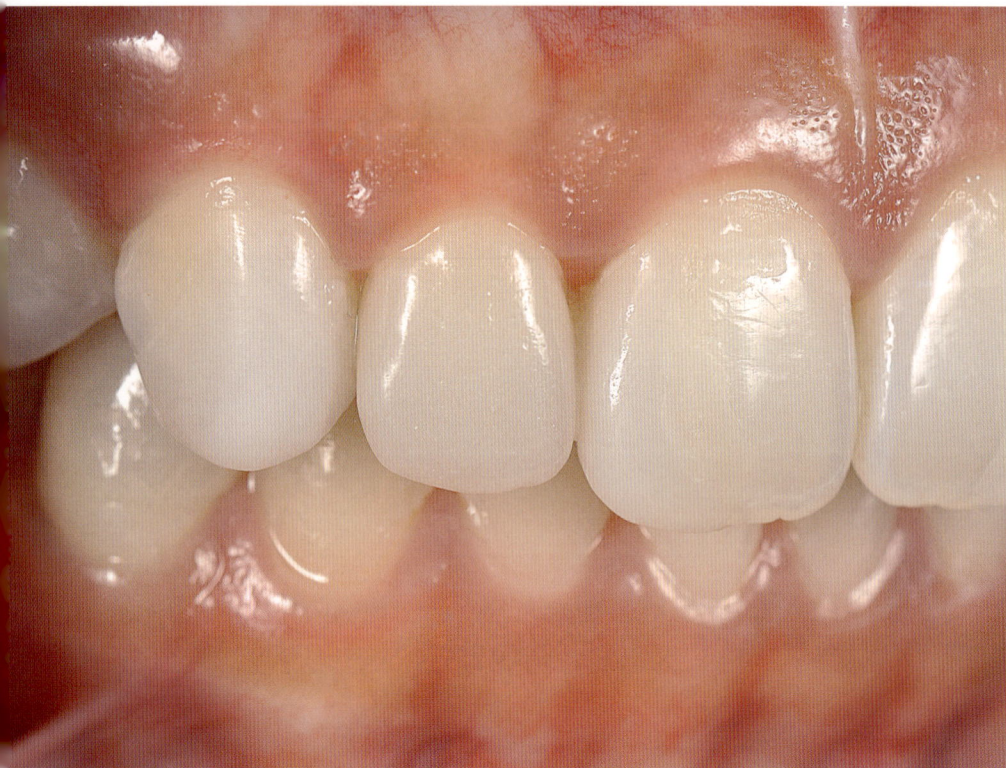
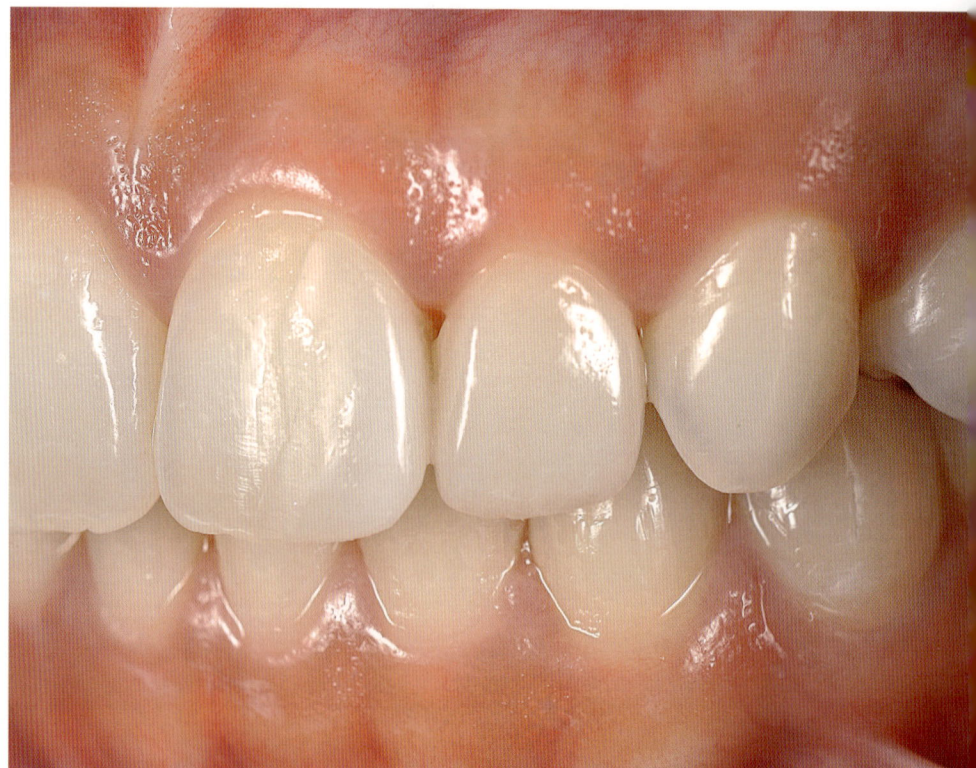

全瓷技师 Gérald Ubassy（法国）

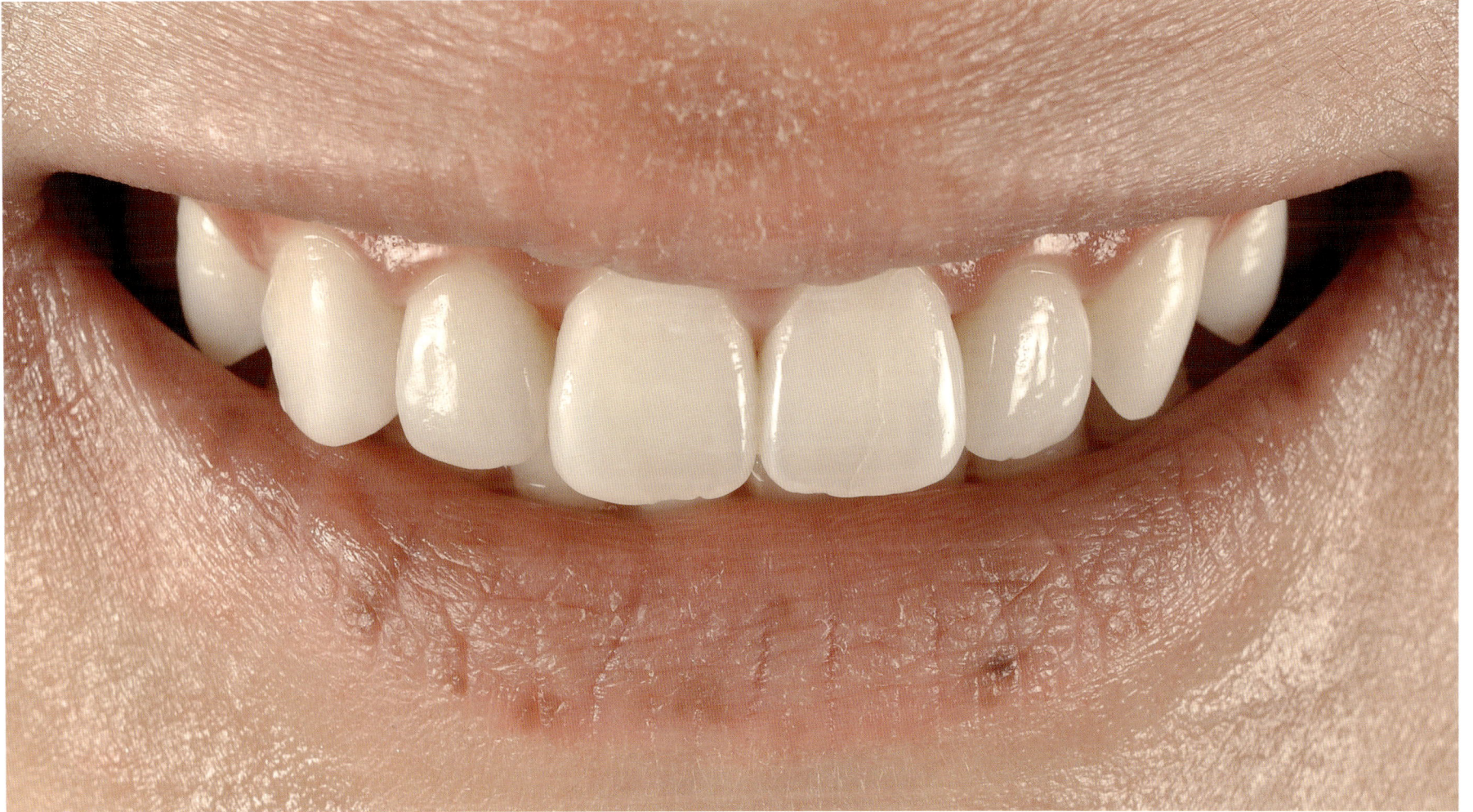

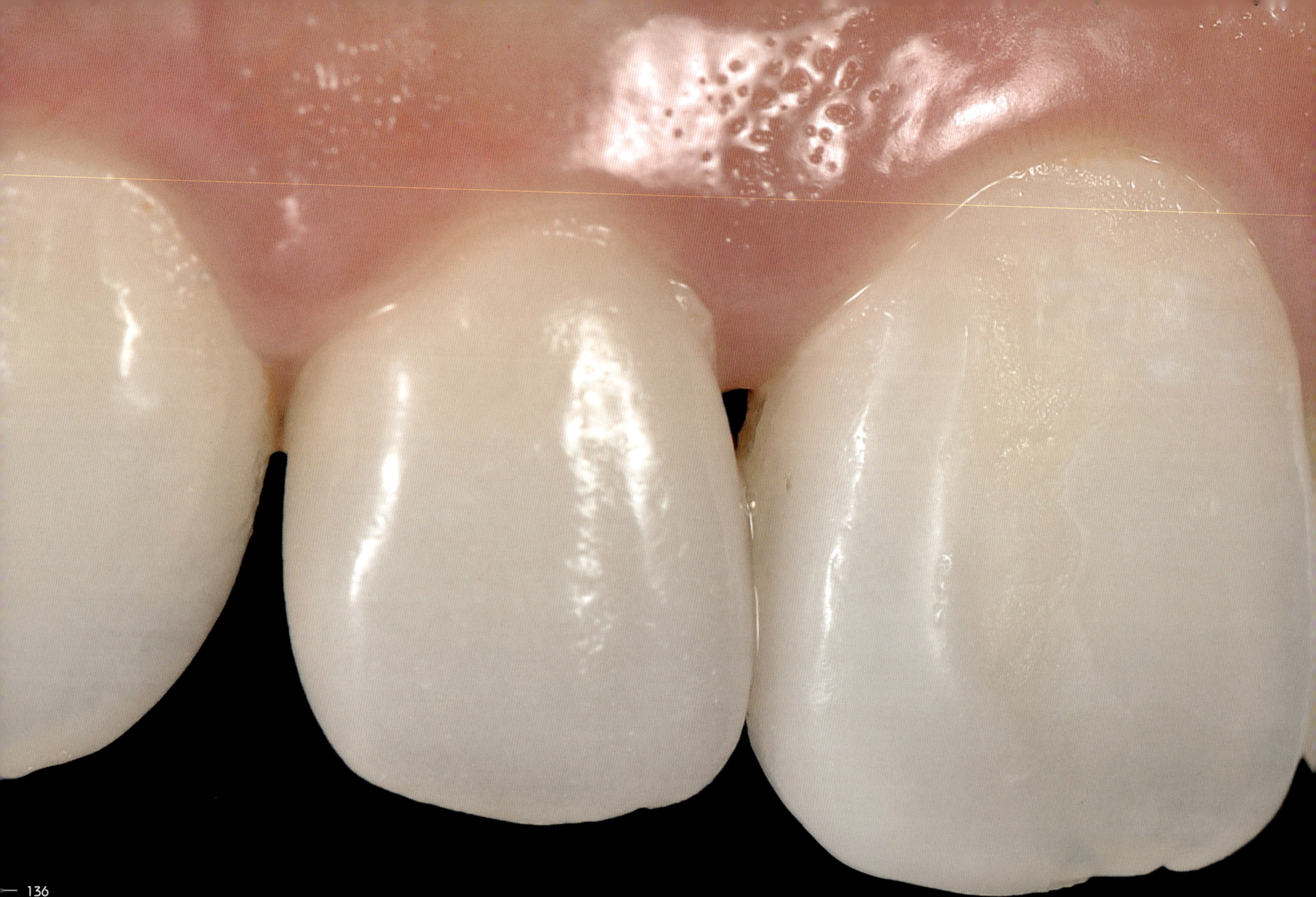

本章精要

→ "不制备"途径仅适合个别牙形态缺陷且存在牙间隙的微笑治疗。

→ 这种途径不需要有任何介入性的牙体制备。

→ 修复体采用的是部分贴面，以全解剖式制作并且瓷材料具有接近天然牙的荧光
表现。

→ 部分贴面的粘接顺序最优先。

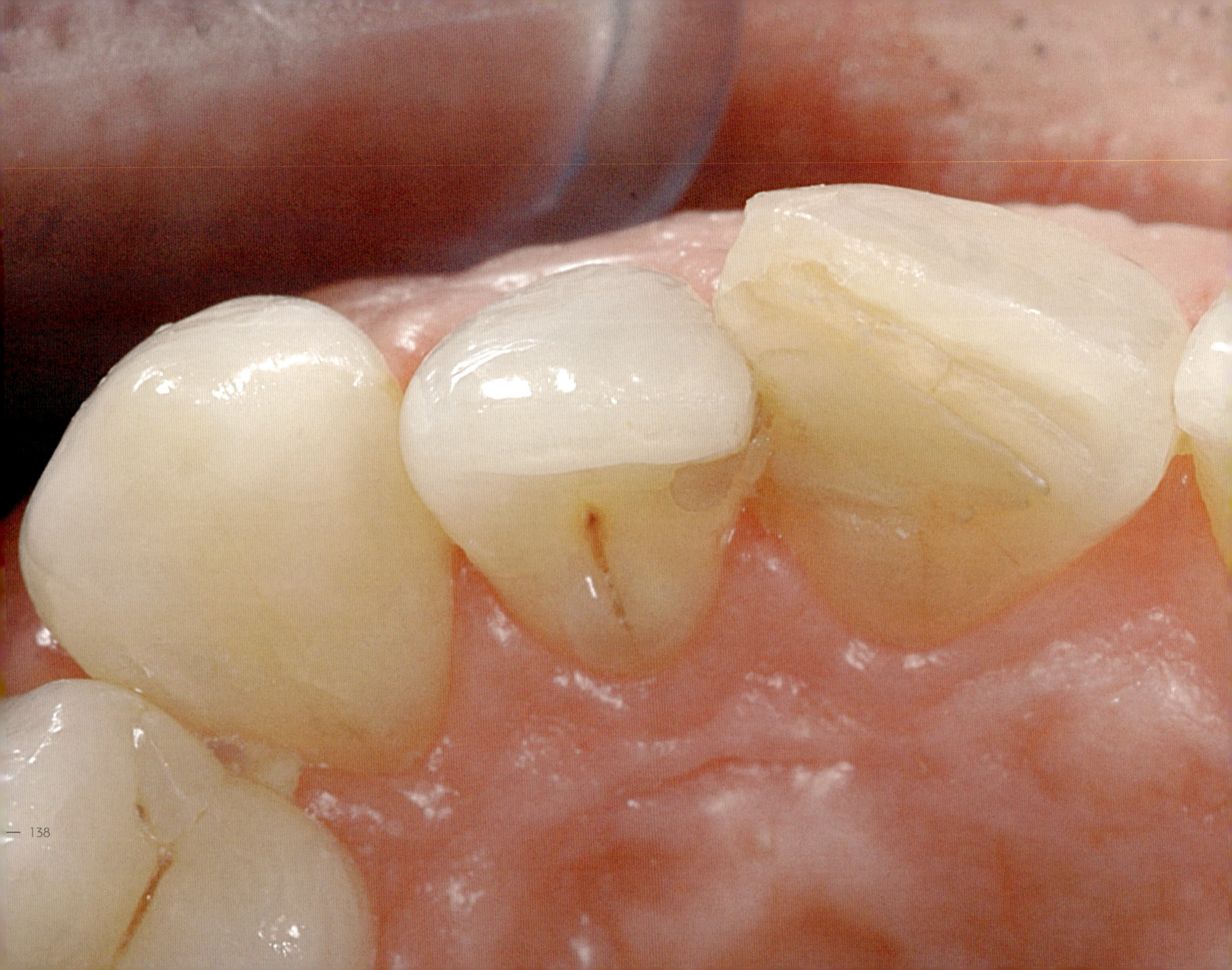

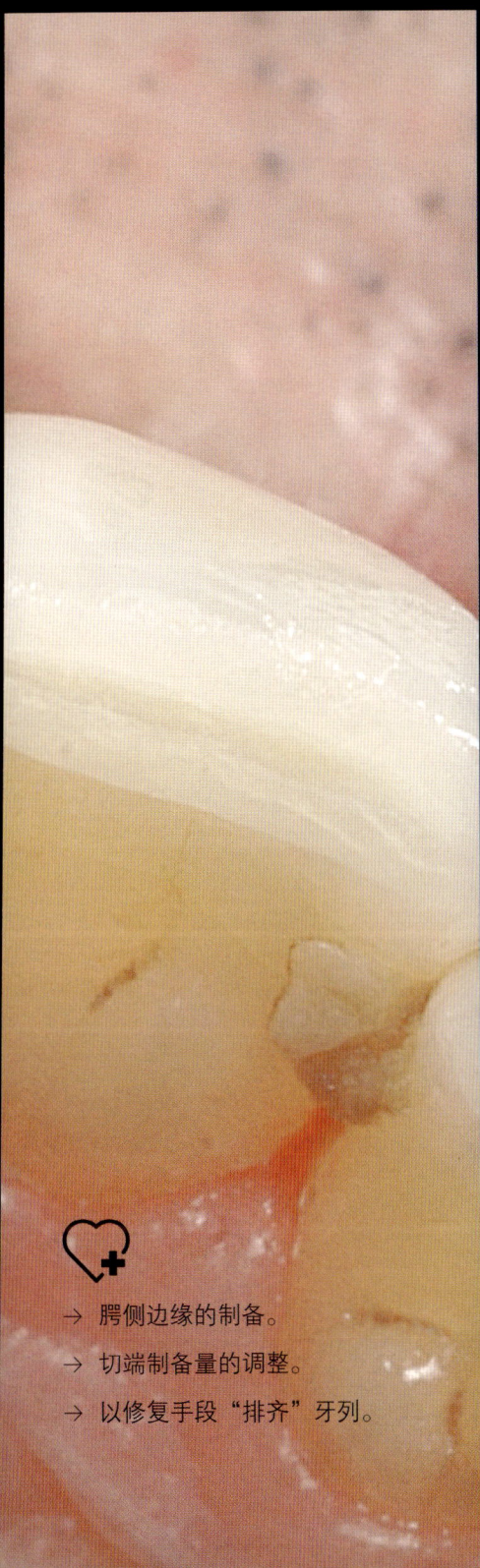

错𬌗：切牙腭倾
Malocclusion
palatoposition

→ 腭侧边缘的制备。

→ 切端制备量的调整。

→ 以修复手段"排齐"牙列。

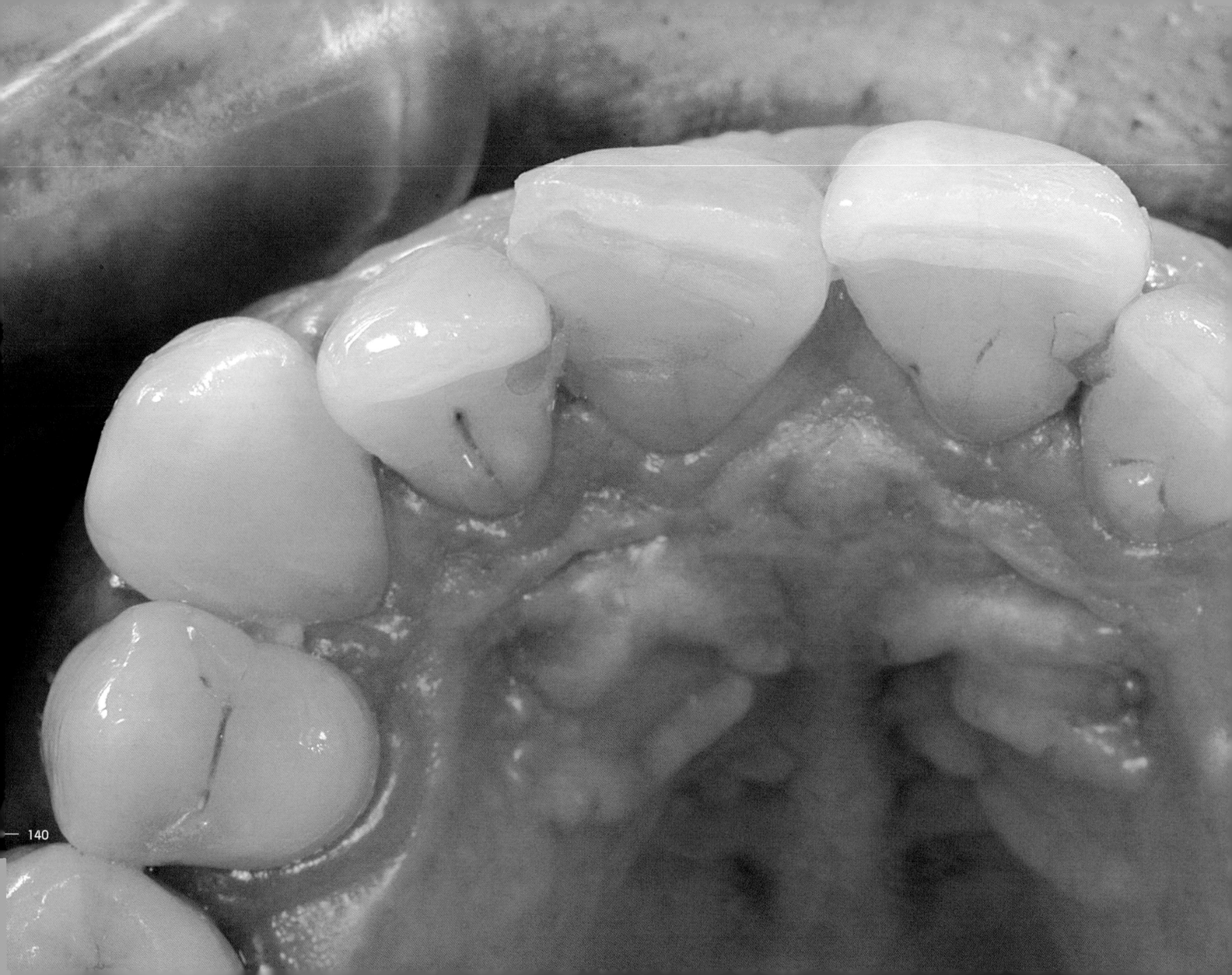

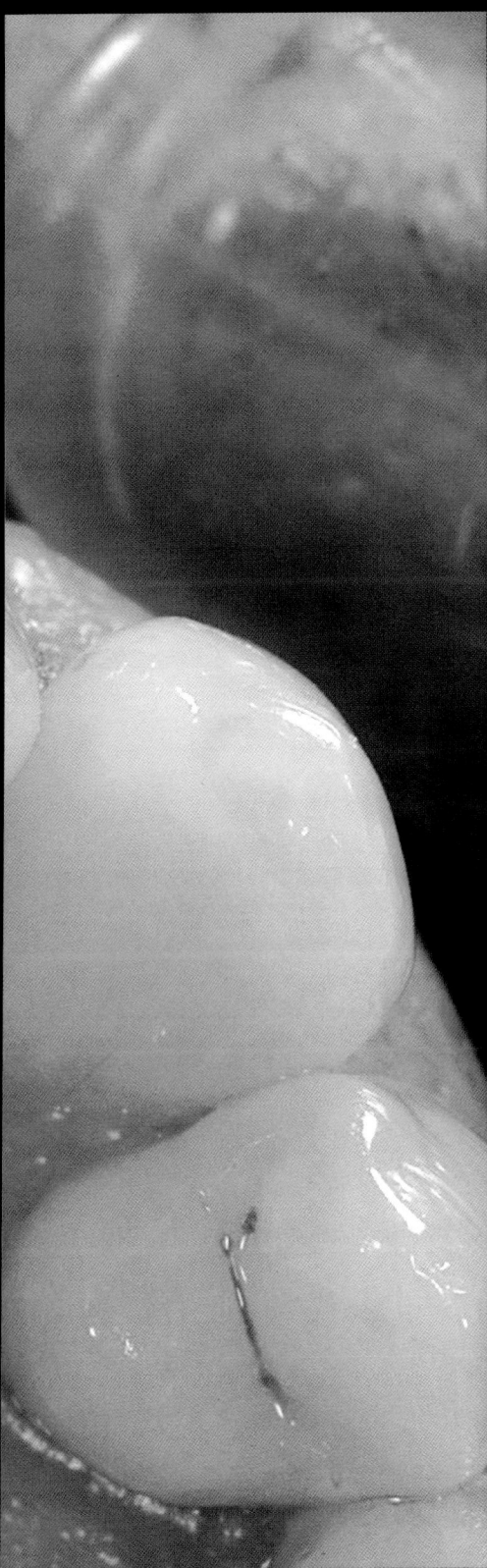

概述

在间接法美学治疗时，牙齿的空间位置会直接影响到牙体制备设计。

通常在单颗牙或多颗牙错殆的微笑治疗时，临床医生都会为患者提供正畸治疗的方案。正畸治疗符合牙体保存原则，且组织创伤性最小，但是成年患者大多不接受正畸干预。

本案例的患者也不例外。他希望以贴面修复来改善牙列异常，最终提高微笑的美观表现。本案例的美学方案只涉及两颗上颌侧切牙。

> *针对前牙腭倾，临床医生要注意到修复后的切缘厚度很可能会增加。*

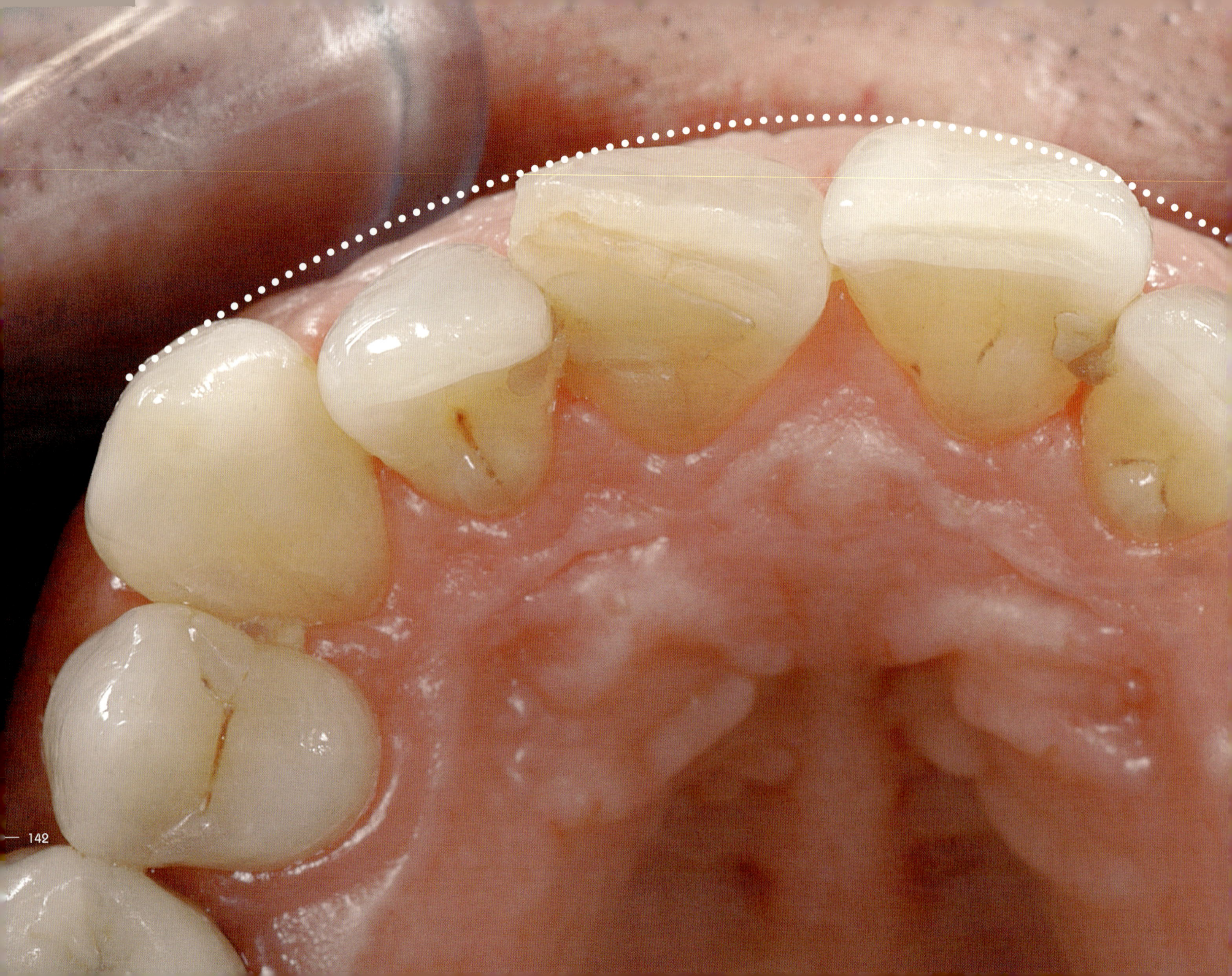

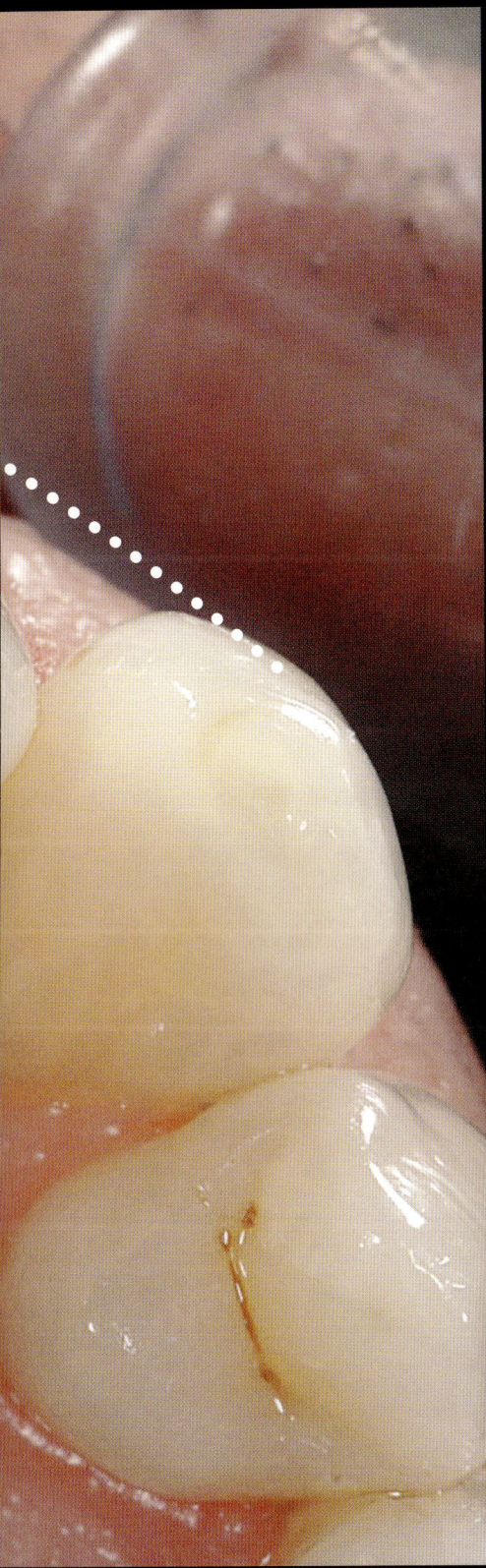

美学分析

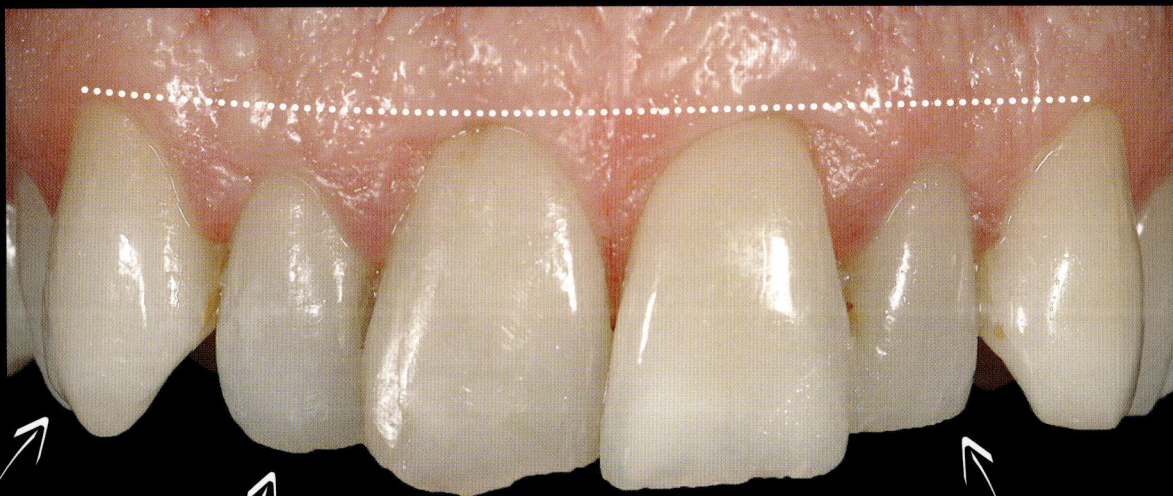

尖牙位置
偏颊侧

右侧上颌侧切牙
腭倾

右侧上颌中切牙
扭转，并且切缘
有缺损

左侧上颌侧切牙
腭倾

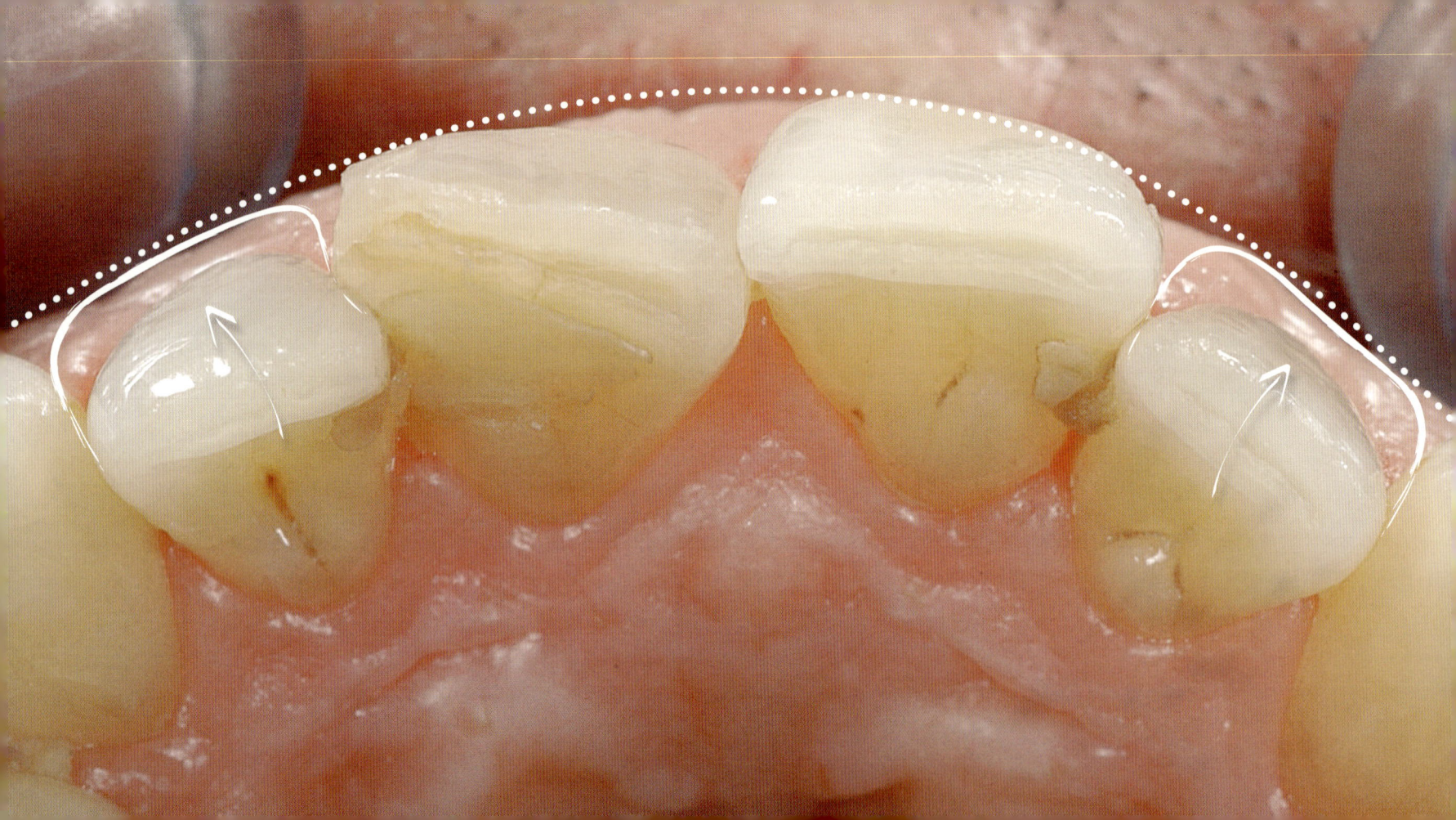

治疗目标

理想情况

→ 将尖牙内收，侧切牙向颊侧移动，排齐牙列。
→ 调整牙弓颊侧的弧度，协调前牙和侧方牙弓。

❝ *以修复手段将侧切牙排齐并不困难，真正的挑战是如何使其切缘与邻牙有和谐融洽的关系。* **❞**

患者只希望通过修复来适当纠正前牙列不齐的问题，以改善微笑美观。他的诉求相当明确，并且对于其他明显的美学问题也并不在意。

为了治疗方案能尽量满足患者的预期，此时权衡医生的专业建议与患者诉求就显得尤为重要了。事实上，医生倾听和理解患者的诉求并给予合理回应的能力，是构建医患信任和沟通的必要基石。

首先医生要列出患者的所有美学问题。然后充分沟通，使其了解到理想方案和实际方案之间的差异，以免在治疗过程中产生误解和纠纷。

经过全面的诊断分析和沟通，本案例患者最终确定的治疗方案是仅采用贴面修复上颌侧切牙，拒绝正畸干预。

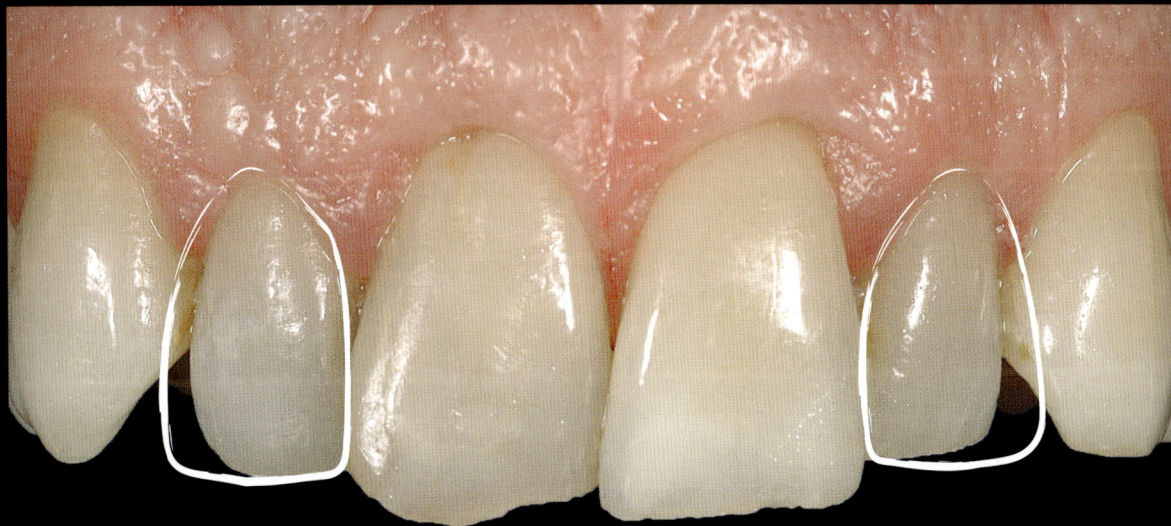

诊断饰面

美学方案在执行之前，必须要得到患者的确认。本案例的治疗方案具有明显的美学改善，所以患者感到满意和认可。

方案仅仅通过增加侧切牙的唇侧体积和厚度就在一定程度上提高了微笑的和谐性，不过仍有一些美学问题没有得到改善：尖牙颊倾、右侧上颌中切牙的切缘有缺损，以及前牙与侧方牙弓在唇颊侧弧度上的不协调。

本案例的情况也体现了临床医生的专业视角与最终实际方案之间是有可能存在差异的。微笑治疗有时候并不总是需要涉及多颗牙的改善或大范围的调整。从另一个角度看，对理想方案的适当妥协也意味着能保存更多生物组织。

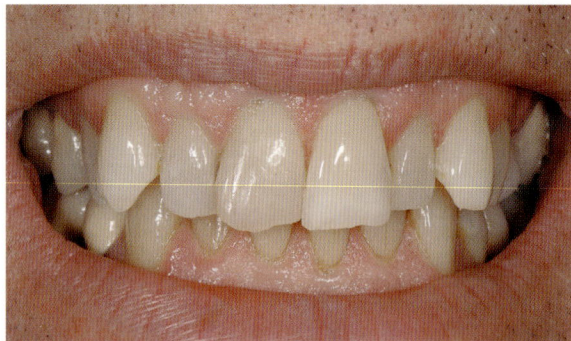

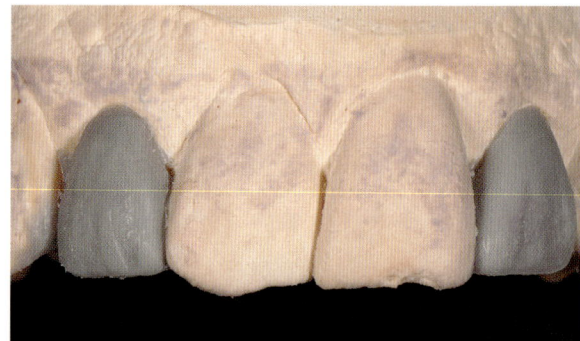

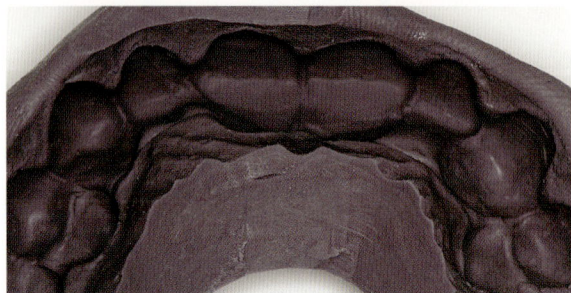

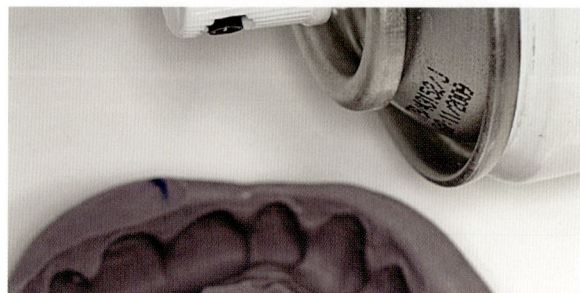

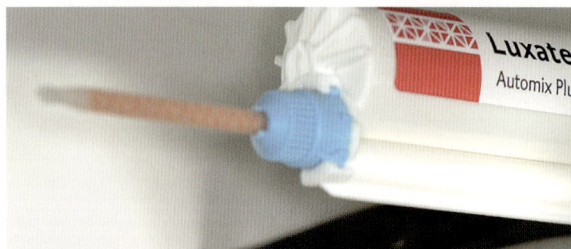

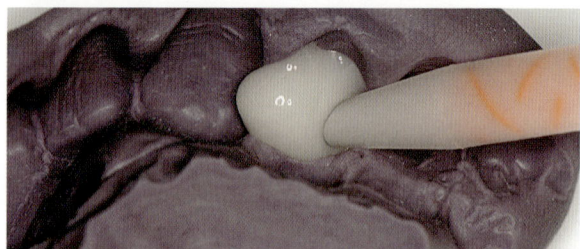

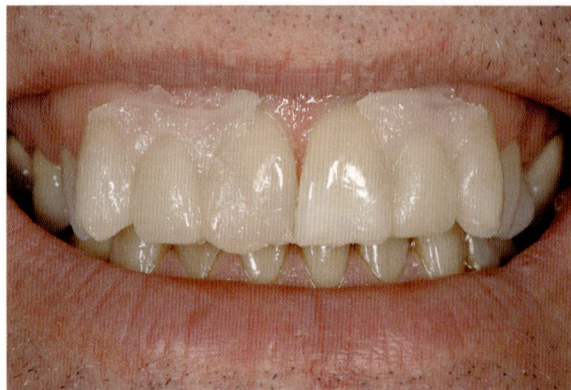

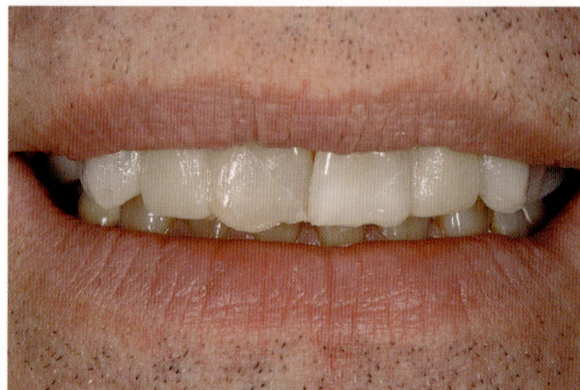

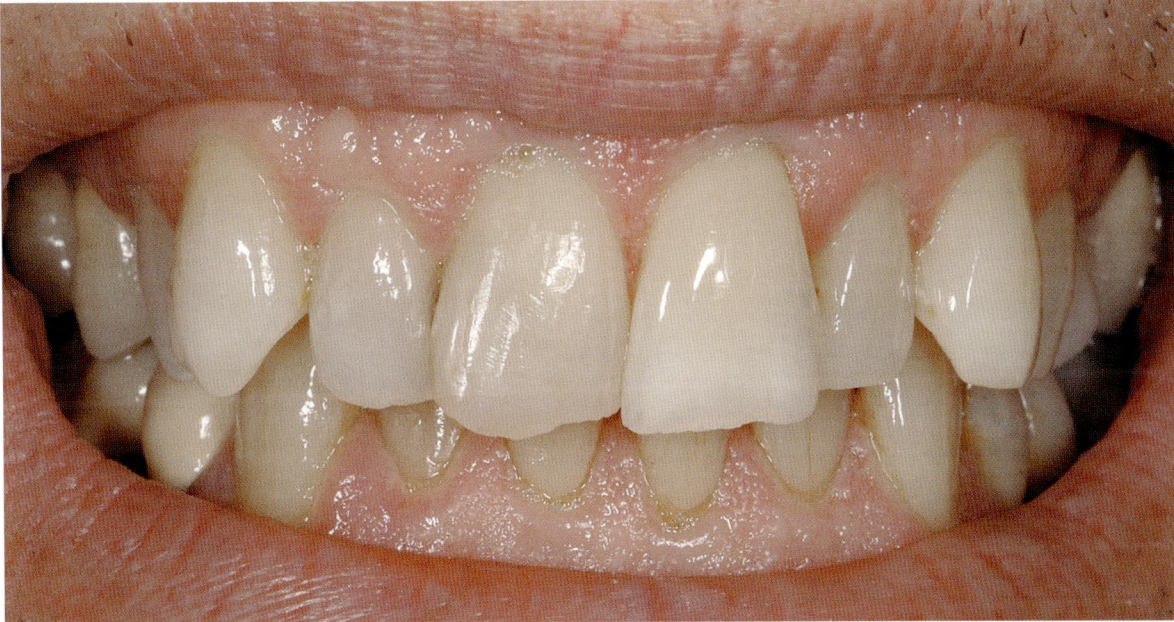

> 诊断饰面的效果没有与邻牙及面部达到充分和谐。侧切牙的切缘厚度增加，使得临床医生需要调整牙体制备的方法，这样未来的修复体才有可能兼顾在形态上与周围邻牙和谐。

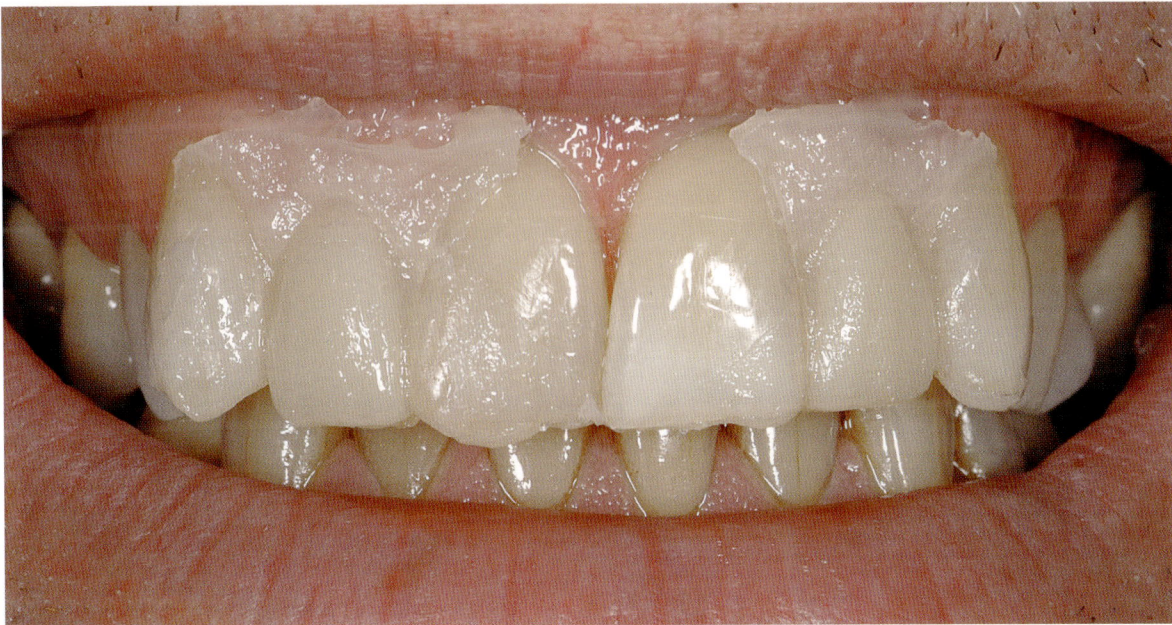

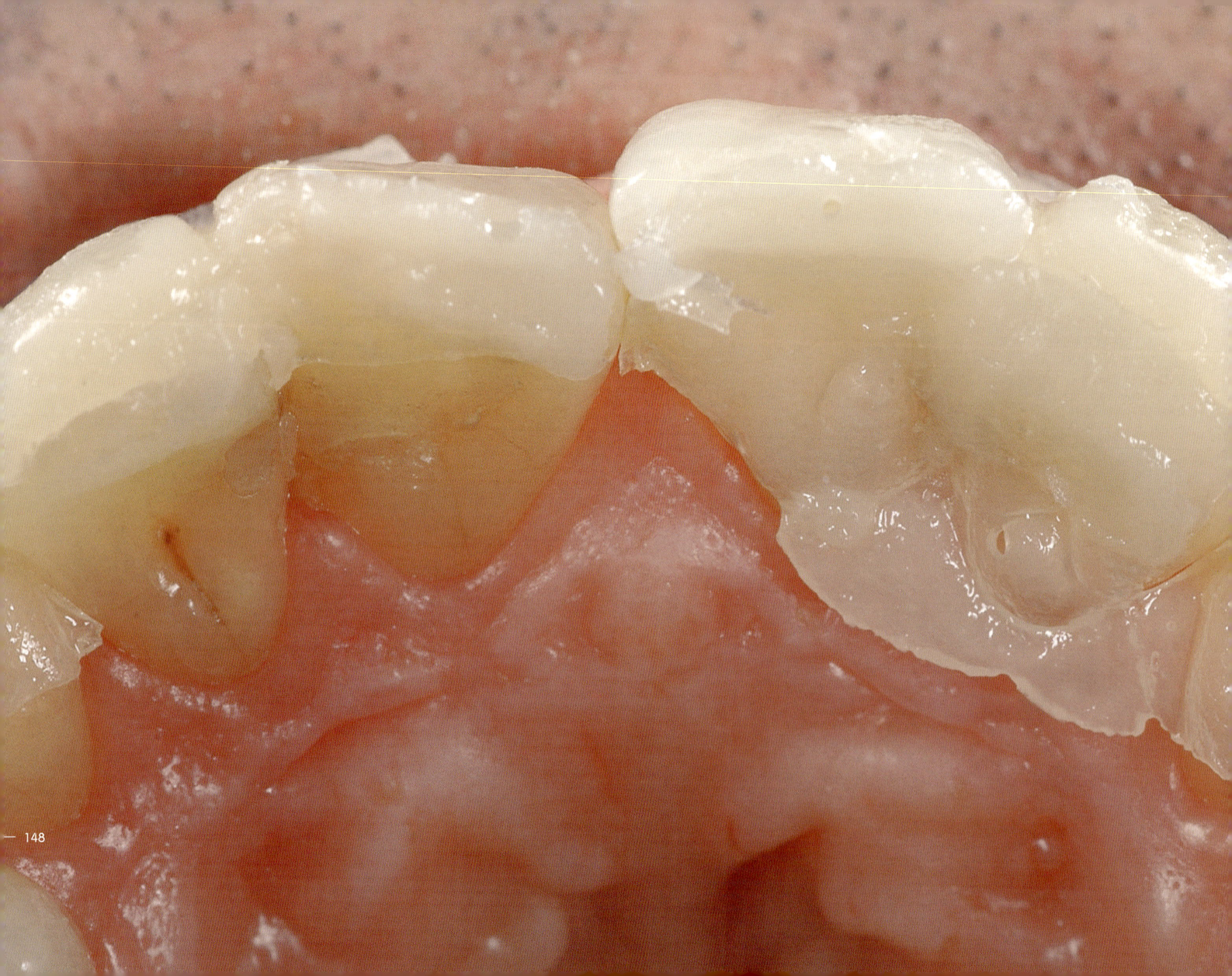

牙体制备的调整

当以修复手段"排齐"牙列时，不可不考虑的一点是牙齿在修复后的整体厚度。"加法"形式的修复方案无疑是有利于生物保存原则的，但可能也会导致牙齿的形态比例失衡，尤其是切端过厚。

牙体的体积过厚势必会影响患者的舒适度。所以为了减少未来贴面的切端厚度，我们要调整牙体制备的（切端）设计。

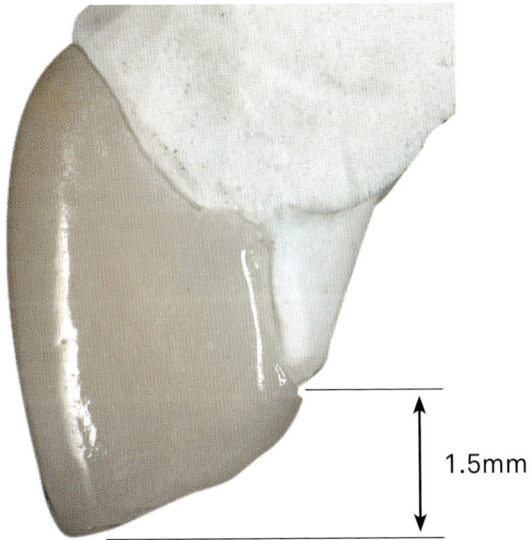

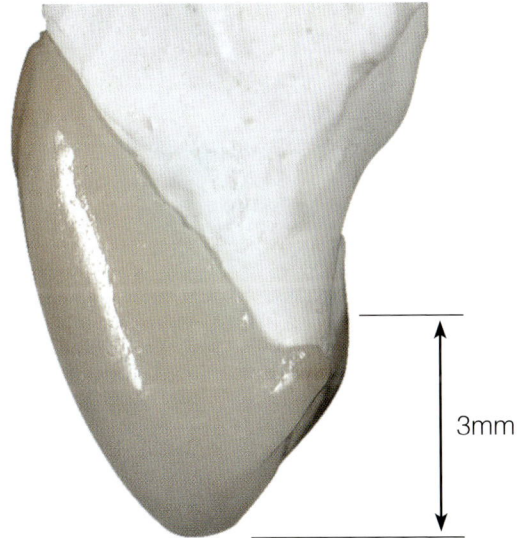

66 *考虑到预备体的切端边缘与未来的牙体切缘要有连续顺畅的过渡，所以切端边缘的制备高度有必要增加1倍（从1.5mm增加到3mm）。* 99

1.5mm

3mm

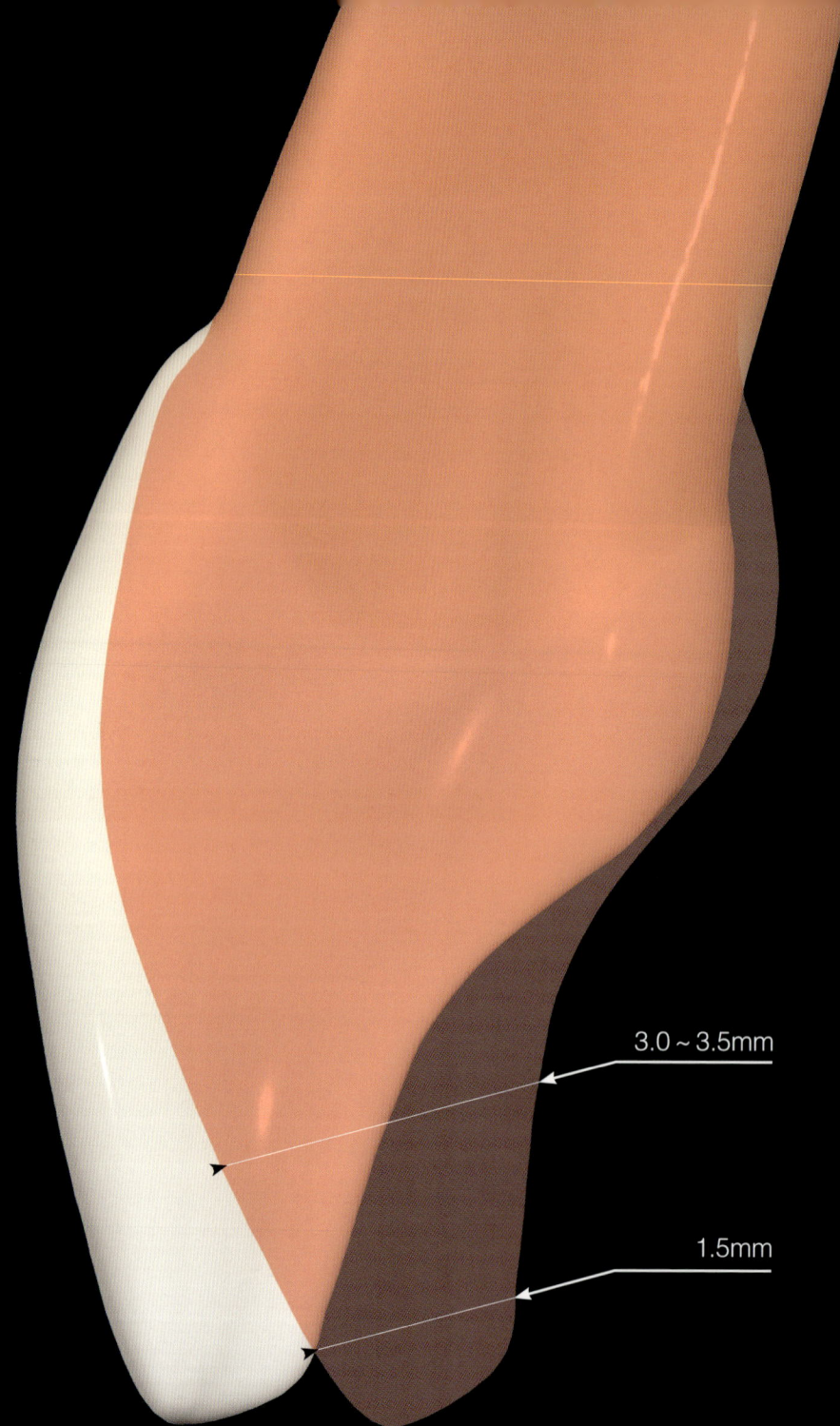

牙体修复后的切端厚度，取决于切端边缘的制备高度。

3.0～3.5mm

1.5mm

牙体制备

如何避免贴面的切端过厚?

贴面的牙体制备方法需要有所调整：切端的制备范围延伸至腭侧。通常来说，贴面的切端制备量是1.5~2.0mm并且形成对接边缘，但此时预备体切端的边缘高度要增加1倍（3mm）并且形成腭侧包绕边缘。

因为贴面切缘要比牙体原本的切缘更偏向唇颊侧，所以只有满足以上两点，才有可能实现腭侧边与贴面切缘有连续顺畅的过渡。

事实上，在牙体唇颊侧体积不得不增加的情况下，临床仍然有可能得到切端相对没有过厚的治疗结果。

对牙体生物力学会有何影响?

人们已有共识的观点是切端的制备边缘应当远离腭隆突，因为此处是高应力集中区。本案例为了改善牙齿的排列异常，切端制备向腭侧延伸，很靠近腭隆突。但考虑到治疗涉及的牙齿数目少（仅两颗上颌侧切牙），贴面受到的功能性负荷也要远远低于6颗或8颗贴面修复的情况，所以这种制备设计还是有可行性的。

如果患牙本身还需要重建前牙引导，那么贴面受到的机械性应力还会显著提高。因此，治疗的牙齿数目和牙齿在牙弓的位置会直接影响贴面的切端边缘承受的机械性应力大小。在本案例，上颌侧切牙的贴面边缘在高应力风险区，最终调殆时要注意尽可能降低侧切牙的功能负荷。

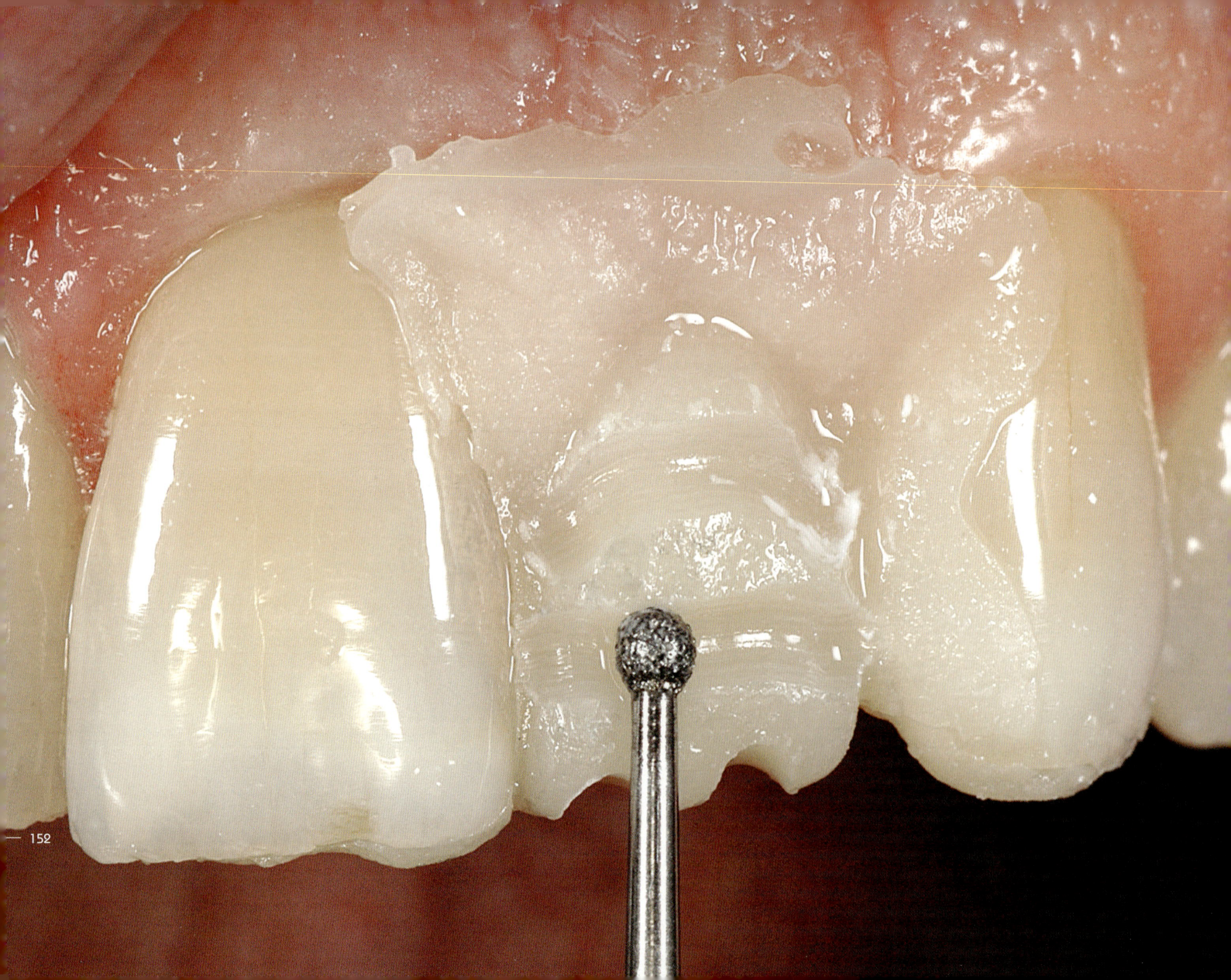

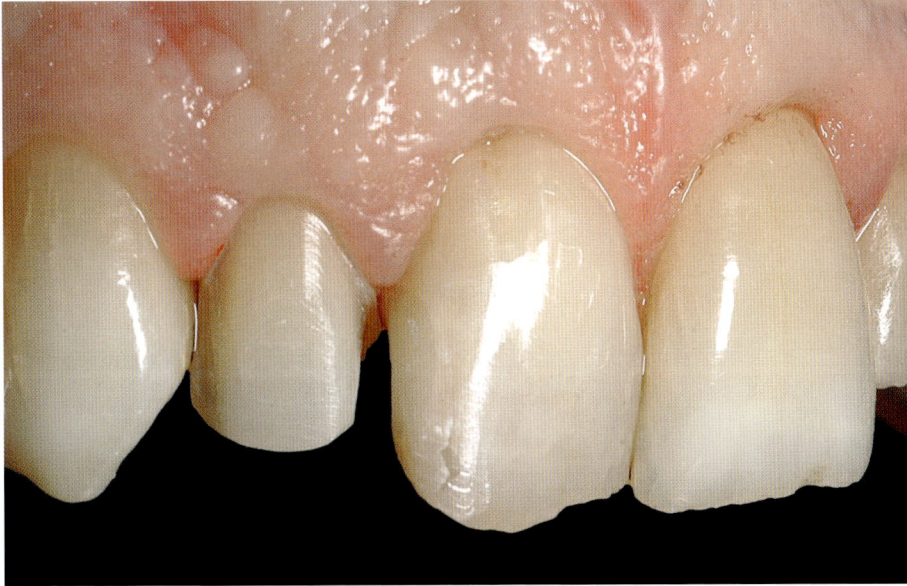

66 *牙体制备只要粗化一下唇面牙釉质，制备邻面以符合唇轴角的良好过渡就可以了。* **99**

由于贴面几乎是"加法"形式的设计，所以侧切牙的唇侧牙釉质基本上得到完全保留。其次，颈部边缘的主要作用有二，一是为牙科技师在制作贴面时有可辨识的终止线，二是确保贴面最终的准确就位。

邻面制备的主要目的也是满足贴面就位。实际上在本案例，由于侧切牙的错𬌗导致其近中和远中邻面存在倒凹，所以邻面的制备无法完全按照解剖外形来均匀磨除组织。

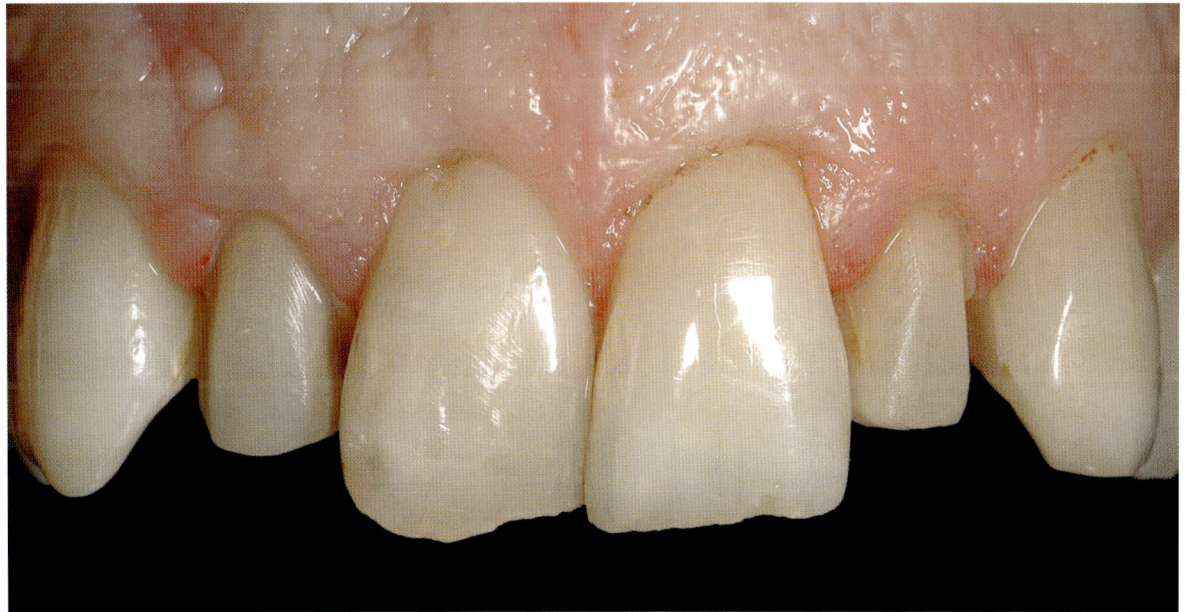

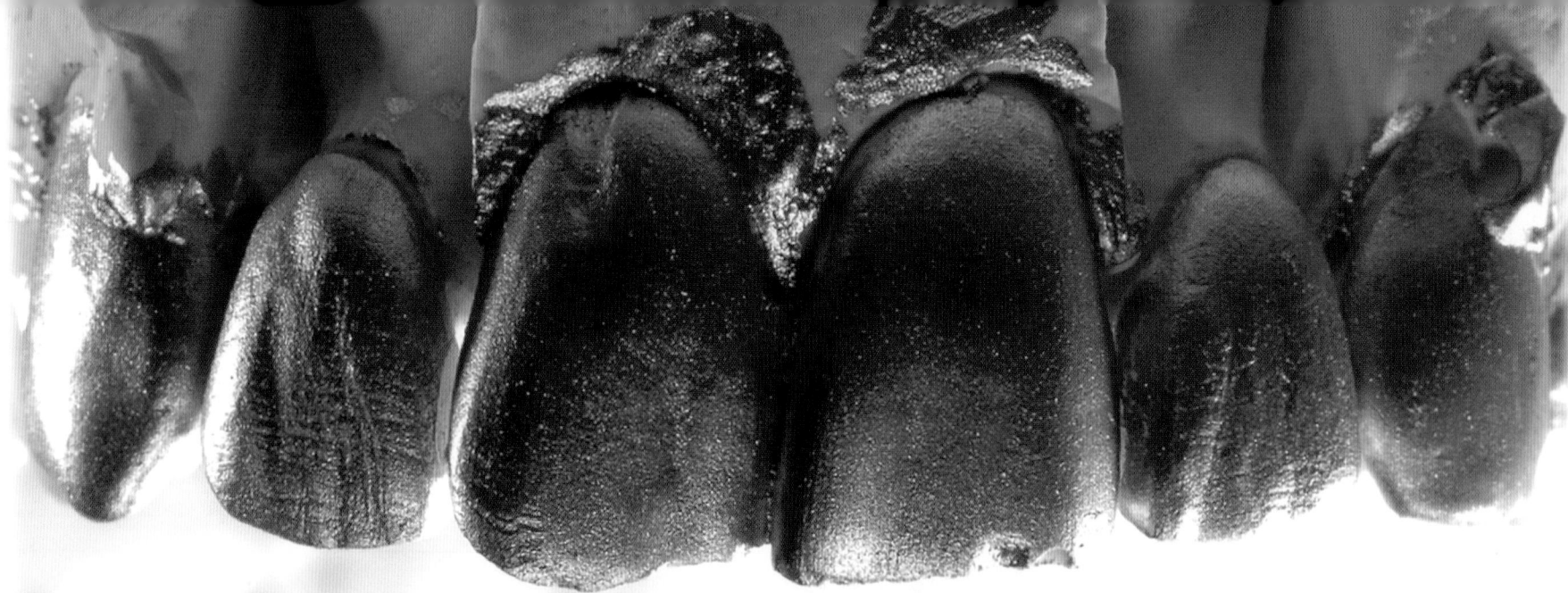

最终结果

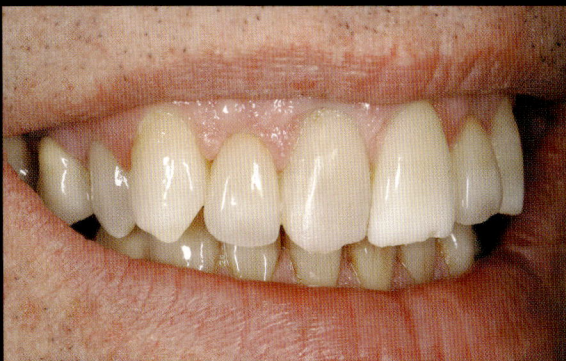 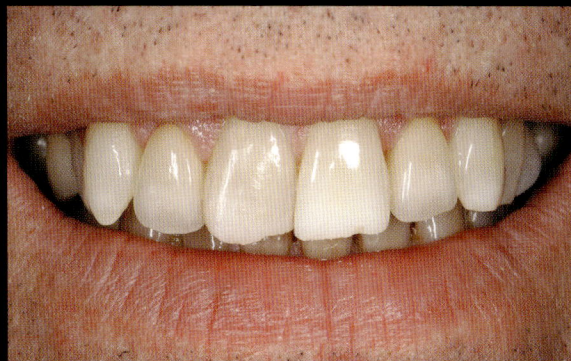 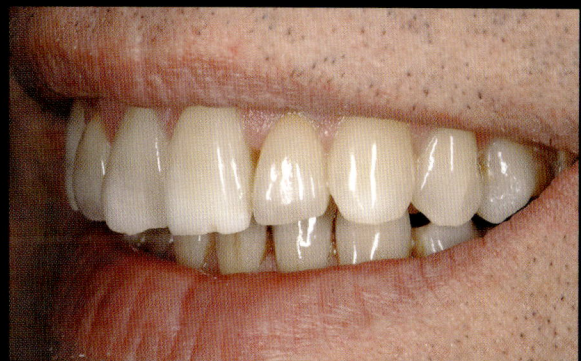

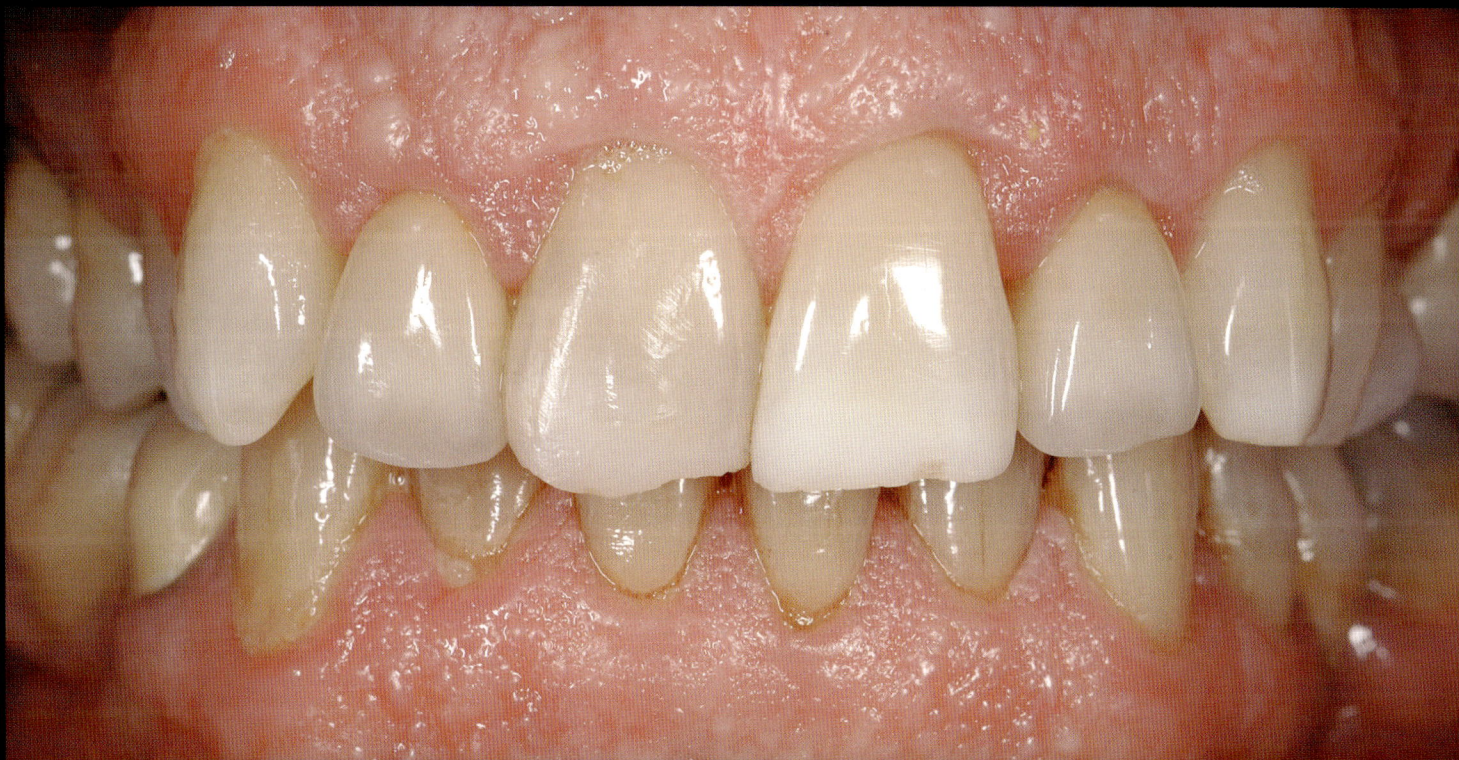

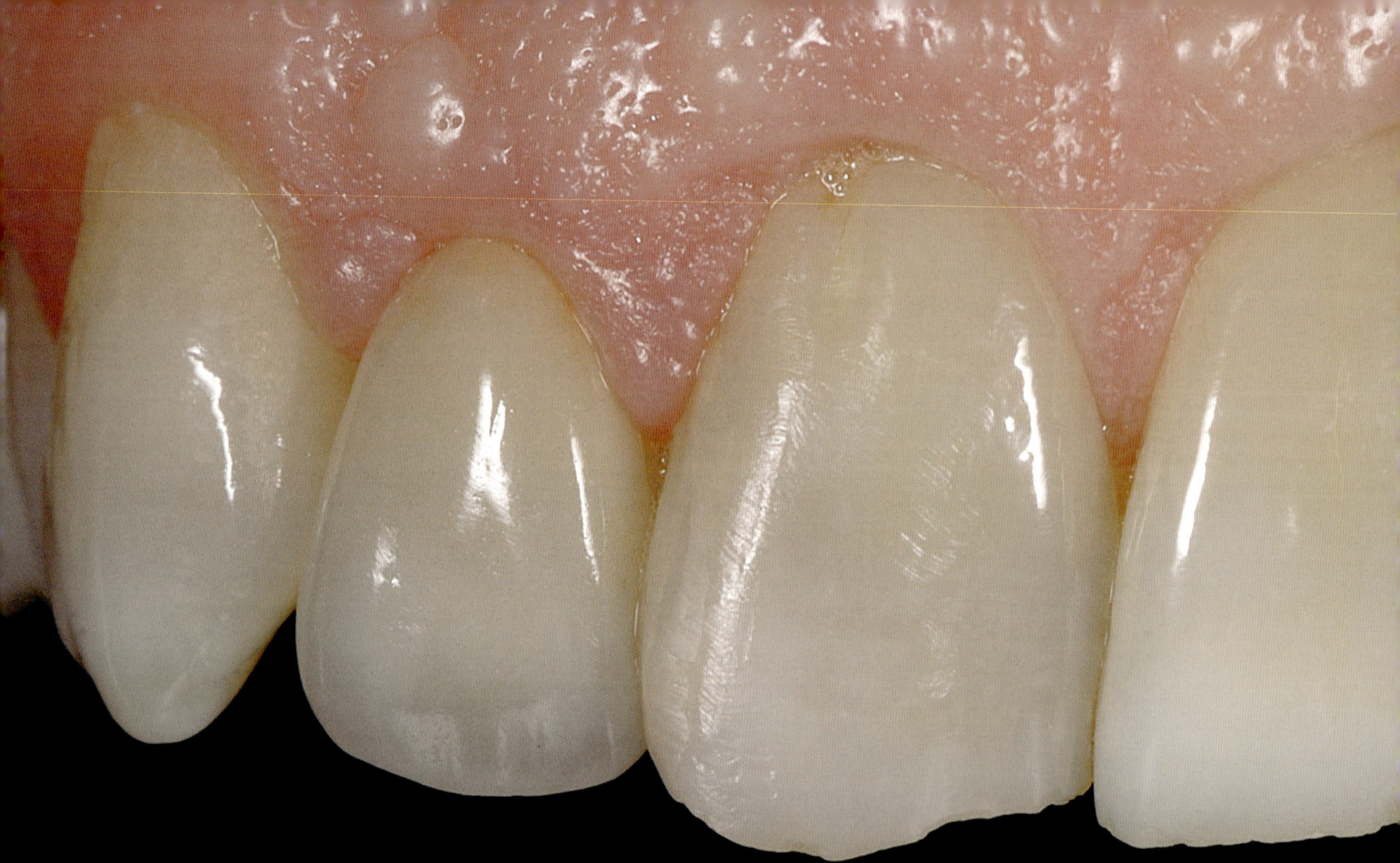

全瓷技师 Hilal Kuday（土耳其）

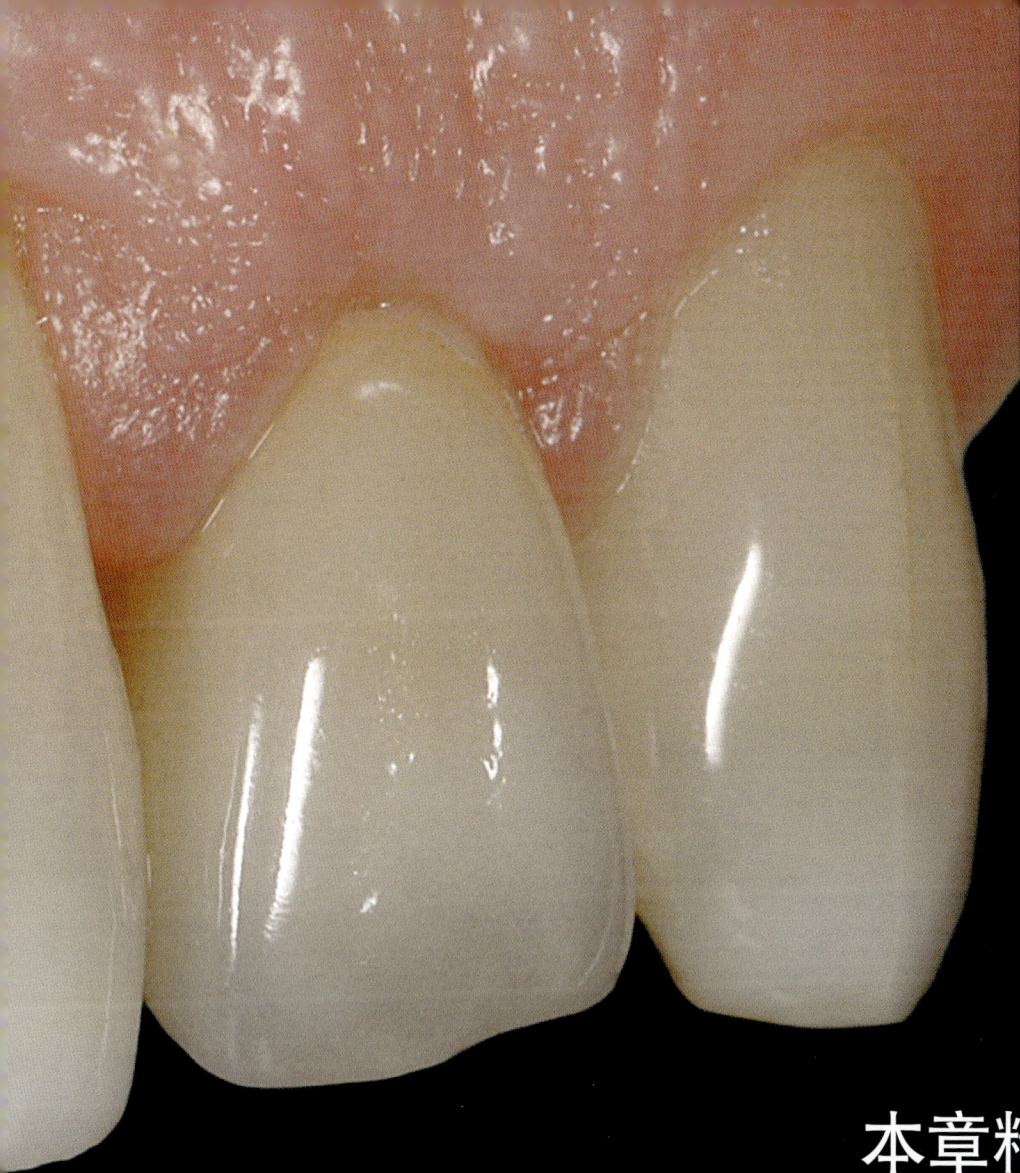

5

本章精要

→ 当患牙存在腭倾时，预备体的切端边缘高度需要增加1倍，即3.0mm而不是常规的
1.5mm。

→ 这种贴面设计只限于1颗或2颗前牙修复，且不改变前牙引导的情况。如果6颗上颌
前牙都有腭倾，那么只能通过正畸治疗排齐牙列。

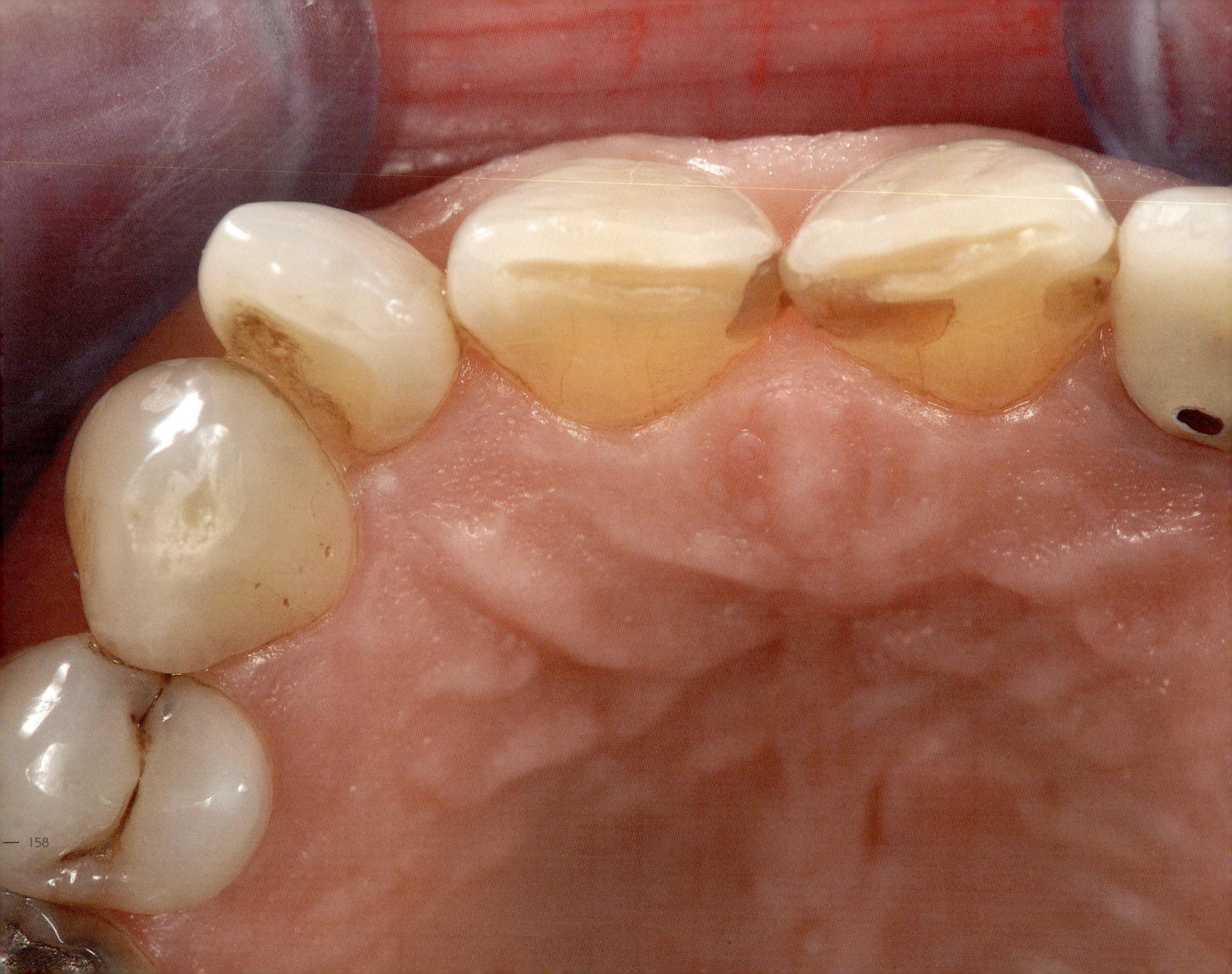

6

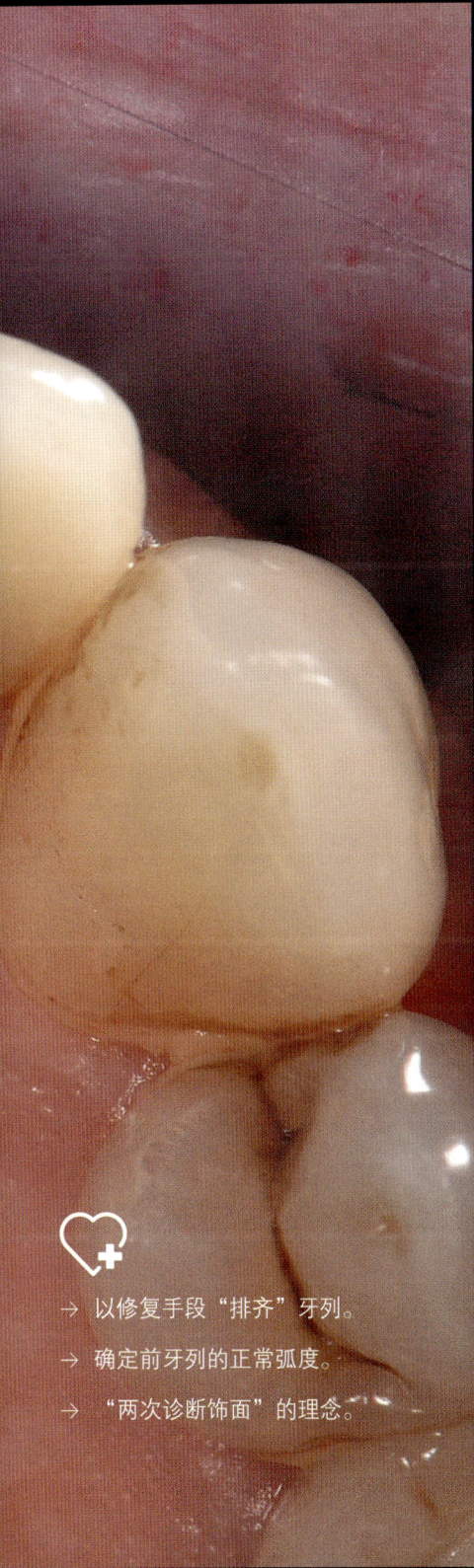

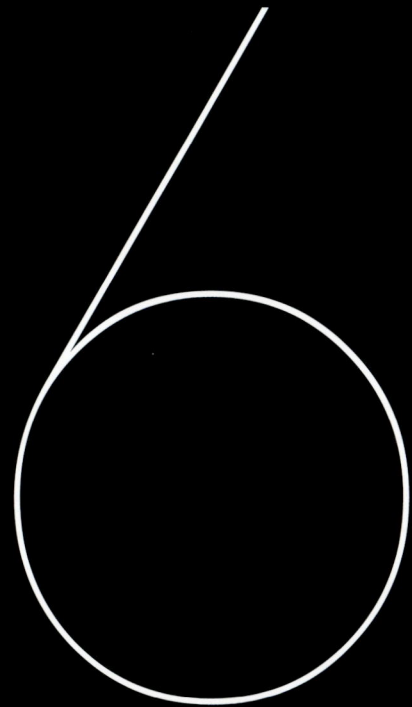

错殆：切牙唇倾
Malocclusion
proclined incisors

→ 以修复手段"排齐"牙列。

→ 确定前牙列的正常弧度。

→ "两次诊断饰面"的理念。

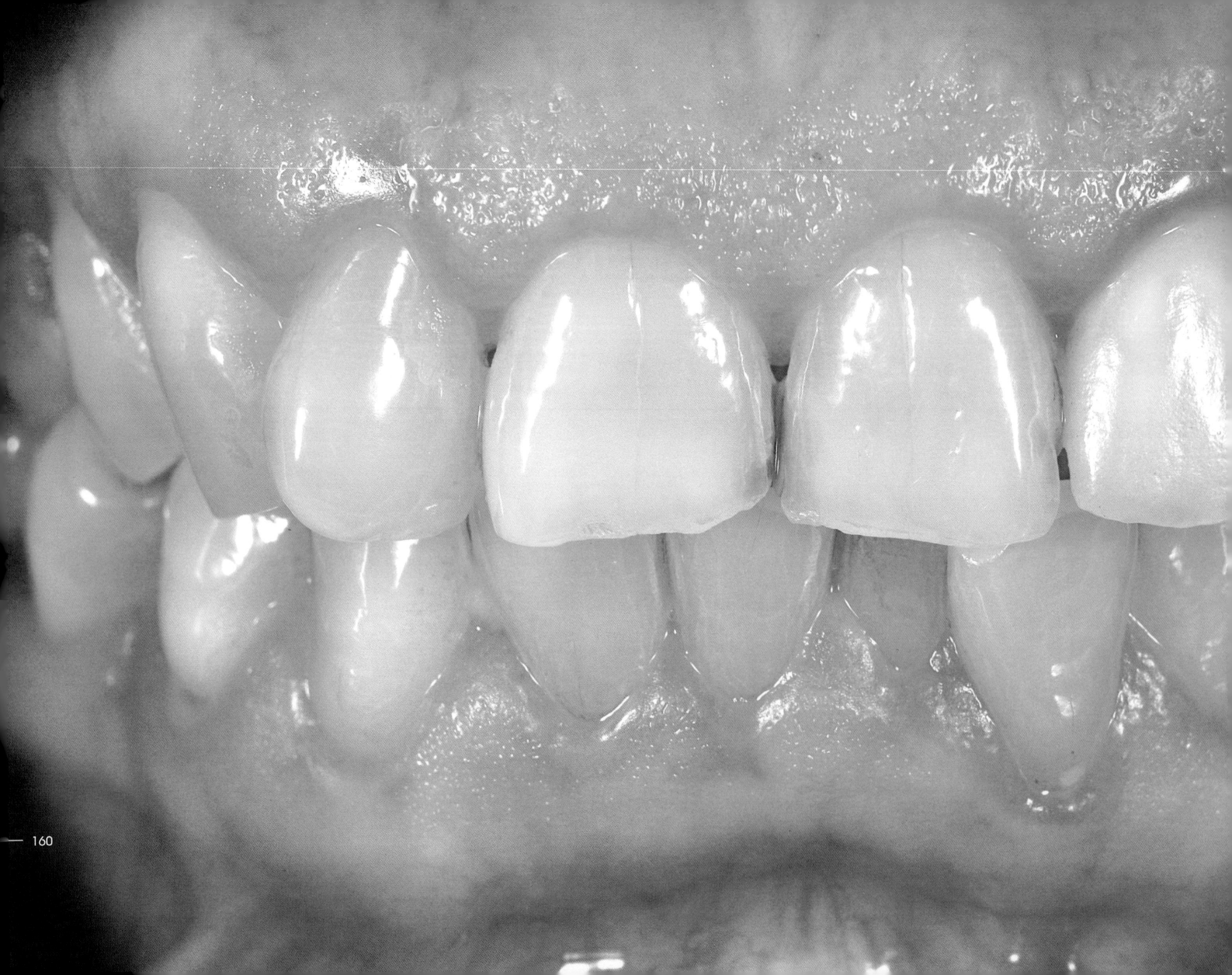

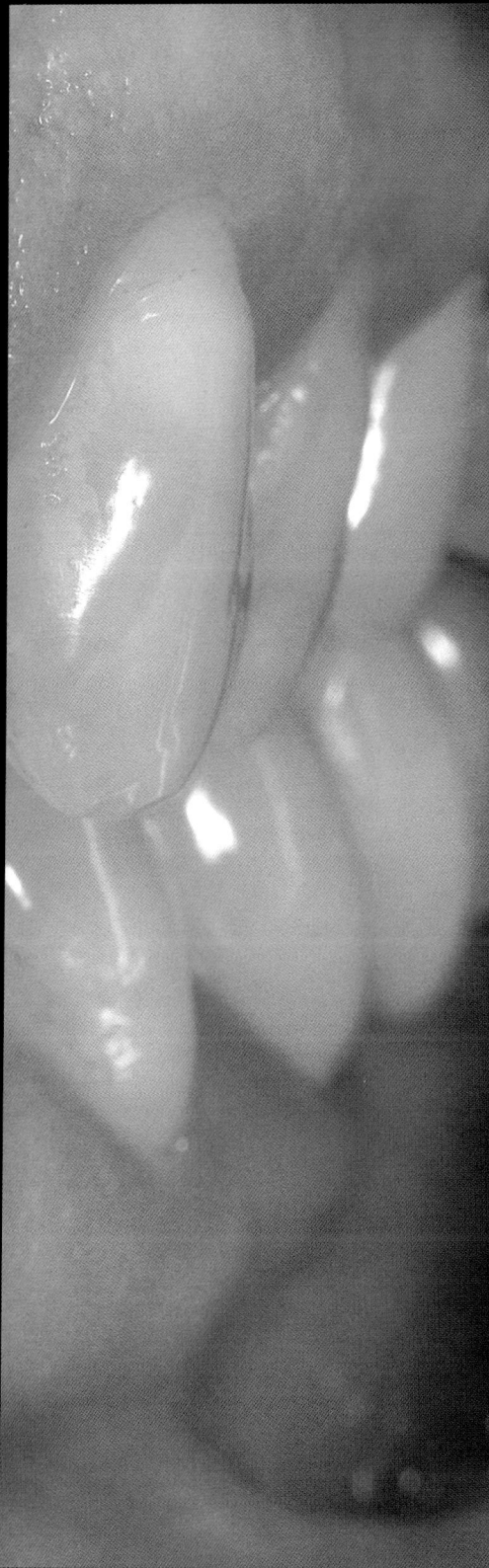

概述

通常来说，牙列错𬌗的患者对改善美观的期望更迫切。一颗或多颗前牙有扭转和/或唇倾或腭倾都不利于和谐的微笑美观。

如果美学治疗的患者存在牙列错𬌗，那么正畸手段也理应纳入整体的治疗方案。这样一来，原本无法满足贴面修复的临床条件就能转变为常规案例。

在过去，正畸医生也许会被视作修复医生的竞争对手，但现在二者已然成了贴面美学修复的盟友。

如果只有单颗牙齿错𬌗，考虑到正畸治疗周期长以及对美观改善的影响小，患者往往会拒绝正畸手段。

从临床来说，当前牙有扭转且与理想的牙列弧度不一致时，诊断饰面在口内操作会很困难。扭转牙干扰硅橡胶导板的完全就位，从而导致理想的美学方案不能准确转移到口内牙列。这种情况下，诊断饰面的效果不够准确：

→ 不能指导医生精确制备牙体组织。

→ 患者也很难从视觉上准确评估美学方案。

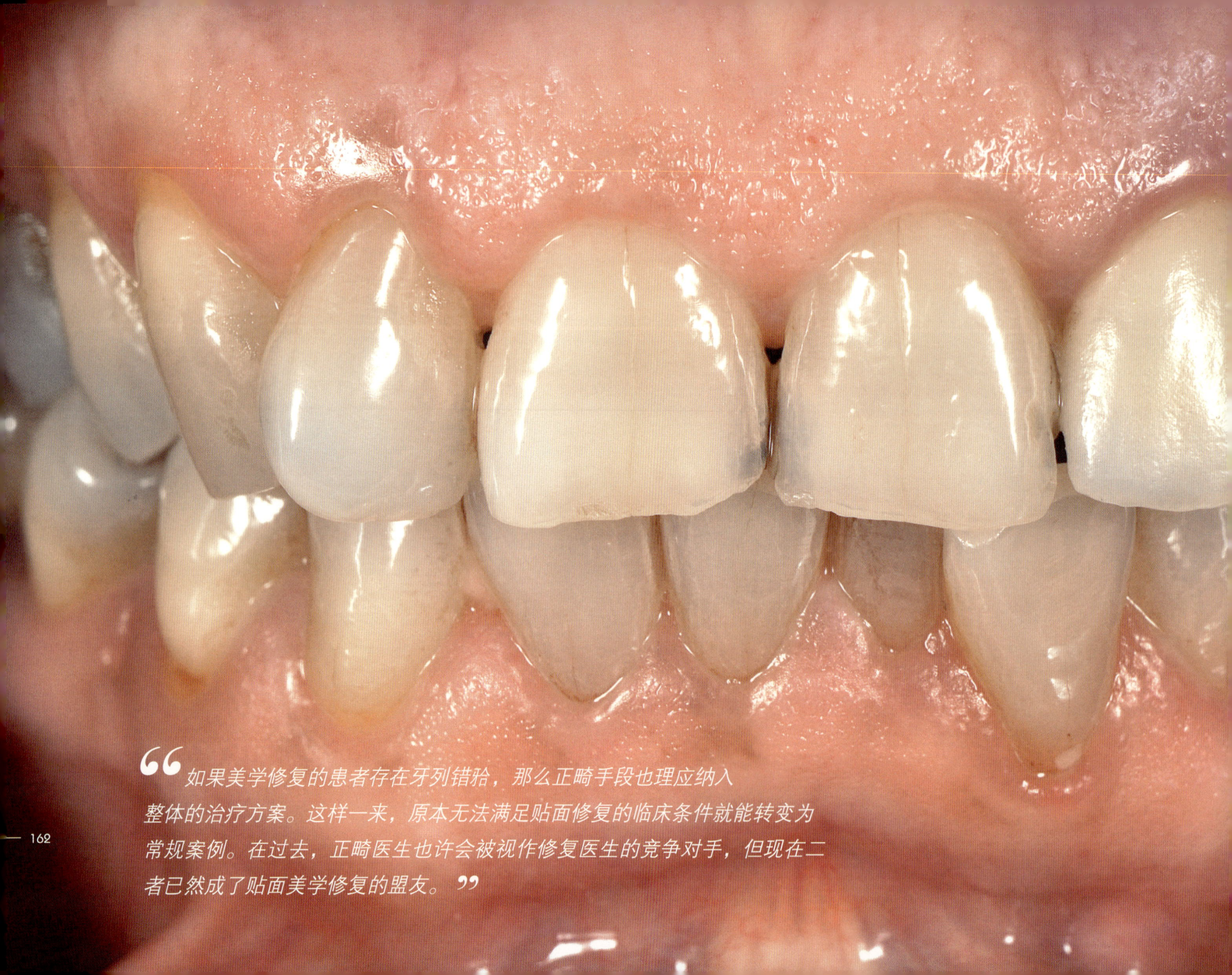

❝如果美学修复的患者存在牙列错𬌗，那么正畸手段也理应纳入整体的治疗方案。这样一来，原本无法满足贴面修复的临床条件就能转变为常规案例。在过去，正畸医生也许会被视作修复医生的竞争对手，但现在二者已然成了贴面美学修复的盟友。❞

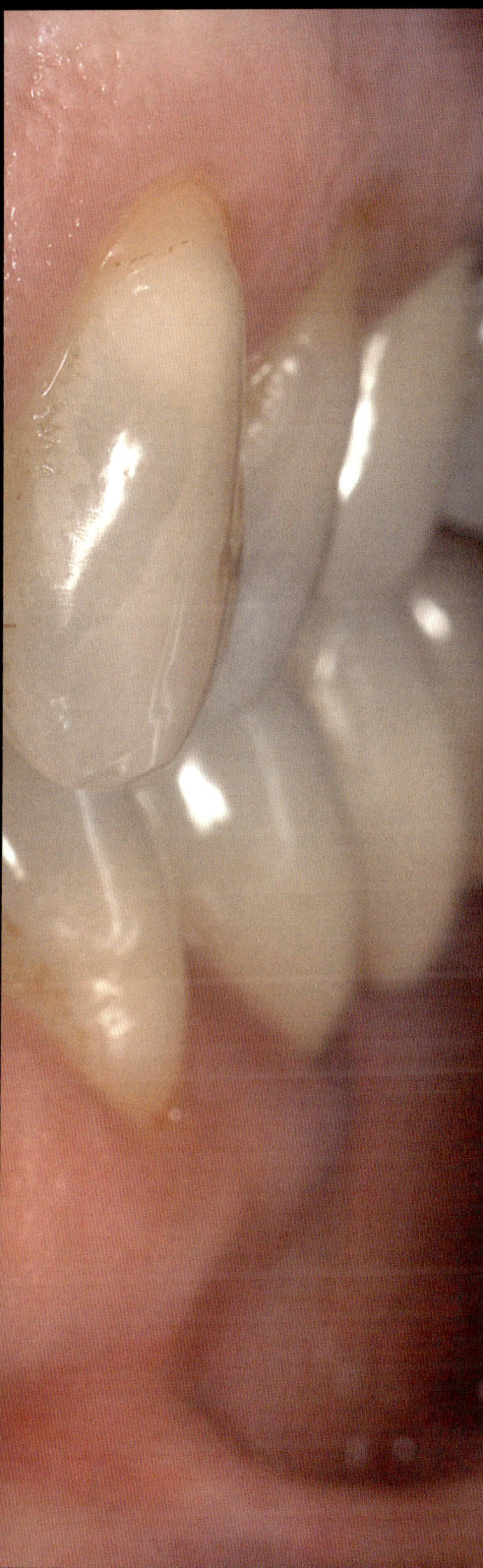

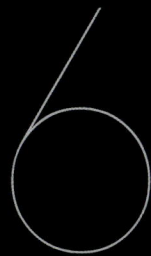

临床情况

病史

→ 55岁，女性。

→ 转介绍，咨询微笑美观的改善。

微笑分析

→ 微笑时可见完整的前方和侧方牙列。

→ 上颌前牙区有多颗牙齿错𬌗。

面部分析

→ 三角脸型。

→ 个性精力充沛，有活力。

主诉

→ 希望改善自己的微笑美观。

→ 介意前牙列不整齐。

→ 修复治疗只提高美观但不改变自己原有的个性化微笑。

美学分析

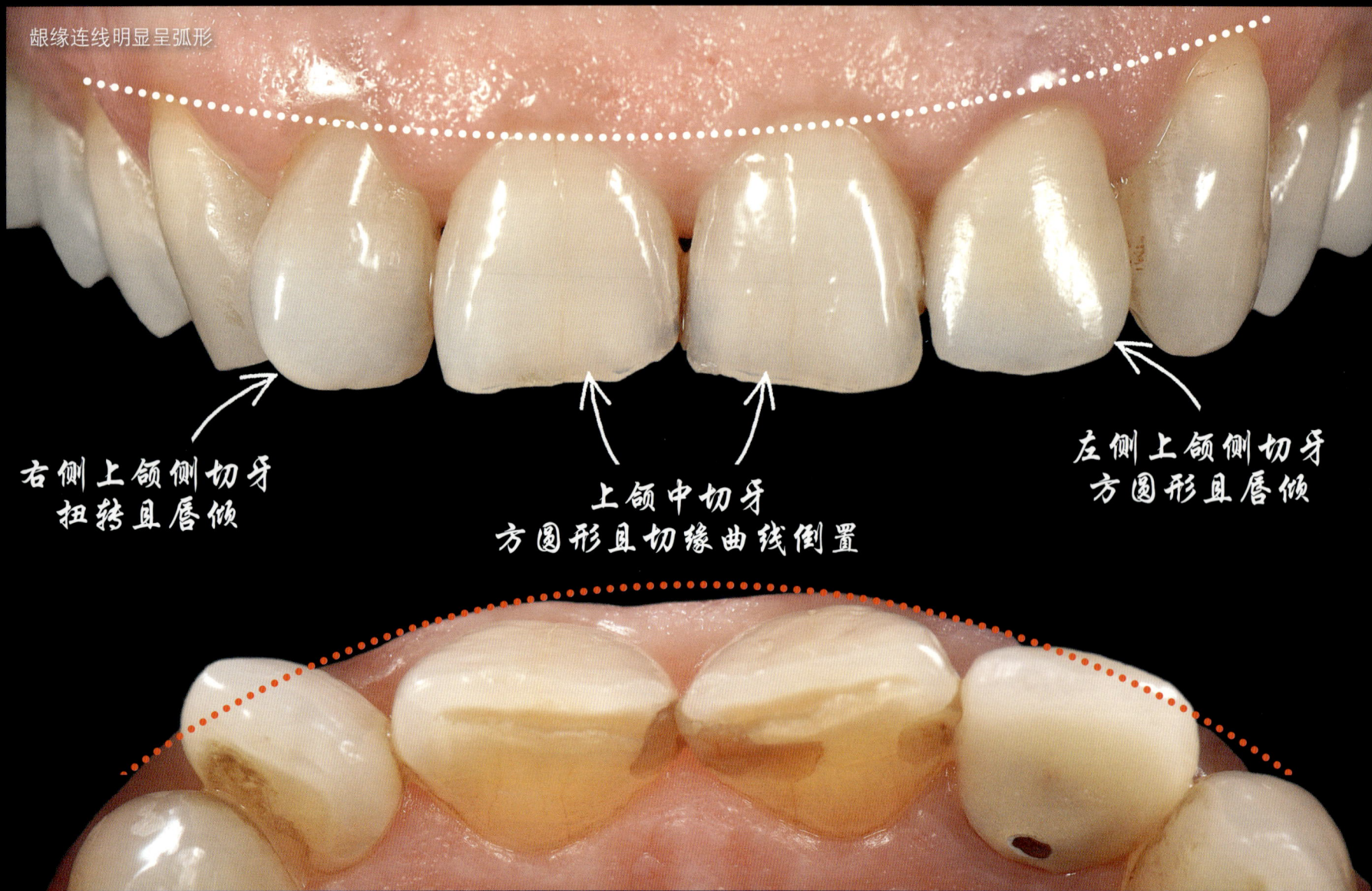

龈缘连线明显呈弧形

右侧上颌侧切牙
扭转且唇倾

上颌中切牙
方圆形且切缘曲线倒置

左侧上颌侧切牙
方圆形且唇倾

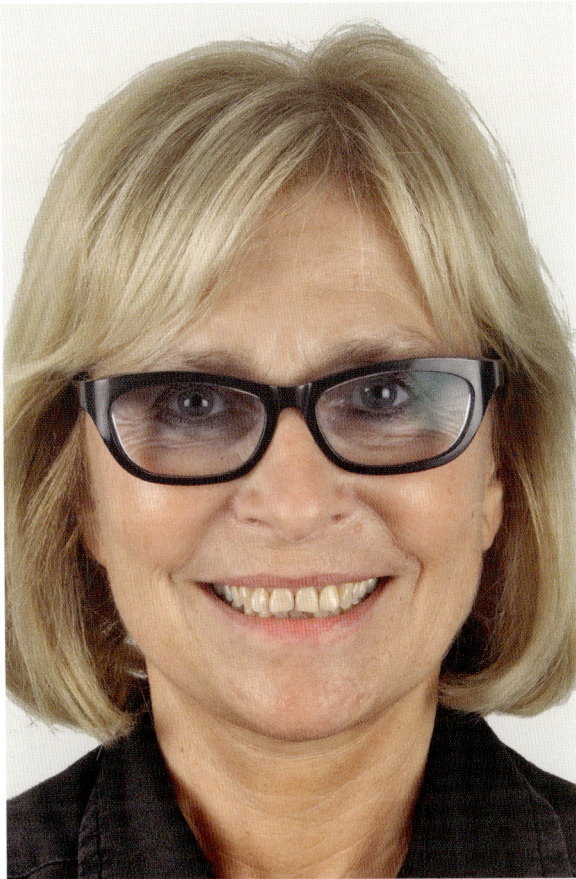
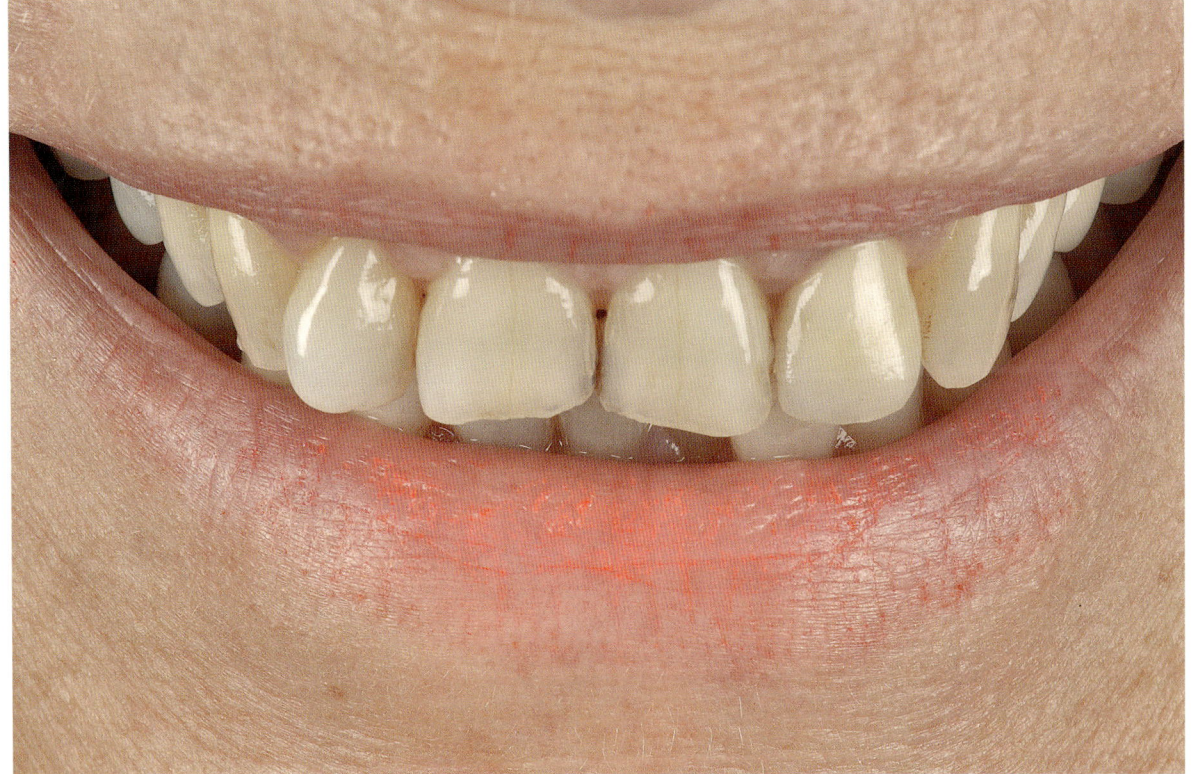
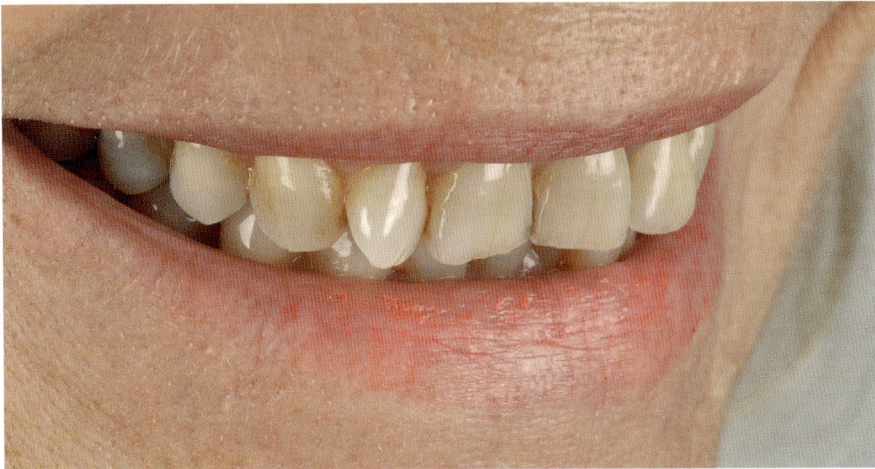
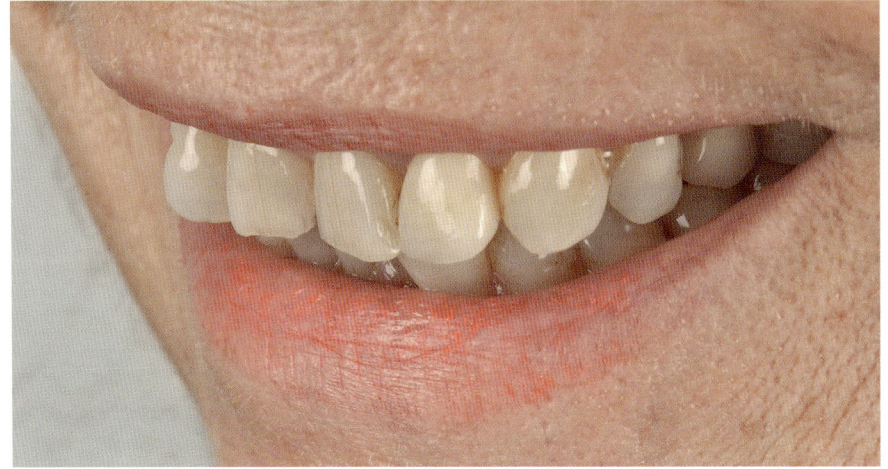

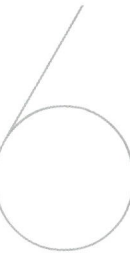

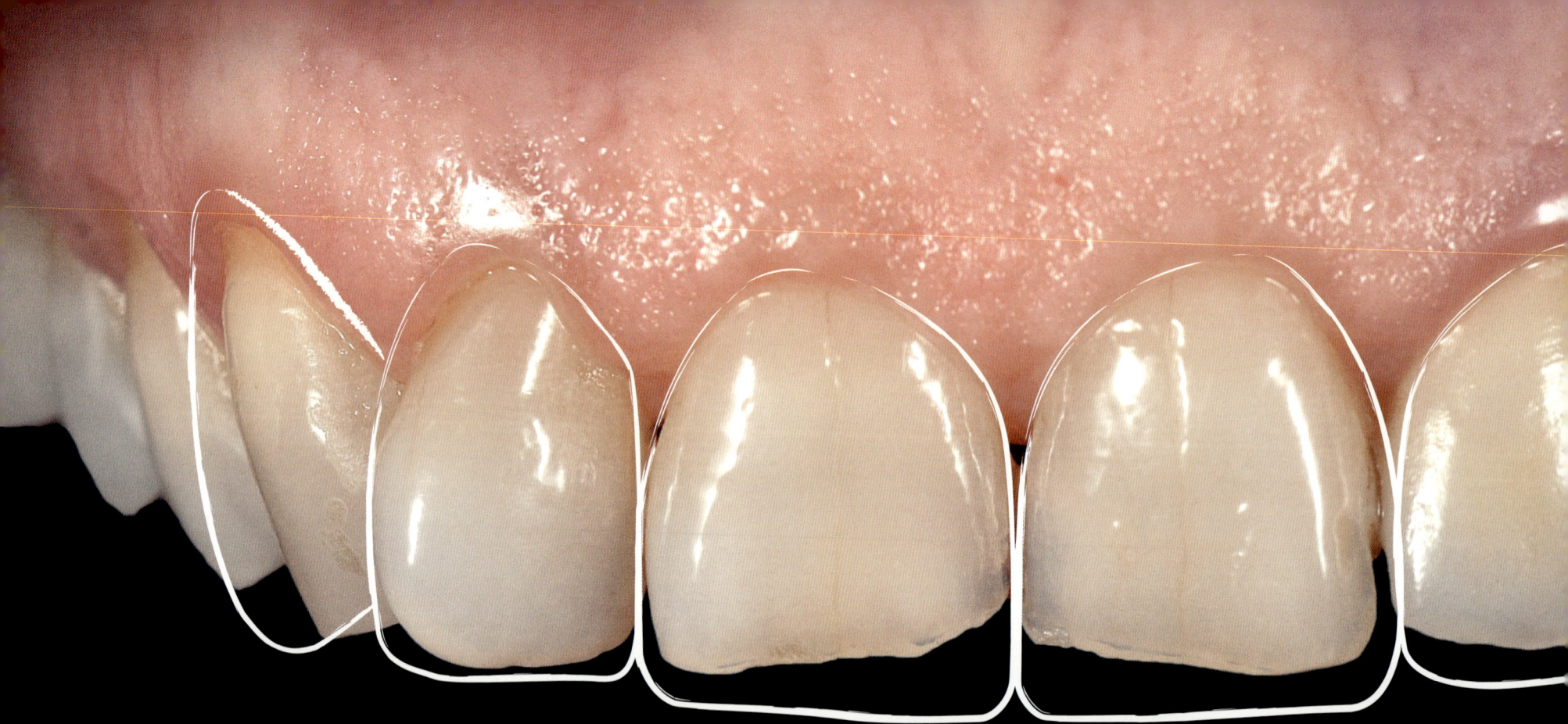

> 治疗目标是重建和谐的前牙列弧度
> 外形，并非追求完美，要考虑到不改变患者
> 个性化的微笑特质，以及不影响唇部的功能运动。

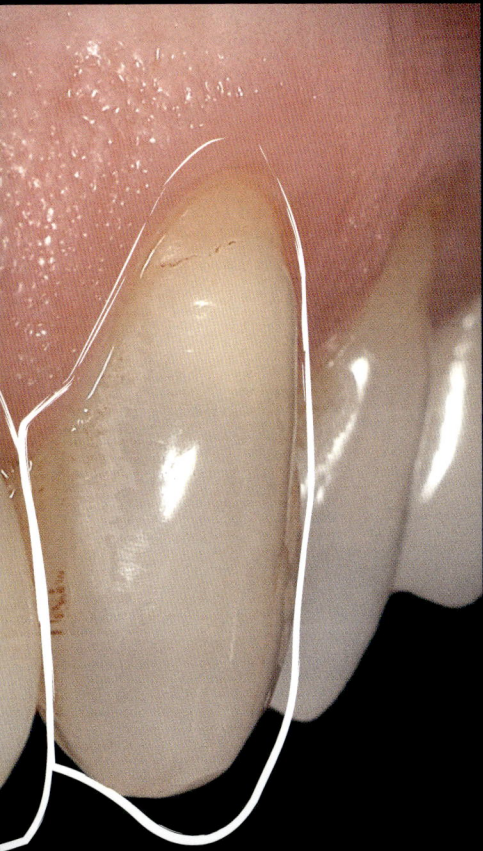

治疗目标

→ 以修复手段调整上颌前牙列的弧度外形以及扭转的侧切牙，最终实现"排齐"前牙列的目的。与此同时，不改变上颌中切牙在微笑中的主导地位，也不改变患者个性化的微笑特质。

→ 上颌中切牙的切端加长，以符合理想的牙体（宽高）比例。

→ 修复范围包括至前磨牙，目的是提高整个微笑牙列的亮度。

治疗方法的发展演变

在采集信息时，完整的骀面照片必不可少。它能帮助医生准确地评估前牙列在三维空间内的位置，以及错骀的严重程度。

在考虑错骀牙修复治疗的牙髓组织预后和生物学代价时，我们切不可草率判断。

下文我们将会详细讨论两种截然不同的治疗理念和方法。

1. 传统的方法：基于现状

以牙列的原始弧度外形作为参考，磨除弧度之外的多余组织。这种方法显然会磨除相当多的牙体组织，不利于保留牙髓活力。

2. 当代的方法：着眼未来

在制作蜡型方案和确定新牙列弧度外形时，有两点要特别强调：

→ 先制作扭转牙的邻牙蜡型设计（右侧上颌中切牙和尖牙）而石膏模型上的侧切牙在此阶段不予处理。

→ 在蜡型上建立新的牙列弧度之后，判断扭转牙在新弧度之外的多余组织量。然后，在右侧上颌侧切牙的石膏模型上调磨掉这部分多余组织，保持其与牙列其他牙齿的和谐排列。最后，完成侧切牙唇面的蜡型设计。

牙列唇侧的新弧度外形一旦确定了，我们就能判断"排齐"右侧上颌侧切牙需要调磨掉多少组织量。

→ 在右侧上颌侧切牙的石膏模型上调磨掉牙列新弧度之外的多余组织。

→ 完成侧切牙唇侧的蜡型方案，建立和谐的前牙列弧度外形。

→ 制作硅橡胶导板，复制蜡型方案。

66 *在当代，错骀牙修复的临床分析是基于治疗后的牙体或牙列形态，符合最佳的牙体组织保存原则。* **99**

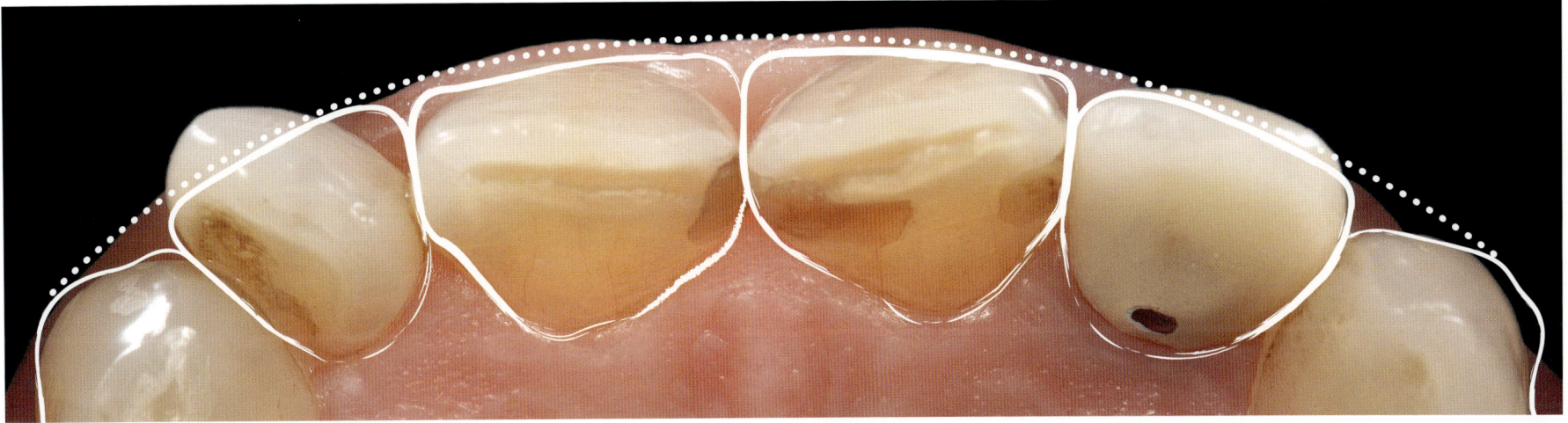

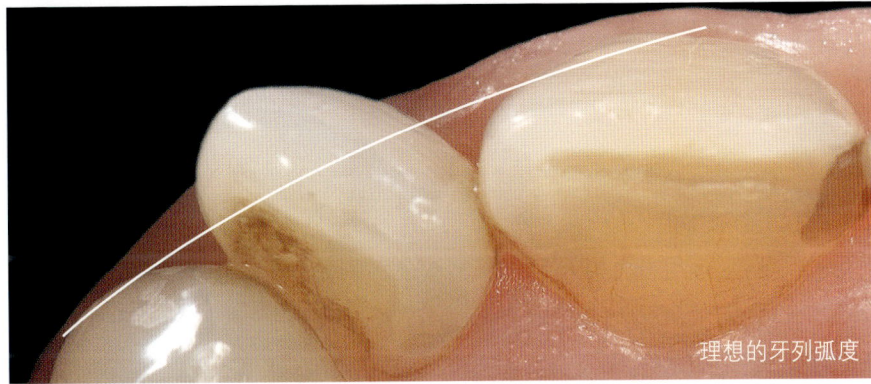

理想的牙列弧度

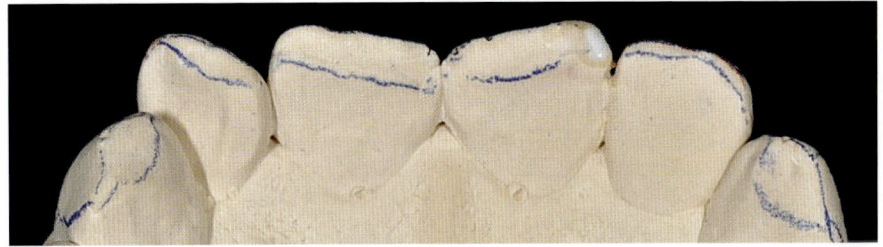

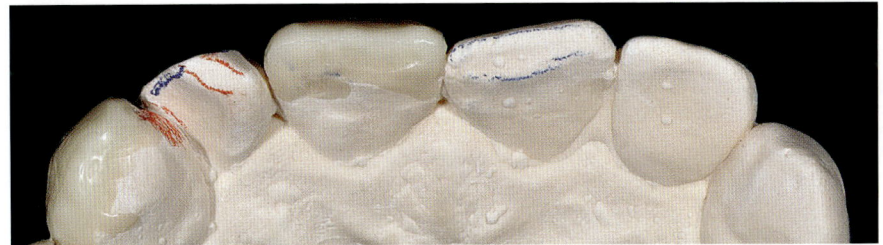

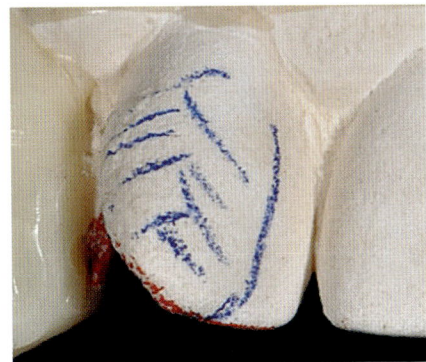

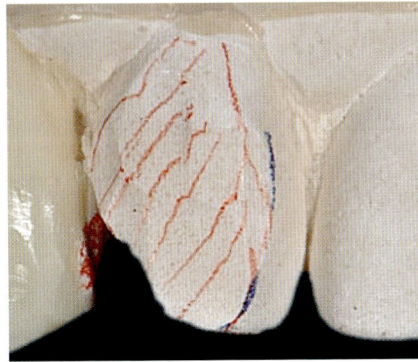

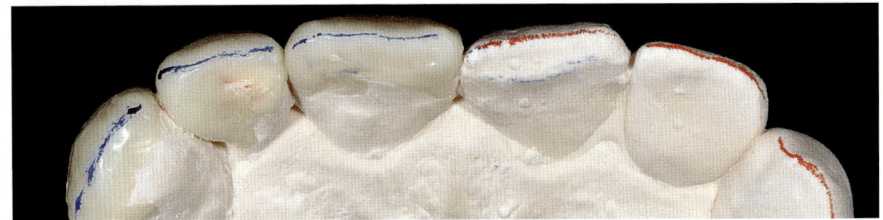

第一次诊断饰面：为患者树立信心，但饰面位置偏颊侧

— 第一次诊断饰面（位置偏颊侧）

— 初始情况

— 美学方案

■ 需初步制备的牙体组织

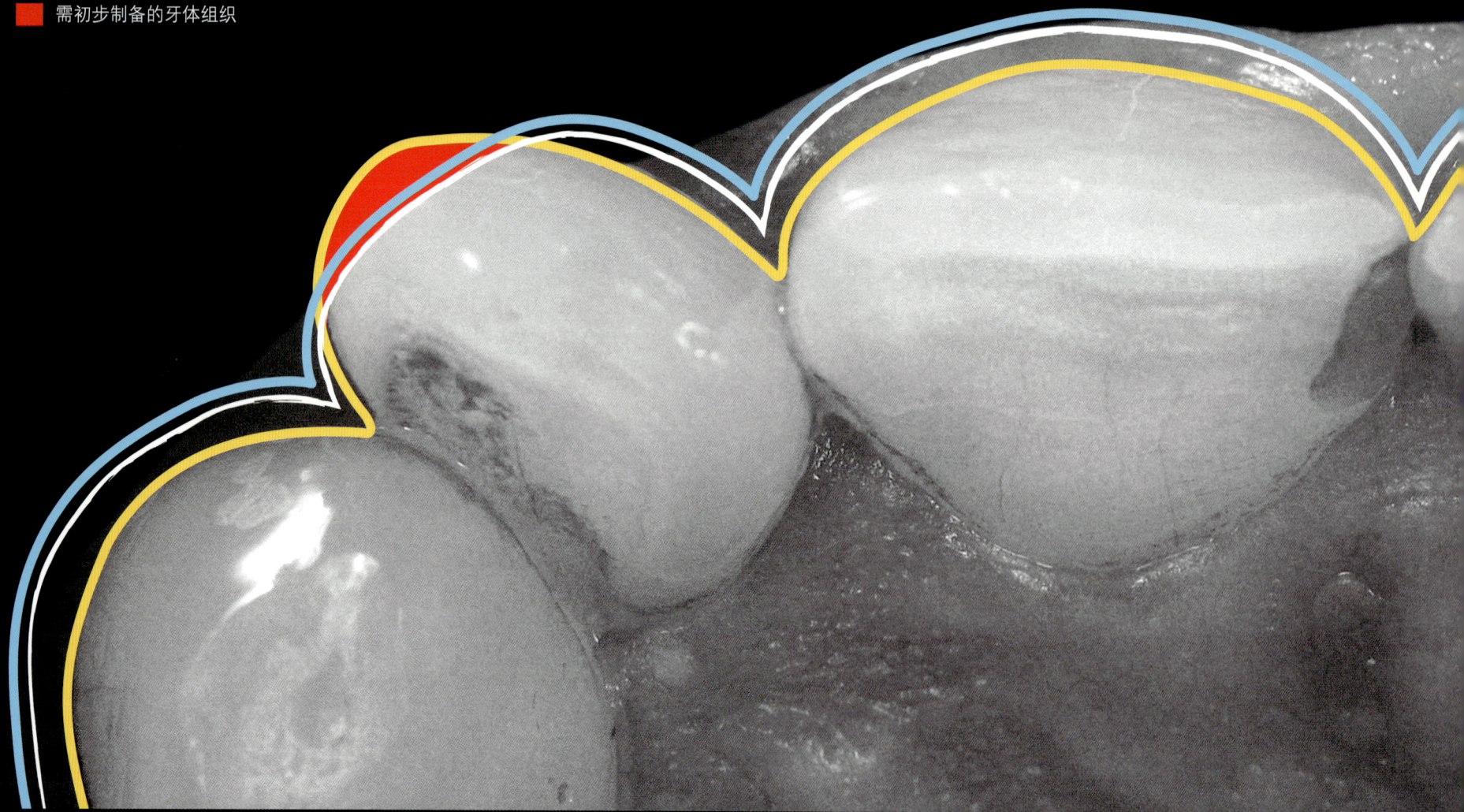

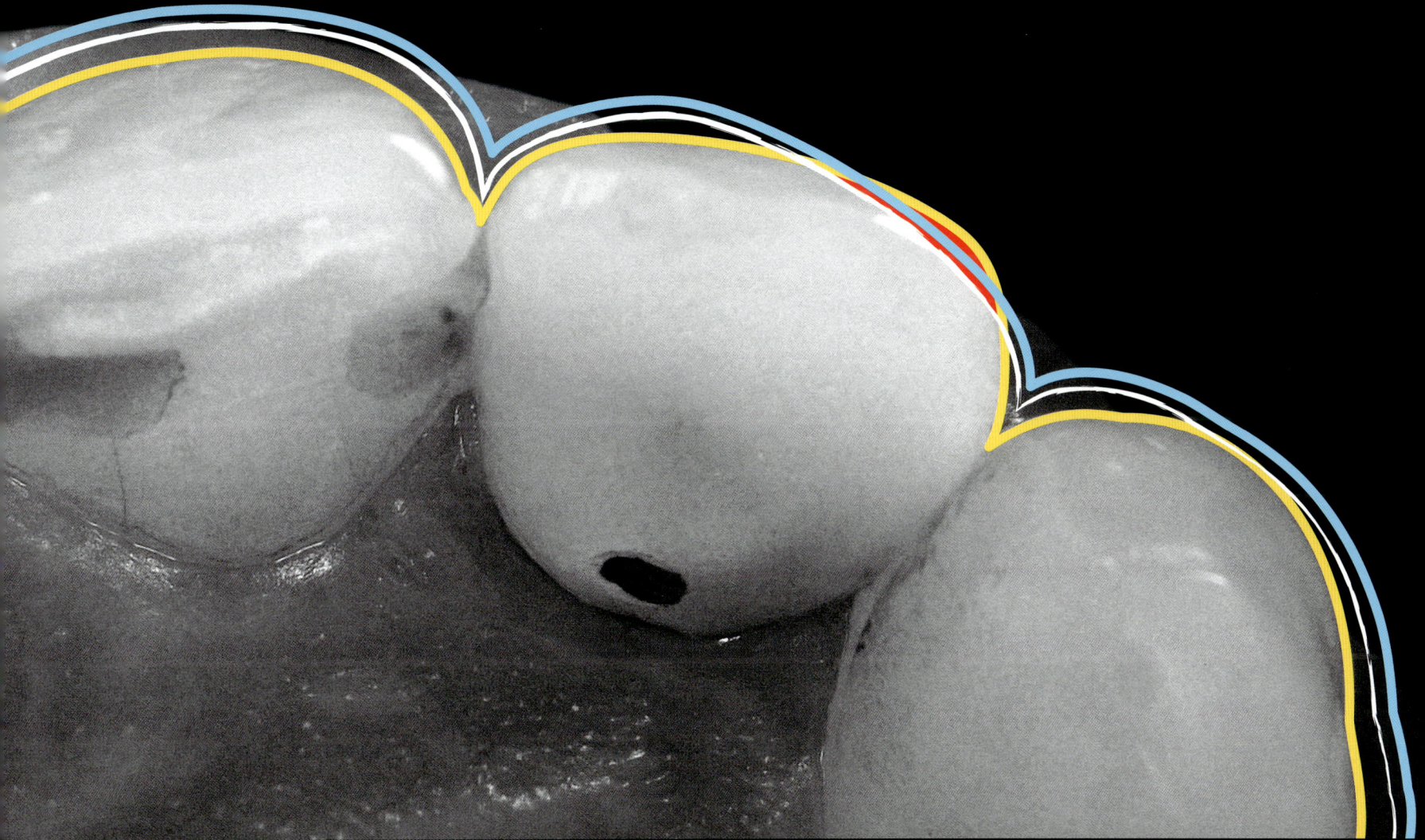

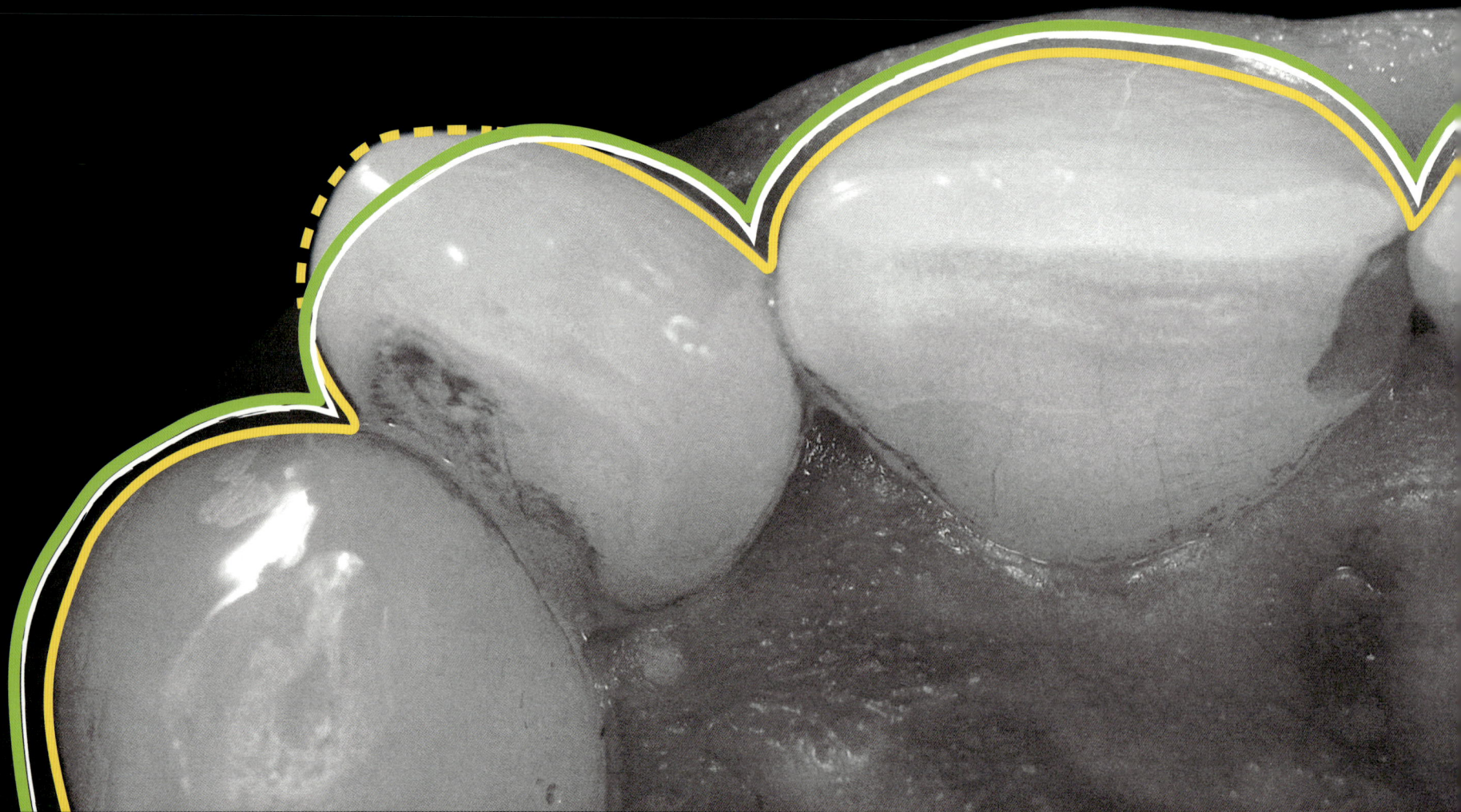

第二次诊断饰面

- **—** 第二次诊断饰面（已磨除了牙列弧度之外的牙体组织）
- **▪ ▪** 初始情况
- **—** 美学方案

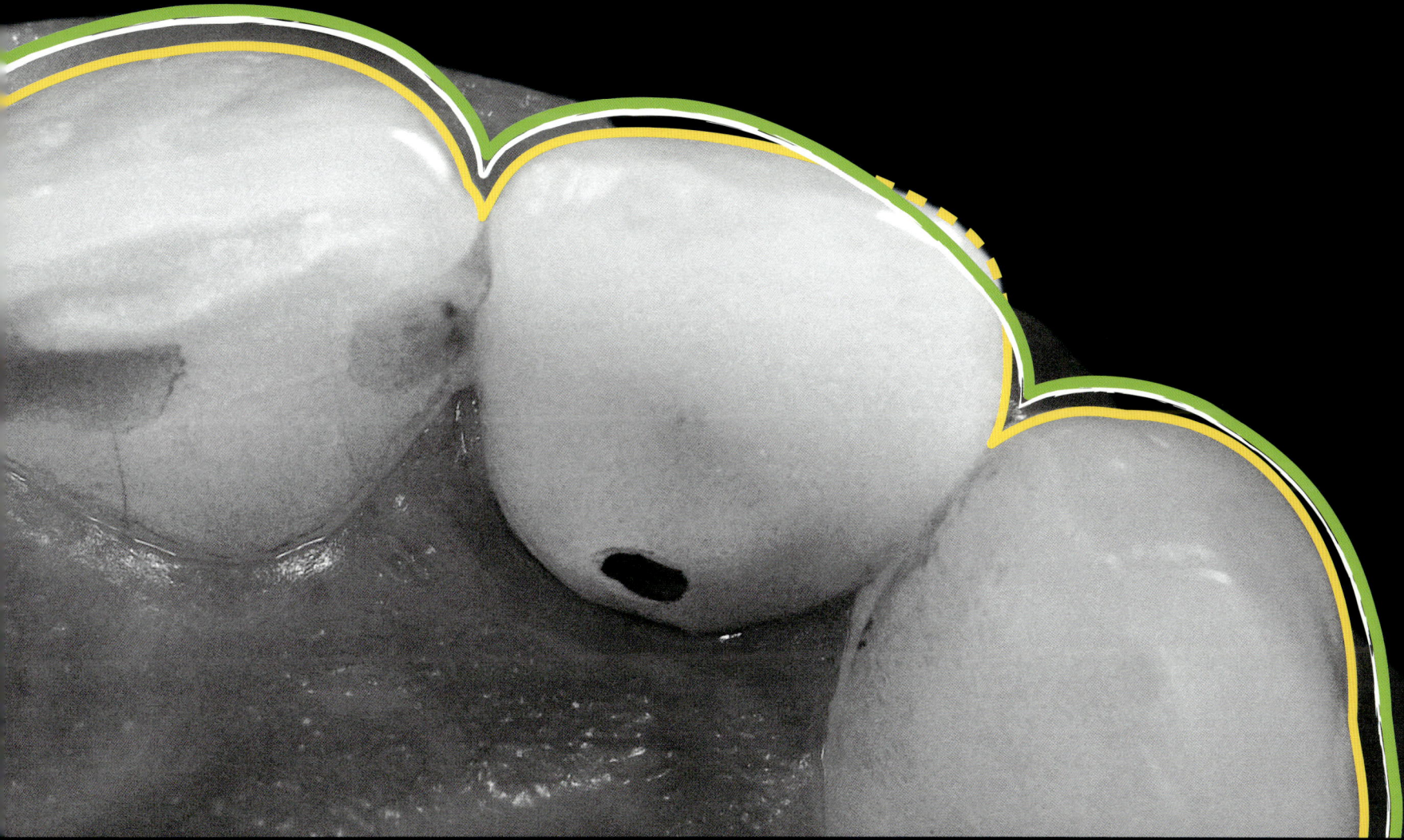

"两次诊断饰面"的理念

第一次诊断饰面 ⟶ 为患者树立信心并指导医生磨除牙列弧度之外的牙体组织

第二次诊断饰面 ⟶ 精确转移了蜡型方案并指导最终的牙体制备

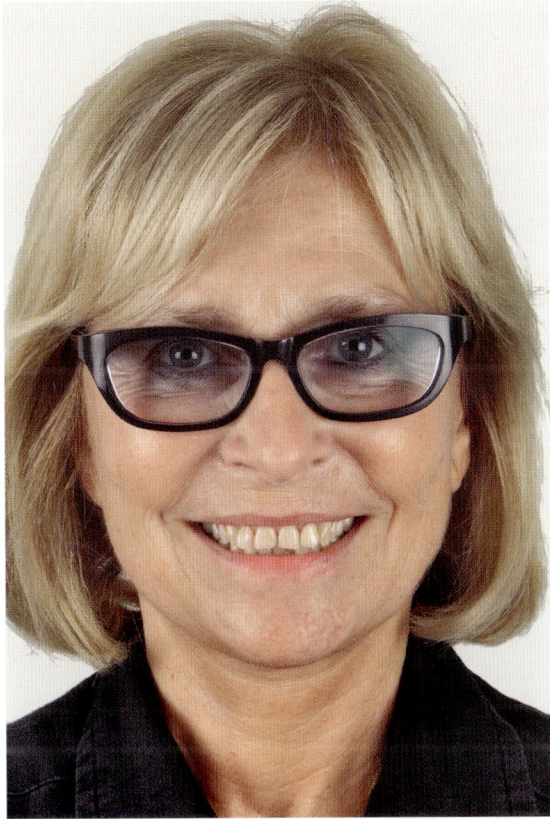
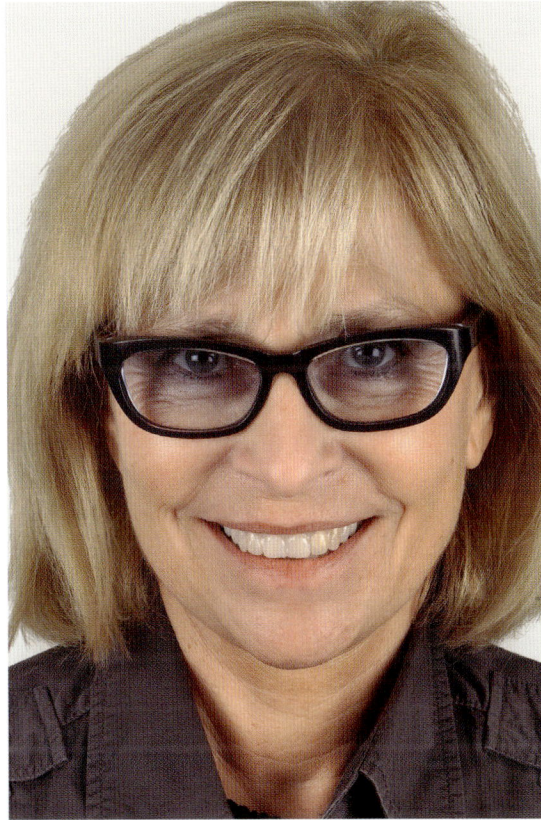
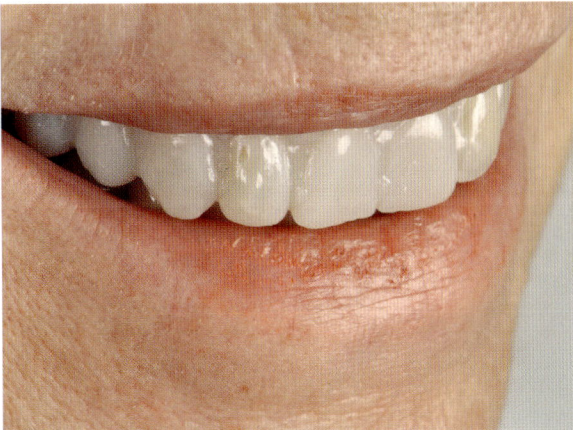
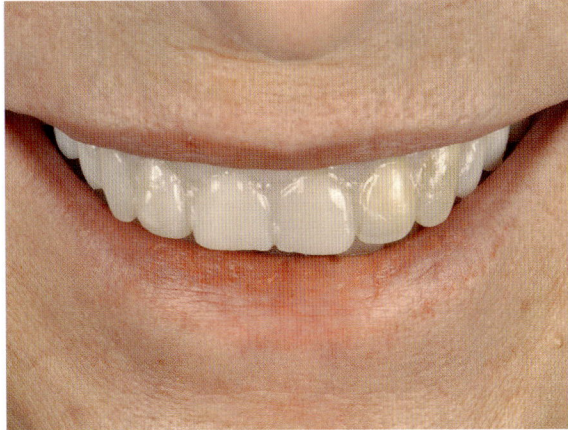
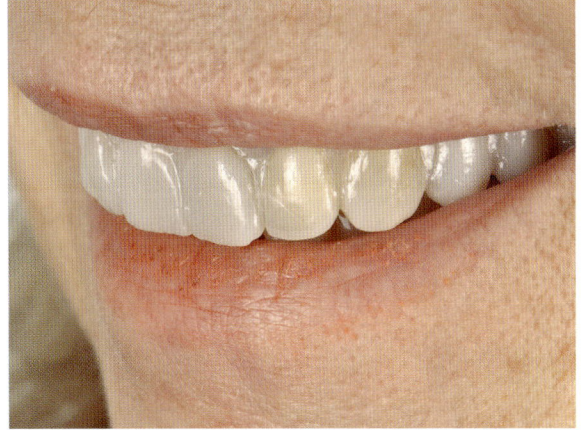

"两次诊断饰面"的理念

第一次诊断饰面：判断需初步制备的牙面

医生在转移蜡型到口内时会面临的一个问题是，硅橡胶导板无法完全就位。因为在蜡型制作时石膏模型的个别牙（右侧上颌中切牙和左侧侧切牙）经过了调磨而在口内尚且完整。所以导板在就位时与扭转牙就产生了明显的摩擦阻力。

"第一次诊断饰面"的优点和不足：

→ 优点：与患者保持社交距离的条件下，"预览"方案的口内美学效果。此时很难发现饰面有不完全就位。

→ 不足：由于导板与扭转牙的摩擦阻力，诊断饰面的就位位置会偏颊侧。所以它不能用于精确指导牙体制备。否则技师无法充分得到修复体的制作空间以复制蜡型方案；又或者，最终制作的贴面在口内偏颊侧，如第一次诊断饰面的效果。

临床操作

第一次诊断饰面的重要作用是帮助医生从视觉上判断和指导需初步制备的牙面。初步制备仅涉及在牙列颊侧弧度之外的牙体组织，以粗颗粒金刚砂车针磨除之。

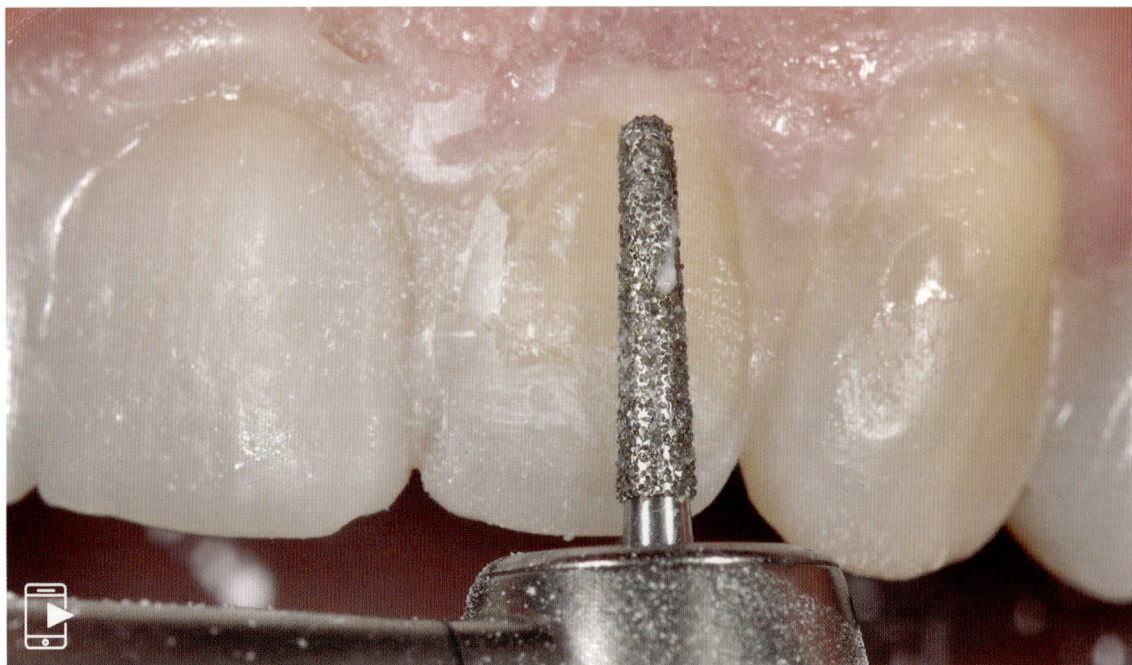

66 *为了得到理想的美学结果，必须再次进行口内的饰面操作。* **99**

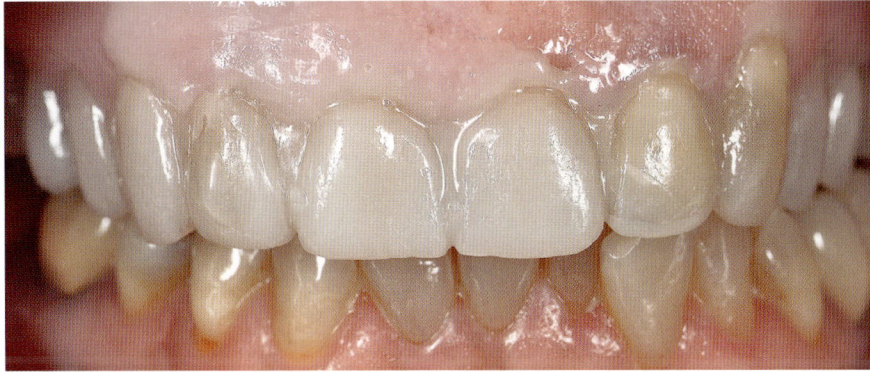
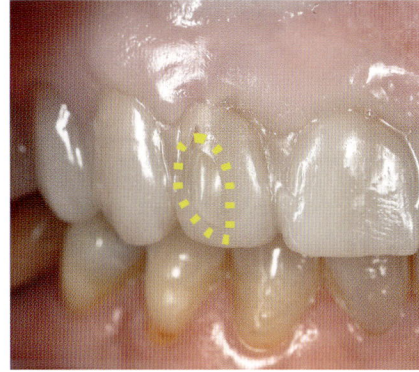
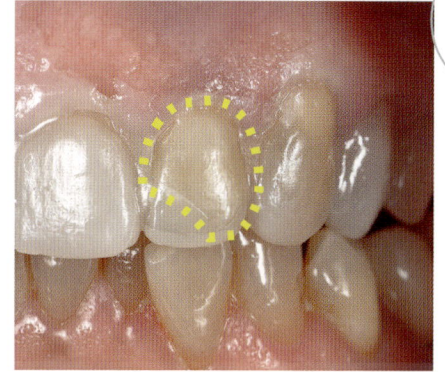

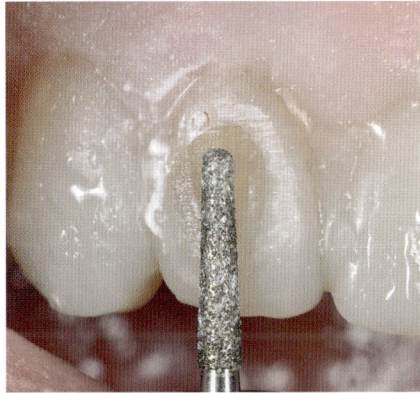
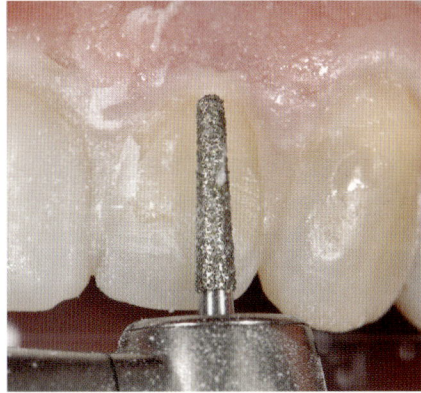
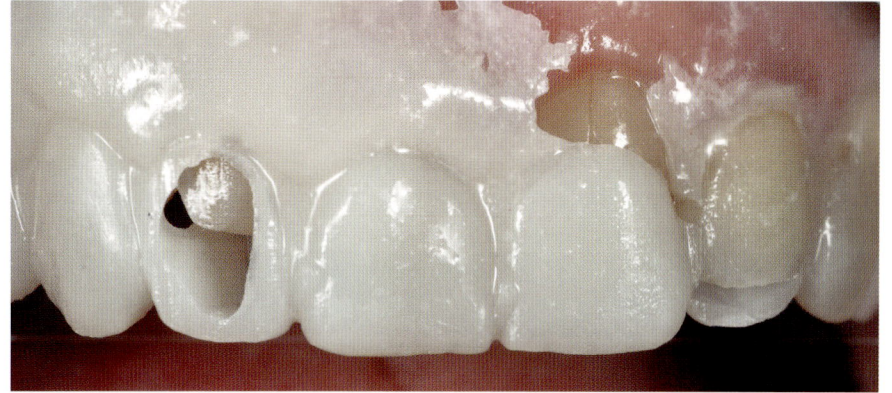

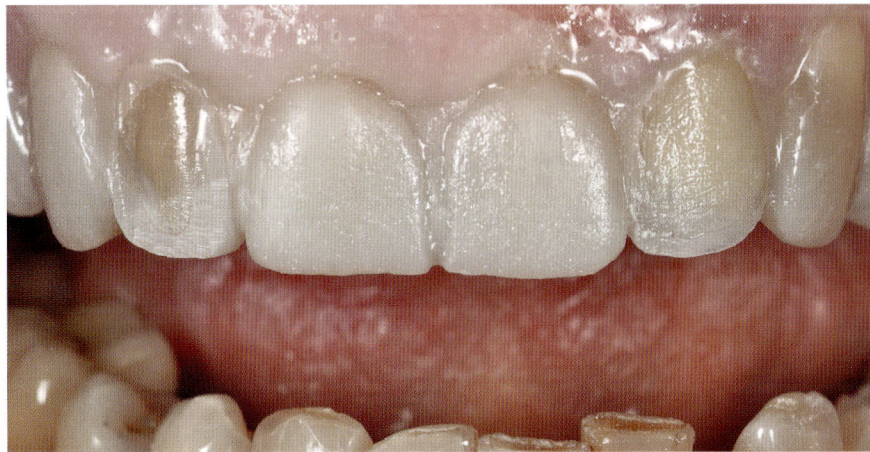
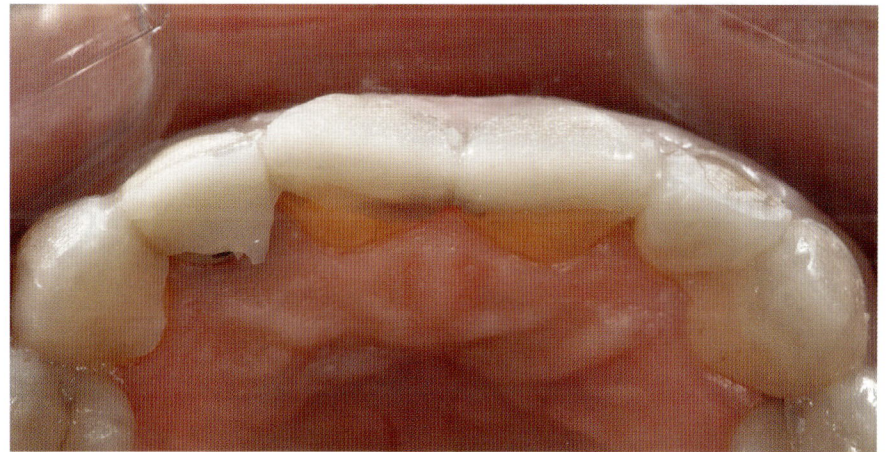

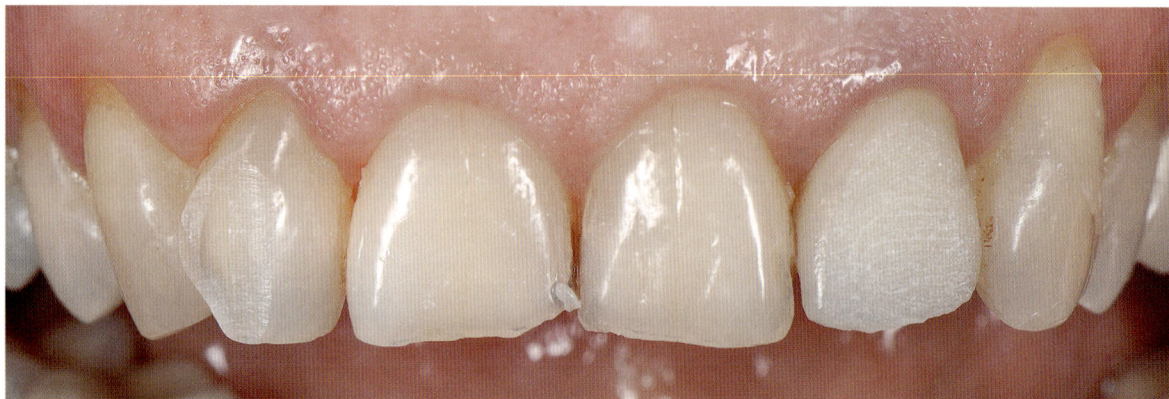

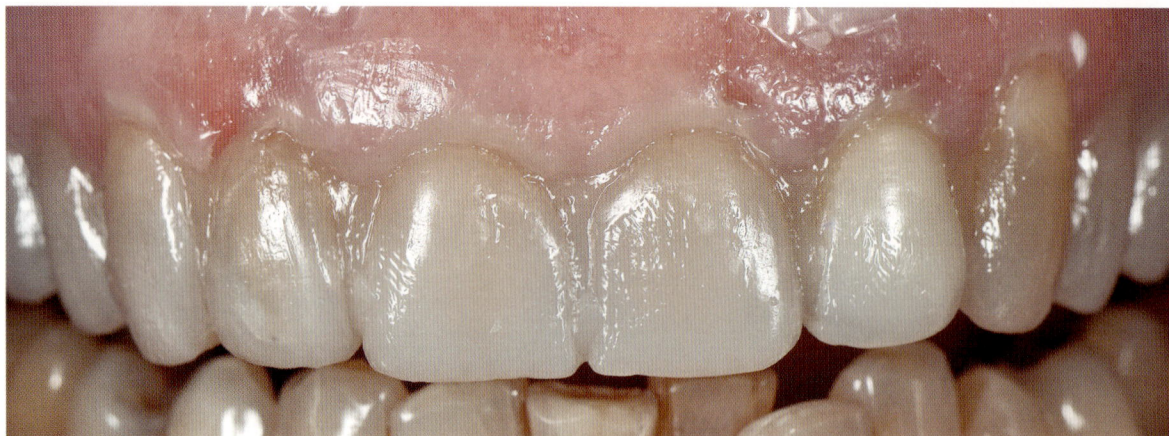

> 判断第二次诊断饰面
> 是否在口内无阻力就位的简单
> 方法是双丙烯酸树脂材料是否已经
> 覆盖了经过初步制备的牙面。

第二次诊断饰面：精确指导牙体制备

初步的牙体制备完成并移除口内第一次诊断饰面之后，进行第二次诊断饰面的操作。这次硅橡胶导板的就位不仅没有了阻力，而且能完全就位。所以，第二次诊断饰面能将技工室设计制作的蜡型精确地转移到患者口内牙列。

判断导板在口内是否无阻力就位的简单方法是观察双丙烯酸树脂材料是否已经覆盖经过初步制备的（扭转牙）牙面。第二次诊断饰面所用的硅橡胶导板和双丙烯酸树脂材料都与第一次诊断饰面操作完全相同。唯一的区别是导板能否在口内无阻力就位。

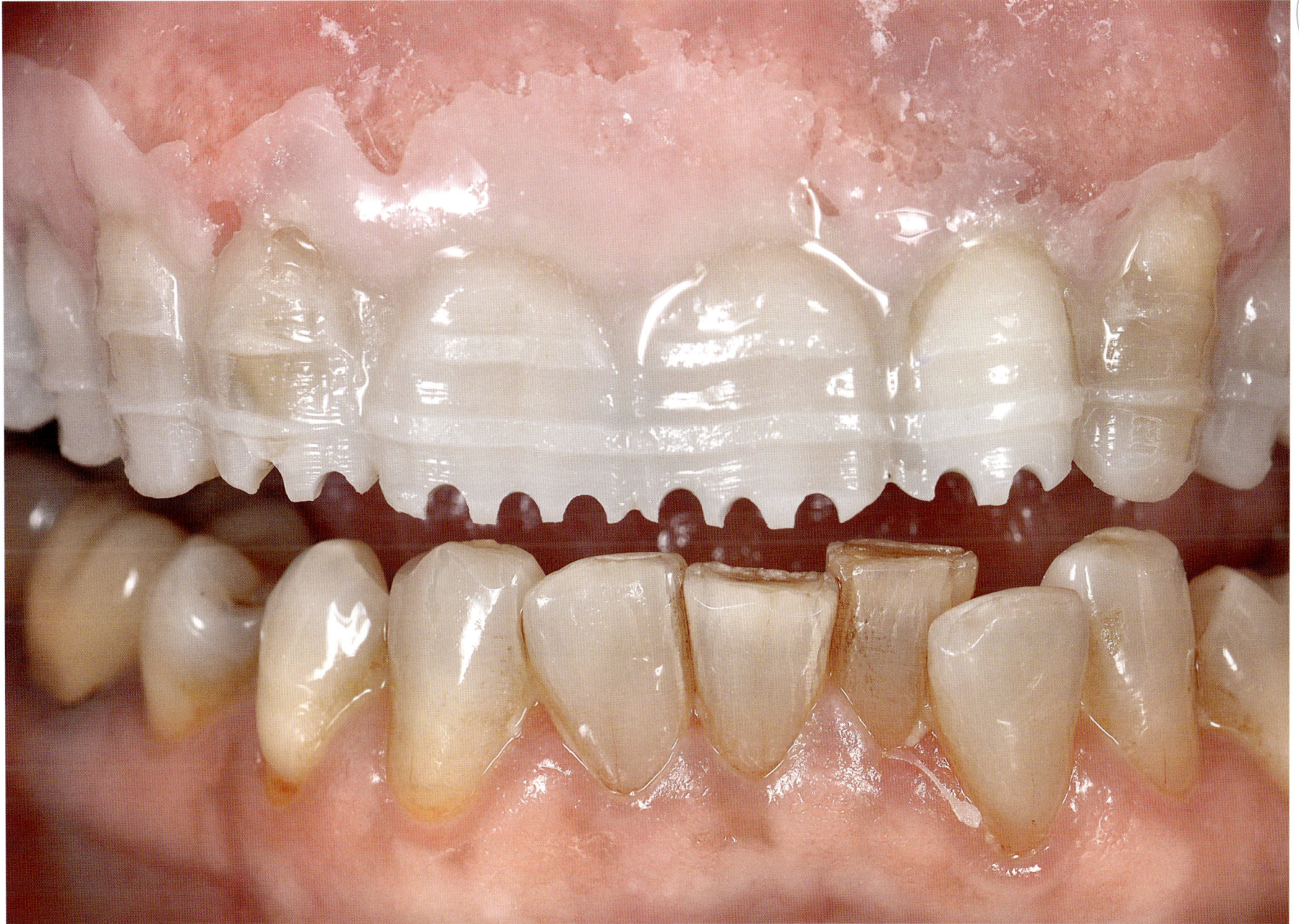
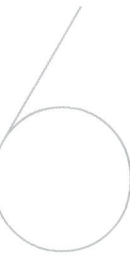

牙体制备

口内移除第二次诊断饰面，牙面几乎没有固定深沟的痕迹。因而，牙体制备的目标就是保留唇颊面的解剖形态以及满足未来修复体的就位稳定。

左侧上颌侧切牙的金属桩核拆除后，以石英纤维桩和双固化树脂核替代。

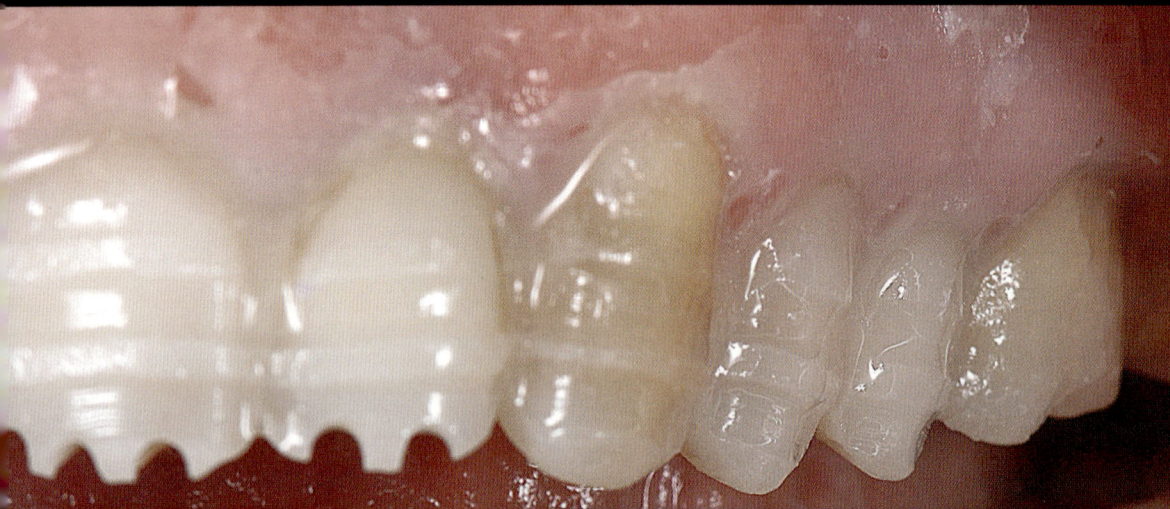

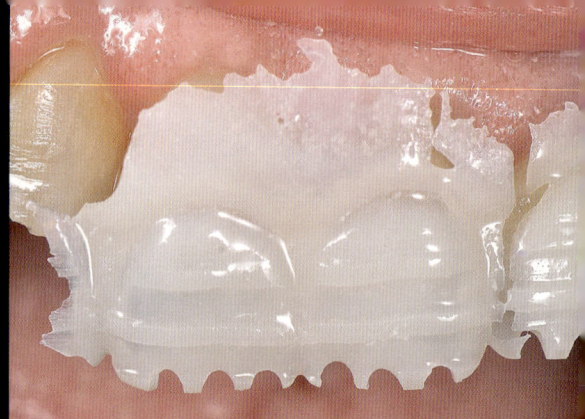

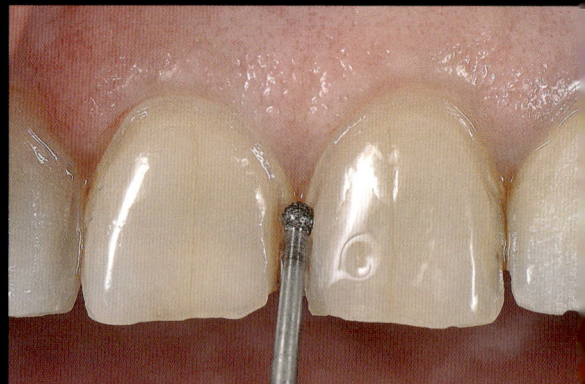

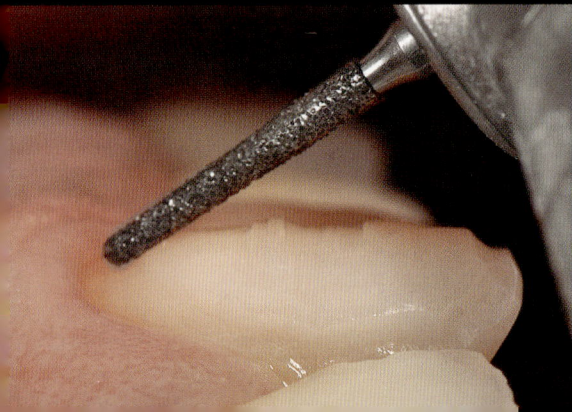

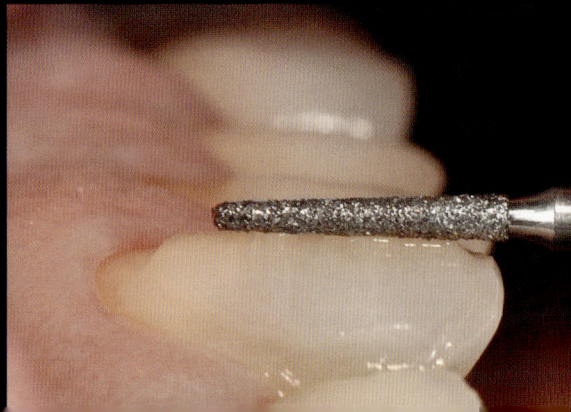

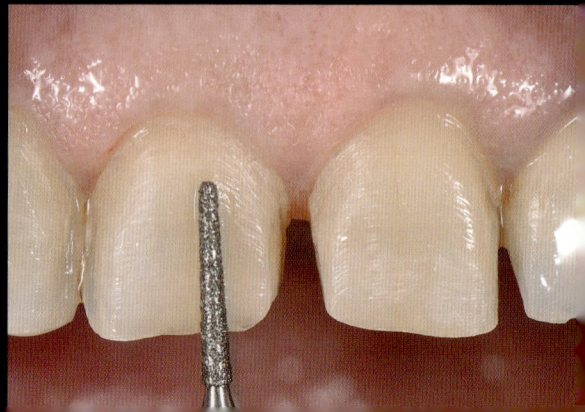

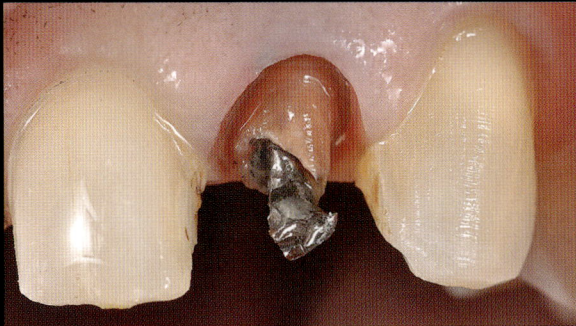

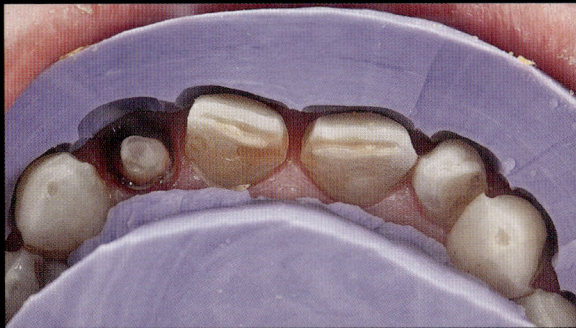

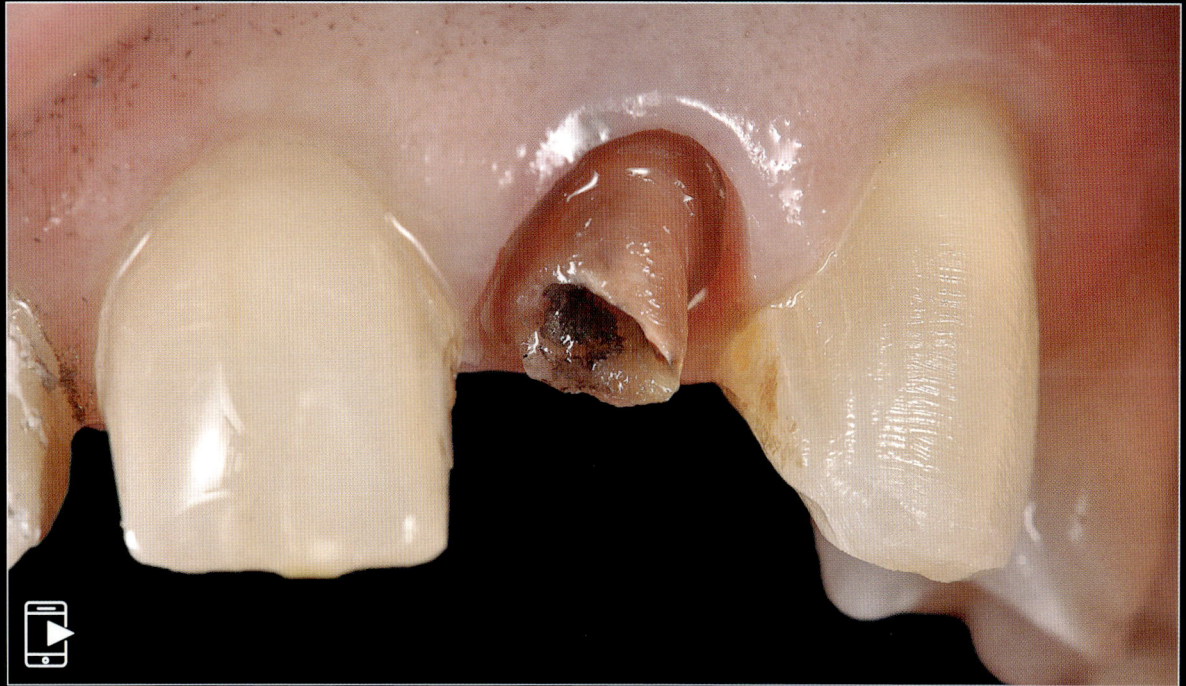

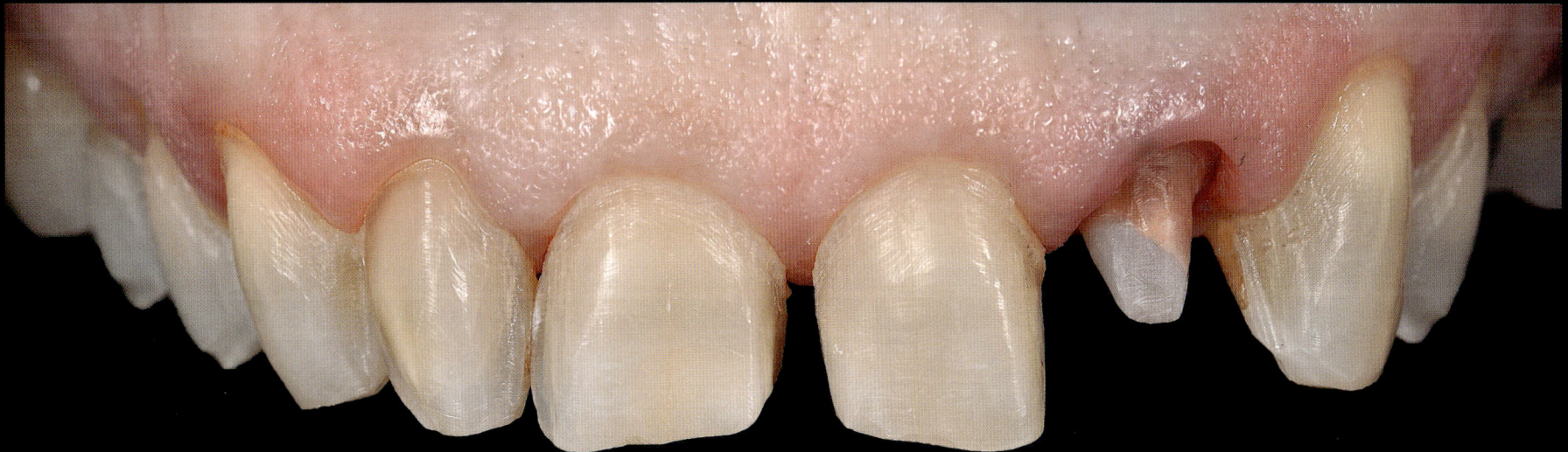

6

技工室制作

二硅酸锂瓷贴面（IPS e.max Press，义获嘉伟瓦登特）采用LT（低度透明）A1瓷块和热压铸技术制作。为了遮盖基牙的颜色缺陷，左侧上颌侧切牙全冠选择了氧化锆瓷块和分层堆瓷技术来制作。氧化锆材料本身不具备荧光性，所以它的荧光表现来自第一层瓷粉ZirLiner（IPS e.max Ceram，义获嘉伟瓦登特）和第二层牙本质瓷粉（IPS e.max Ceram，义获嘉伟瓦登特）。这些瓷粉含有荧光颗粒的成分。

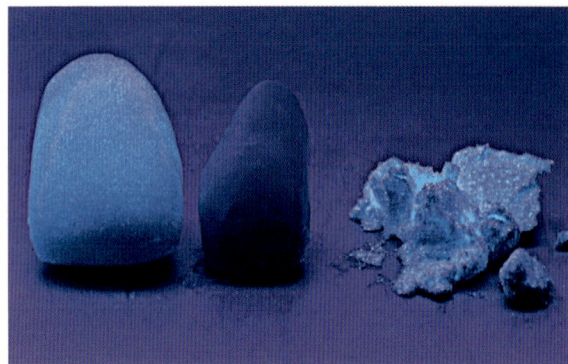

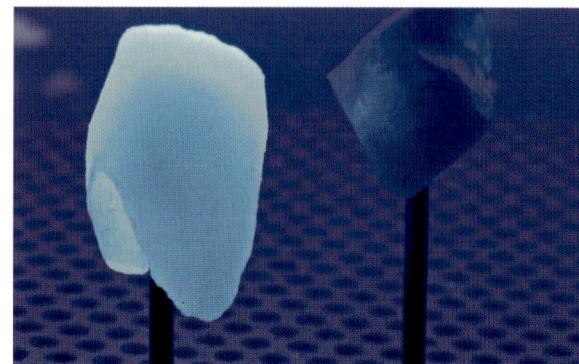

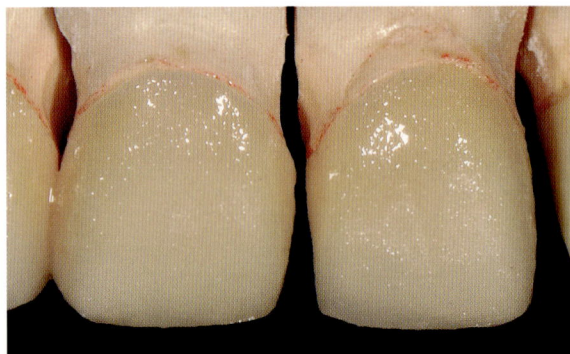

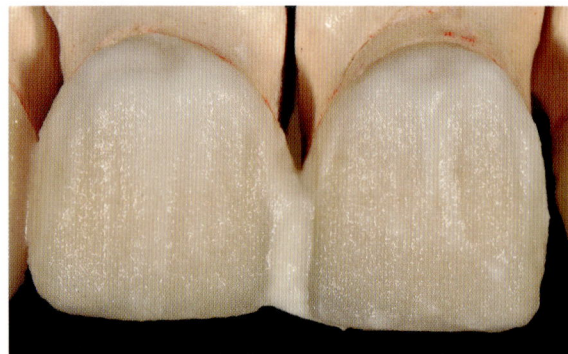

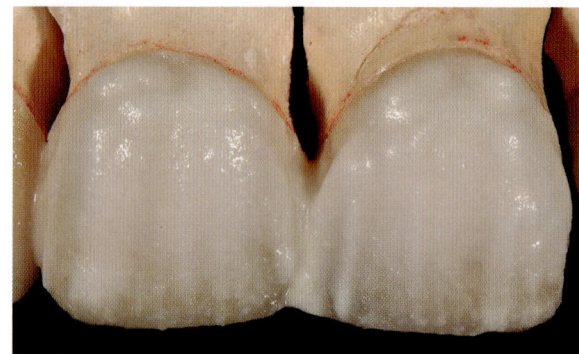

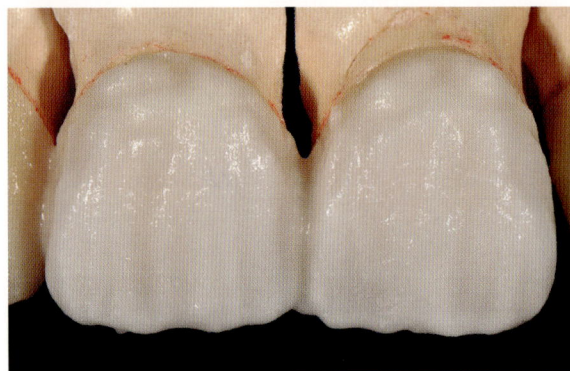

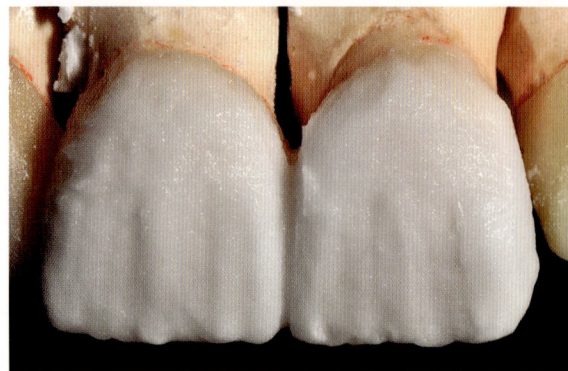

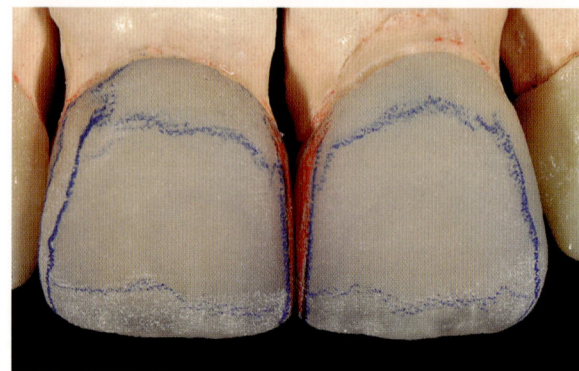

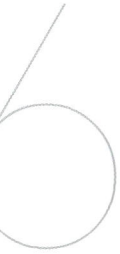

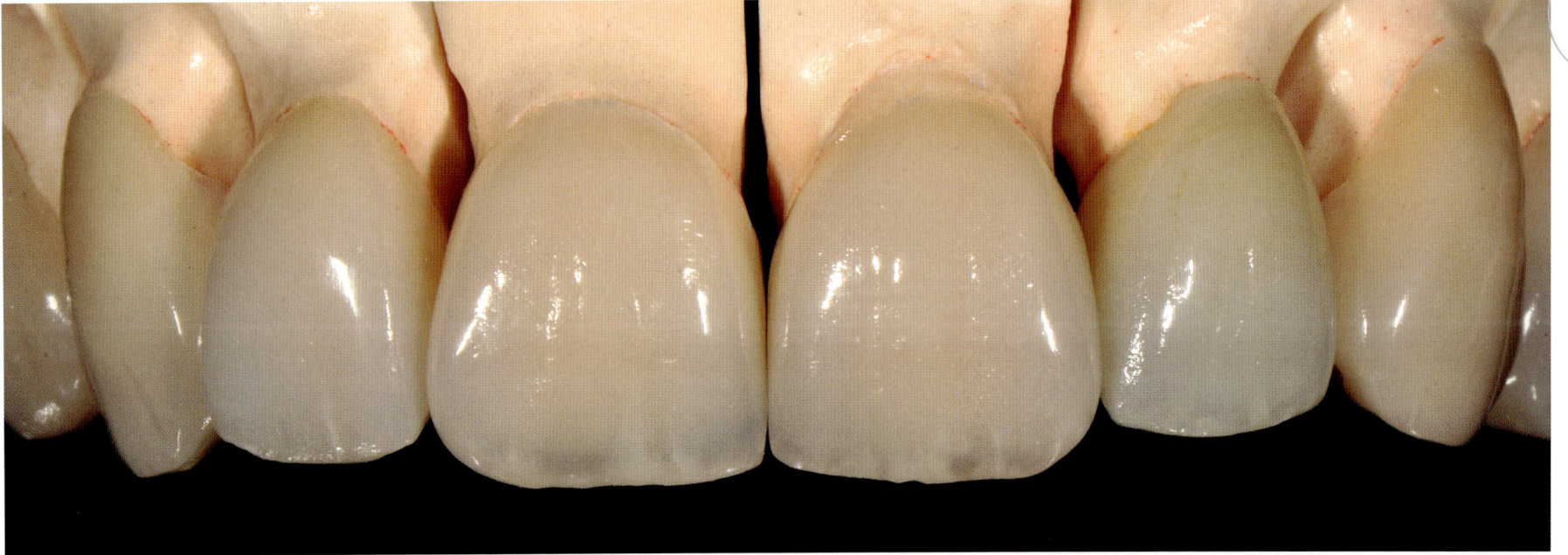

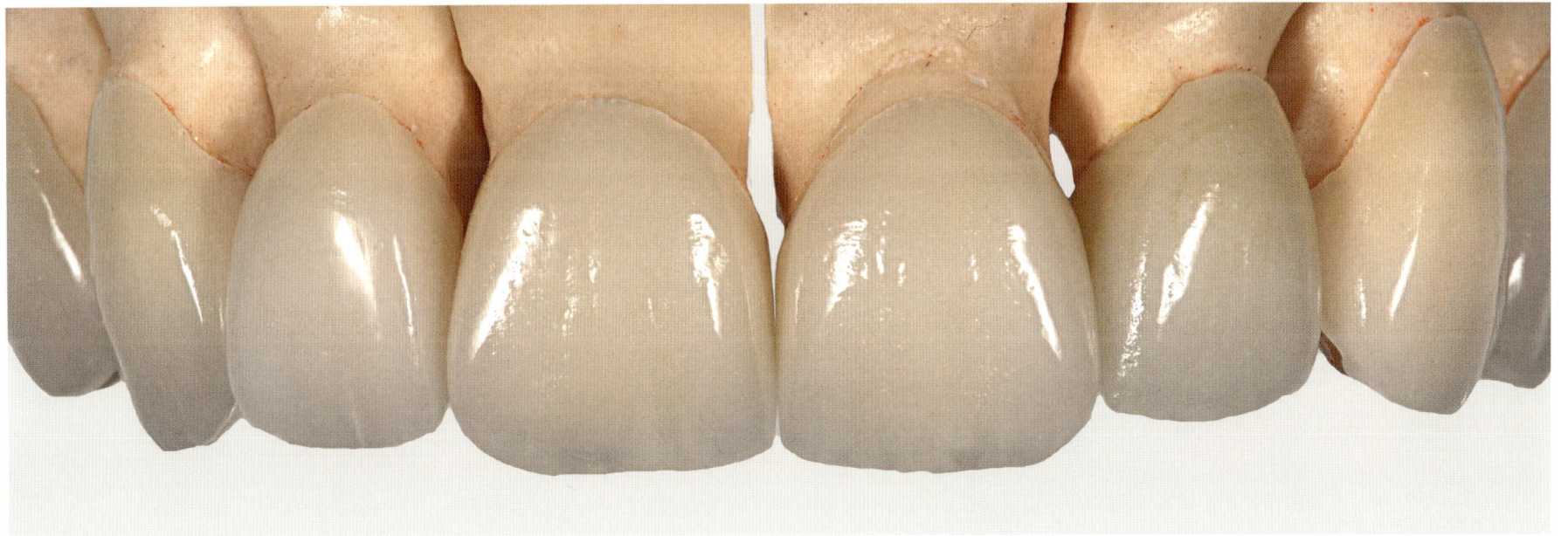

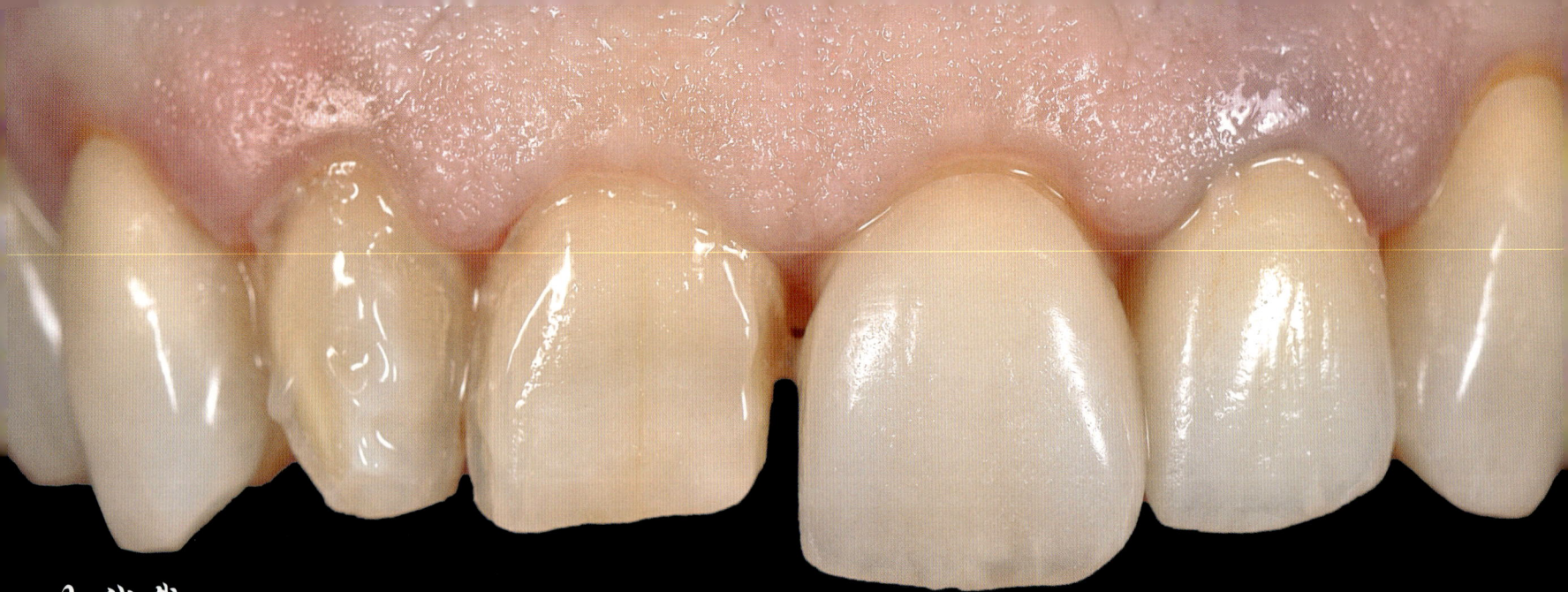
口内试戴
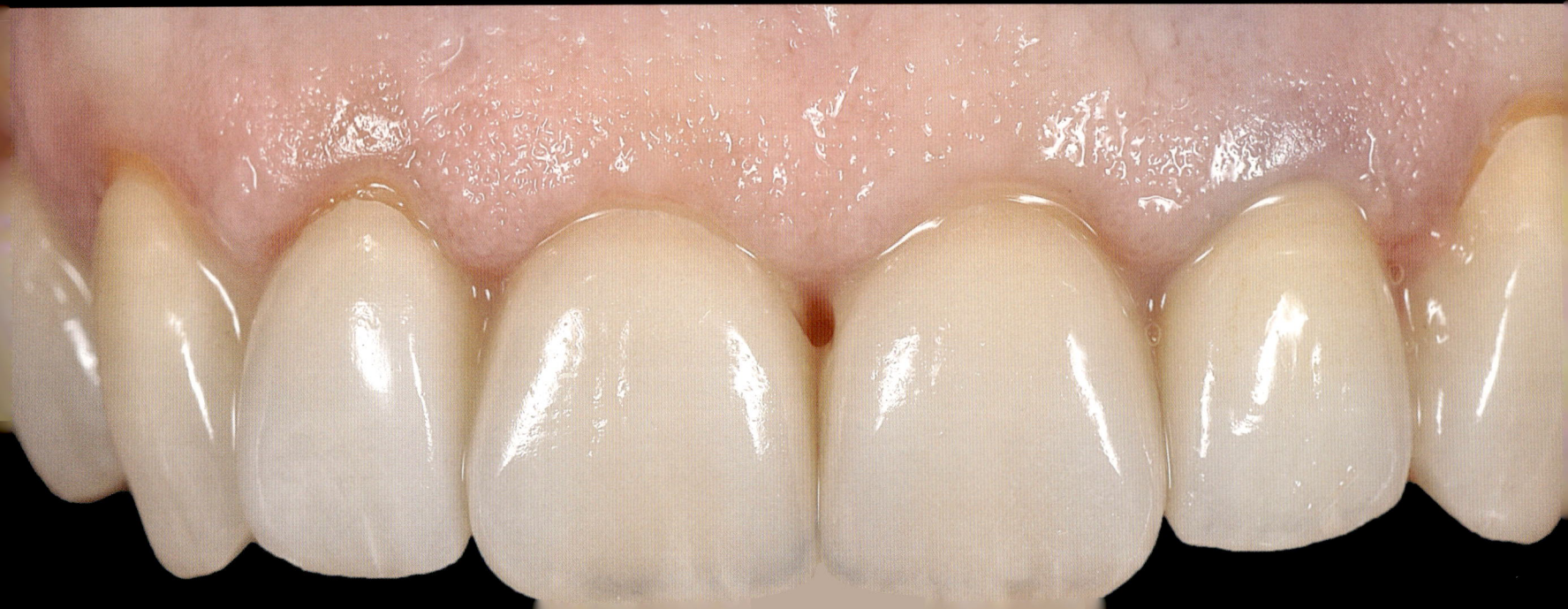

粘接流程

1. 先粘接右侧上颌中切牙，左侧中切牙次之。

2. 然后，依次粘接右侧的上颌尖牙至第二前磨牙，左侧次之。

3. 粘接右侧的上颌侧切牙。

4. 或者也可选择下一次就诊单独粘接。这样就能根据瓷贴面粘接完成后的口内颜色，判断是否需要少量调整氧化锆表层颜色，以实现和谐的前牙亮度。全冠粘接采用FujiCEM Plus（GC）。

材料

→ 纤维桩：Luxapost (DMG)

→ 树脂核：Luxacore Z dual A1 (DMG)

→ 粘接剂：ACE All–Bond TE (Bisco)

→ 粘接水门汀：Variolink Esthetic Light
　（义获嘉伟瓦登特）

→ 全瓷冠：IPS e.max LT A1（义获嘉
　伟瓦登特）

→ 氧化锆全冠：IPS e.max ZirCAD
　（义获嘉伟瓦登特）

→ 贴面：IPS e.max Press LT A1
　（义获嘉伟瓦登特）

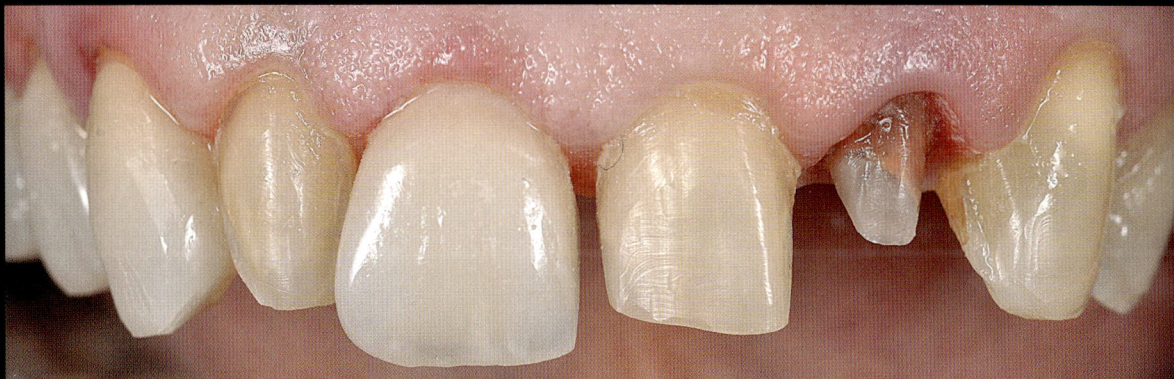

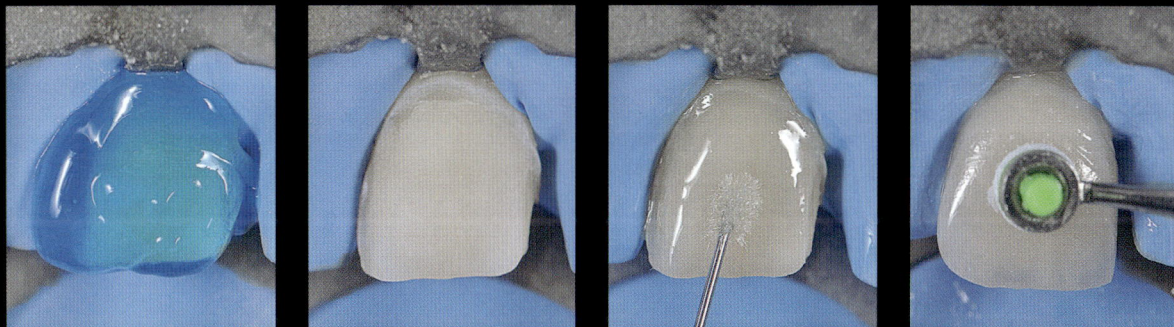

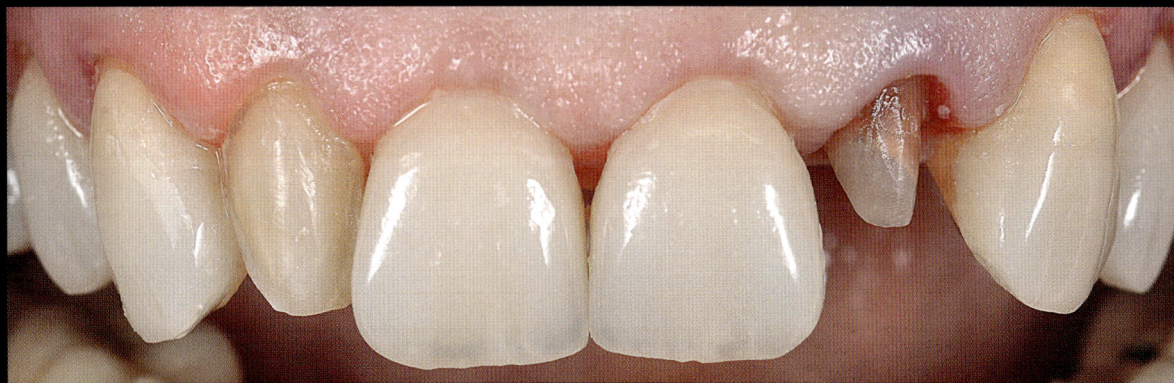

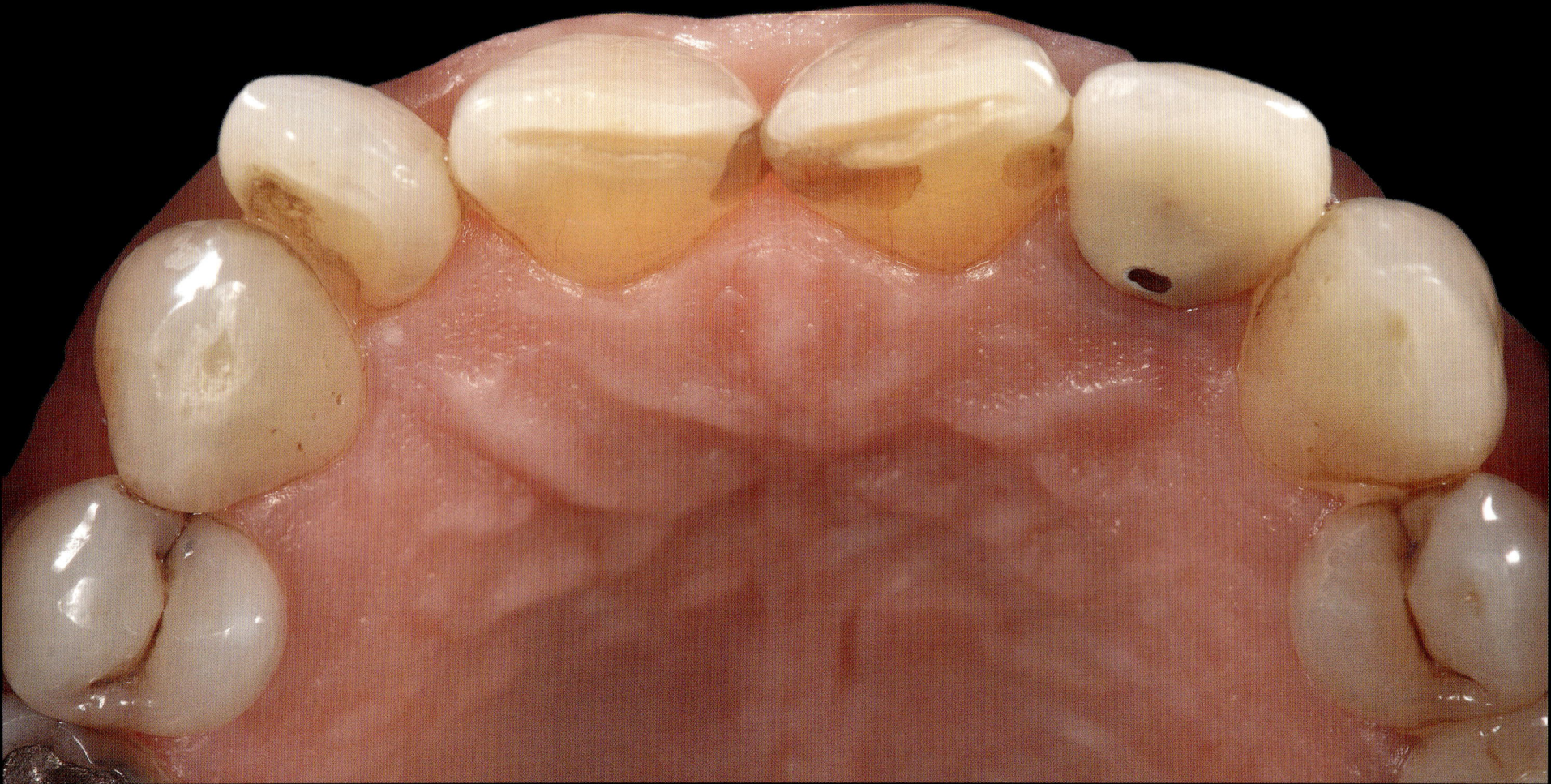

治疗前

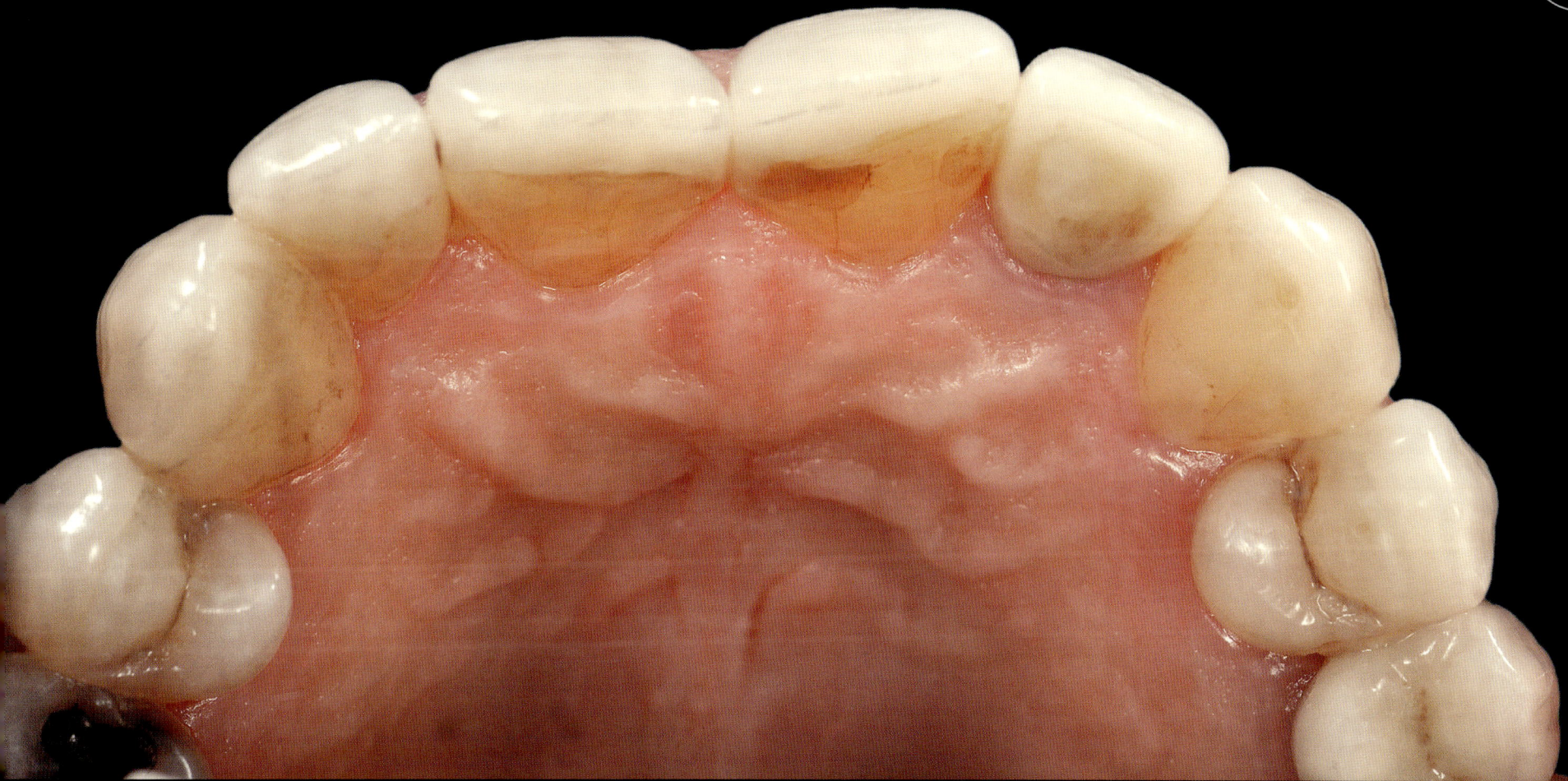

治疗后

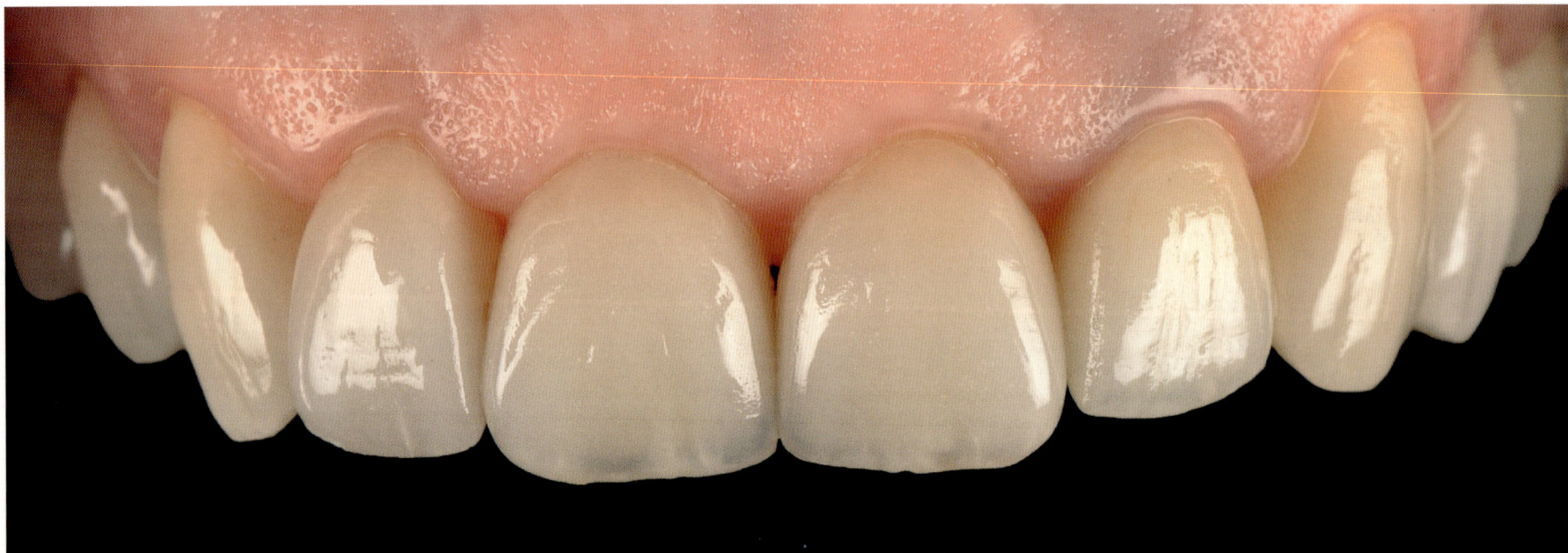

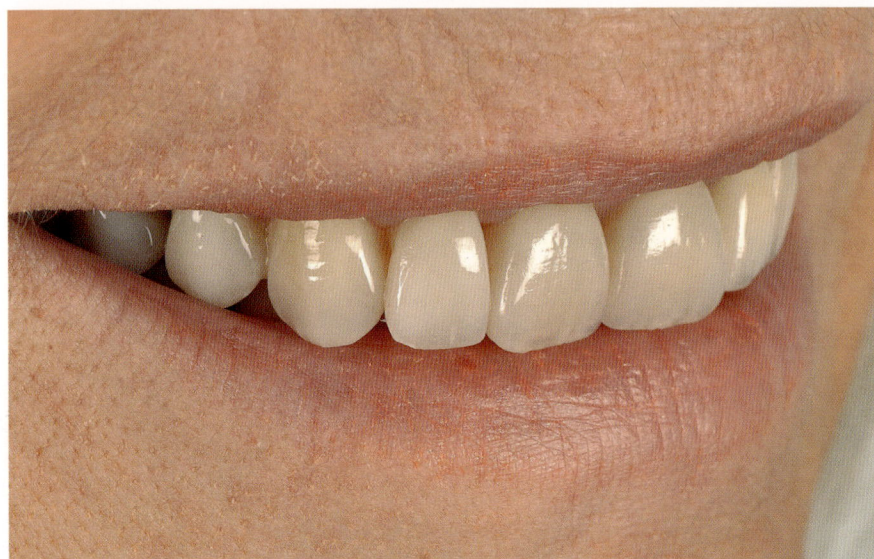

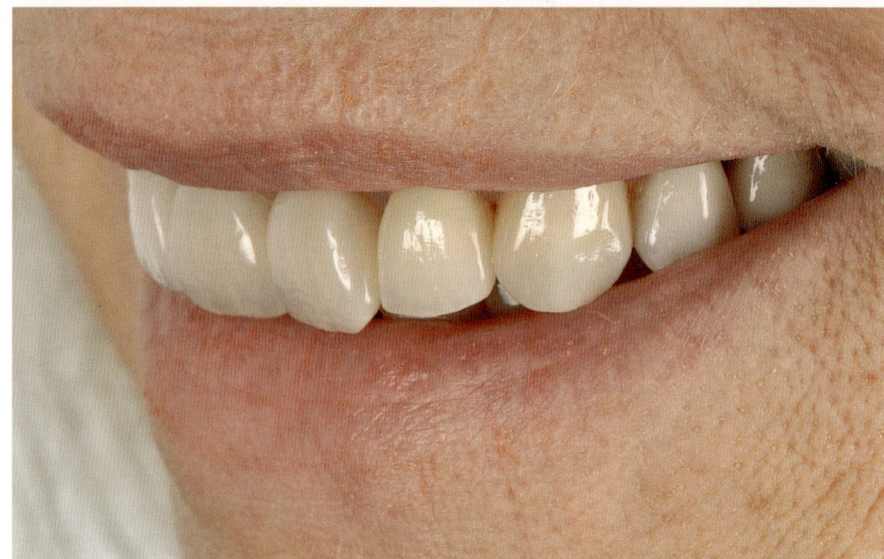

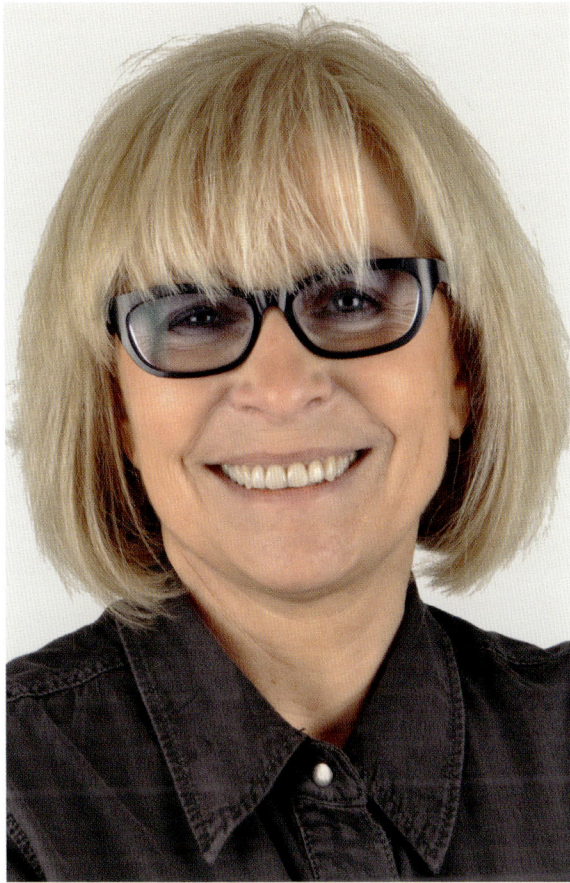

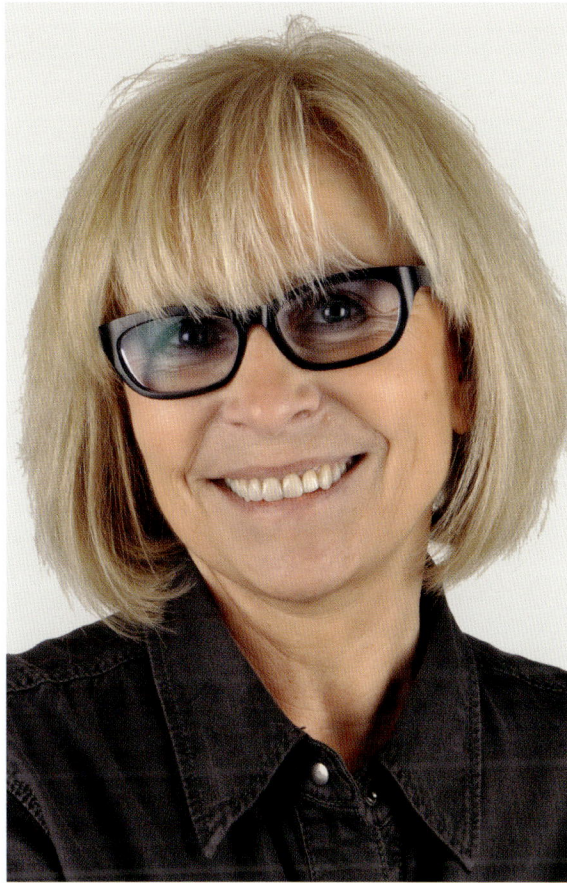

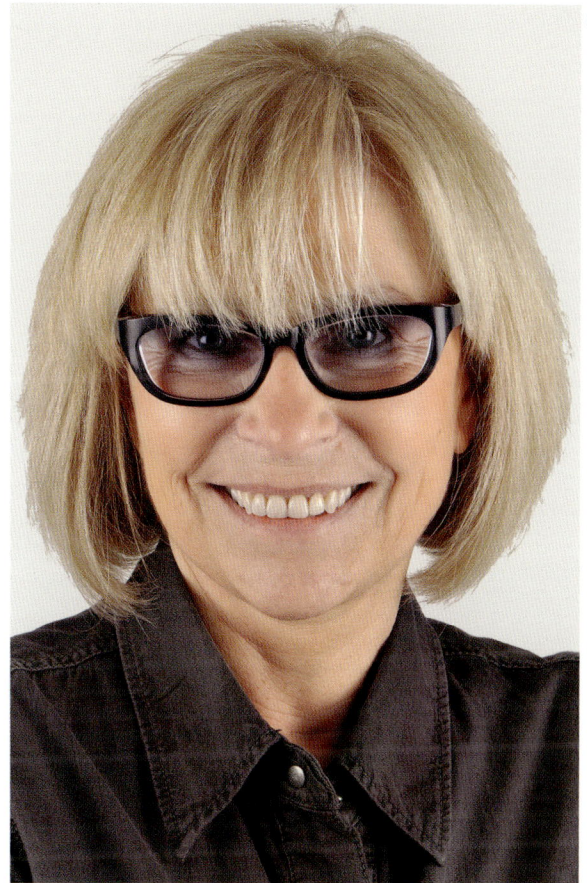

> 微笑治疗并不总是有必要显著改变患者的微笑面容，
> 而是要保留其个性化特质和面貌，仅纠正牙列或牙齿的不完美之处。

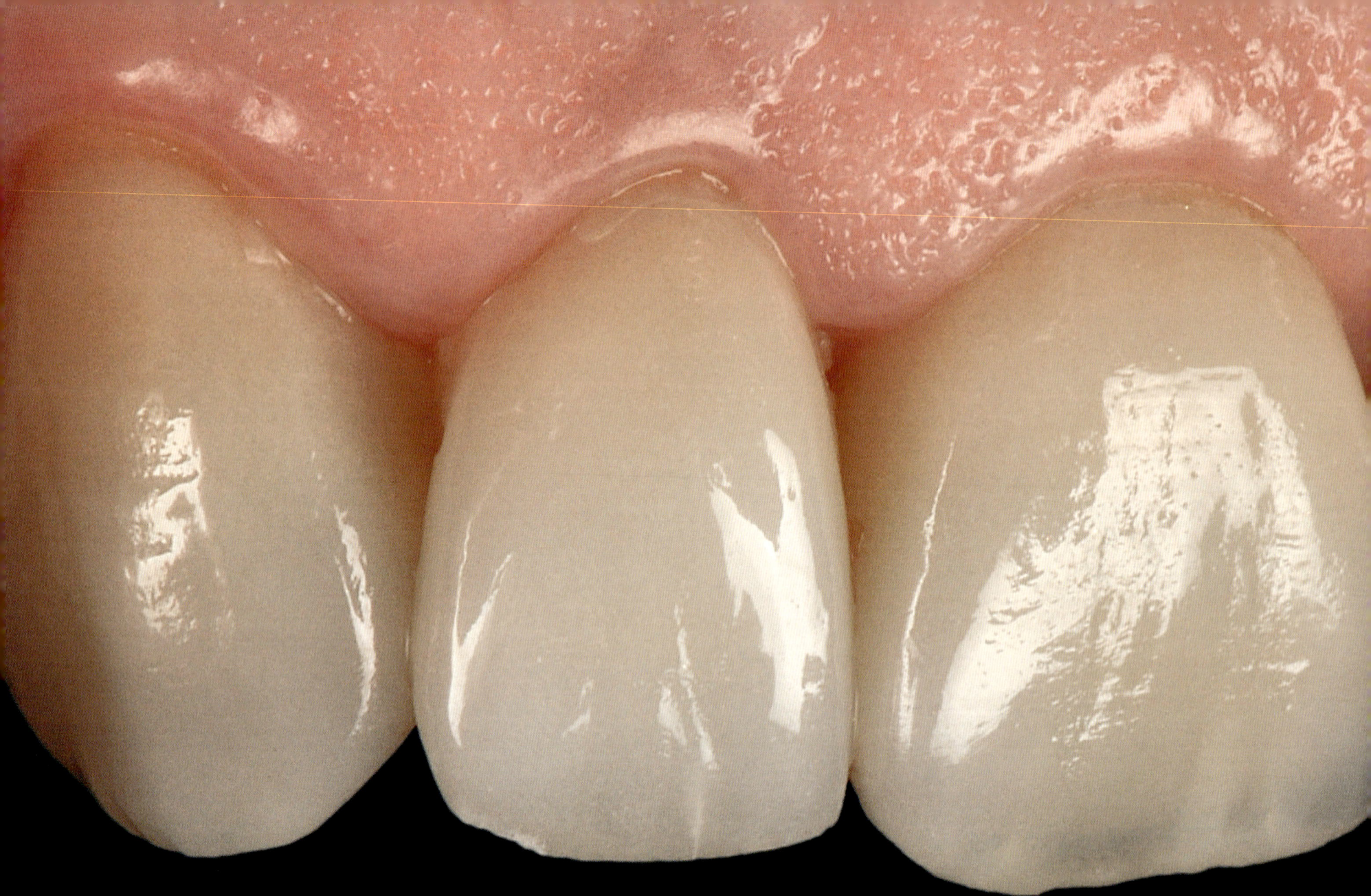

全瓷技师 Gérald Ubassy（法国）

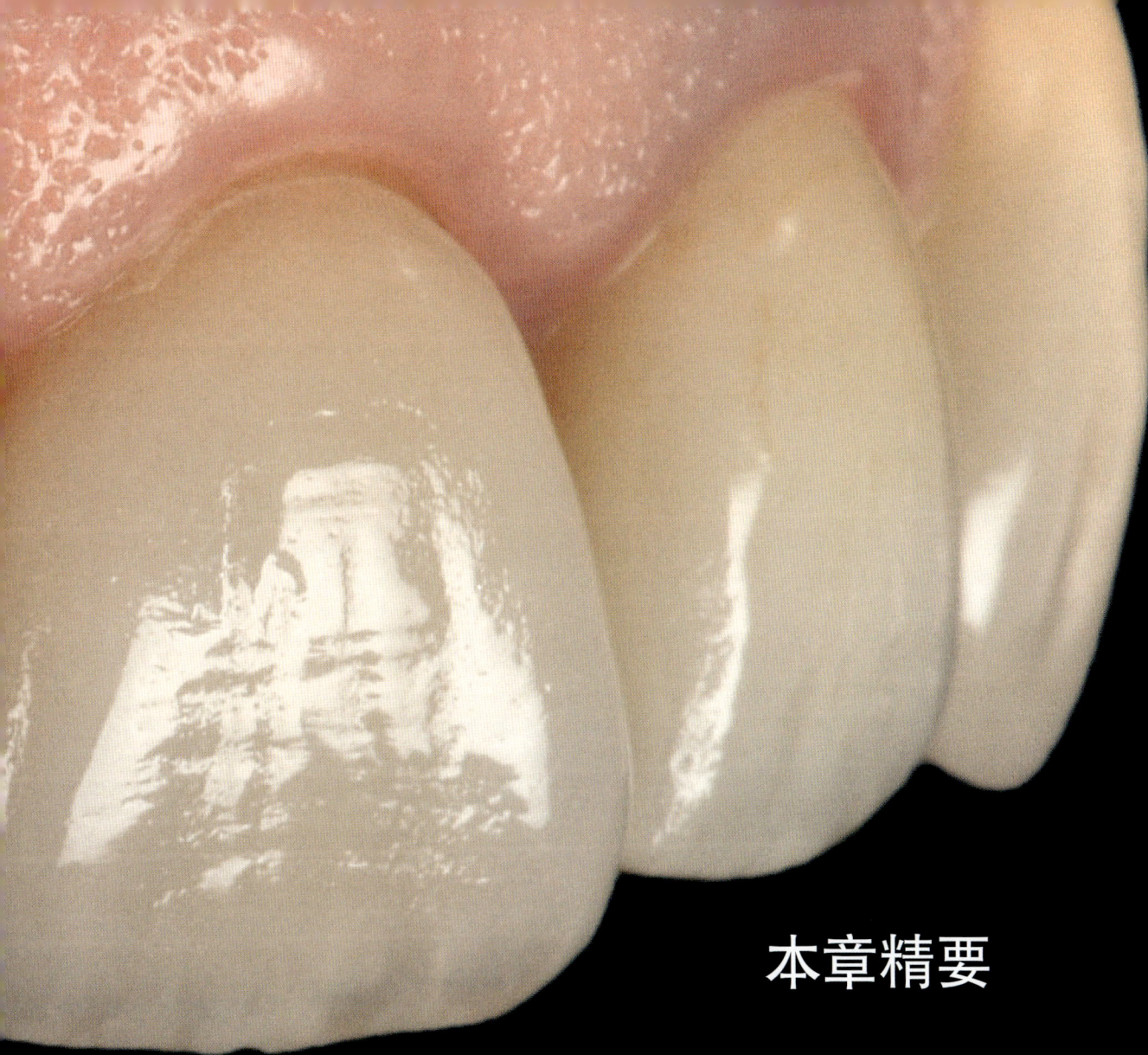

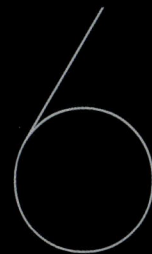

本章精要

→ 石膏模型上的上颌侧切牙经过调磨，再由技师完成蜡型方案。这是一种"减法"
形式的蜡型制作。

→ "两次诊断饰面"的理念。第一次诊断饰面是为了指导医生判断和完成初步的牙
体制备（牙列唇颊侧弧度之外的多余组织）。与第一次不同的是，第二次诊断饰
面时导板可以在口内无阻力且完全就位，作用是精确指导最终的牙体制备。

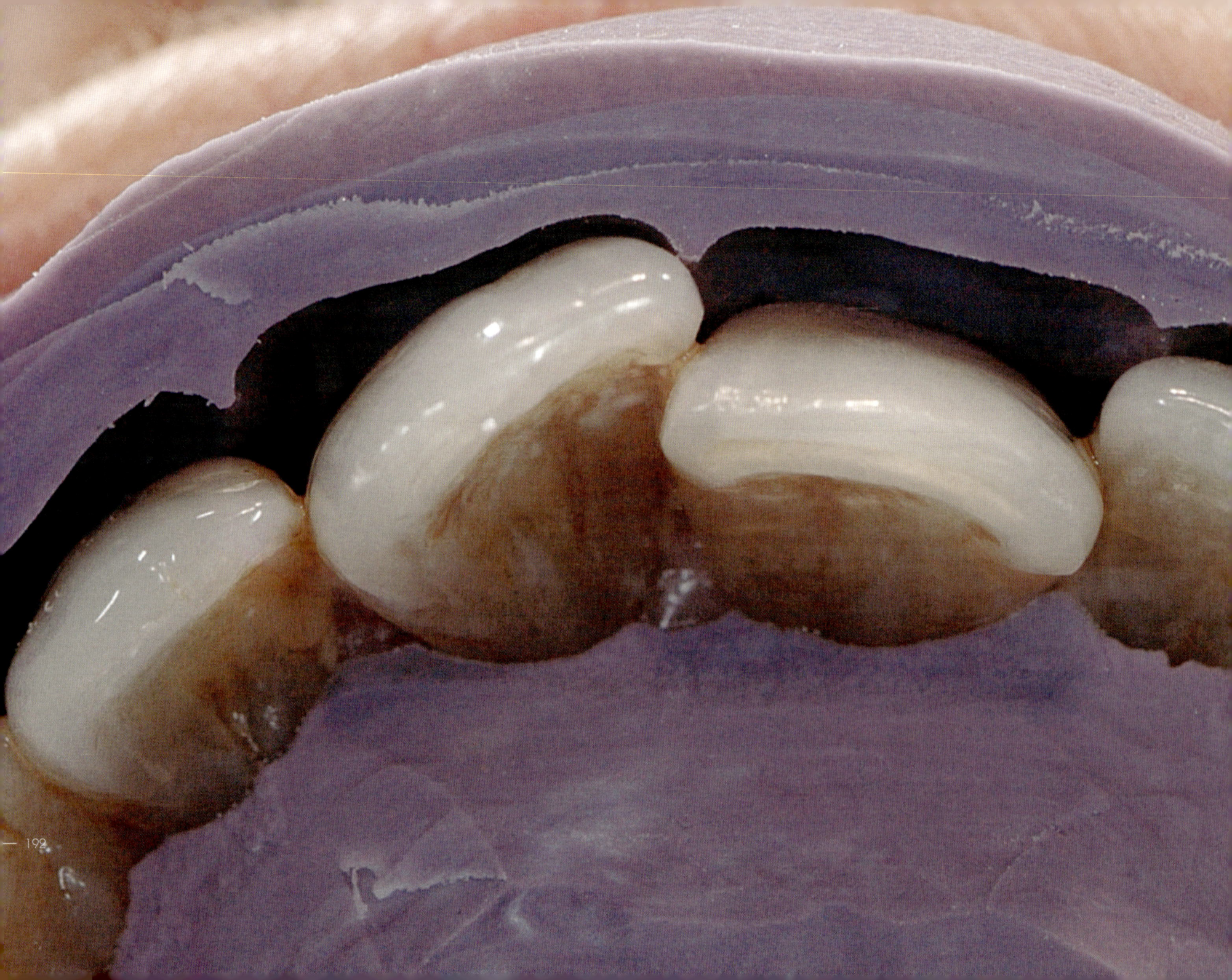

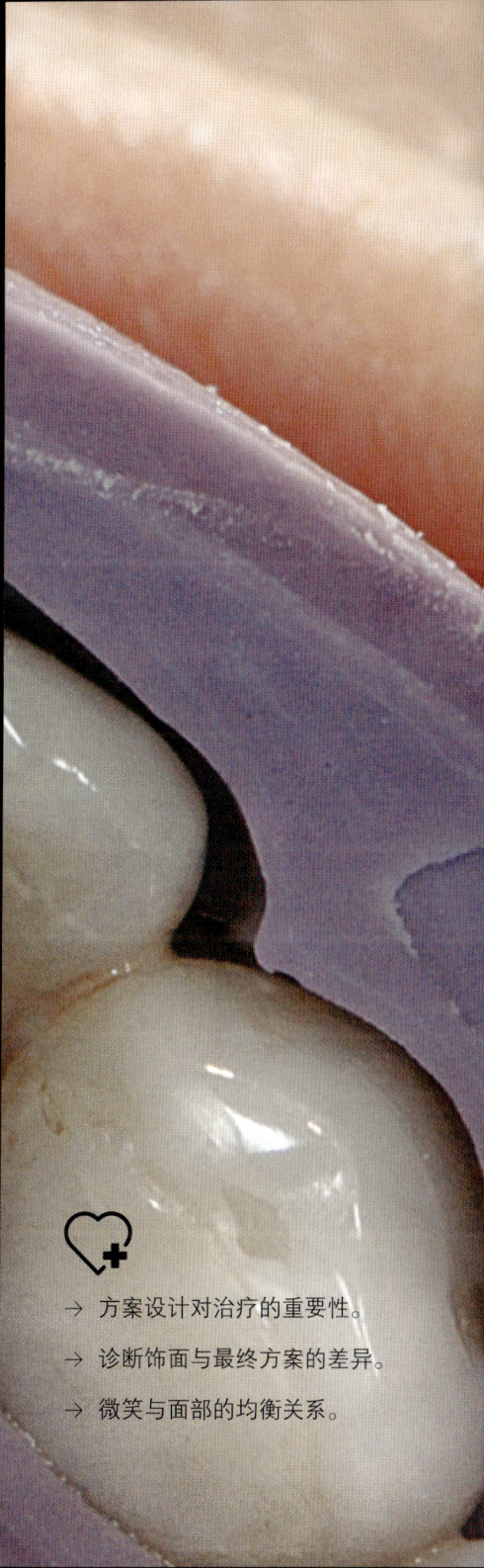

瓷贴面：
美学方案设计失败
Laminate veneers
design failure

→ 方案设计对治疗的重要性。

→ 诊断饰面与最终方案的差异。

→ 微笑与面部的均衡关系。

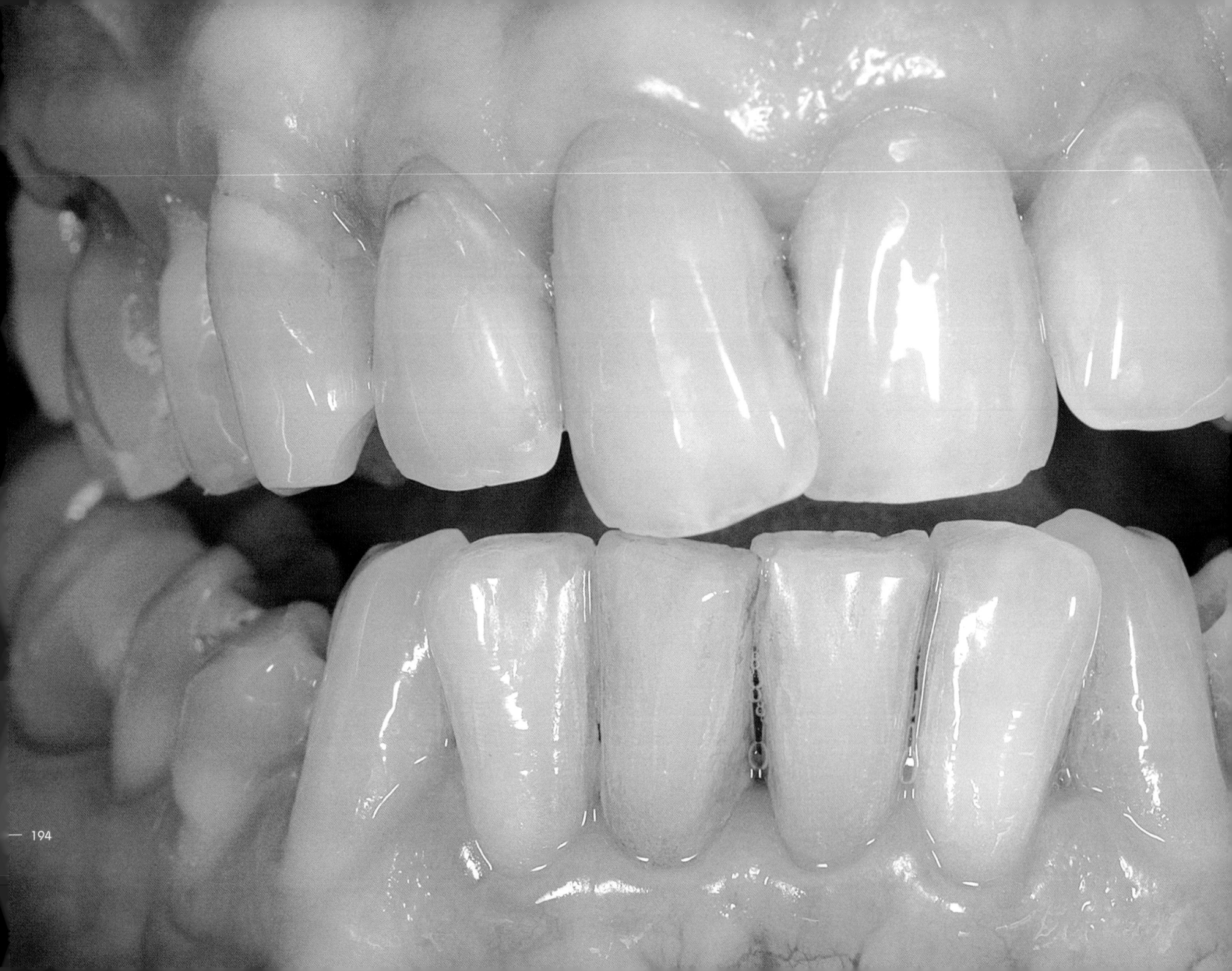

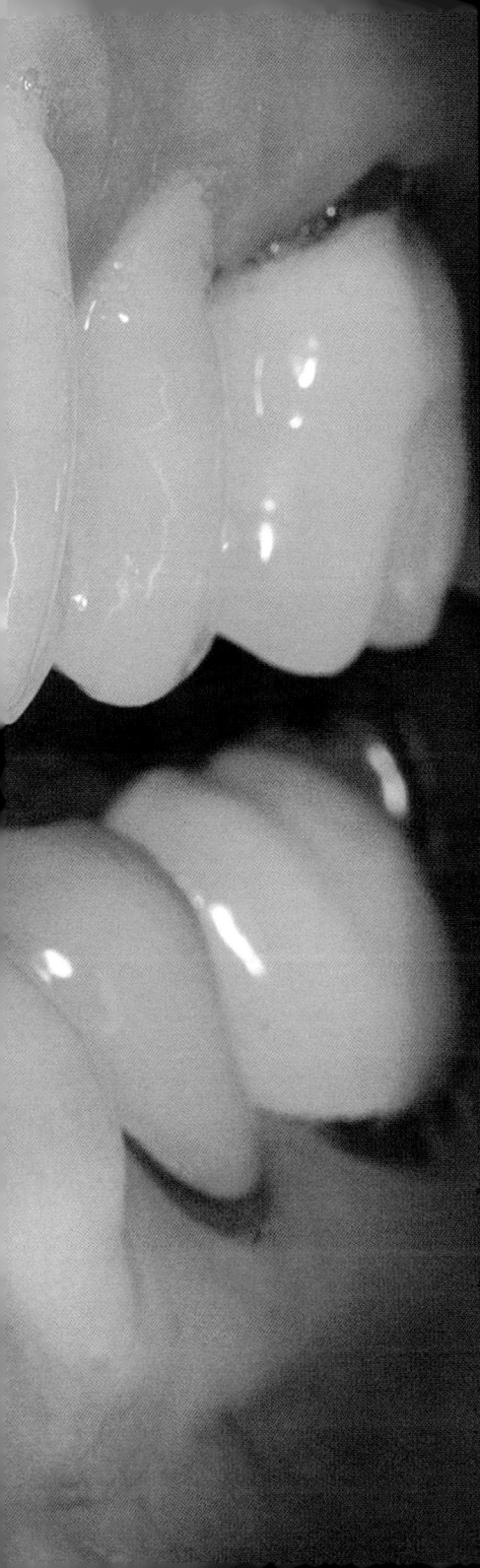

概述

轻度的牙列不整齐属于瓷贴面的适应证之一，但这种情况同时也非常容易让医生在设计理想牙列弧度外形时出错。在整个治疗当中，牙科技师在技工室设计和制作诊断蜡型是很关键的步骤。而往往医生和技师之间缺乏充分沟通和信息交流，这就导致出现一个常见的问题："加法"形式的蜡型方案在石膏模型上看起来似乎与牙列关系和谐，但在口内的效果却大相径庭。

因此，诊断饰面是决定最终方案的重要环节。建议在改变牙体体积的美学案例中可以让患者持续配戴诊断饰面一段时间。因为患者对牙列体积的显著改变需要一段时间才能做出比较理性的判断和评估。这是作者个人在临床上得到的经验教训……

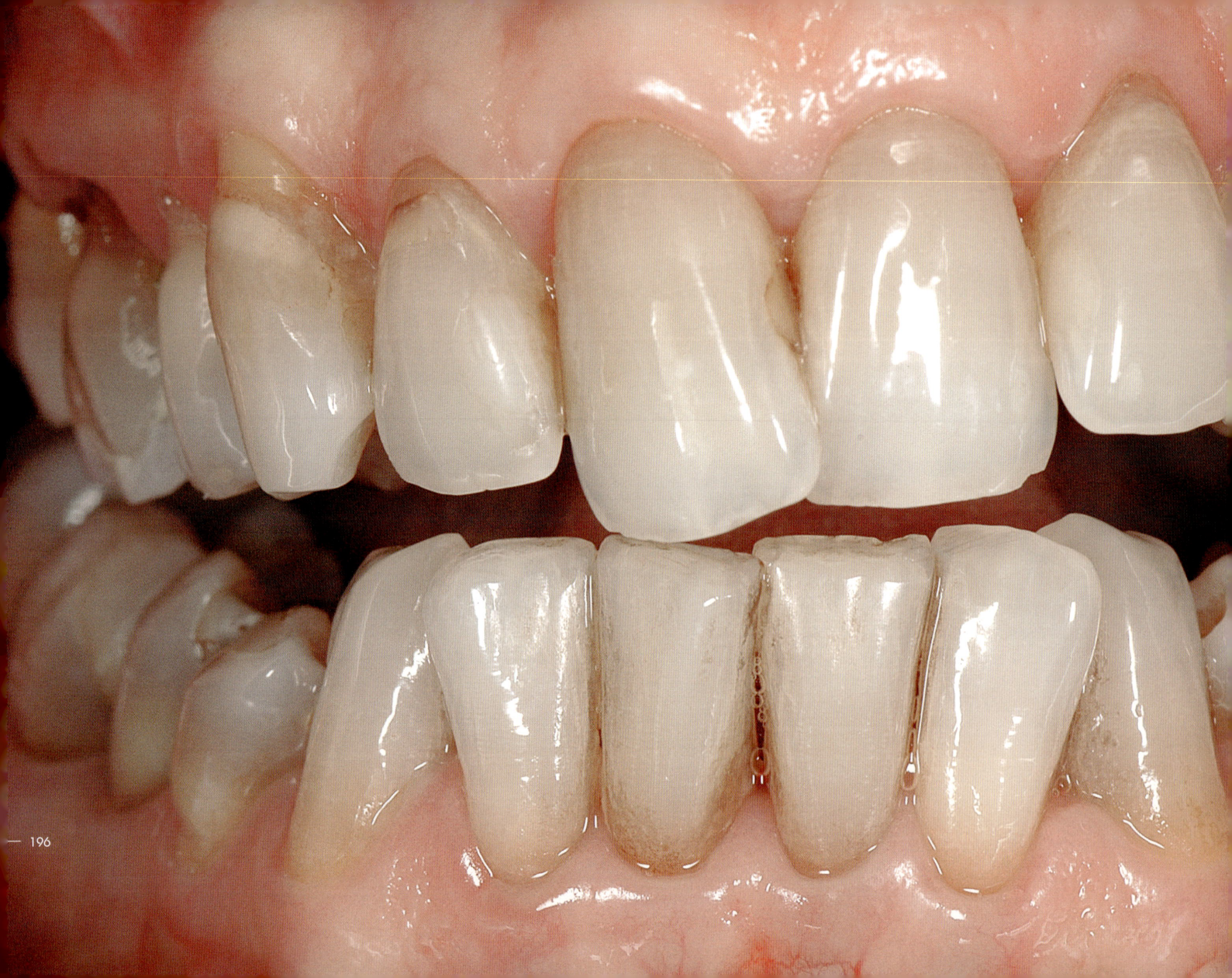

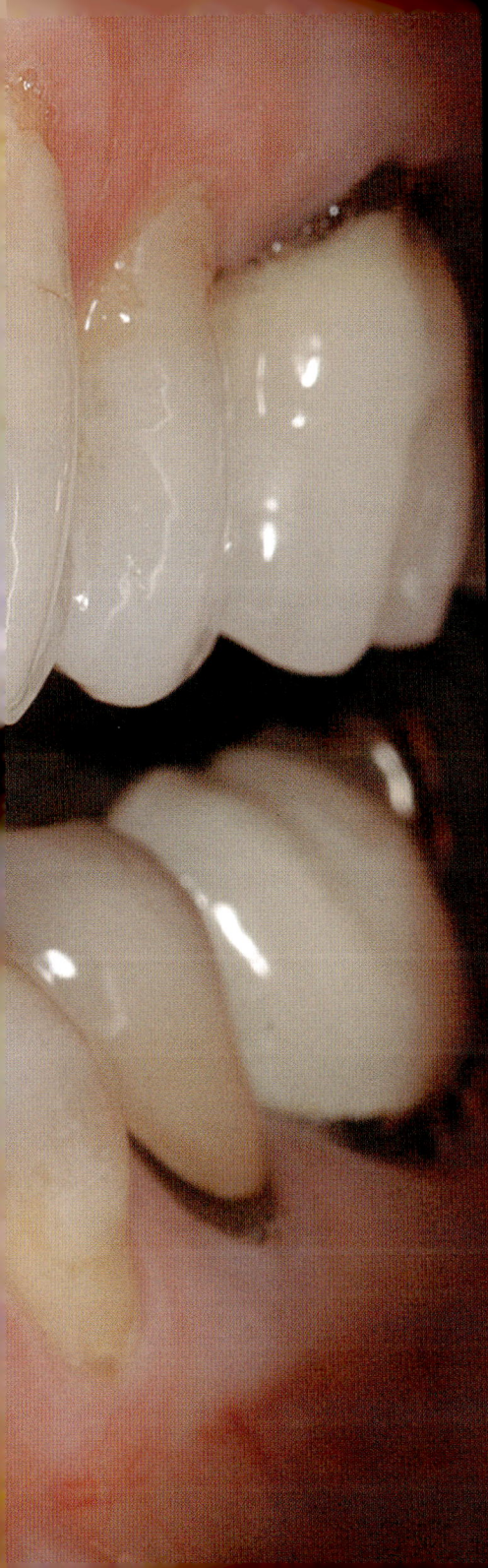

临床情况

病史

→ 48岁，女性。

→ 不满意自己微笑面容，认为在照片中显得暗淡
无光。

微笑分析

→ 上唇唇缘位置低。

→ 前牙列不整齐。

→ 上颌6颗前牙存在扭转和颜色缺陷。

面部分析

→ 圆脸型。

→ 性格沉静。

主诉

→ 对牙列不齐和牙齿颜色感到不满意。

→ 希望牙齿亮白和整齐。

美学分析

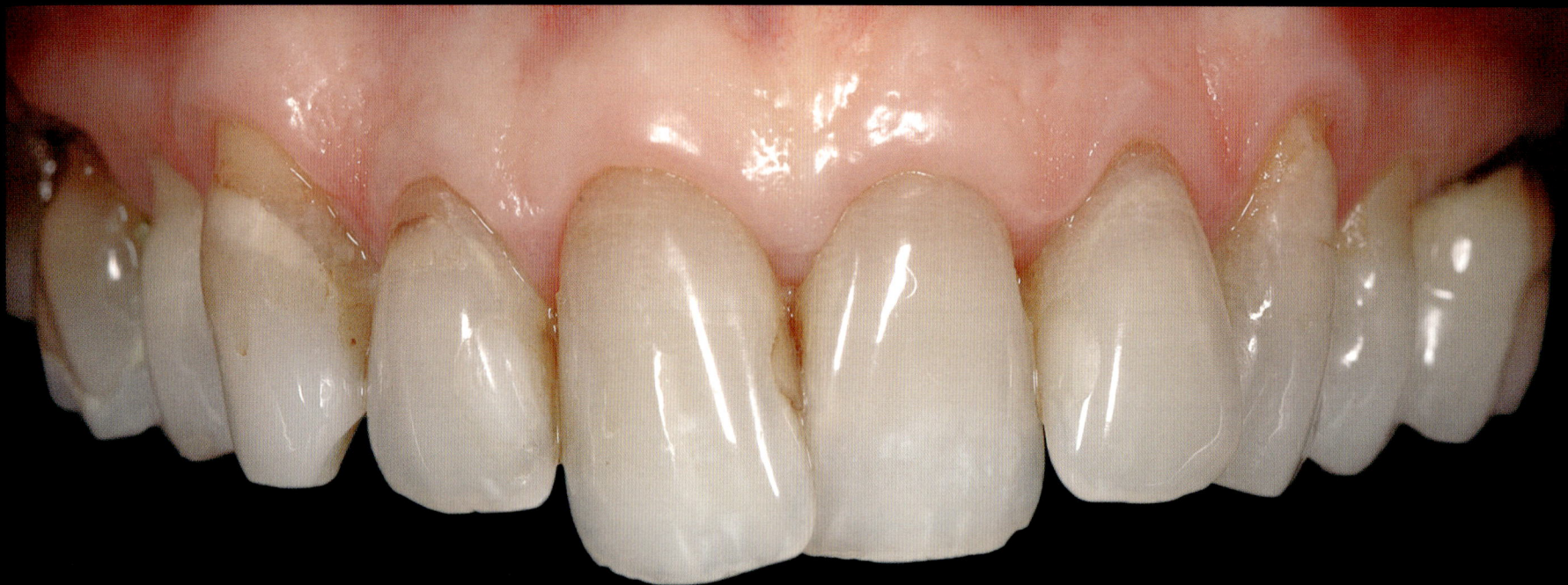

→ 纠正切缘微笑曲线。

→ 纠正前牙列错𬌗。

→ 上颌牙列错𬌗主要体现在两颗中切牙有重叠以及左侧上颌侧切牙唇倾。

→ 前牙列整体的颜色不够理想。

→ 右侧上颌中切牙和侧切牙的邻面树脂充填体存在着色和边缘渗漏。

→ 右侧上颌侧切牙和尖牙，以及左侧上颌侧切牙有牙颈部非龋性病损（NCCLs）。

→ 下颌前牙列错𬌗。

→ 复制或者保留前牙原本的解剖形态。

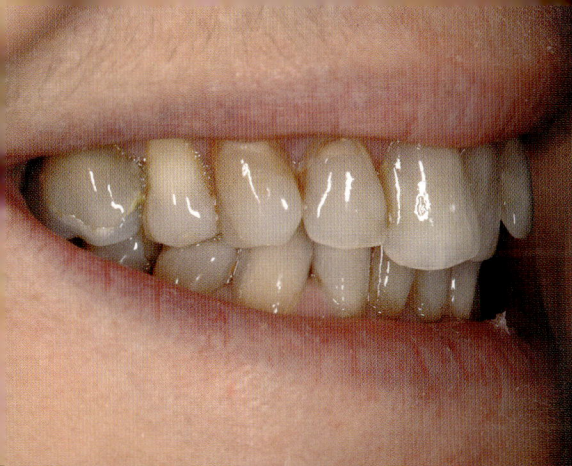

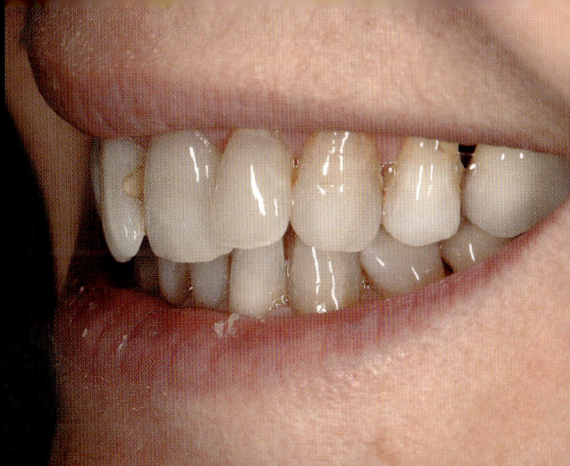

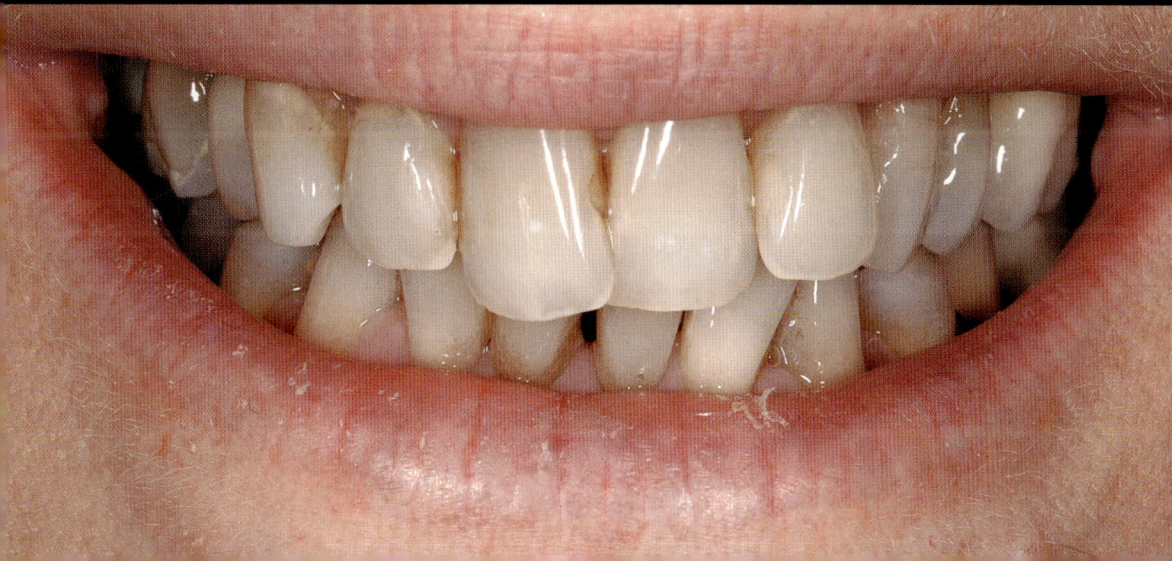

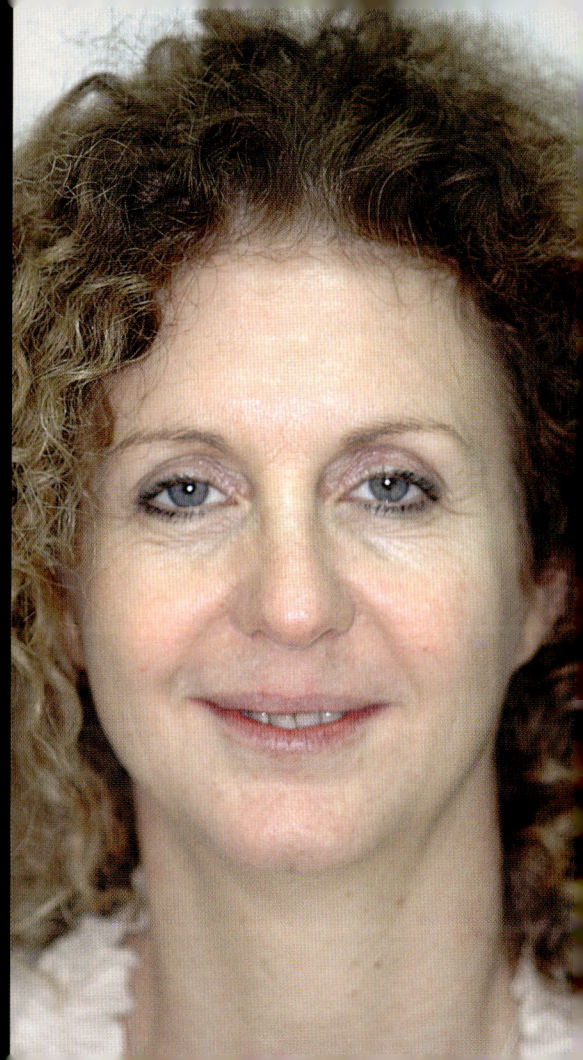

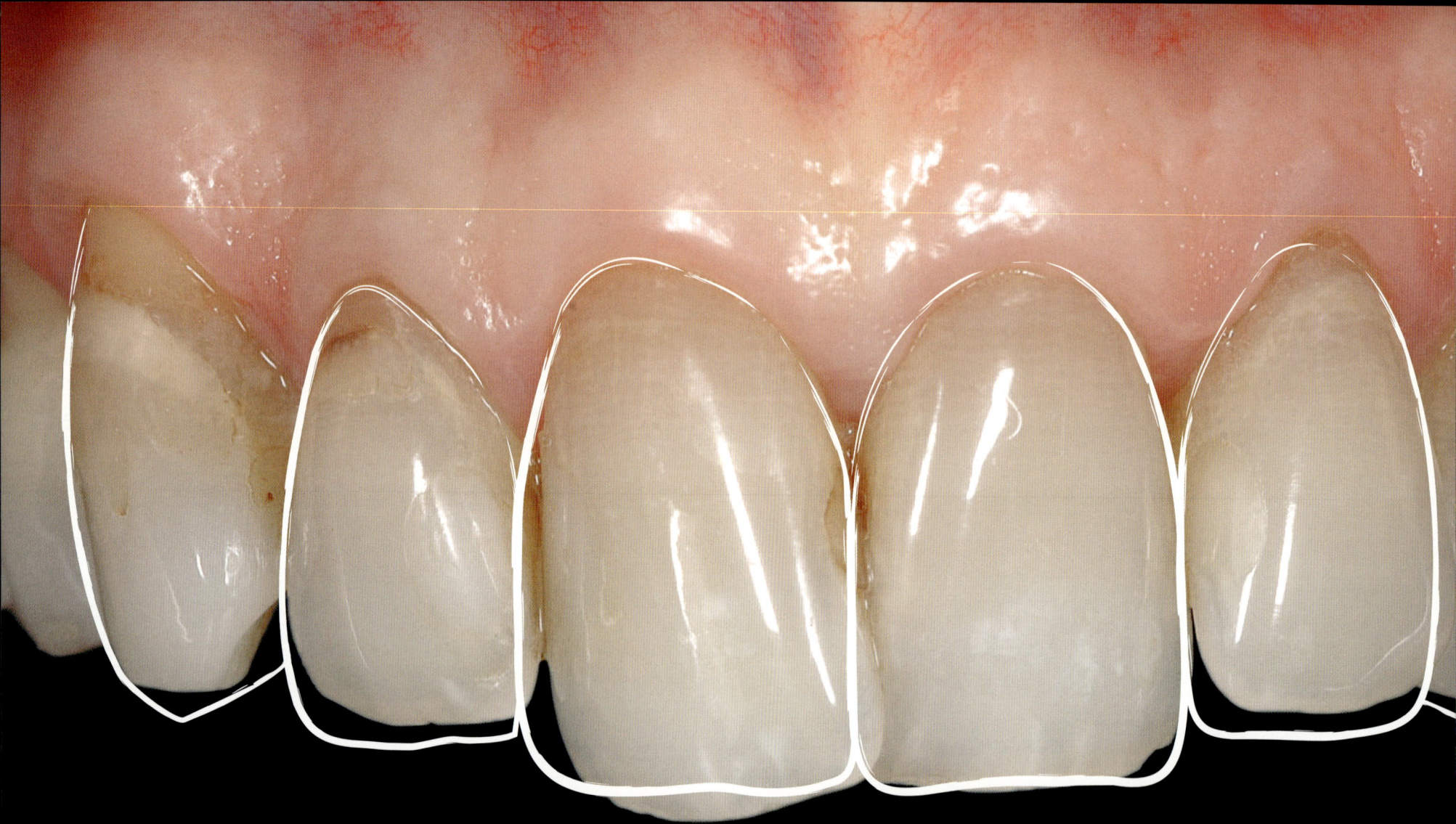

> 瓷贴面能同时解决牙列
> 颜色异常和轻度错𬌗的问题。

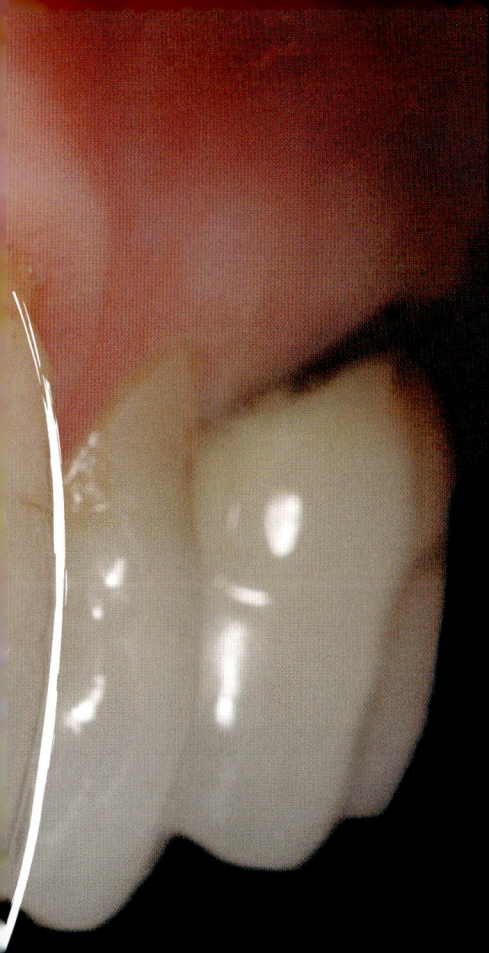

治疗目标

→ 排齐上颌前牙。患者明确拒绝正畸方案并坚持希望以贴面纠正牙列不齐。

→ 美白治疗可以提高微笑牙列的亮度。贴面也能实现达到和谐的亮白效果。

→ 清除原有的树脂充填体，重新树脂修复。

治疗方案

→ 以8颗瓷贴面改善上颌前牙的牙列不齐。

→ 在上颌前牙选择高明度贴面修复，下颌前牙则以美白治疗来提高微笑牙列的整体亮度。

→ 清除原有的树脂充填体并重新修复。为了与贴面制备后的牙体组织有相同的光学表现，我们选择 A1牙本质树脂。

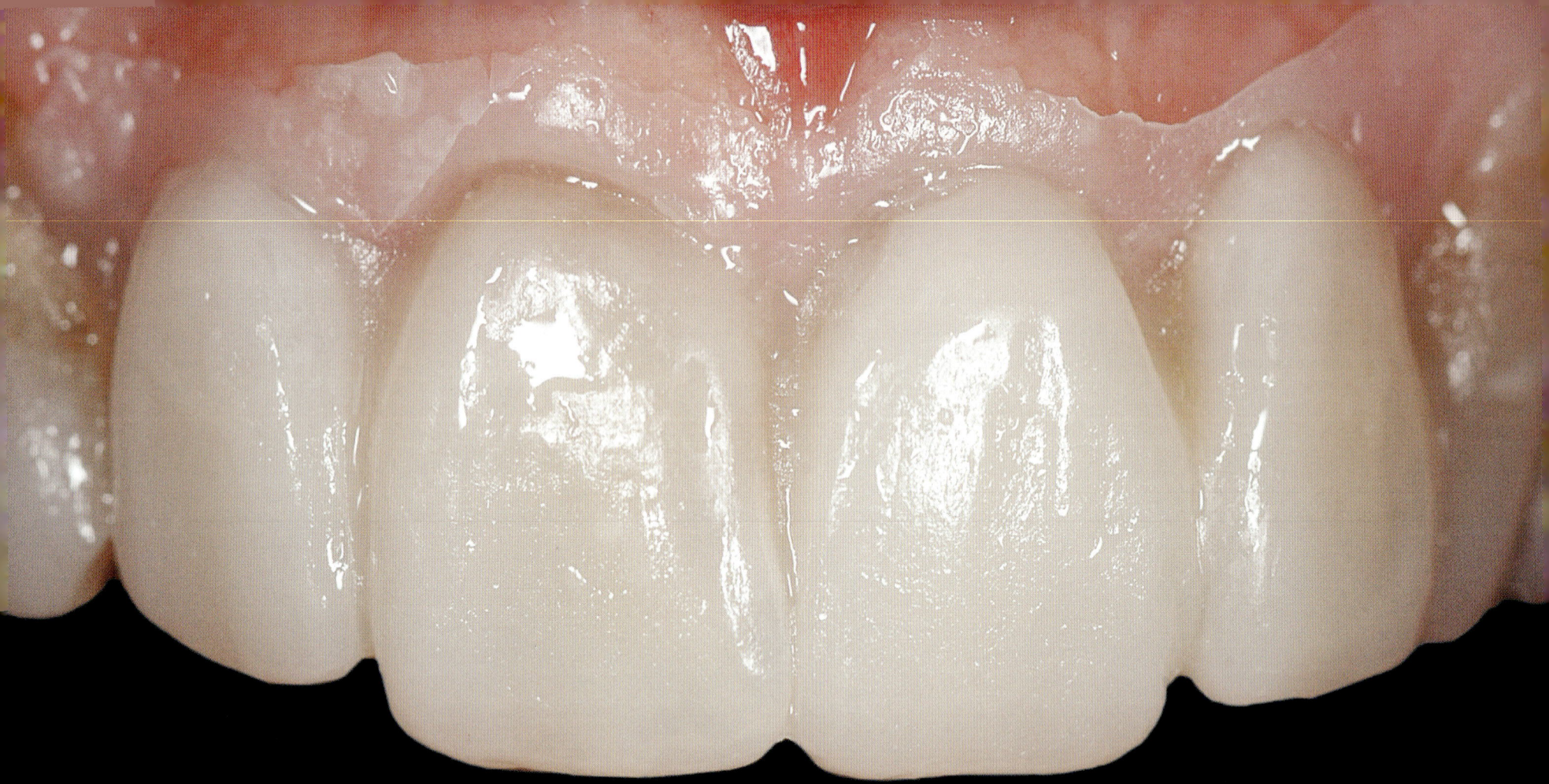

美学方案是纯粹的体积"加法"

　　蜡型制作完全基于石膏模型的原始状态而未经任何调磨。蜡型方案必须通过诊断饰面的方式转移到患者口内，医患双方均认可后方可确定为最终的实施方案。

　　在本案例，患者当下对蜡型设计表示满意。饰面的效果不仅提高了她的微笑美观，也符合她的主诉要求。

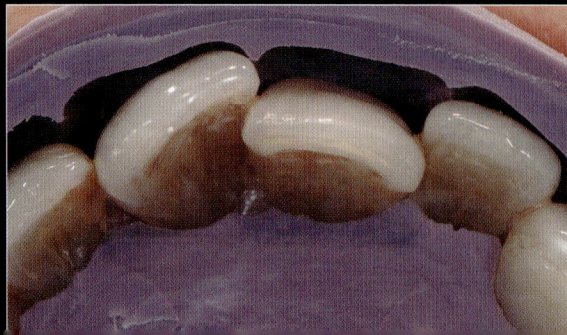

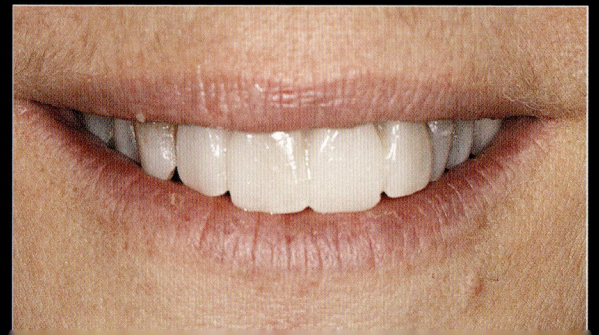

诊断饰面在这类临床情况下的注意点

当美学治疗涉及多颗牙并且患者预期比较高，如本案例这类情况，医生要特别考虑到以下两点。

1. 建议使患者配戴一段时间的诊断饰面，令其充分感受和评估任何一点美学改变在口内的整体融洽性。像本案例这种情况，诊断饰面完成后的当下，效果总是令人愉悦和满意的。通常患者对牙齿形态的明显变化总是先为之震惊，总体上来说对诊断饰面会留下非常积极和正面的印象。但是**患者并不总是在就诊的当下就能对美学方案有充分的理解和感受**。

2. 建议将诊断饰面在患者口内维持24～48小时。这足以使其对诊断饰面形成相对理性的评估和感受，也能得到身边家人和朋友的建议与反馈。这一步骤的目的是令患者对美学方案**形成情绪层面的积极认同**。

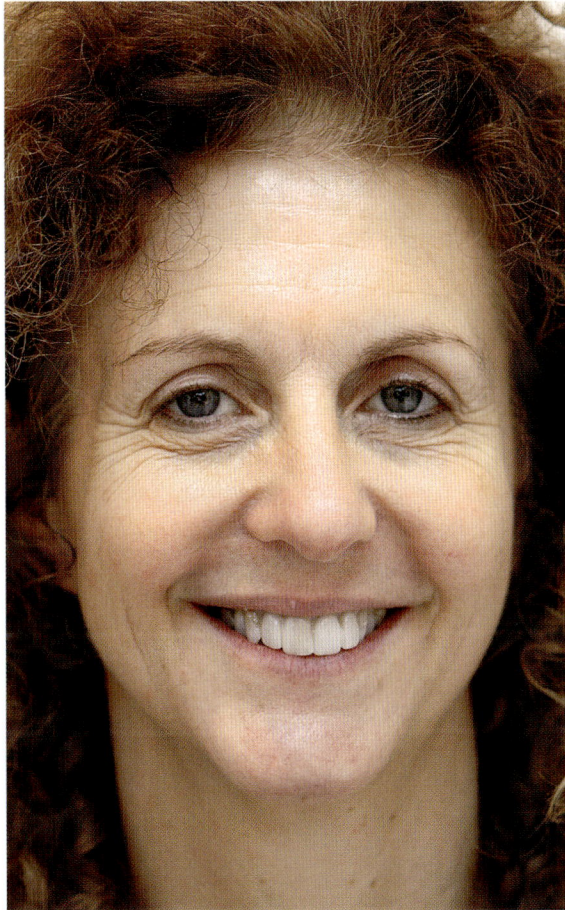

患者在真实的生活场景之中佩戴诊断饰面，就可以充分感受和判断对美学方案的以下3点是否满意：

→ 牙齿解剖形态。
→ 上颌前牙的切缘位置。
→ 微笑牙列的亮度。

由于本案例患者在就诊的当下就认可了设计方案，所以我们随即就开始牙体制备的操作流程。

材料

→ 诊断饰面：Luxatemp Star A1 双丙烯酸树脂 (DMG)
→ 硅橡胶导板：Honigum Putty Soft (DMG)

以诊断饰面为指导的牙体制备

　　无论任何设计形式的贴面案例，牙体制备都必须"以终为始"，即以美学方案为导向。整个治疗的临床操作和技师制作阶段也始终以美学方案为指导。在诊断饰面的基础上制备牙体，既能符合贴面修复的空间要求，又达到了最低程度的制备量。

❝ *由于本案例贴面的作用只是牙体的*
体积"加法"，所以制备量基本能控制在
牙釉质范围内。唯一一处制备量稍大，可能
极少量暴露牙本质的区域在右侧上颌中切牙，
目的是为了贴面在此处有良好的覆盖和解剖形态。 **❞**

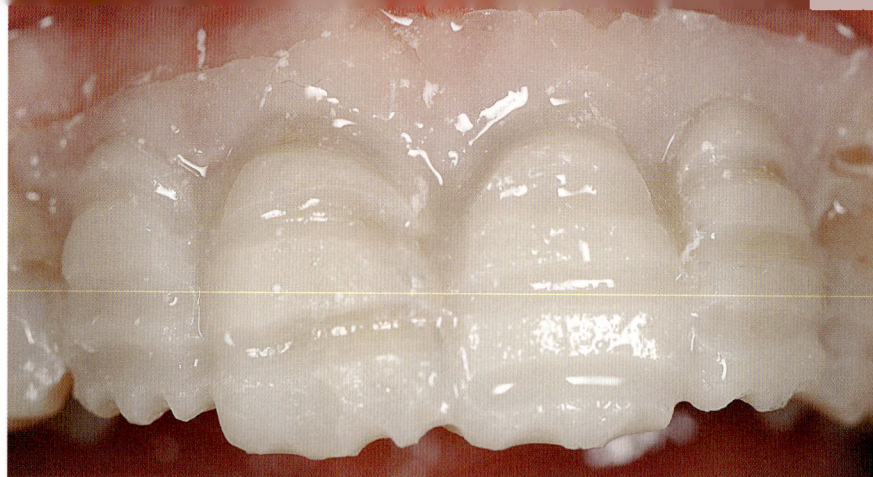

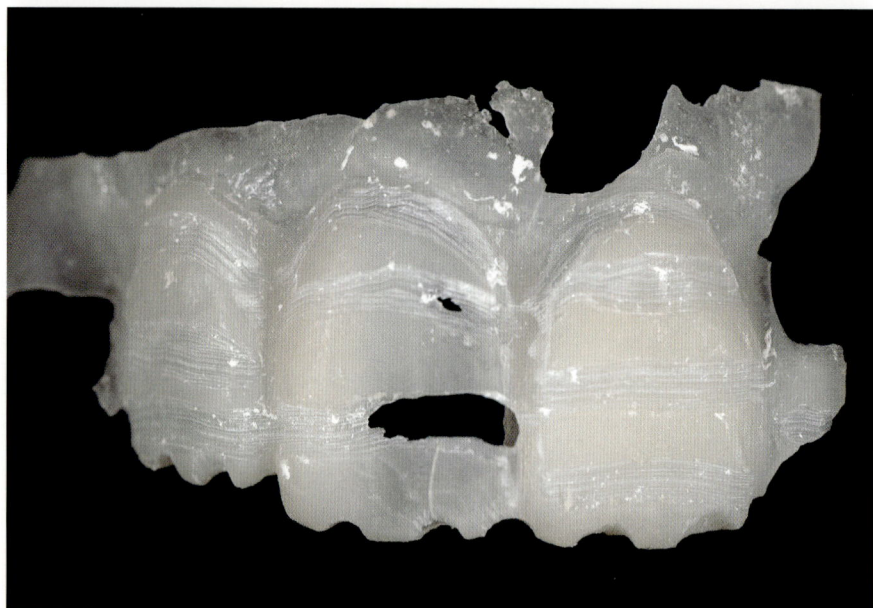

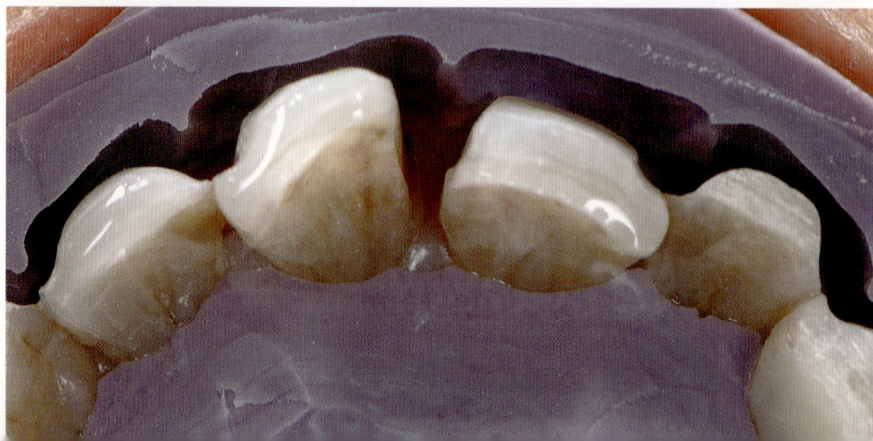

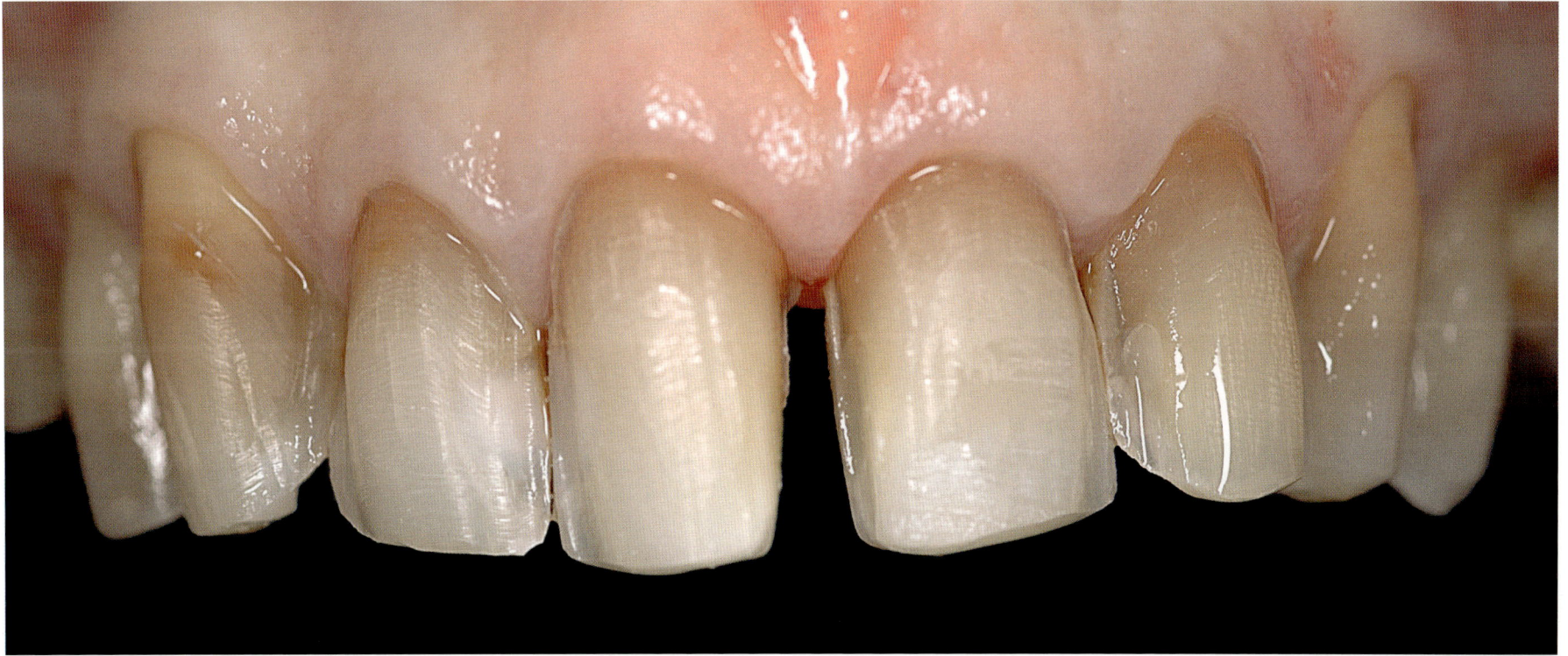

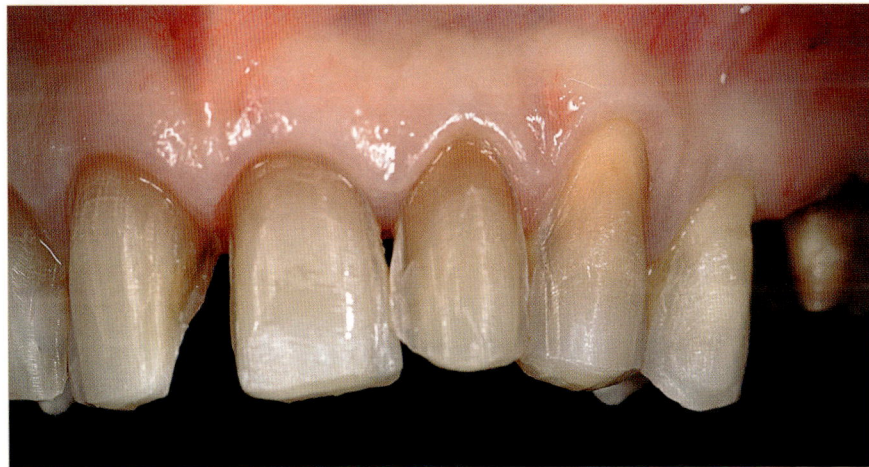

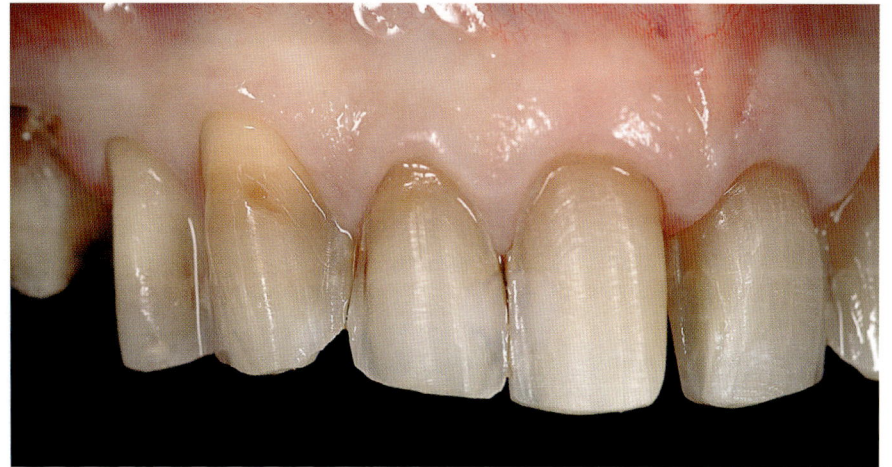

治疗失败：分析和解决问题

贴面粘接完成3周，患者有两方面感到不满意：

1. 她的**唇部活动**受到了贴面干扰。也就是说，贴面的体积过厚或者唇颊侧的外形过大了。 → 方案在三维空间上设计错误

2. 牙齿亮度过高了。 → 铸瓷块种类选择错误

材料

→ 全瓷：IPS e.max MO 0

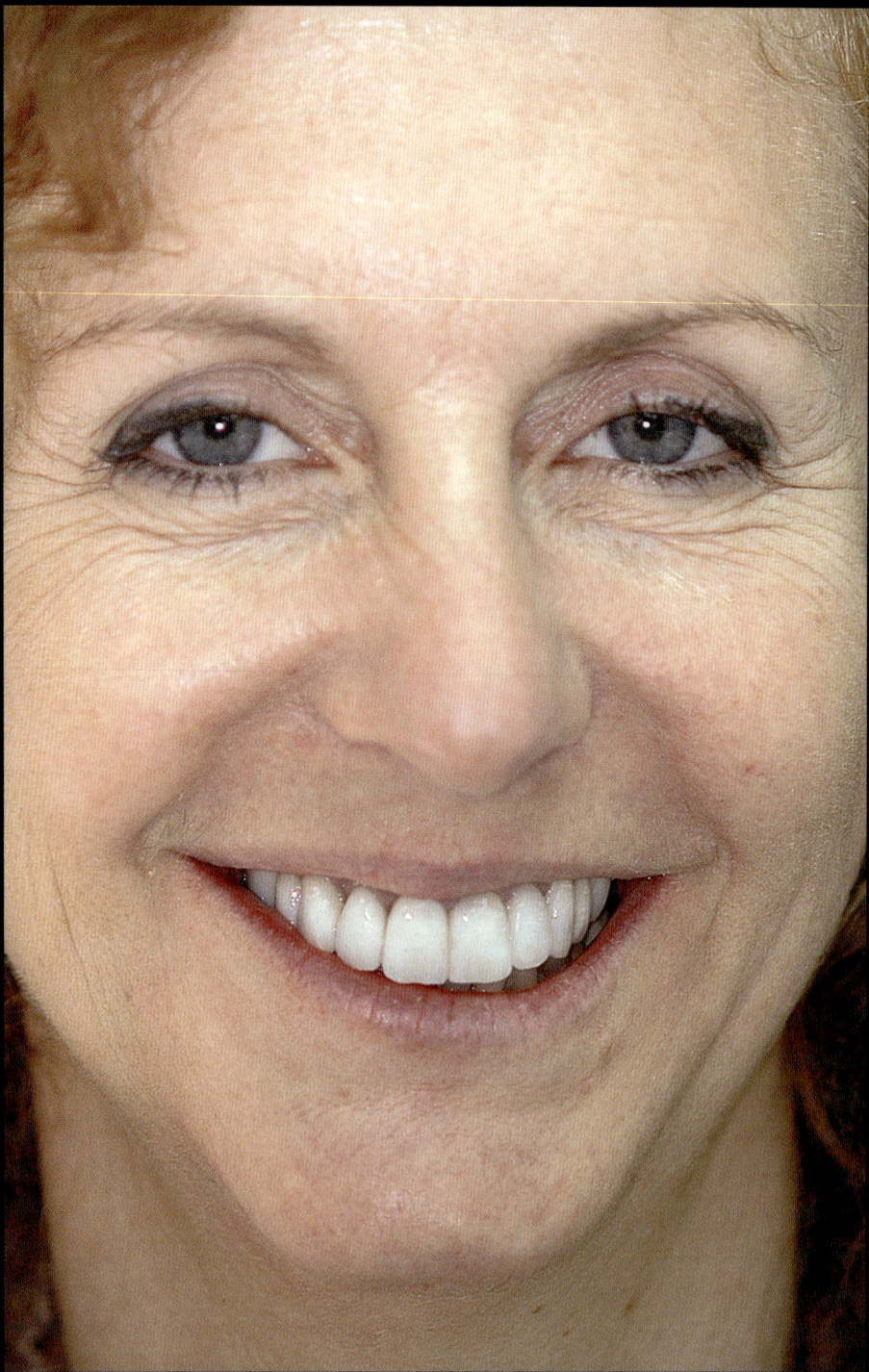

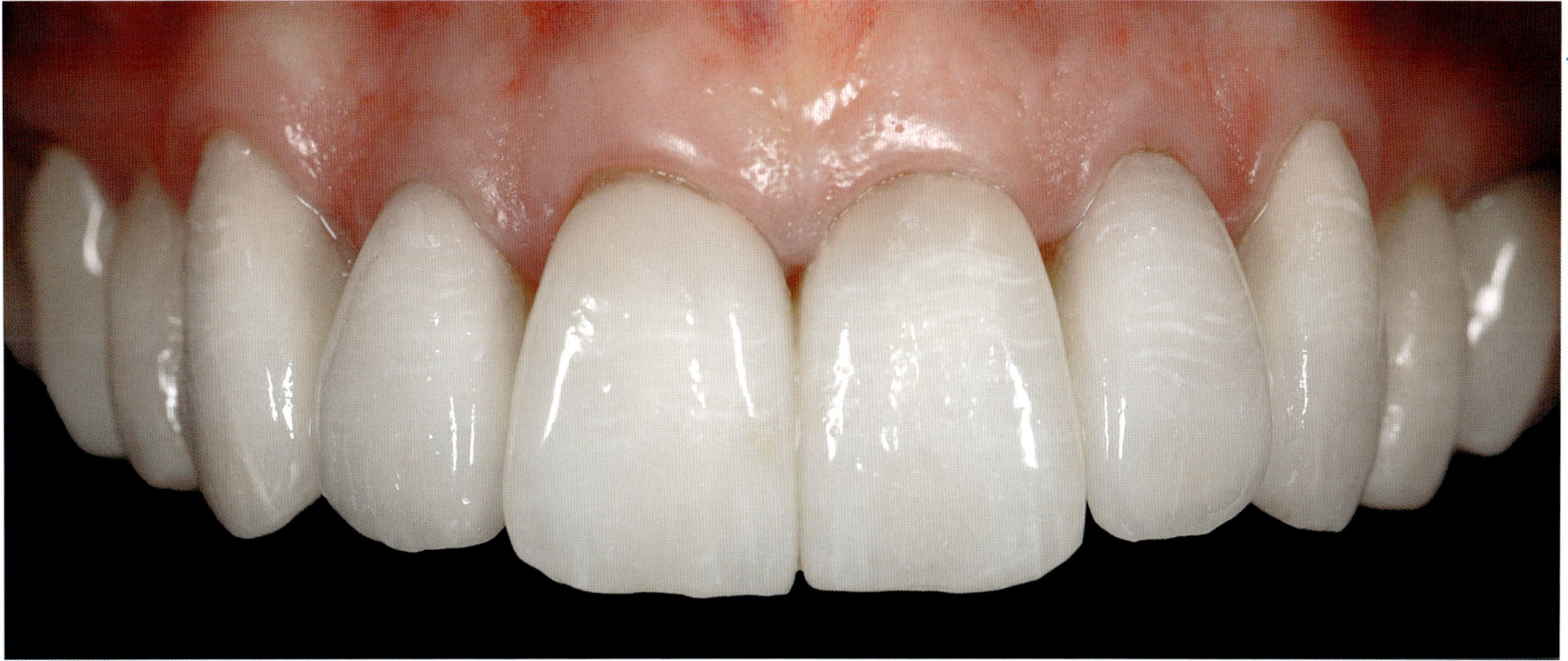

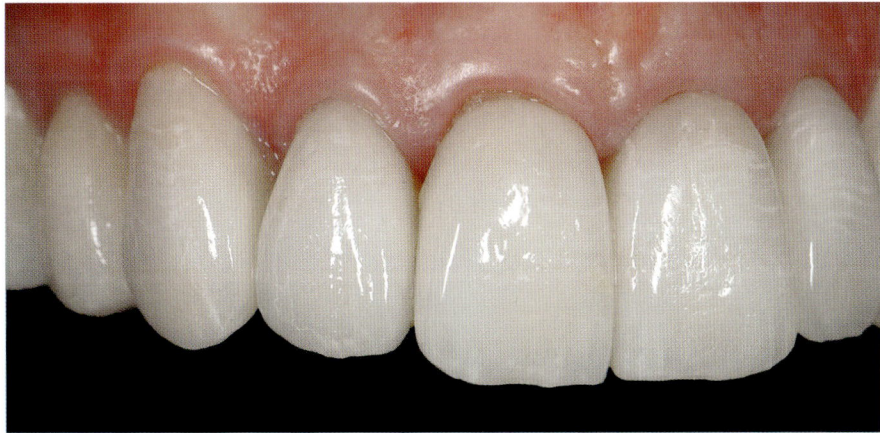

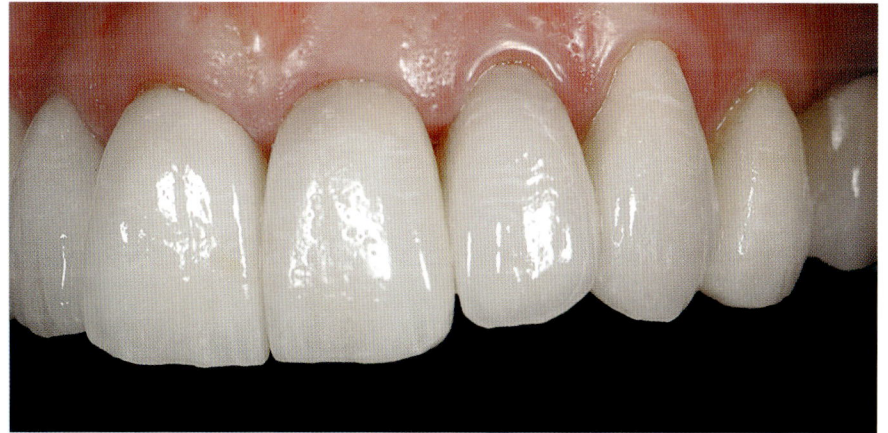

牙列唇颊侧的体积过厚，说明蜡型在一开始就有错误了。技师以右侧上颌中切牙的近中切角作为前牙列弧度外形的参考点，但事实上这个位置过于偏唇颊了。为了避免最后的治疗失败，前牙列弧度的参考点应该在右侧上颌中切牙近中切角的偏腭侧，所以这颗牙的石膏模型在蜡型制作前有必要先做调磨。同样地，唇倾的左侧上颌侧切牙也需要在石膏模型做调磨，然后再进行蜡型设计。

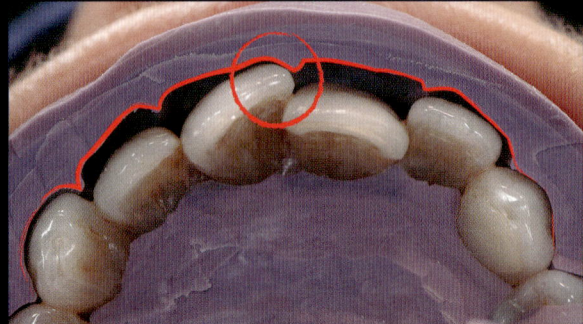

66 *在制作蜡型之前，石膏模型有必要在个别牙位做适量调磨。* 99

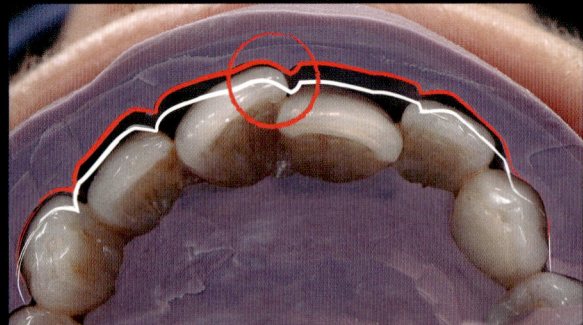

铸瓷块种类选择错误

修复后的牙列亮度过高了。MO 0瓷块本身的不透明度很高且缺乏半透性，这就造成修复体表面的反射光过强。

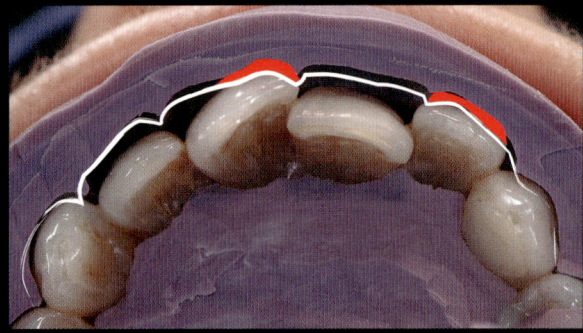

准则

如果患者牙齿唇倾且不考虑正畸干预，那么不建议设计纯粹的体积"加法"形式的修复方案。在不考虑正畸外力牵引的条件下，以修复手段排齐错殆牙列意味着对牙体组织会有更大的生物学创伤。由于口内错殆牙尚未经过调磨，"加法"形式设计的蜡型方案在解剖形态上会过突和过厚。但如果目的仅仅是术前沟通和树立患者的治疗信心，那么这个蜡型还是可行的。它对应的诊断饰面可称为**"初步诊断饰面"**（motivational mock-up）。

最终的理想方案需要建立新的前牙列弧度外形。因而医生要先初步磨除掉在新牙列弧度之外的牙体组织。对技师而言，就要分别制作"初步诊断蜡型"（体积过厚，用于树立患者的治疗信心）和"最终诊断蜡型"（理想的蜡型方案）。"初步诊断蜡型"的作用是帮助患者了解美学治疗的内容和预期效果，它并不能用于指导精确的牙体制备。否则无法达到理想的美学结果。

> *如果患者牙齿唇倾且不考虑正畸干预，那么不建议设计纯粹的体积"加法"形式的修复方案。*

理念

面部功能与微笑牙列的和谐性。

微笑牙列在水平方向上（前后矢状向）增厚过多，可能会干扰到面部和谐以及口唇活动度。因此，医生在增加牙列弧度外形时要格外审慎。如果牙体增厚不恰当，那么在单颗牙贴面修复时患者有可能还难以觉察到，但涉及10颗牙的贴面修复时，患者就能明显感觉到异常，原本的微笑面容也会变得极其不自然，张力过大。

分析口唇组织很关键。

丰厚饱满的口唇组织比薄唇有更大的运动幅度。反过来说，菲薄的口唇组织就会对牙列弧度外形的任何细微变化更加敏锐。

在口内直接调磨时，瓷贴面没有发生任何细小的劈裂。这说明牙釉质与全瓷形成了可靠的粘接。调磨后，我们可以观察到贴面下方的牙釉质有部分暴露，这也证明了一开始治疗的牙体制备量不足。

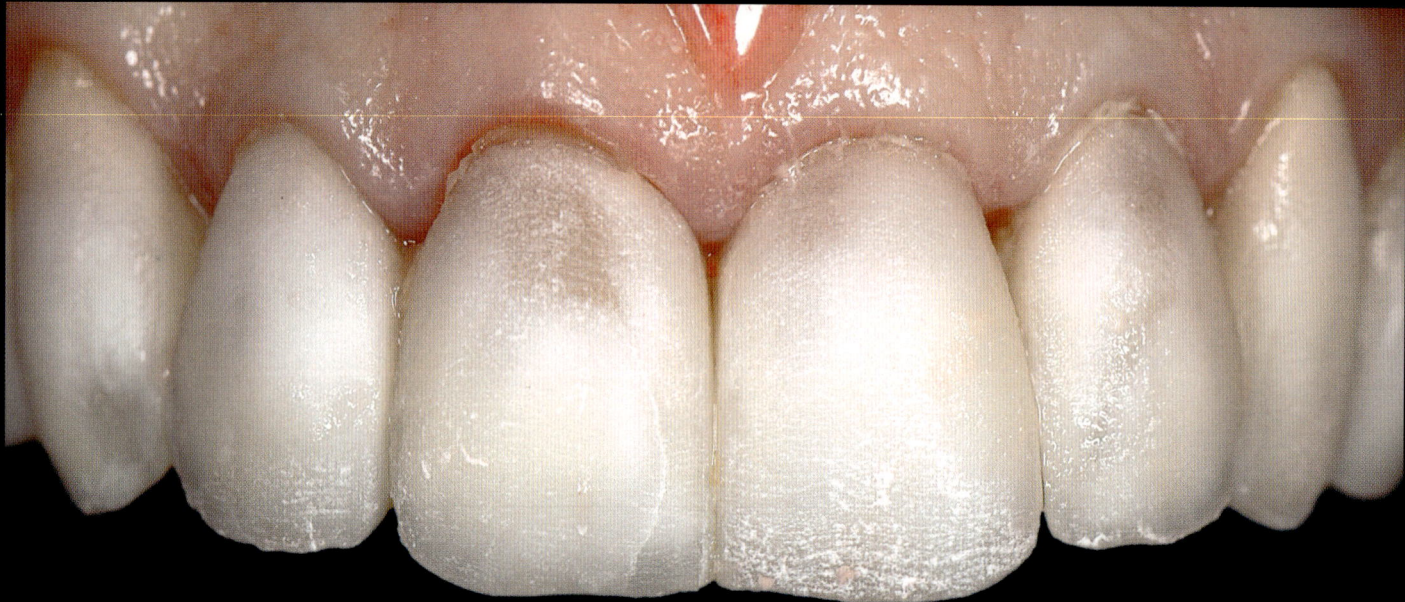

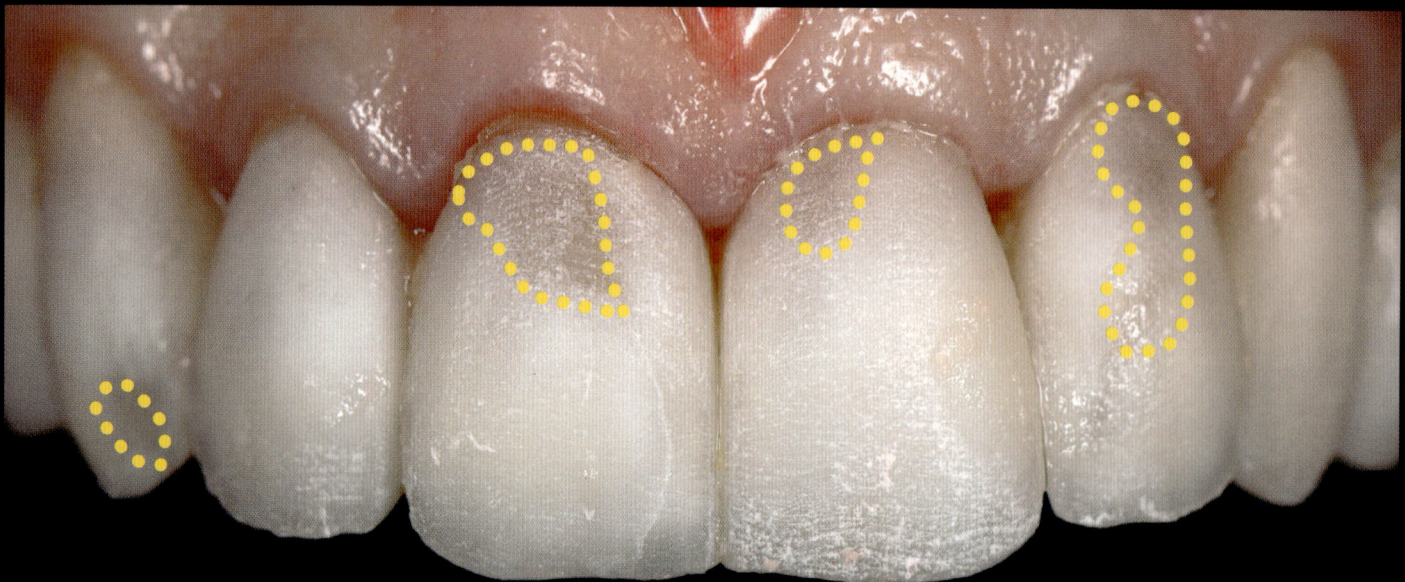

解决问题

此时重新口内取模和设计蜡型是毫无意义的，因为当前的牙列弧度偏颊，理想的蜡型设计不可能转移到口内牙列。因此建议在口内**无局麻**条件下先直接调磨贴面，直到获得理想的牙列弧度外形。

使用局部麻醉，可能会干扰口唇组织的正常活动度，并且影响患者评估新牙列弧度外形的准确性。

在口内调磨的过程中，不断询问患者的口唇感受。经过选择性调磨和纠正偏颊的牙列弧度之后患者表示认可，前牙列达到了比较**理想的三维位置**。

此时，我们可以观察到贴面下方的牙面有局部暴露，这说明一开始治疗时这里的牙体制备量不足，从而导致了贴面的唇颊侧体积过厚。

66 *在贴面的唇颊侧调磨直到获得理想的牙列弧度，此时下方牙釉质有部分暴露。* **99**

（1）在口内调改的贴面指导下准确制备牙体。

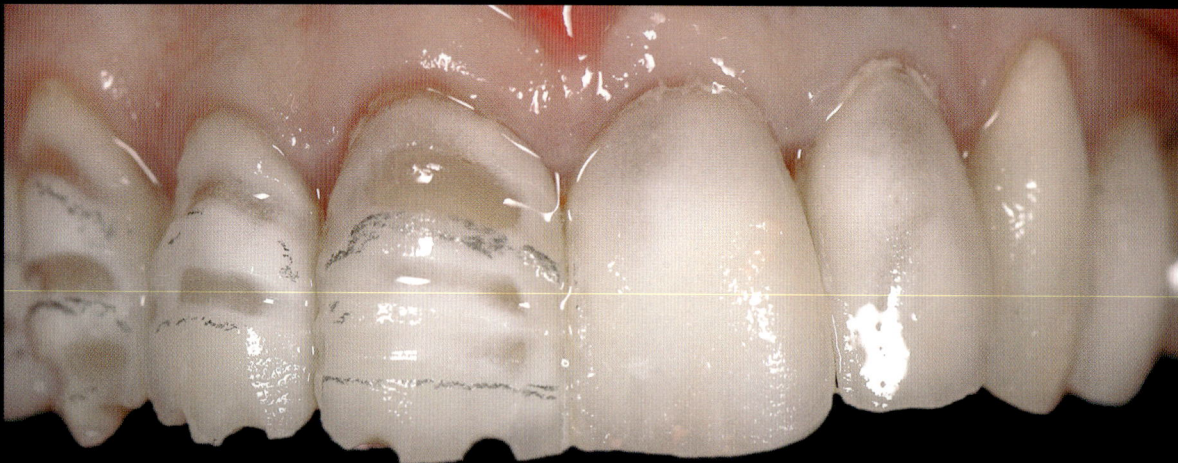

（2）这次牙体制备的创伤性更大，颈部有少量牙本质暴露（此处牙釉质菲薄）。但是牙面仍然以牙釉质为主，所以不会明显影响粘接质量。其次，我们还注意到牙本质树脂A1（IPS Empress Direct，义获嘉伟瓦登特）与预备体牙面有一致的光学表现。

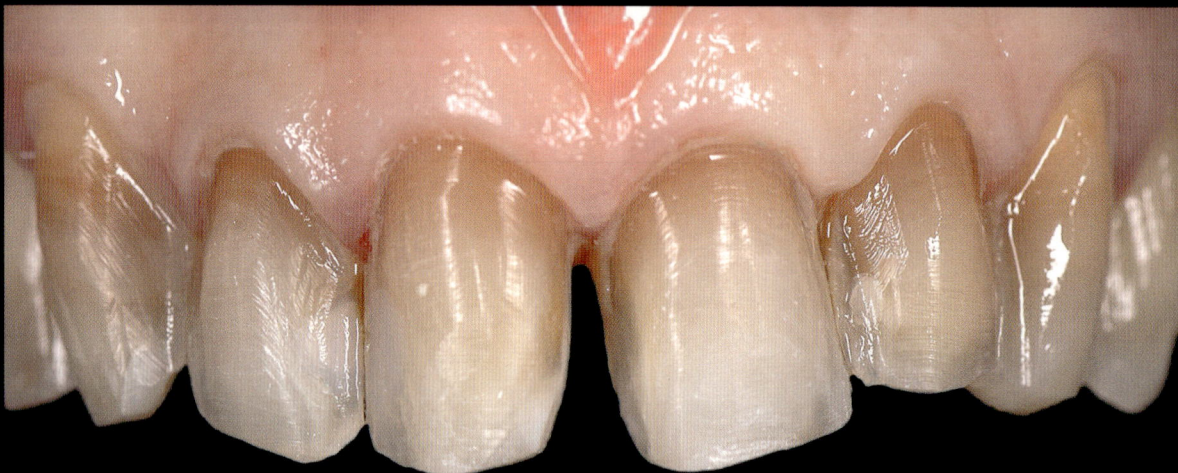

（3）根据硅橡胶导板及双丙烯酸树脂制作临时贴面。

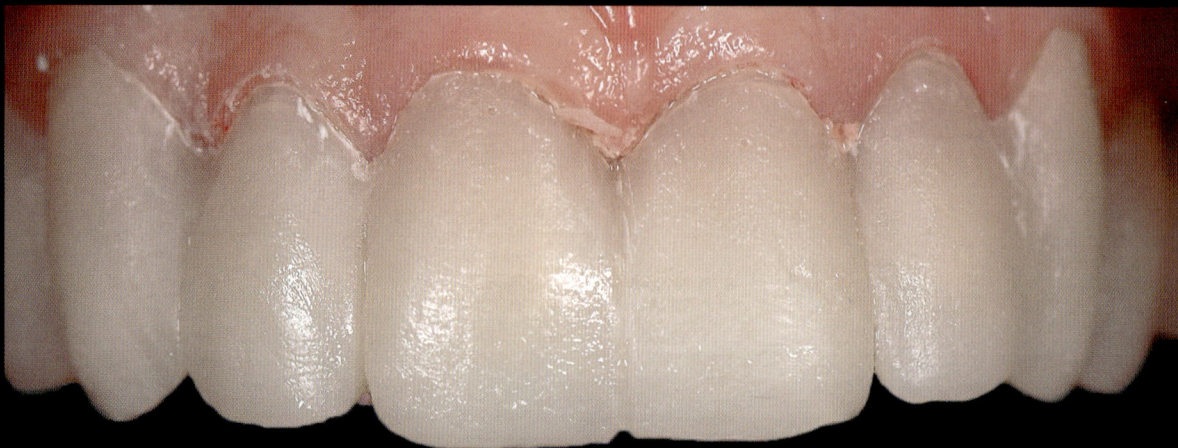

重新制备牙体

当患者认可新的牙列弧度之后，医生通过口内取模将之复制传递给技工室，以利于技师重新设计制作贴面。而且，该印模还可以用于制作临时贴面。

此时，我们又回到了常规的贴面治疗流程了。只不过牙体制备是以调磨后的瓷贴面为指导，而不是树脂的诊断饰面。由于口内贴面经过调磨的体积大小就是最终的方案设计，所以它的作用也等同于诊断饰面。

制备深度一如常规，控制在0.5mm，去净牙面的全瓷材料。

需要告诉患者在新贴面粘接后有可能出现牙体术后敏感，这是因为再次牙体制备会反复激惹牙髓而且还有少量牙本质暴露。术后敏感至多持续数周，随后会慢慢消退。

> **❝** *需要告诉患者在新贴面粘接后有可能会出现牙体术后敏感，这是因为再次牙体制备会反复激惹牙髓而且还有少量牙本质暴露。术后敏感至多持续数周，随后会慢慢消退。* **❞**

最终结果

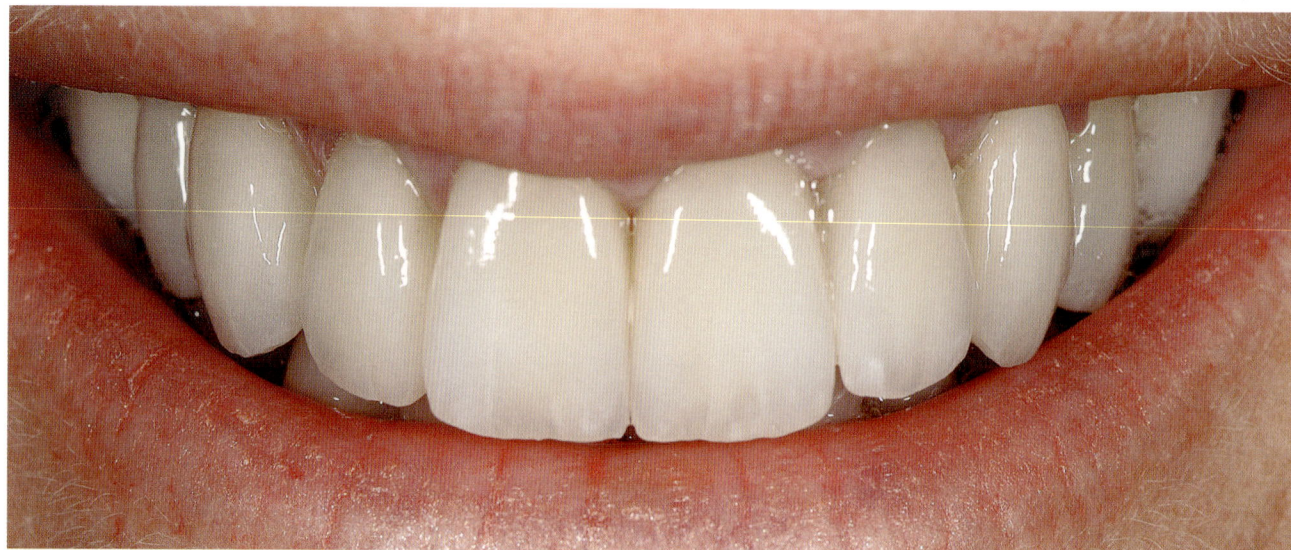

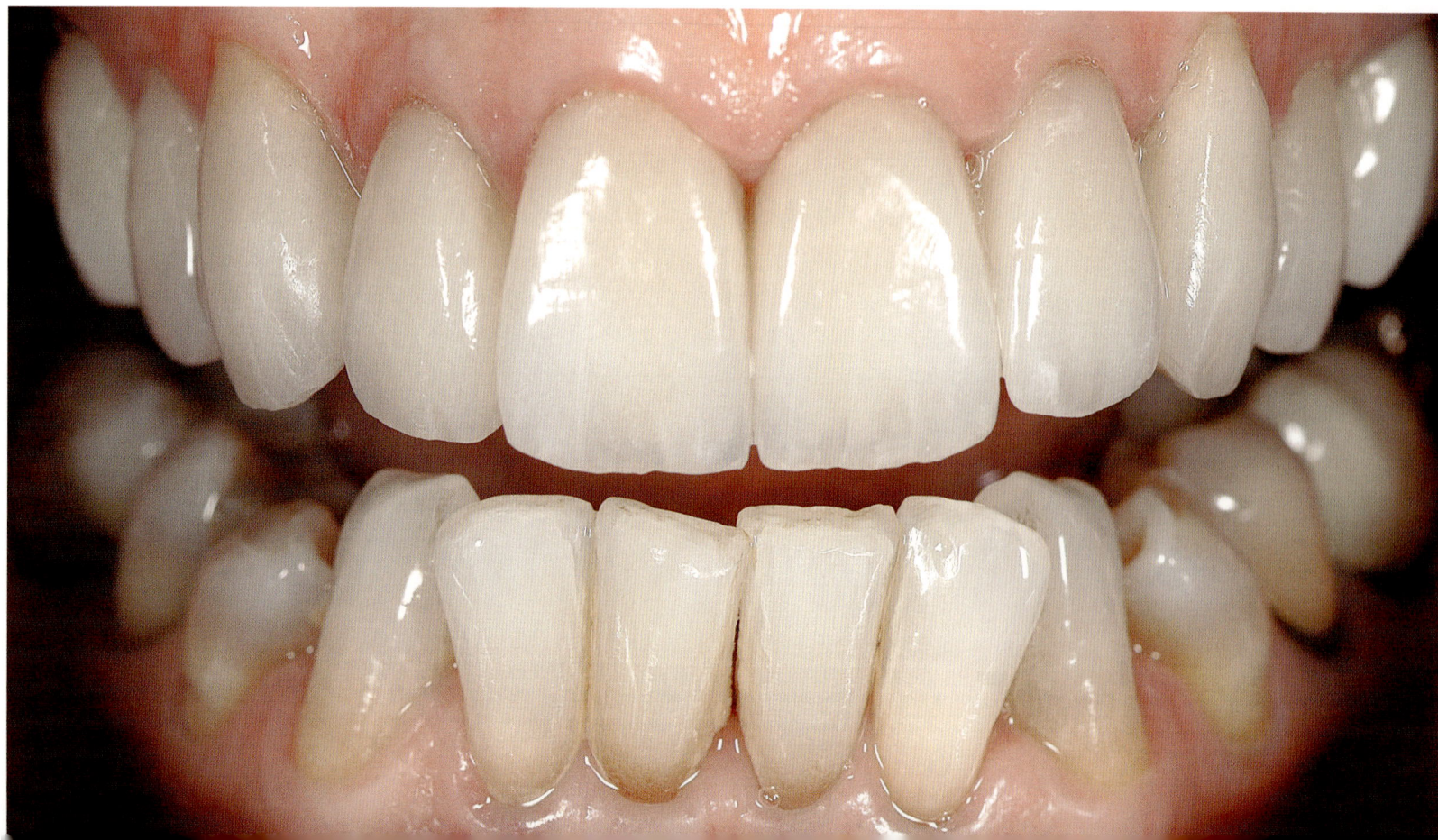

确定瓷块种类

考虑到这次牙体制备的范围和程度比第一次更多，而且患者要求稍微降低牙齿亮度，所以我们更换了瓷块种类：

选择LT A1而不是MO 0

增加光线的透射量，减少光线在表面的反射量。

为了协调上下颌牙列的颜色，下颌前牙接受美白治疗。

材料

→ 粘接剂：All-Bond Universal (Bisco)

→ 粘接水门汀：Enamel HRi flow UD1（美塑）

→ 全瓷：IPS e.max LT A1（义获嘉伟瓦登特）

（1）治疗前。

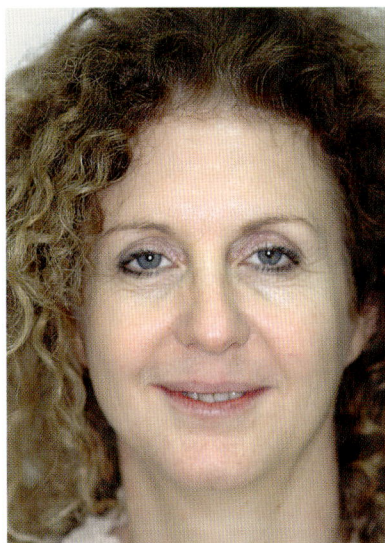

（2）方案设计失败。

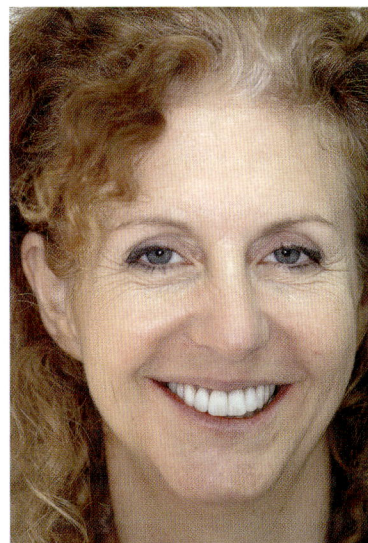

（3）最终结果。

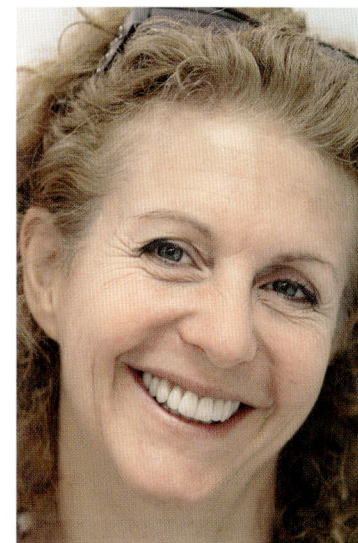

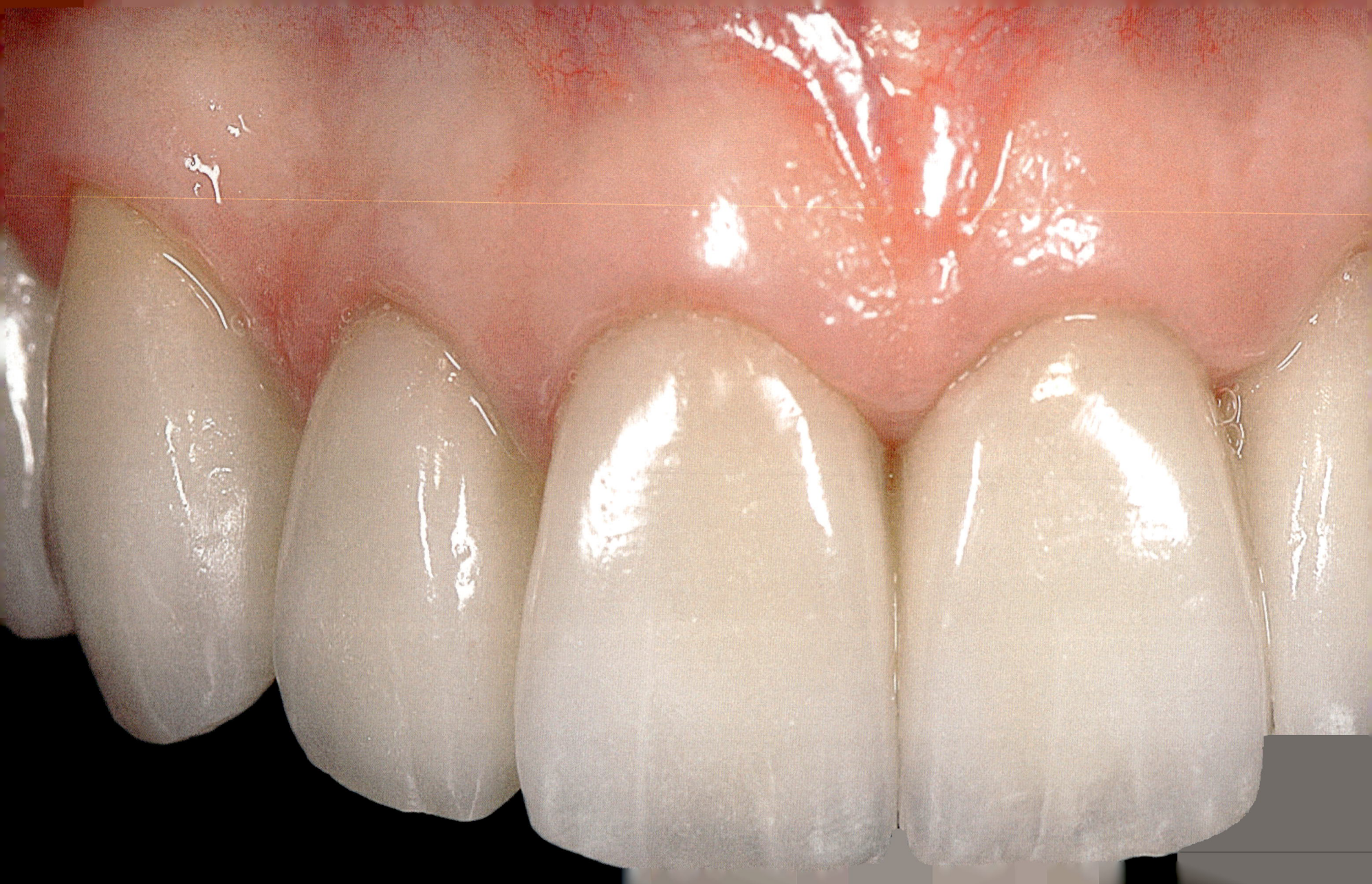

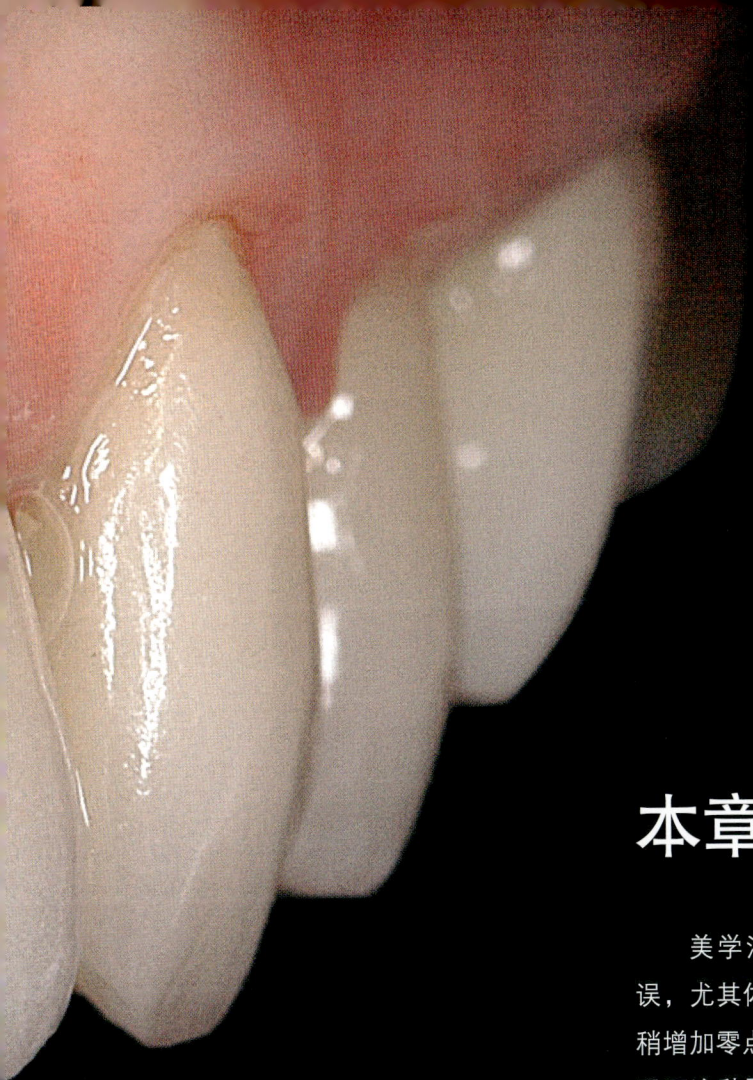

本章精要

美学治疗失败的最常见原因之一是方案设计错误，尤其体现在前牙列的弧度外形。贴面厚度只要稍稍增加零点几毫米，在6颗、8颗或10颗贴面修复的情况下这种影响就会变得相当明显，进而干扰面部和谐及口唇活动度。

医生在设计方案时必须要考虑到以下几个关键要素：

→ 牙列弧度变化与口唇组织的关系（厚唇–理想，或者薄唇–对牙列弧度的变化比较敏感）。

→ 牙列的错𬌗程度（包括唇倾的情况）。

→ 颈部穿龈形态正常（不可有悬突）。

→ 上前牙的切缘位置正常（位于唇部干湿线的交界）。

以数字化方式制订治疗方案在临床越来越常见，但是临床医生一定要记住对技师而言石膏模型始终比显示屏上的三维视图有更好的准确性和把握度。数字化流程制作的修复体往往容易出现体积过厚的问题，导致患者在临床无法接受。

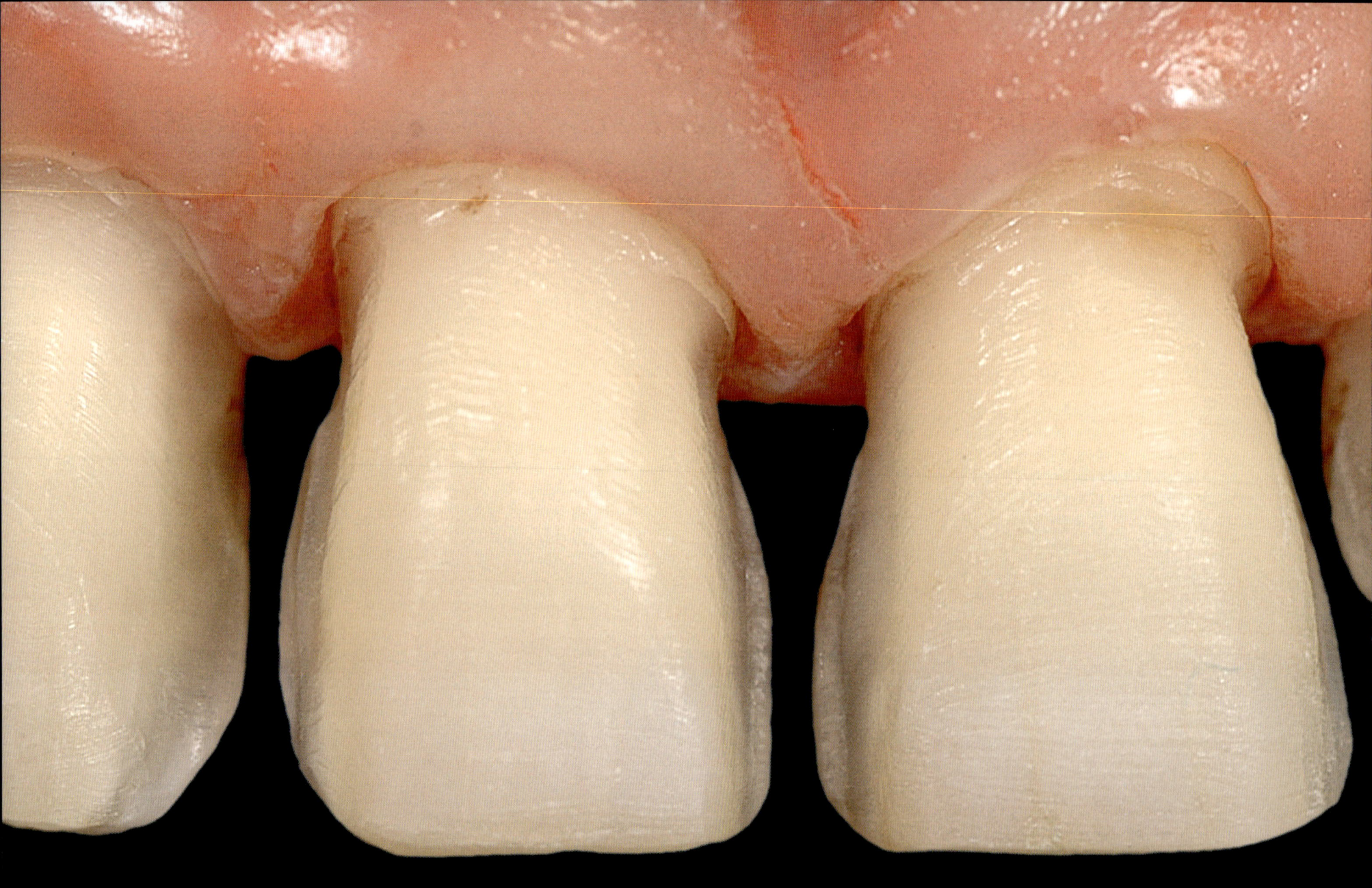

8

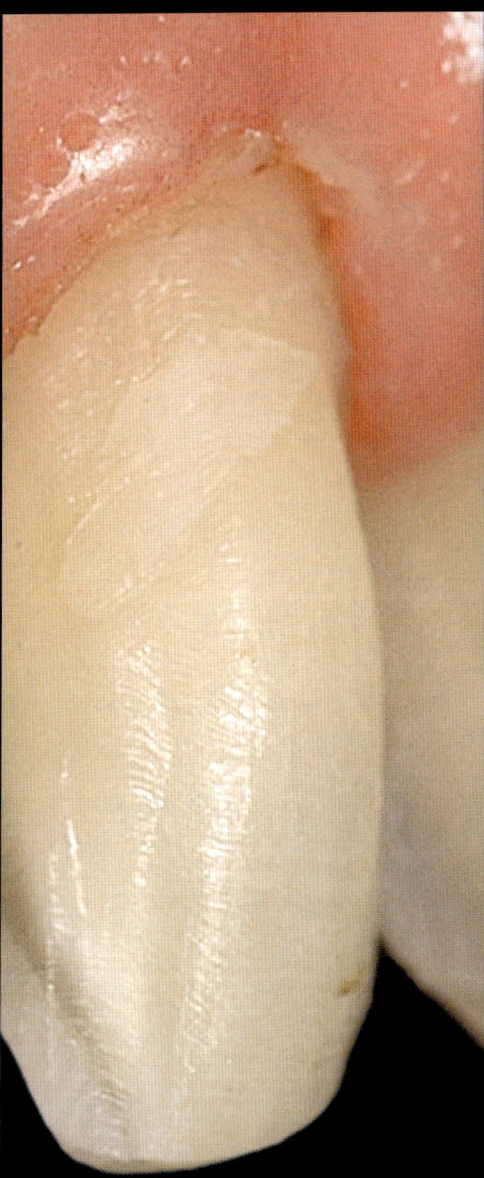

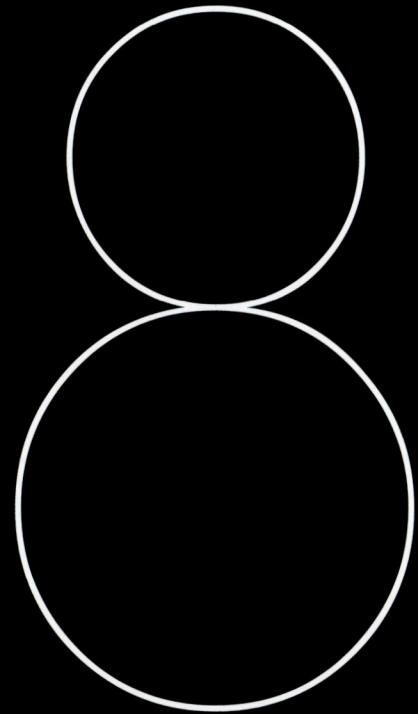

黑三角和前牙间隙
Black triangles
and diastemas

→ 邻面的终止线。

→ 邻面的穿龈形态。

→ 颈部的粘接质量。

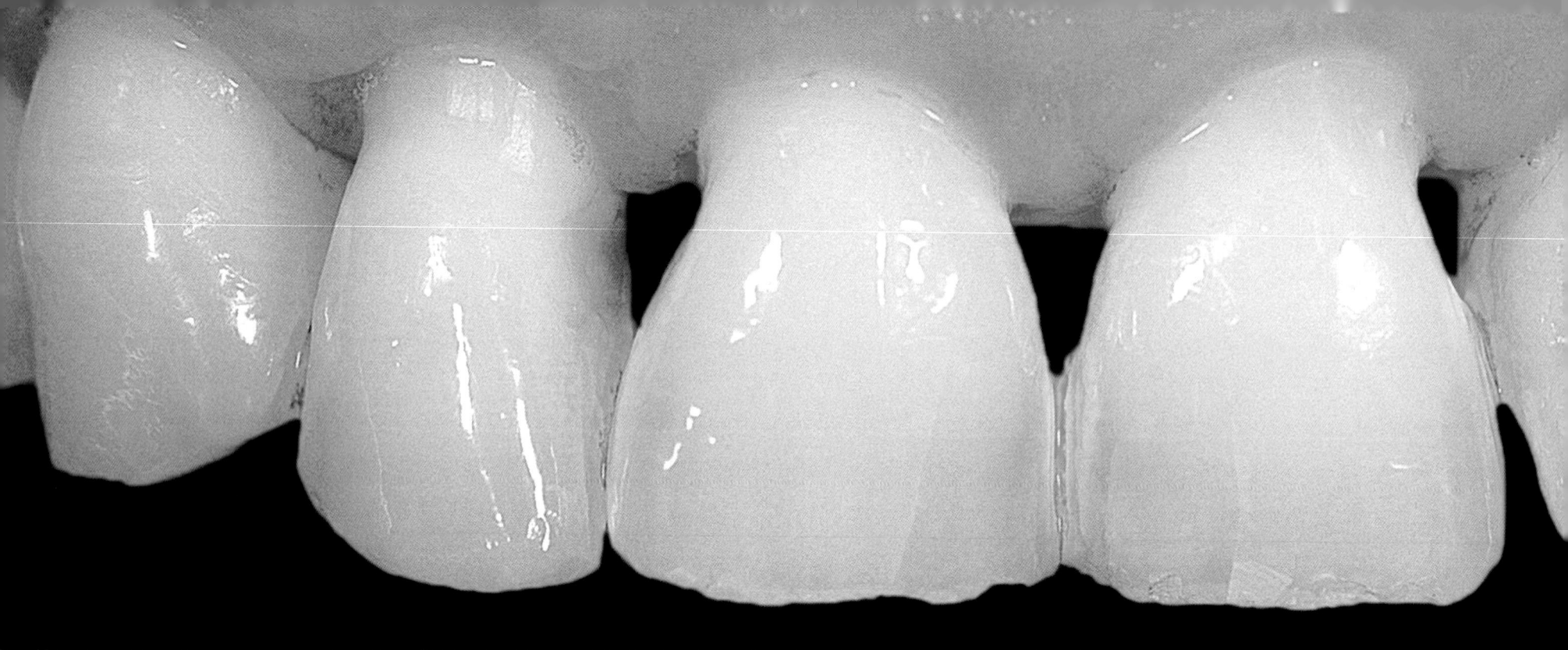

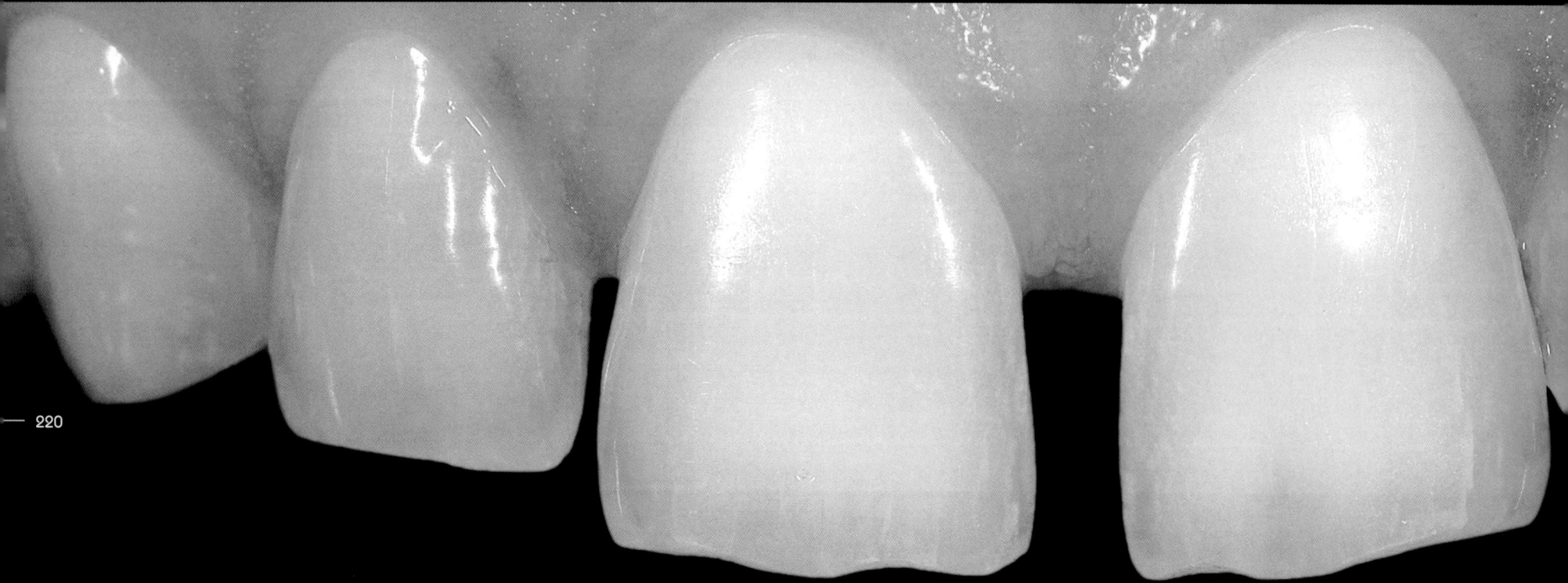

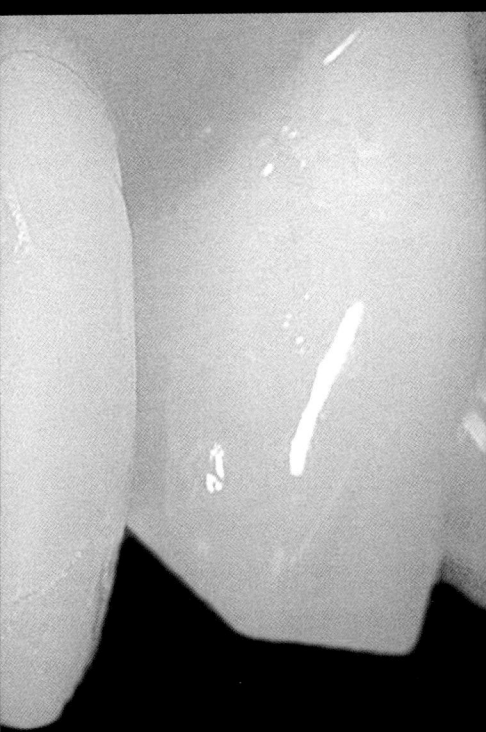

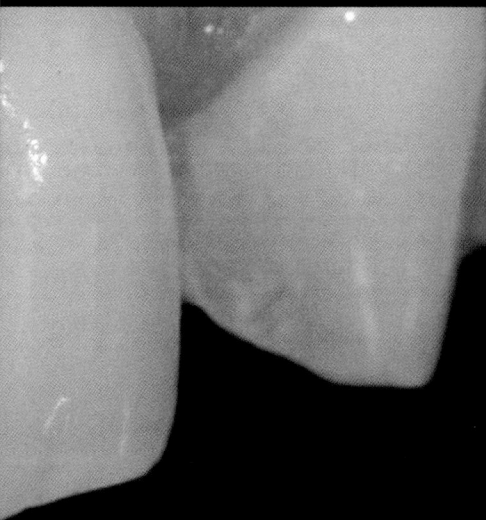

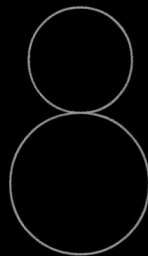

概述

前牙间隙和黑三角，是所有美学案例中治疗难度最大的临床情况。理由如下：

→ 生物组织和牙体保存的因素：出于关闭间隙或黑三角的美观需求，临床医生要调整牙体邻面的制备方法。邻面边缘的位置将会向龈方延伸，达到齐龈甚至是龈下水平。如果患者牙周组织健康（前牙间隙的案例），那么邻面边缘仍可以在牙釉质范围内。但如果患者有牙周疾病（黑三角，牙周病案例），那么邻面边缘就会处于牙本质或者牙骨质。

→ 牙体解剖形态的因素：为了关闭牙间隙，修复后的牙体比例可能会失衡，影响美观。因此有必要结合一些错觉视效技术，达到"既关闭牙间隙又在视觉上保持牙齿原本的体积大小"的目的。

66 *将前牙间隙和黑三角的情况放一起讨论，原因是二者*

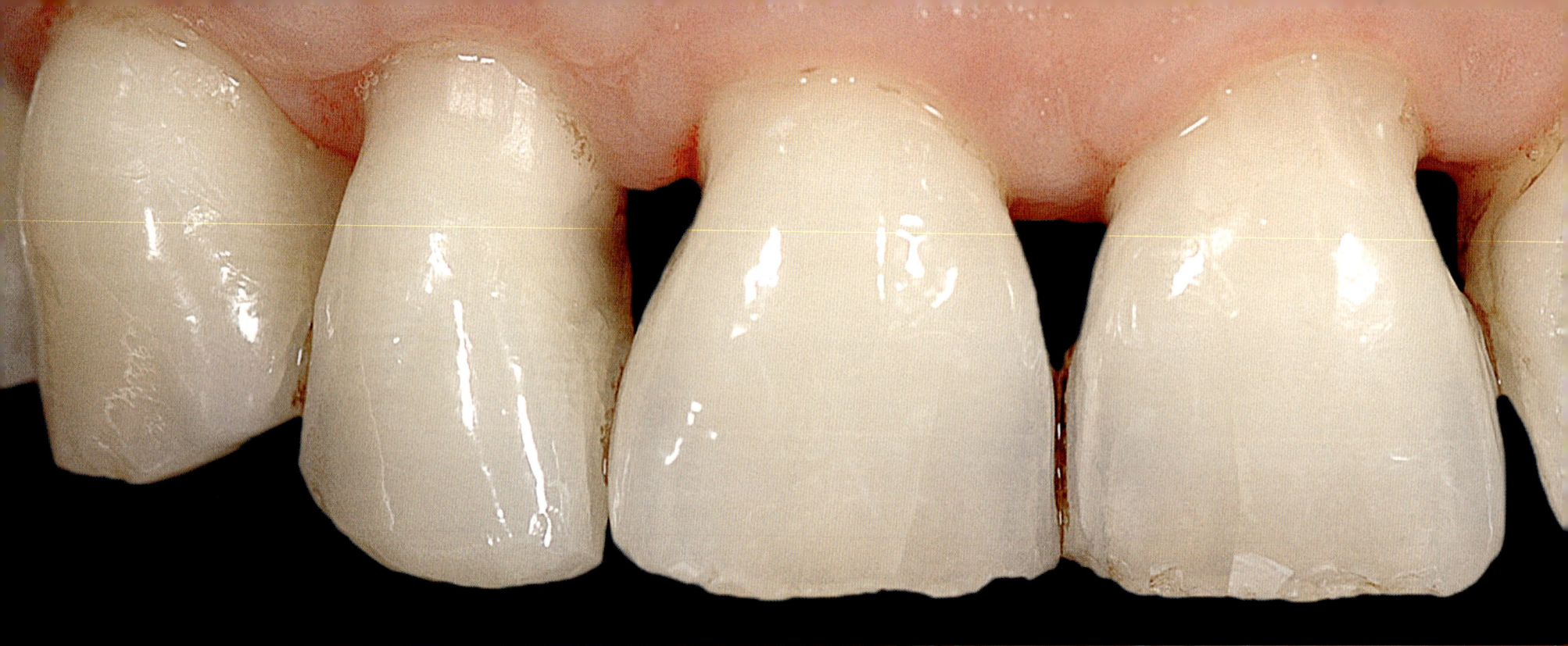
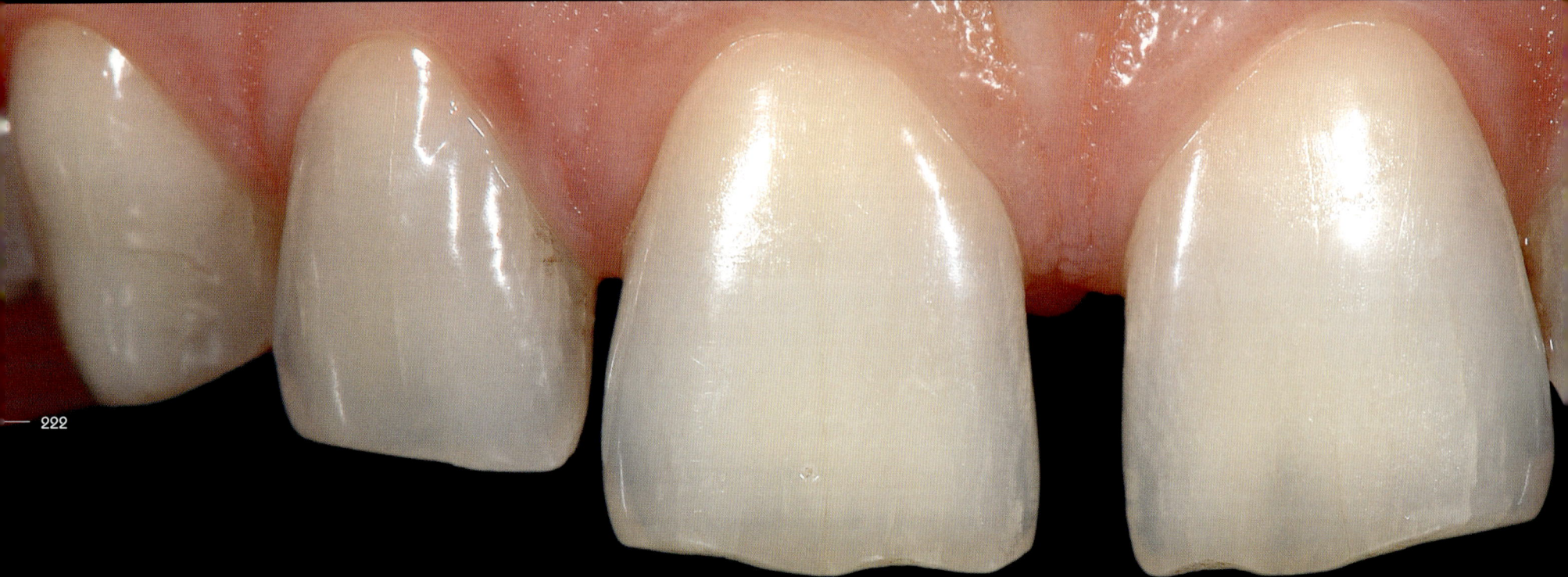

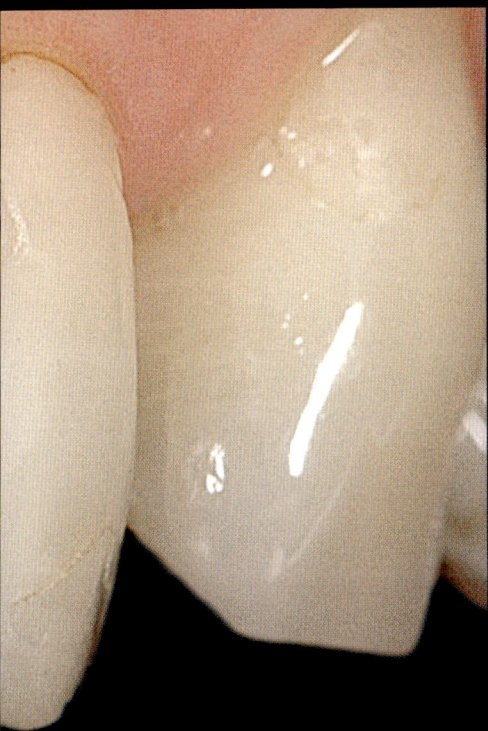

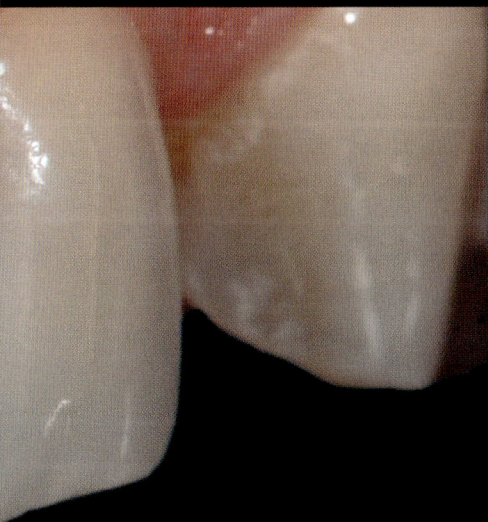

临床情况

前牙间隙和黑三角，严重影响了患者的微笑美观及其日常生活，尤其前牙黑三角。为了缓解这种美观方面的社交压力，大多患者还会克制自己的微笑。

即使患者开始接受牙周治疗，一段时间后也

稳定控制住了牙周疾病，但前牙外都已处于牙骨质水平了（根面况就势必会影响到瓷贴面的边缘选择了。

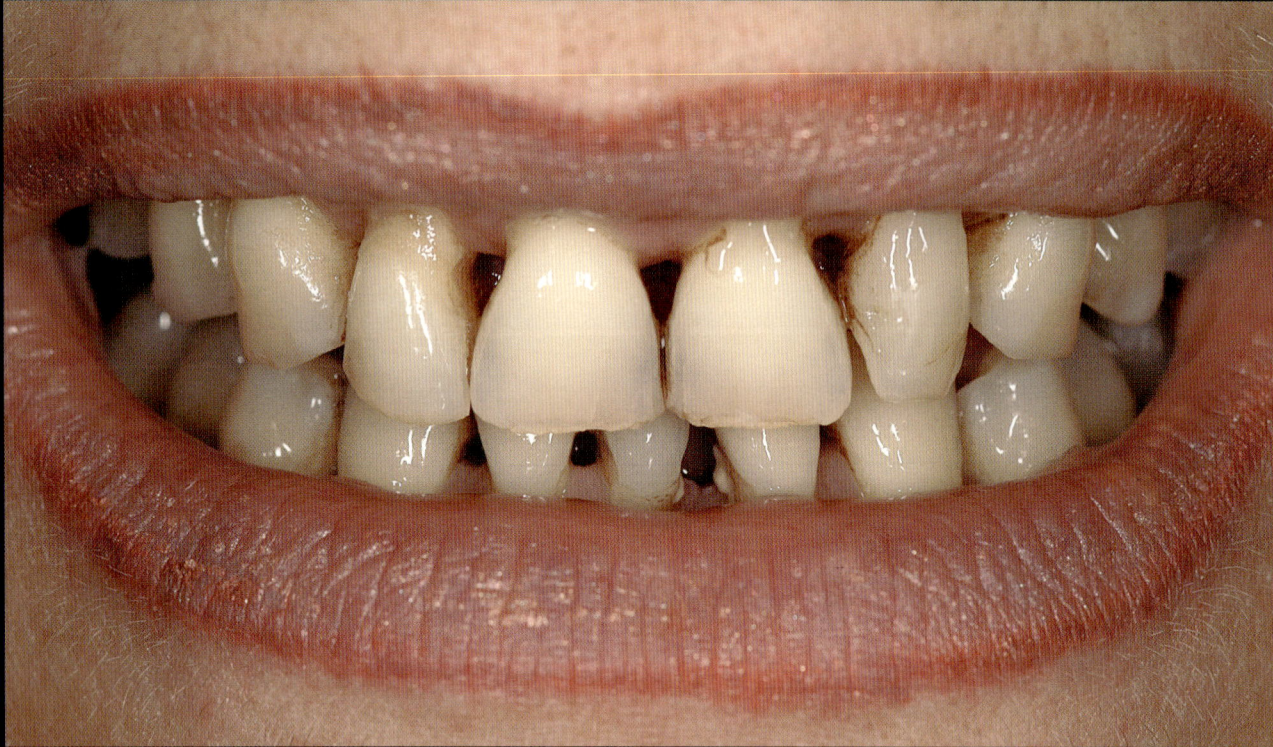

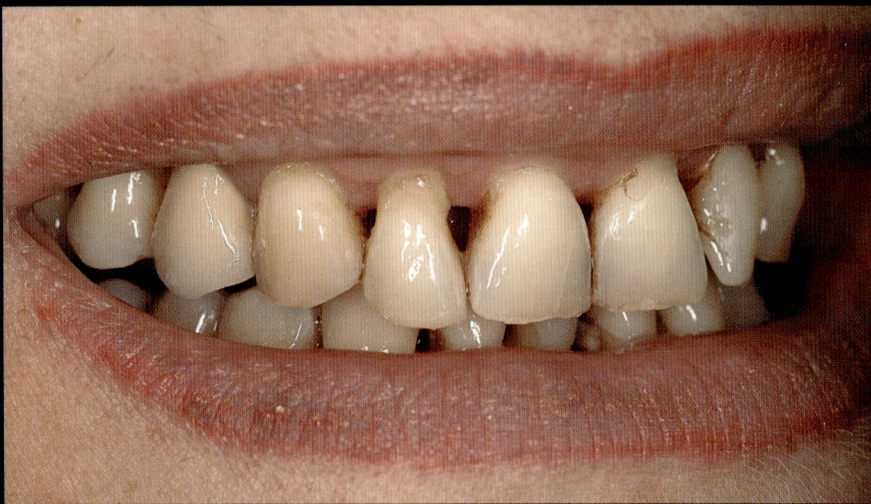

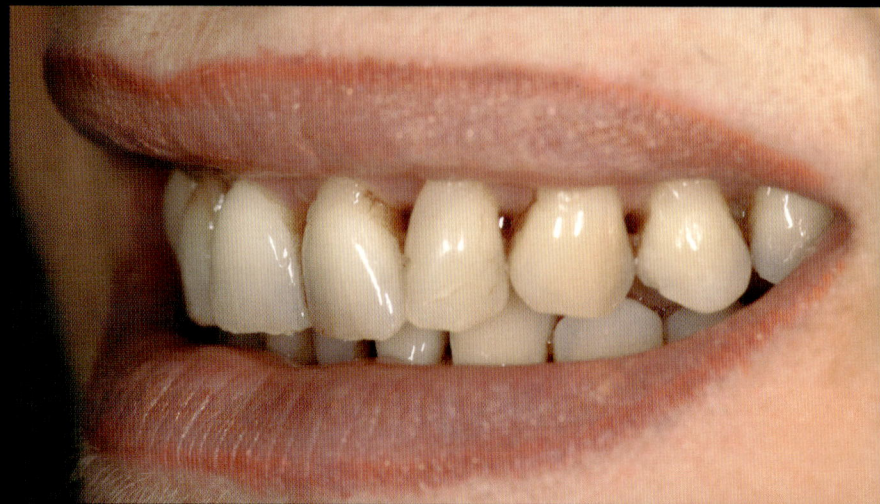

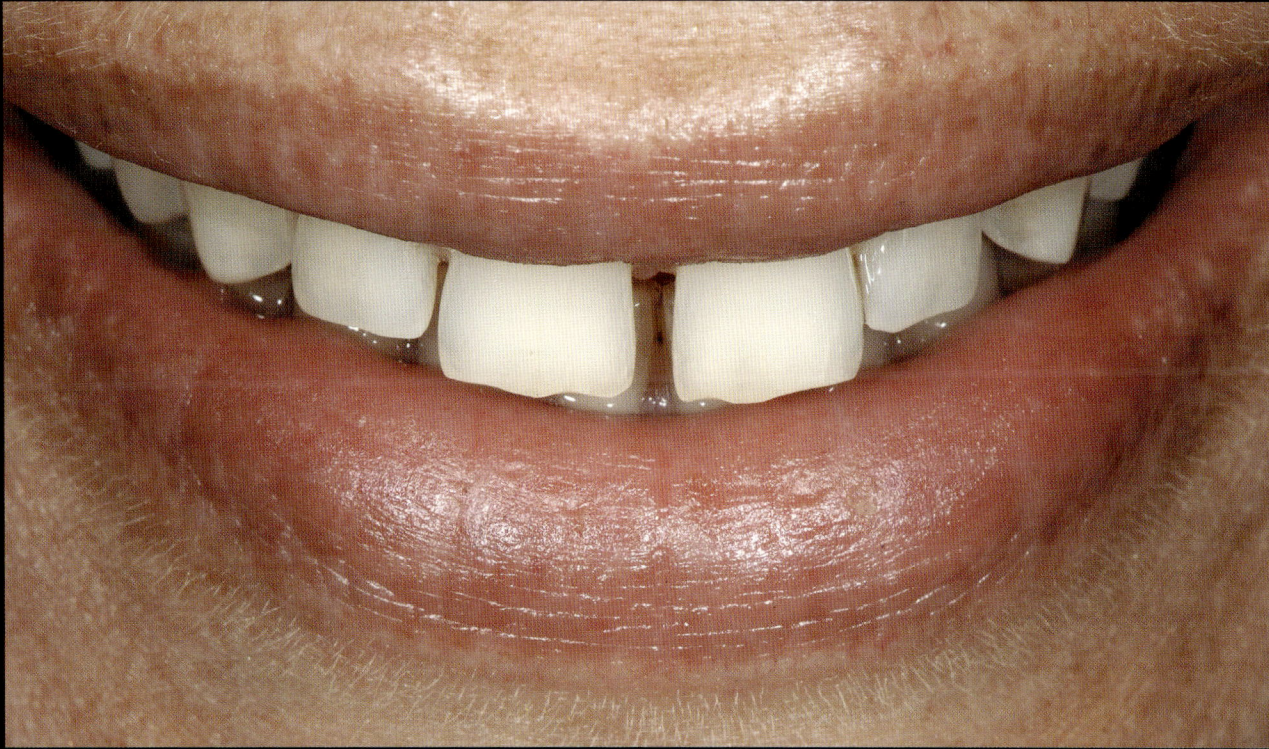

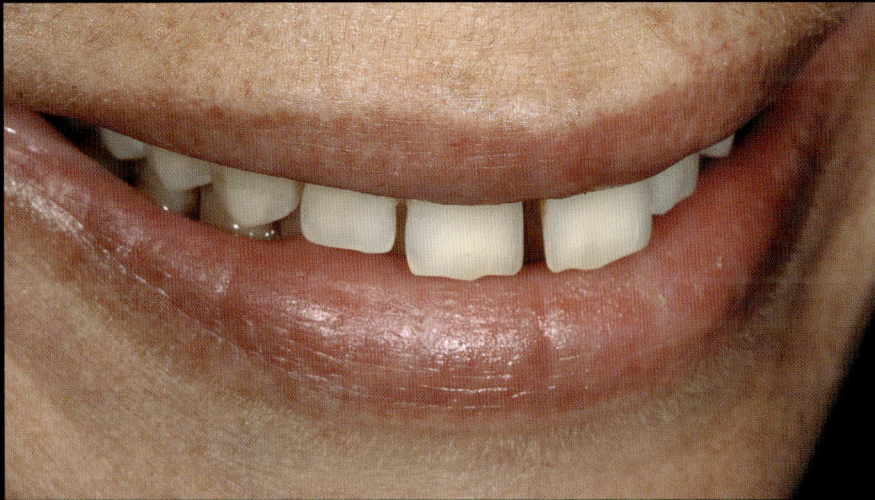

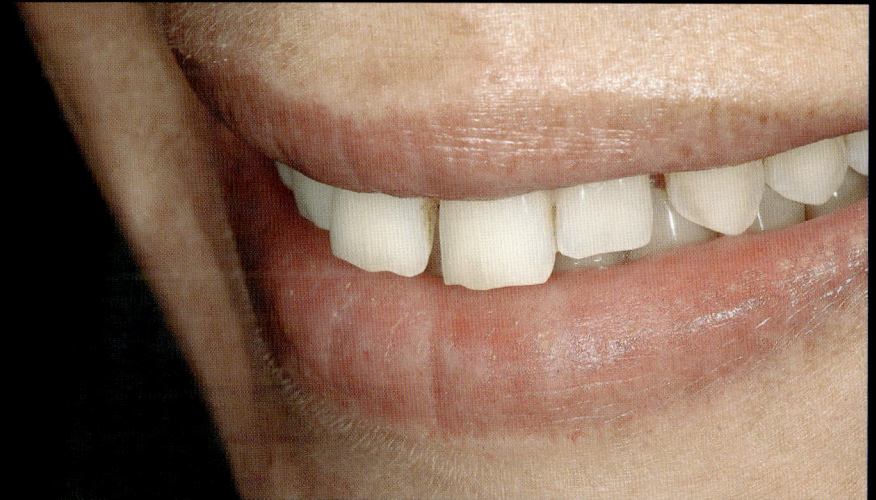

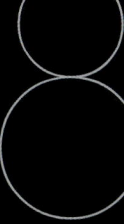

美学分析

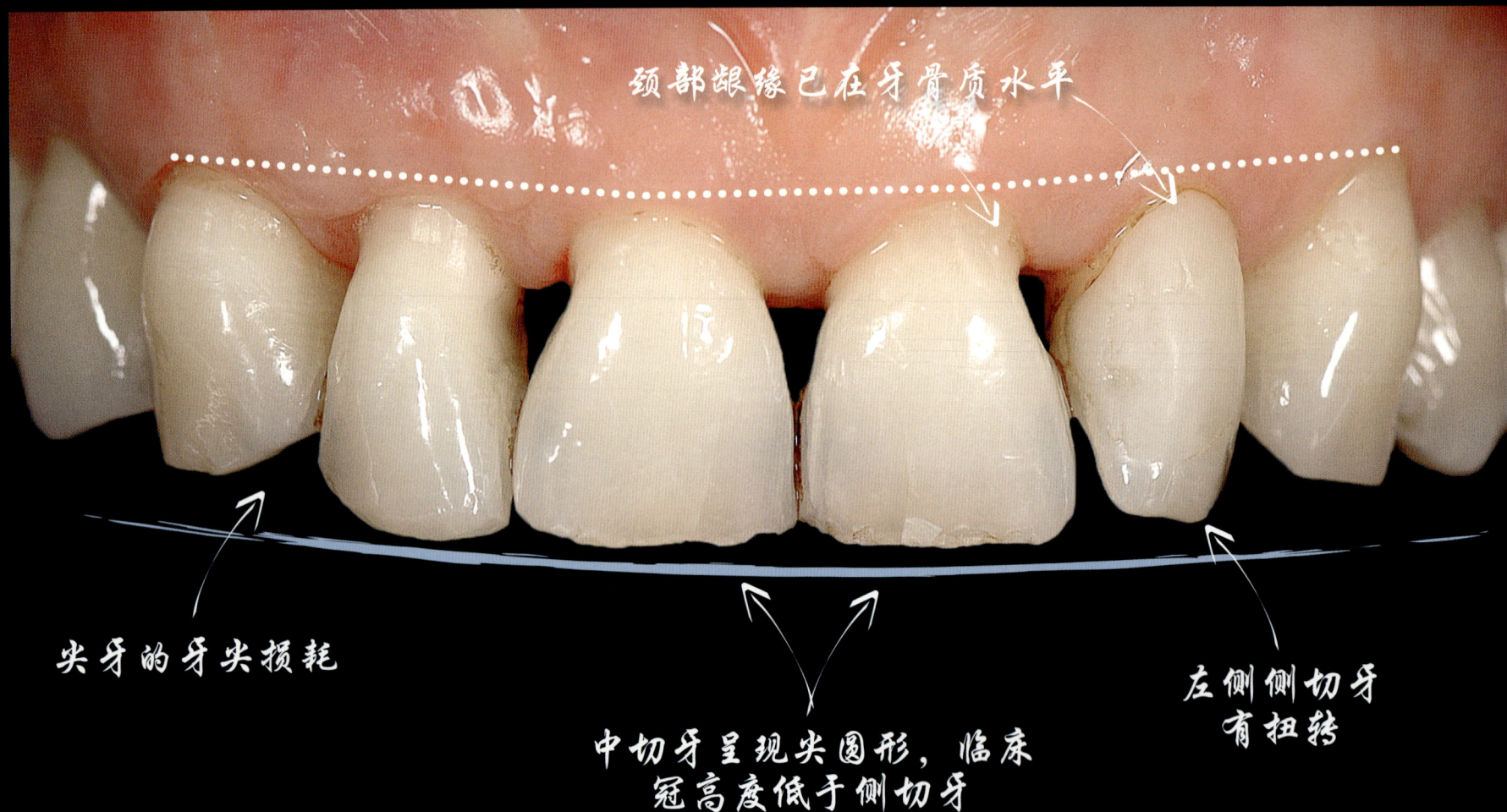

颈部龈缘已在牙骨质水平

尖牙的牙尖损耗

中切牙呈现尖圆形，临床
冠高度低于侧切牙

左侧侧切牙
有扭转

226

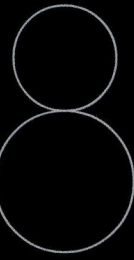

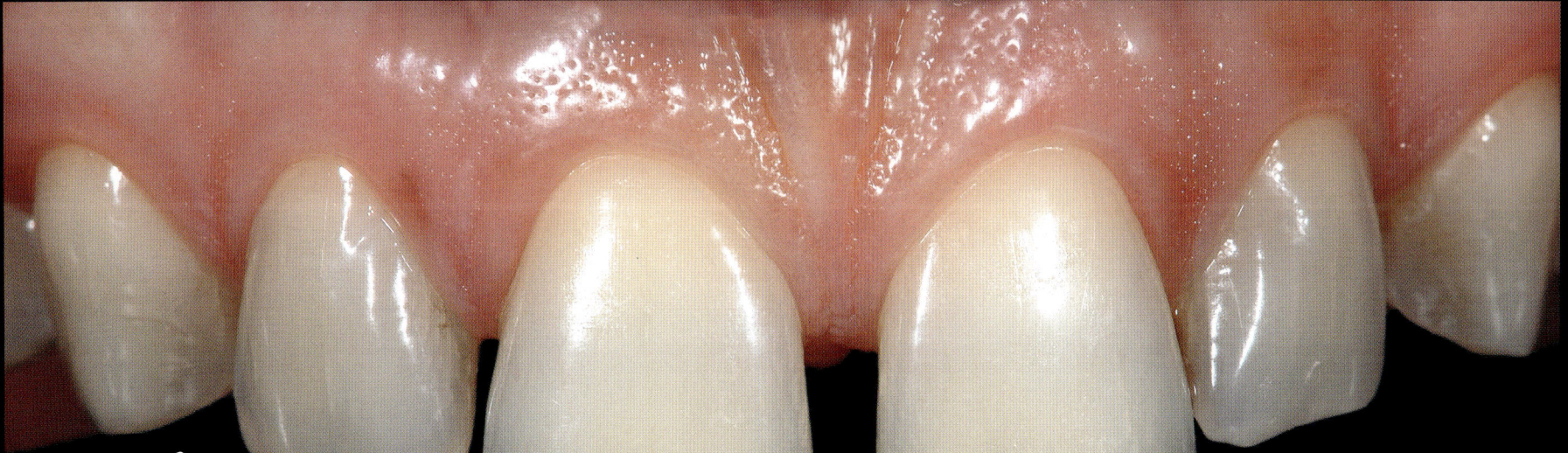

尖牙改形，以
关闭其与侧切
牙的间隙

侧切牙改形，
以关闭其与中
切牙的间隙

中切牙呈现尖圆形，
临床冠高于侧切牙

左侧中切牙和侧
切牙的弧度外
形衔接自然

诊断饰面

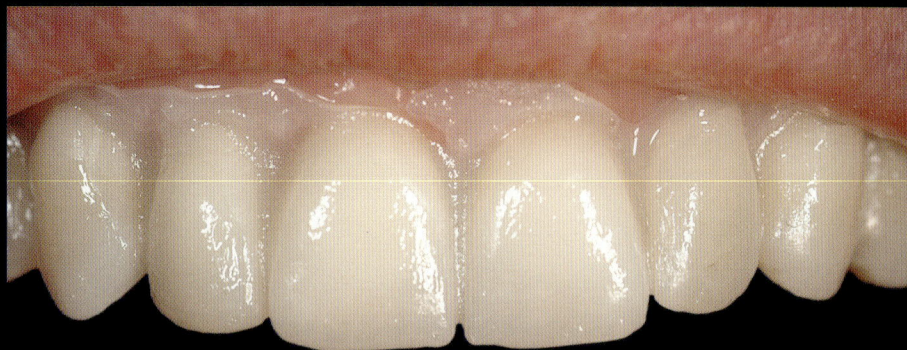

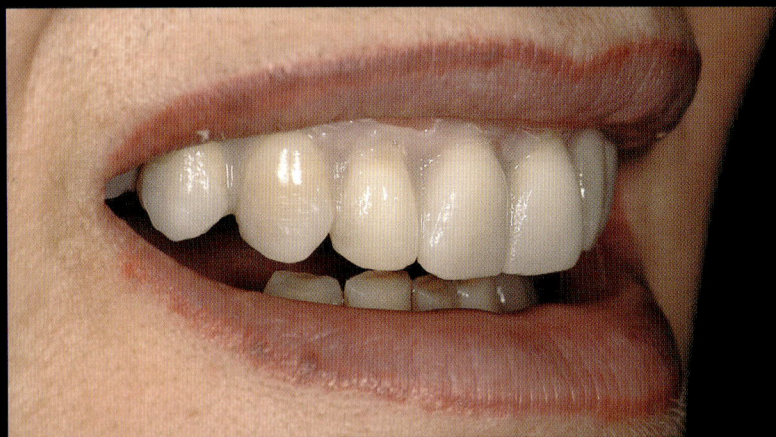

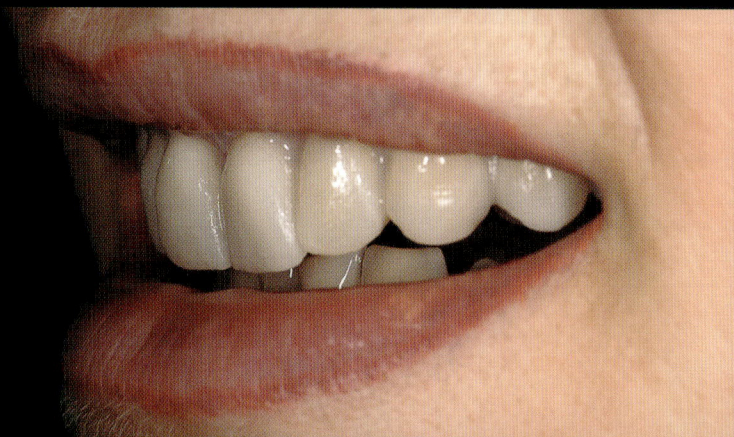

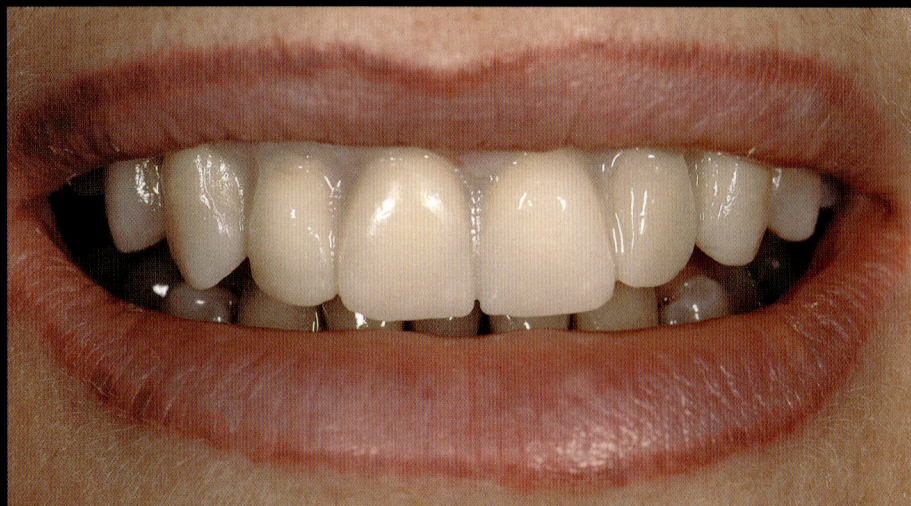

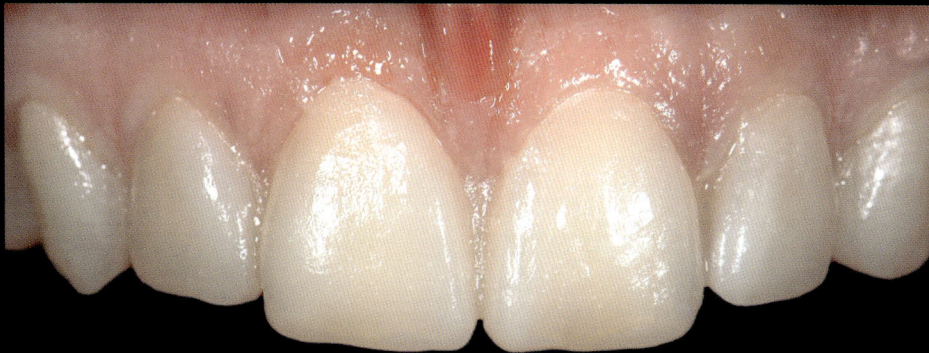

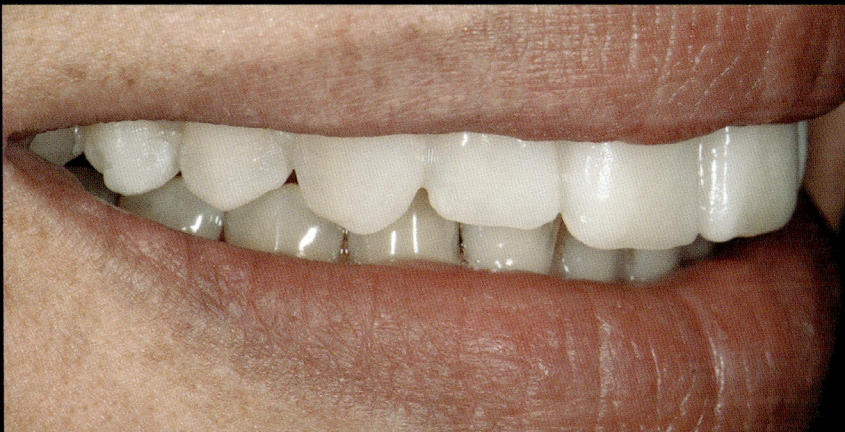

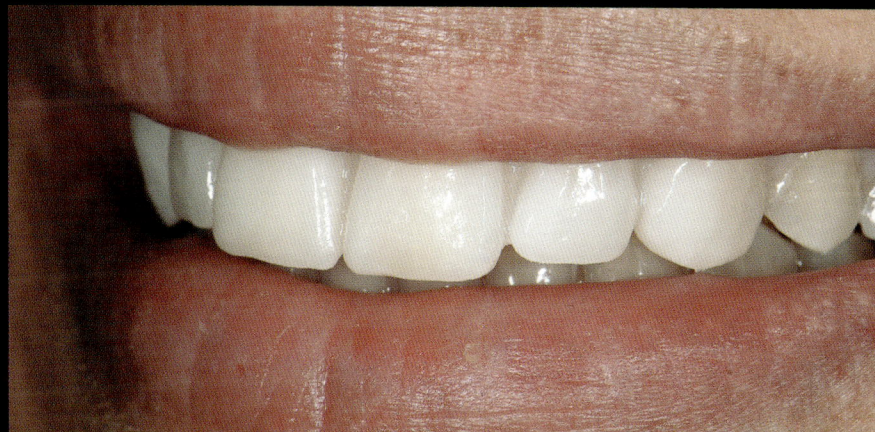

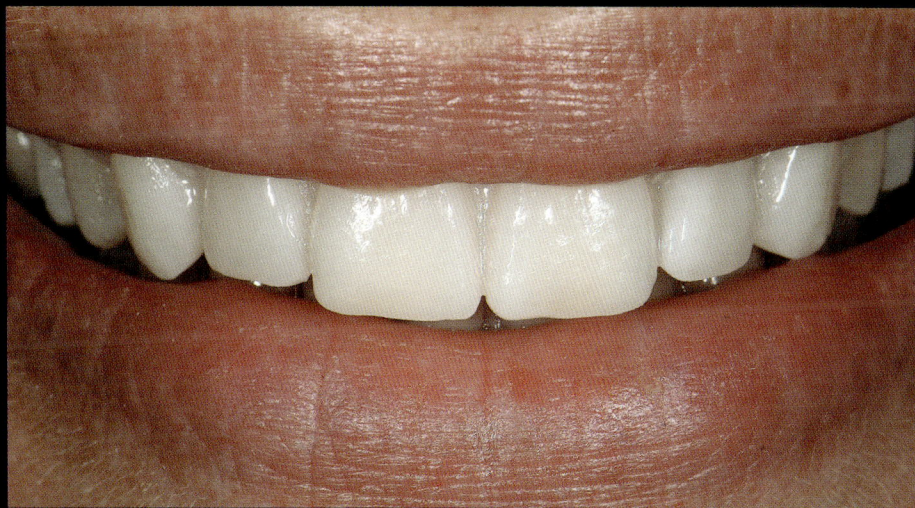

材料

→ 诊断饰面（黑三角）：Luxatemp
　 Star A1 双丙烯酸树脂 (DMG)

→ 诊断饰面（牙间隙）：Luxatemp
　 Star A1 双丙烯酸树脂 (DMG)

牙体制备

❝ *在诊断饰面的指导下，控制牙体制备深度：*
在定深后去除饰面，牙面的定深痕迹少且浅。 **❞**

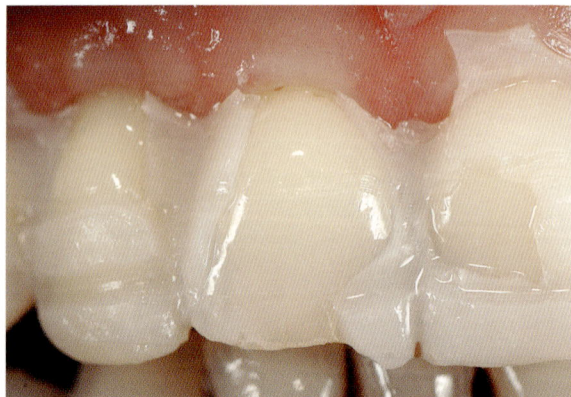

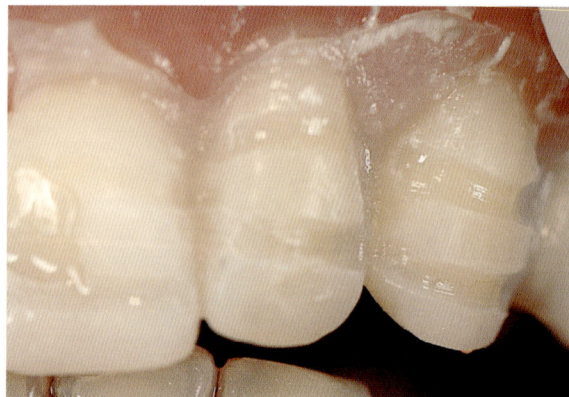

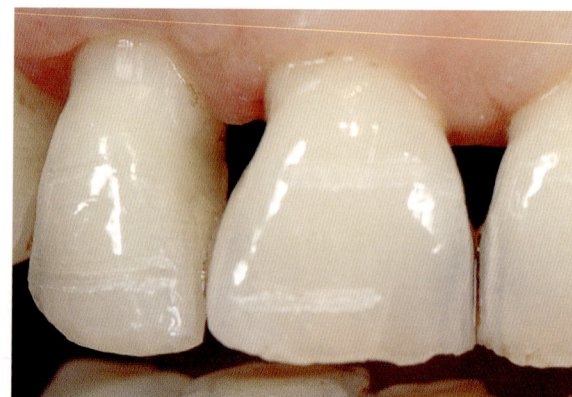

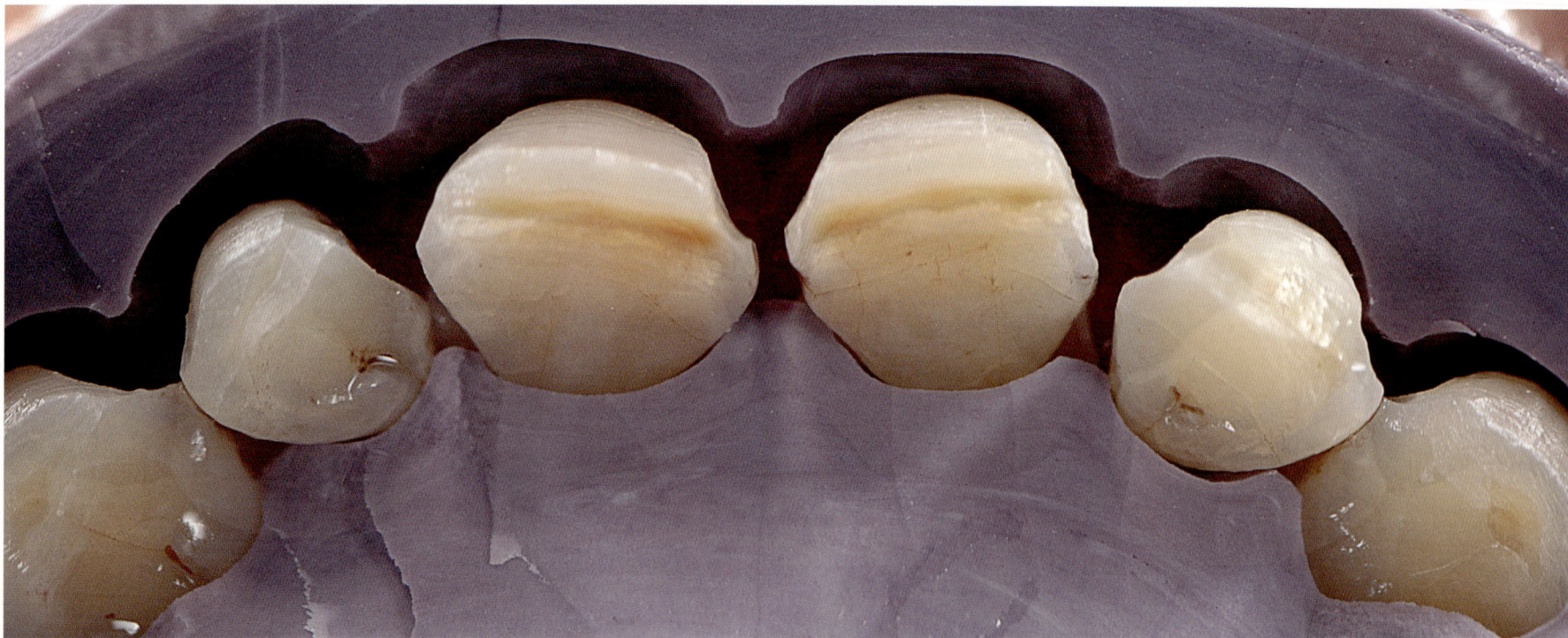

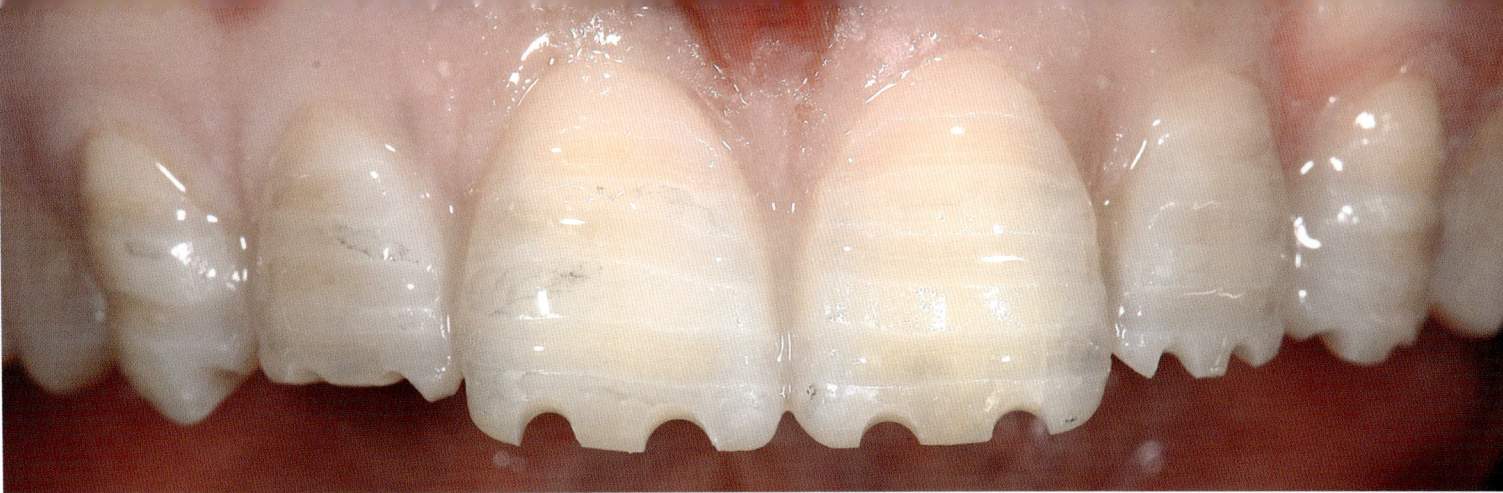

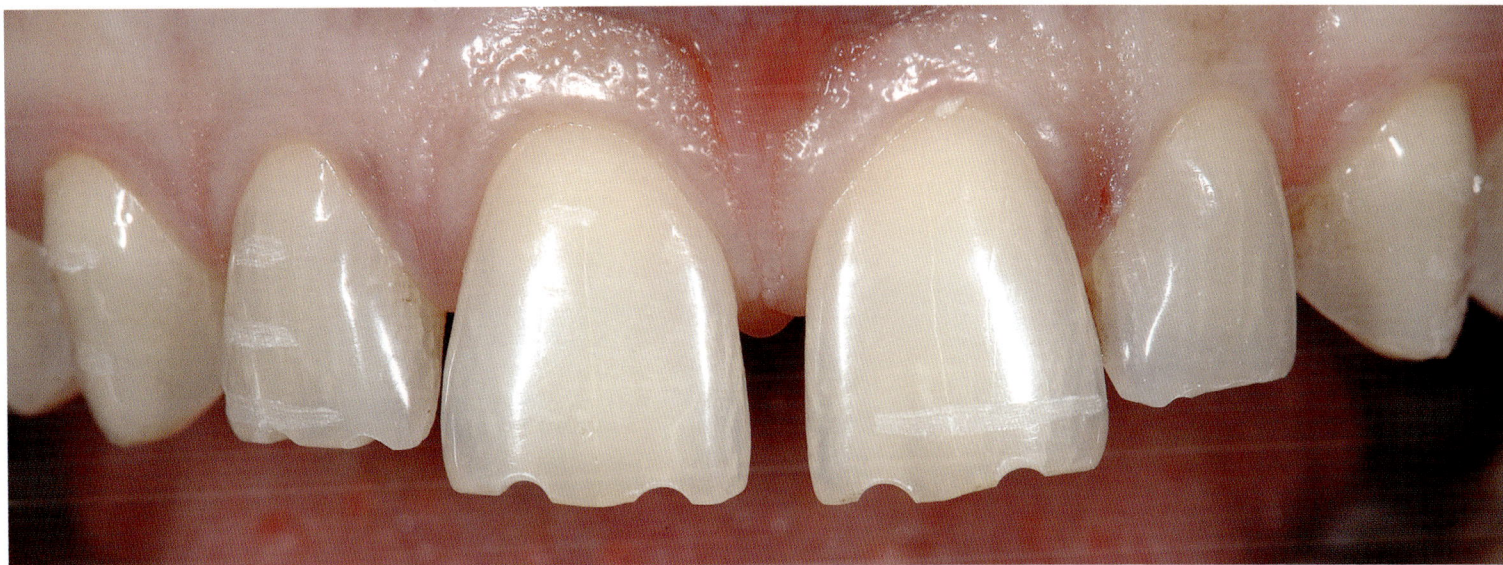

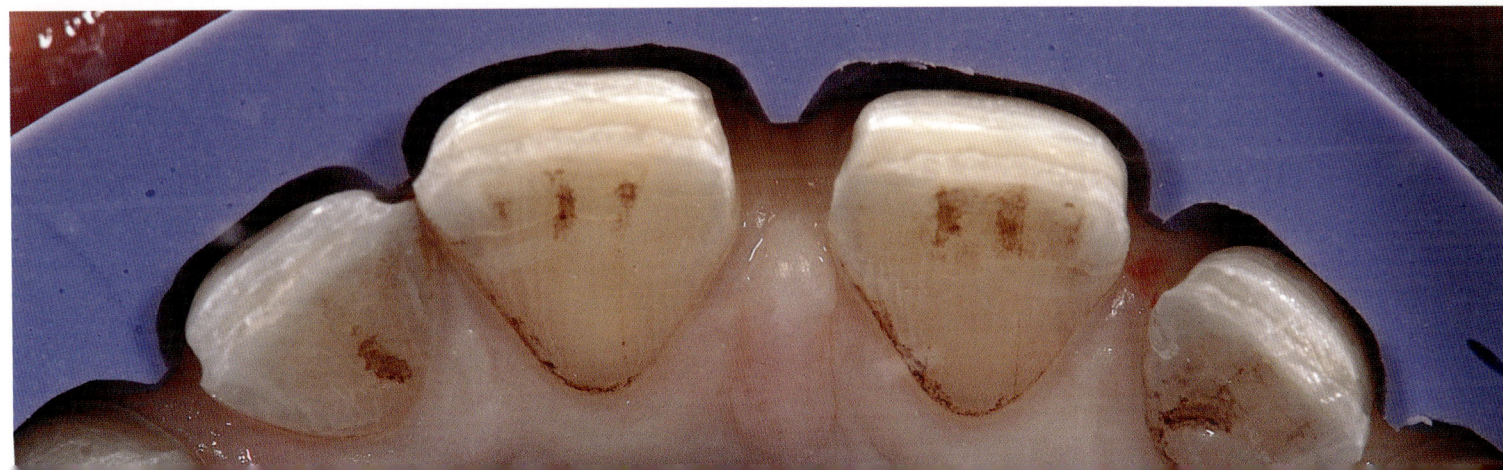

邻面制备

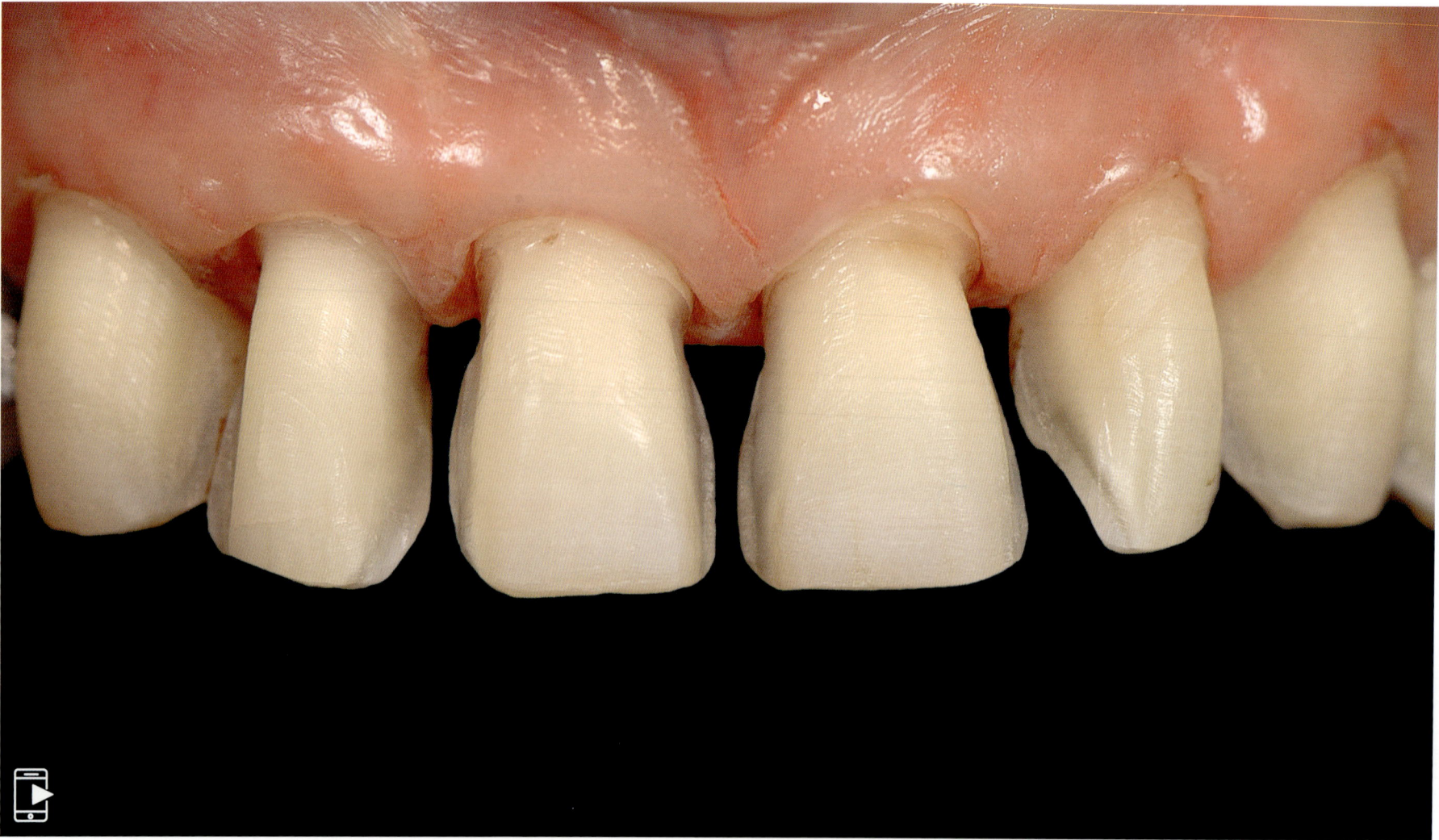

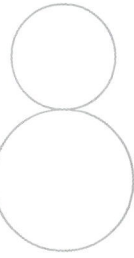

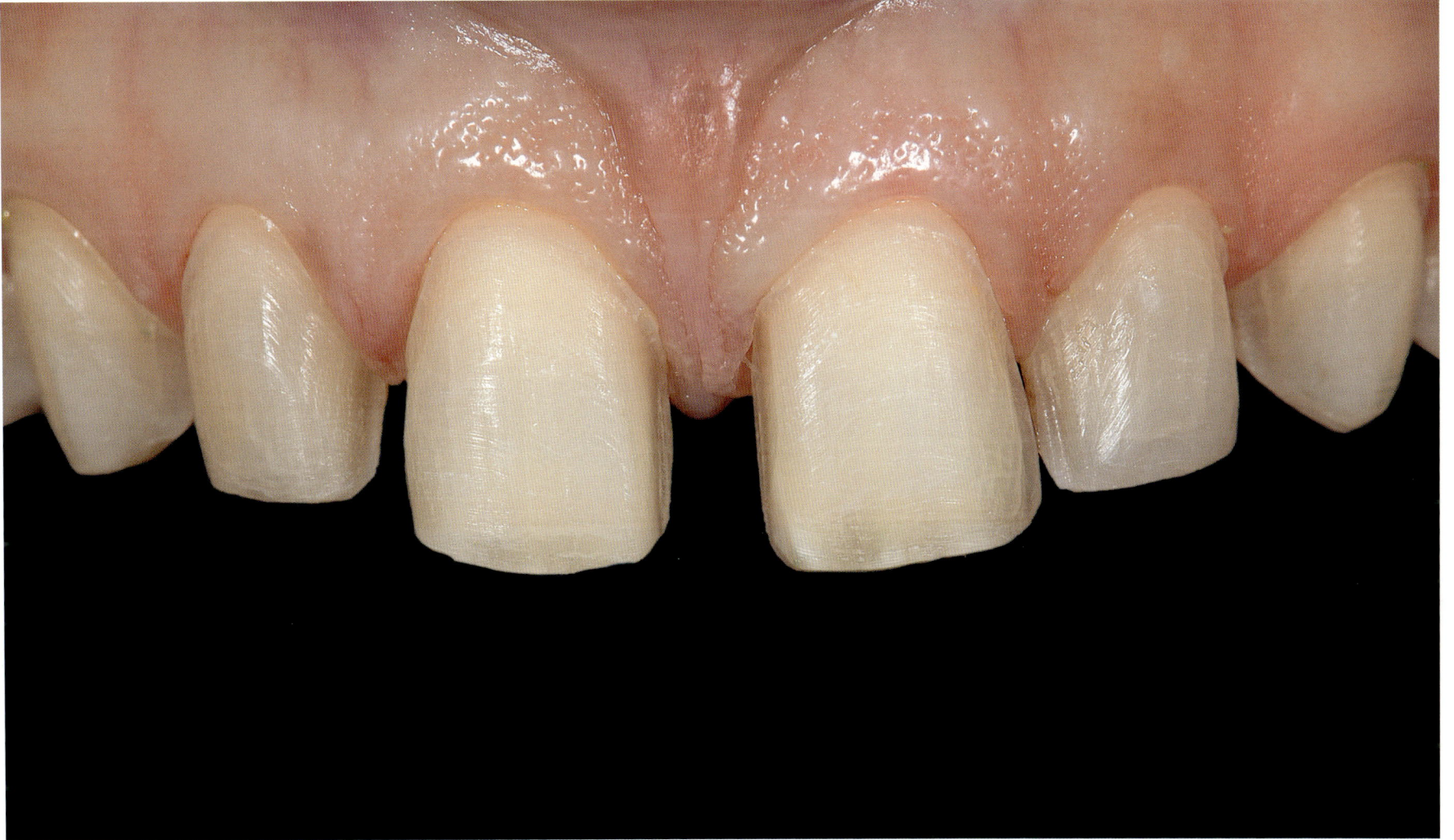

颈部边缘在齐龈水平的结果是……

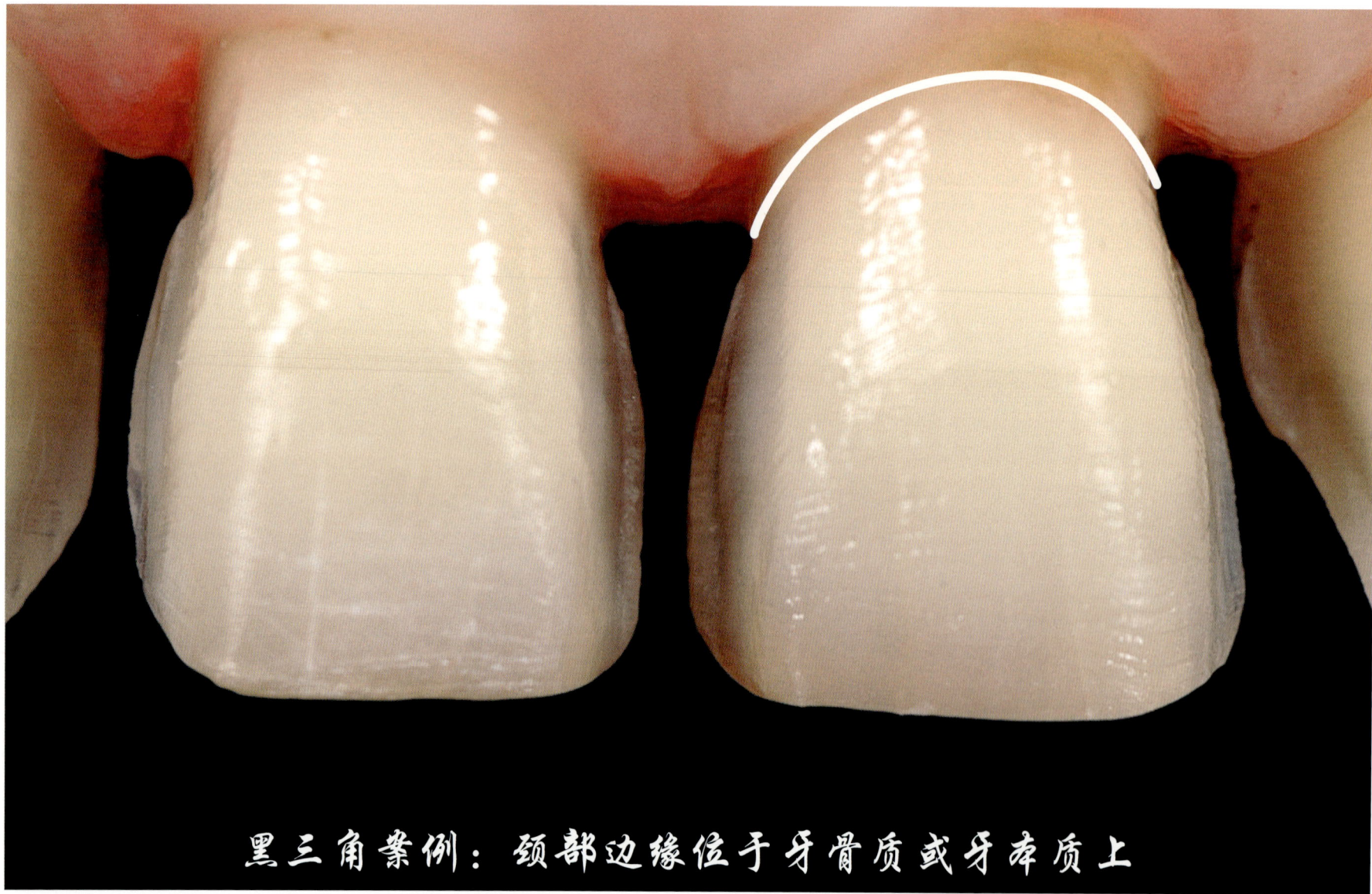

黑三角案例：颈部边缘位于牙骨质或牙本质上

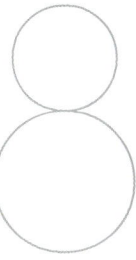

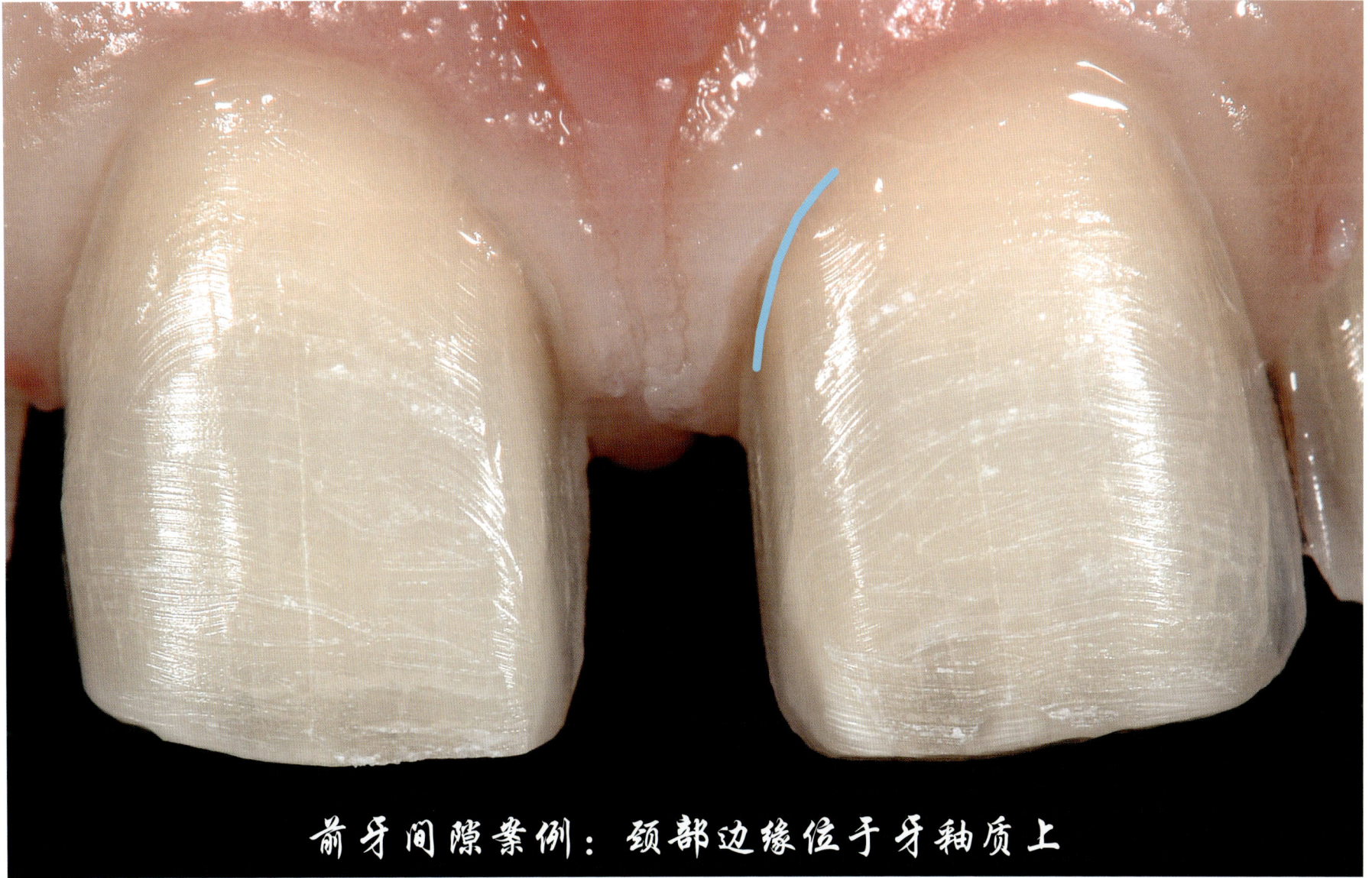

前牙间隙案例：颈部边缘位于牙釉质上

邻面制备的特殊考量

贴面的制备设计和标准会建议在关闭前牙间隙的案例中，将唇颊侧和邻面的颈部边缘放在龈缘水平。

当然，唇颊侧的齐龈边缘更有可能实现牙釉质保留，这一点相当重要。不过为了技师能创建良好的贴面穿龈形态，医生需要注意考虑邻面边缘的位置并做相应的制备调整。

也就是说，为了穿龈形态，邻面边缘将会设计在龈下水平，此时的边缘已然处于牙骨质或者牙本质表面了。若将贴面只与牙釉质表面粘接视为理想条件，那么这种邻面制备的调整方法无疑降低了牙釉质粘接面。

牙本质暴露对粘接结果的稳定性、边缘密合性和粘接质量都有不利影响，但在本案例牙本质的暴露程度很低，还远未到贴面的禁忌证。

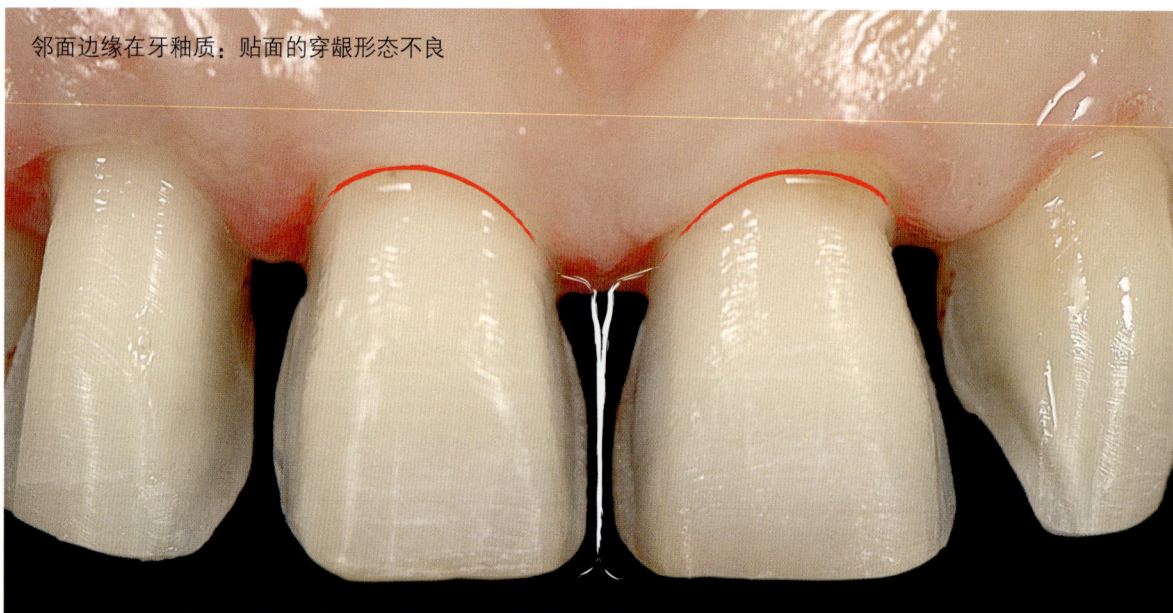

邻面边缘在牙釉质：贴面的穿龈形态不良

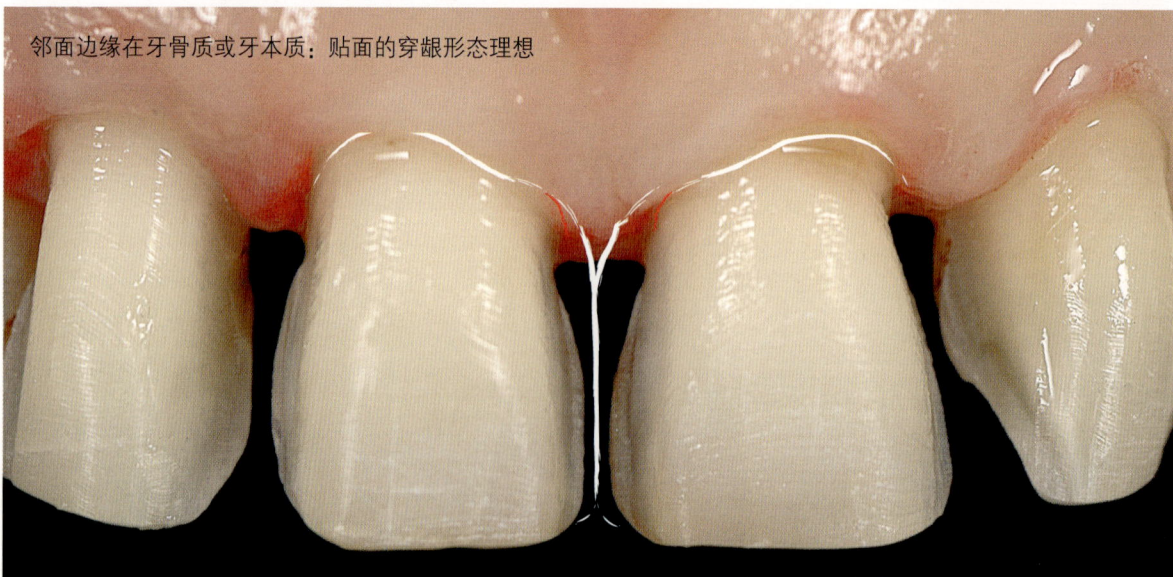

邻面边缘在牙骨质或牙本质：贴面的穿龈形态理想

法国马赛大学曾做过一项体外研究，调查颈部边缘的位置对粘接性修复体封闭性的影响。当预备体的颈部边缘在釉牙骨质界下方时，结果没有观察到明显的染液浸润现象。浸润试验的染液通常会选择硝酸银（其离子大小约为细菌的1/10）。

当然这并不是为了要说明制备牙本质或牙骨质边缘可以作为常规，而是说小范围的牙本质边缘不会显著影响贴面的封闭性和长期预后。

相比之下，如果颈部边缘毫无牙釉质存在，那么这就属于贴面的绝对禁忌证了。治疗的风险在于边缘失去良好的粘接封闭性，以及瓷与牙本质在弹性模量上有显著差异，这种差异很有可能会导致瓷贴出现面裂纹或折断。

在设计贴面的解剖形态时，尤其邻面接触，医生一定要注意探查拟修复牙周围的牙槽骨高度。在20世纪90年代和2000年，Tarnow、Garber和Salama的研究证实在软组织成熟稳定的情况下，齿间接触点的最龈方到牙槽骨嵴顶的距离不超过5mm，否则就会出现牙间隙。所以，临床医生要将骨探查的结果信息准确传达给牙科技师，这关系到技师能否正确设计贴面邻接区的位置。

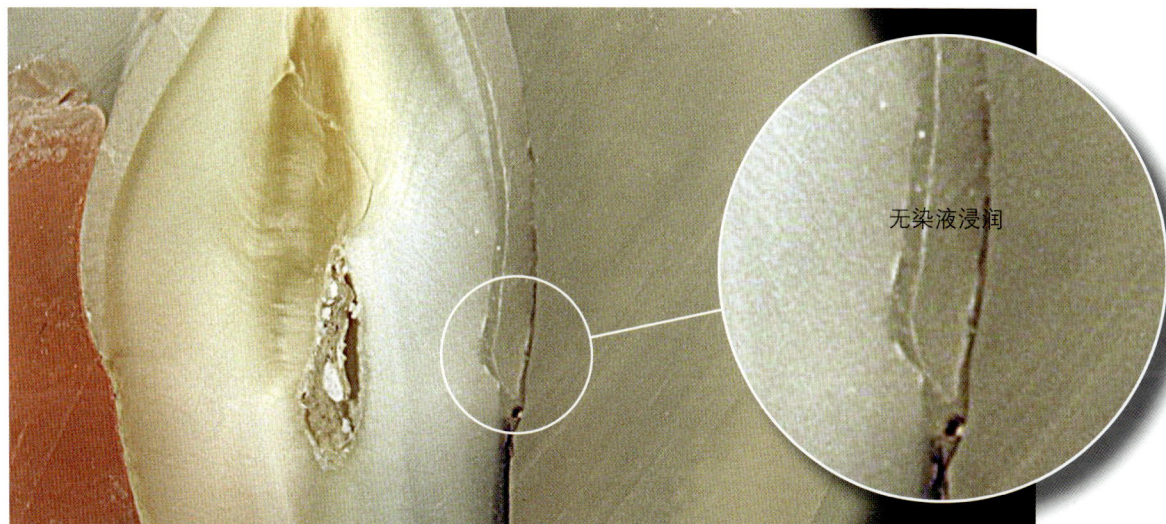

无染液浸润

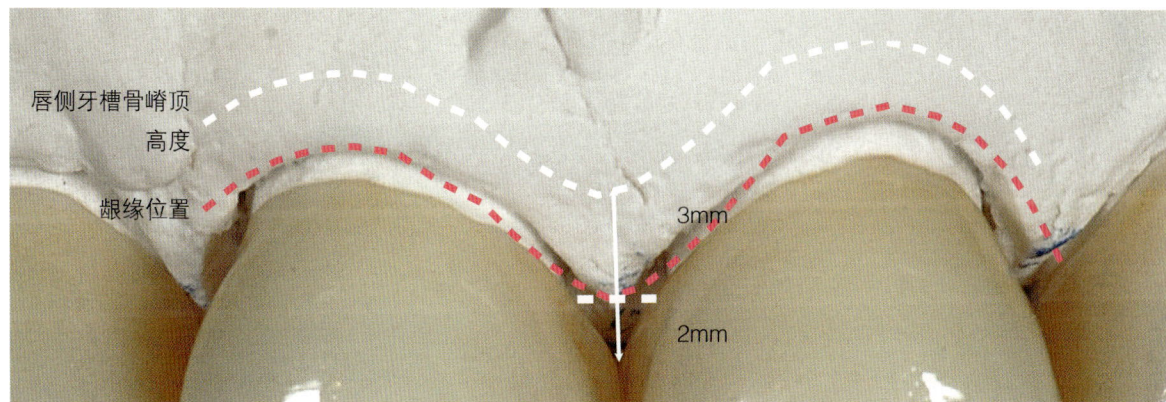

唇侧牙槽骨嵴顶高度

龈缘位置

3mm

2mm

在本案例，牙槽骨嵴顶到龈乳头的距离是3mm，所以技师设计的贴面邻接区就应当在龈乳头上方2mm的位置。

这2mm的空间在未来会被新生的龈乳头充满，而且还有利于维持龈乳头的三角形态。

临时贴面

→ 在唇颊面中央，"点"涂粘接剂。

→ 光照固化10秒。

→ 在硅橡胶导板内注入双丙烯酸树脂材料，然后将导板口内就位。

→ 保持导板静置30秒，然后去除颈部多余材料。

→ 移除硅橡胶导板。

→ 火焰状车针精修边缘。

→ 为了提高固位和稳定性，保留临时贴面的邻接部分。

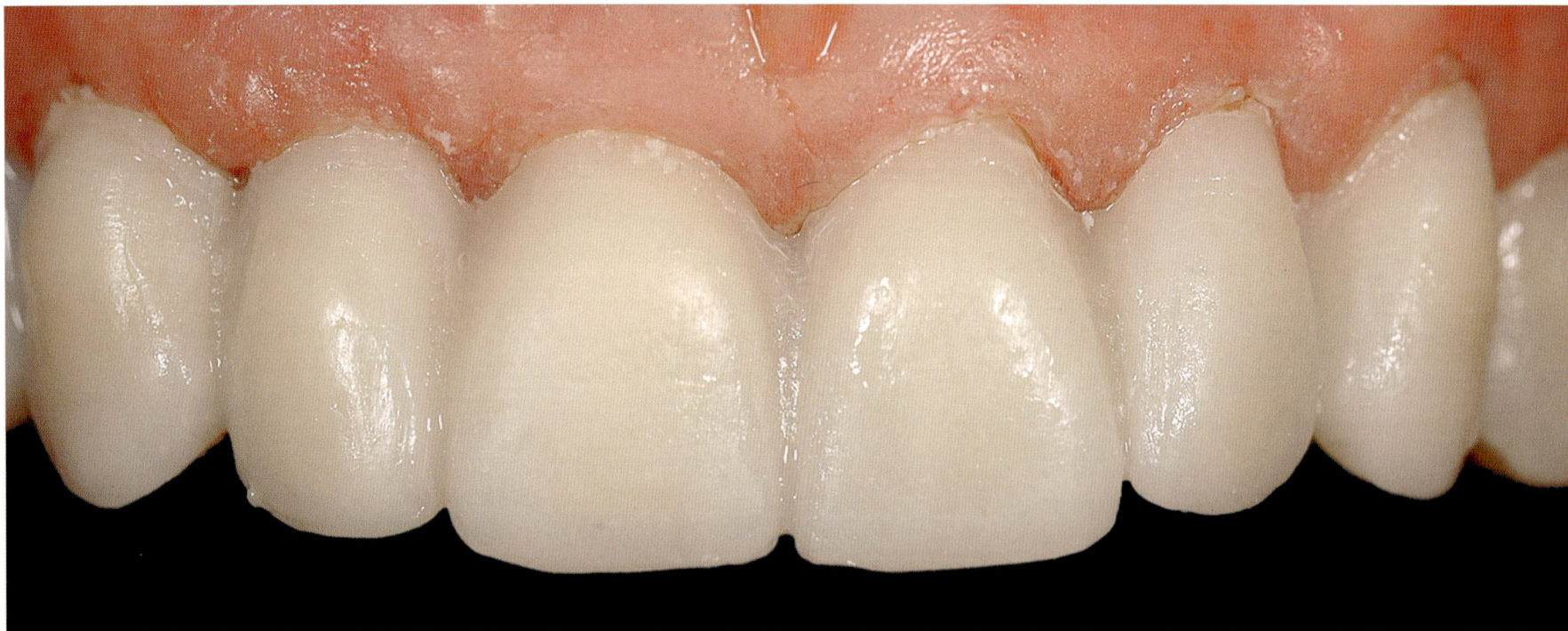

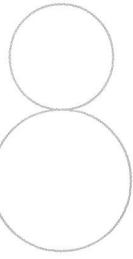

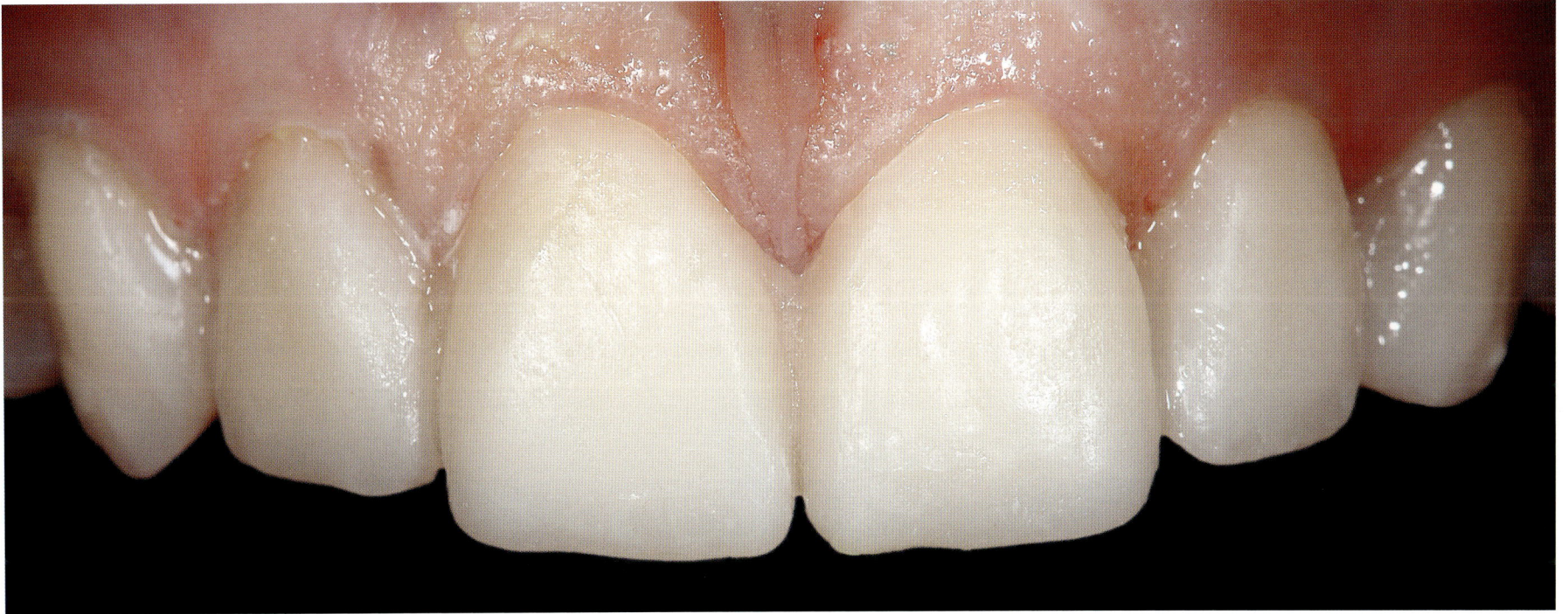

黑三角案例

以热压铸技术制作贴面的基底结构。基底结构向邻面延展的部分可以为瓷粉堆塑提供物理支撑，
而堆瓷的目的则是为了关闭牙间隙。

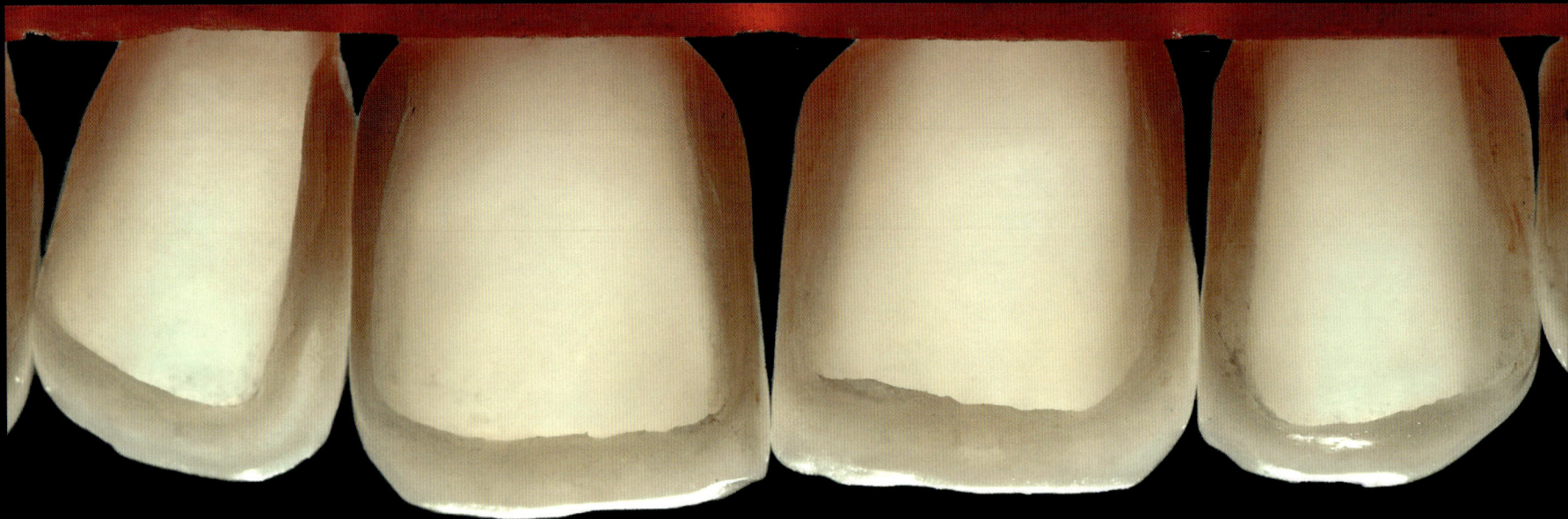

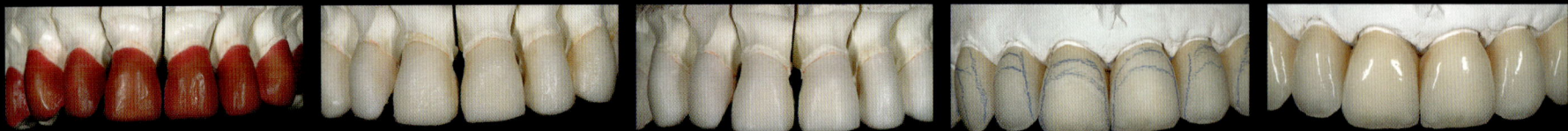

设计的唇轴角向牙面中央聚拢，并在邻面采用饱和度更高的瓷粉以降低明度，
最终从视觉上形成牙颈部宽度比真实情况小的效果。

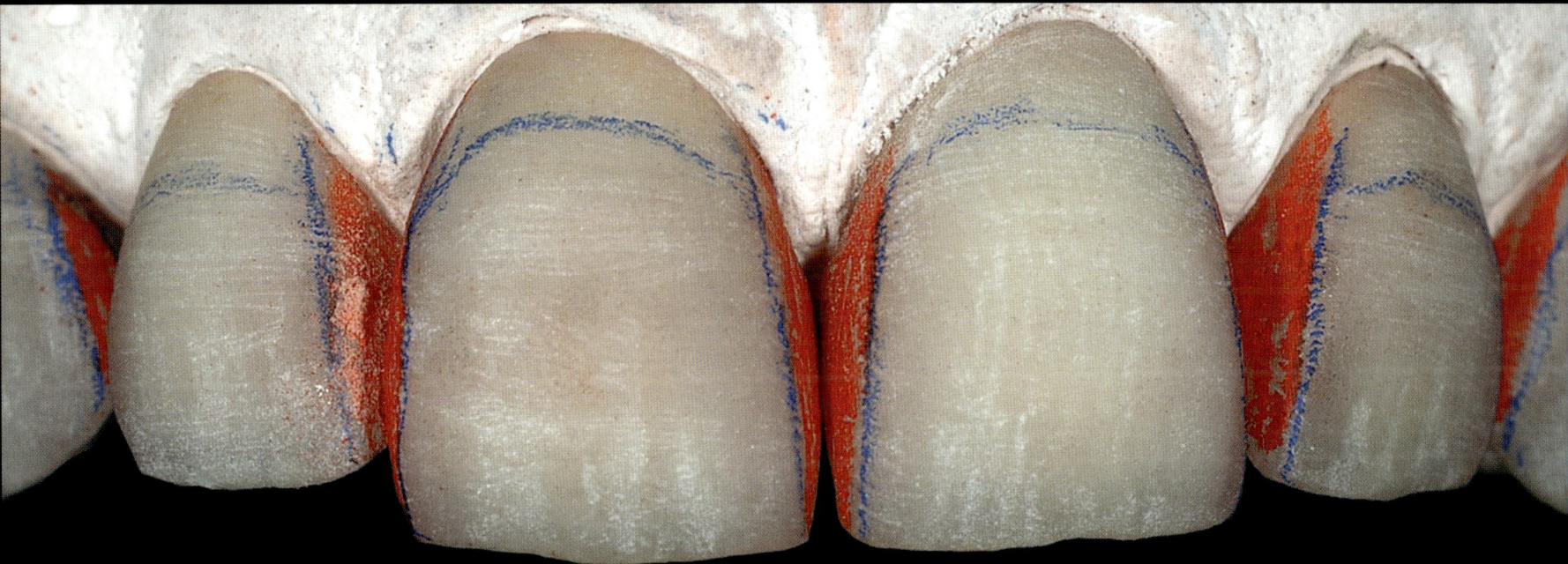

这类情况的贴面设计有两点要特别注意：唇轴角的外形和位置，以及邻面区使用的瓷粉种类。

在本案例，唇轴角向牙面中央聚拢，将光线更多地聚集在唇颊面中央。与此同时，在邻面区选择饱和度较高的瓷粉以降低邻面明度。最终目的是从视觉上形成牙齿宽度比实际更小的错觉。

试戴

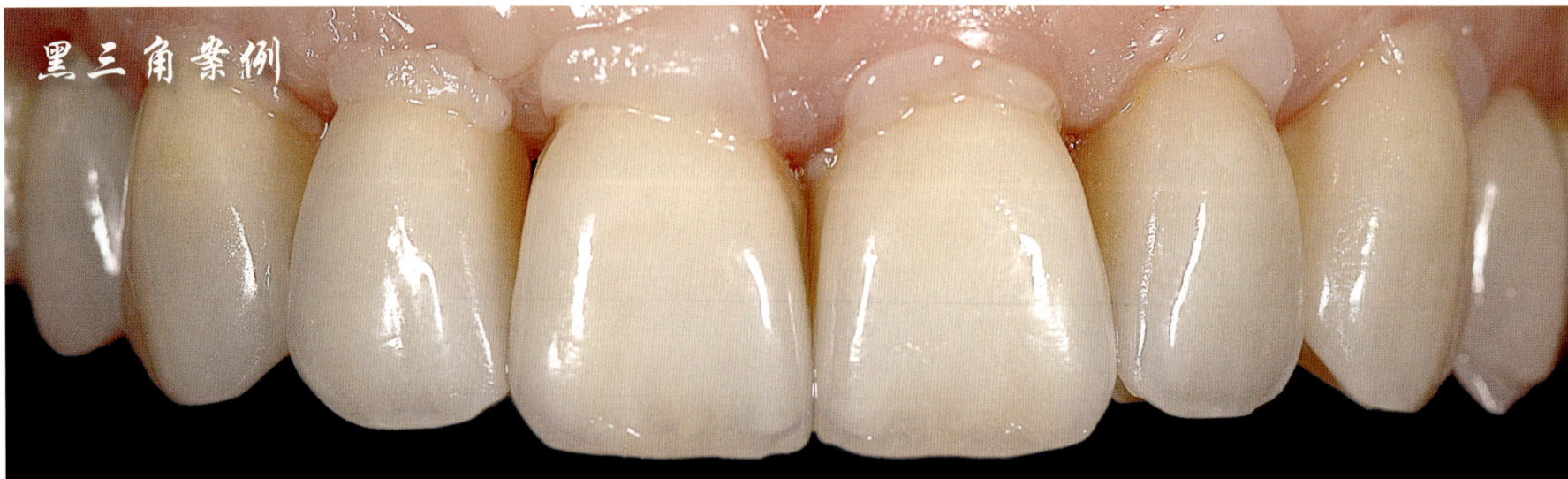
黑三角案例

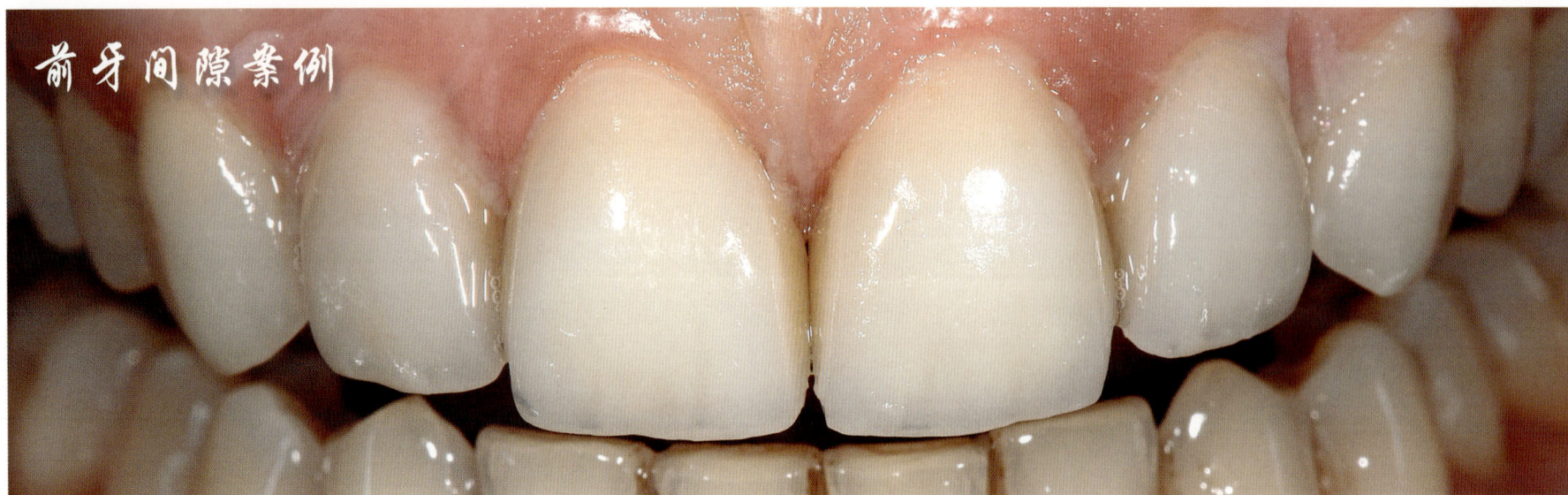
前牙间隙案例

粘接流程

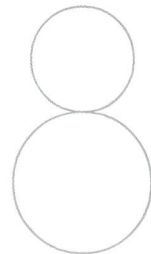

标准化的操作步骤，并结合单颗牙橡皮障技术

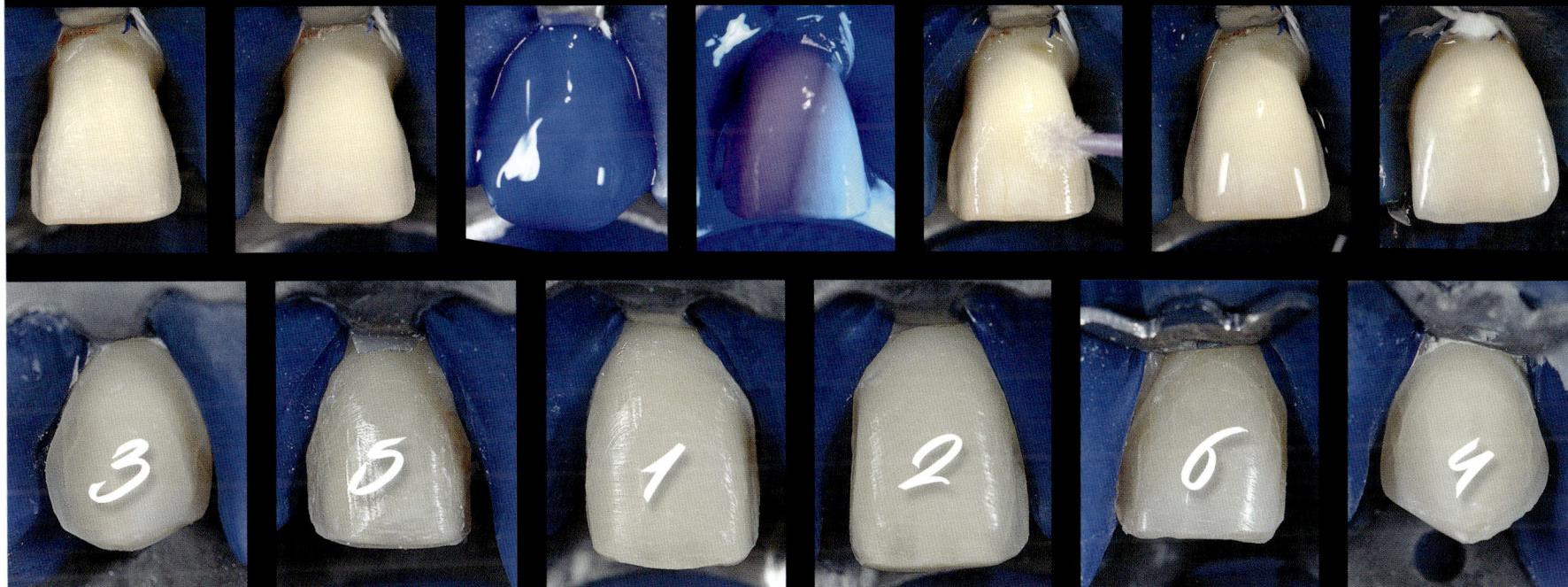

材料

→ 粘接剂：All-Bond Universal (Bisco)

→ 树脂水门汀：Variolink Esthetic Light（义获嘉伟瓦登特）

→ 全瓷：IPS e.max LT A1（义获嘉伟瓦登特）

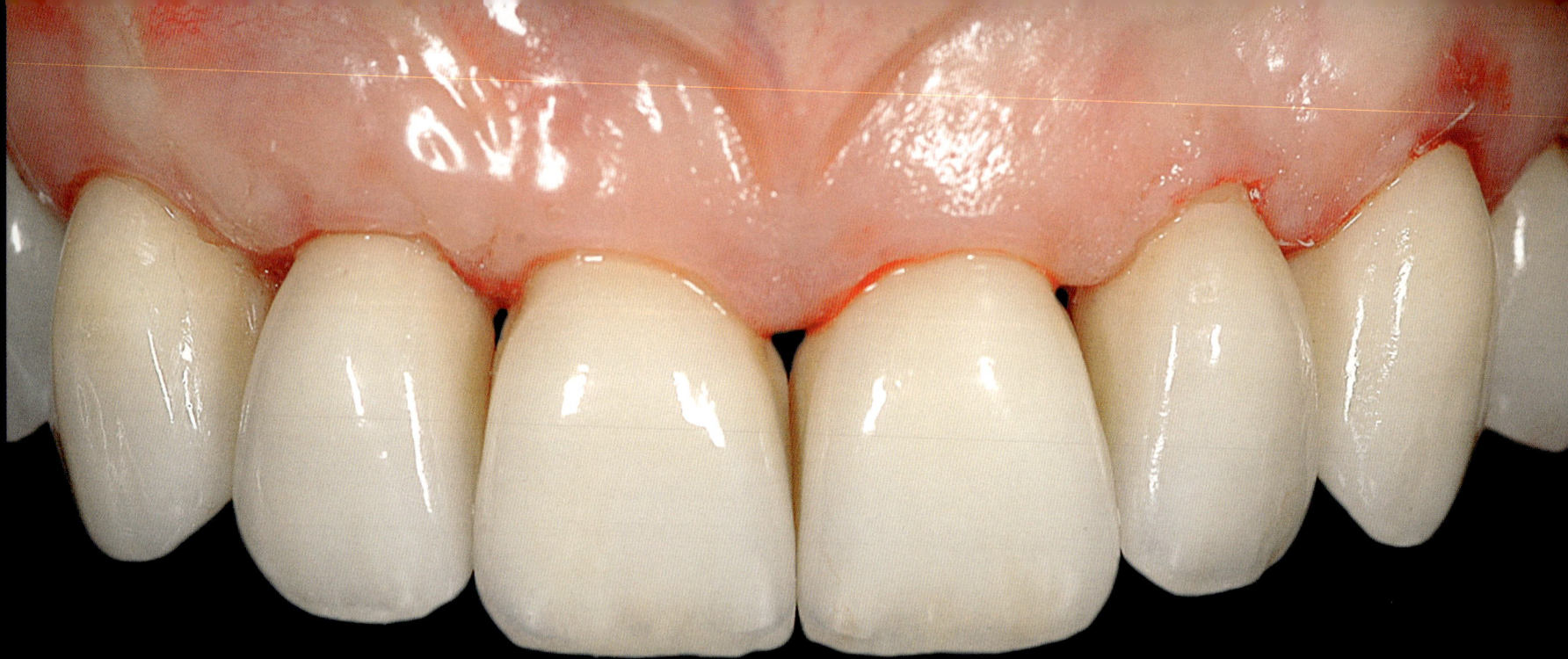

完成即刻

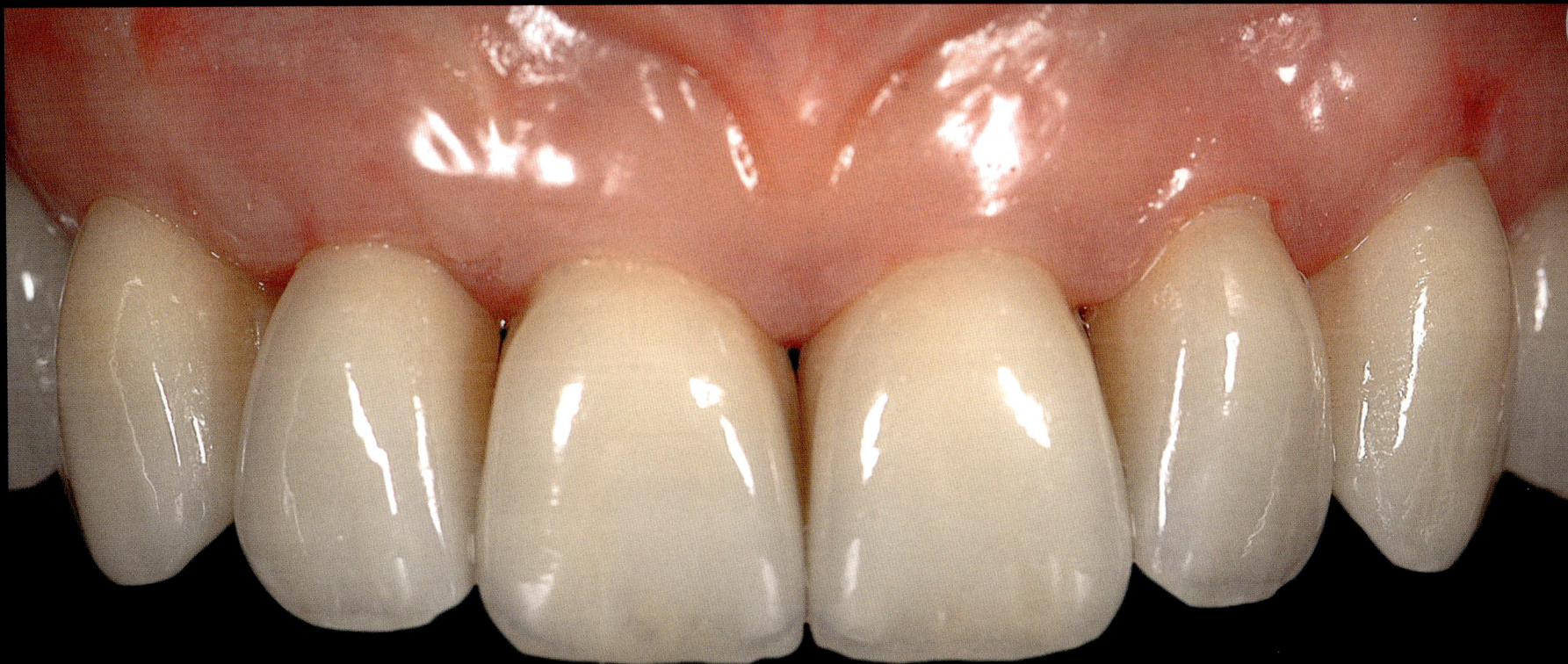

治疗 2 天后

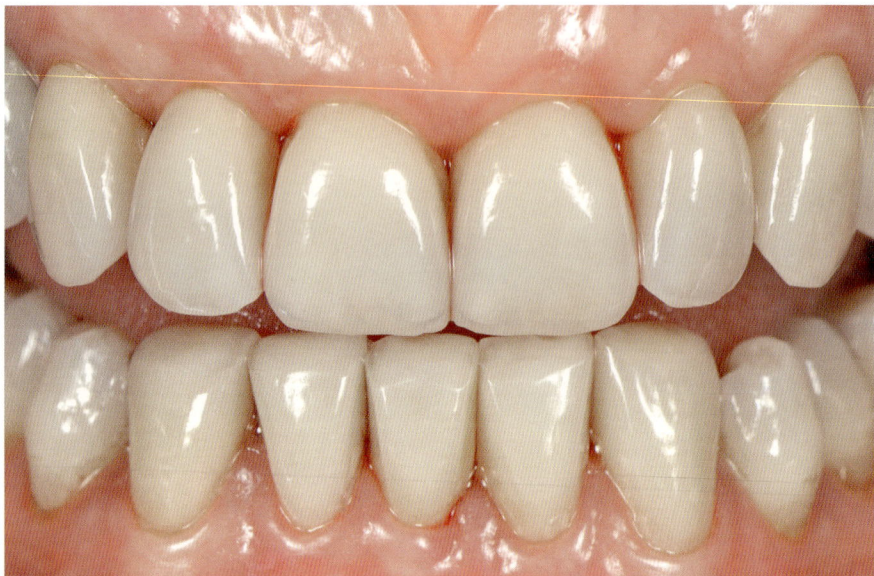
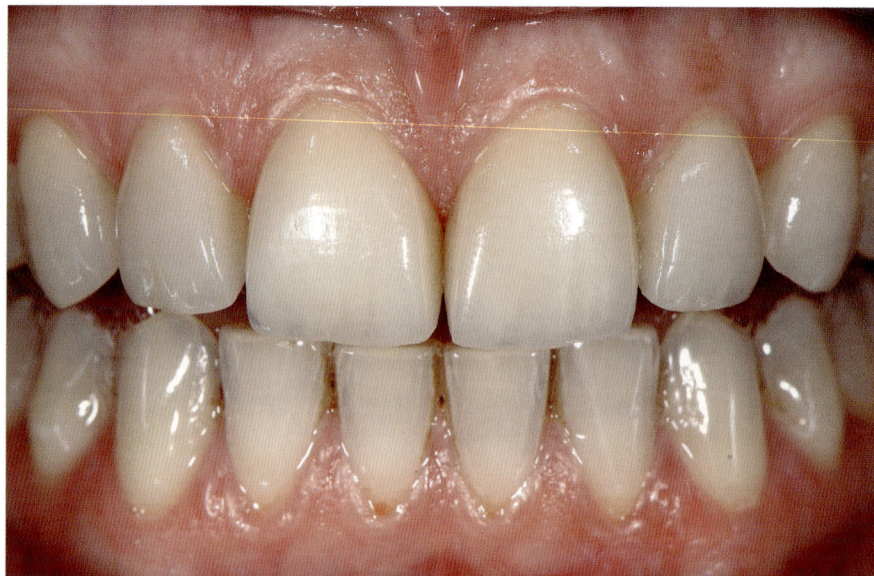
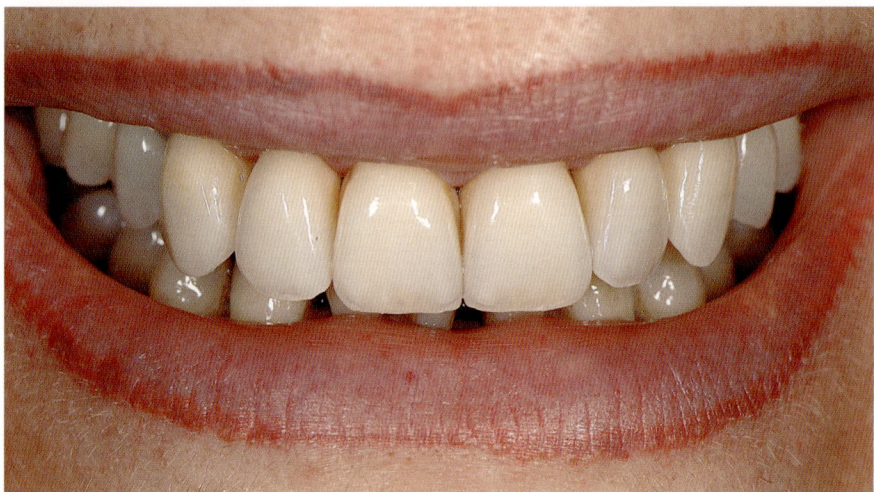
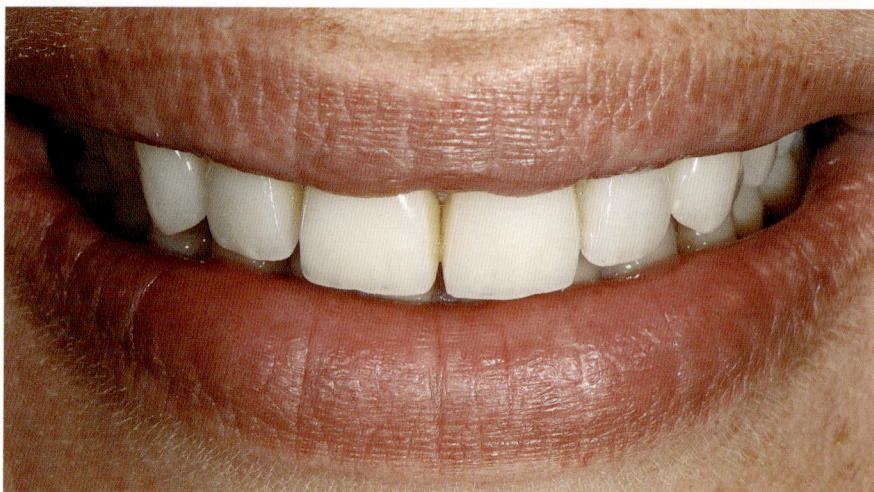

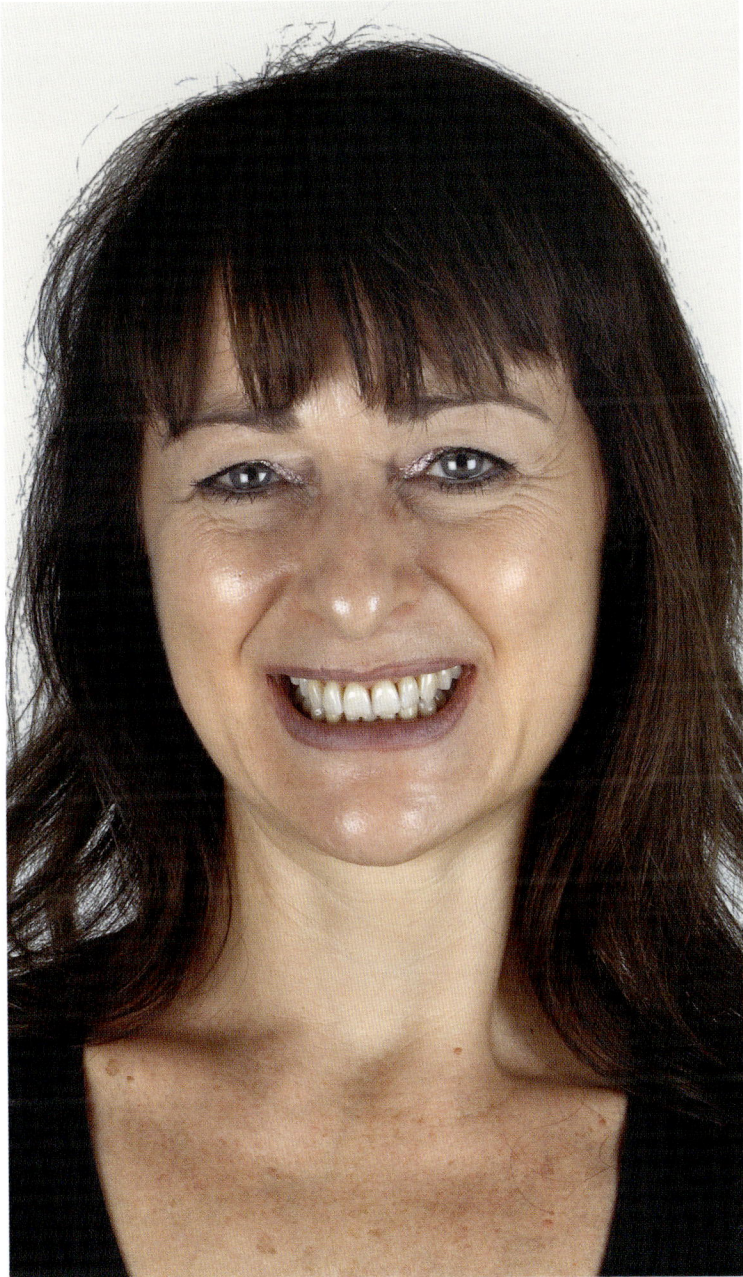
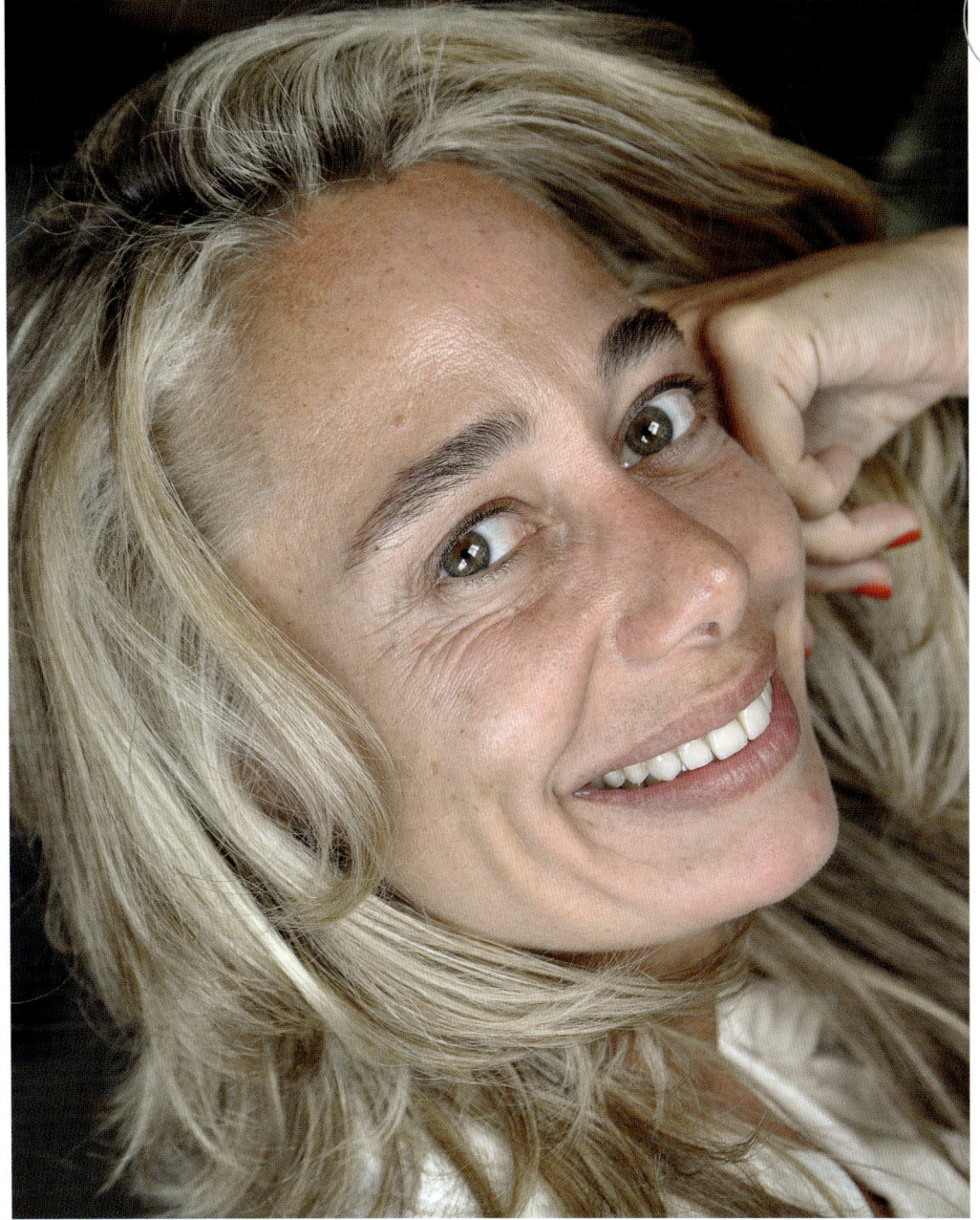
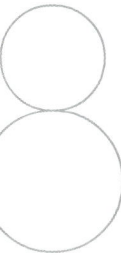

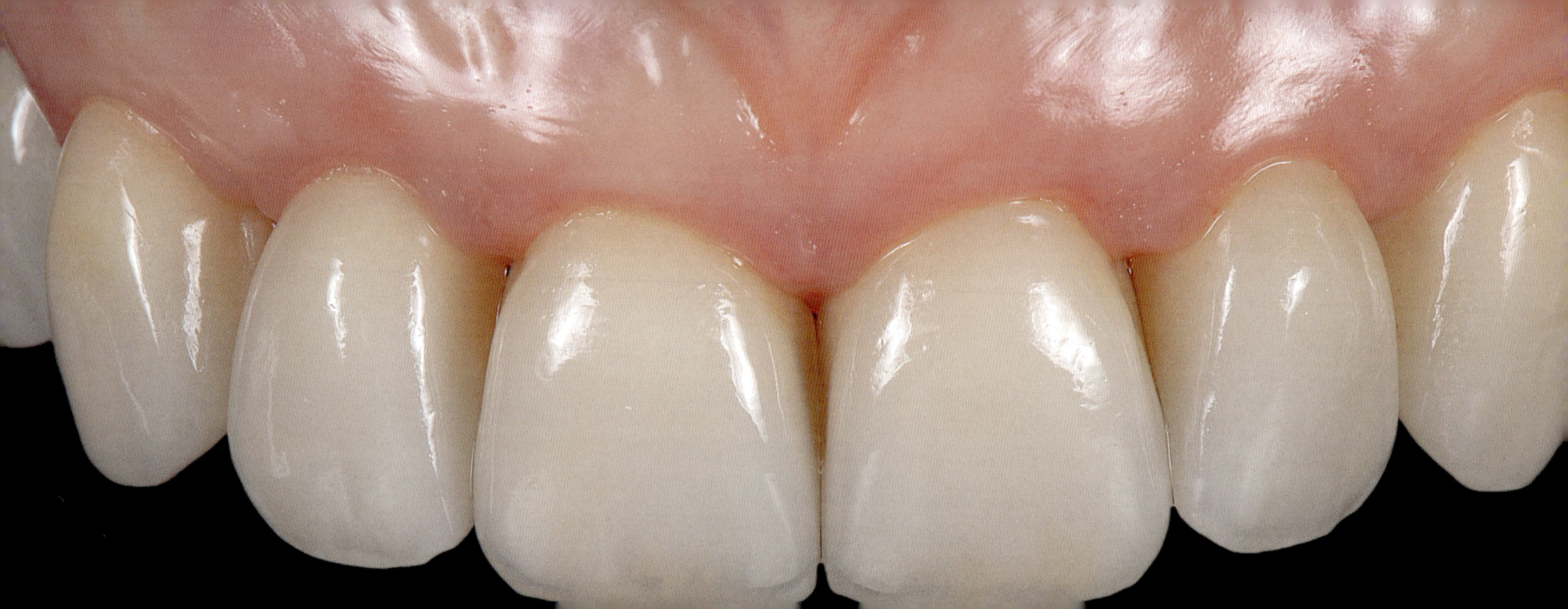

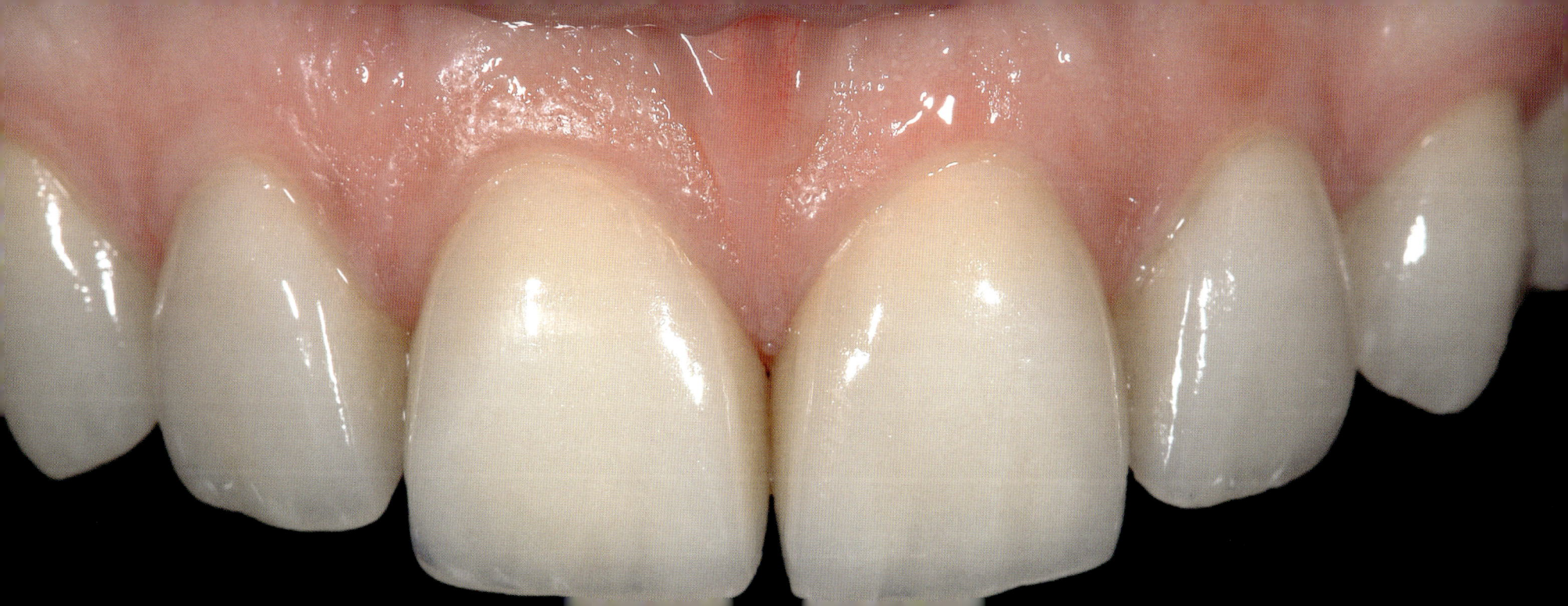

软组织长期稳定

　　长期（10年）随访表明，治疗结果相当稳定。可能原因有：第一，本案例瓷贴面的边缘密合性很高（精确度大约40μm）；第二，尽管边缘有少量的牙本质暴露但仍然有95%是牙釉质，因而粘接质量得到了可靠的保证；第三，治疗过程有精确的指导和控制。

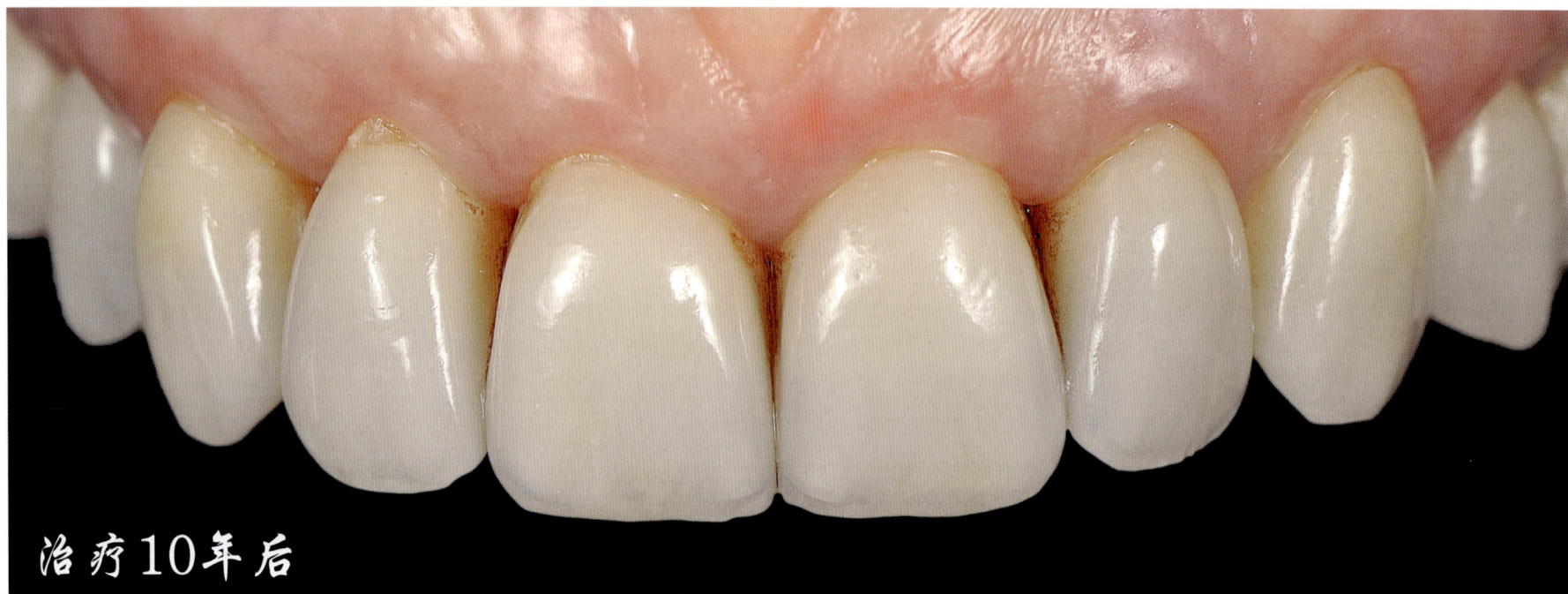

治疗10年后

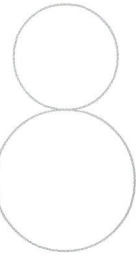

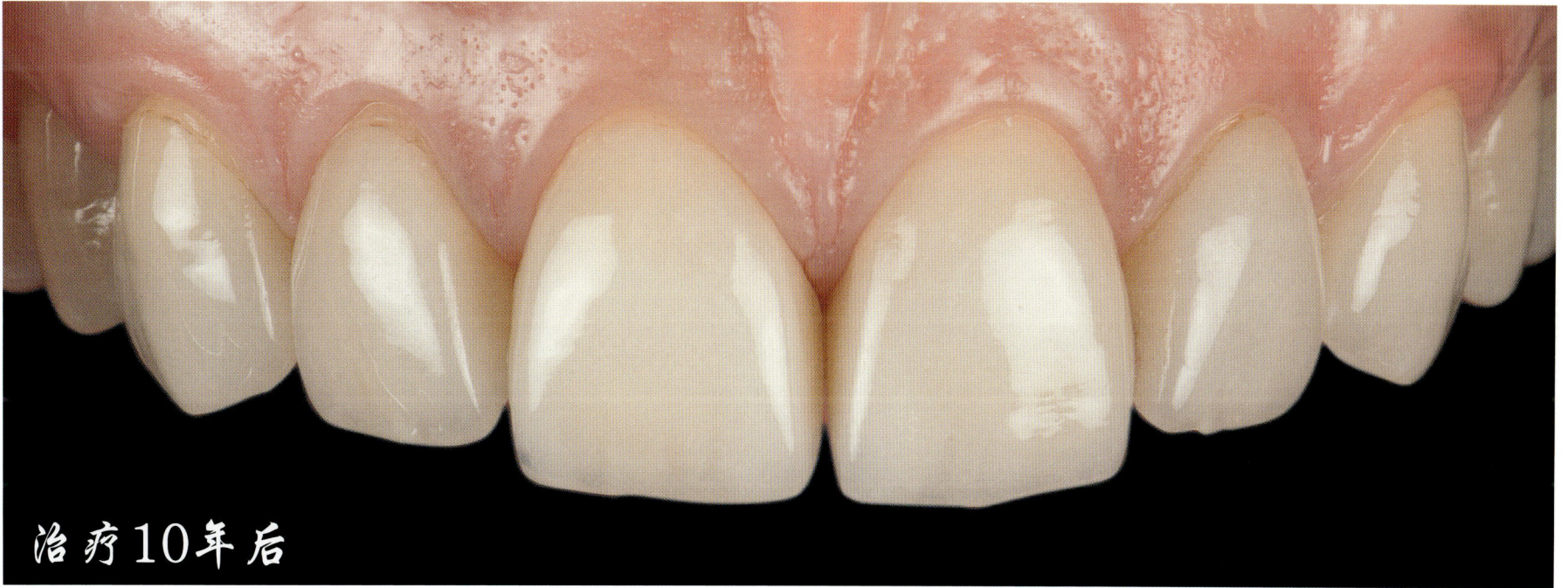

治疗10年后

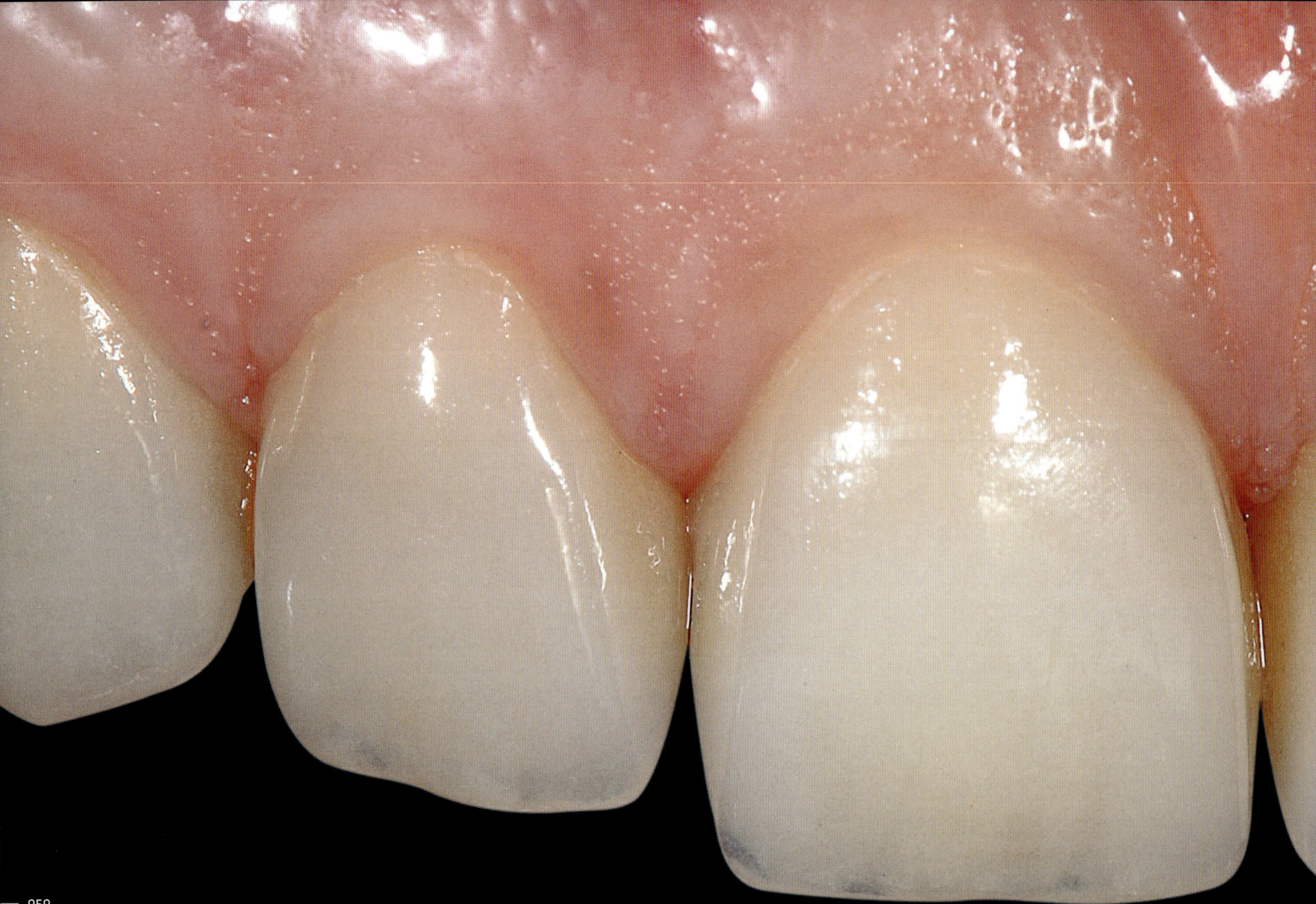

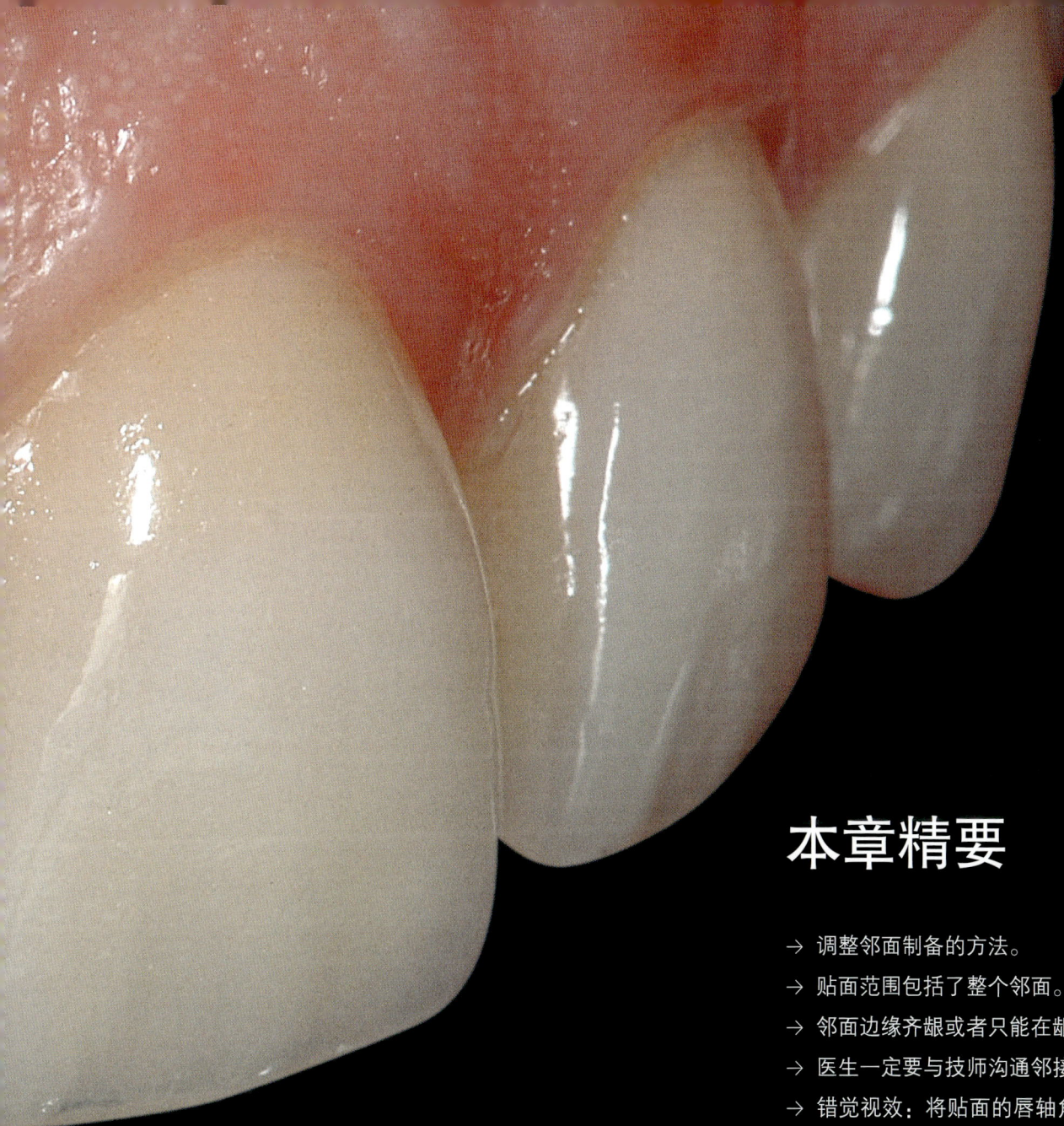

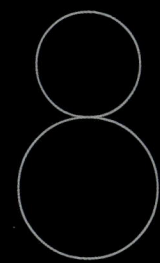

8

本章精要

→ 调整邻面制备的方法。

→ 贴面范围包括了整个邻面。

→ 邻面边缘齐龈或者只能在龈下的情况。

→ 医生一定要与技师沟通邻接区的位置设计，充分考虑到牙槽骨嵴顶的高度。

→ 错觉视效：将贴面的唇轴角向牙面中央聚拢，并在邻面区采用饱和度较高的瓷粉，从而形成牙齿宽度比实际小的效果。

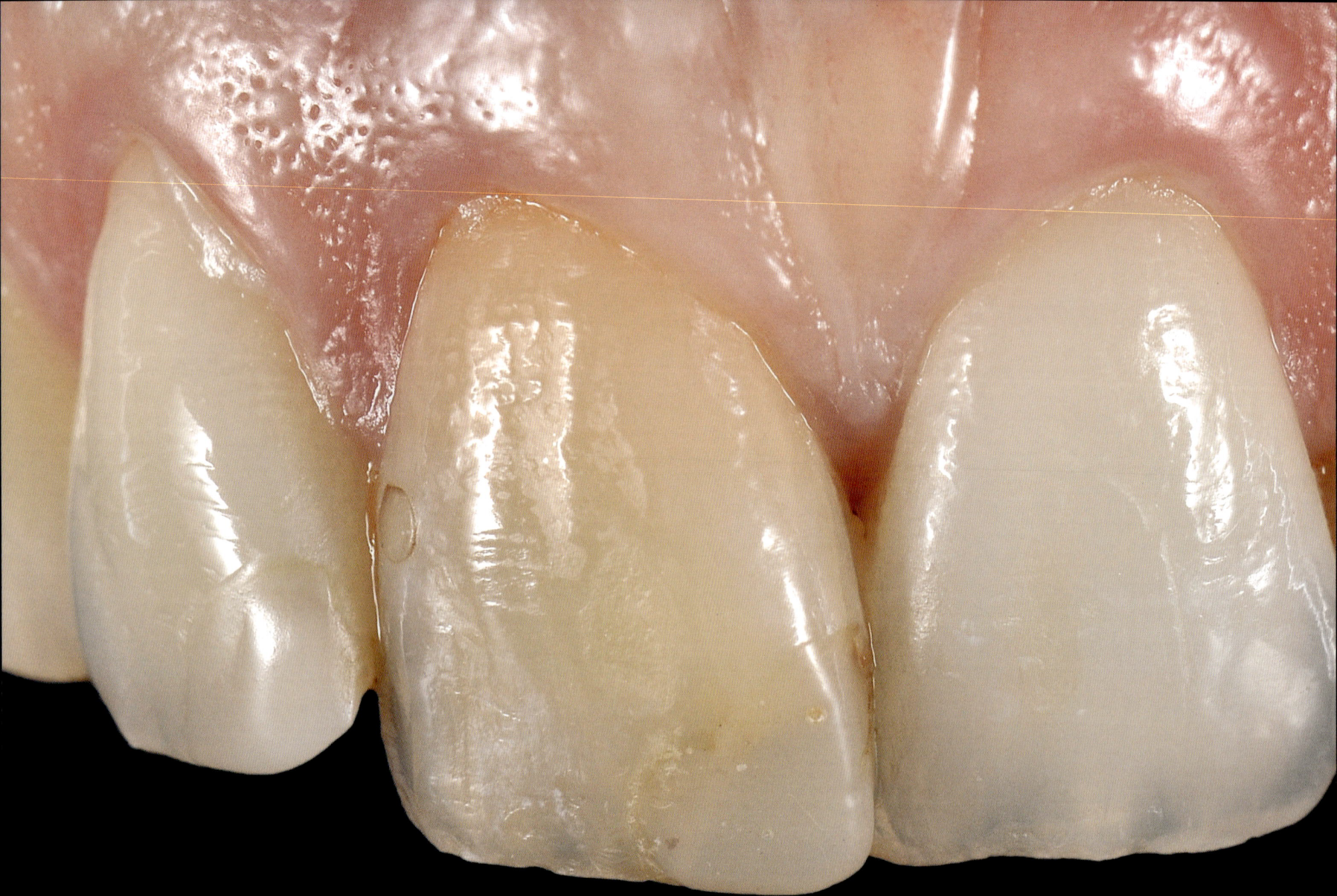

9

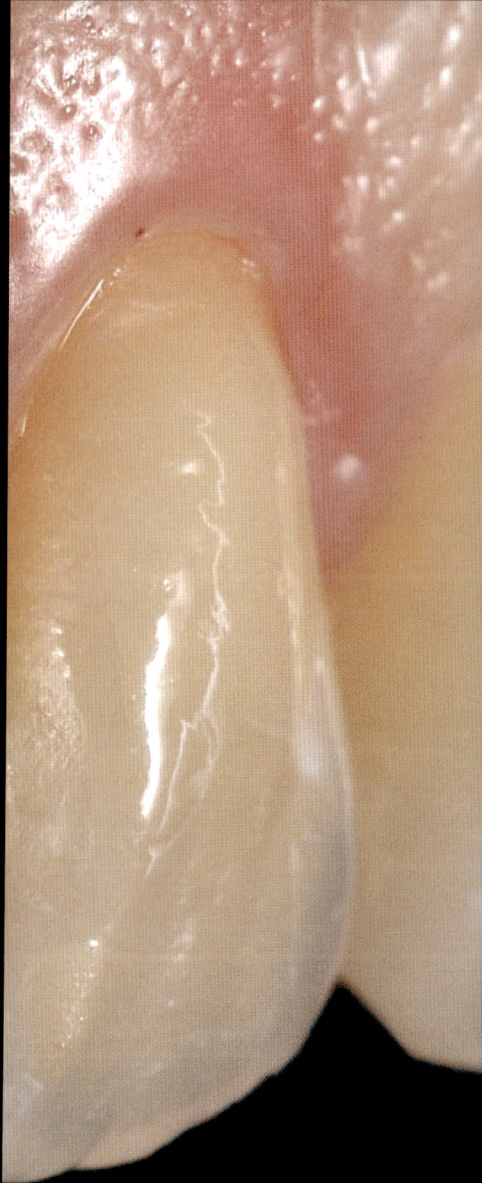

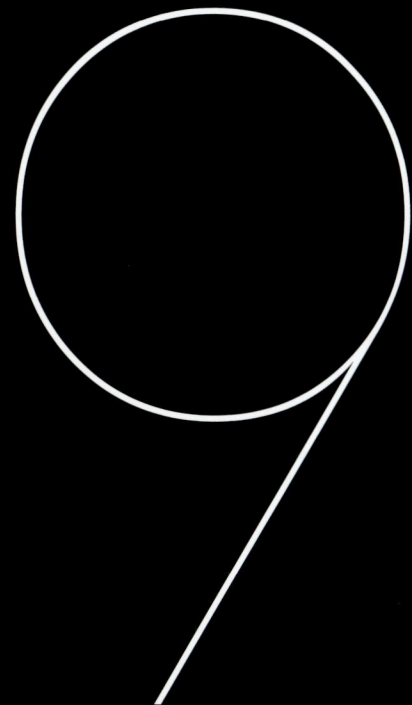

瓷贴面与个别变色牙
Laminate veneer
for single dyschromia

❤✚

→ 先将变色牙的修复条件转变为常规的贴面案例。

→ 然后再按照单颗牙的贴面流程完成治疗。

255

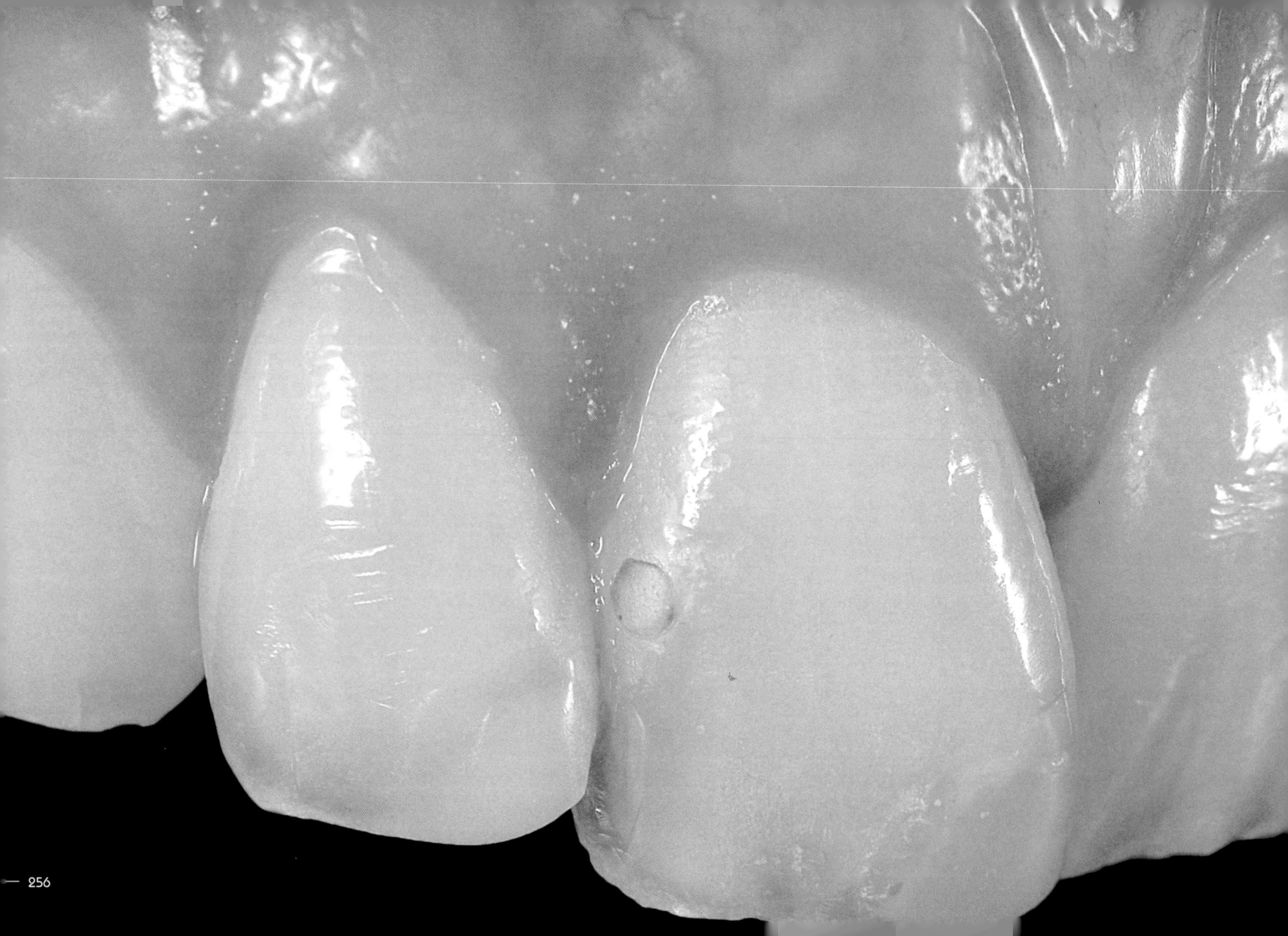

概述

针对单颗变色牙（在牙髓治疗之后）的美学修复，治疗思路是将其化繁为简，把复杂的临床条件先转变成简单的贴面案例，再根据常规的流程完成治疗。

治疗目标是以瓷贴面的形式使变色牙恢复到与其邻牙相和谐的颜色。

在修复治疗之前，如果不做美白处理，那么为了贴面的遮色效果就势必需要增加牙体制备深度，结果导致更多的牙本质暴露（粘接强度低于牙釉质）以及只能选择不透明度的瓷块（不可能实现正常的天然牙色）。又或者，依然采用微创制备的途径，但为了遮色不可避免地会增厚贴面体积，导致颈部悬突且与理想的美学方案相去甚远。

本案例患者的主诉是希望只解决右侧上颌中切牙的变色问题。

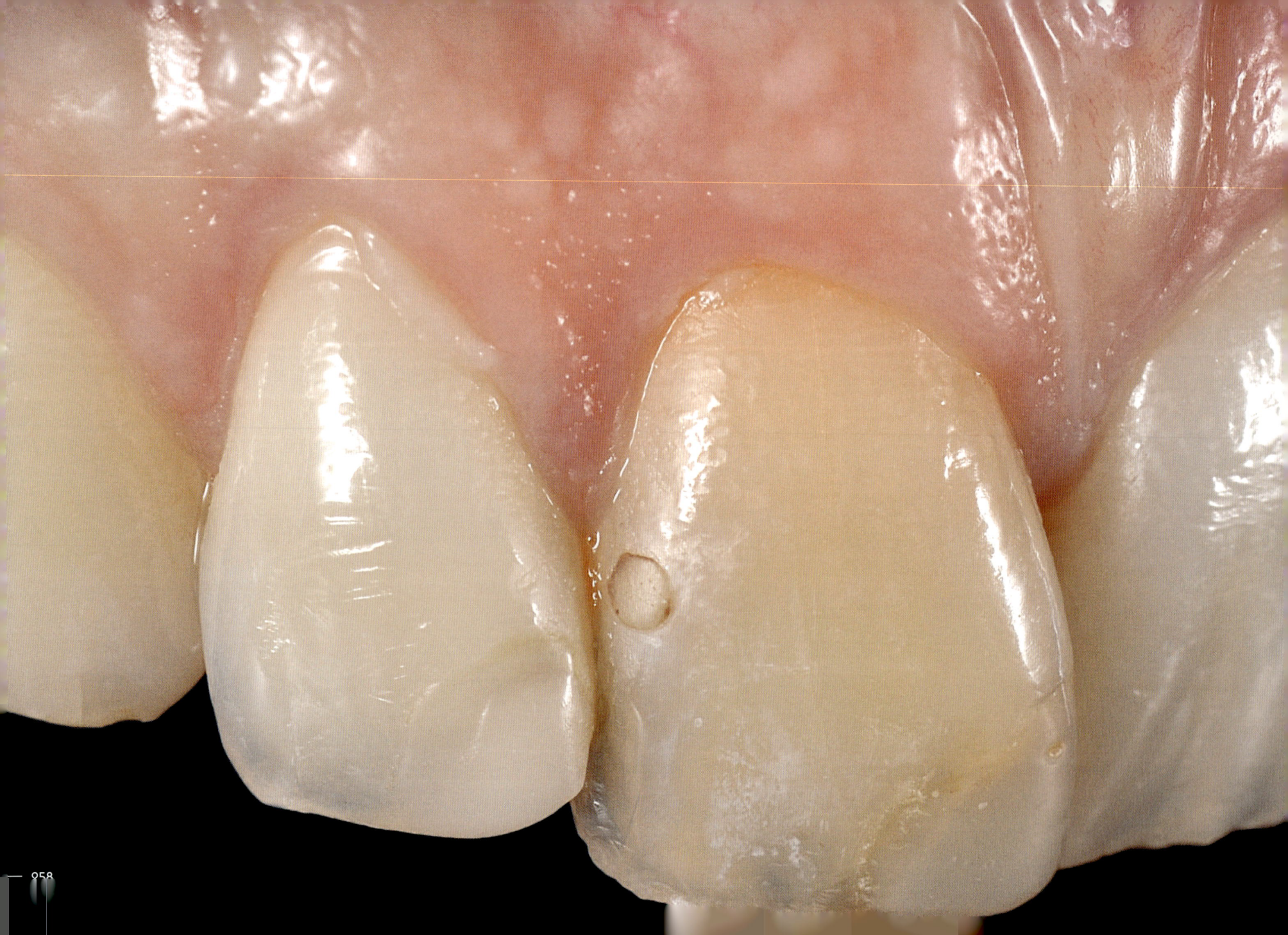

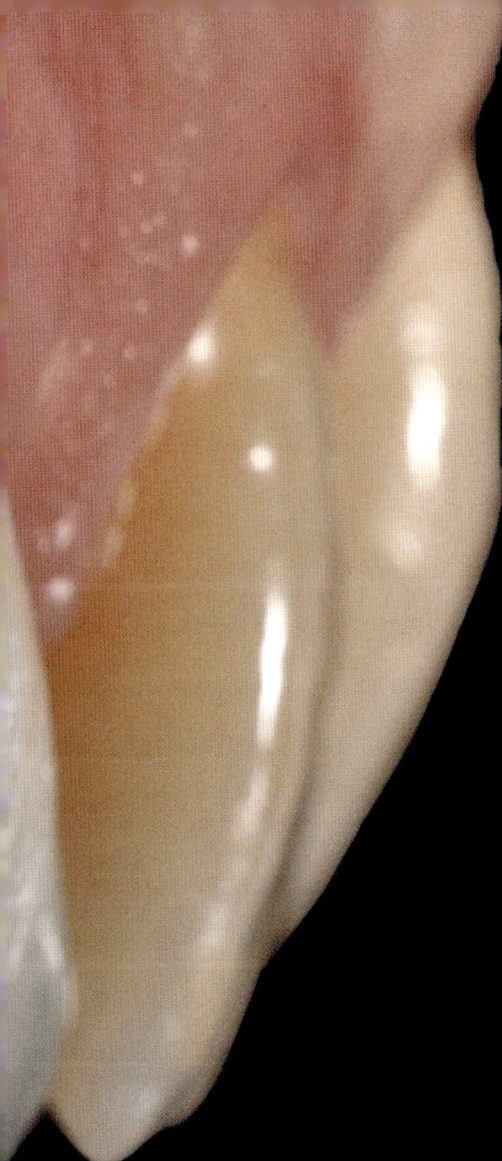

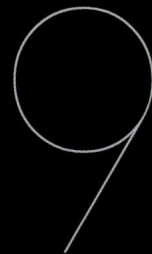

临床情况

病史

→ 29岁，女性。

→ 儿时外伤导致右侧上颌中切牙冠折，已接受过牙髓治疗。

微笑分析

→ 正常微笑。

→ 面部无明显异常。

→ 右侧上颌中切牙存在扭转、变色以及树脂充填体。

→ 右侧上颌侧切牙也有树脂充填体。

面部分析

→ 圆脸型，面部整体和谐。

→ 性格开朗，充满活力。

主诉

→ 患者困扰于单颗中切牙的变色问题，以及树脂充填体的颜色差异。

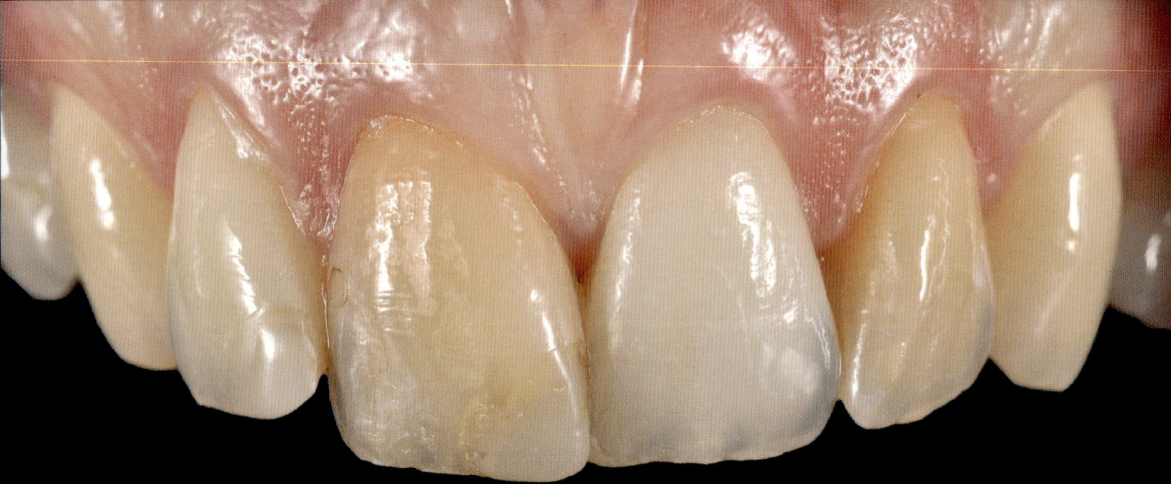

治疗前：右侧上颌中切牙和左侧上颌侧切牙颜色异常，以及右侧上颌中切牙和侧切牙存在树脂充填体。

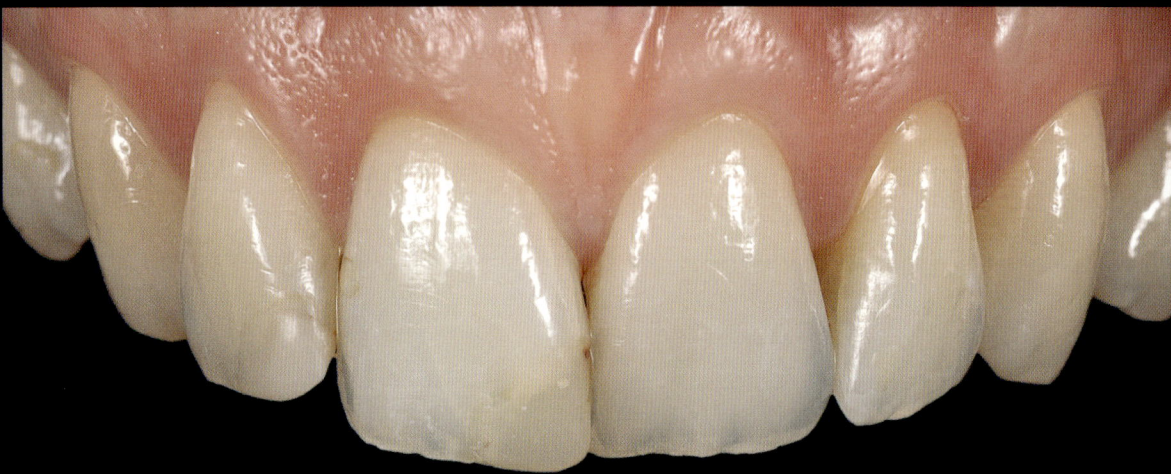

" 随着时间的推移，
右侧上颌中切牙的美白效果并不能得到长期维持。"

第一阶段的治疗步骤：

→ 内漂白（右侧上颌中切牙）：在釉牙骨质界根方2mm填充玻璃离子作为屏障，避免引起牙根内吸收，确保药物在牙颈部到切端的范围内发挥作用。药物选择的是过硼酸钠。

→ 前牙列（上颌4颗切牙）的外漂白可以同时进行或者延后。

在完成内漂白和外漂白之后，变色牙已与邻牙颜色达到了较好的和谐性，此时的临床条件就转变为了常规的单颗牙贴面案例，随后按第3章介绍的工作流程完成治疗就可以了。

虽然内外漂白后上颌4颗切牙的颜色达到了比较和谐均一的效果，但这个结果并不能够得到长期维持。因为右侧上颌中切牙不同于其他3颗切牙，其唇侧牙颈部由于外伤而存在许多牙面裂纹，随着时间的推移，变色问题难免再次出现，所以贴面修复就是理想的治疗选择。

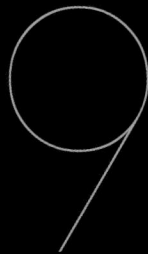

美学目标

　　患者不接受正畸的干预，因而美学方案只能基于治疗前的牙列关系。此时临床医生一定要向患者解释清楚的是，单颗贴面治疗不会改变该牙所处的空间位置。事实上，如果修复治疗仅涉及面中线一侧的单颗或多颗牙，而且有左右不对称（牙体外形、空间位置或颜色）的情况，那么这种不对称性问题容易被放大。因此在没有正畸干预的前提下本案例的两颗上颌中切牙在外形和颜色上要达到理想的对称性。

治疗方案

1. 右侧上颌中切牙内漂白。
2. 上颌4颗切牙外漂白。
3. 右侧上颌中切牙纤维桩和树脂核修复。
4. 右侧上颌中切牙瓷贴面修复。
5. 右侧上颌侧切牙树脂重新修复。

66 *治疗思路是将复杂的临床条件转变为常规的贴面修复案例。* **99**

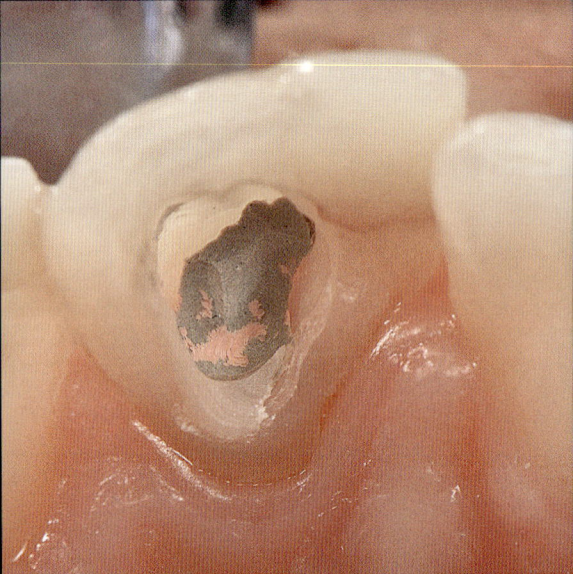
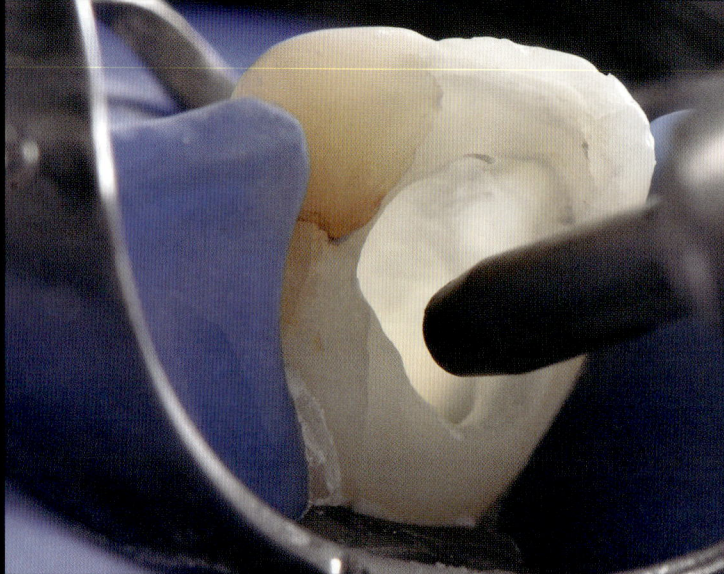

材料

→ 粘接剂：All-Bond Universal (Bisco)

→ 纤维桩：Luxapost (DMG)

→ 复合树脂：Luxacore Z (DMG)，MultiCore flow（义获嘉伟瓦登特）

→ 枪混输送头：T-Mixer Colibri+（派丽登）

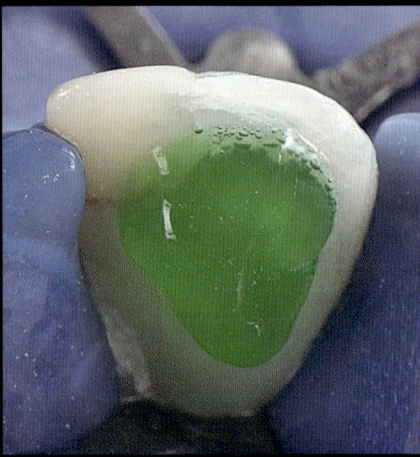
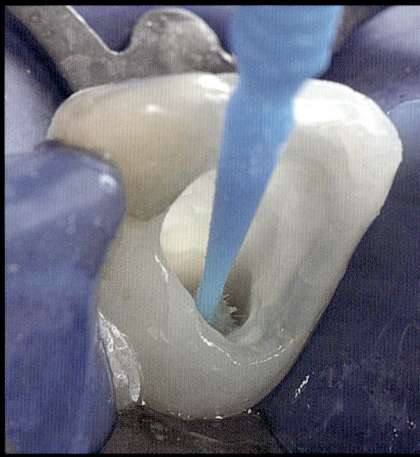
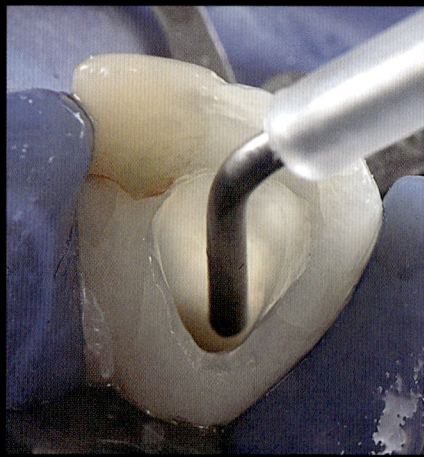
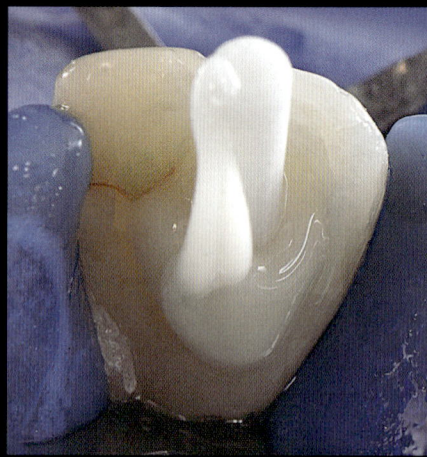

经过牙髓治疗的患牙，在船面修复之前要先进行牙体的内核重建。以本案例来说，右侧上颌中切牙无论以何种形式作为间接法美学修复都必须先封闭髓室洞型。

该牙选择了纤维桩核的途径，纤维桩的作用体现在3个方面：第一，减少髓室洞型内充填的复合树脂；第二，增强牙体内部的抗力（存在牙体裂纹）；第三，严密的根管冠部封闭。

建议纤维桩和核树脂有相同的树脂基质成分（bis-GMA），确保材料之间的均质性。从操作上来说，最困难的是如何将双固化的核树脂均匀无气泡地注射到根管桩道内。这取决于注射树脂的输送头。大多数注射输送头都不能抵达根管内冠部牙胶尖的位置，容易出现树脂气泡。建议可以选择一种金属的注射输送头（Colibri），即使弯曲90°或更大角度，它依然能保持直径大小不变。

根管和髓腔内的树脂注射一次完成，保证内核结构的均质和完整性。

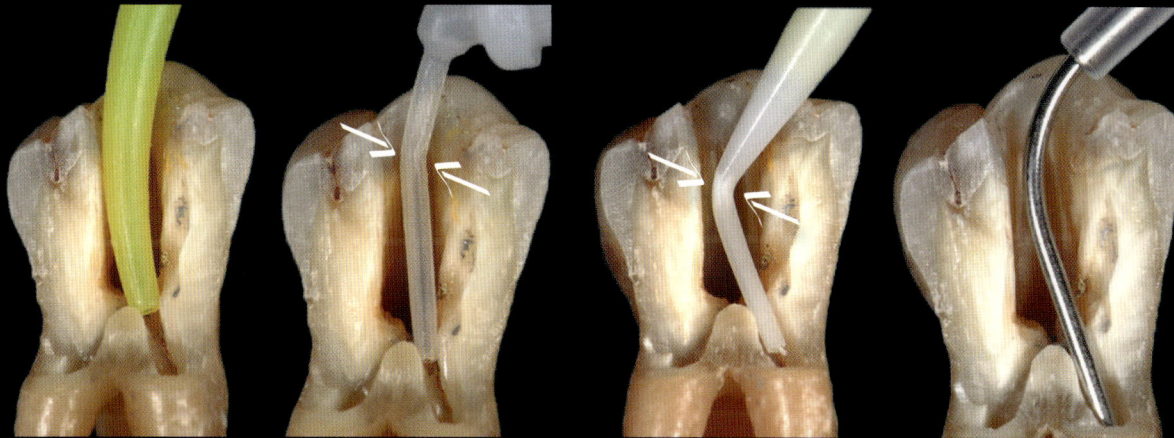

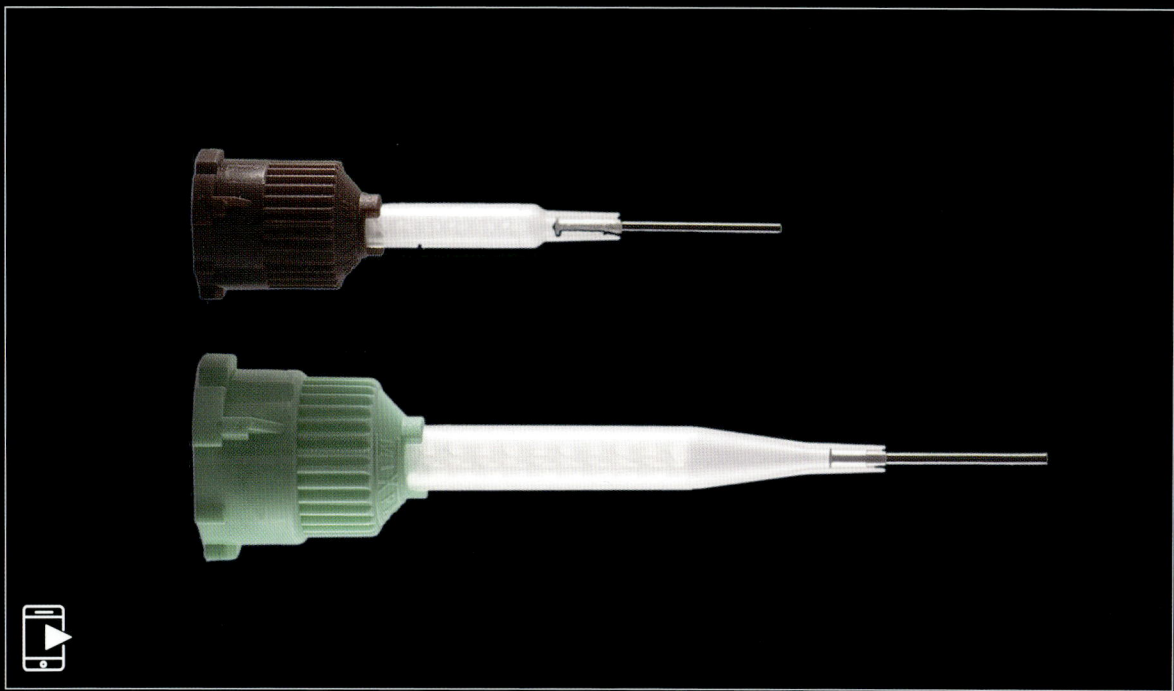

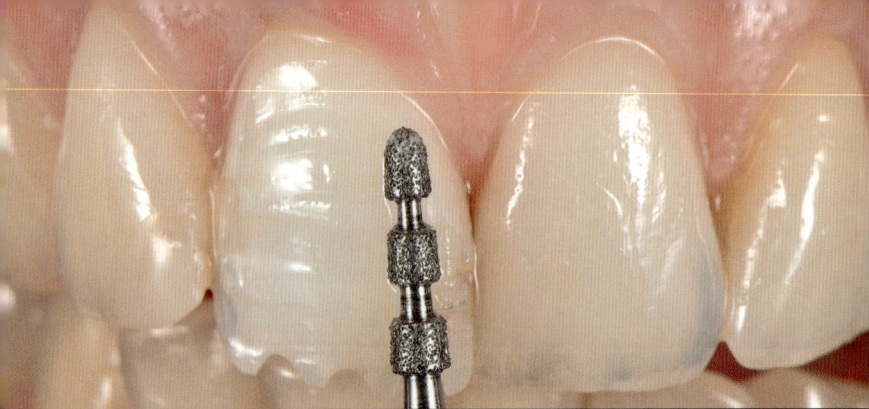

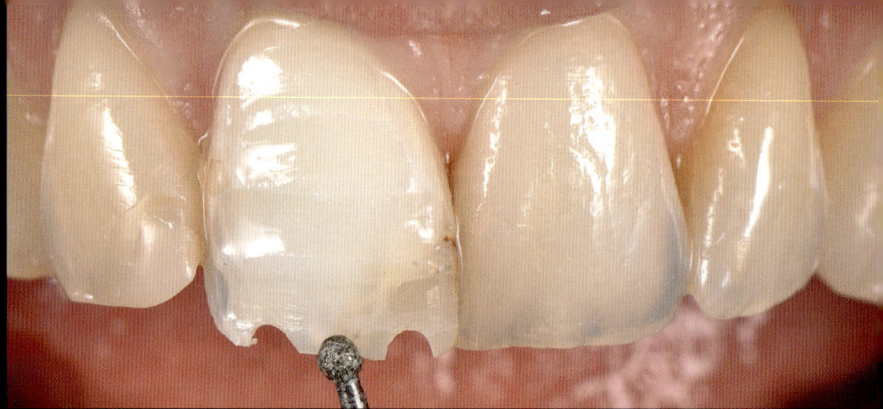

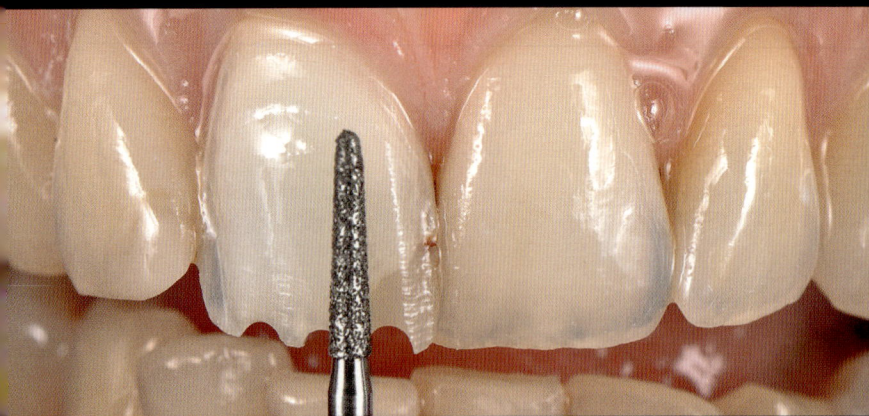

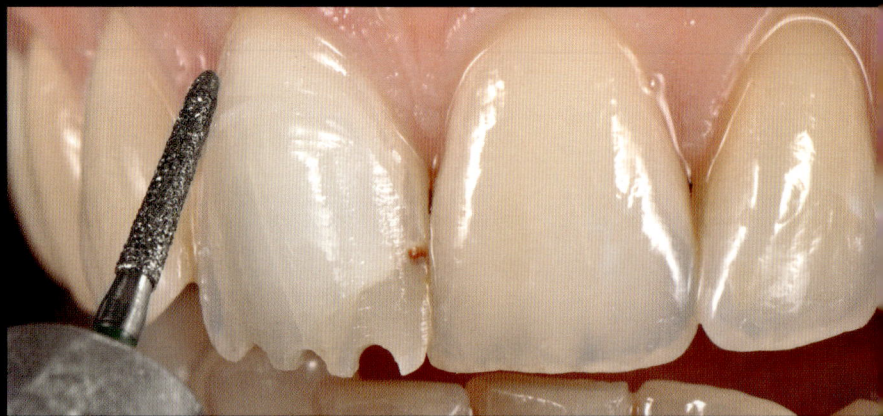

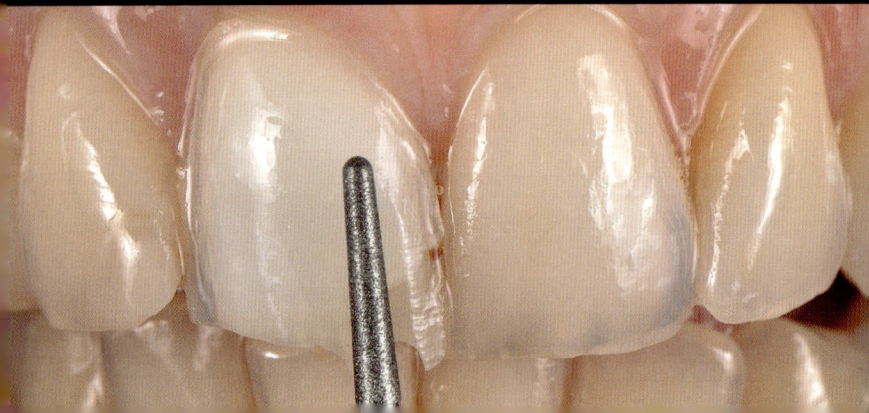

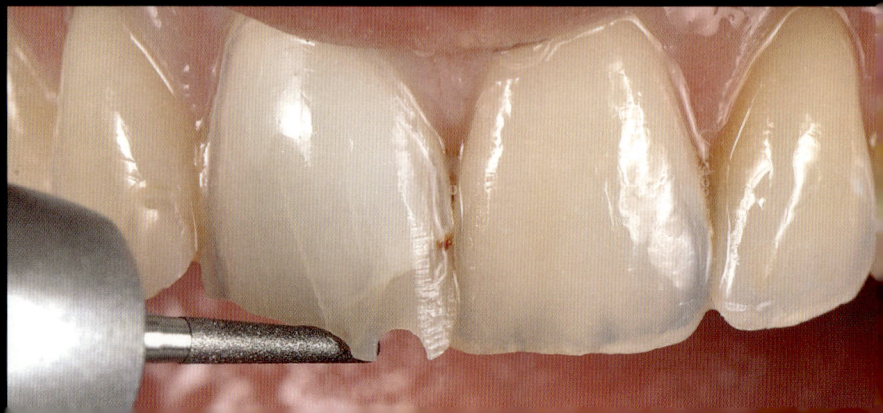

牙体制备

　　本案例的牙体制备原则与前述章节一致：

→ 为了与左侧中切牙的亮度水平一致，我们选择中度不透明瓷块。材料决定了制备深度，因此唇侧2/3的制备深度是0.8mm。在定深沟的指导下，按照唇面解剖外形均匀磨除牙体组织。注意，一定要保持牙体原本的唇面弧度外形，制备车针沿3个角度方向操作，最大限度上符合组织保存学。

→ 切端制备深度1.5mm，对接边缘。

→ 牙颈部边缘宽度0.1~0.2mm，为技师提供清晰的贴面制作边缘。

　　预备体抛光。操作时依然要遵循唇面的弧度外形。

邻面制备的调整

　　由于右侧上颌中切牙存在扭转，所以制备时保留原本的邻接区就会使得粘接边缘完全暴露于视线之中。因此，邻面制备的范围延伸至了整个邻面。这样设计调整的另一个好处是为技师在制作贴面的邻面时提供了更大的可发挥余地。

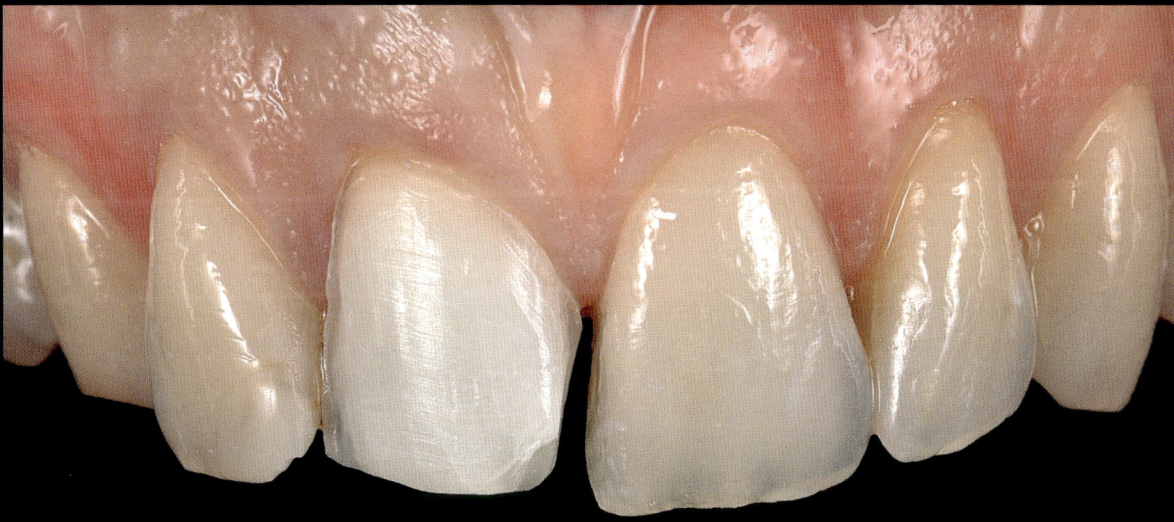

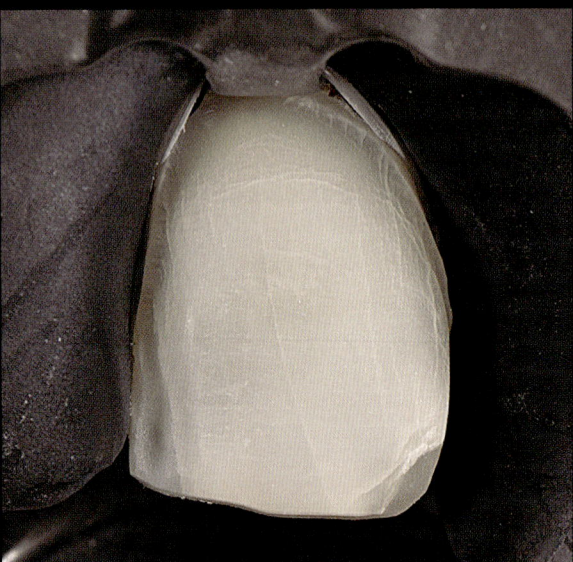
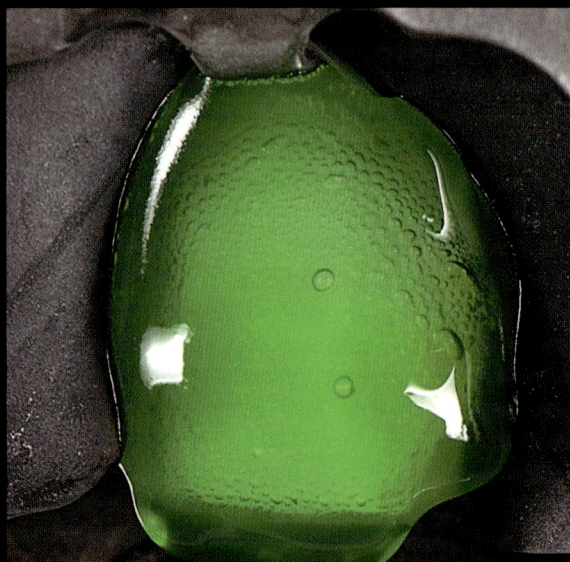
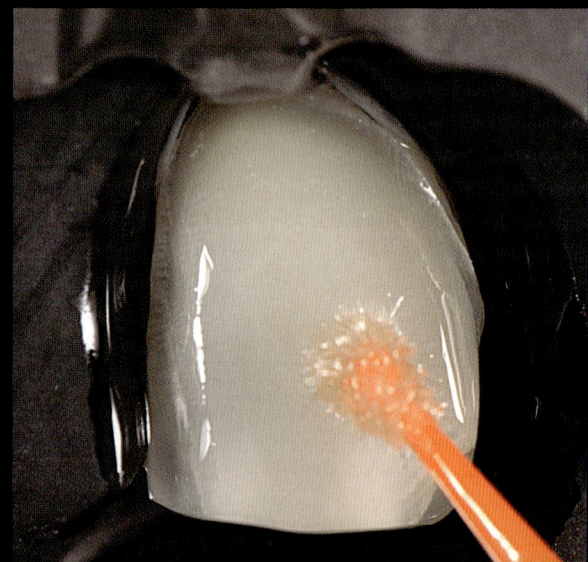
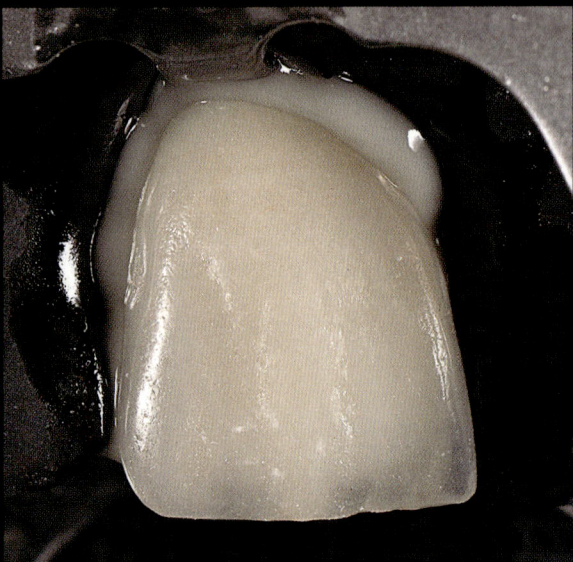
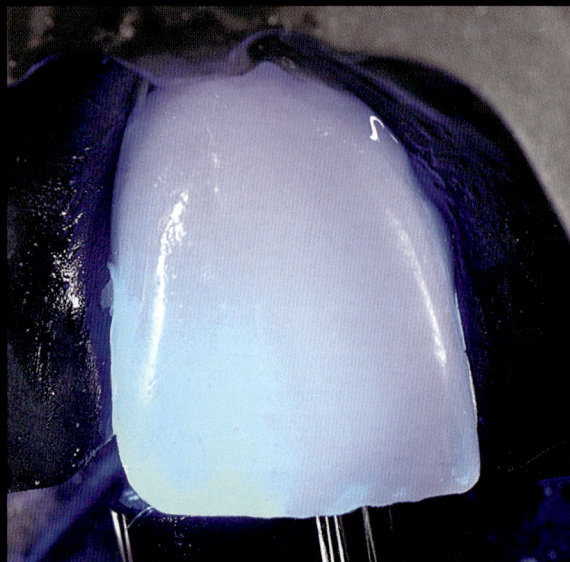
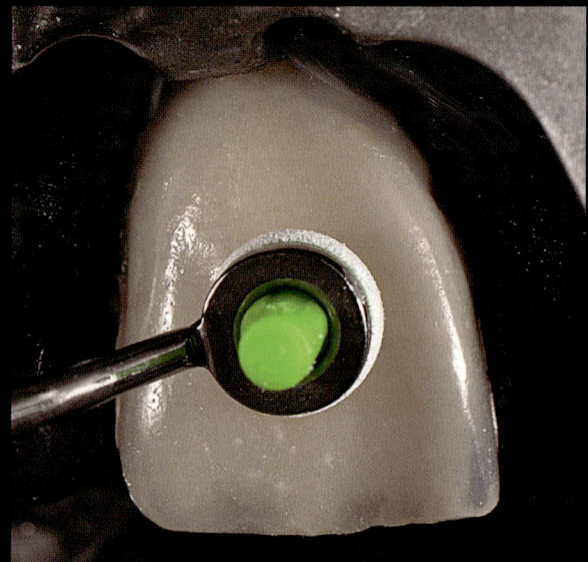

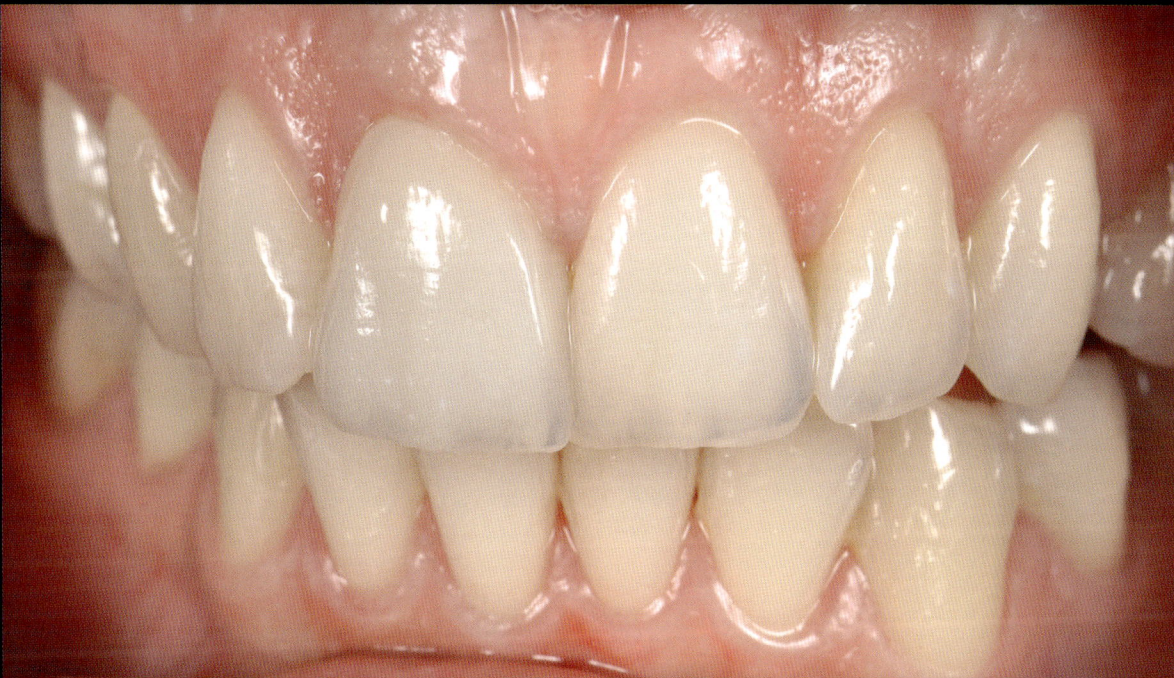

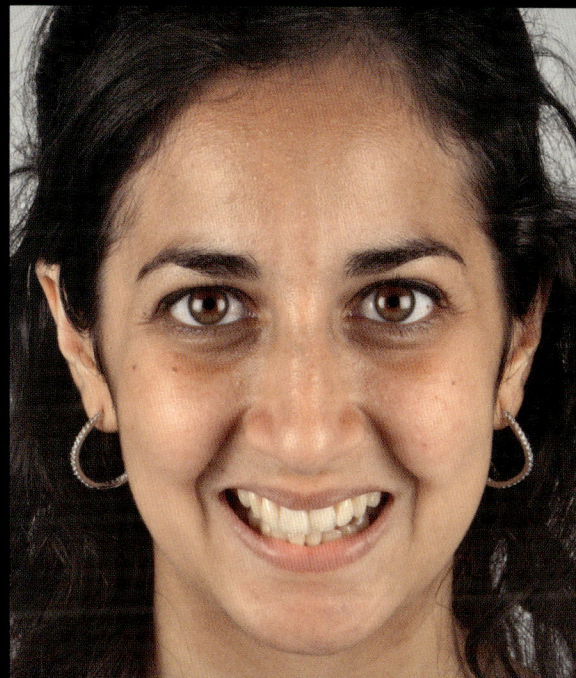

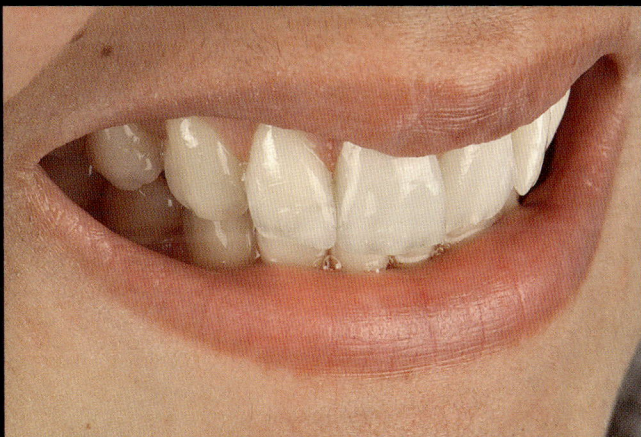

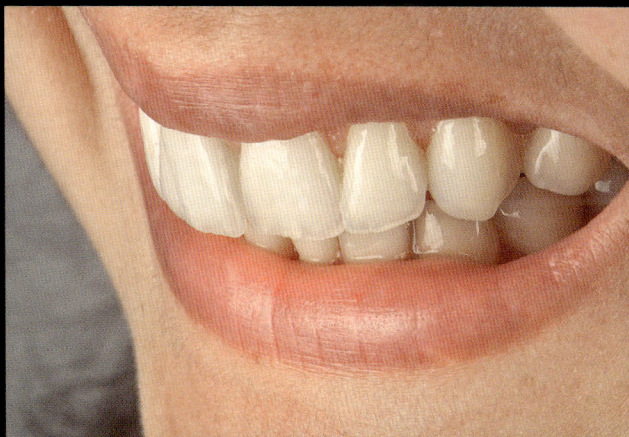

267

材料

→ 粘接剂：All-Bond Universal (Bisco)

→ 粘接水门汀：Variolink Esthetic Light （义获嘉伟瓦登特）

→ 全瓷：IPS e.max MO 0（义获嘉伟瓦登特）

→ 贴面就位的辅助海绵：OptraSculpt Pad（义获嘉伟瓦登特）

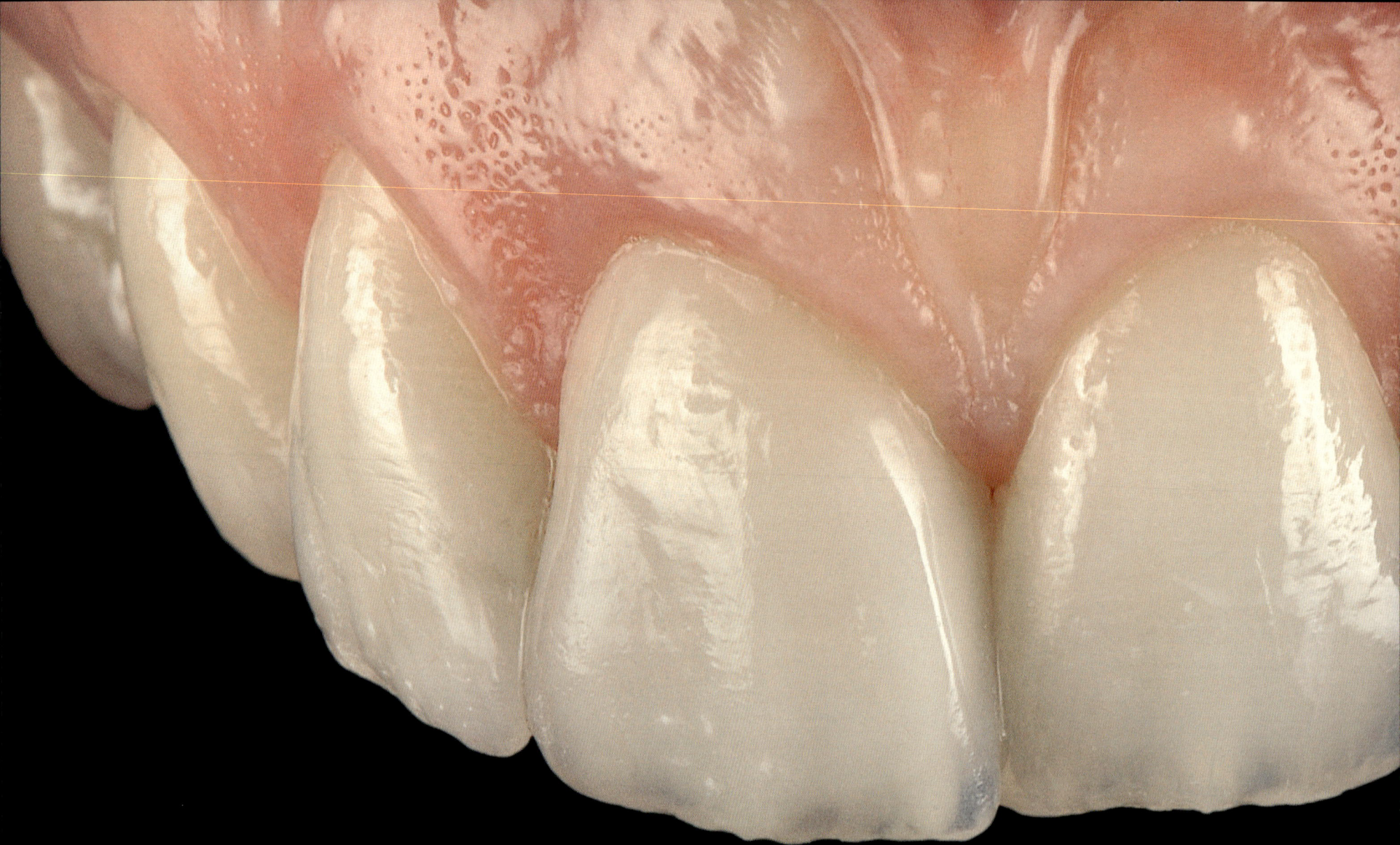

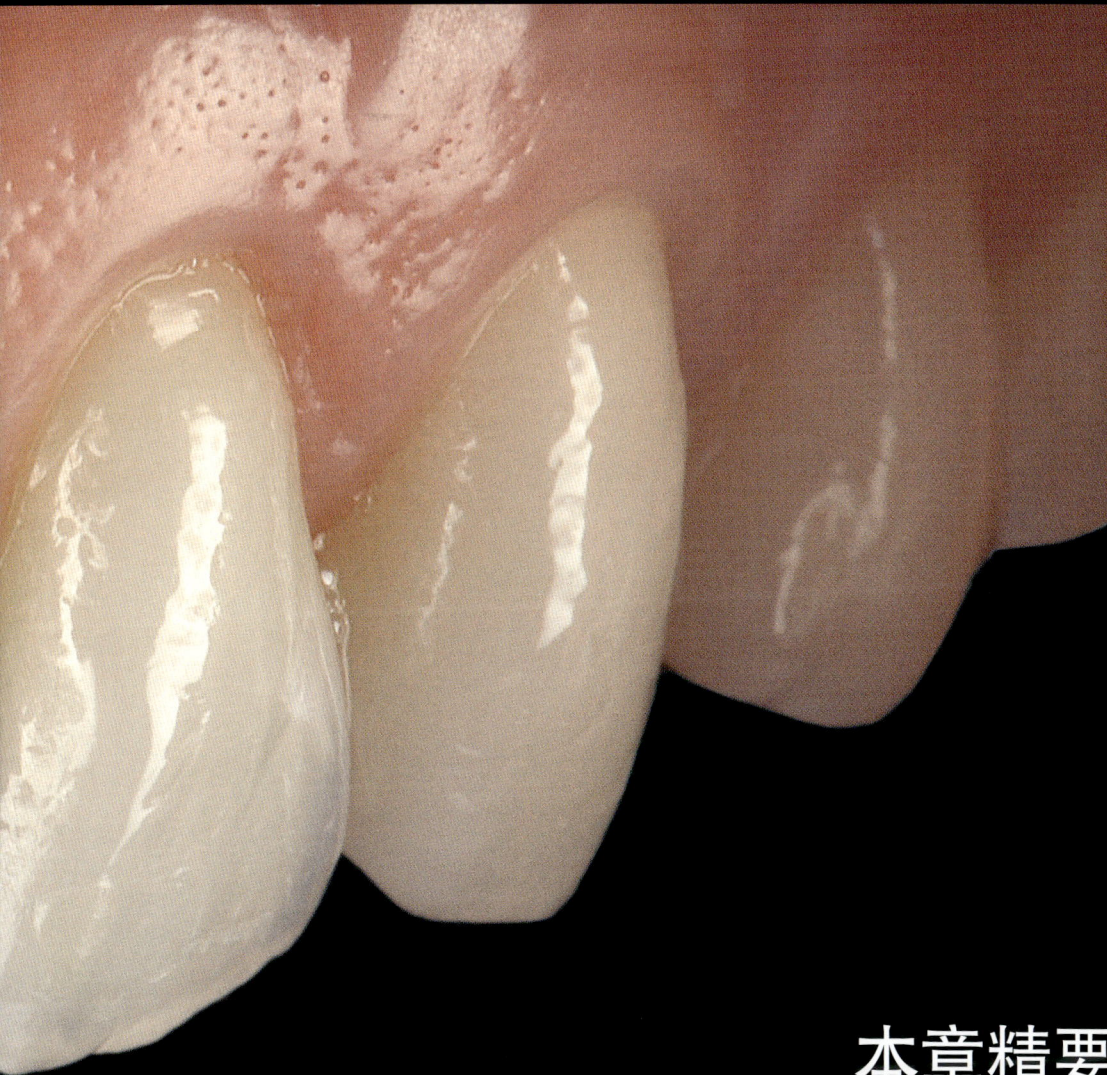

本章精要

→ 为了将复杂的临床条件转变为常规的贴面适应证，美白治疗往往是必不可少的。

→ 如果主诉问题仅仅是牙齿变色，那么牙列的初始情况即可视作"诊断饰面"。

→ 为了与美白后的对侧同名牙亮度一致，材料选择中度不透明瓷块（MO）。因此唇侧牙体制备深度就是0.8mm。

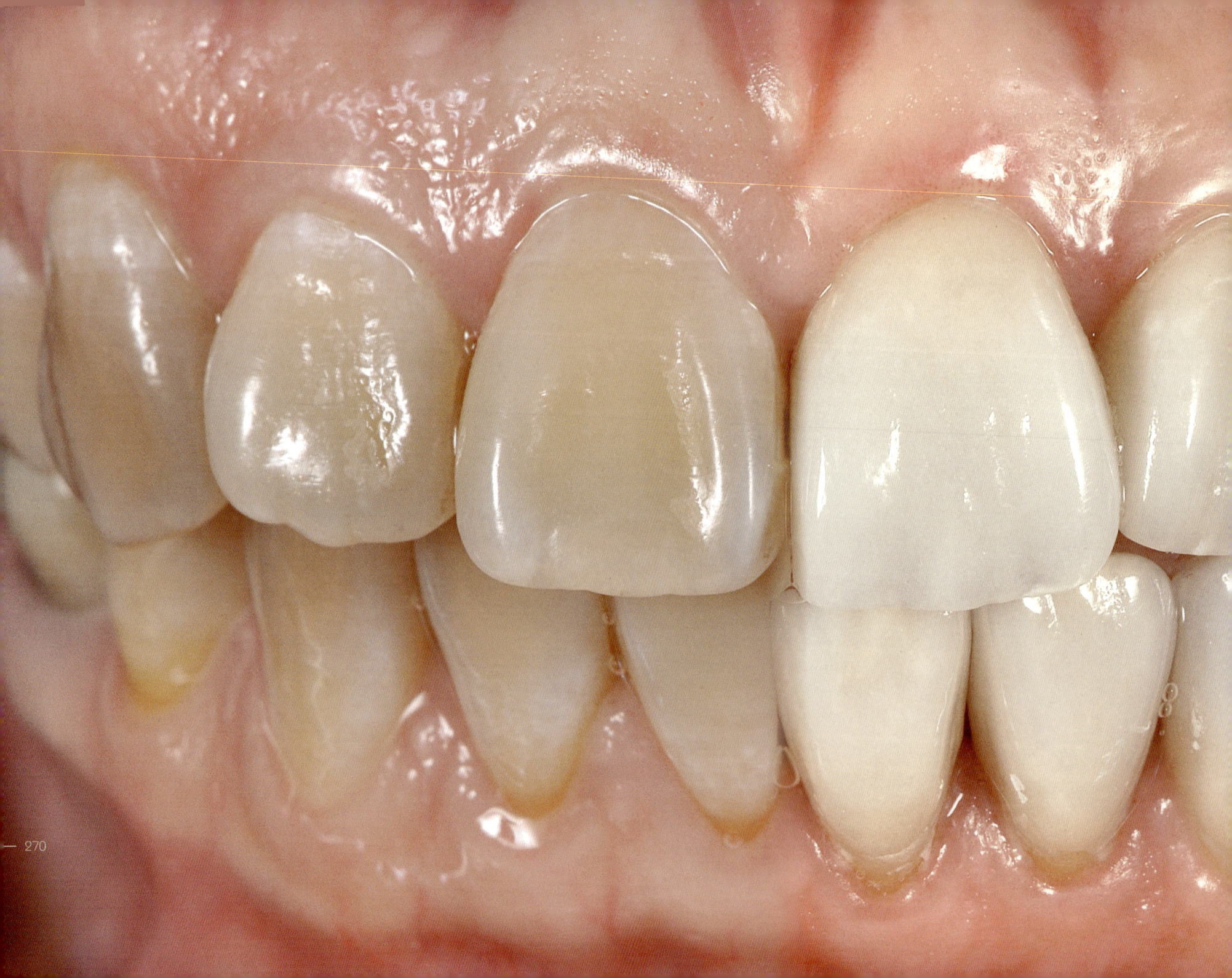

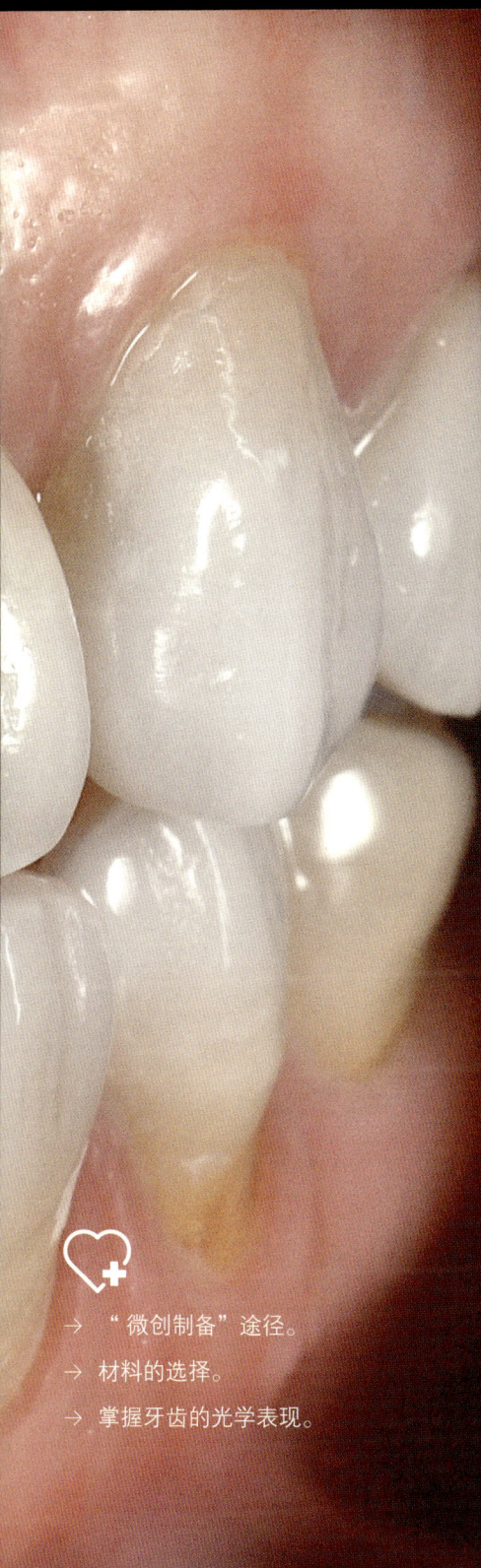

瓷贴面与全口变色牙
Laminate veneers
for multiple dyschromia

→ "微创制备"途径。

→ 材料的选择。

→ 掌握牙齿的光学表现。

271

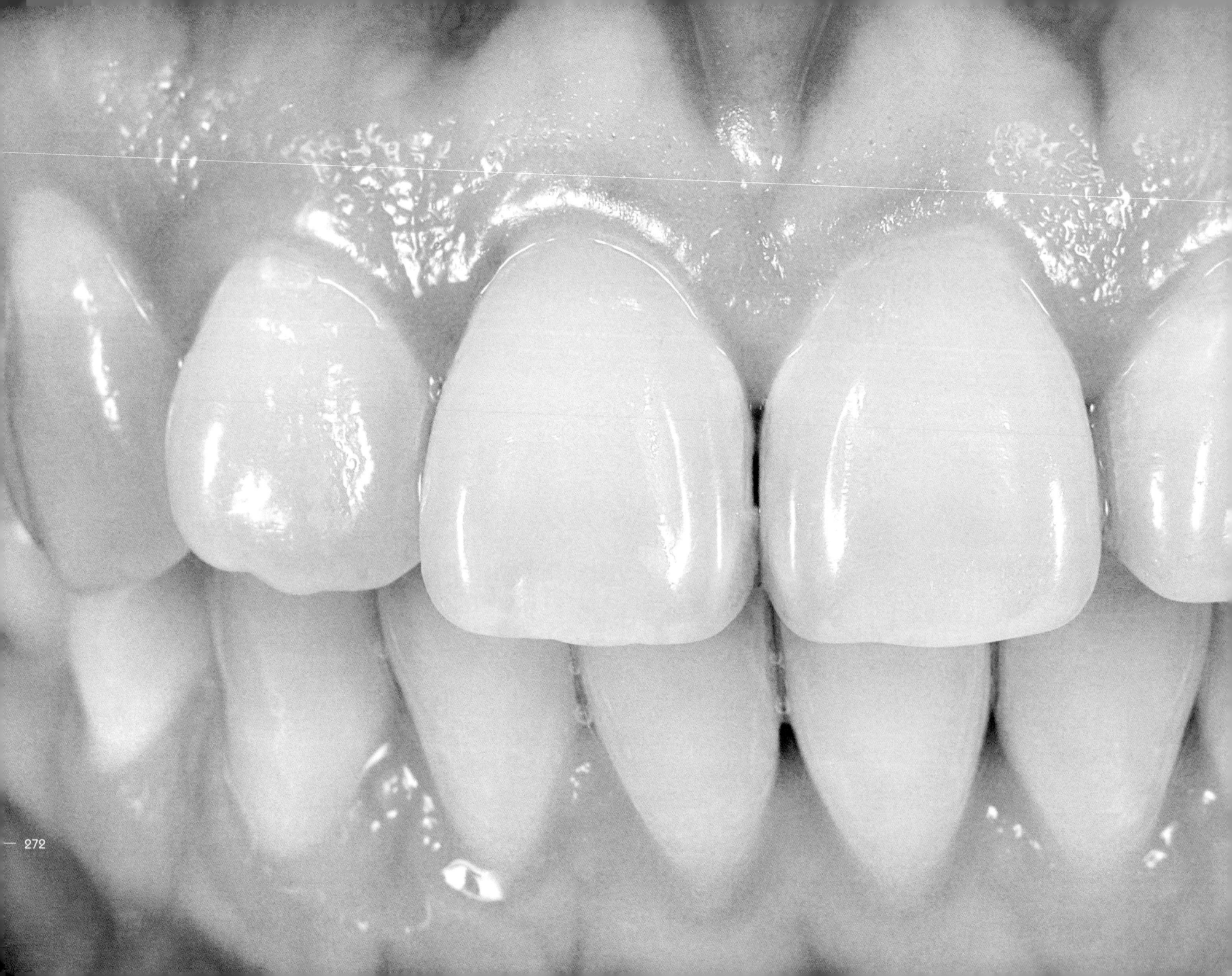

概述

全口变色牙的美学修复与个别变色牙的案例有所不同。

通常来说，全口牙列变色的最常见病因是母亲在孕期服用了四环素类药物（在某些国家和地区，这类药物的使用相当普遍，尤其中国和越南）。

66 由于药物服用史导致牙色异常的临床情况，一般来说牙体组织都处于健康状态。对临床医生和全瓷技师来说，挑战之处在于美学治疗在不影响患者个性化微笑的前提下，只是提高牙列的亮度水平。 99

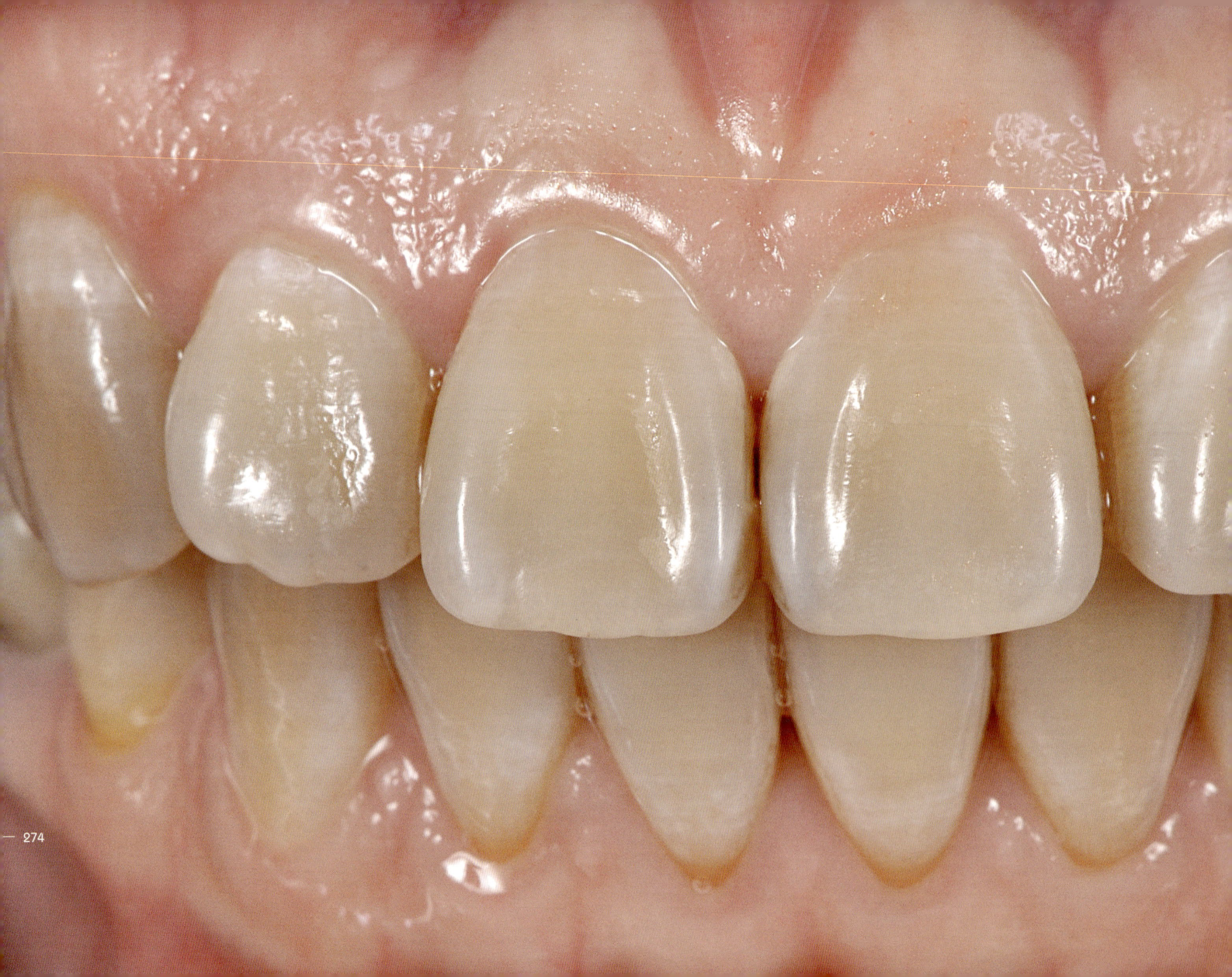

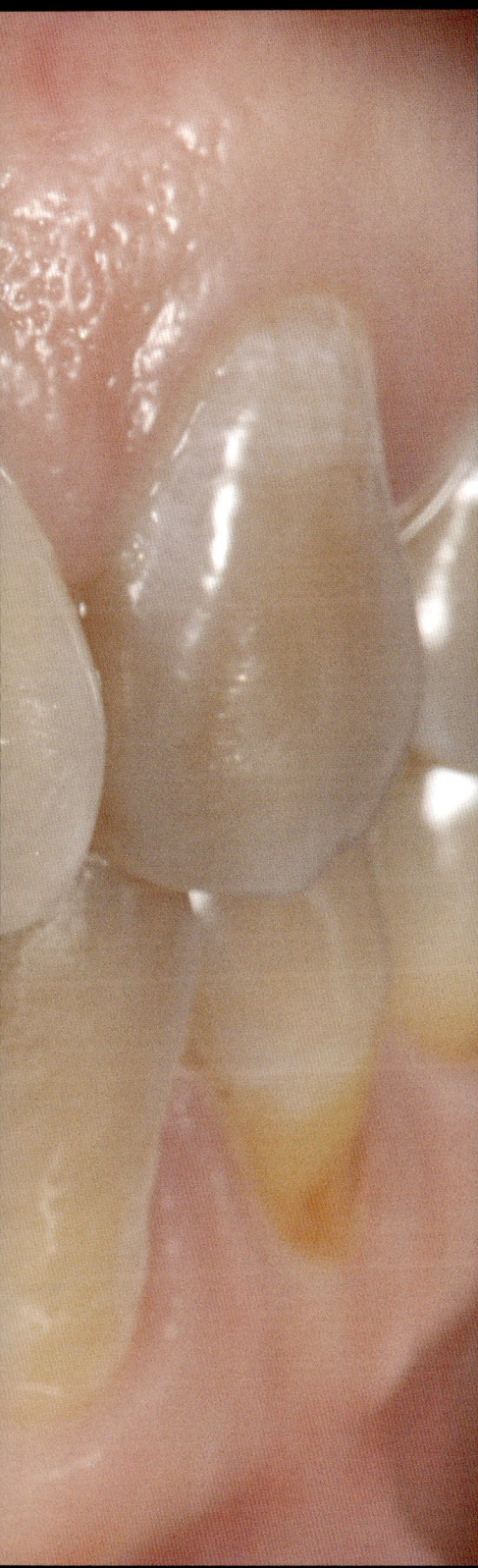

临床情况

病史

→ 44岁，女性。

→ 母亲在怀孕期间有四环素类药物服用史。

微笑分析

→ 患者困扰于自己的微笑牙列不够亮白。

→ 牙齿的解剖形态良好，口腔状况健康。

面部分析

→ 圆脸型，面部整体和谐。

→ 性格积极、开朗。

主诉

→ 不满意微笑时牙列颜色暗沉

由于在恒牙矿化阶段摄入抗生素，比如四环素类药物，导致患者成年后的牙面出现暗灰色的条纹和牙齿颜色（接近C4），这极大影响了患者的微笑美观。

在牙齿发育阶段环氧类药物会矿化沉积在牙本质结构，从而引起牙齿亮度降低。这是一种常见的内源性变色，而与之相对的外源性变色通常很容易就能去除（着色来自咖啡、吸烟、辛辣重口等）。

因而这类情况的主诉单纯就是牙齿颜色的美观问题，不涉及牙体形态的改变调整。事实上，医生在设计美学方案时应当遵循患者原本的牙列形态和结构，并且利用它作为"诊断饰面"。

这种治疗思路适合所有类型的牙体形态，比如在亚裔人群中会观察到的一种特殊牙体形态（蒙古人牙体外形）。牙体的解剖形态越是特殊和个性化，医生就越要注意设计的修复体应遵循和保留这些特性。

换句话说，方案只考虑改善牙齿的颜色。在本章案例，患者前牙唇颊侧是典型的蒙古人种特有的牙面形态。这增加了牙体制备和贴面制作的复杂性，过程中要注意避免牙体的体积增厚，以及将唇面凹形弧度彻底变为凸形弧度，从而背离患者原本的微笑特质。

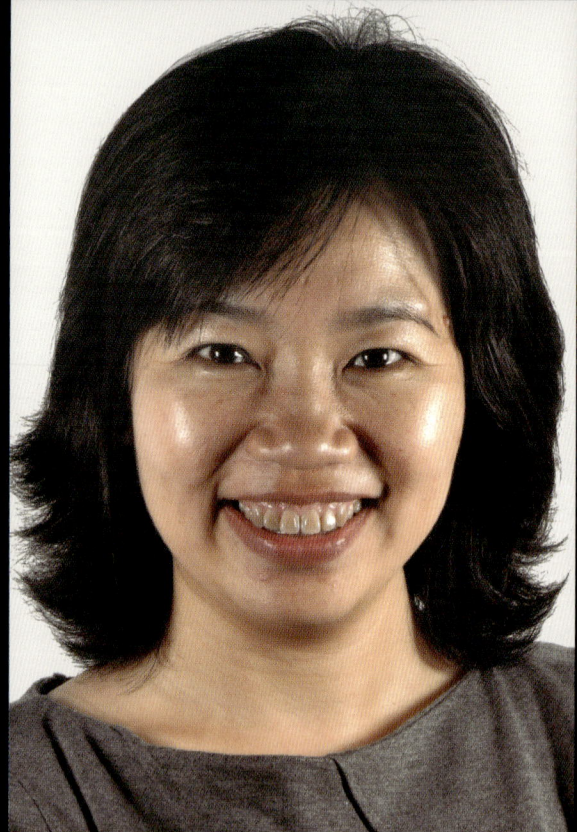

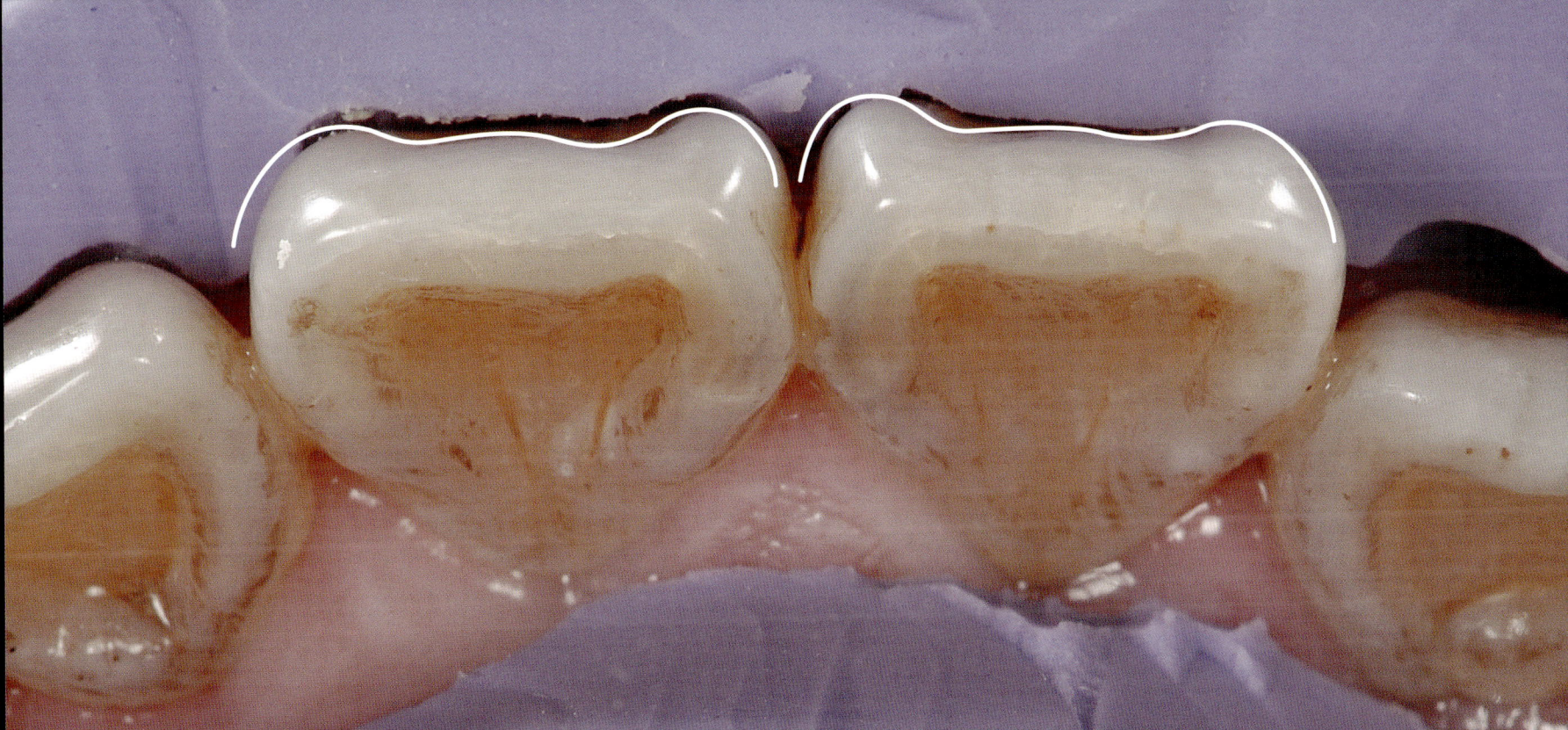

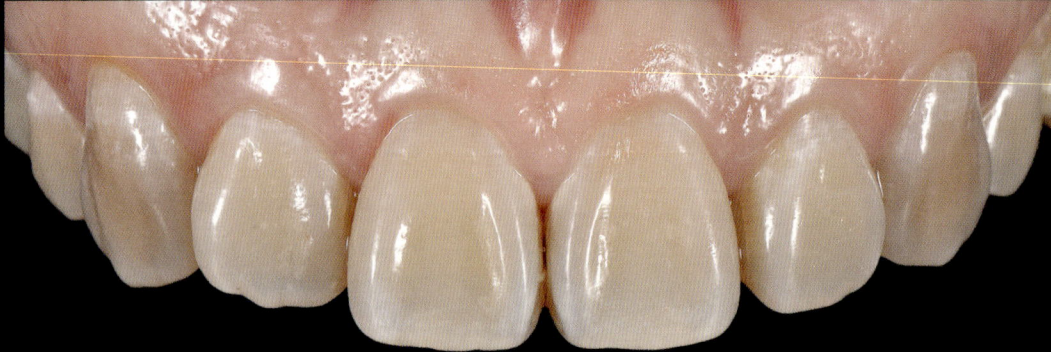

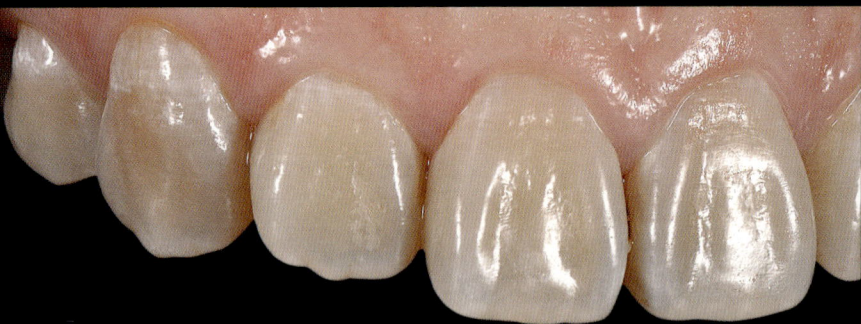

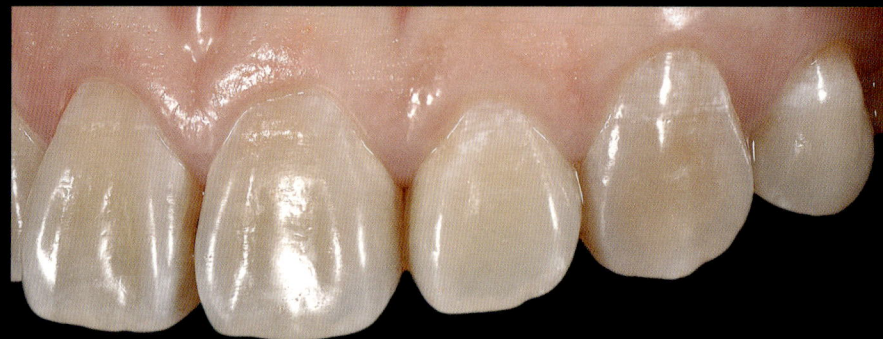

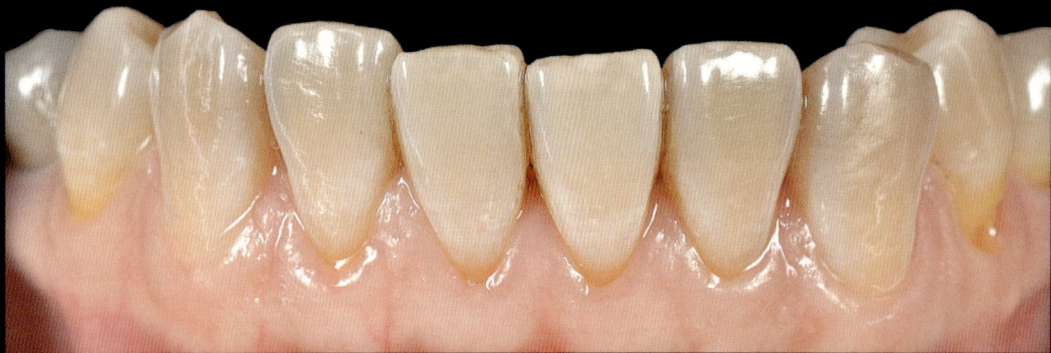

治疗方法

针对这类临床情况，有学者提出可以采用高强度的美白治疗。大部分的美白治疗不超过2～3周的时间，但是Kugel等（2011）建议的治疗时间竟然长达6个月！

诚然，美白的确是一种微创或无创的治疗选择，但是结果并不总能符合我们的预期，甚至也解决不了像本案例这样的临床情况。美白治疗对全口四环素牙的效果充满了很多不确定性，结果往往是呈现从蓝色到棕色不等程度的牙色，远达不到理想的天然牙亮度。

因此临床医生应当在间接法修复和牙体保存之间找到合理的平衡点，目标是最终实现天然牙的亮度水平。由于患者的牙体非常健康，所以贴面方案采用超保守或超薄的修复途径。但这是否又会符合天然牙色的治疗目标呢？

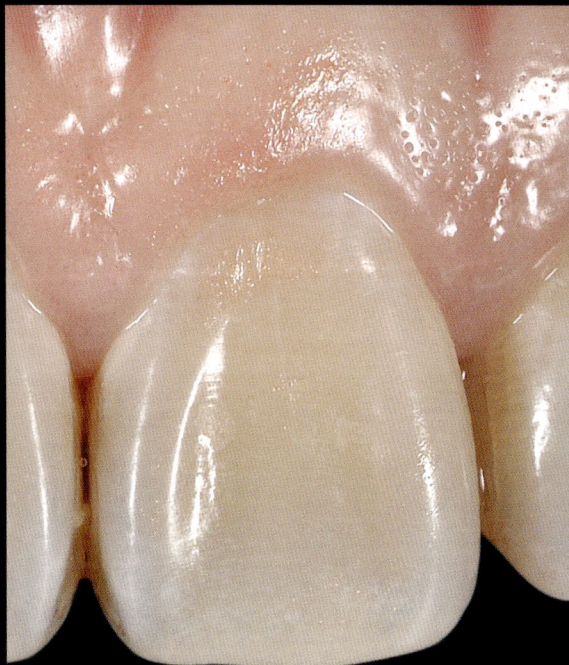

对全瓷技师而言，挑战之处有以下3点：
→ 通过贴面减少其下方牙体颜色的可见性。
→ 恢复正常的牙体亮度和荧光性。
→ 在医生制备的修复空间内（微创制备），实现上述两点。

> ❝牙釉质在贴面下方可起到从视觉上降低牙齿变色程度的作用。它的留存是治疗成功的关键。❞

牙体制备的范式转移

全瓷材料的发展和牙科粘接学的变革，推动全口变色牙修复途径发生了新的范式转移。15年前，采用高度不透明的瓷材料（得到的牙色不够自然）修复全口变色牙在当时看来是符合逻辑的，但当今的理念是组织保存原则和牙釉质保留，尤其唇颊侧牙釉质，这就意味着我们还可以充分利用牙釉质的光学特性来改善美学。

牙釉质的作用类似一个能反射光线的"屏幕"。它在贴面的下方，除了反射作用，还有一部分吸收透射光线的作用，可以从视觉上降低牙齿的变色程度。相比之下，牙本质的饱和度要高于牙釉质。制备深度越大，遮色也会更加困难。换句话说，制备量越大，牙体变色程度越重。然而大多学者主张在这种情况之下牙体制备量应为1.5～2.0mm。此时牙釉质根本不可能得到保留。

但临床的实际情况与之完全不同。牙釉质的特性使得全口变色牙能够而且也应当采用与单颗牙贴面一样的制备途径（比如，唇面制备量0.5mm）。我们的牙体制备始终应以组织保存原则为指导。

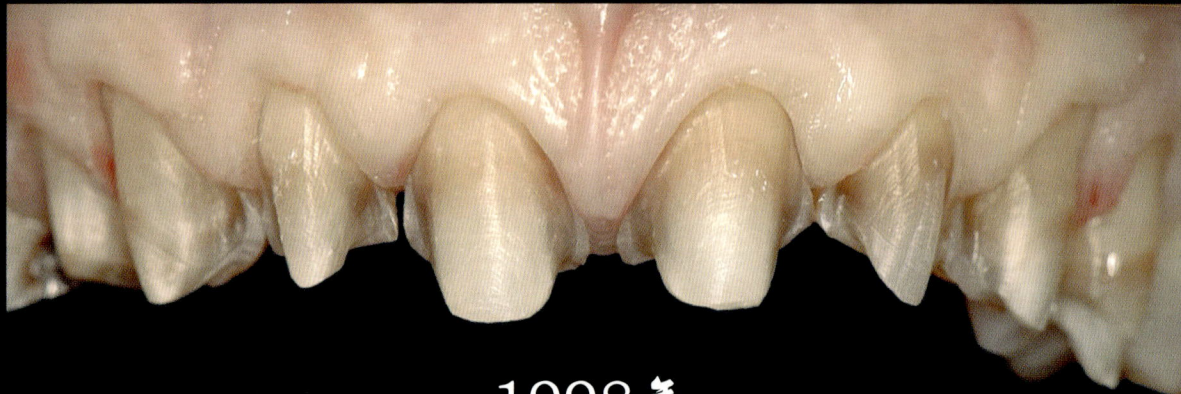

1998年

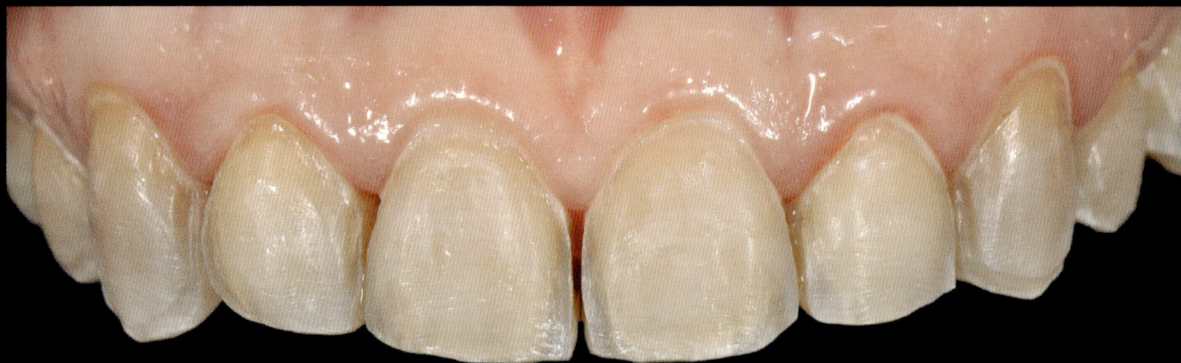

2013年

> 牙釉质有关键的两重作用：
> 一是提高粘接强度，从而保证修复体的长期预后；
> 二是从视觉上降低牙齿的变色程度。

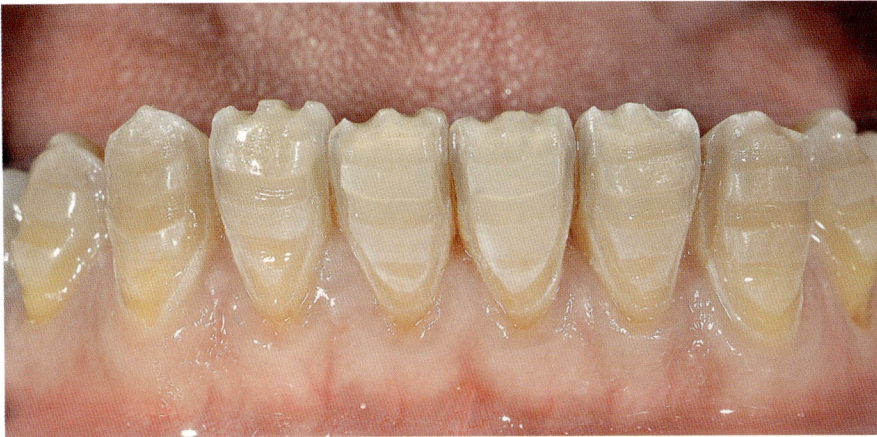

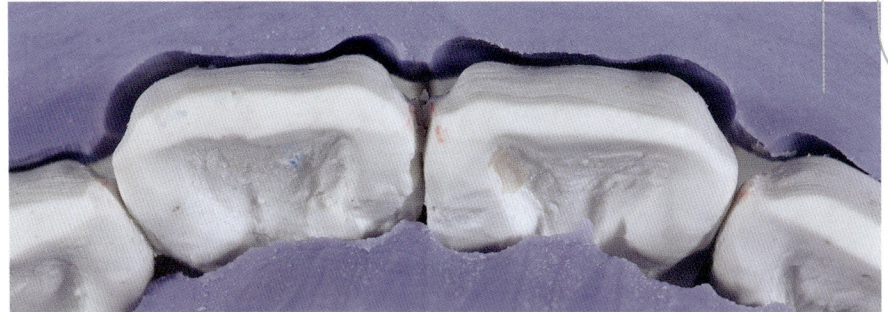

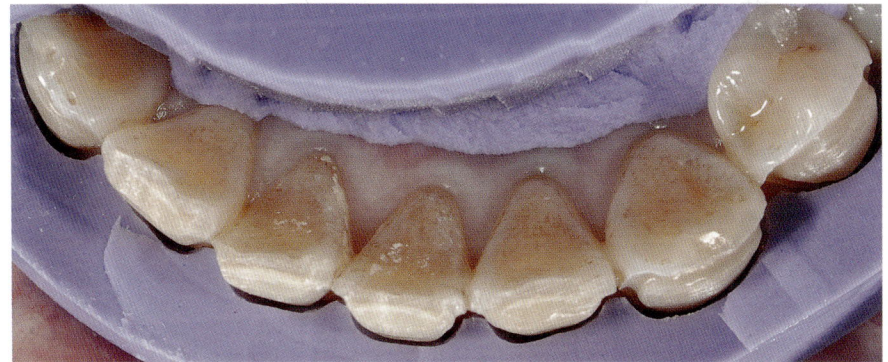

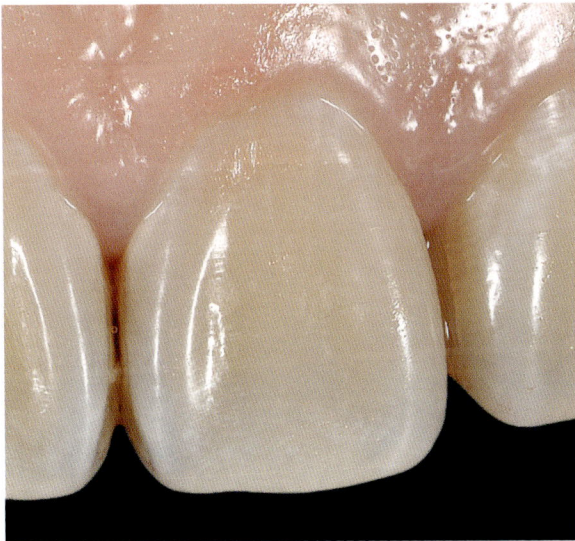

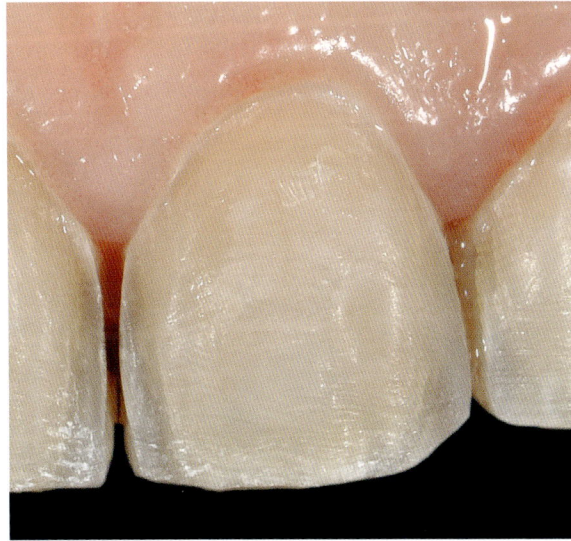

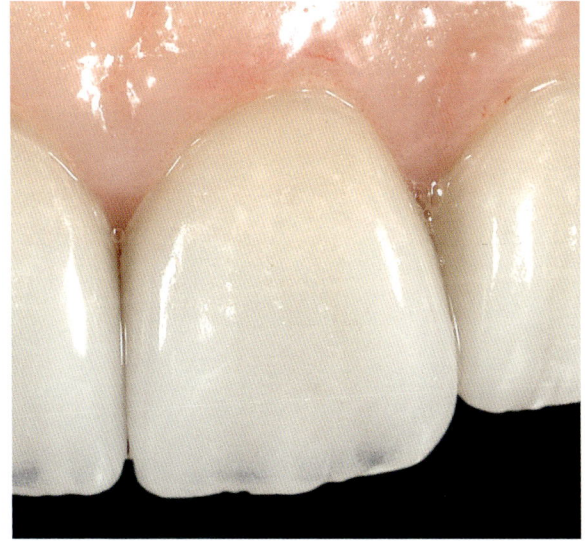

全口变色牙的制备特点

→ 颈部边缘：由于患者属于高笑线，所以上颌前牙采用齐龈边缘；而下颌前牙的
  颈部不会在微笑时暴露，所以采用龈上边缘。

→ 尖牙和前磨牙的切端制备选择"开窗"式，而不是对接边缘。

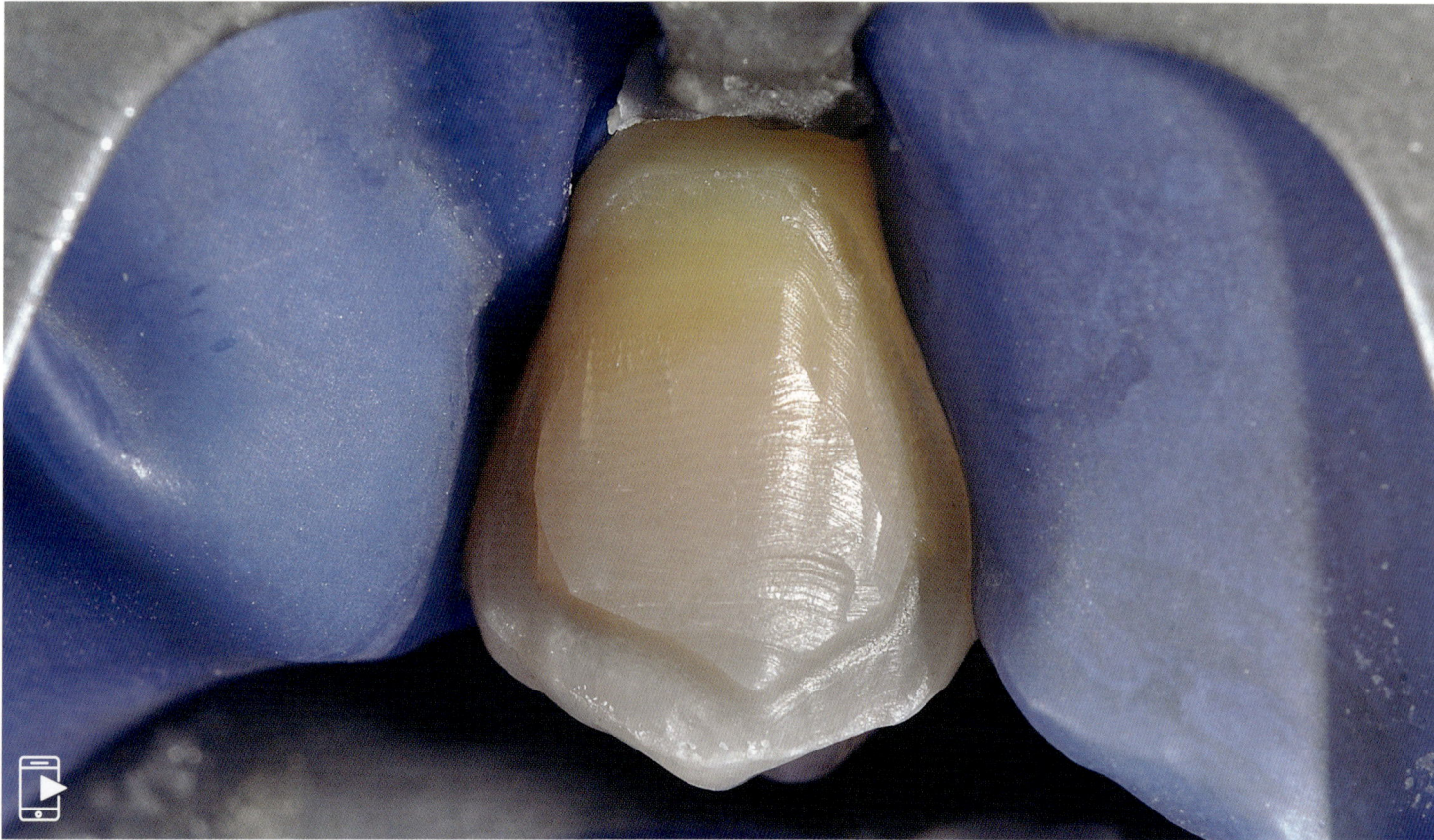

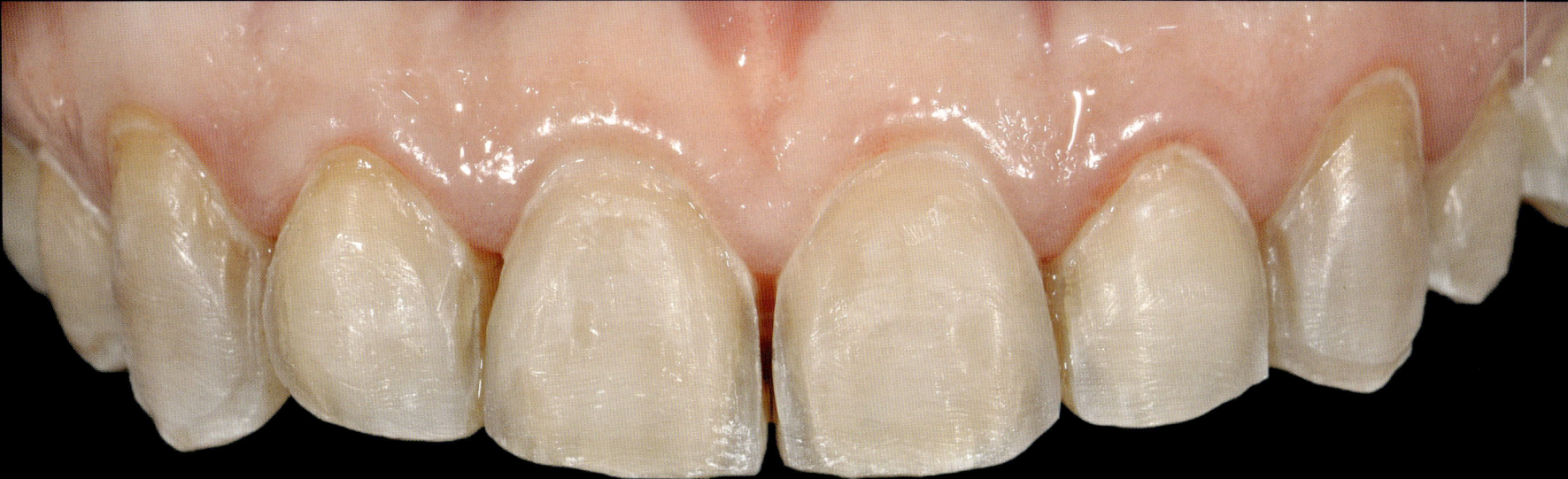

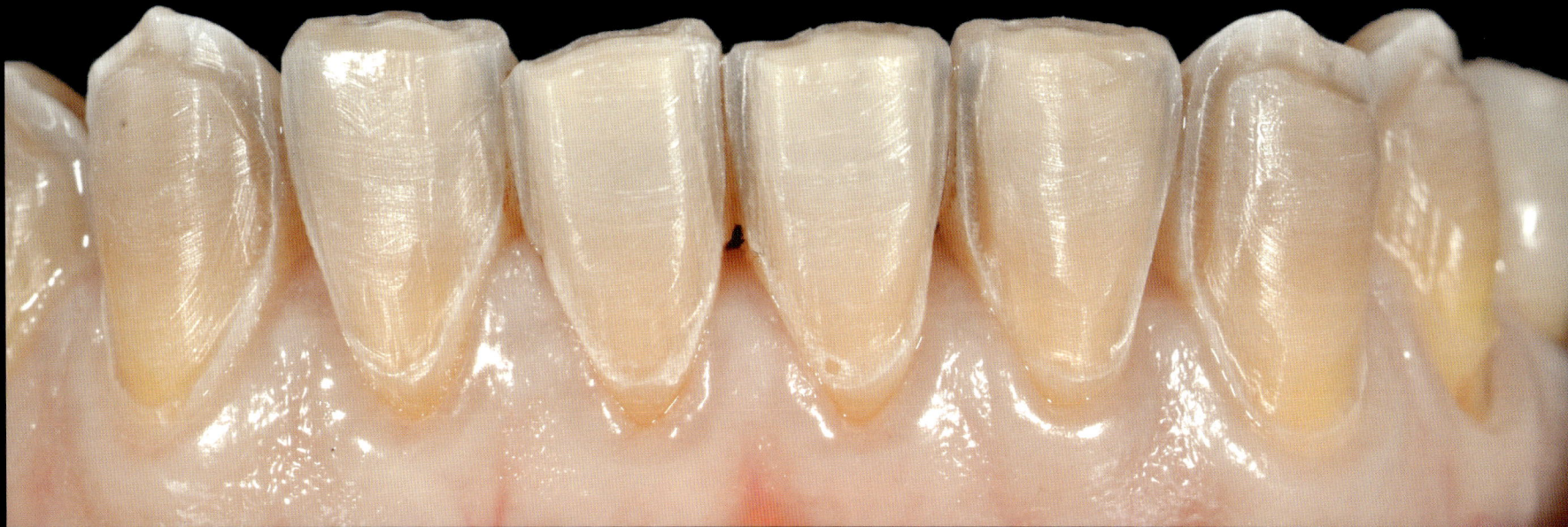

医技沟通和信息传递

医生需要向技师提供两种不同的比色板结果：

→ 预备体牙面的比色结果（Natural Die，义获嘉伟瓦登特）。

→ 通过Vita比色板，告知技师最终要实现的颜色效果。全瓷技师首先根据基牙比色信息制作相应的树脂代型。通过树脂代型，技师就能准确判断制作的贴面是否能达到预期的颜色效果。

" 拍摄比色照片时，一定要注意至少放两个不同的比色片，这样能有助于技师更准确地判断颜色。 **"**

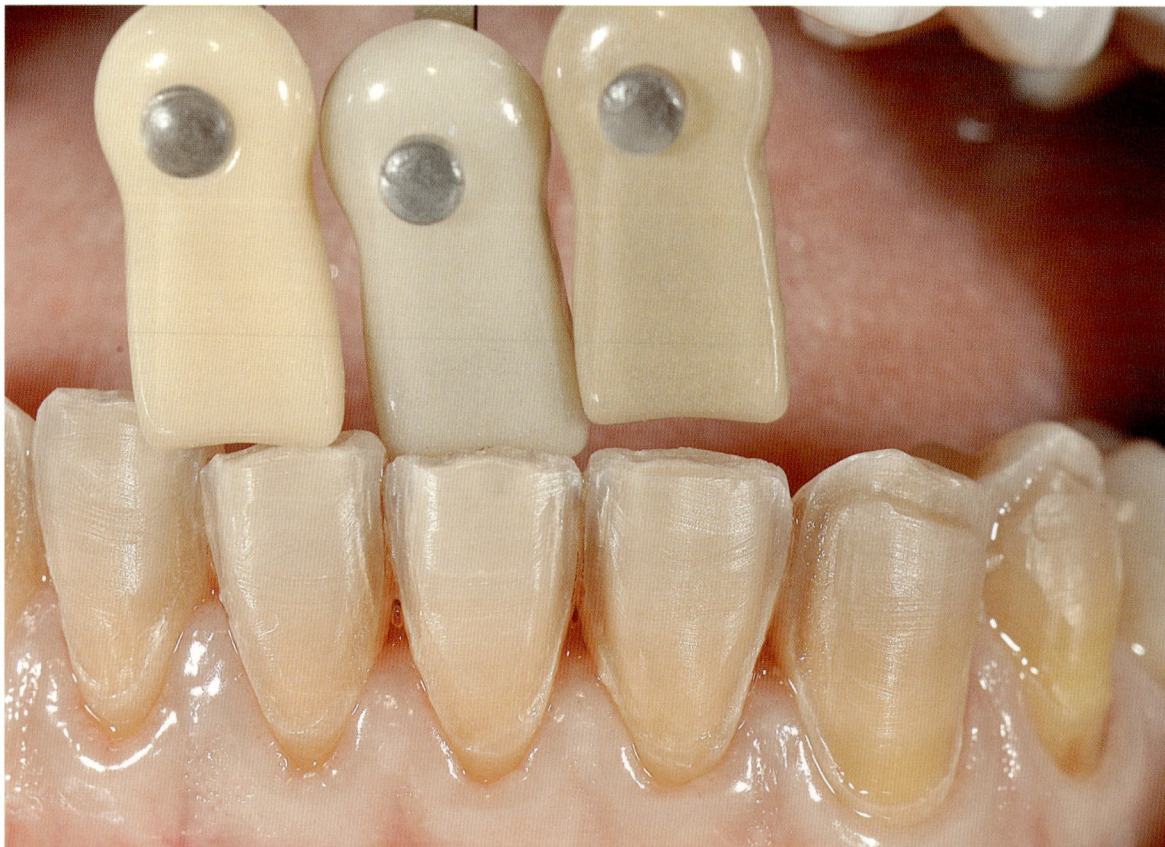

材料选择

长久以来，长石瓷一直是用于全口变色牙美学治疗的唯一材料。Magne等（2010）根据长石瓷粉的光线吸收效应而提出一种新的技术方法。虽然这项技术制作修复体在美学修复结果上很理想，但它的技术敏感性高（不是所有全瓷技师都能达到的能力水平）而且操作难度也比较大。

而"耐火代型"或者"铂箔"技术也不如前述章节提到的热压铸技术来得更普遍和更受欢迎。在此，我们尝试以热压铸技术来制作贴面，观察这种方法是否也能解决牙齿严重变色的问题。

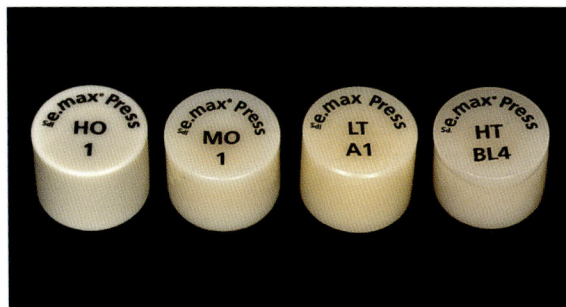

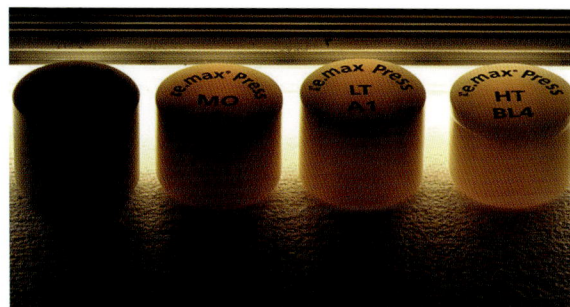

针对这类修复案例，通常可有4种铸瓷块选择，但只有一种最为恰当，理由如下：

→ HO（高度不透明）：厚度0.5mm时表现为高度不透明。美学效果相当于一个完全不透明的外壳，与治疗目标相去甚远。

→ MO（中度不透明）：能达到理想的天然牙亮度，但前提是修复空间有0.8～1.0mm（包括基底0.4mm和瓷层堆塑0.4mm）。如果厚度仅0.5mm，那么MO的美学效果接近HO。

→ LT（低度透明）：尤其适合牙体制备量很少的情况。由于制备量少，大部分牙釉质得到保留，所以也保留了一定程度的基牙亮度，而且材料的半透性又使得其下方的牙面颜色有所透显，因此就能达到理想的天然牙效果。本案例贴面选择的是这类瓷块。

→ HT（高度透明）：接近完全透明，光学表现类似玻璃。牙面的变色完全能透过贴面"被看见"，牙齿亮度低（颜色发灰）。

技工室制作

本案例选择热压铸技术制作贴面，它的优势是操作简单和准确度高。为了获得天然牙的美学效果，通常建议在贴面基底上堆塑饰瓷。热压铸技术可以制作的基底厚度最薄为0.3mm。而CAD/CAM则无法切削出这个厚度，否则会有很高的破裂风险。饰瓷，是高亮度的牙釉质瓷粉，最终完成后的厚度为0.1~0.2mm。

考虑本案例最终要达到的是正常的天然牙颜色，所以铸瓷块选择IPS e.max LT B1（译者按：下一章案例情况相似，区别是基牙颜色正常但修复目标是超白的好莱坞色，因而瓷块选择了MO）。

在制作完成后，我们可以观察到贴面的精细程度。尤其在唇侧中央区域，此处的厚度只有基底而无饰瓷，呈现出半透性效果。贴面的唇轴嵴处有饰瓷，这不仅复制了牙齿原本的解剖学特性而且也由于牙釉质饰瓷亮度高而提高了牙齿的整体亮度。换言之，由于贴面本身的基底菲薄以及基牙的牙釉质仍有保留，所以贴面下方的牙面才能隐约可见，实现正常的天然牙亮度；另外，唇轴嵴处的亮度也得到了加强。

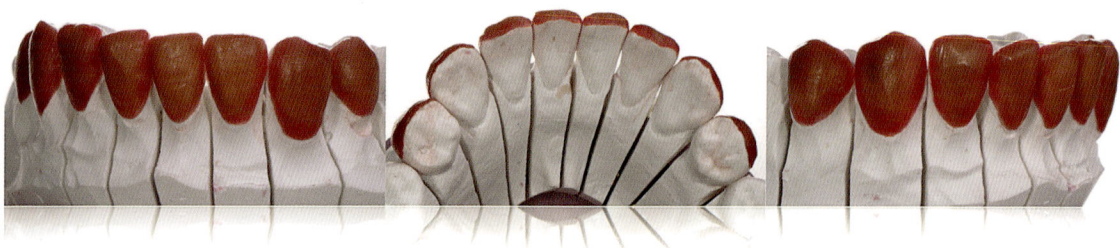

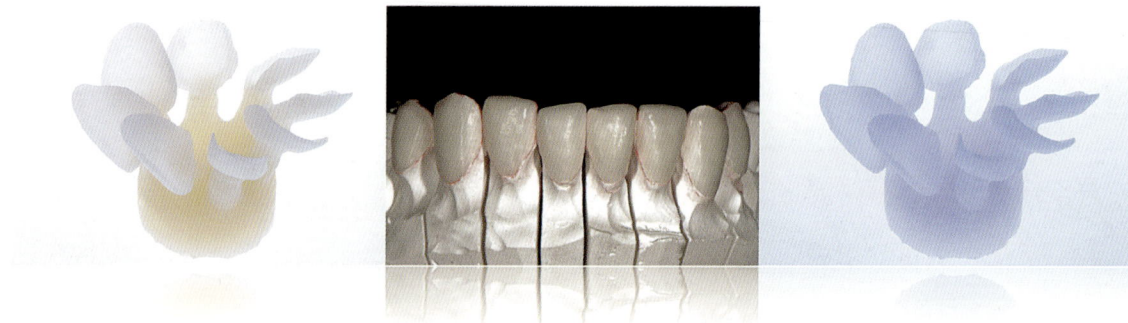

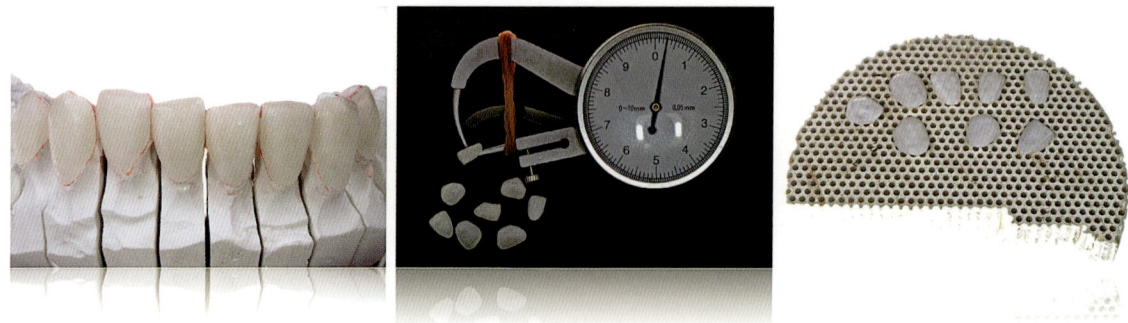

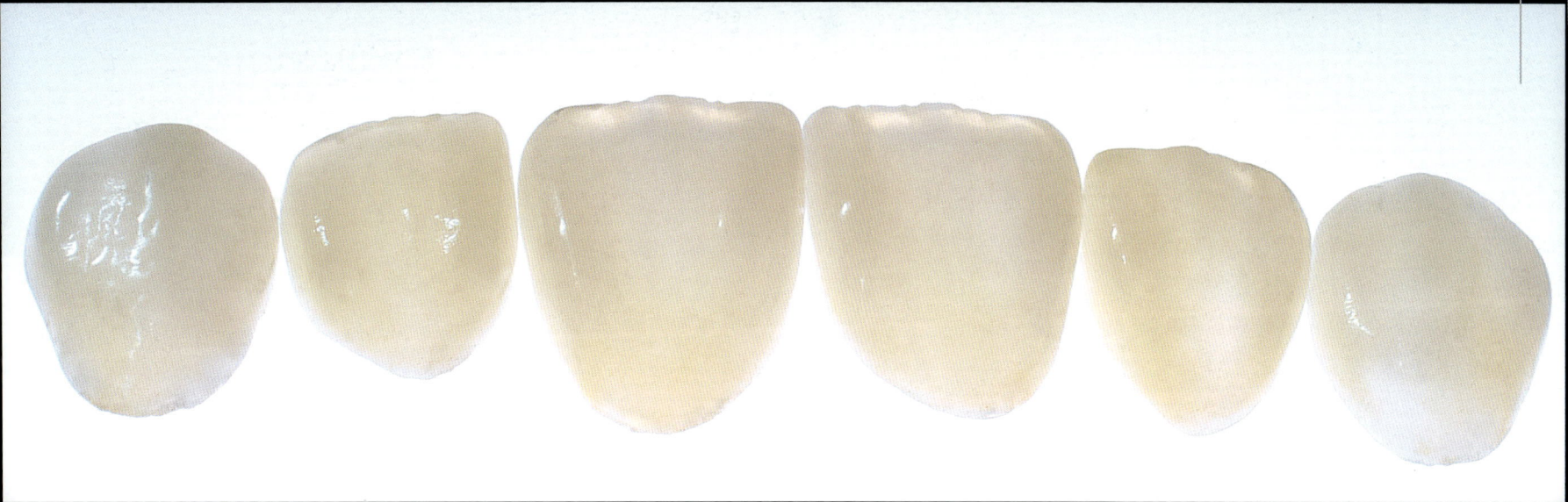

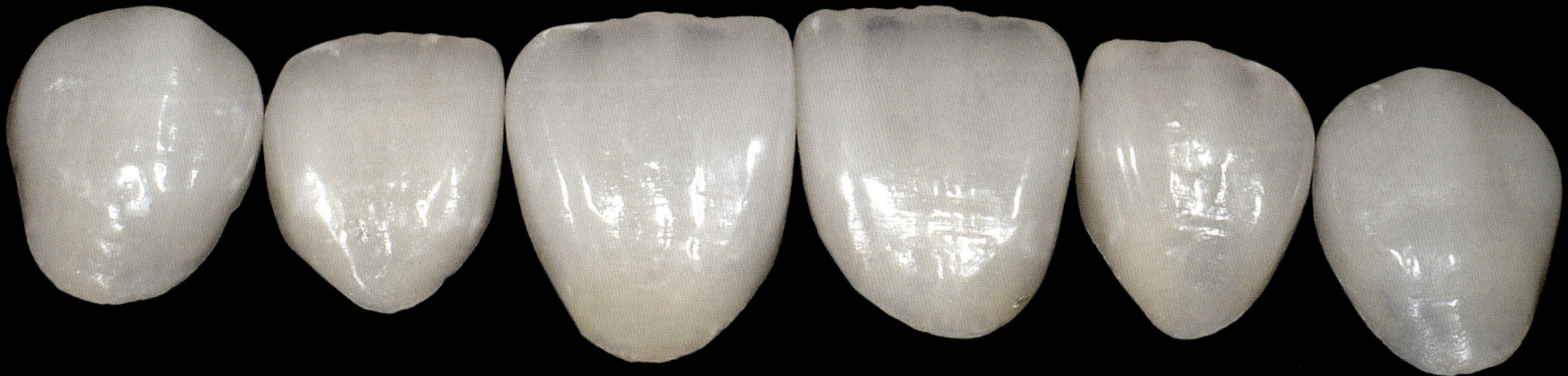

贴面试戴

是否以甘油基糊剂在口内试戴贴面，能很好地帮助医生理解粘接水门汀对最终美学修复结果的重要性。如果没有使用试戴糊剂，那么试戴时贴面和基牙面之间就会有空气的存在，视觉效果就是遮色性过高。而如果贴面和基牙面之间有试戴糊剂或者粘接水门汀，那么牙面颜色就能透过贴面从视觉上隐约可见，此时贴面就会表现出独特的天然牙效果。

上述事实也说明了瓷块和水门汀的选择在美学治疗时的重要性。请记住一个关键数值0.7mm：

→ 贴面的厚度低于此数值，粘接水门汀颜色会影响最终的颜色结果。

→ 贴面的厚度高于此数值，则粘接水门汀颜色不会影响最终的颜色结果。

图示分别是在没有试戴糊剂和有试戴糊剂情况下的颜色效果。

66 *当贴面厚度菲薄（＜0.6mm）同时基牙面又有变色，那么粘接水门汀和瓷块的选择就是关系到治疗结果的关键。* 99

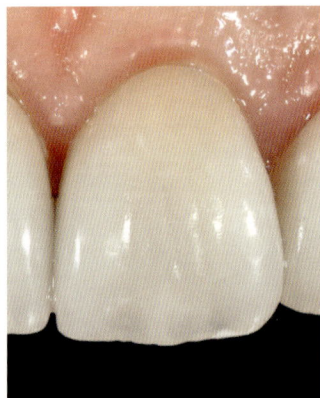

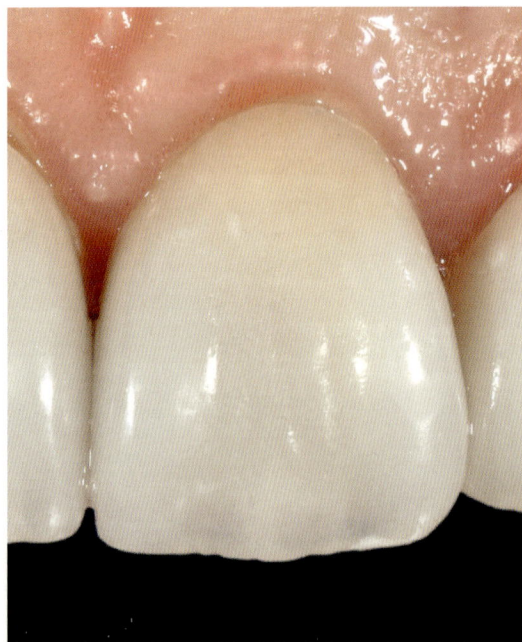

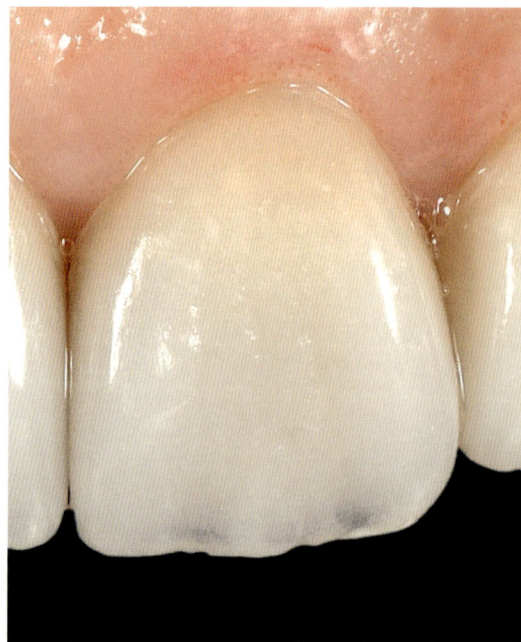

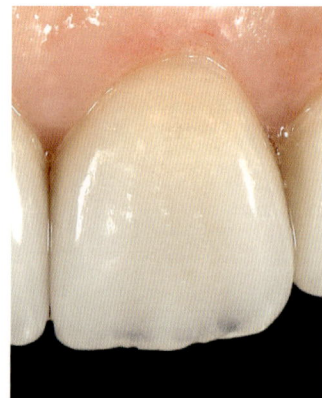

10

粘接流程

在开始粘接流程之前,医生要考虑选择合适的粘接水门汀。本案例的主要目的是通过贴面尽可能遮挡住牙本质的高饱和度颜色,提升微笑牙列的美观。因此,仅考虑瓷块的选择是不够的,还要考虑到粘接水门汀的颜色。

不建议选择以下两种粘接水门汀:

→ 不透明色树脂水门汀:这类水门汀会阻止光线透射到基牙面,导致贴面的修复效果是单一饱和度且半透性不足。

→ 透明色树脂水门汀:这类水门汀会使得光线过多地透射到基牙面,导致贴面的最终效果是亮度降低,牙齿颜色发暗。

在这类以瓷贴面改善变色牙的美学治疗,流体复合树脂(比如:Enamel HRi Flow牙本质色A0或A1,美塑)完美地符合了以下要求,是理想的粘接水门汀选择:

→ 明(亮)度高,但不至于有高度遮色的效果。

→ 透明性低。

→ 有荧光性。

口内粘接完成:贴面在厚度0.5mm区域仍保有一定程度的半透性。而在唇轴区,贴面更厚且亮度也增强了。

> **66** *在变色牙的美学治疗时,流体复合树脂的牙本质色A0或A1适合作为粘接水门汀。* **99**

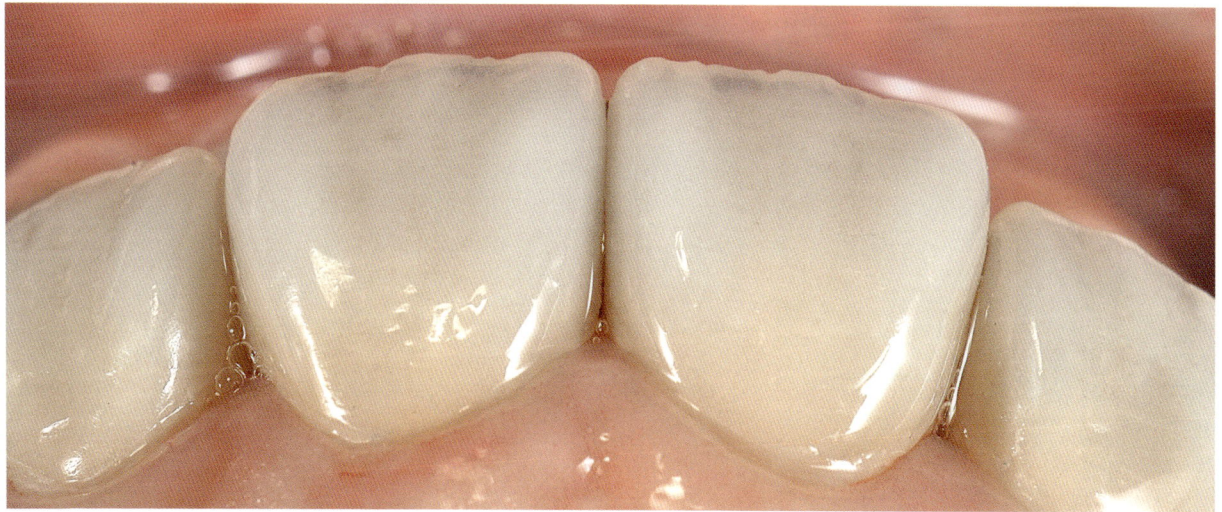

粘接流程

（1）单颗牙橡皮障技术。

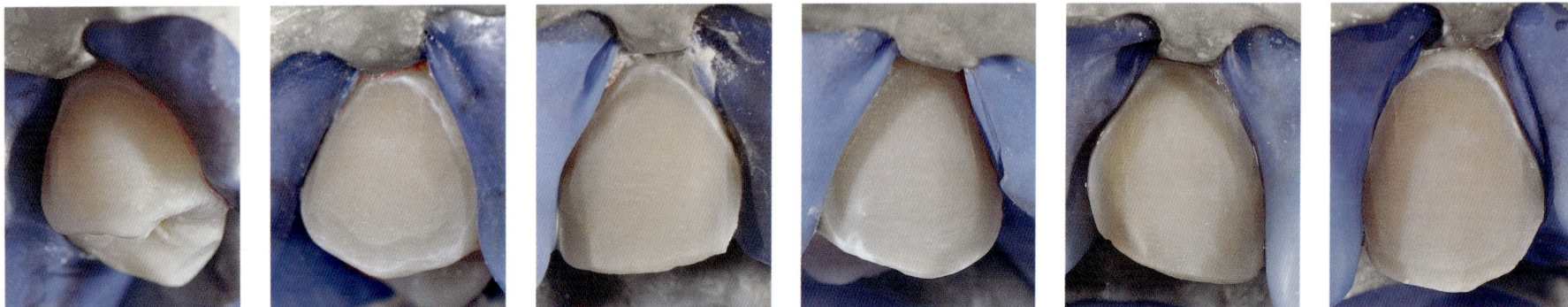

（2）操作步骤。

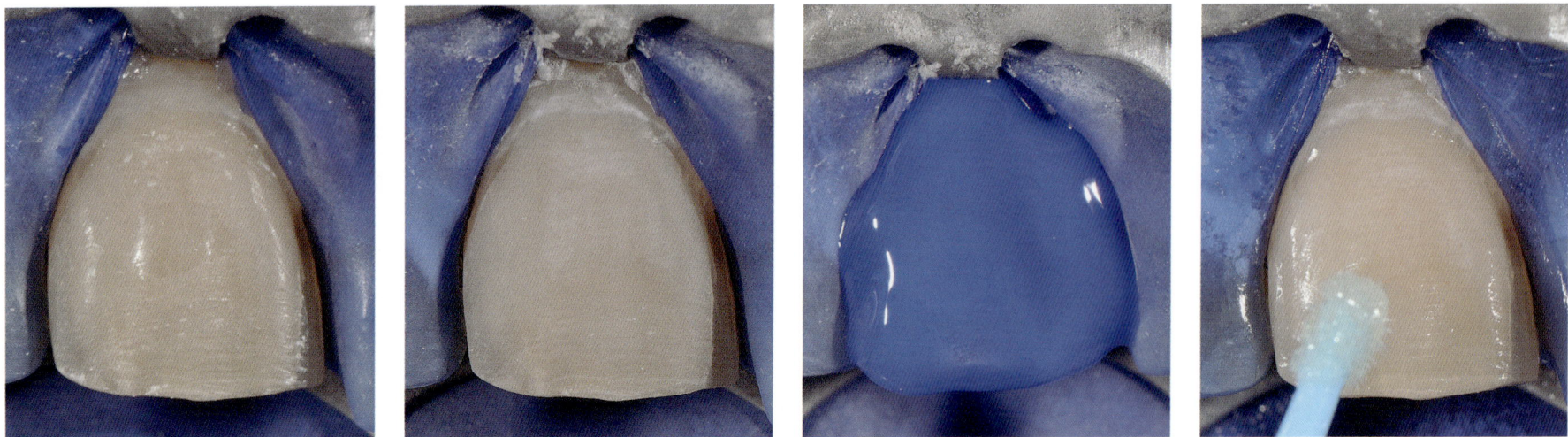

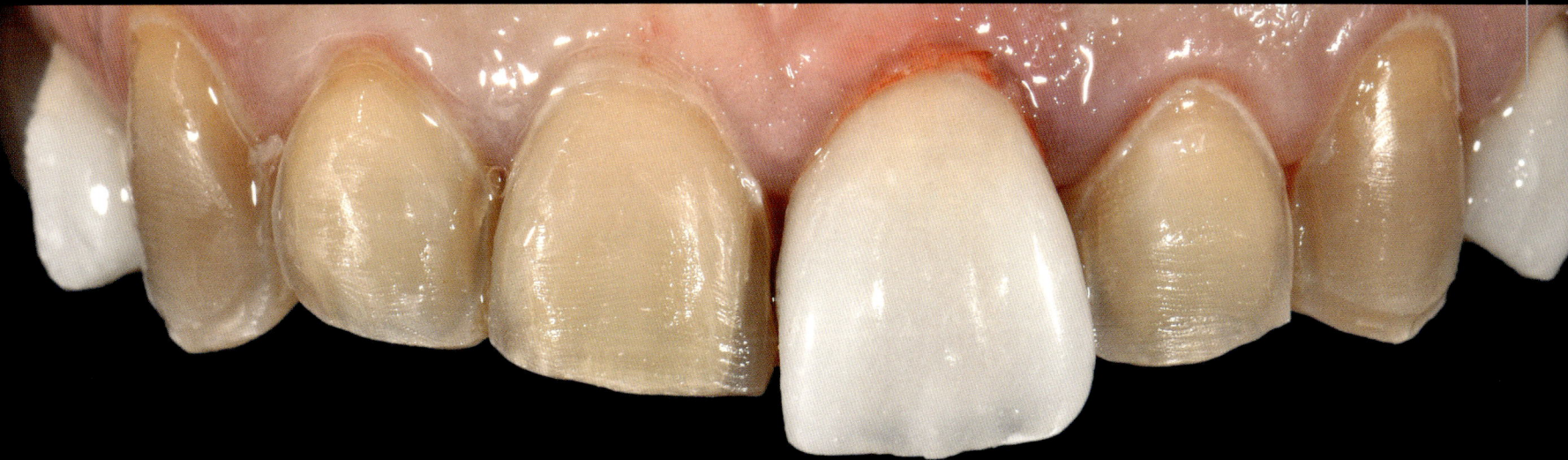

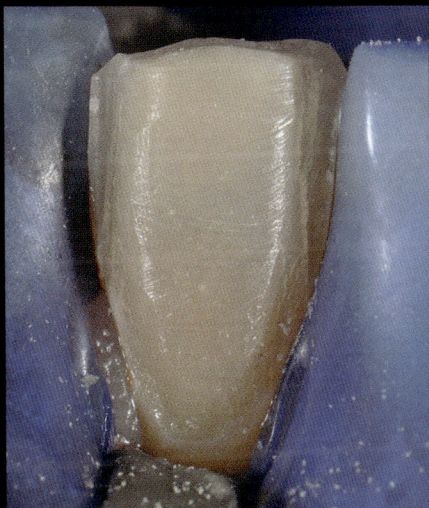

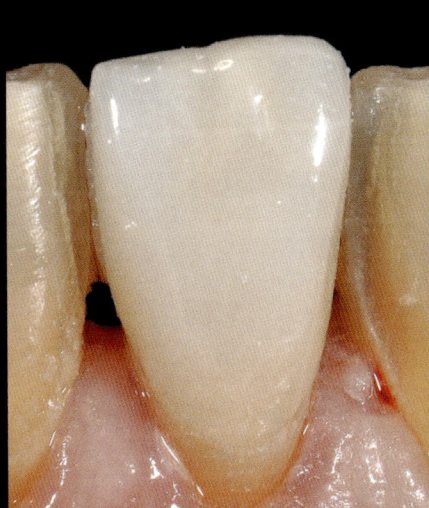

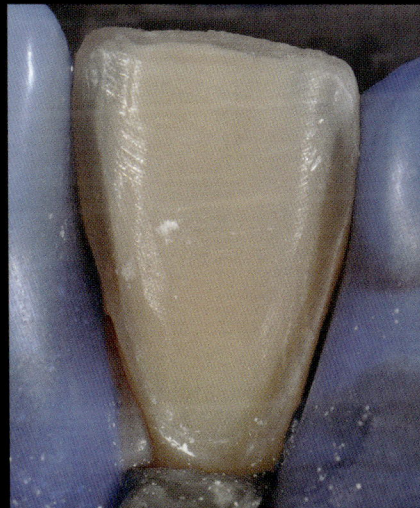

材料

→ 粘接剂：All-Bond Universal
(Bisco)

→ 粘接水门汀：Enamel HRi flow
UD1（美塑）

→ 瓷块：IPS e.max LT B1（义获
嘉伟瓦登特）

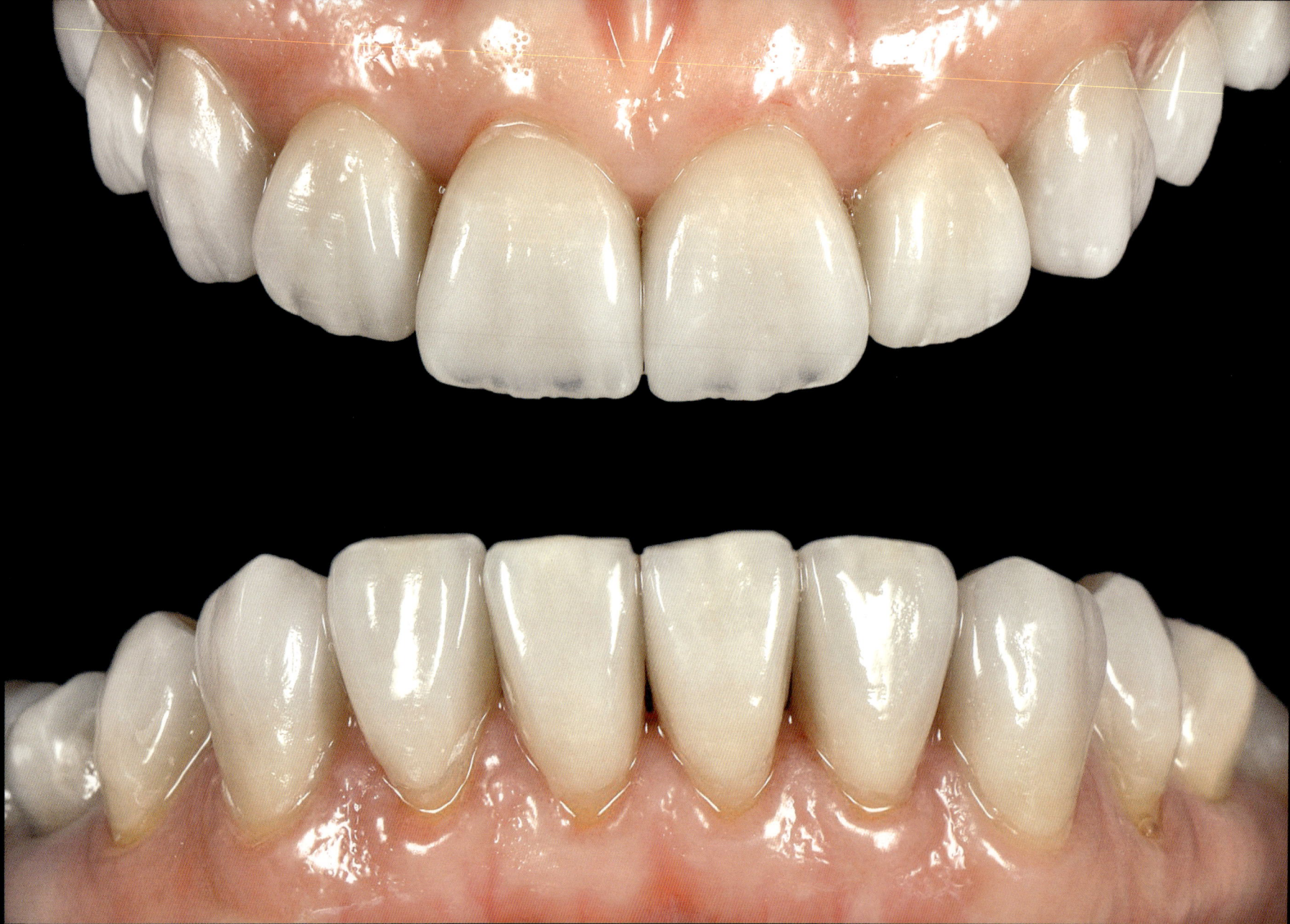

本案例的难点在于全口牙列变色程度重，牙齿本身又具备蒙古人种特有的解剖形态，但是美学治疗在遵循患者的个性化微笑和特质的基础上最终实现了牙列亮度的提升，解决了患者的美观诉求。还要值得注意的是，基牙面的牙釉质条件对最终的美学结果也起到了关键作用。

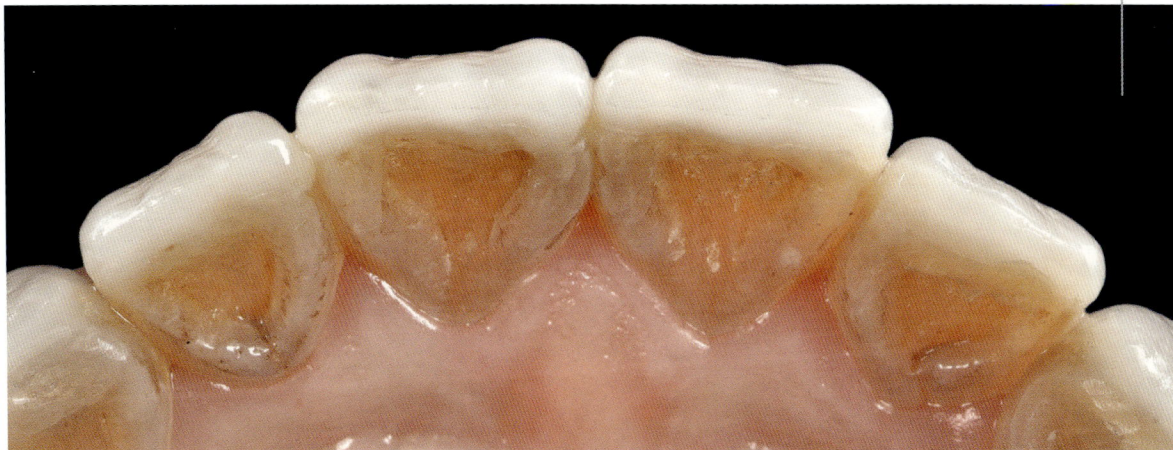

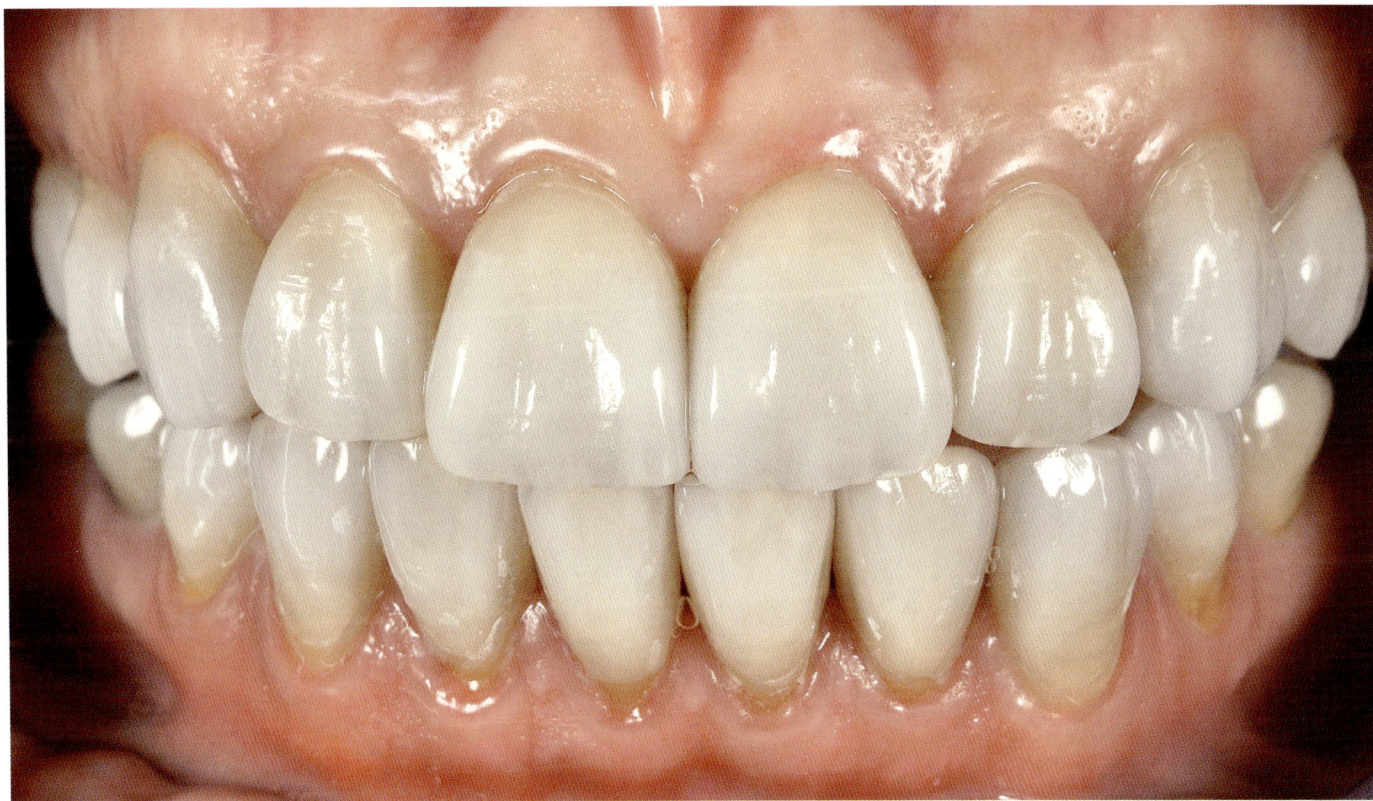

微笑牙列的亮度在治疗后得到了明显提高，但同时又接近天然牙的水平。注意一定要在开始治疗之前，与患者充分沟通和确认最终的牙色结果。下一章案例的临床情况也是类似的，但不同之处是患者追求"好莱坞"白而不是天然牙效果。

"好莱坞白"是一种饱和度单一、遮色性更高、半透性极低的美观效果。因此，医生在瓷块选择上就要另作考量了。

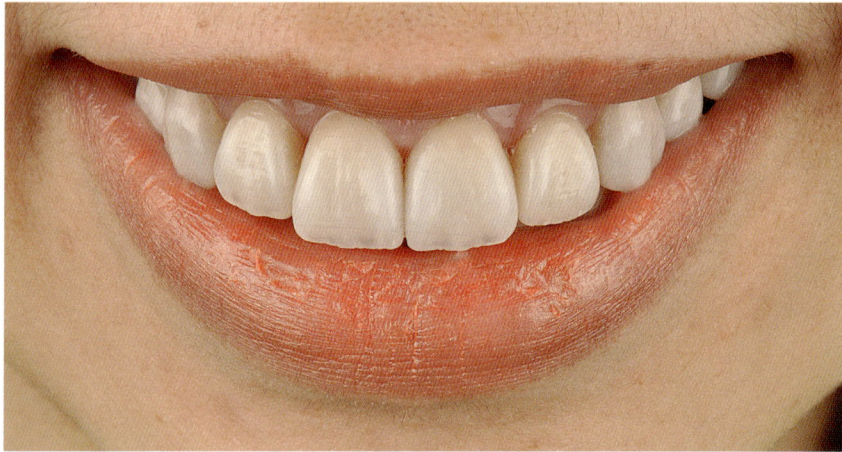
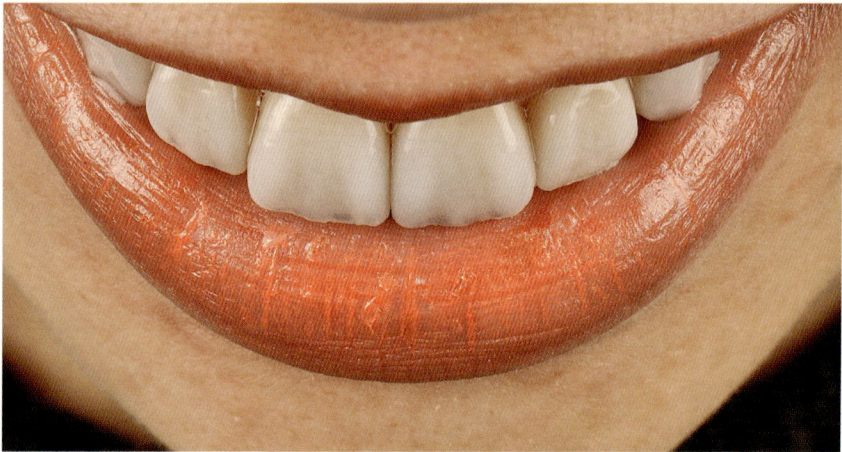
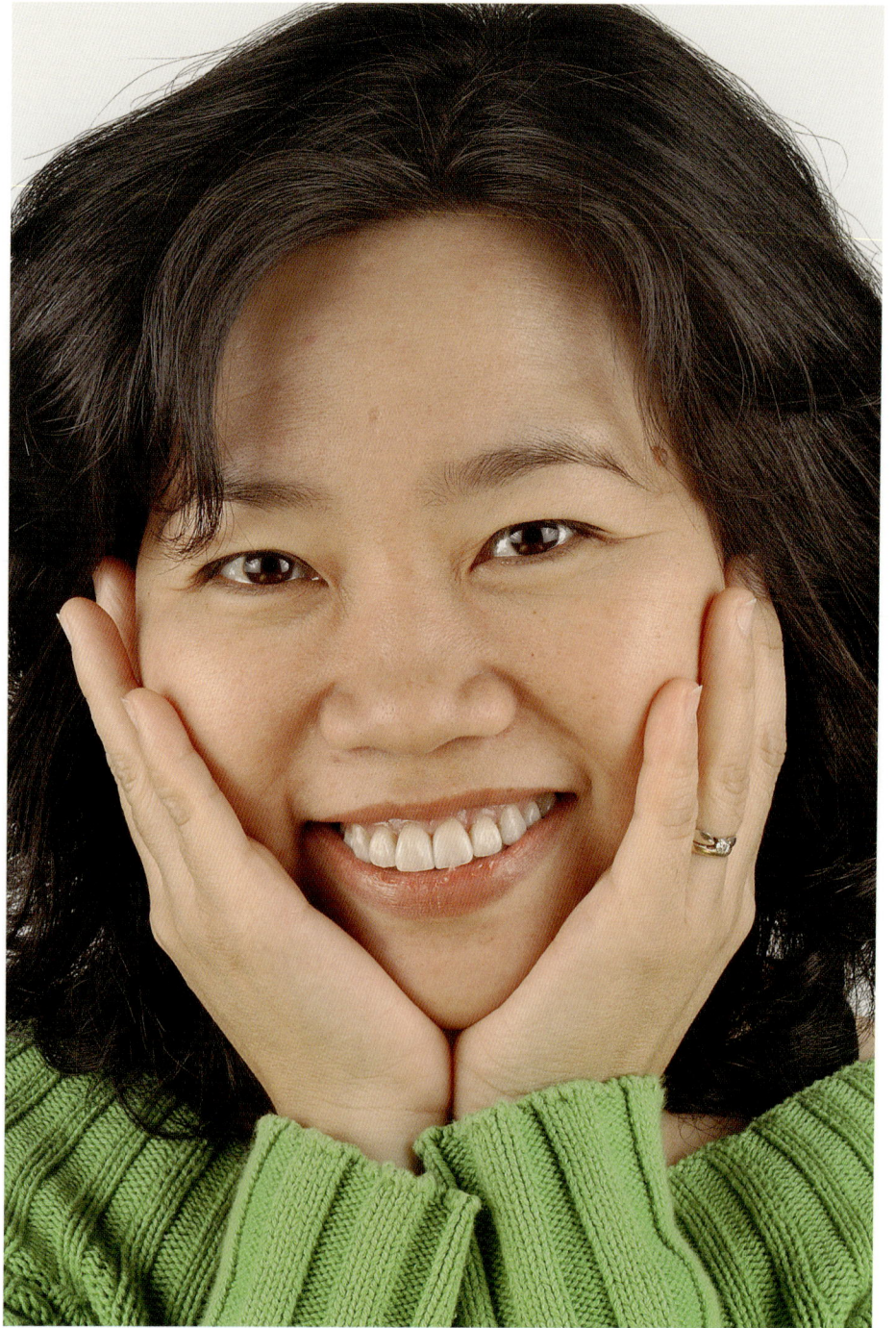

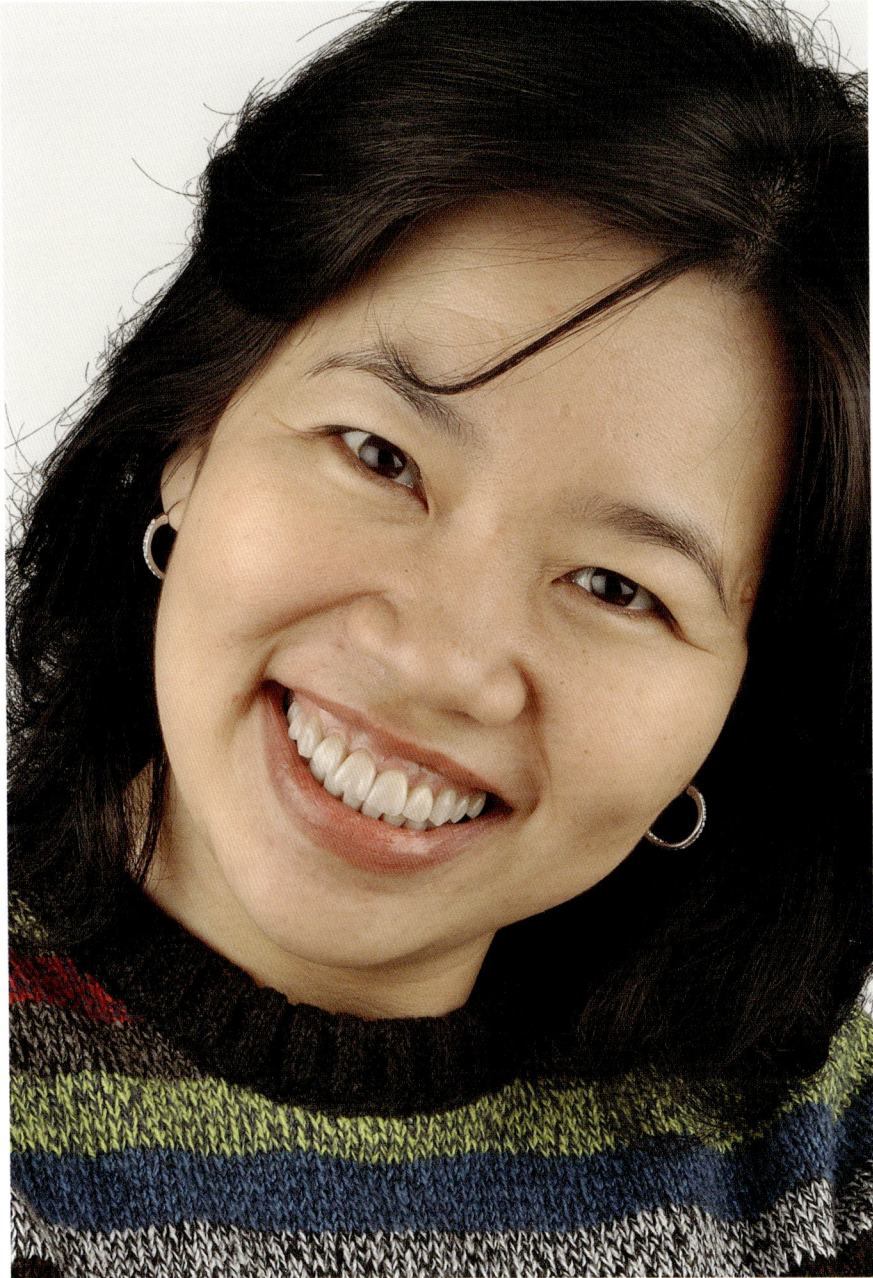

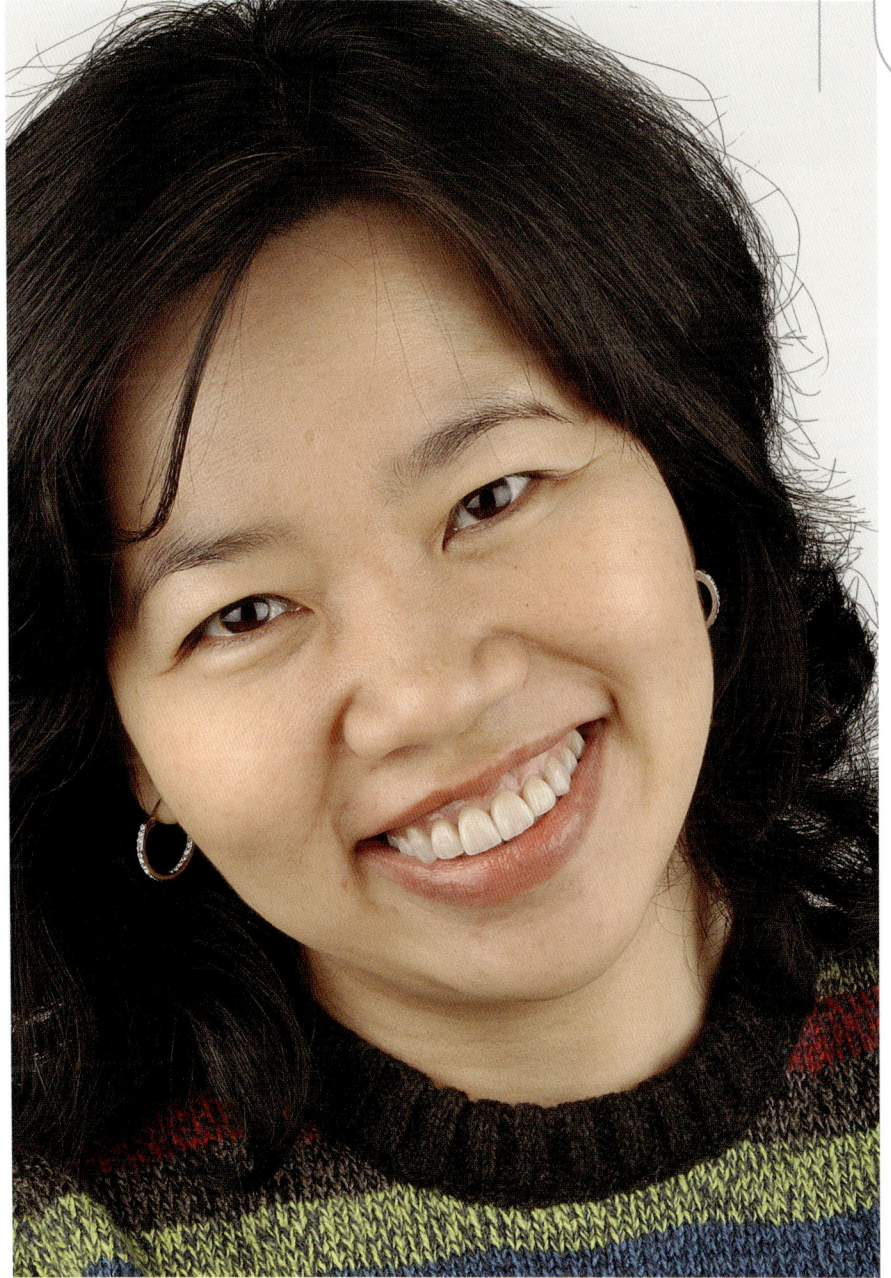

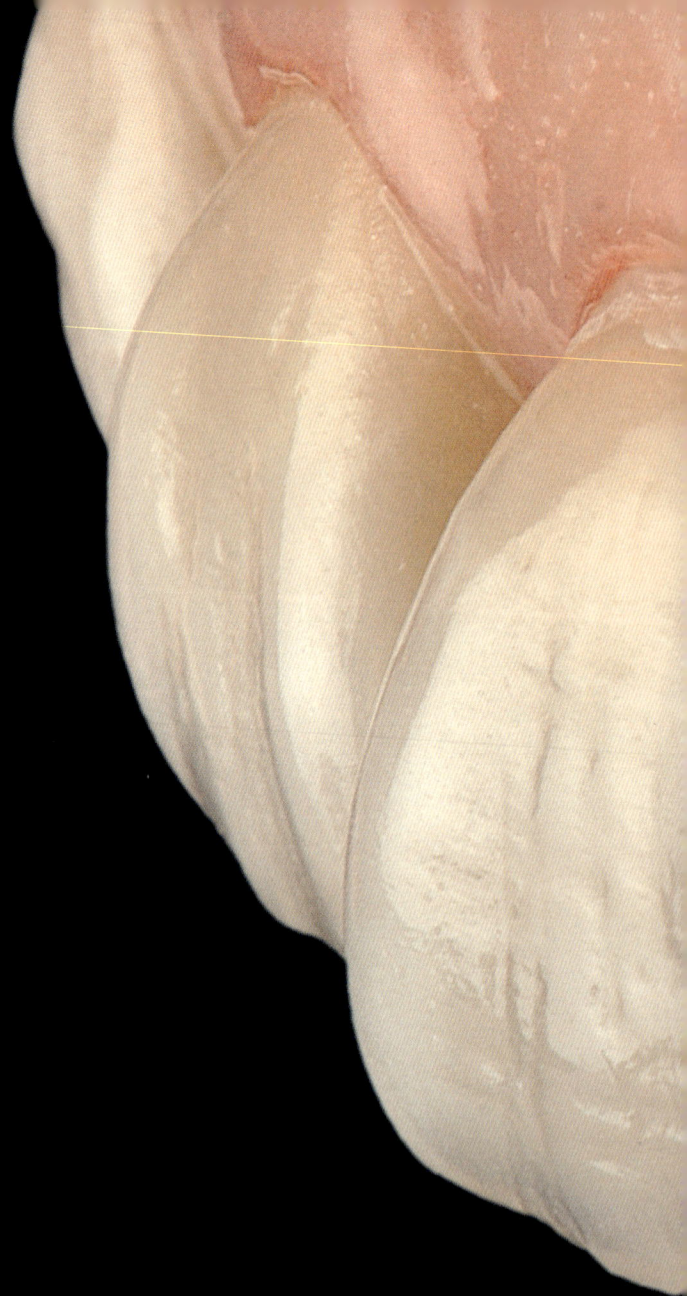

本章精要

→ 在治疗全口变色牙时，遵循标准的贴面"微创制备"理念和原则。

→ 保留基牙面的牙釉质，对最终恢复天然牙的亮度水平有关键作用。

→ 选择具有半透性的铸瓷块，比如本案例所用的IPS e.max LT。

→ 选择合适的粘接水门汀：流体复合树脂的牙本质色A0或A1。

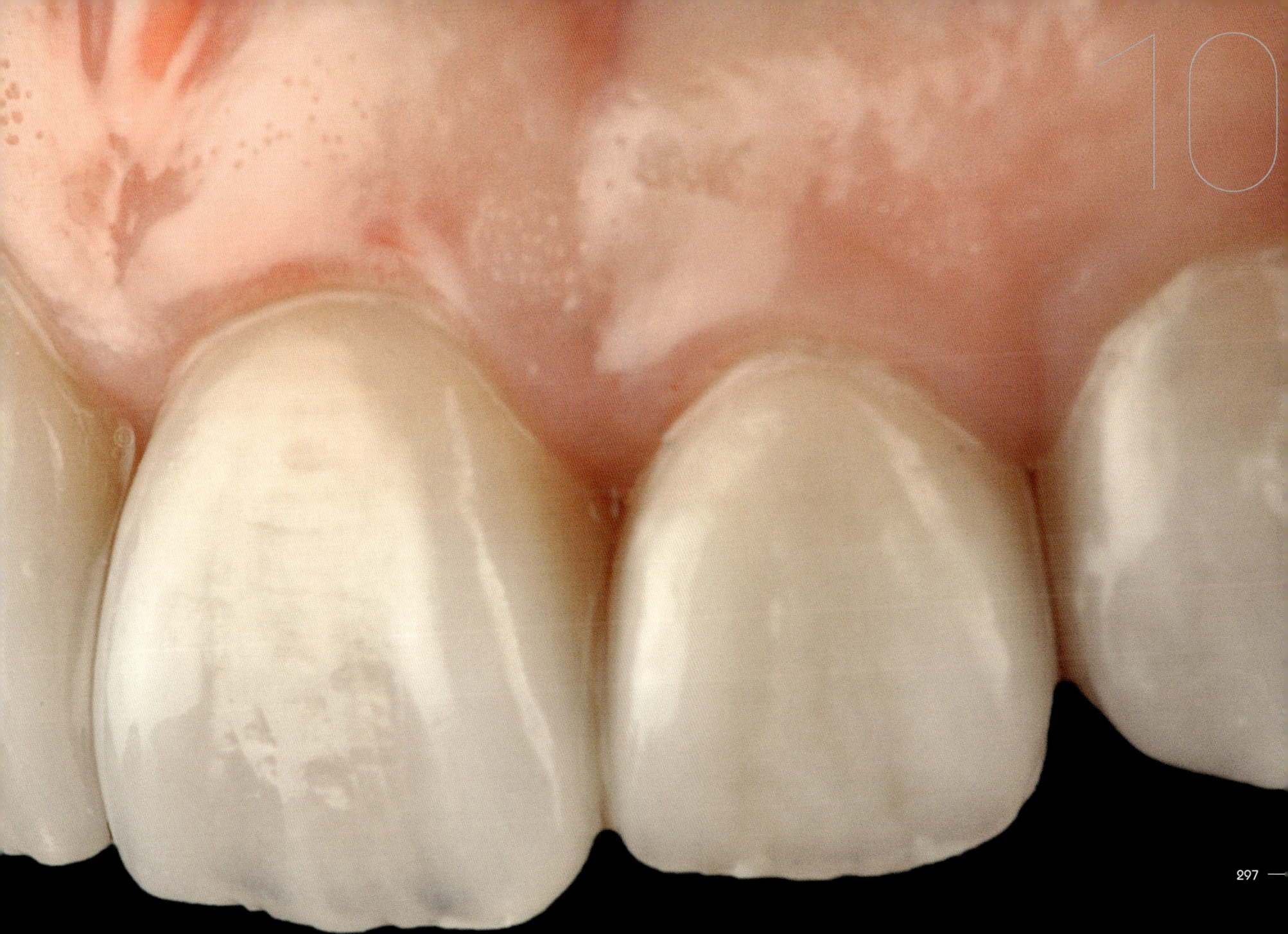

全瓷技师 Gérald Ubassy（法国）

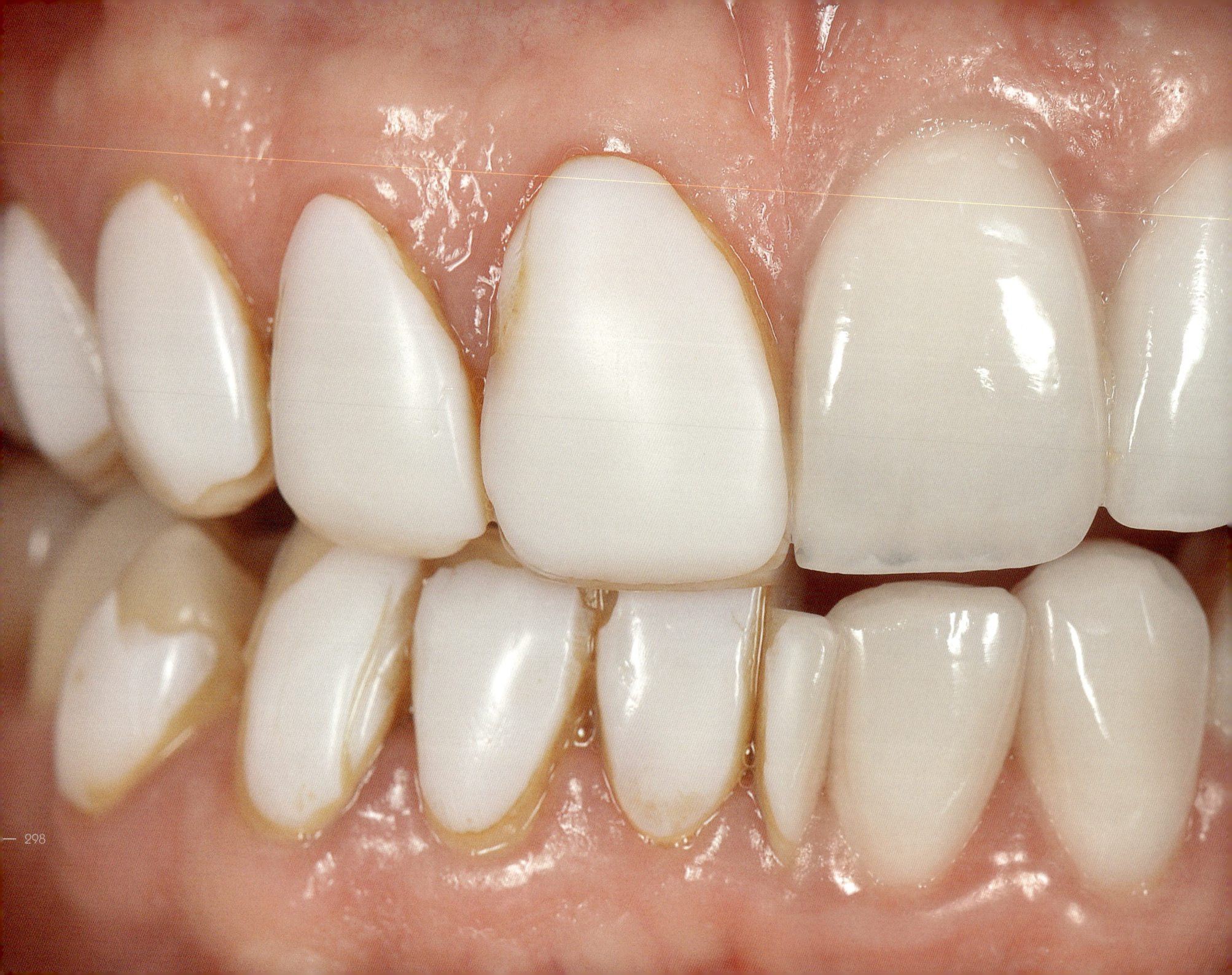

11

超白瓷贴面

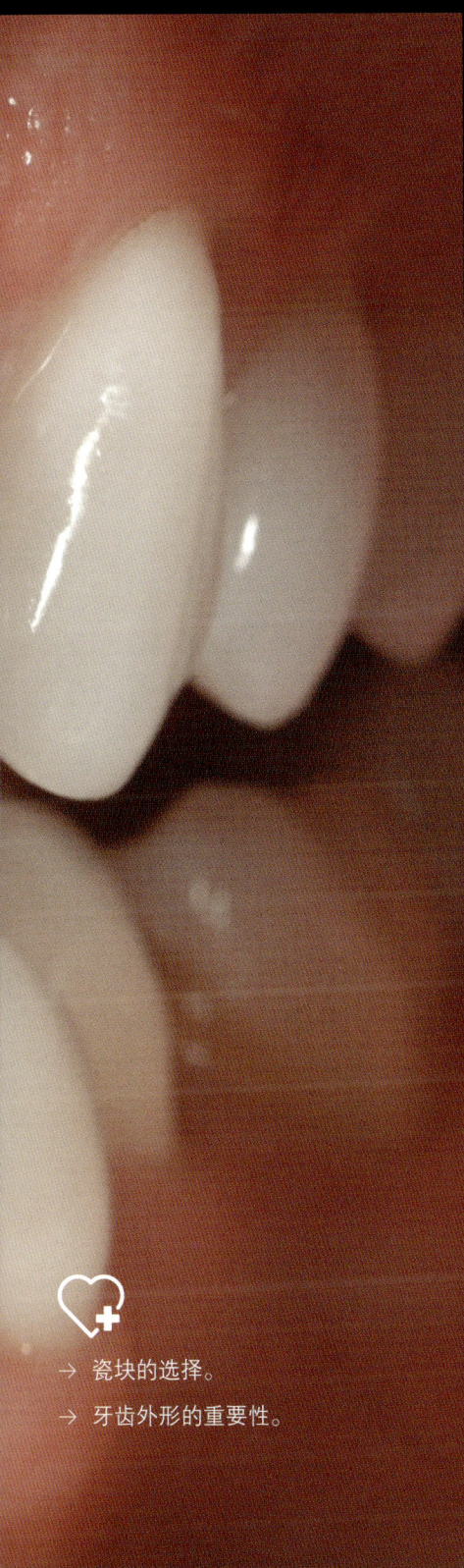

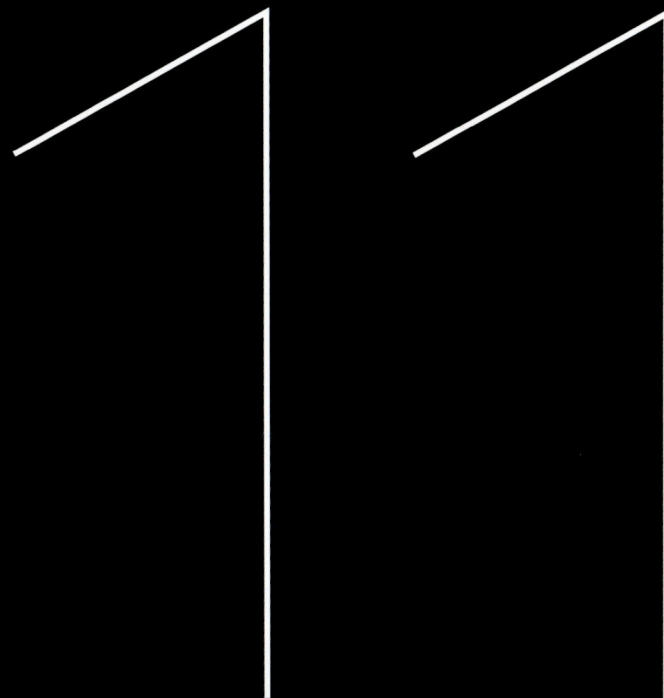

Extra-white
laminate veneers

→ 瓷块的选择。

→ 牙齿外形的重要性。

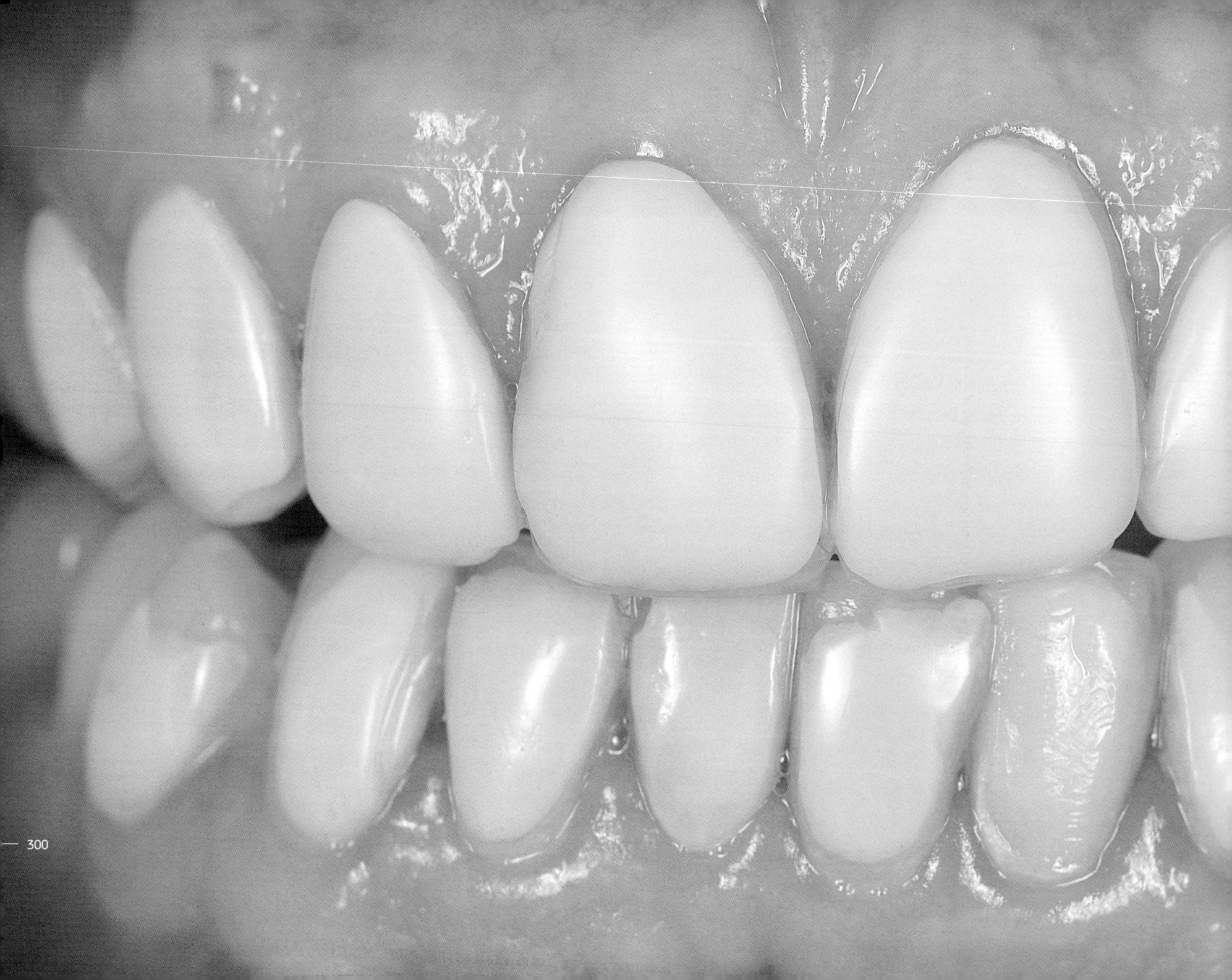

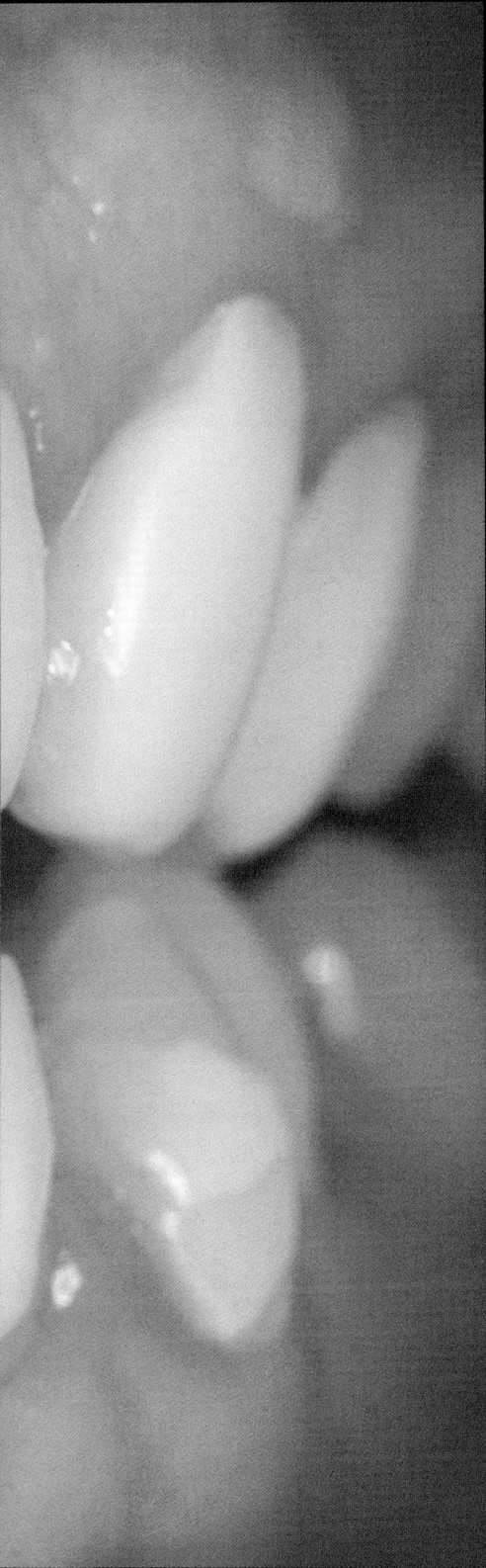

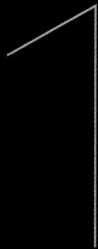

概述

牙列变色或颜色异常是临床很常见的就诊原因，而病因有多种多样。比如，外伤史、牙髓治疗史、母亲在孕期的服药史（四环素类）、修复体颜色选择不恰当和/或粘接边缘明显。

前面几章内容已经详细讨论了解决这些美学问题的治疗方法和过程。但近年来有更多的患者前来咨询和追求更白的牙齿颜色（即医生所说的，牙齿亮度）。

这些患者希望牙齿能够更白，甚至达到超白的程度，通常他们还会以某些明星为例。由此可见，患者对美学结果有很高的预期，医生如果只专注于满足过白的颜色诉求，那么最终往往会由于修复体的遮色度过高而给人留下"很假"极不自然的美学效果。

因此，针对"超白（好莱坞白）"或"天然牙漂白色"的美学治疗，我们要相应调整方案设计和材料选择，以避免出现修复后牙齿饱和度过于单一的不良结果。

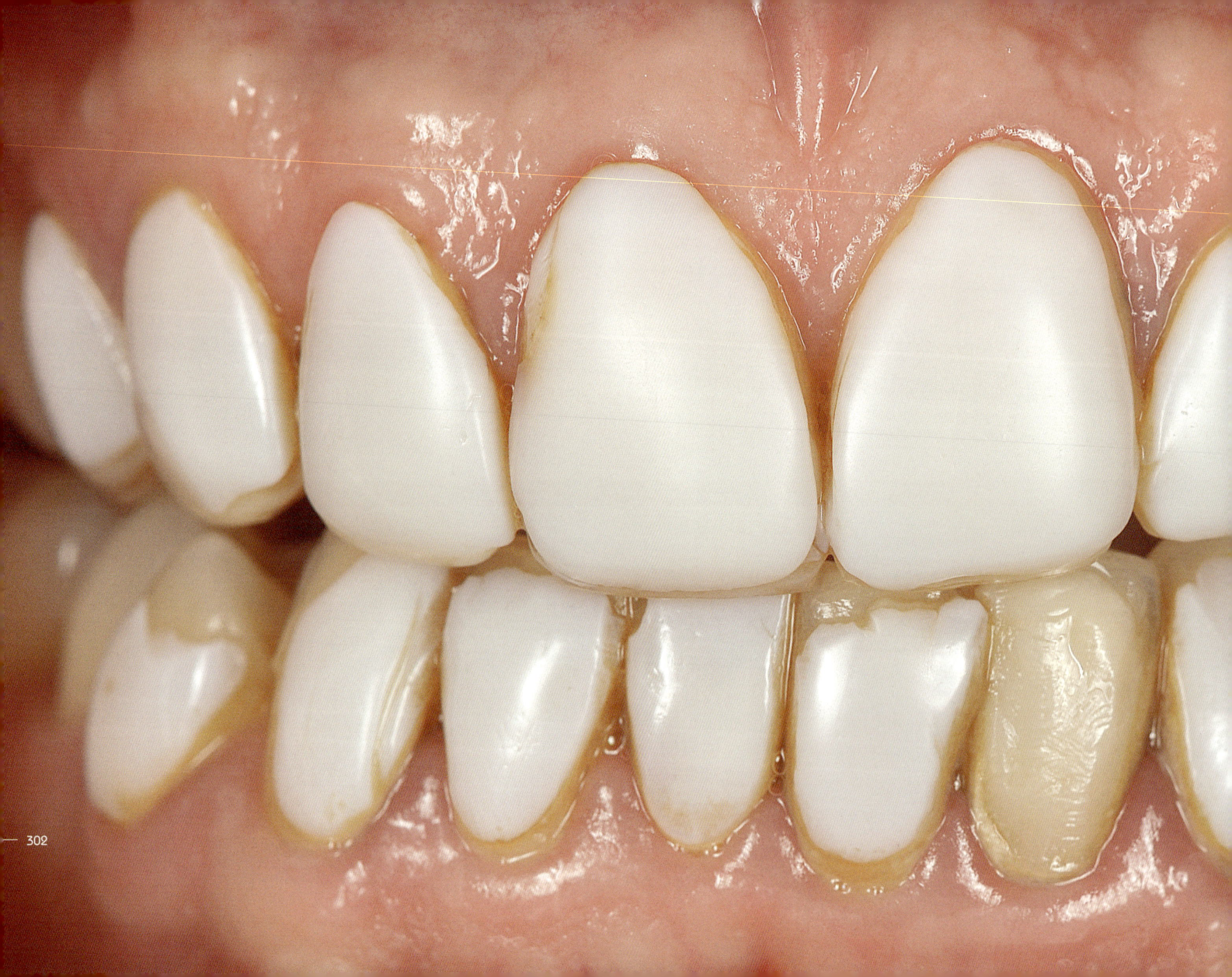

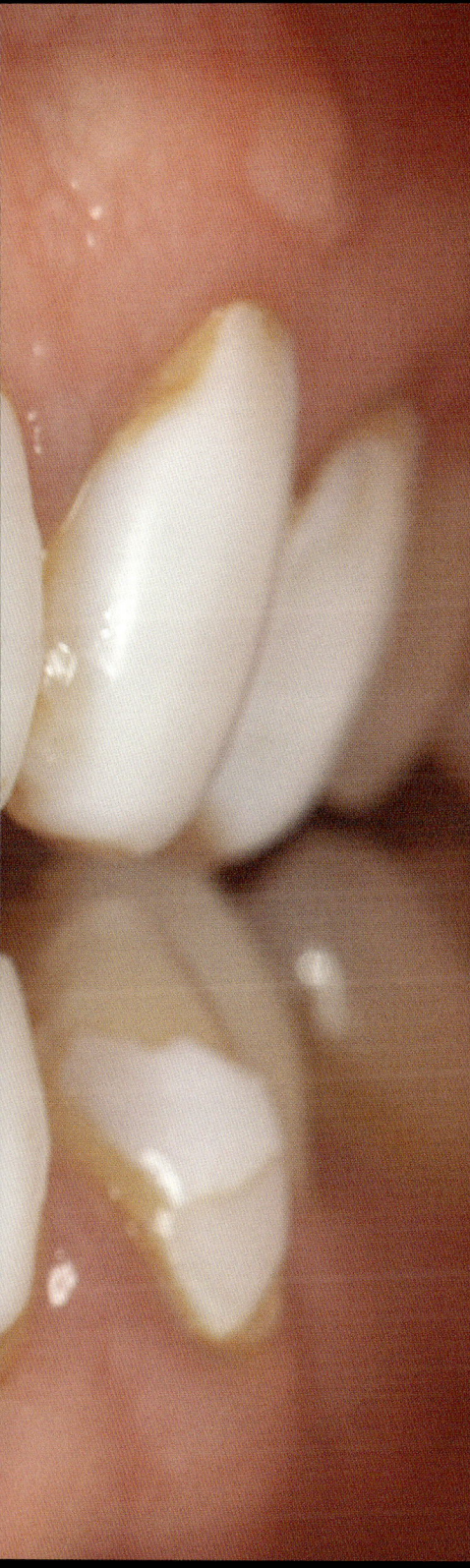

临床情况

患者在多年前曾接受过前牙（直接法）树脂贴面的治疗，现在要求重新修复。他坚持保留树脂贴面的过白颜色，只要求改善粘接边缘的着色问题。

面对这类主观诉求坚决而明确的患者（追求过高的明度），很重要的一点是医生要考虑到患者的强烈意愿而不是努力劝说他接受天然牙的颜色效果。否则很有可能在粘接完成后因为患者不满意而又不得不重新修复。在牙体"不制备"的前提下，以树脂直接法做过白色的前牙贴面，主要有3个方面的缺点：

→ 遮色度过高，导致修复体的亮度（明度）不理想。

→ 技术难度大（依赖于医生的技术水平）。

→ 由于树脂贴面直接堆塑在完整的牙体表面，所以形态上会存在悬突。因为牙体形态恢复不良，牙颈部区域的清洁难以维持，所以结果通常是产生牙龈炎症，从而直接影响到粘接边缘及其周围组织的长期稳定性。

瓷贴面，可以很好地解决树脂直接法技术本身的这些不足之处。恰当的瓷块材料既能满足特殊的亮度要求，又能通过极其微创的颈部制备（0.2mm）实现理想的穿龈形态。

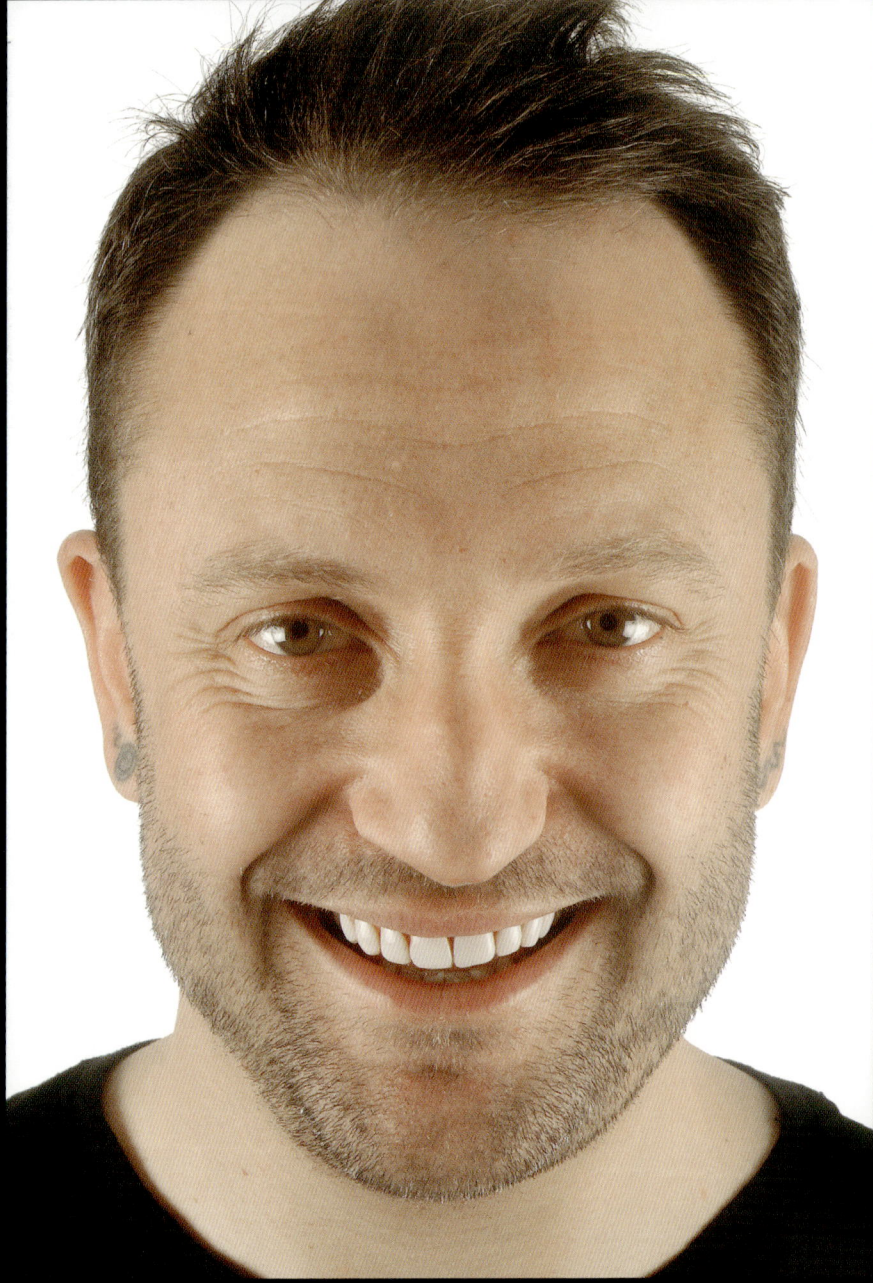
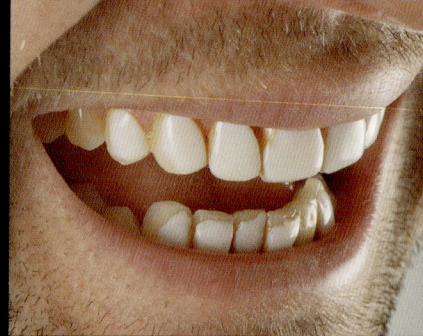
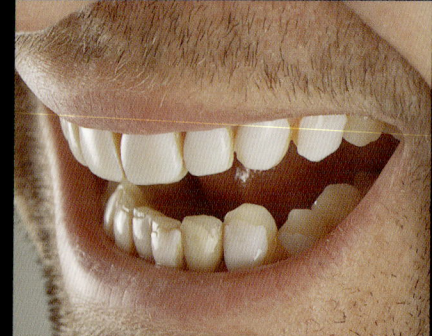
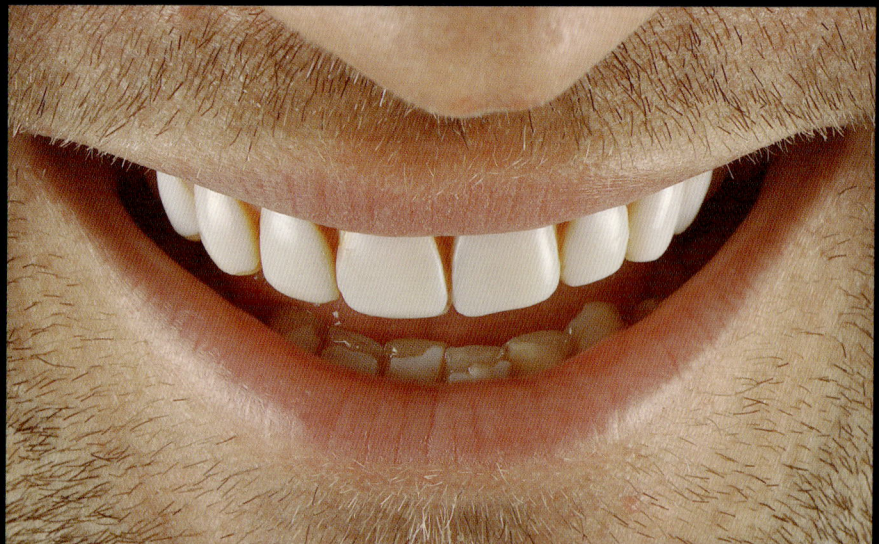

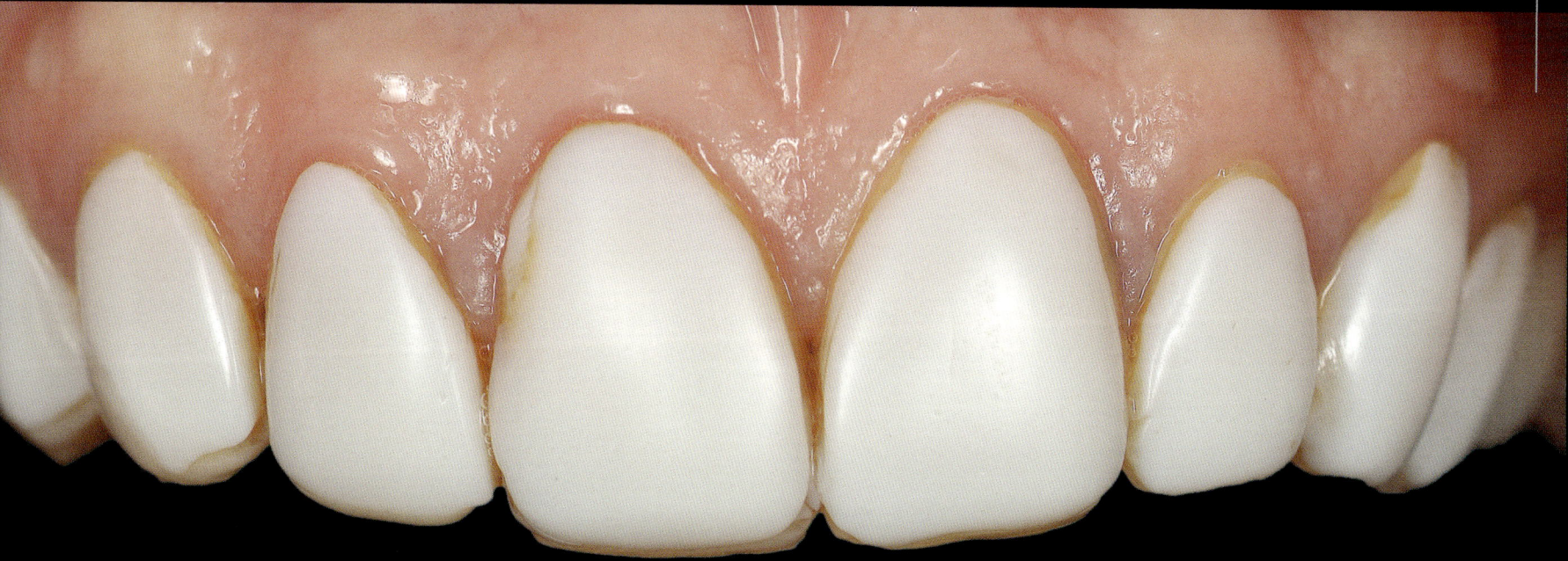

　　本案例的挑战之处是如何设计贴面的唇颊侧弧度轮廓以及穿龈形态（无悬突），最终得到的结果无论从美学还是生物学来说都能令人满意且最接近天然牙的解剖形态。

　　然而，在牙面存在大面积树脂材料的前提

技师在这种情况下制作的蜡型，其唇颊侧的体积也会过厚。因此，在设计蜡型前有必要先调磨石膏模型，模拟口内去除原树脂贴面的那部分体积。随后，技师制作的蜡型才能有理想的、符合天然牙的解剖形态。

> 技师制作蜡型方案之前，必须先在石膏模型上调磨掉原本的修复体体积。

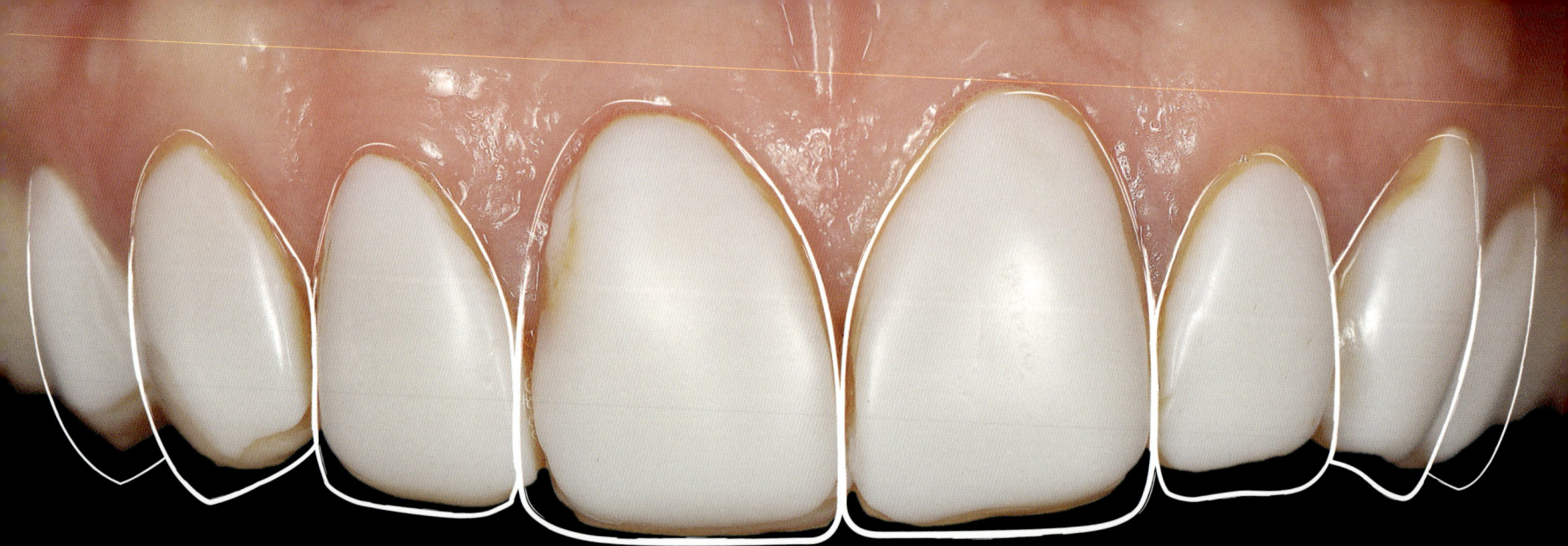

> 亮白的笑容往往代表着个体的成功、自信和健康。
> 不过这种观念也深受地区和文化的影响。在很多地区人们追求更白的
> 微笑牙列，但有些如越南山区的地方，人们崇尚和流行的是将牙面涂满黑漆。

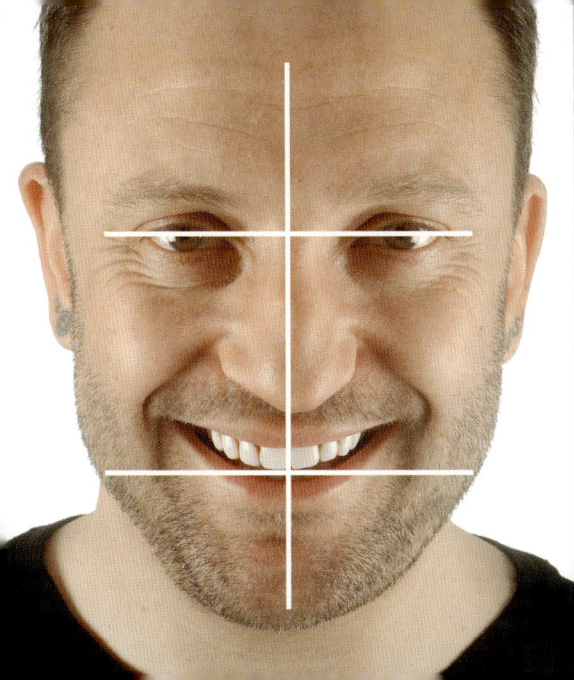

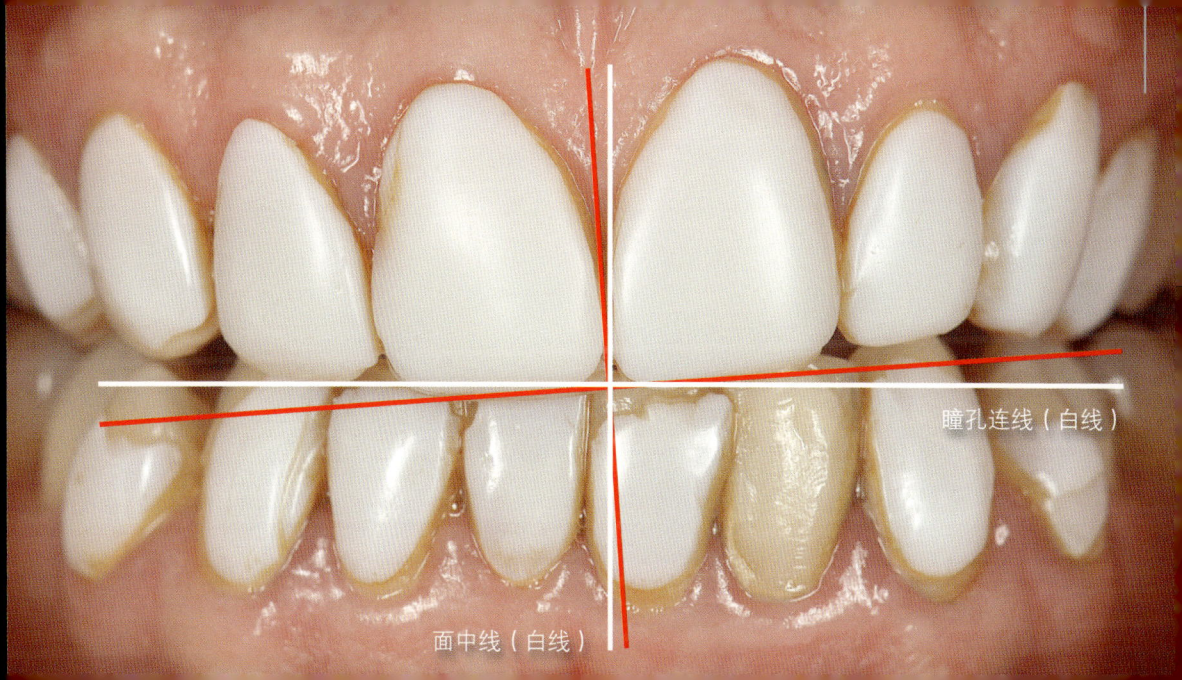

瞳孔连线（白线）

面中线（白线）

诊断饰面

在临床椅旁，医生也需要先磨除掉原有的树脂贴面，这样才能保证诊断饰面的硅橡胶导板可以完全就位，从而将技师制作的蜡型方案转移到口内。诊断饰面的效果，不仅呈现出天然牙的解剖形态而且也尽可能模拟了患者对颜色的诉求。

在本案例，蜡型的范围包括上颌10颗牙（从左侧第二前磨牙到右侧第二前磨牙）和下颌8颗牙（从左侧第一前磨牙到右侧第一前磨牙）。双丙烯酸树脂材料的颜色选择很重要，因为这会从情绪层面上影响患者对美学方案的认可度。为此应该选择漂白色，而不是我们在一开始选的A1色。

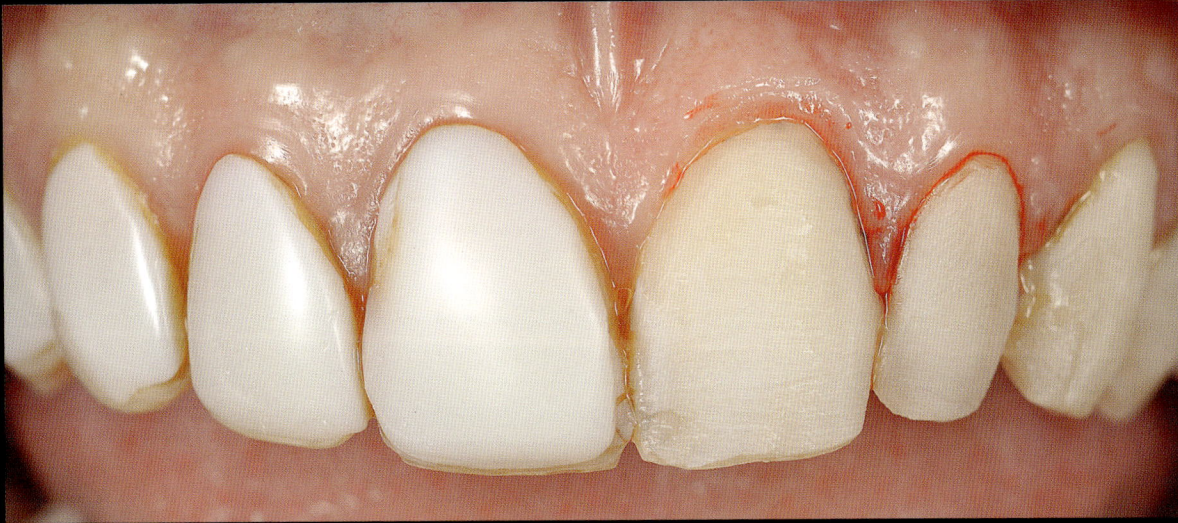
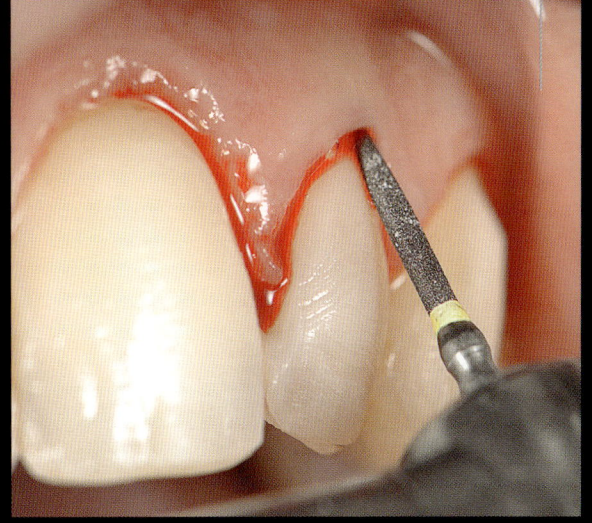
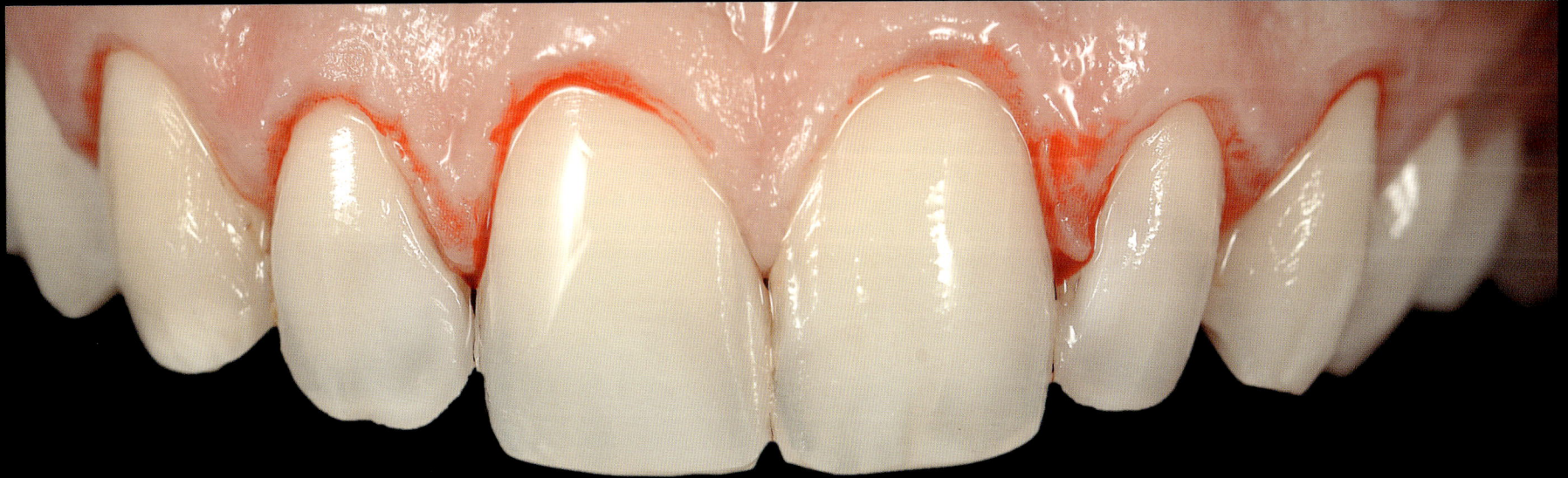

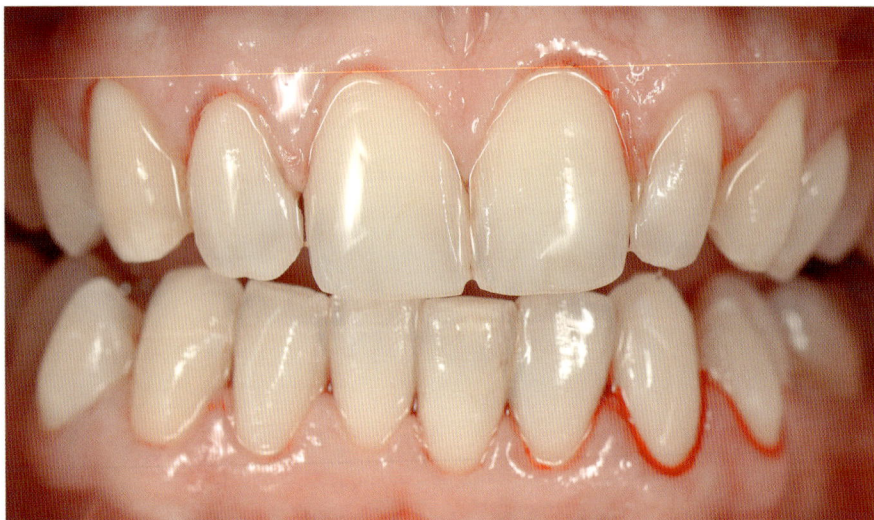

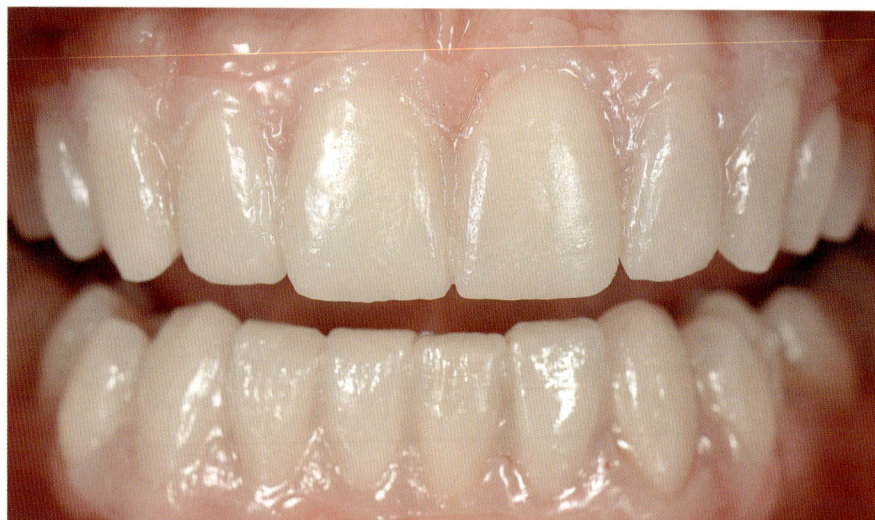

在口内诊断饰面的基础上，医生与患者沟通和确认最终的美学方案，包括牙齿的解剖形态和微笑美观。其中，患者提出牙色还不够白（双丙烯酸树脂的颜色是A1）。针对这类对牙齿亮度有很明确要求的患者，建议饰面材料选择B1或漂白色，而不是我们在一开始选的A1色。

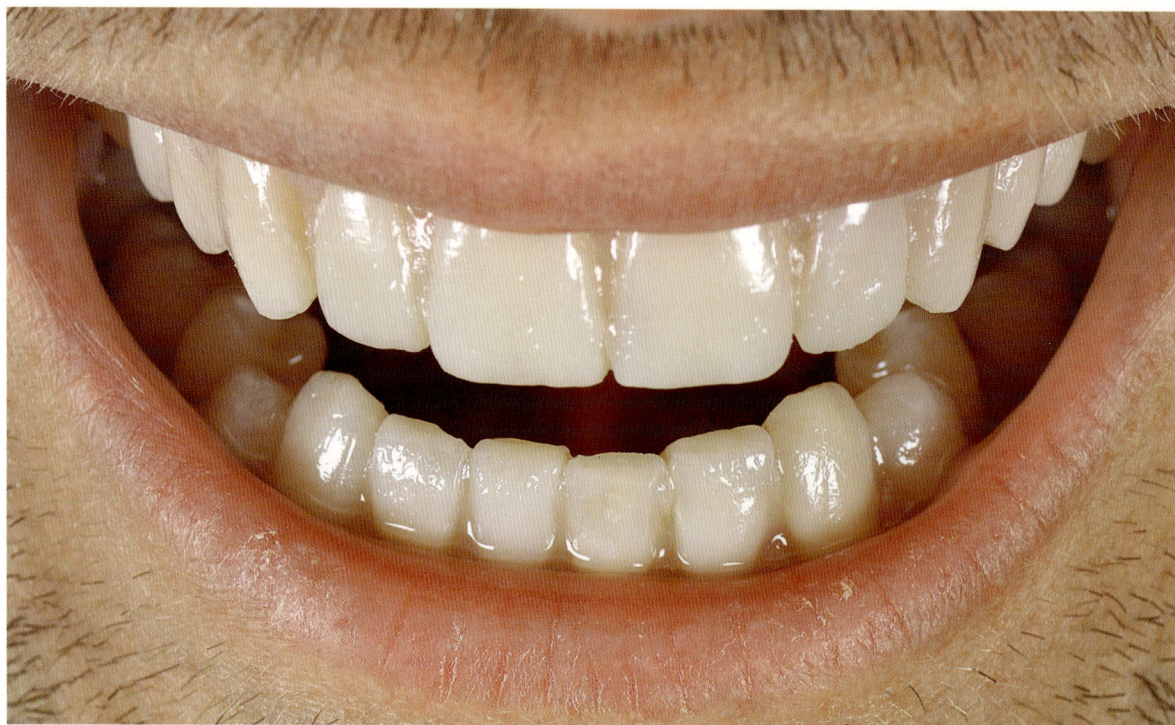

材料

→ 诊断饰面：Luxatemp Star
  BL (DMG)

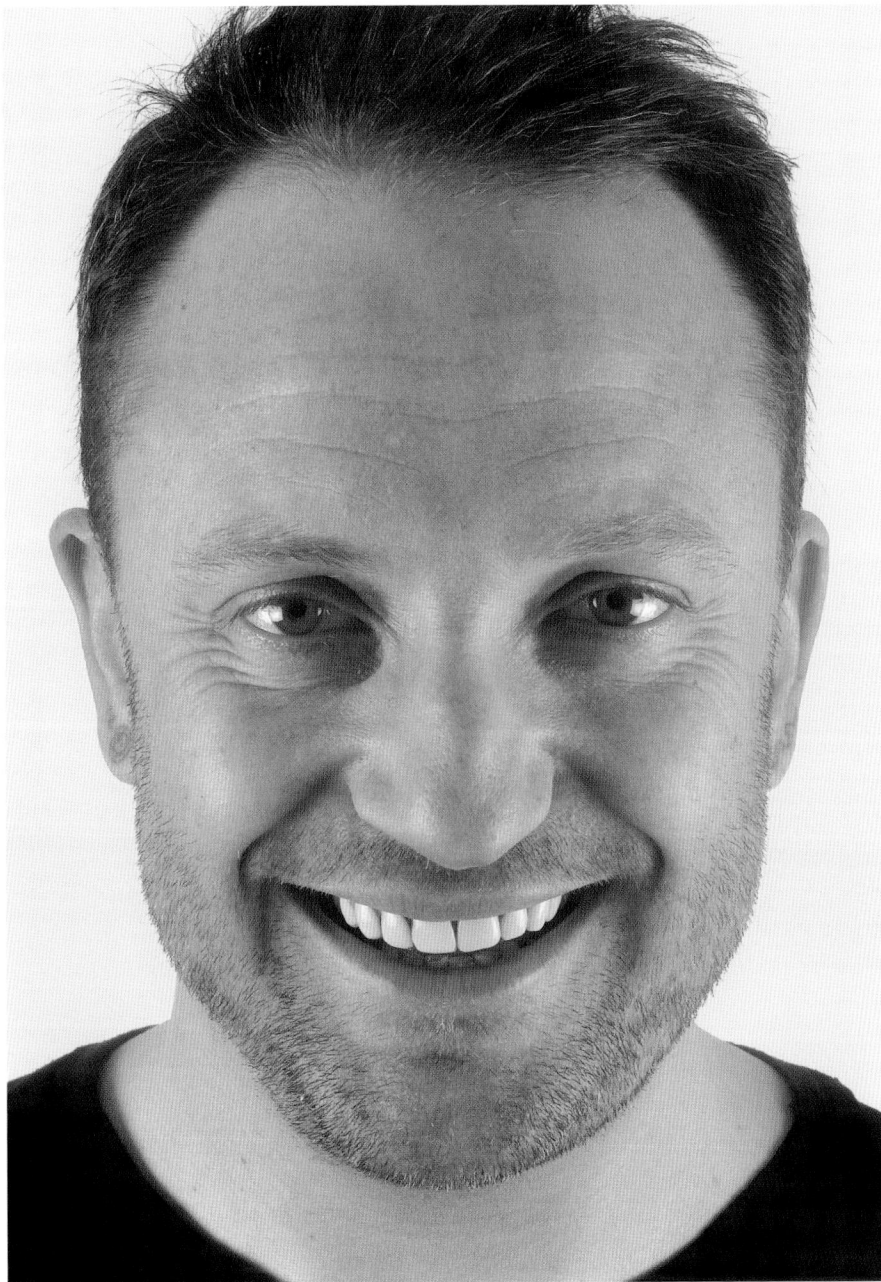

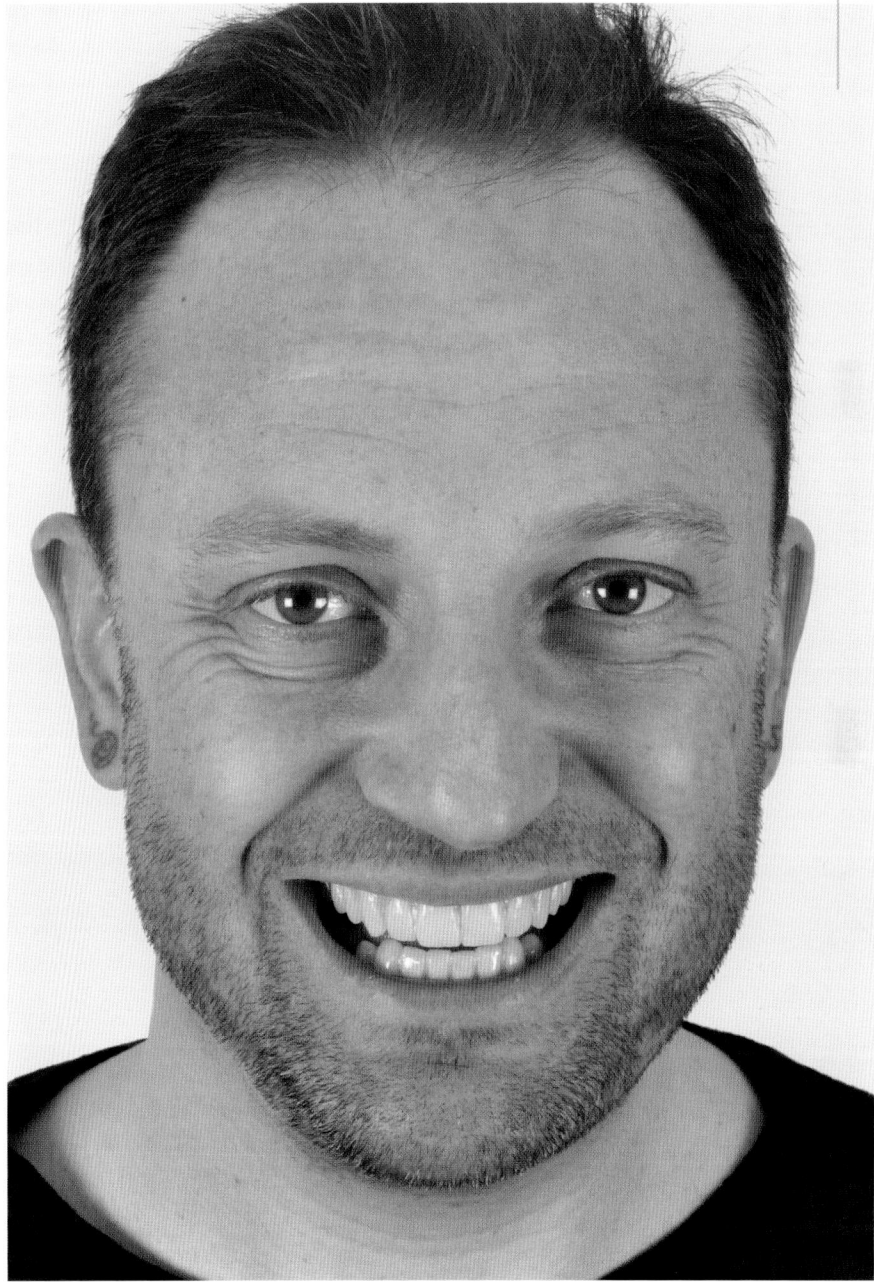

牙体制备

尽管石膏模型做了适量调磨，以模拟口内去除树脂贴面后的情况，但是本案例仍然属于体积"加法"形式的案例。唇侧的制备量控制在0.5mm足以保证基牙面仍有完整的牙釉质覆盖。患者与医生共同确认的最终牙色是漂白色BL3（VITA比色板）。为了达到患者所期待的牙齿亮度，瓷块的选择是MO 0，贴面厚度为0.8mm。

在厚度0.8mm的情况下，如果采用有半透性的瓷块（LT或MT，甚至HT），那么最终贴面由于反射光量减少而呈现亮度下降的效果。

牙体制备的流程和原则，同前述章节：

1. 在诊断饰面的基础上定深。
2. 唇侧制备量控制在0.5mm，基牙面没有颜色异常的问题。
3. 切端制备量控制在1.5mm。
4. 颈部制备为龈上边缘，因为患者属于低位笑线。
5. 制备范围包括邻接区，这是为重新设计唇轴角而创造充分的空间。

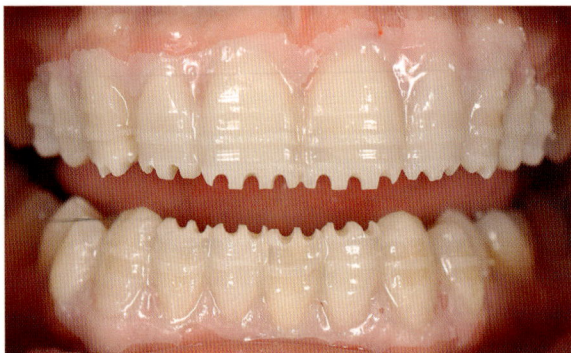

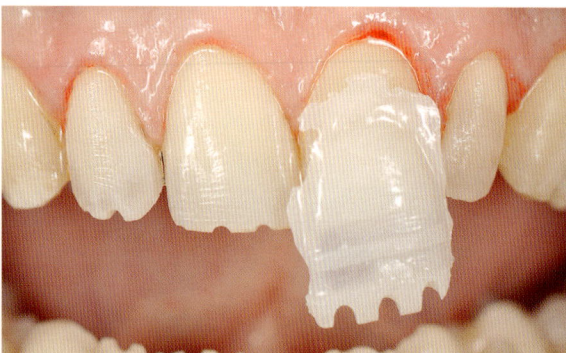

> 66 贴面厚度取决于瓷块的颜色选择。在本案例，为满足高亮度的要求，修复空间就需要0.8mm，而不是0.5mm了。 99

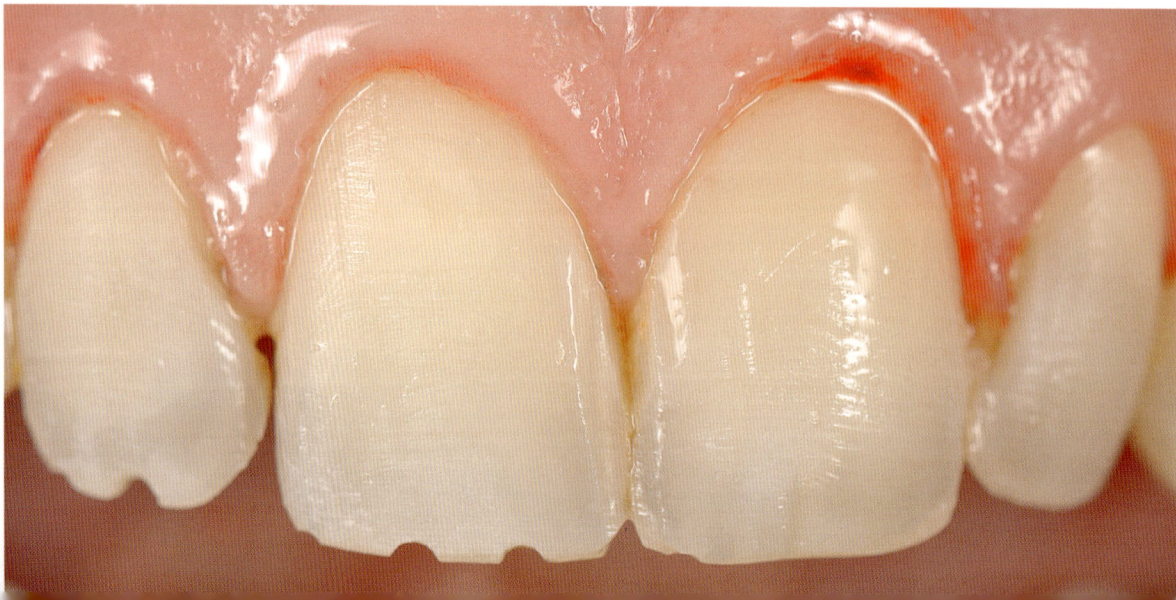

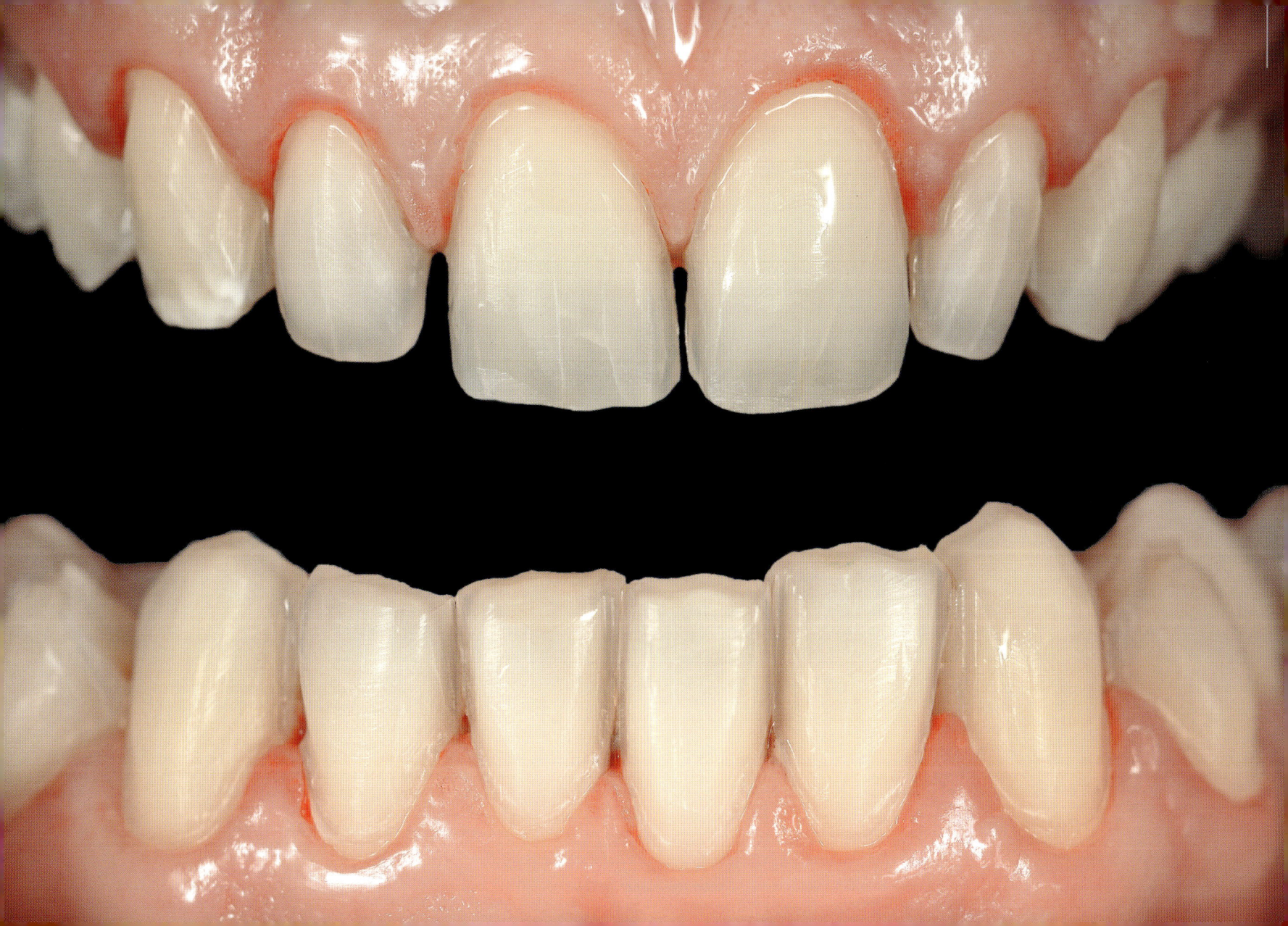

何时需要扩大微笑牙列的修复范围?

为了治疗结果能满足患者对牙齿亮白程度的高预期和追求,医生需要和患者沟通的是贴面范围会超过尖牙,覆盖到前磨牙。换句话说,就是要将微笑牙列的范围"增宽"到上颌第二前磨牙。因为如果贴面范围只在6颗前牙,那么侧方牙列与前牙列就会形成较大的颜色反差,看起来很暗沉,微笑牙列显得过窄。

将贴面范围扩大到前磨牙,优点是:
→ 平衡侧方牙列和前牙列的颜色一致性。
→ 保持和谐均衡的微笑牙列宽度。

" 为了在颜色改变后仍然保持牙列的美观和谐性,贴面范围需要扩大至10颗牙齿。 "

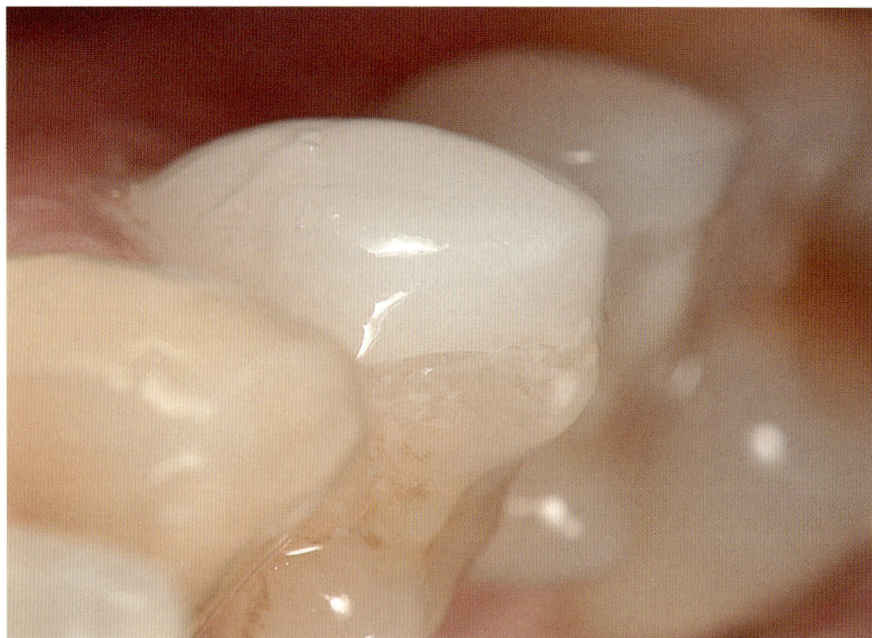

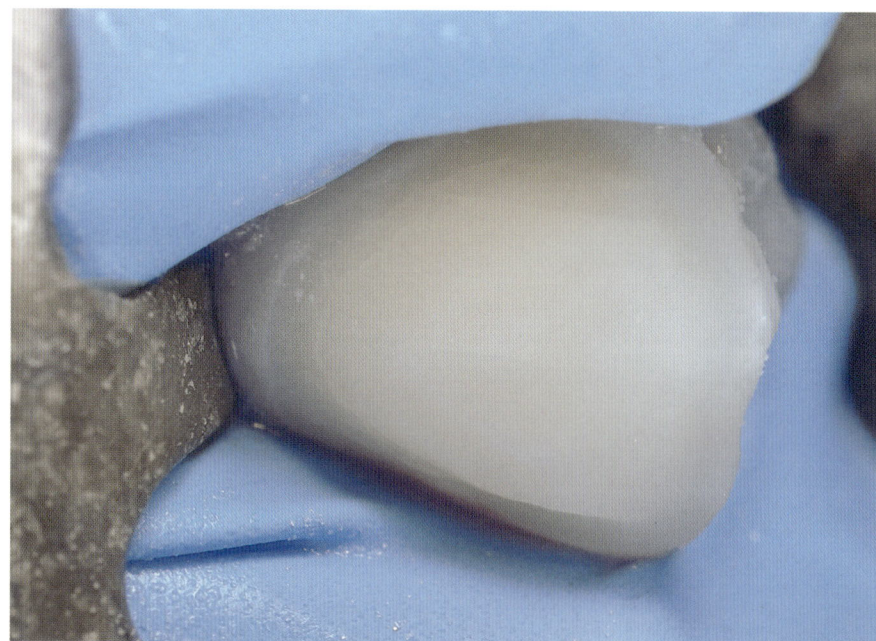

临时贴面

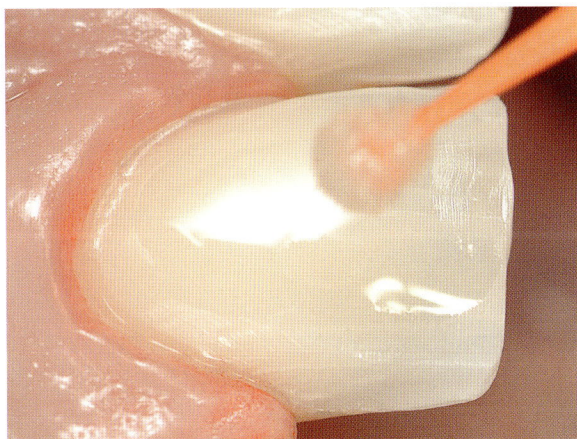
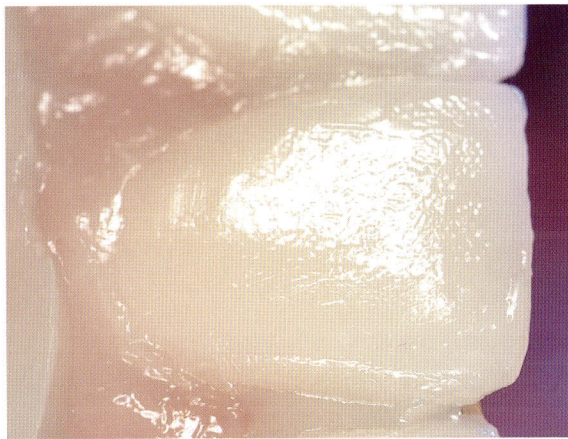
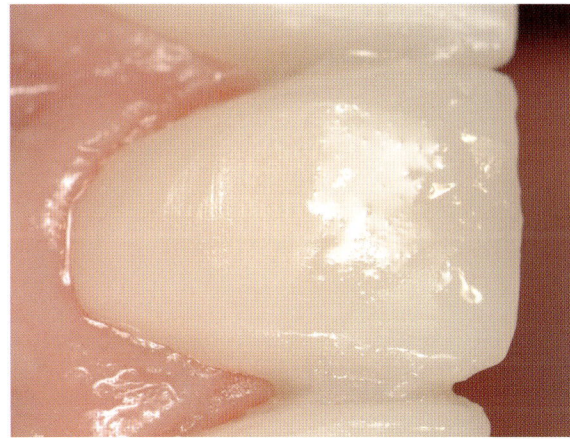

在本案例，临时贴面依然采用点粘接技术，即在每个基牙唇面中央点涂粘接剂，随后光照固化。这种技术可以增加临时贴面的固位表现，而不是仅依靠很有限的机械固位。将双丙烯酸树脂注射入硅橡胶导板，然后就位于口内。

由于患者已经接受了诊断饰面的效果，所以此时不应对临时贴面做任何调整。也就是说，本案例的蜡型设计除了用于诊断饰面，也用于制作临时贴面。考虑到患者对亮度有明确的要求，建议选择漂白色的双丙烯酸树脂材料（Luxatemp BL, DMG），而非如图所示的A1色（Luxatemp Star A1, DMG）。

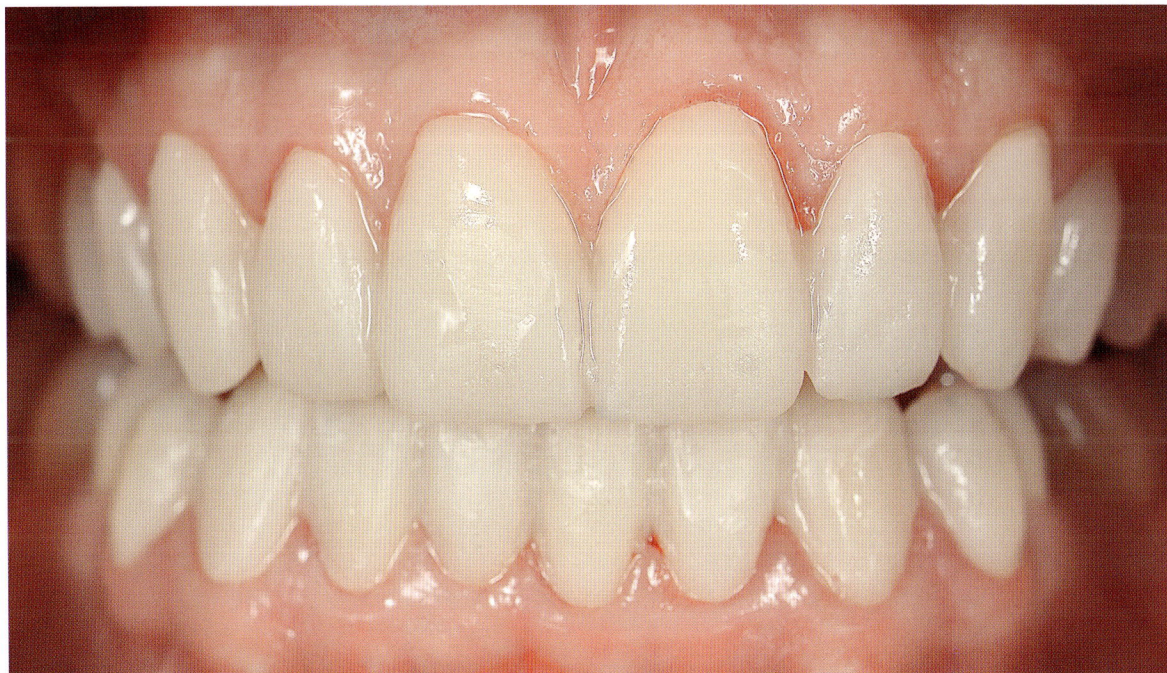

技工室制作

针对患者特殊的牙齿亮度要求，技工室在制作贴面时应当注意哪些方面？

→ 避免使用有半透性的瓷块（LT）。因为反射光量会减少，导致贴面亮度降低（看起来暗沉）。

→ 与制作单颗贴面的技术方法相同：选择中度不透明的瓷块（MO），确保在强光条件下也有充分的遮色性（即光线基本以反射为主，很少或几乎没有透射光）。本案例建议选择MO 0。

→ 确定了瓷块为MO，也就决定了（二硅酸锂）贴面的最小厚度在0.8mm才能达到天然的美观效果。这个厚度包括热压铸的基底结构0.4mm和饰瓷空间0.4mm。在常规的贴面案例中，牙体制备的定深厚度是0.8mm，但在本案例原有的树脂贴面条件下，我们可以将牙体的实际制备深度控制在0.5mm，总体来说，这仍是一个体积"加法"形式的美学方案。

→ 牙本质瓷粉（BI 2和BI 3）能加强反射光线量，起到提高贴面亮度的作用。

→ 粘接水门汀也有特殊的要求，要选择颜色不透明或接近牙本质饱和度的（能有促进光线反射的作用）。比如：Variolink Esthetic Light（义获嘉伟瓦登特）或者Enamel HRi Flow A0 Dentin（Optident）。

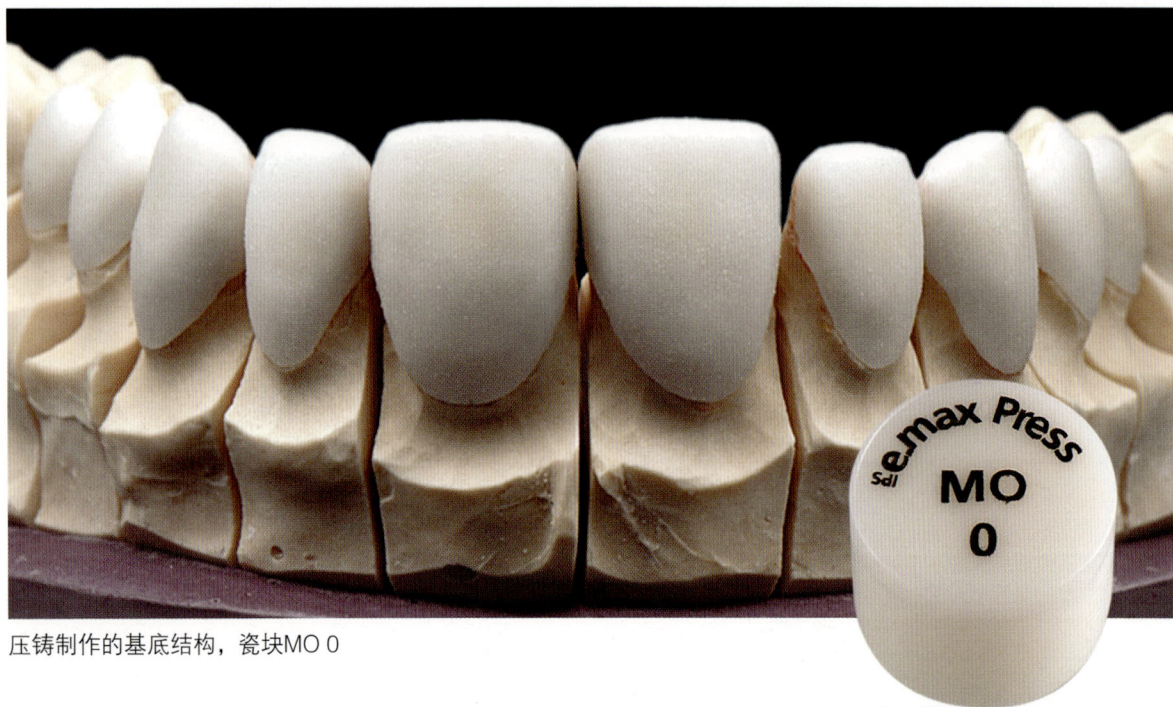

压铸制作的基底结构，瓷块MO 0

❝ *在本案例，只有中度不透明瓷块MO 0提供的亮度能满足要求。* **❞**

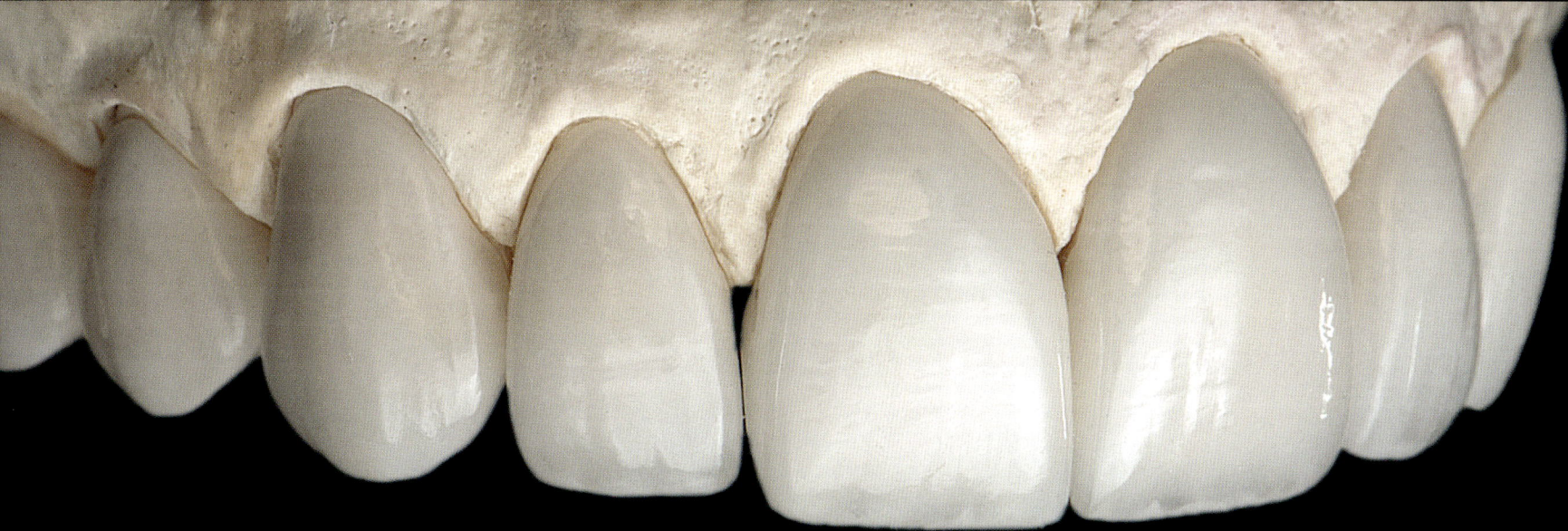

烧结制作后，完成手工抛光。

患者对牙齿明度（亮度）的要求很高，所以这也就限制了技师制作

贴面的个性化效果。这样一来，牙齿解剖形态就是决定天然美观效果的

关键因素了。

材料

→ 瓷块：IPS e.max MO 0

→ 牙 本 质 瓷 粉：IPS e.max
Ceram Bl 2和Bl 3

试戴

医生在确定粘接水门汀时要特别注意。在本案例，由于牙齿的明度要求特别高，所以选择的水门汀也要高明度。

比如：Variolink Esthetic Light+

或者

Enamel HRi flow Dentin 0（牙本质色0）。

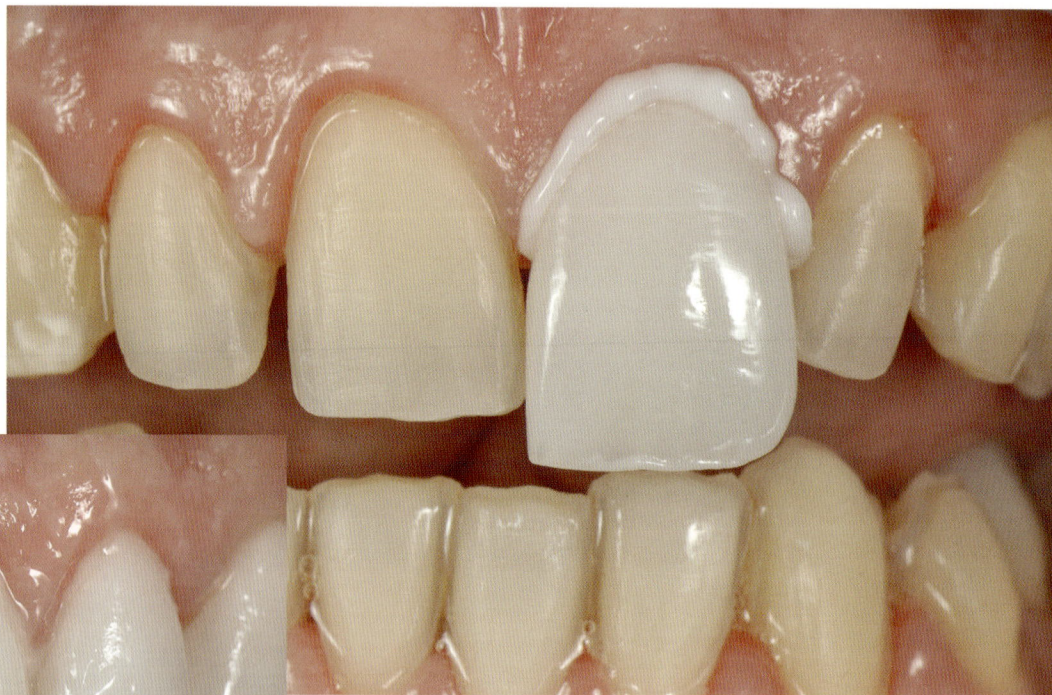

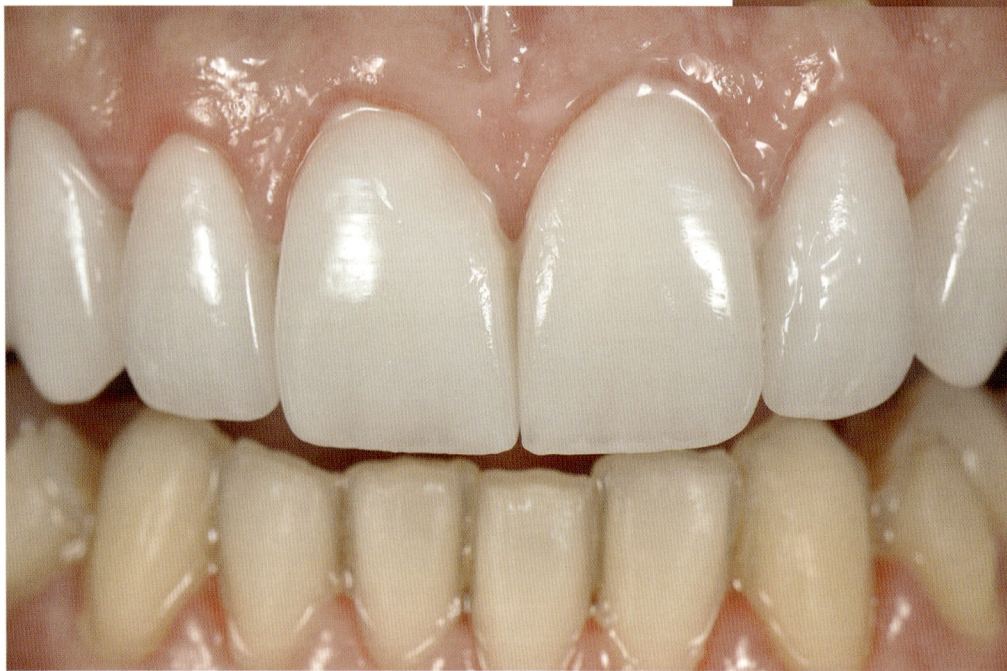

" 牢记一点：贴面厚度有0.8mm，就意味着试戴糊剂对最终的粘接结果不会有影响。 **"**

11

粘接流程

标准化的粘接步骤，结合了单颗牙橡皮障技术。

粘接次序：

1. 前磨牙。
2. 中切牙。
3. 尖牙。
4. 侧切牙。

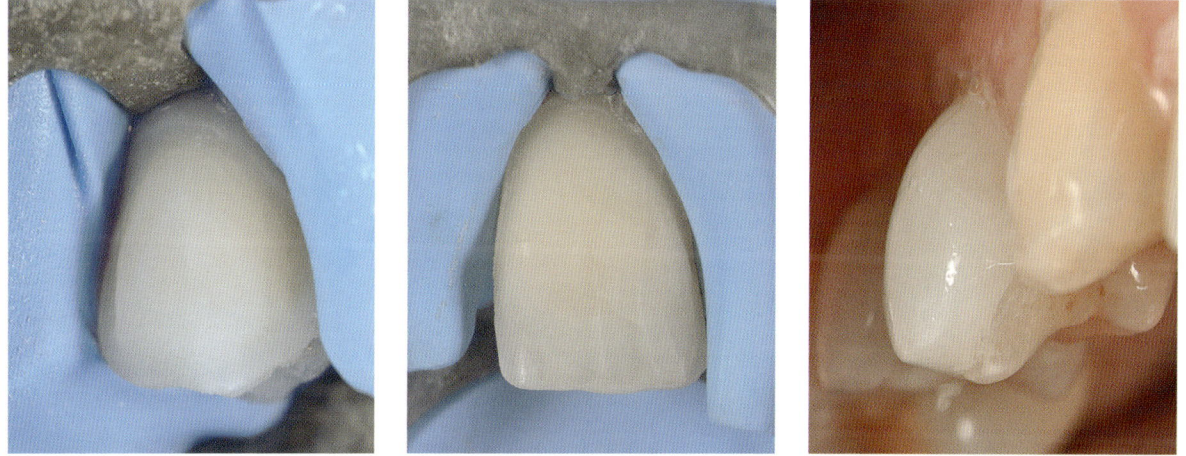

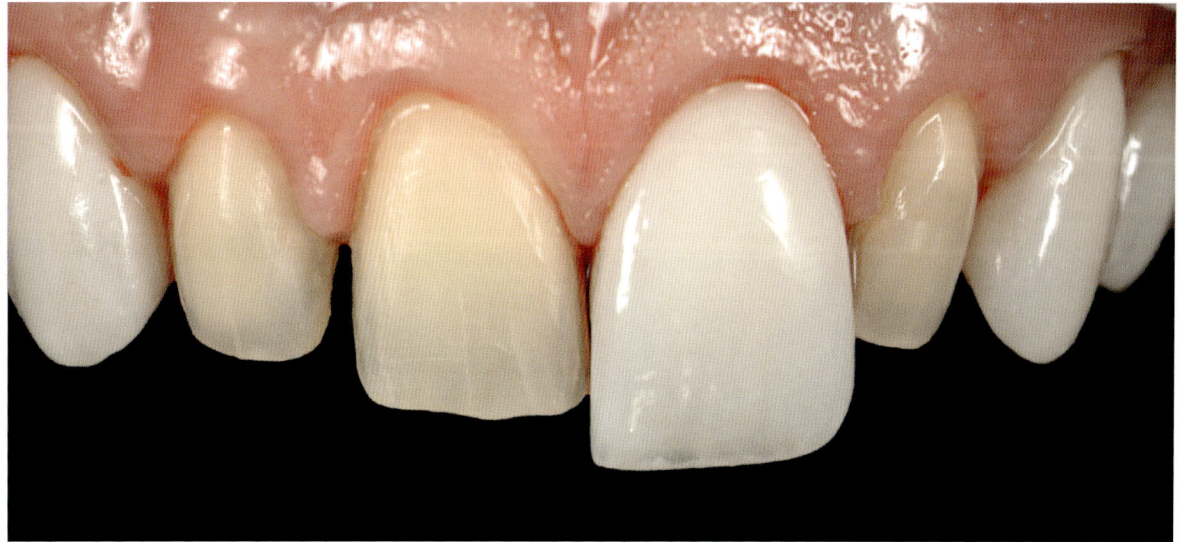

材料

→ 喷砂设备：Ronvig Bisico
氧化铝颗粒50μm大小

→ 粘接剂：All-Bond Universal (Bisco)

→ 粘接水门汀：Variolink Esthetic Light
（义获嘉伟瓦登特）或者Enamel HRi
flow Dentin 0（美塑）

最终结果

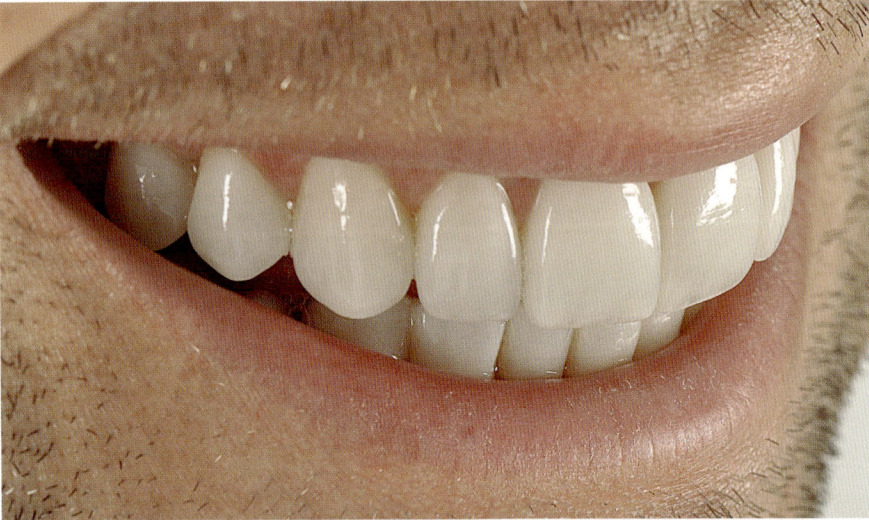

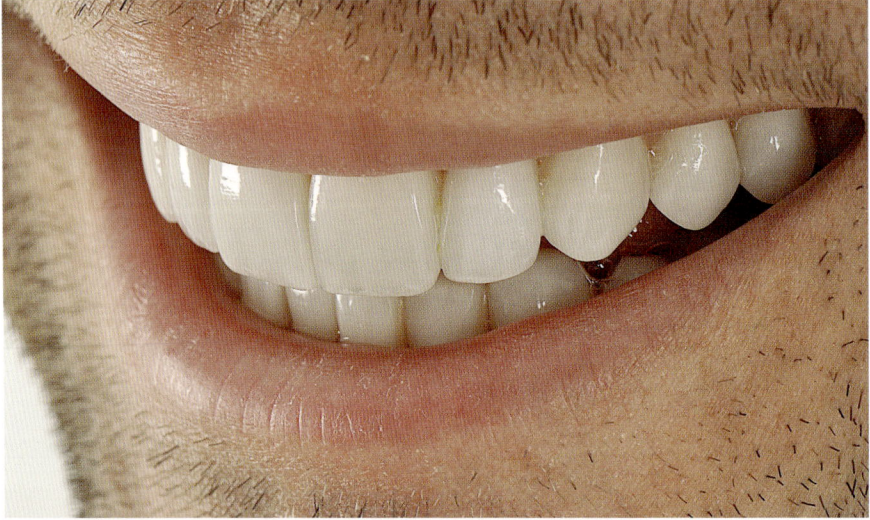

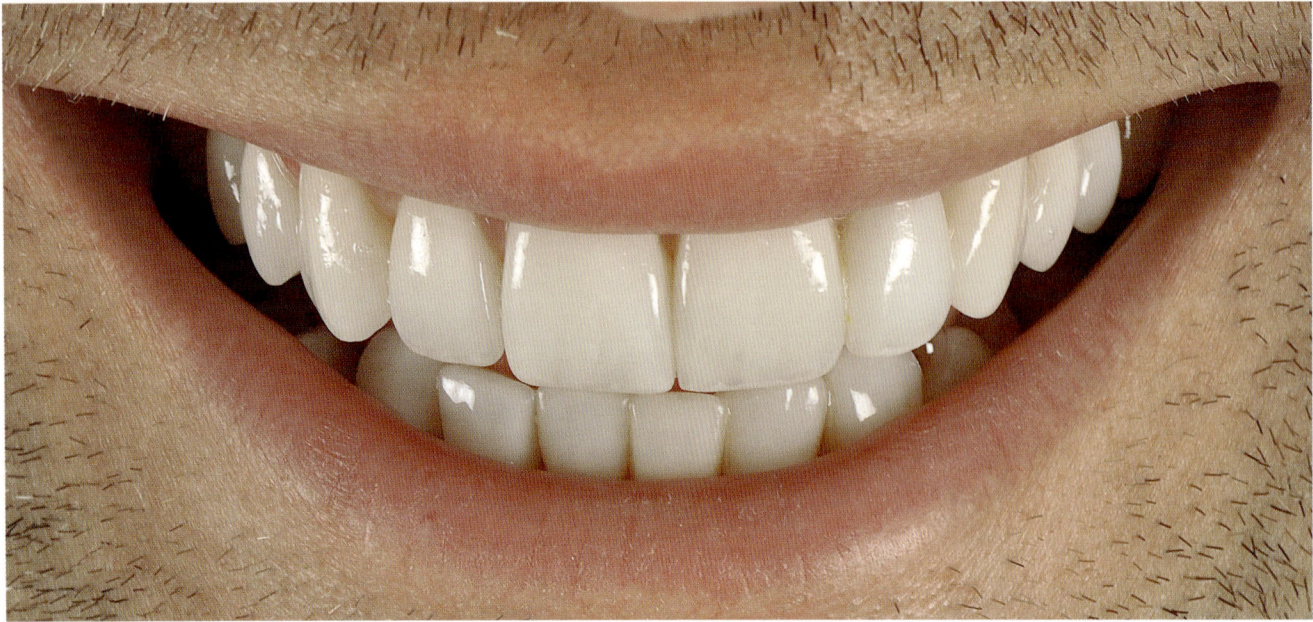

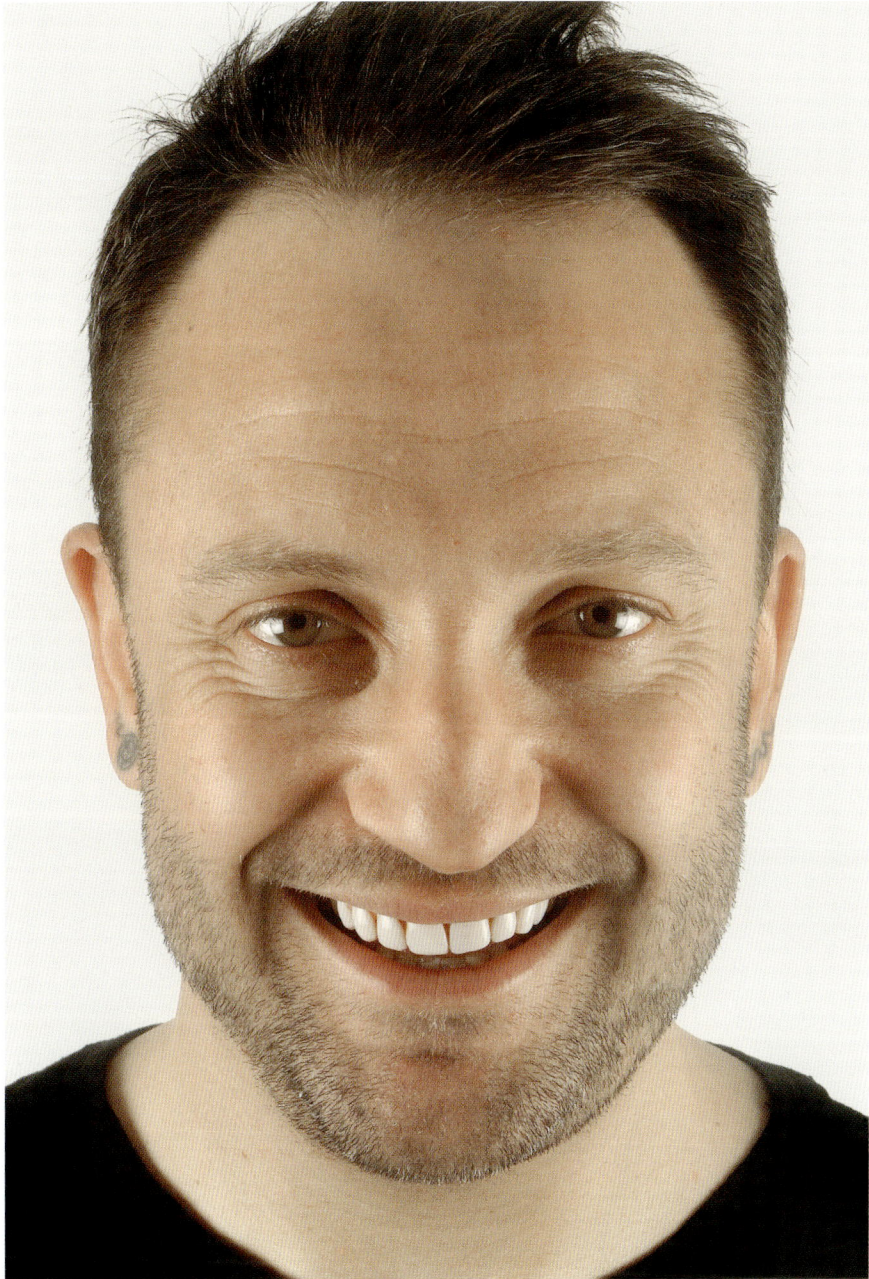

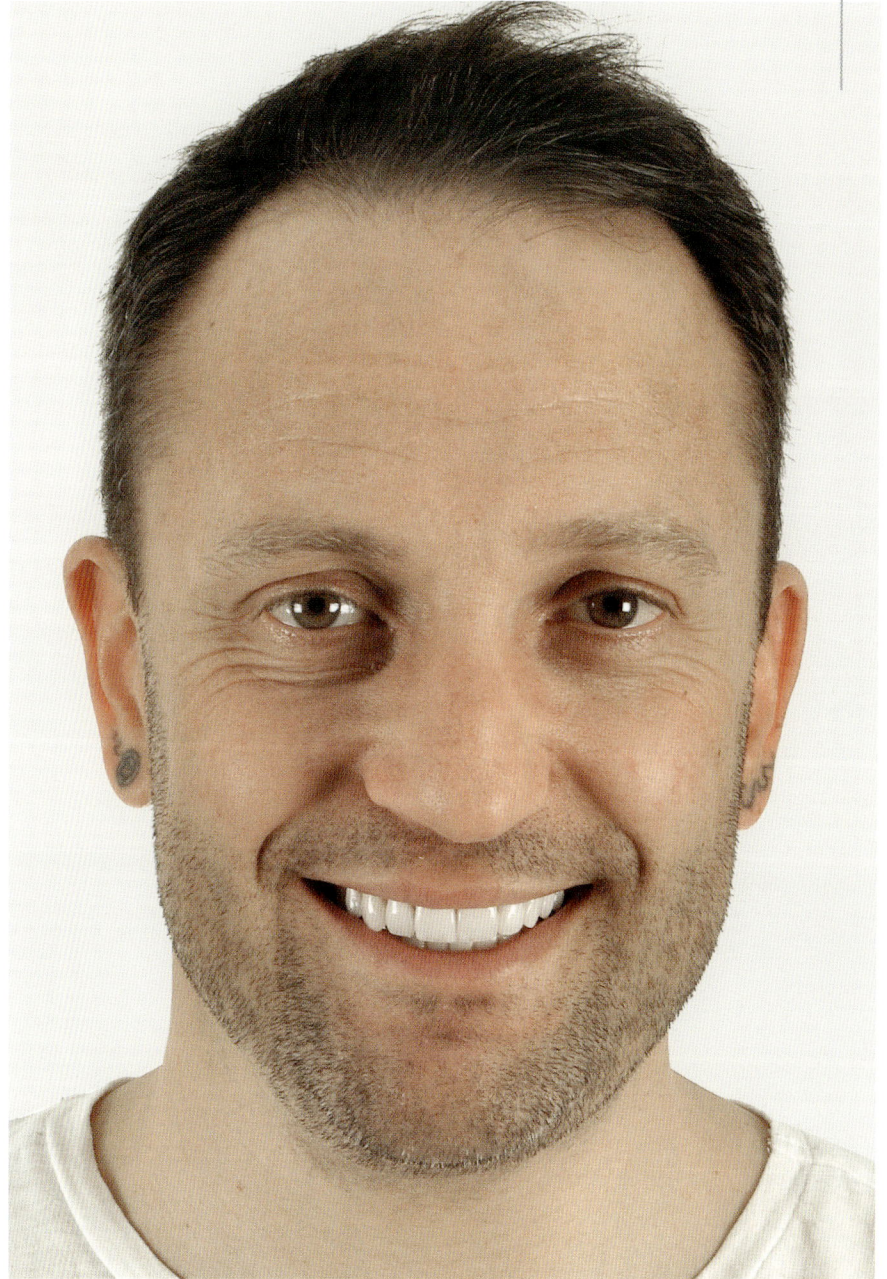

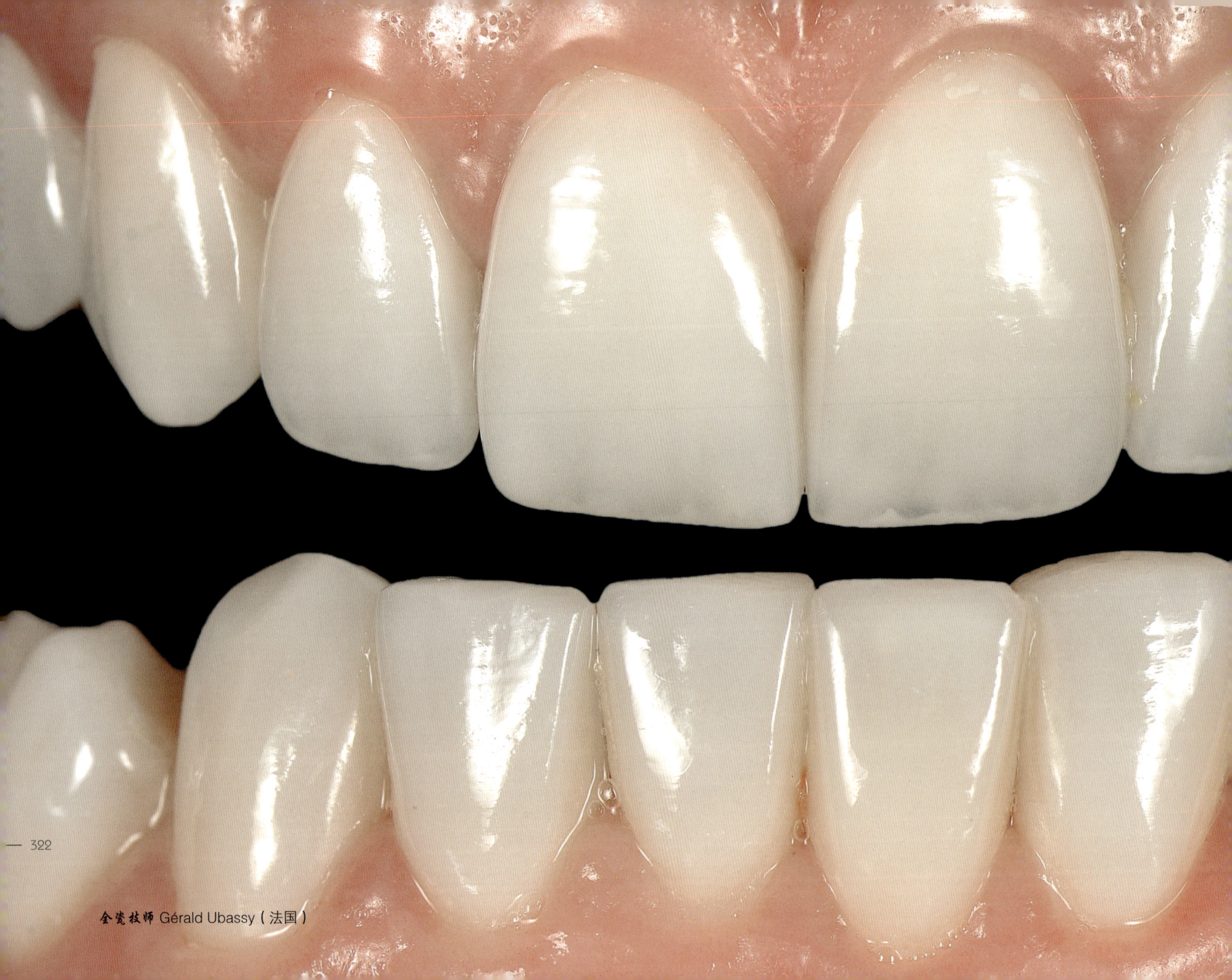

全瓷技师 Gérald Ubassy（法国）

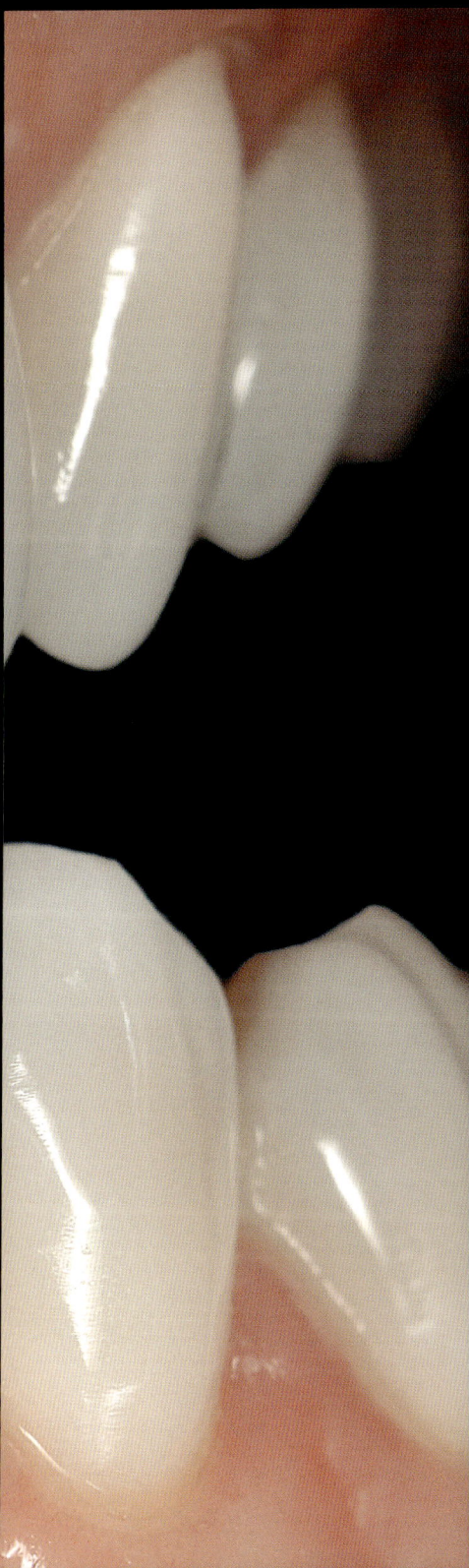

本章精要

→ 本案例中，牙齿解剖形态有格外重要的地位。

→ 诊断饰面的材料选择漂白色的双丙烯酸树脂。

→ 为了实现极高的牙齿明度，瓷块选择MO 0。

→ 不选有半透性的瓷块（HT，MT，LT）。

→ 牙齿解剖形态的设计重点在：唇轴角、切缘外展隙、牙体轴
   向、牙列中线等。

→ 切缘的瓷层厚度逐渐降低。

→ 避免牙齿的饱和度从牙颈部到切端逐渐降低，而是整个唇颊面
   都比较一致。

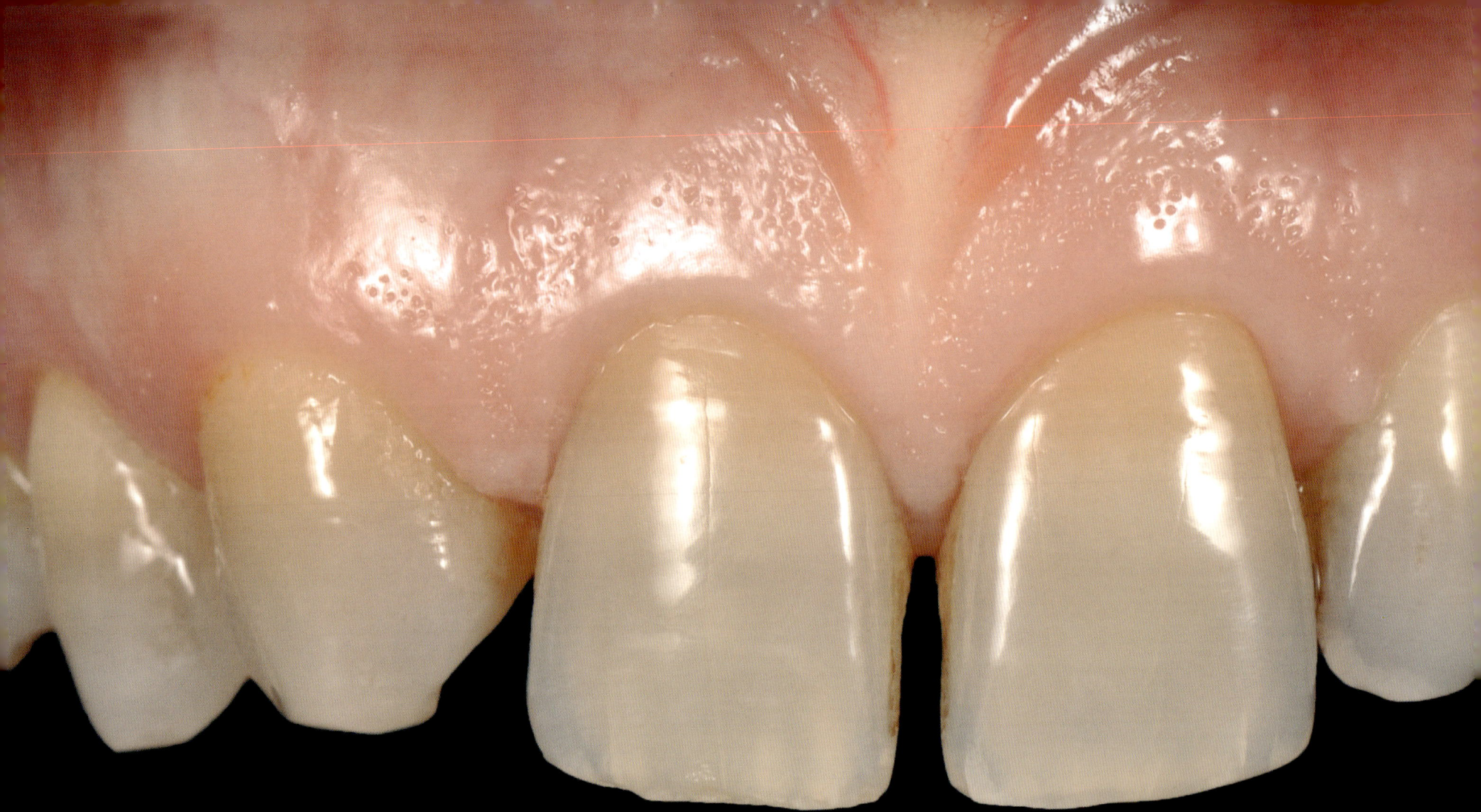

12

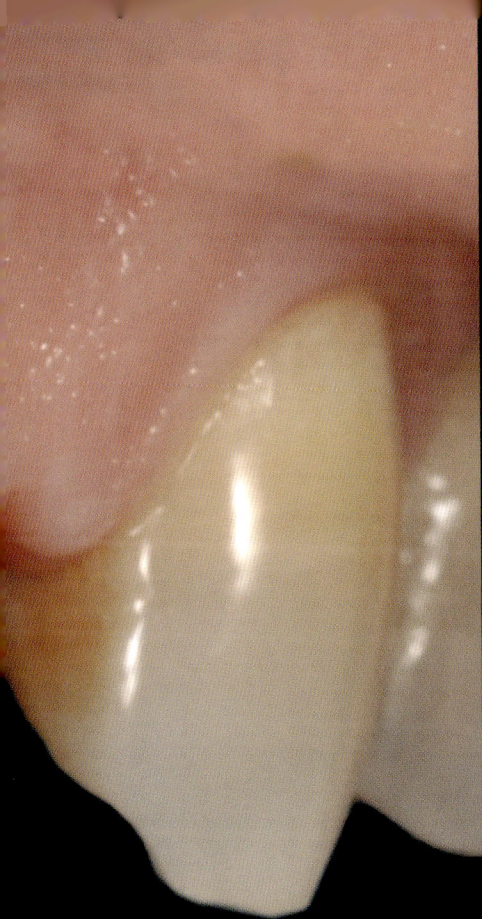

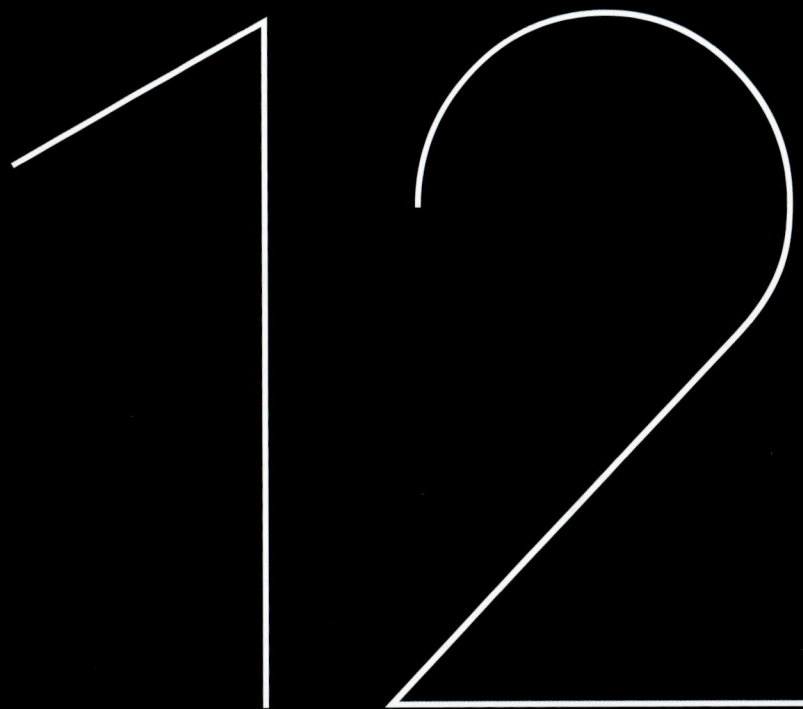

侧切牙先天缺失
Congenitally missing
lateral incisors

♡+

→ 牙齿从视觉上比实际宽度窄。

→ 体会医生与技工室技师准确沟通的
  重要性。

→ 贴面范围至少有6颗前牙,才能达
  到和谐的微笑美观。

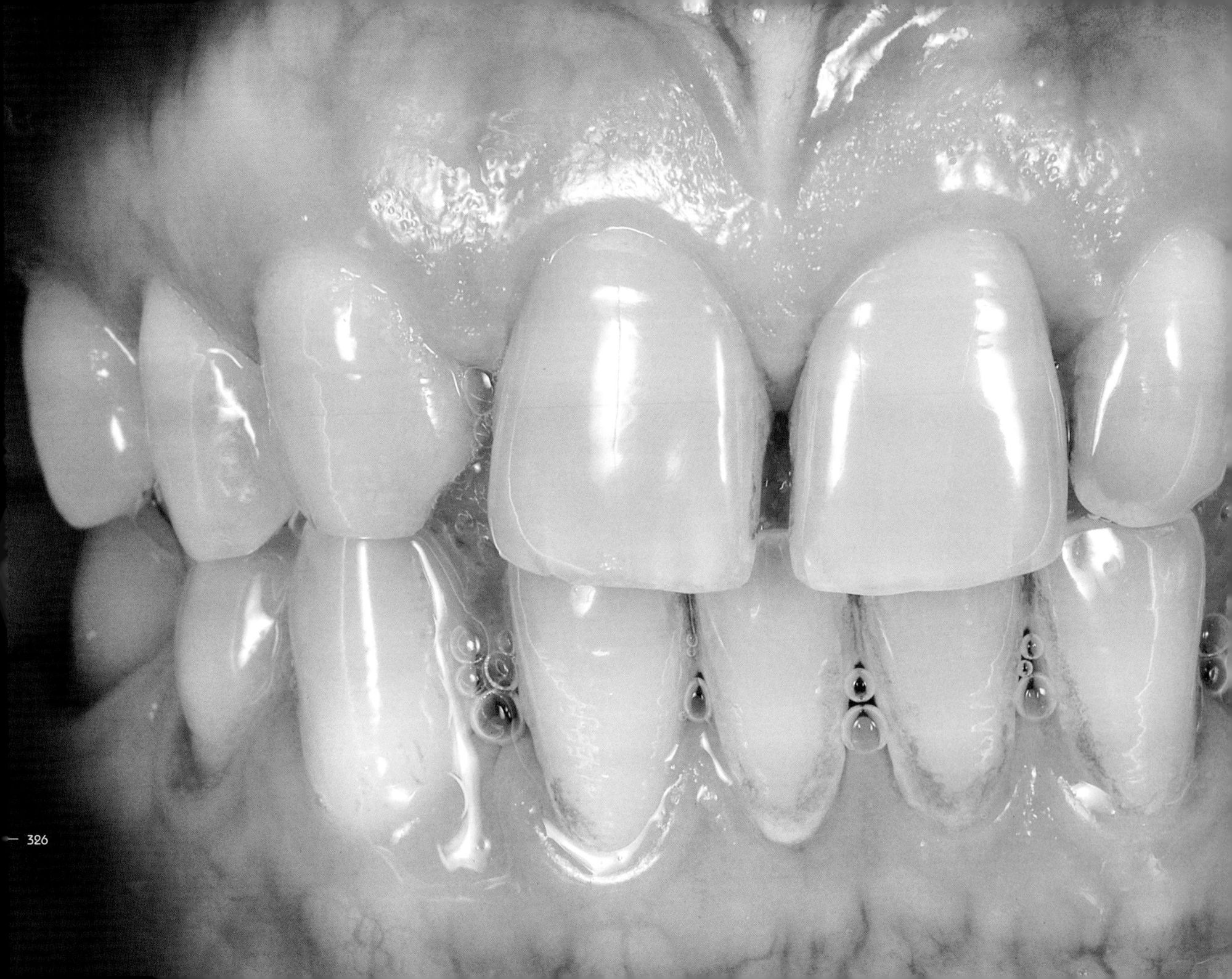

概述

上颌侧切牙先天缺失，无论单侧还是双侧，在临床都比较常见，医生必须掌握这类情况的不同治疗方法。

通常来说，侧切牙先天缺失后会引起尖牙向近中移位并占据了侧切牙的空间位置。那么，尖牙就需要改形为侧切牙的解剖形态。在牙科修复学，这种牙齿改形属于比较有难度的情况之一，其挑战性主要体现在两种牙齿形态的差异显著。

上颌侧切牙先天缺失有两种情况：

→ **双侧都缺失**：微笑像一般来说仍然是对称的，这种情况对美观的影响比较小，尤其当尖牙的牙尖比较平坦时这种美观影响就更小了。

→ **单侧缺失**：大多数情况下，牙列中线的轴向会向一侧偏斜，左右失去对称性。事实上，单侧的侧切牙缺失会导致整个前牙列的排列失衡，出现前牙间隙，以及牙列中线与面中线不一致。

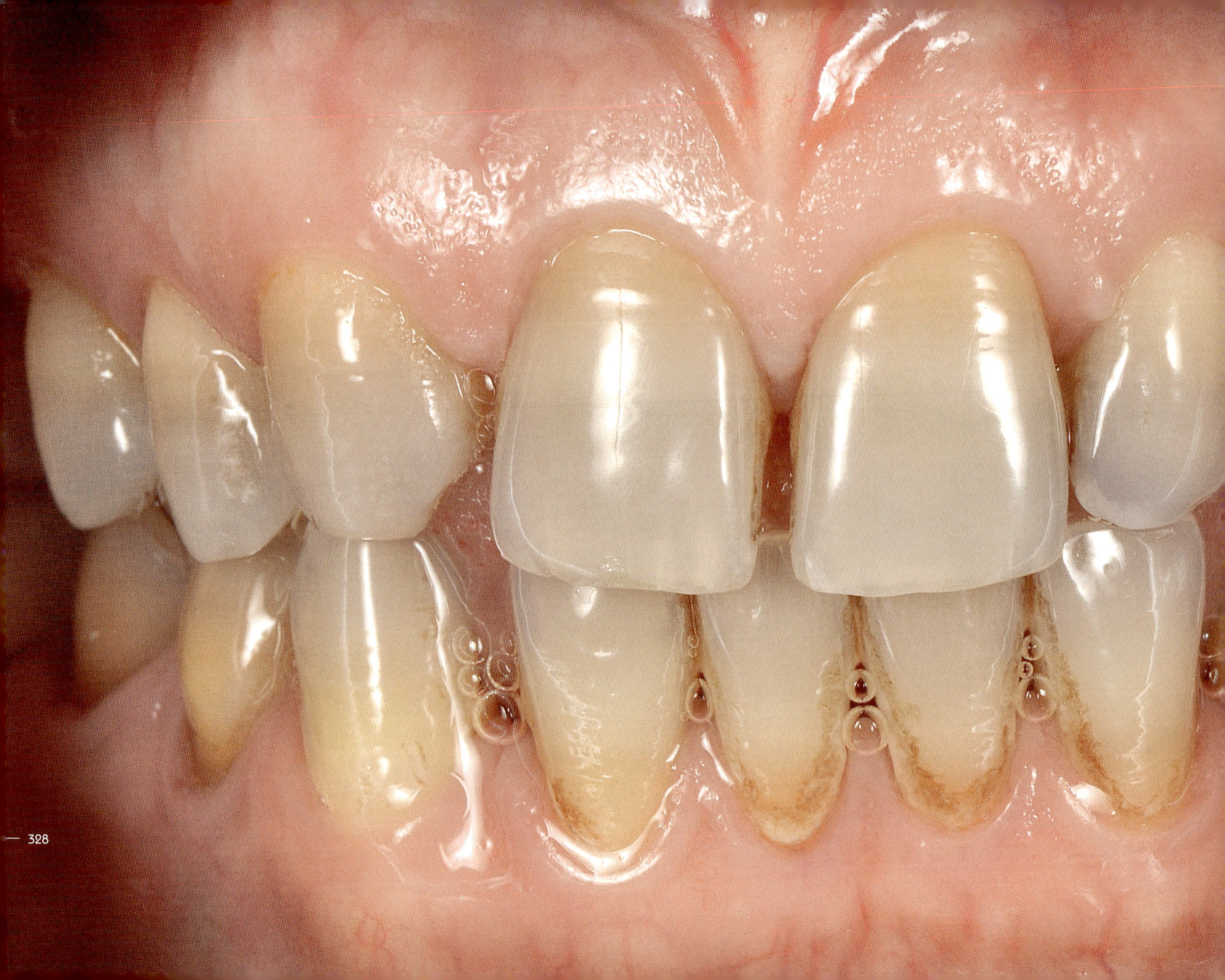

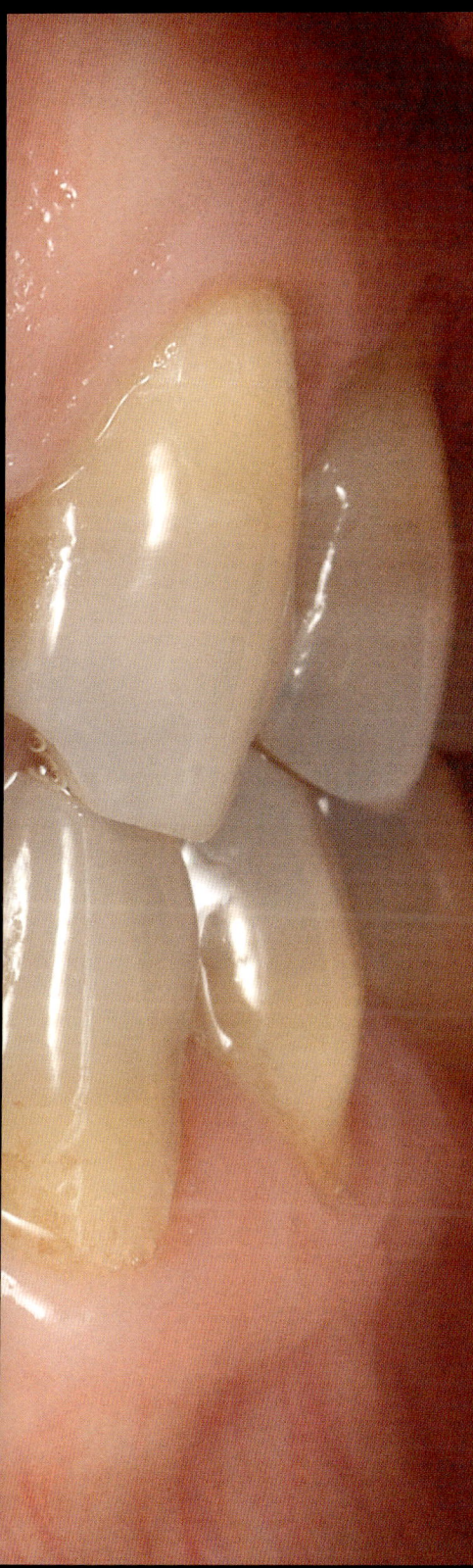

临床情况

病史

→ 45岁，女性。

→ 左侧的上颌侧切牙先天缺失。

→ 全口牙齿的颜色异常。

微笑分析

→ 牙列的微笑美观很不明显。

→ 患者困扰于自己的微笑牙列不够美观。

→ 牙列中线的轴向偏斜，有多处散在牙间隙。

面部分析

→ 下唇肌功能不对称（偏向下颌左侧）。

主诉

→ 不满意自己的微笑美观。

→ 希望拥有和谐的亮白笑容，但同时也要是自然的。

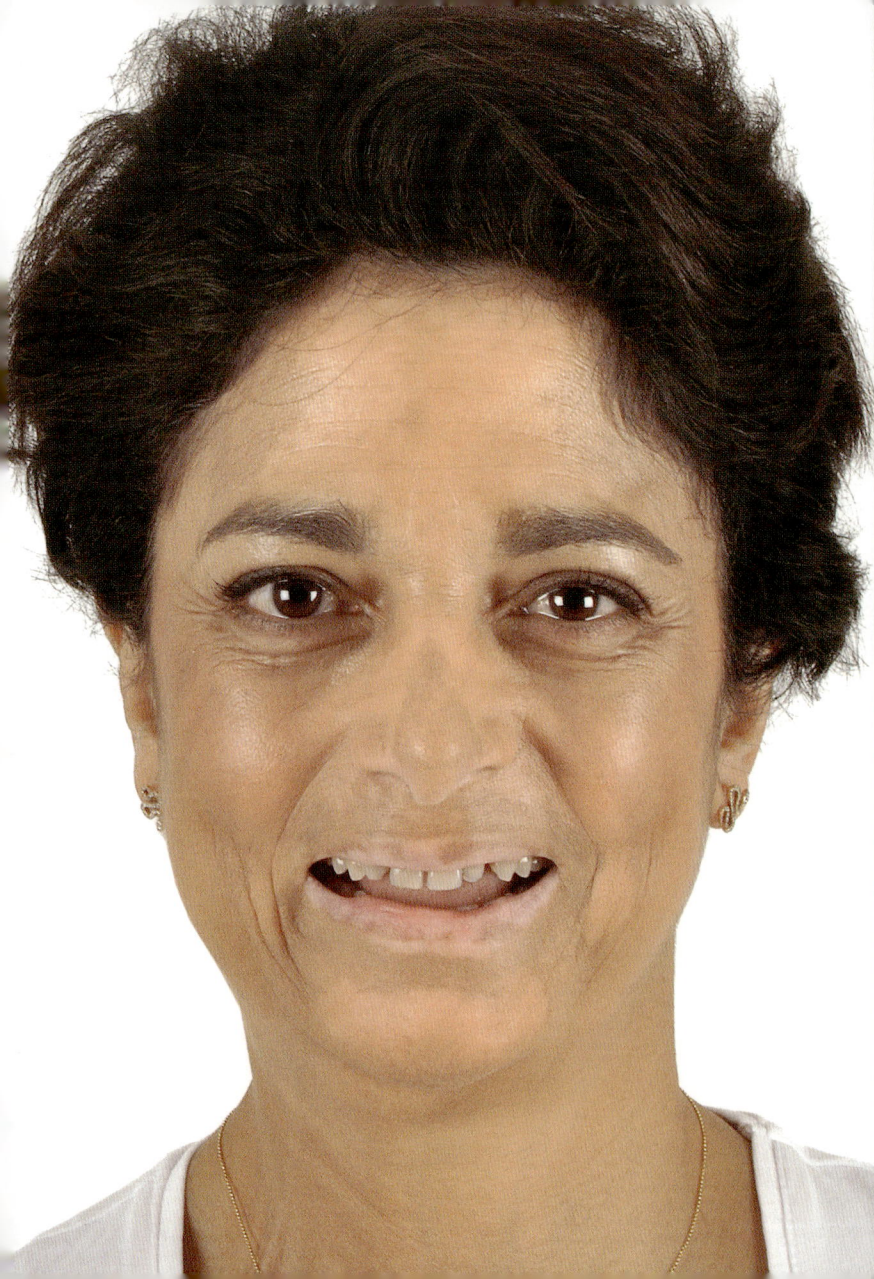

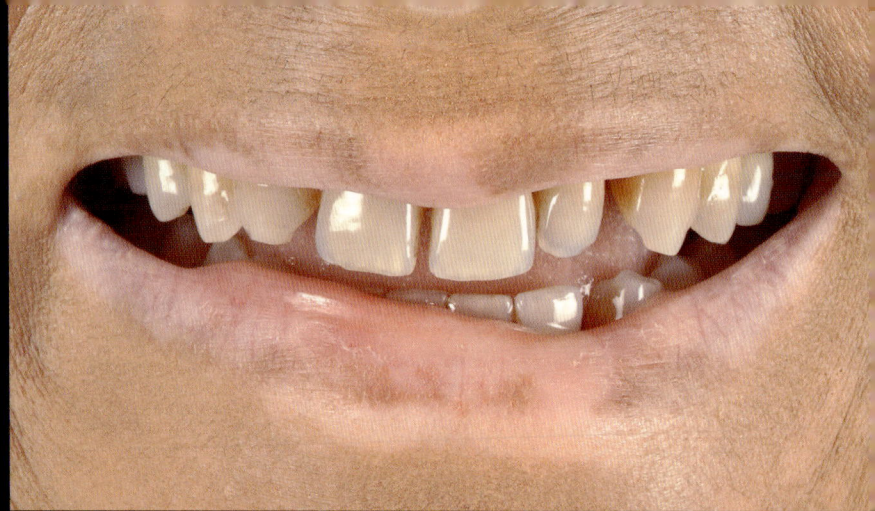

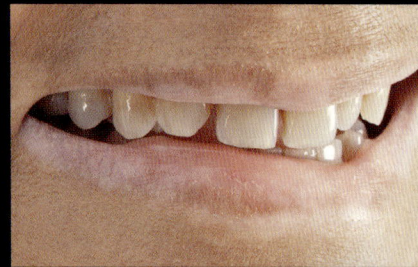

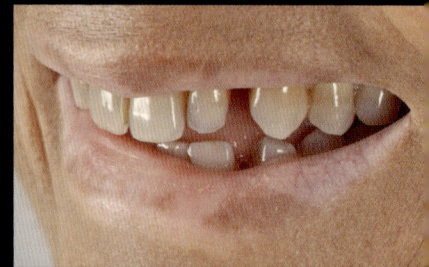

以建筑师的视角构思

美学分析

→ 牙列的中线和轴向都向右侧偏斜。

→ 前牙区牙列缺乏对称性。原因在于右侧上颌侧
切牙先天缺失，以及左侧上颌侧切牙是圆柱形
过小牙。除此之外，右侧尖牙和左侧尖牙的牙
齿形态也有显著差异。右侧尖牙的牙尖更短，
解剖学特性也更不明显。

→ 右侧上颌的龈缘连线向远中逐渐趋低。

→ 整个前牙区的牙齿颜色异常。

→ 下颌侧切牙和尖牙之间存在牙间隙。

→ 下唇肌功能不对称。

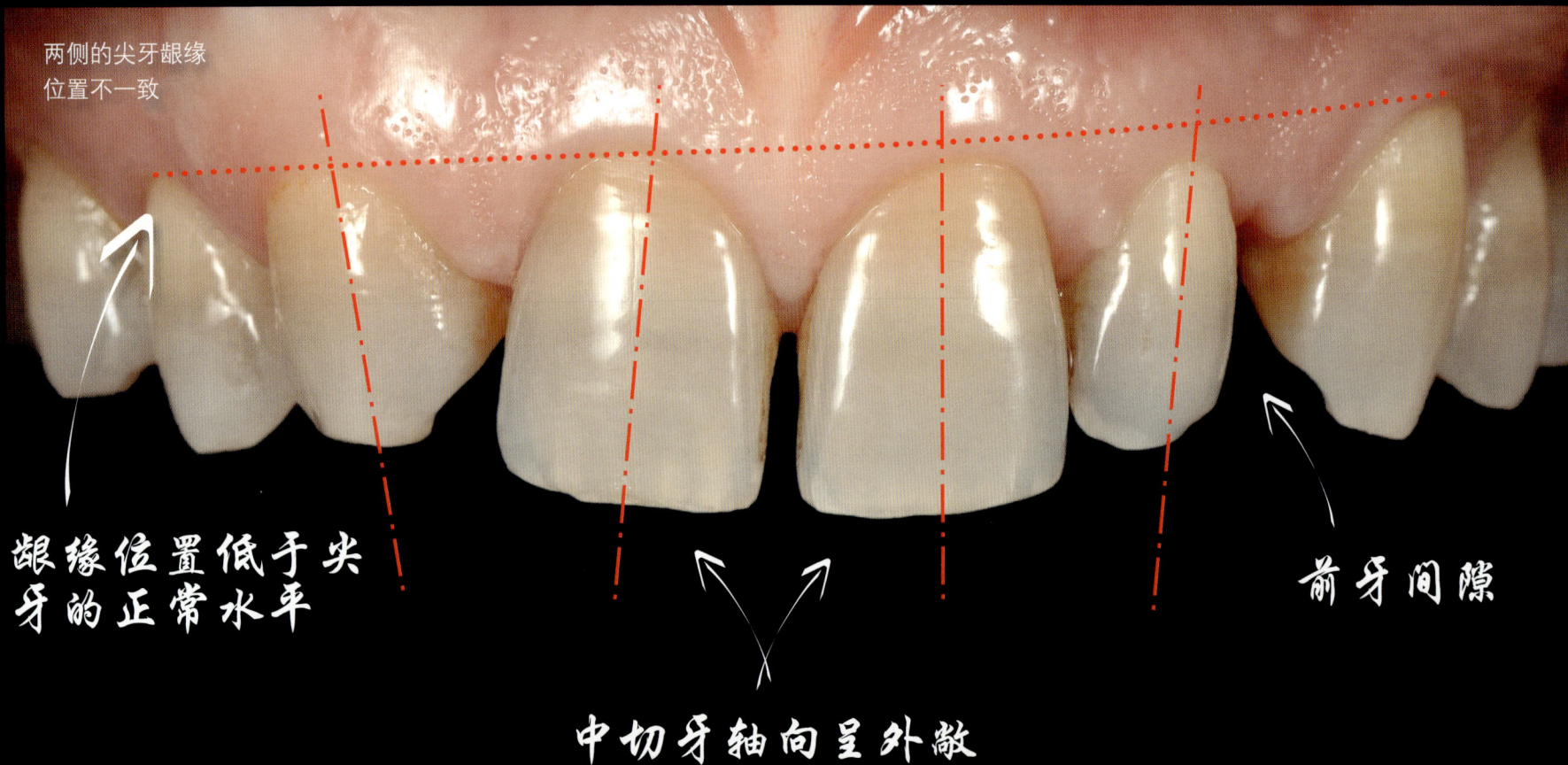

两侧的尖牙龈缘
位置不一致

龈缘位置低于尖
牙的正常水平

中切牙轴向呈外敞

前牙间隙

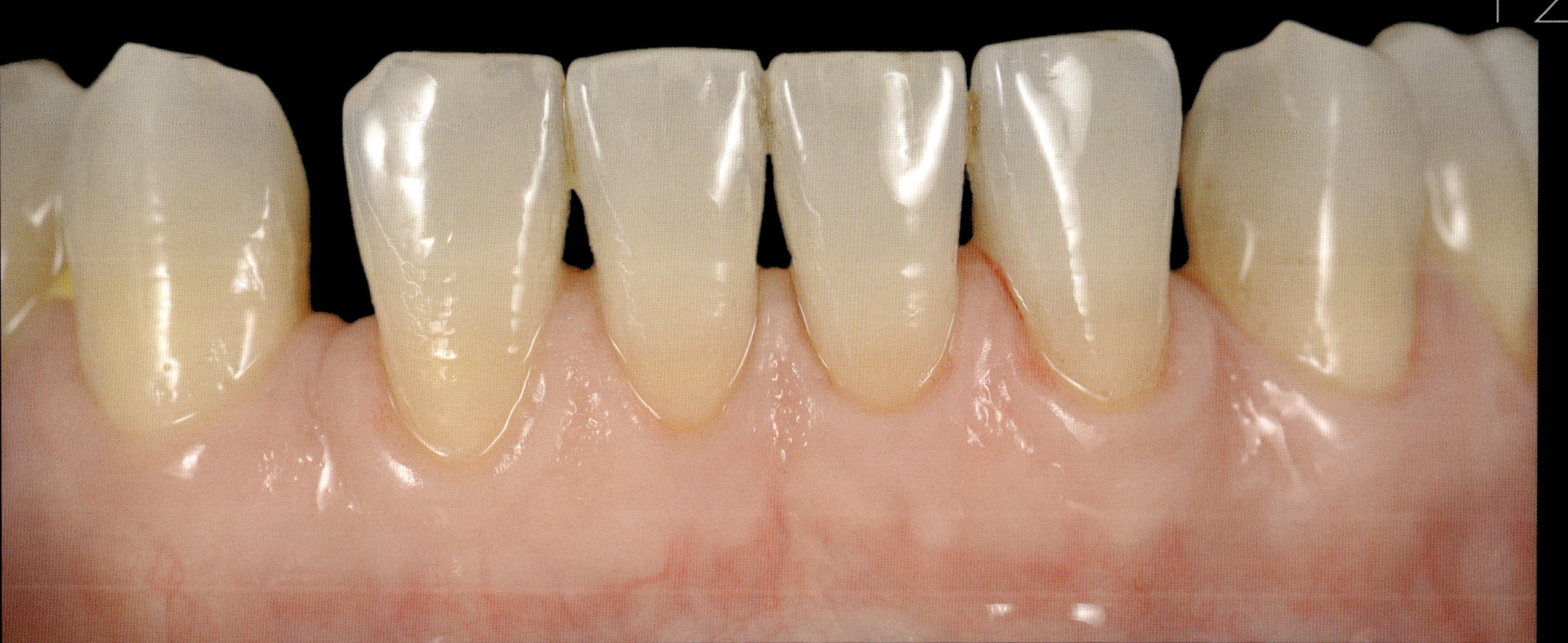

治疗目标

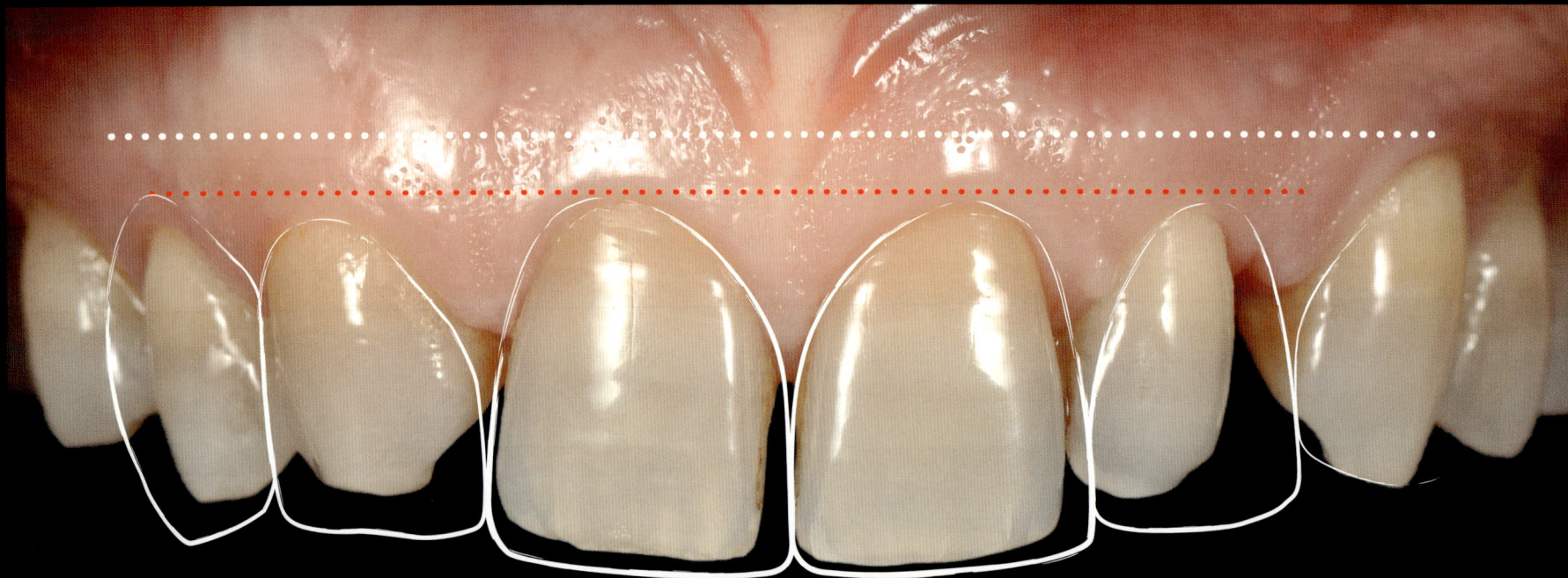

→ 通过修复治疗增加上颌中切牙的唇侧体积和切缘长度，强化它们在前牙美学区的主导地位。

→ 重新排齐4颗切牙在牙弓的位置。

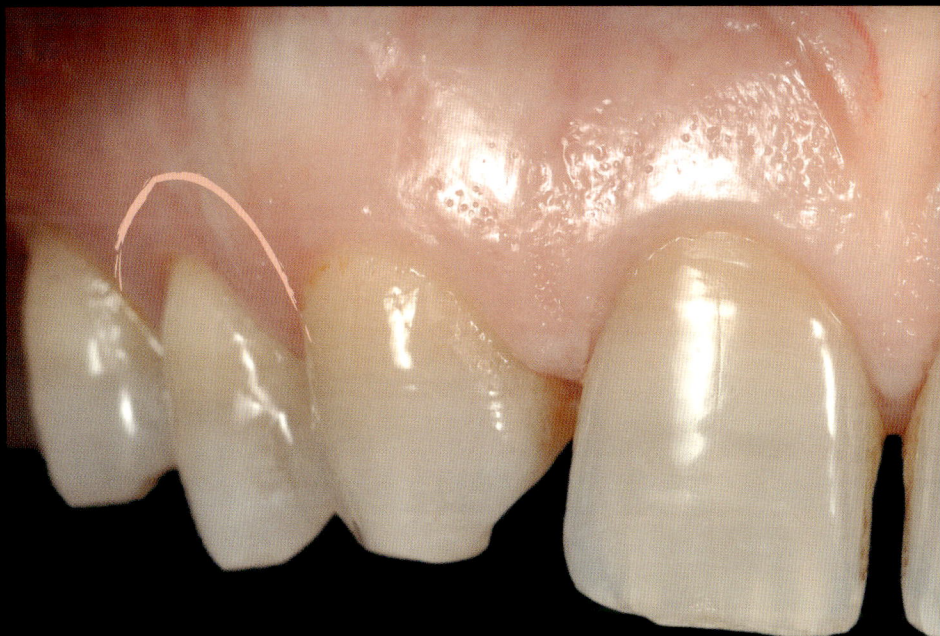

治疗方案

→ 纠正前牙区每颗牙齿的牙长轴和解剖形态，恢复前牙列的和谐美观。考虑到前牙列需要重新排列和分配空间，美学方案的范围包括整个前牙区（6颗牙齿或者以上）。如果只是将右侧尖牙改形为缺失的侧切牙形态，那么是不足以达到和谐的美观效果的。

→ 将右侧上颌尖牙的形态改变为侧切牙，减小近远中径和唇面弧度。

→ 将右侧上颌第一前磨牙的形态改变为尖牙，增加第一前磨牙的临床冠高度并且强化牙尖外形。

→ 恢复左侧上颌中切牙、侧切牙和尖牙正常的牙齿比例。

→ 关闭下颌前牙的散在牙间隙。

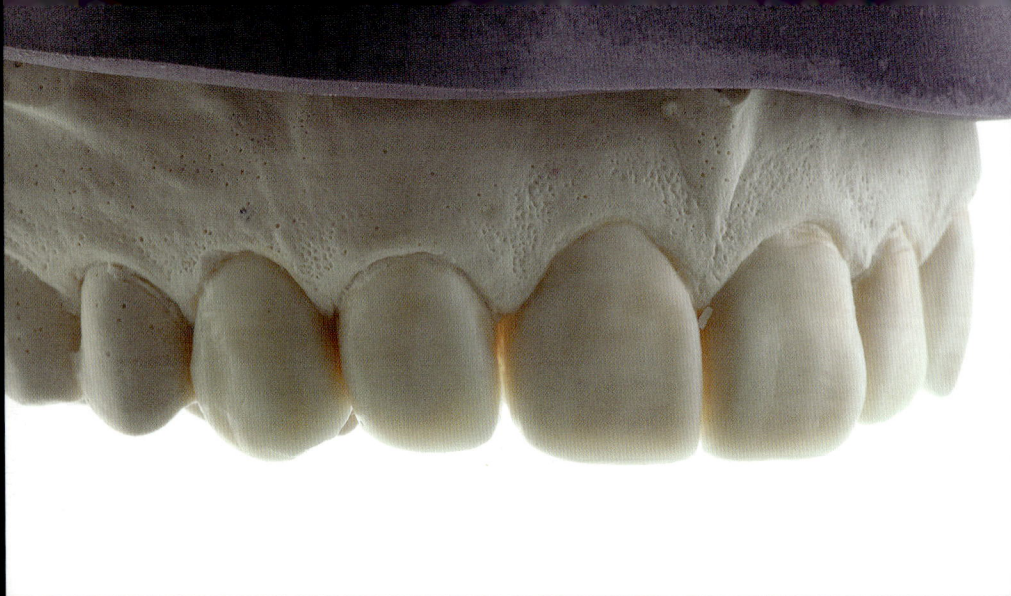
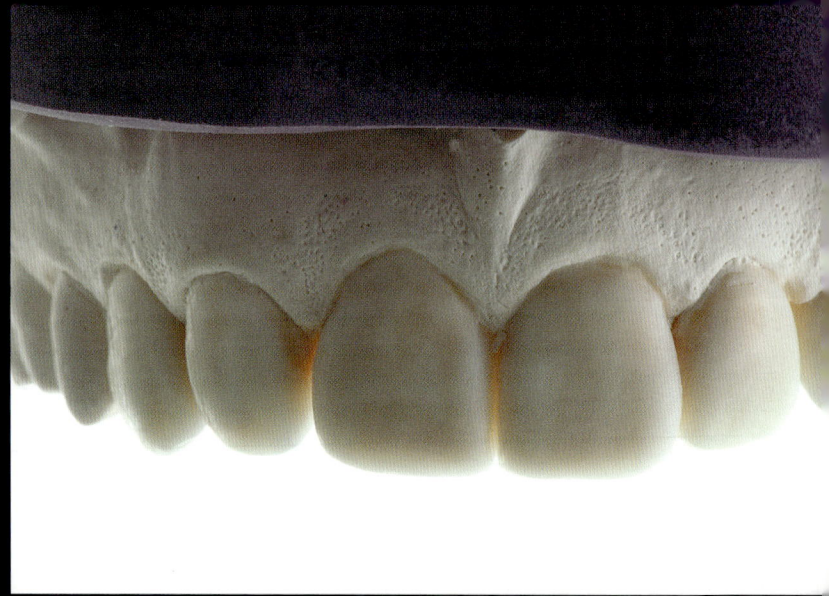
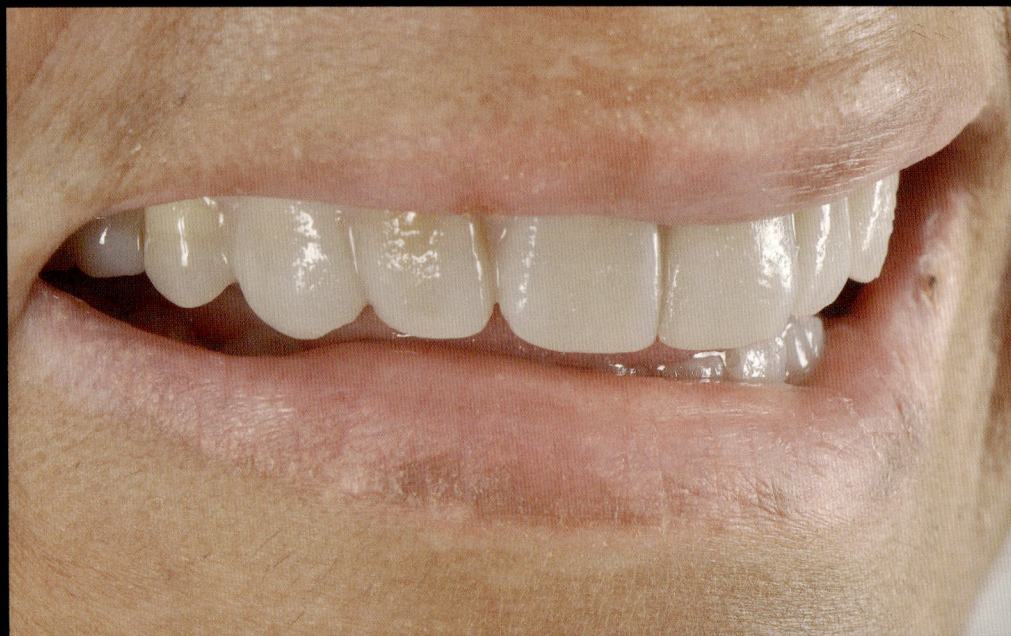
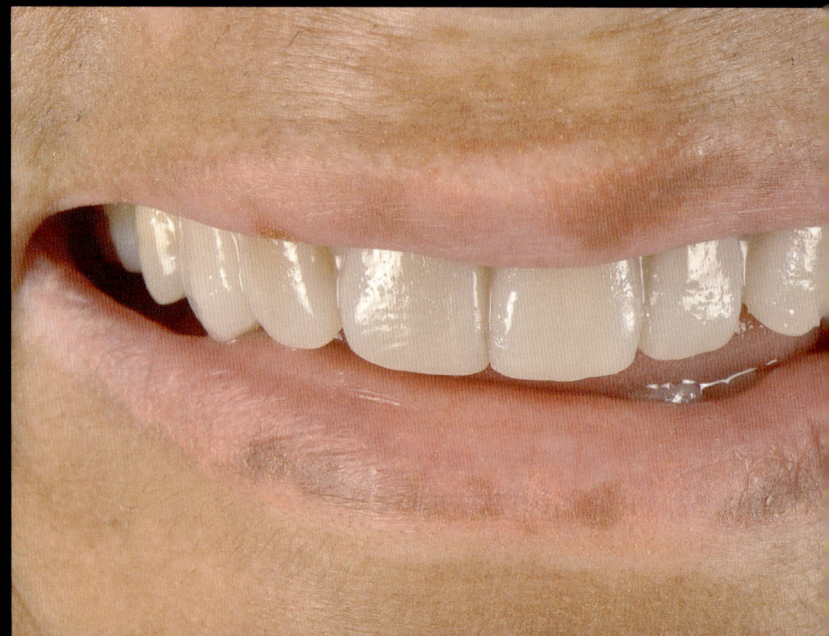

蜡型
与诊断饰面

针对牙齿改形的情况，蜡型设计之前必须要先调磨石膏模型。以本案例来说，右侧尖牙将改形为侧切牙，右侧第一前磨牙将改形为尖牙。技师如果不先调磨石膏模型，那么制作的蜡型就是一种完全"加法"形式的设计，效果有悖于和谐与美观。因此，技师必须在技工室调磨石膏模型而后再设计蜡型方案，而临床医生在椅旁也需要适当调磨个别牙齿以及局部修整牙龈，这样才能实现最终的治疗目标。

蜡型制作前的石膏调磨

→ 减少右侧上颌尖牙的唇面弧度，模拟侧切牙相对平坦的唇面。

→ 调磨尖牙的远中面，近远中减径，以模拟侧切牙的解剖形态。

→ 将右侧上颌第一前磨牙的龈缘位置向根方修整1.5mm，达到与左侧尖牙的龈缘位置一致。

→ 增加右侧上颌第一前磨牙的殆龈高度和近中面体积，以模拟尖牙独特的解剖形态和大小比例。

上述调磨和修整完成之后，我们就能够重新分配和设计前牙的空间位置与大小比例，得到理想的美学方案。

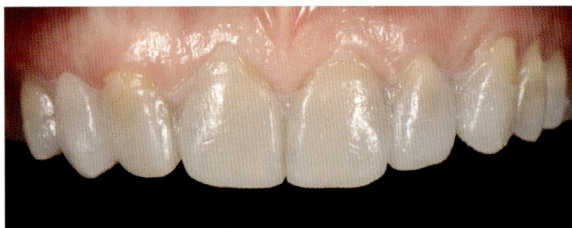

口内诊断饰面能为患者提供直观的"视角"评估方案设计。虽然右侧上颌尖牙在石膏模型上做过调磨，但饰面的硅橡胶导板能完全就位，不过在牙颈部由于凸度明显而没有被双丙烯酸树脂完全覆盖到。这说明尖牙颈部与硅橡胶导板之间有很轻微的摩擦阻力。

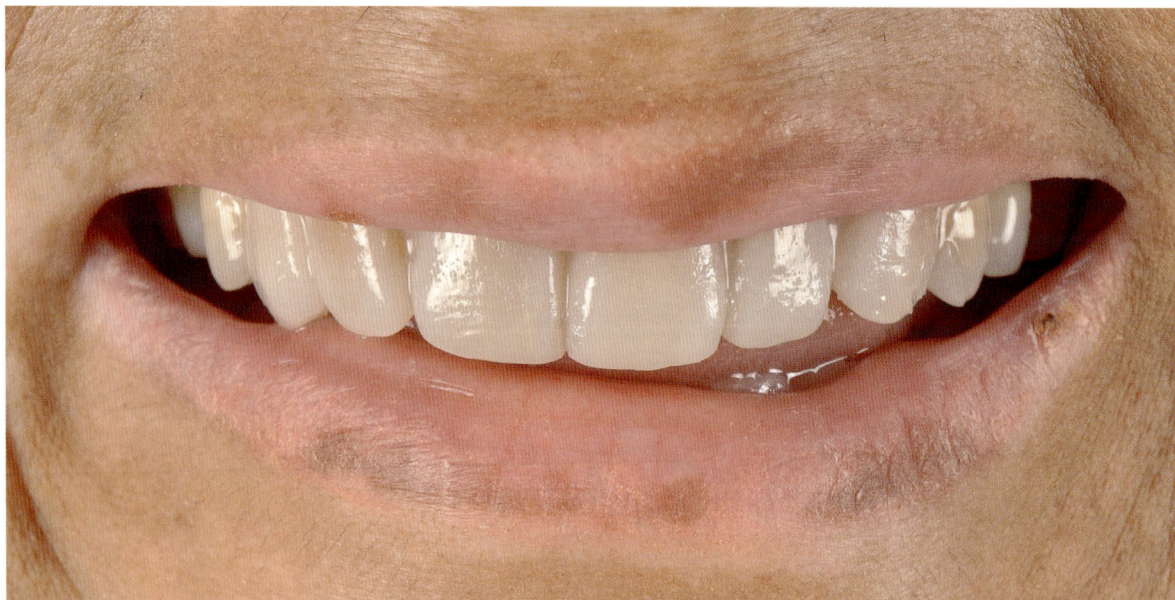

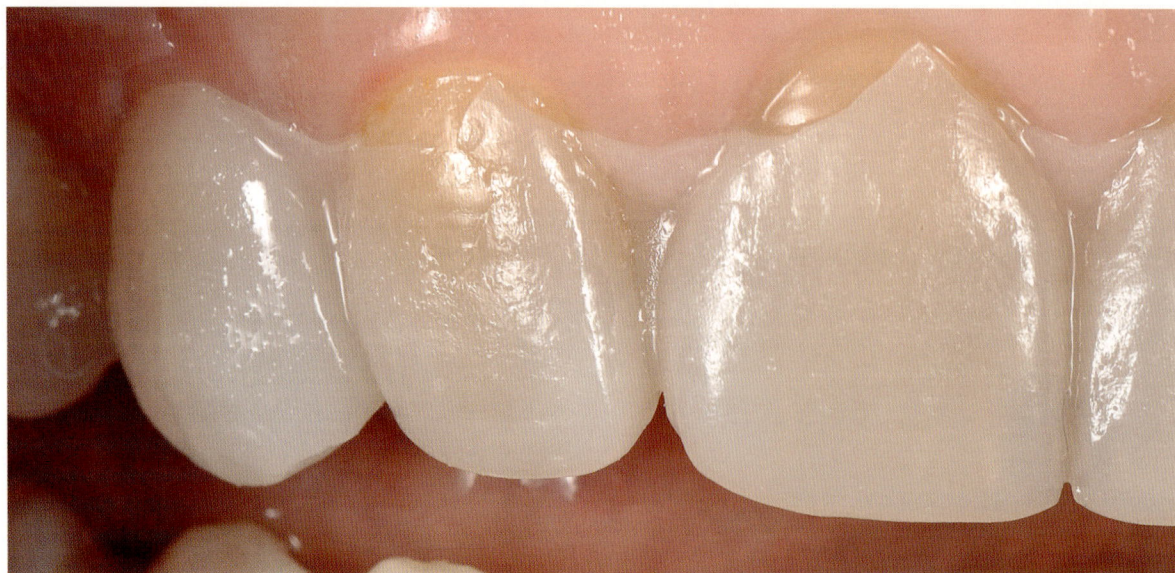

尖牙和前磨牙改形的挑战性在于：
→ 达到前牙列的和谐美观。
→ 右侧上颌尖牙的牙颈部凸度明显。
→ 尖牙需要近远中减径。
→ 前磨牙宽度增加（改形为尖牙）。
→ 前磨牙龈缘位置的根方再定位。

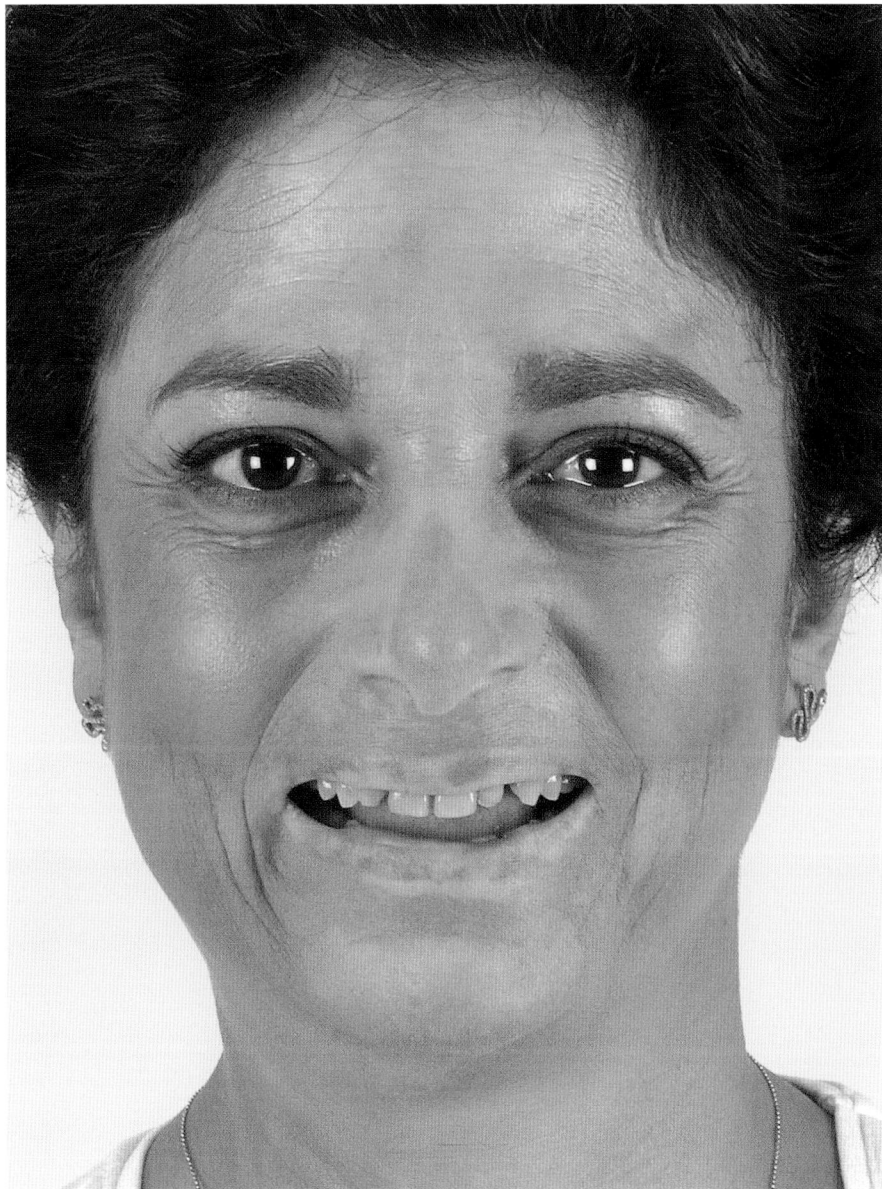

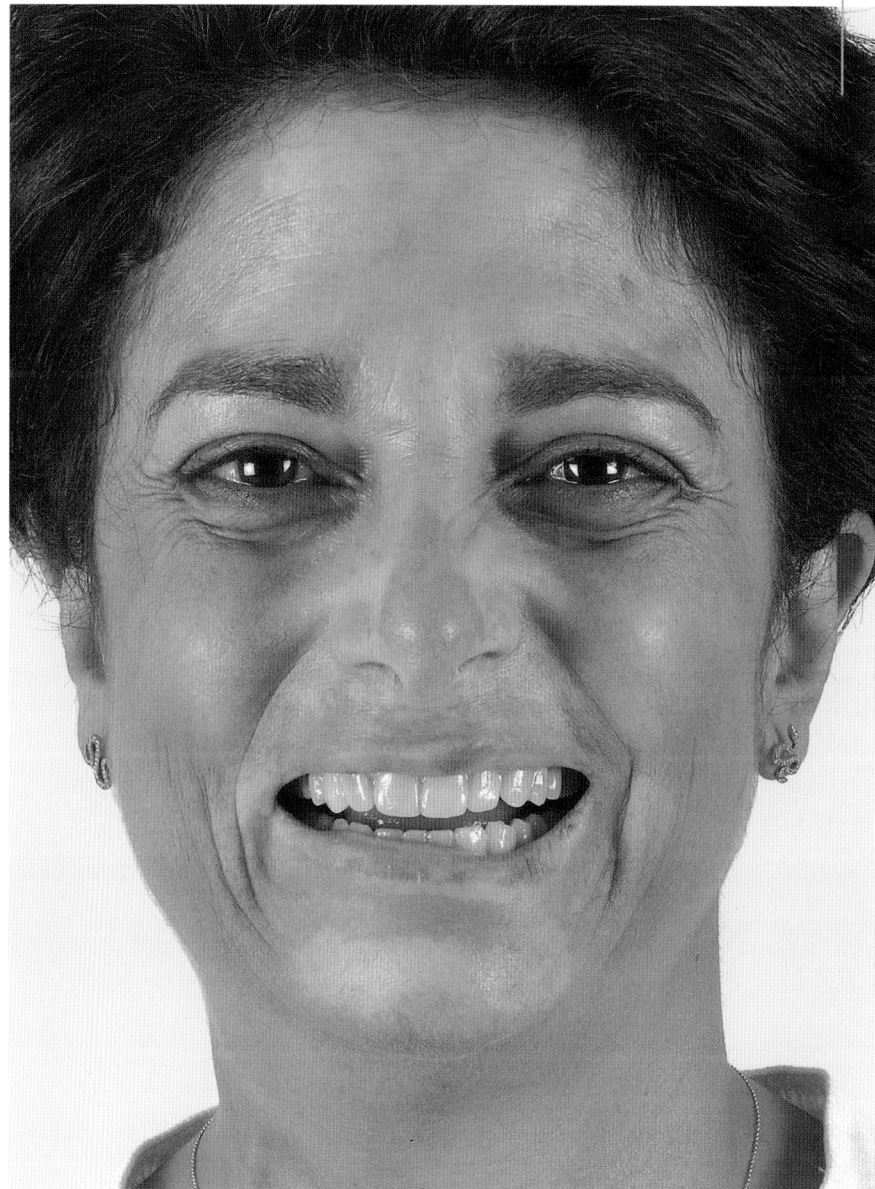

诊断饰面

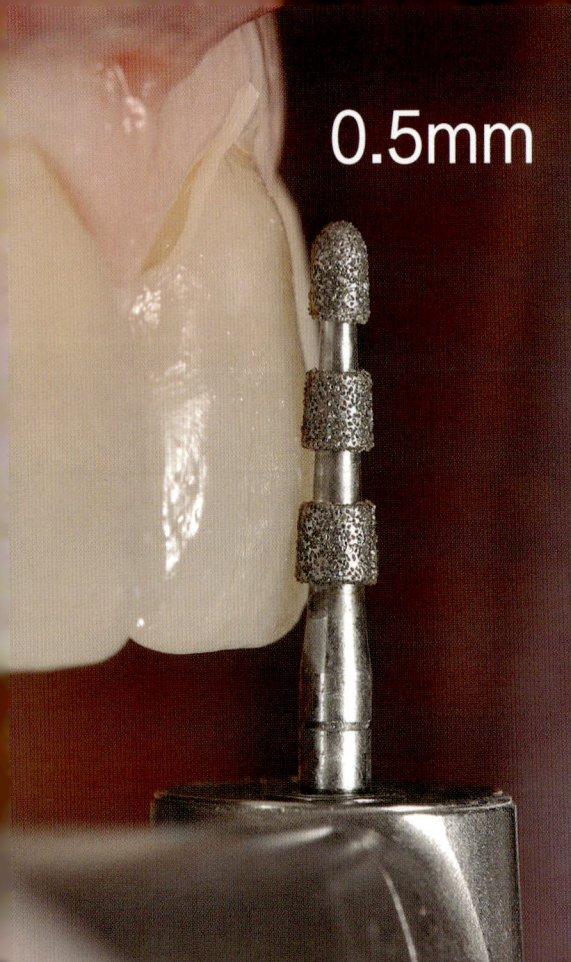

0.5mm

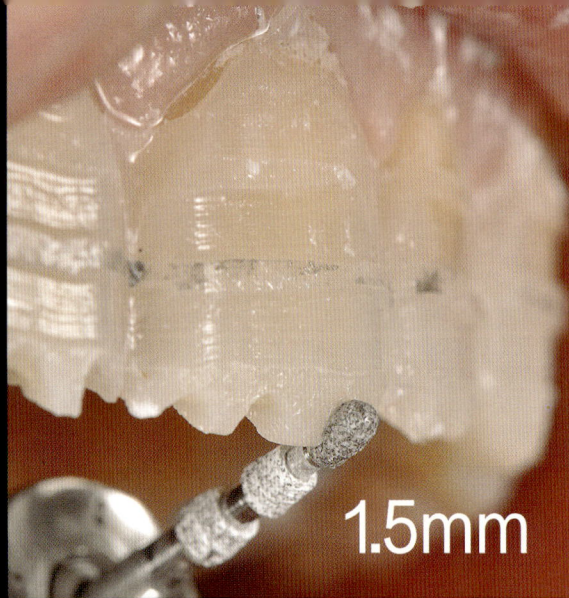

1.5mm

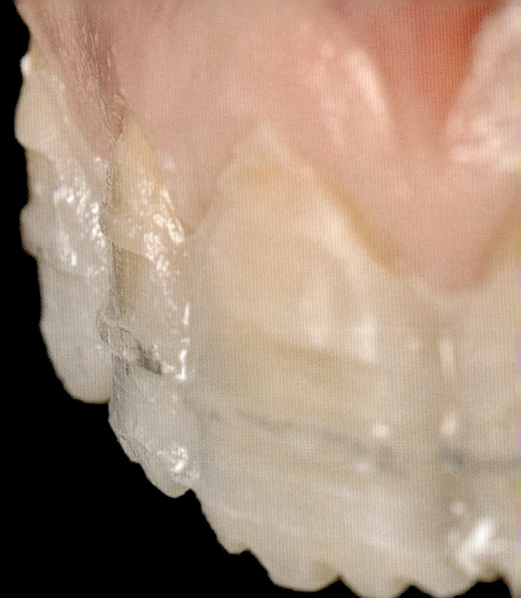

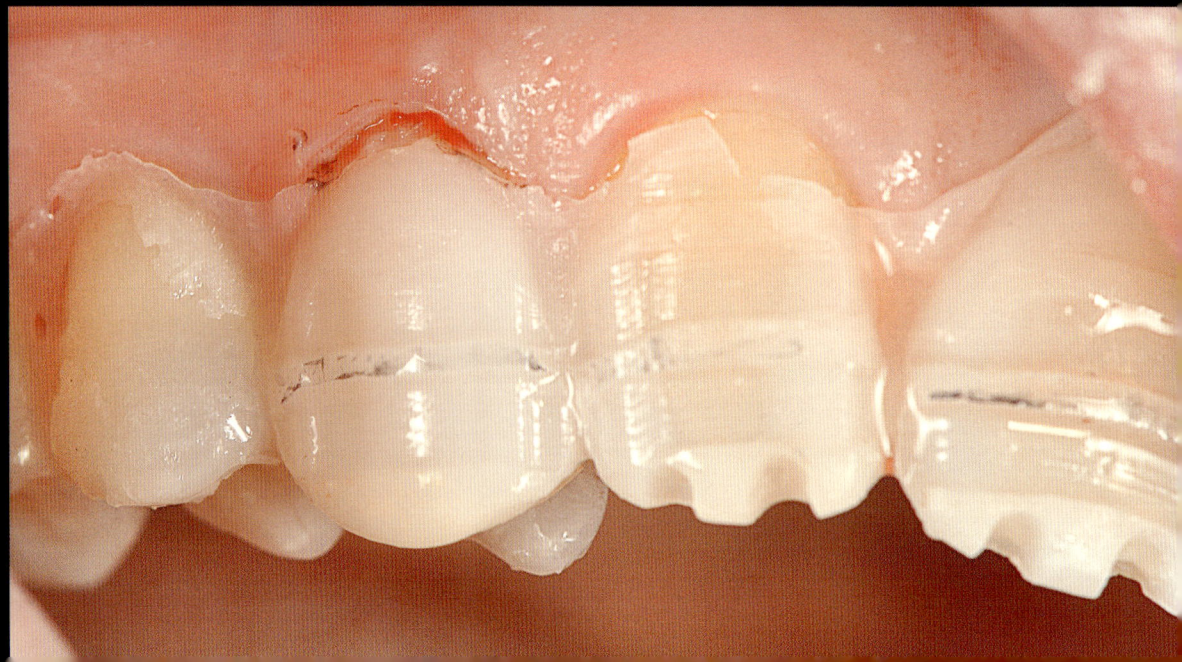

> *患者和医生共同确认口内诊断饰面的效果之后，即可开始标准化的牙体制备流程。*

以牙医的视角操作

牙体制备

在此的牙体制备原则和方法仍然和常规的单颗牙贴面是相同的。唇颊侧的制备量控制在0.5mm，切端制备量在1.5mm。以车针在口内诊断饰面上定深之后，去除诊断饰面，继续完成磨除制备。

本案例的诊断饰面还另有一个作用，即指导医生用电切刀做牙龈切除术，重新定位右侧上颌第一前磨牙的龈缘位置（与左侧尖牙的龈缘要保持高度一致）。也就是说，在第一前磨牙的修复改形之前，先使其龈缘位置符合理想条件。

当我们需要将基牙转变为另一种完全不同的牙体解剖形态时，牙体制备的方法就取决于基牙本身的形态条件：

→ 上颌第一前磨牙：首先，为了模拟尖牙的解剖形态，前磨牙的唇侧制备需要分别向根方和𬌗面两个方向上延展。其次，制备范围还要覆盖到前磨牙的颊尖（注意边缘要远离中央窝）。这些制备要点与单纯的前磨牙贴面修复是很不一样的，其目的主要是为了保证未来修复体牙尖有良好的机械强度，在本案例指的就是未来尖牙的牙尖。如果不覆盖过牙尖，那么未来贴面发生折断或脱粘接的风险会大大提高。而且从前磨牙转变到尖牙的解剖形态来说，前磨牙体积的扩大也是必要的。

→ 右侧上颌尖牙：首先，为了模拟侧切牙，尖牙唇颊侧形态的制备量会较大（从明显的唇面弧度转变为侧切牙唇面平坦的特征）。其次是彻底打开尖牙的远中邻面，以达到近远中减径的目的。近中邻面的制备主要是为了技师有充分的余地重新分配未来的右侧侧切牙与中切牙远中和未来尖牙近中的空间占比，以满足理想的牙列美观。

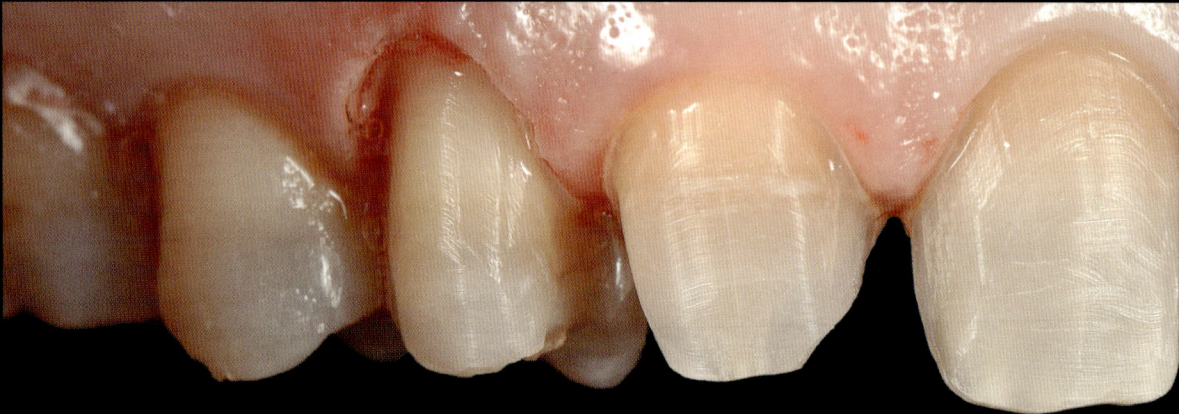

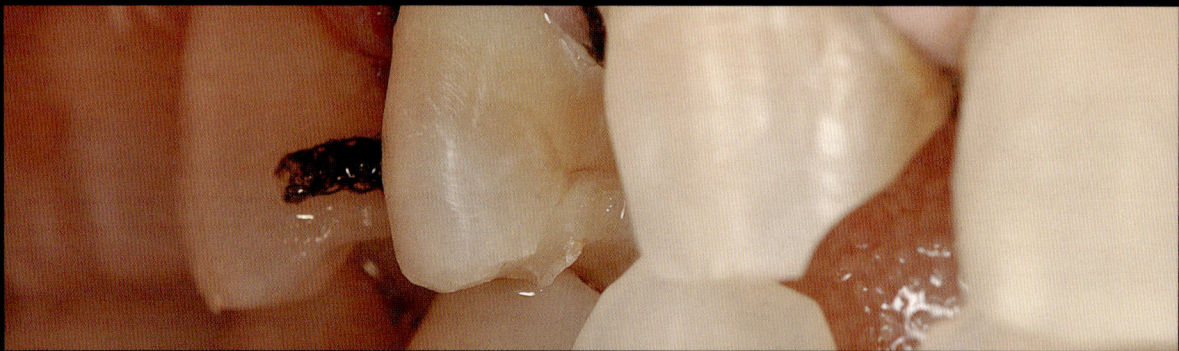

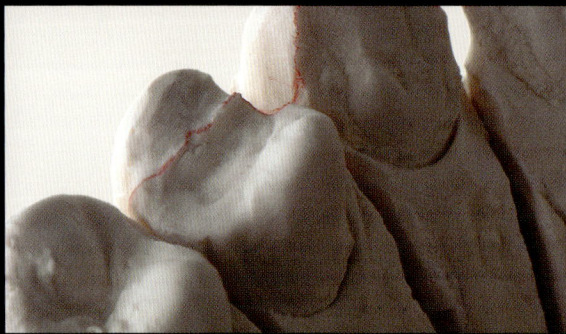

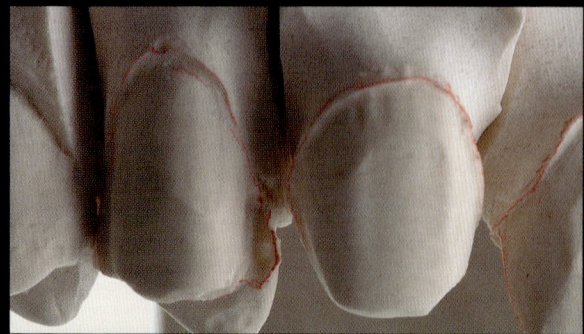

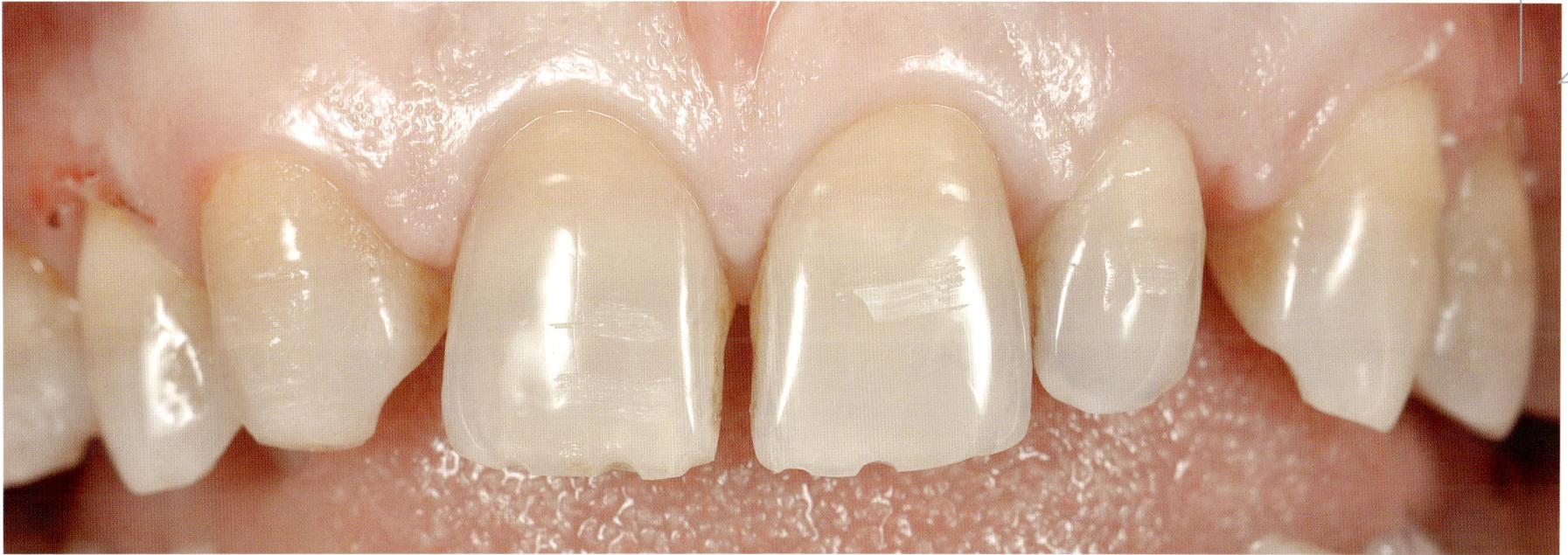

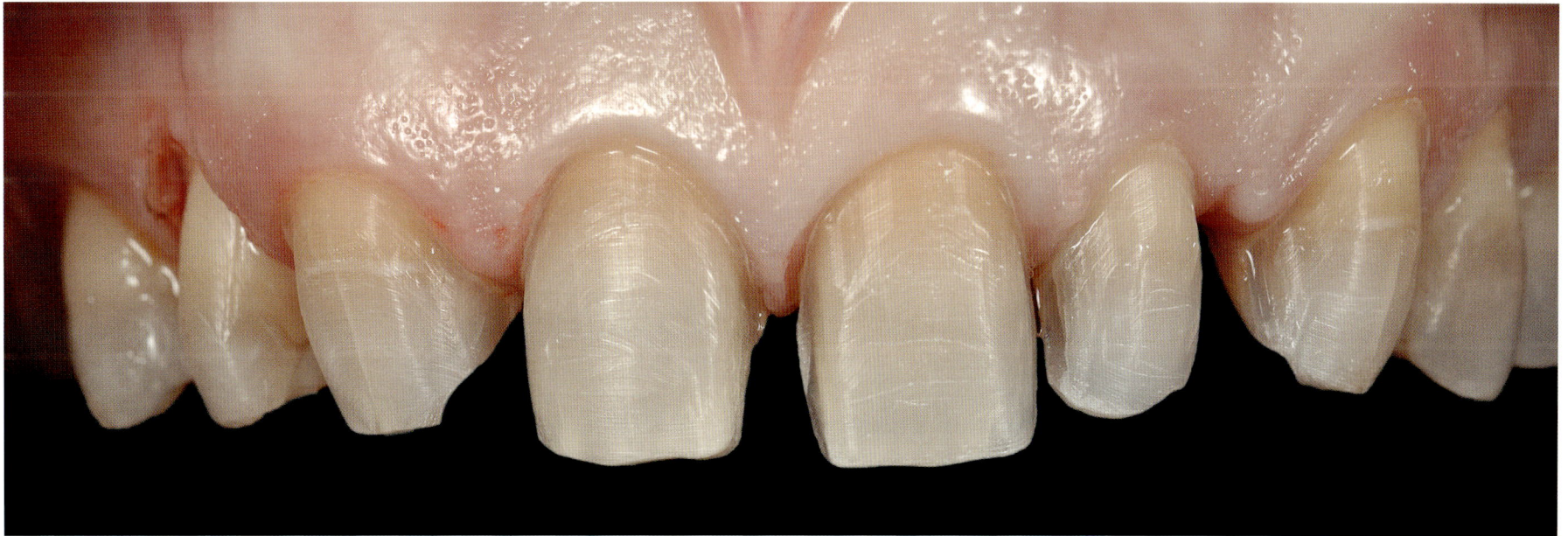

临时贴面和印模制取

临时贴面的制作，是采用与诊断饰面相同的双丙烯酸树脂材料和导板直接翻制到口内。尽管本案例的患者在饰面阶段认可了方案设计，但她要求临时贴面的中切牙做一些极少量的调整。

因此为了将调整后的方案与技工室有准确的沟通和传递，医生在临时贴面的基础上口内制取印模。这样一来，技师就能根据调整后的临时贴面来制作最终的修复体。

❝ *临时贴面经过医生的衡量和调整之后，制取印模是必不可少的步骤。这样一来，技师才能在制作最终修复体时精确复制出临时贴面在口内的体积大小。* **❞**

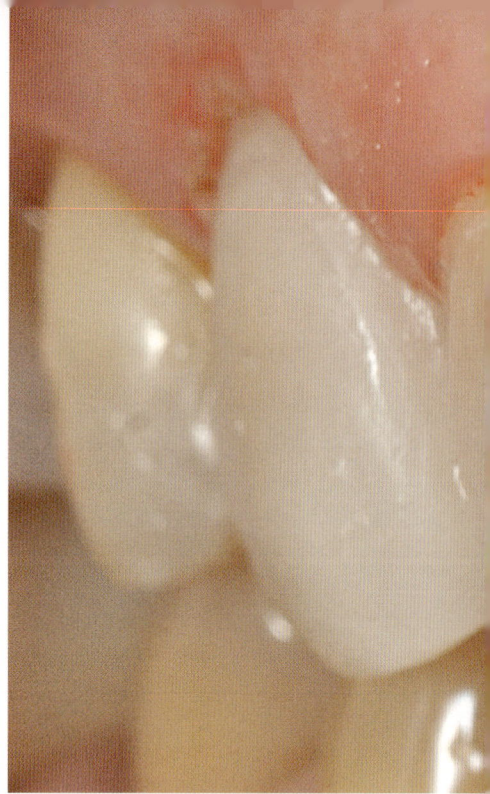

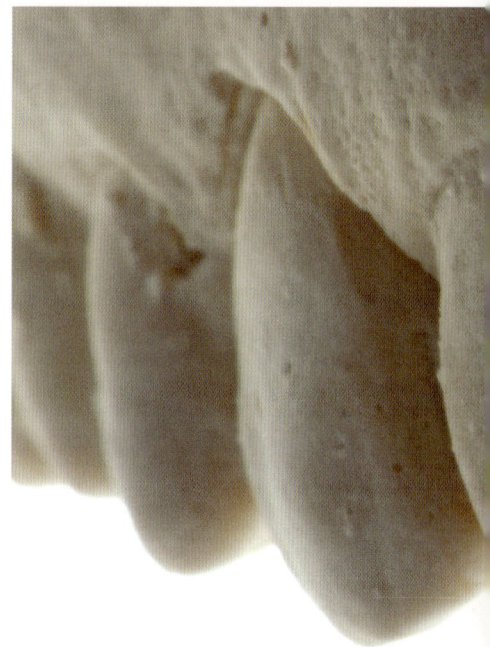

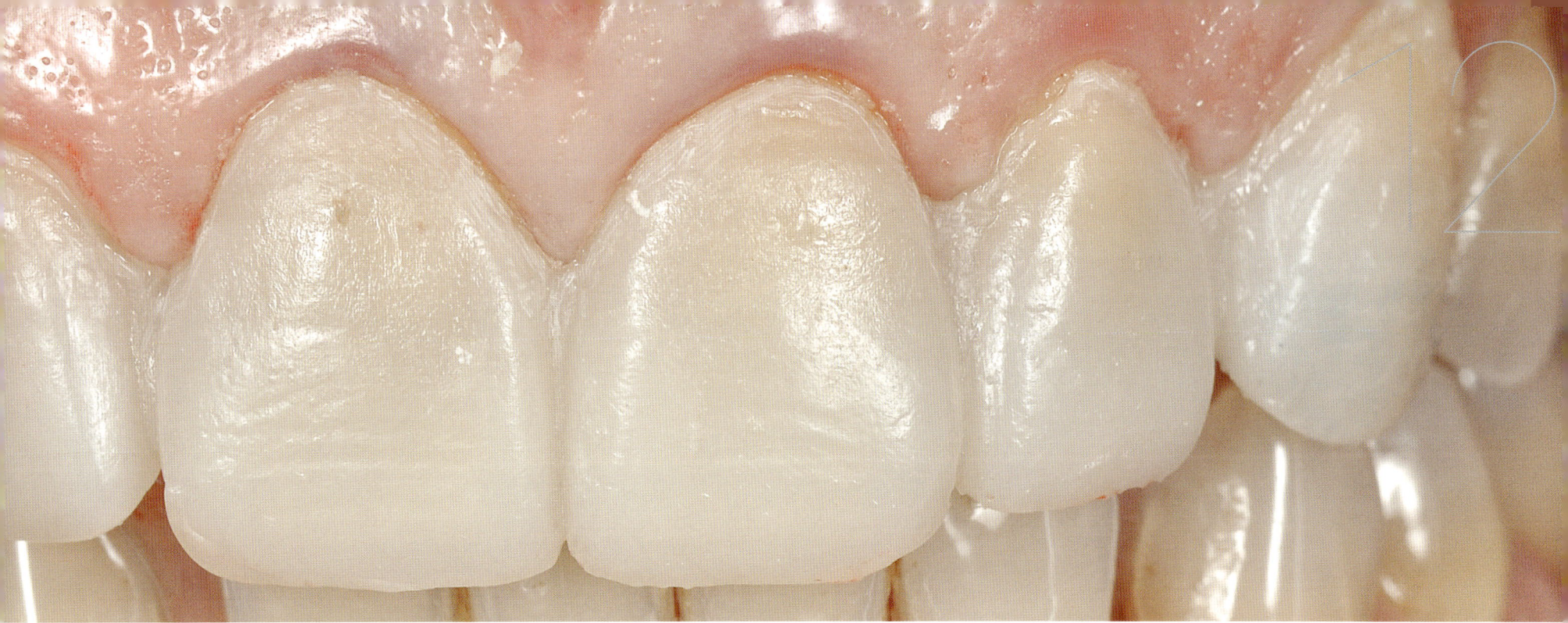
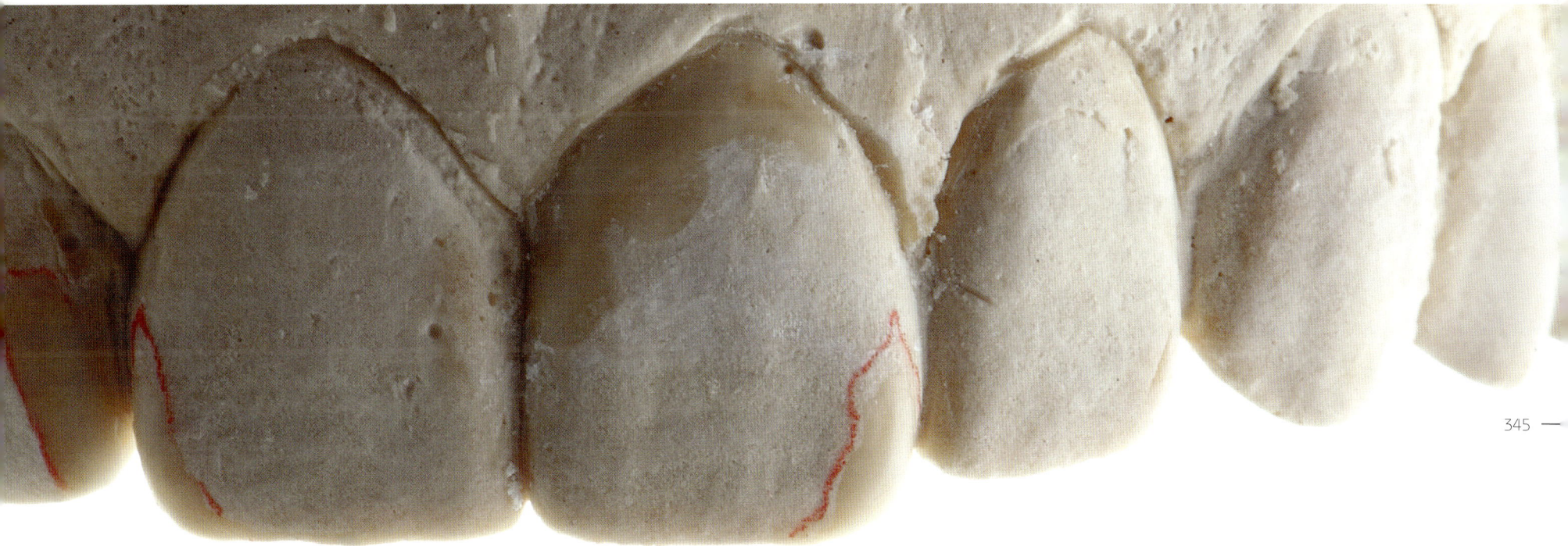

技工室制作

从石膏工作模型上，我们可以清晰地看到本案例在牙体制备上的特点和方法：
→ 右侧上颌第一前磨牙的制备范围覆盖颊尖。
→ 右侧上颌第一前磨牙的近中邻面制备延伸到边缘嵴一半的位置。
→ 右侧上颌尖牙的远中邻面彻底打开。

利用蜡型方案再翻制一副硅橡胶导板，并切分修整，作用是用于检查预备体与最终修复体之间的空间是否充分和均匀。

检查铸造完成的贴面基底结构（IPS e.max）在代型上是否能准确就位，然后在基底结构表面上色堆瓷，先以"Essences"来遮盖基牙面少量的颜色异常，然后在牙颈部和邻面做少量上色。瓷层堆塑依次是牙本质瓷粉、牙釉质瓷粉以及最后的个性化表征（表面形态、白斑和乳光效应等等）。

左侧上颌侧切牙和尖牙之间的间隙可以通过在贴面基底邻面堆瓷的方式来关闭。也就是说，在二者之间恢复正常的邻接触和龈乳头形态。技工室的制作过程包括贴面的加工、唇轴角的精修、贴面抛光和上釉。

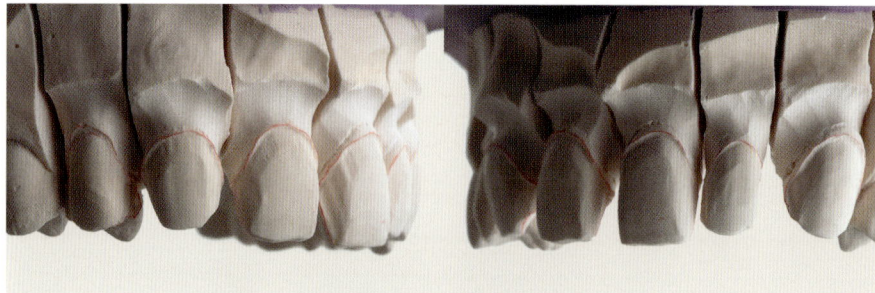
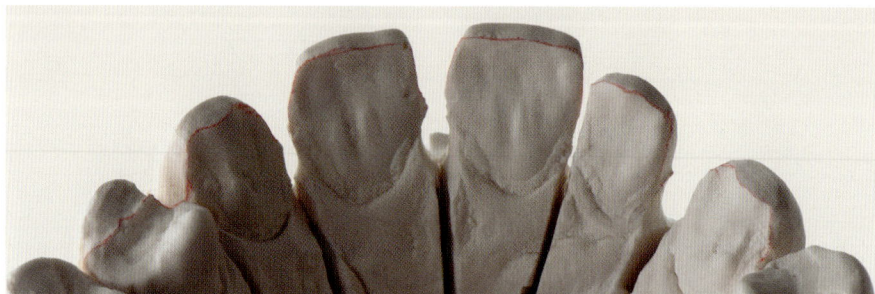
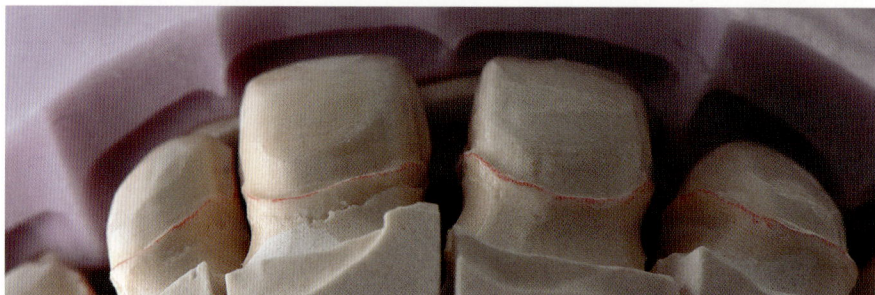
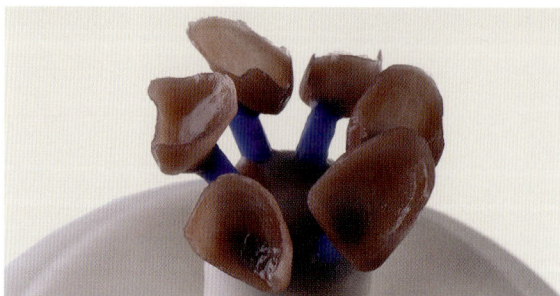
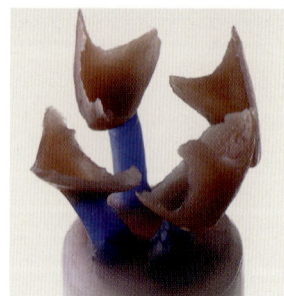

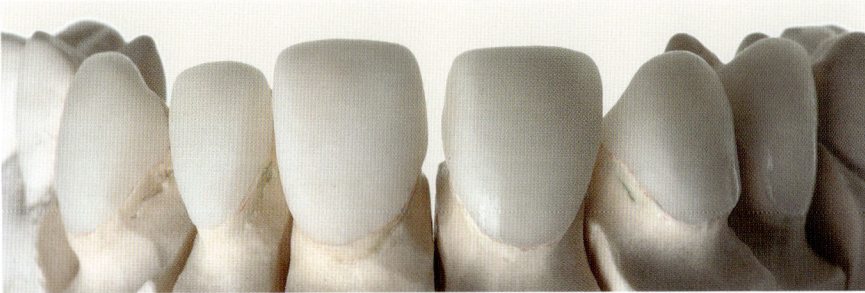
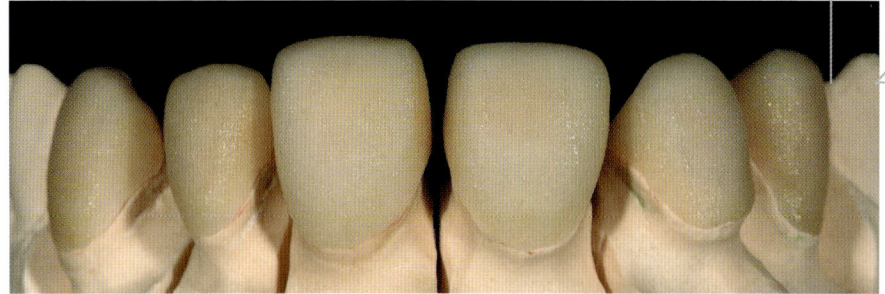
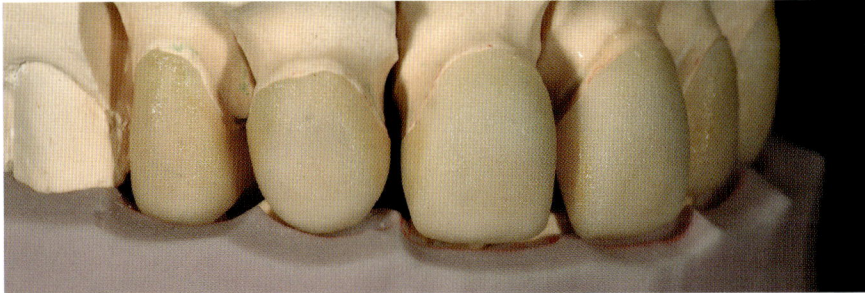
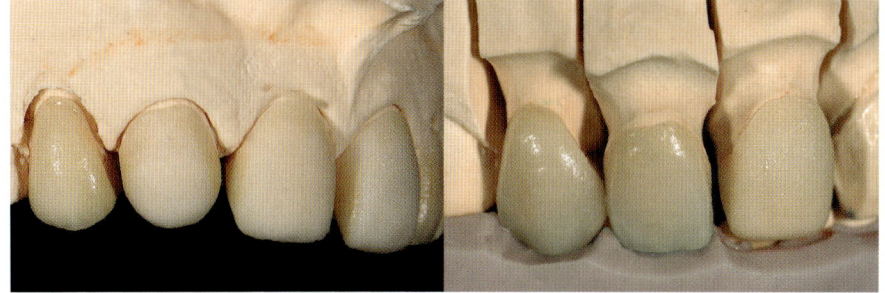
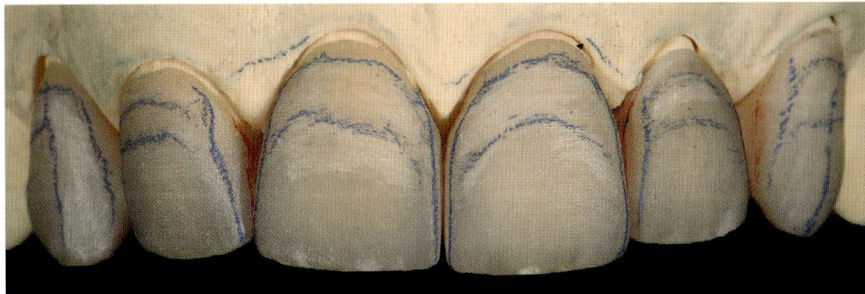
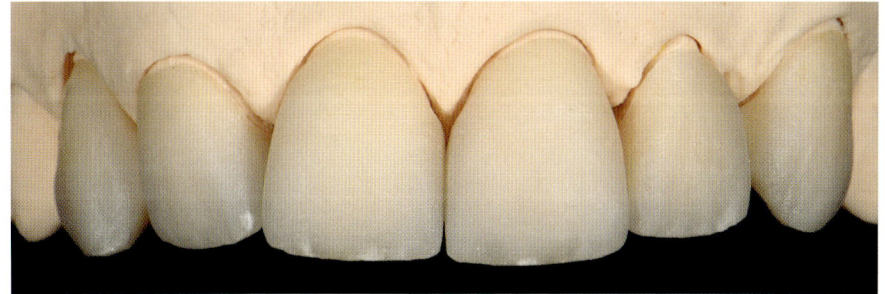
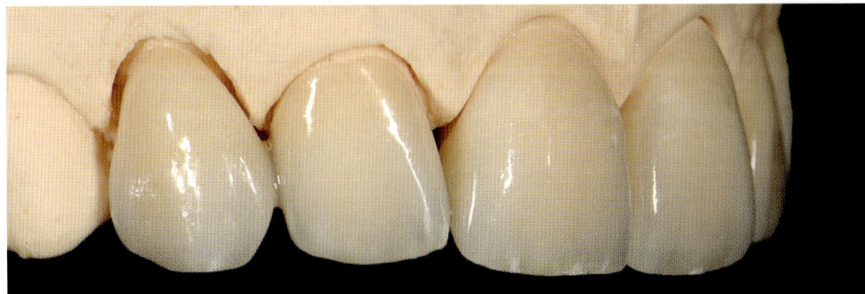
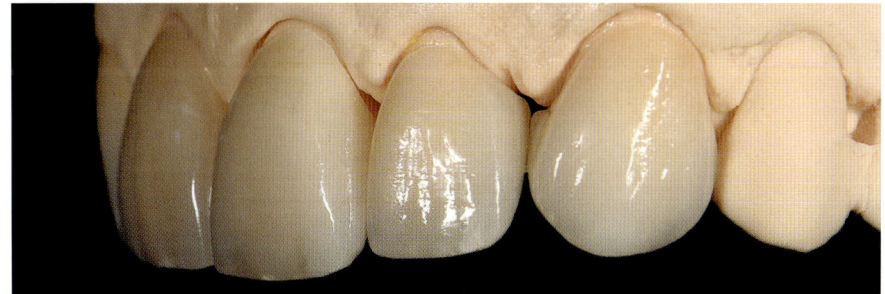

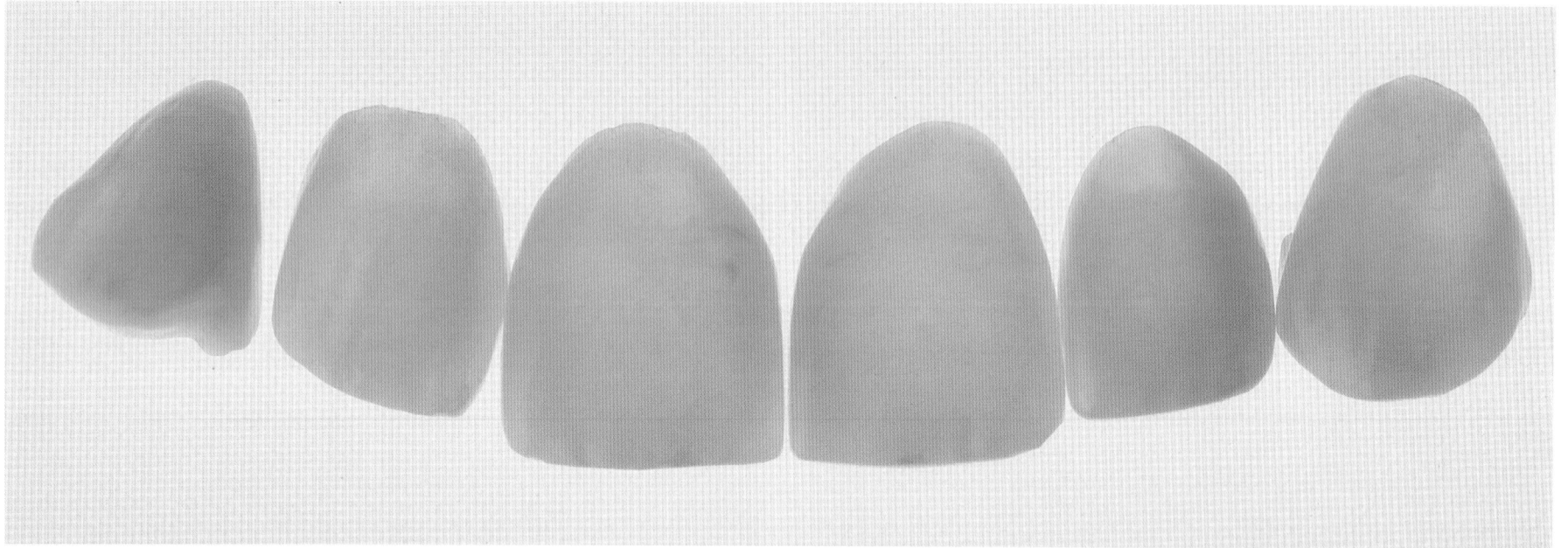
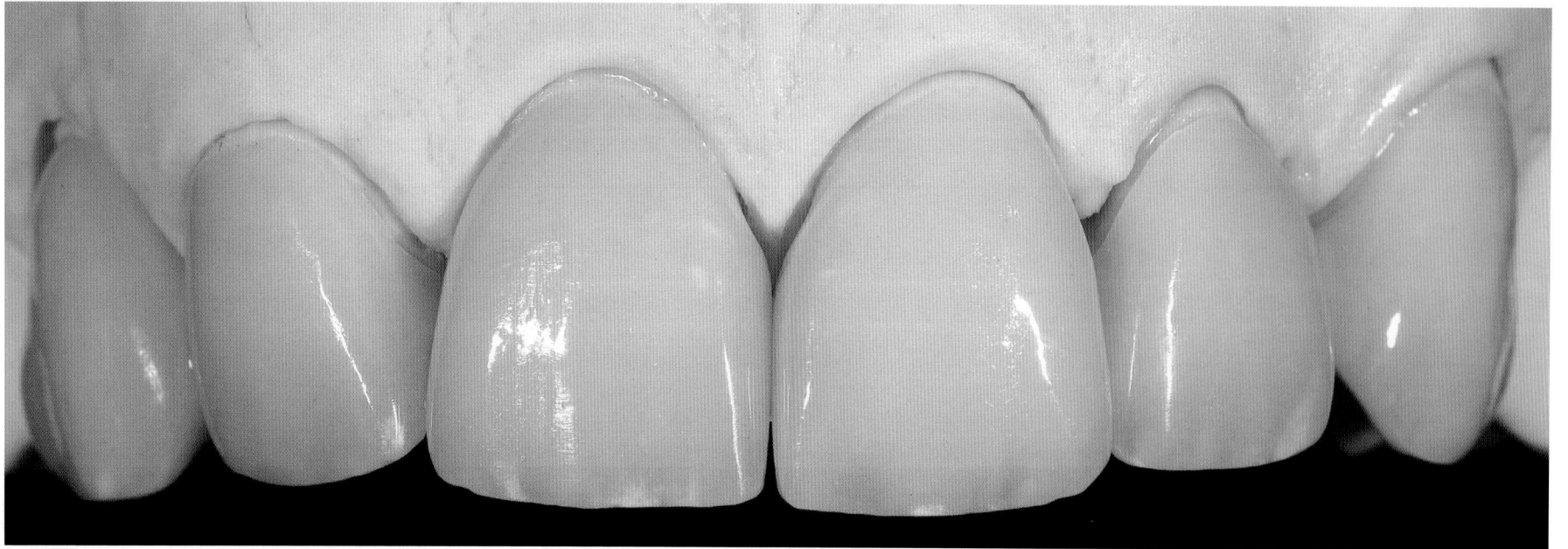

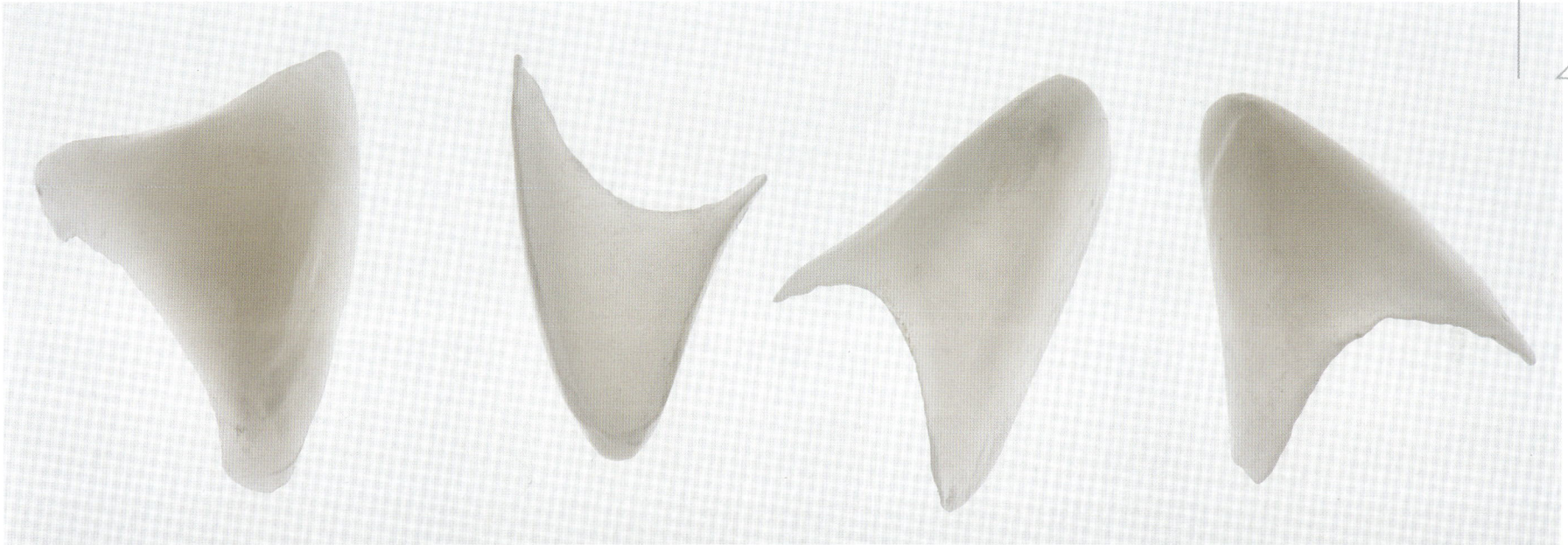

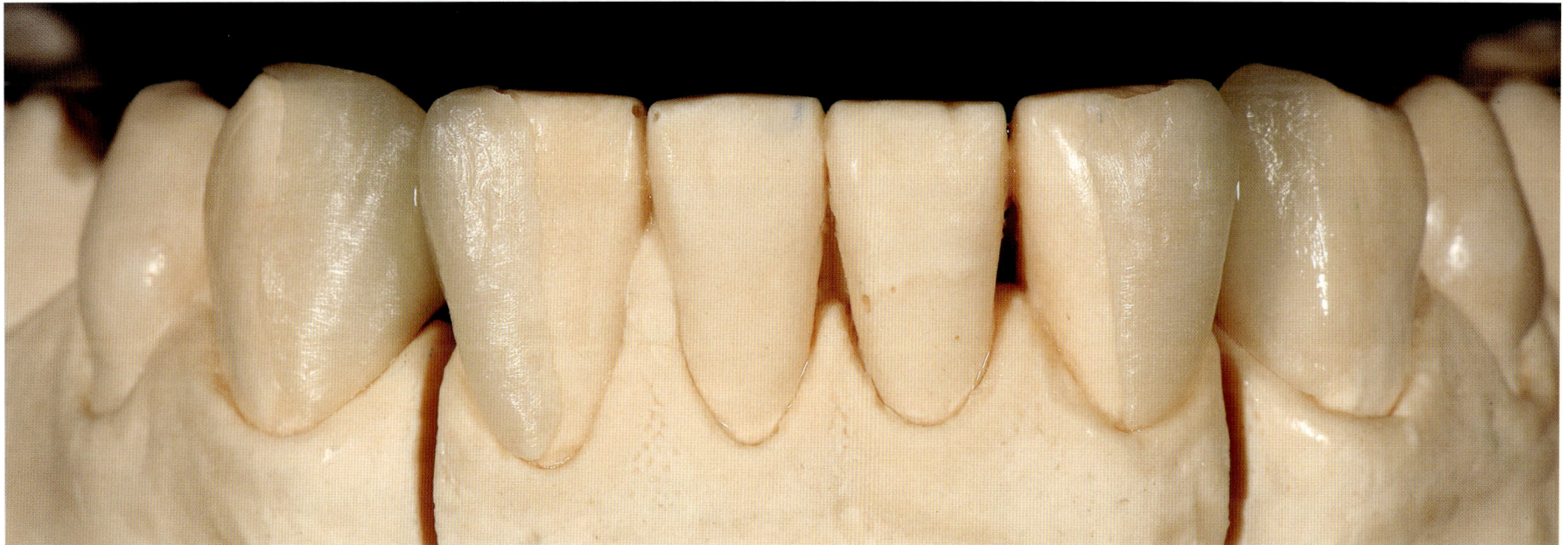

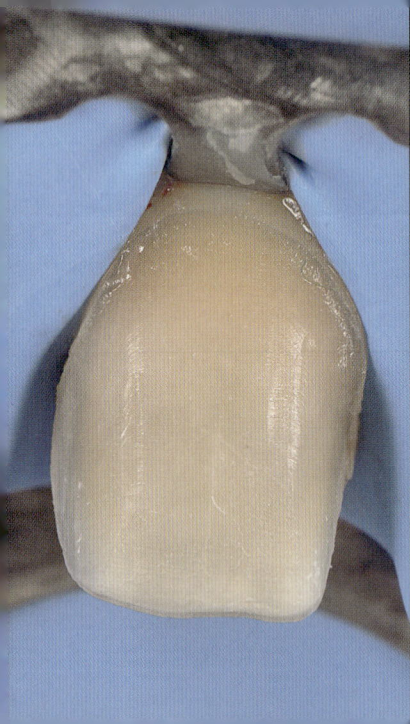

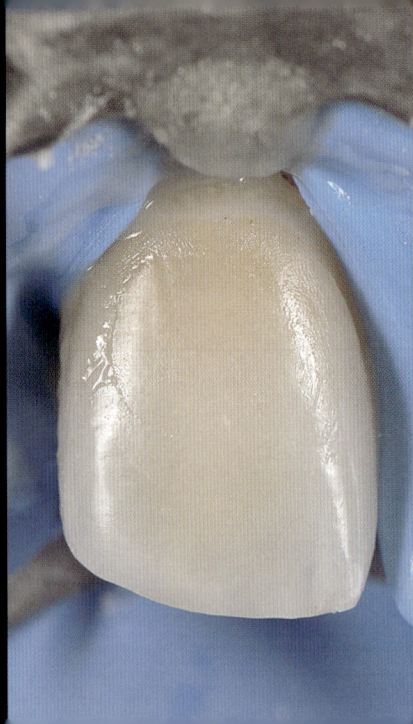

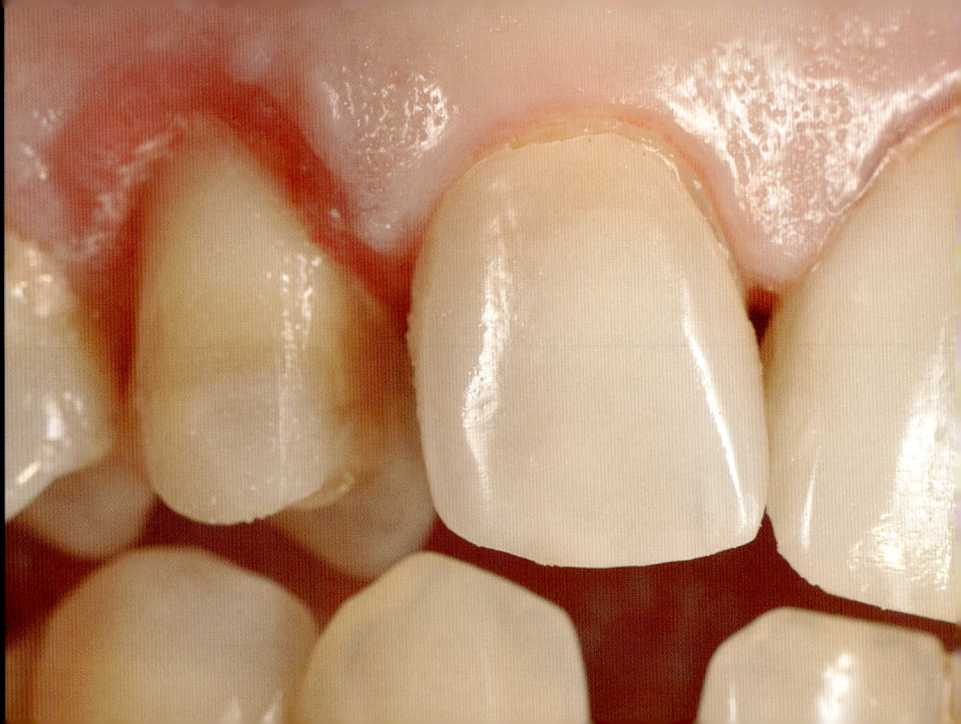

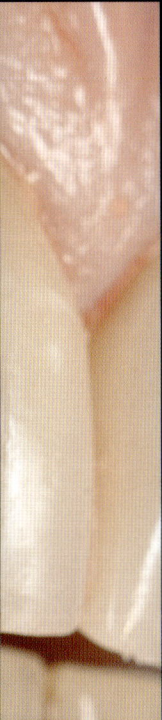

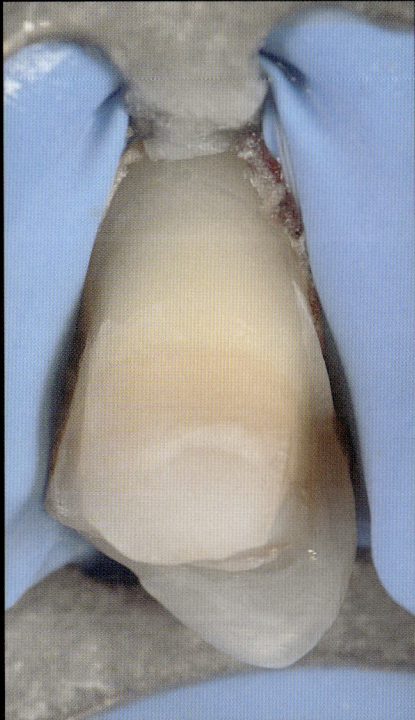

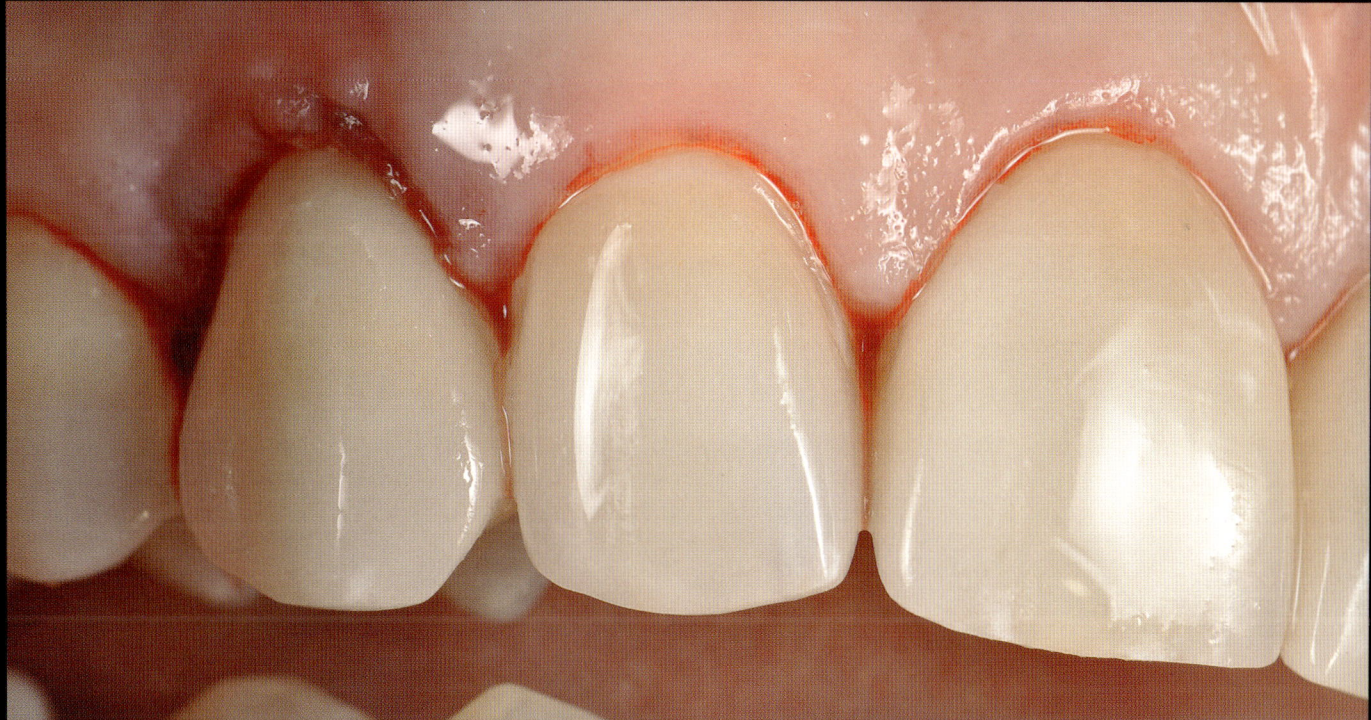

材料

→ 瓷块：IPS e.max LT A1

→ 粘接水门汀：Enamel HRi
  UD0（美塑）

→ 粘接剂：All-Bond Universal
  (Bisco)

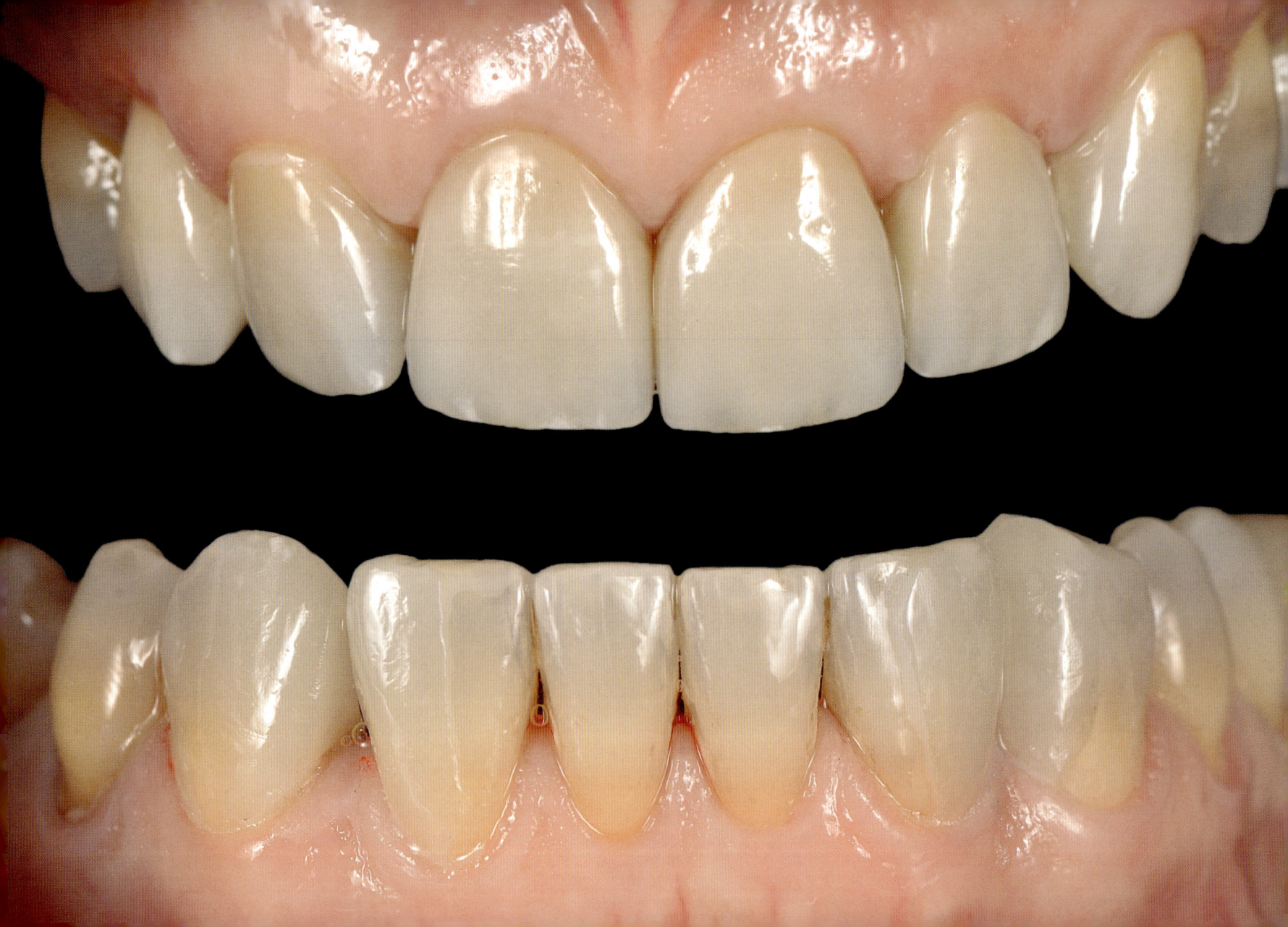

12

下颌部分贴面的精修和抛光

在下颌粘接完成部分贴面后，先以精细颗粒度的红色火焰状金刚砂车针在低速和水雾条件下修整粘接边缘。然后，再用阿肯色石和硅胶抛光盘在低速条件下抛光边缘，方向操作沿着瓷贴面到牙体。使用的工具一定要从粗颗粒度到细颗粒度的顺序依次进行，这样就能得到极高的光亮效果。

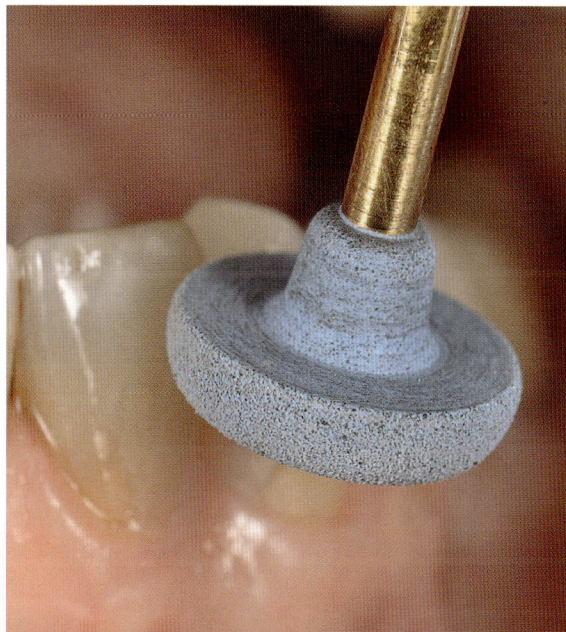

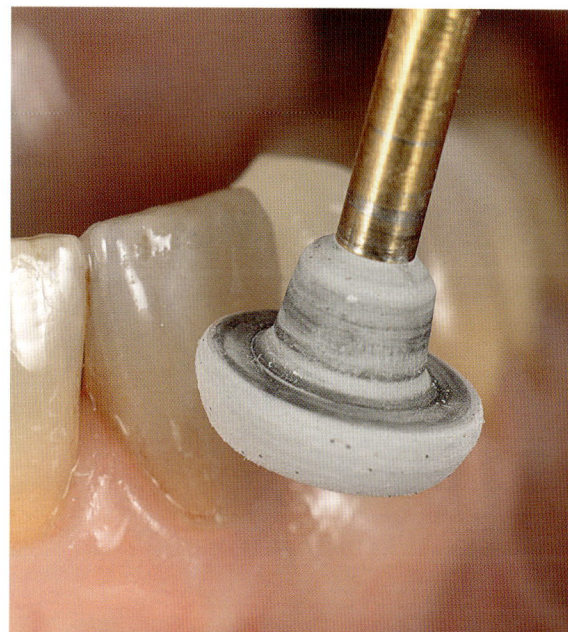

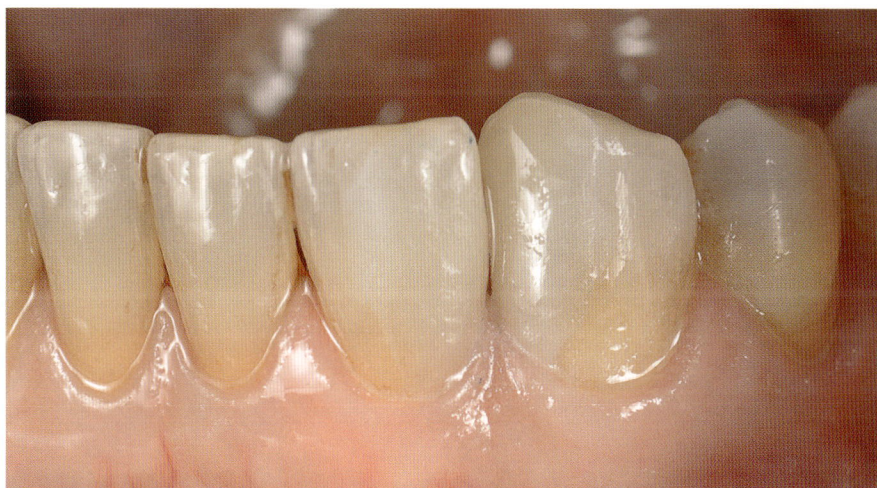

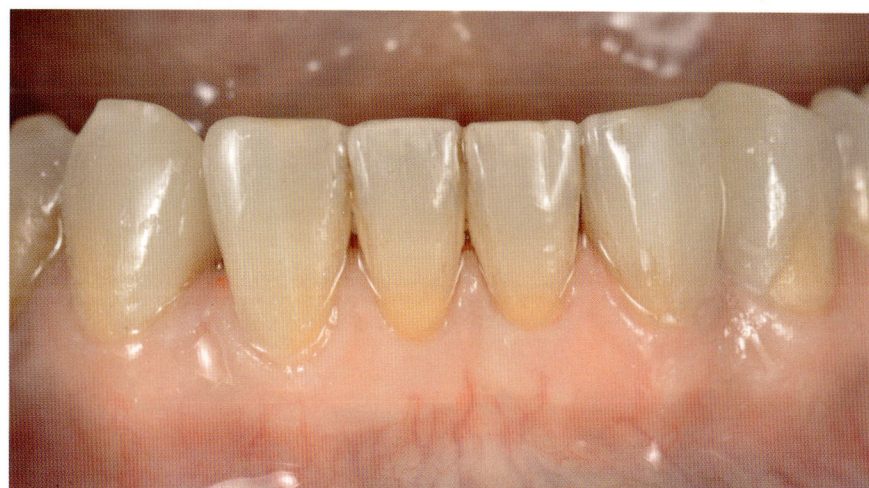

最终结果

由于前牙区空间得到了更合理的重新分配，尤其在右侧第一前磨牙（增高、增宽）和尖牙（近远中减径和唇面平坦），因此"牙体才能彻底改形为另一种解剖形态，实现理想的美观效果。❞

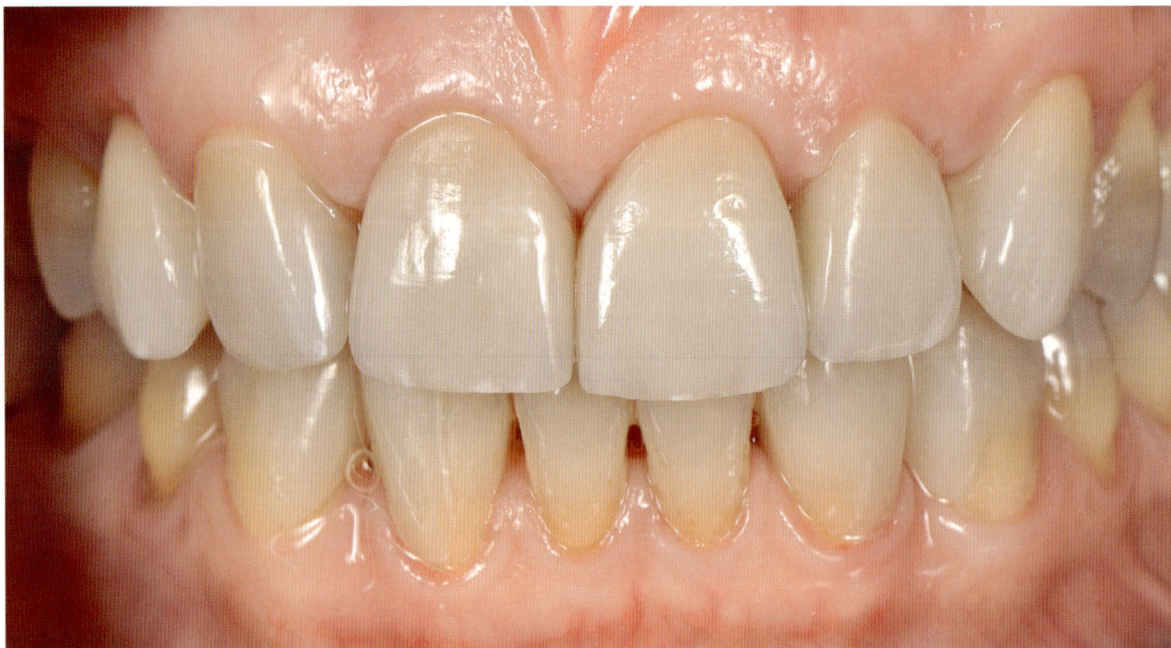

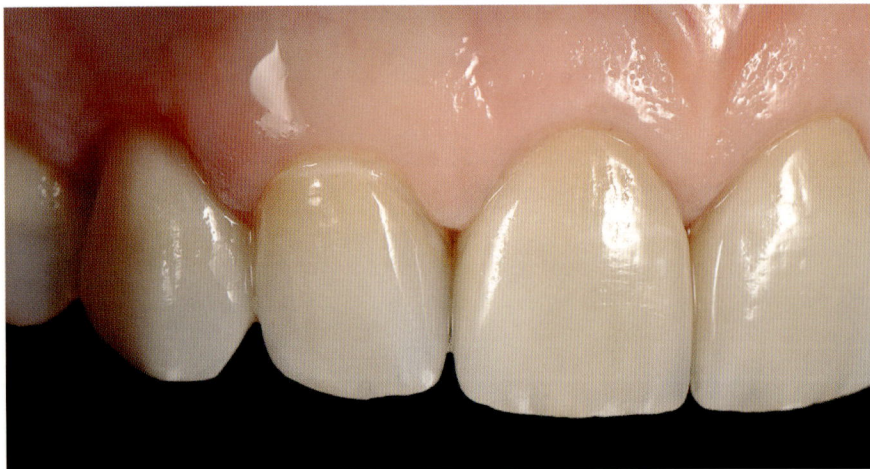

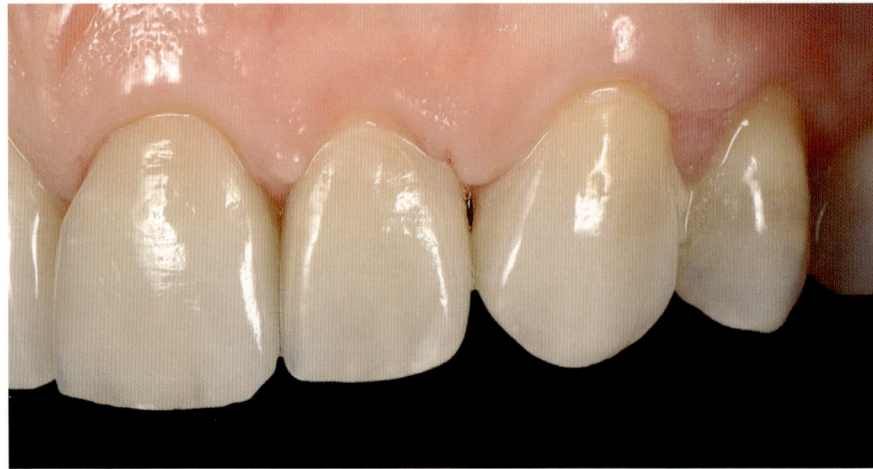

354

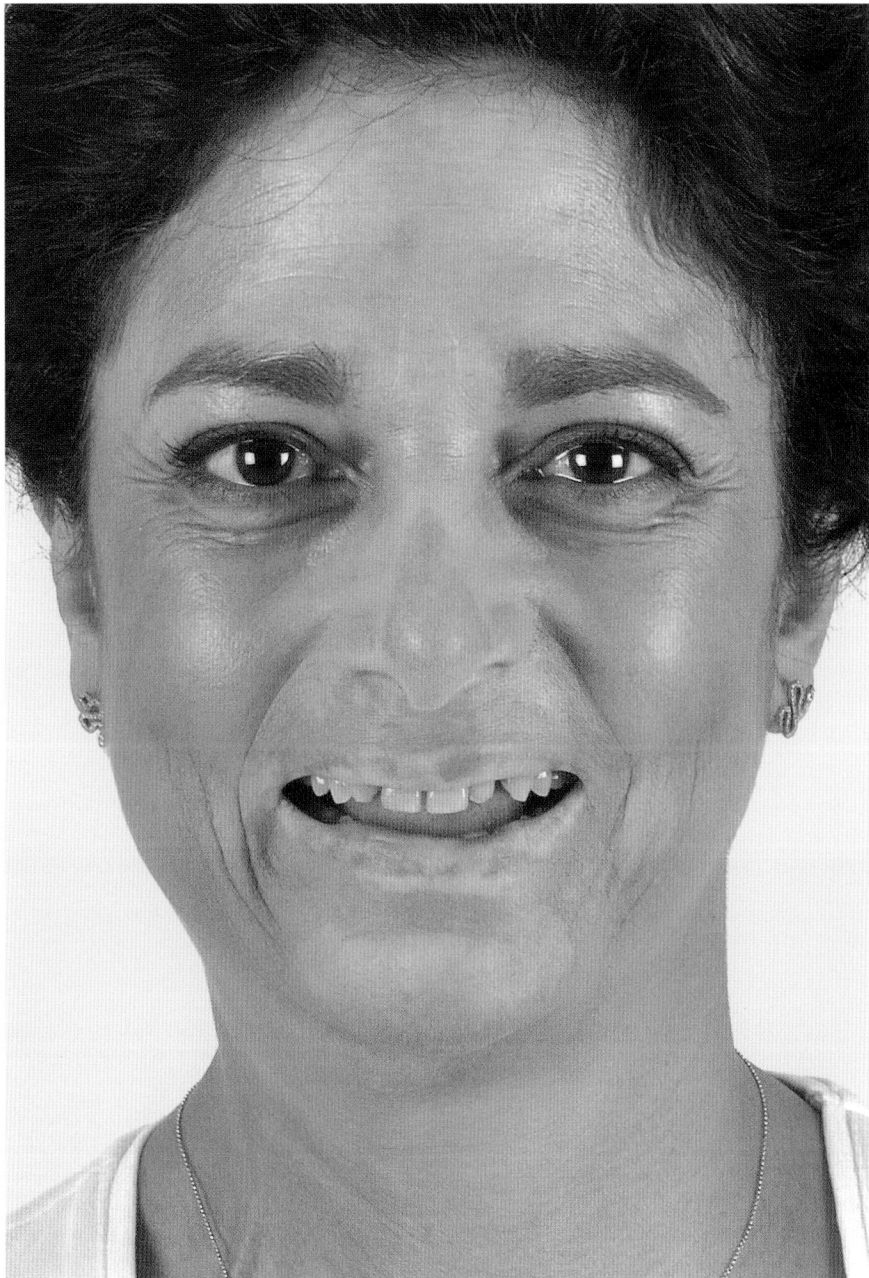

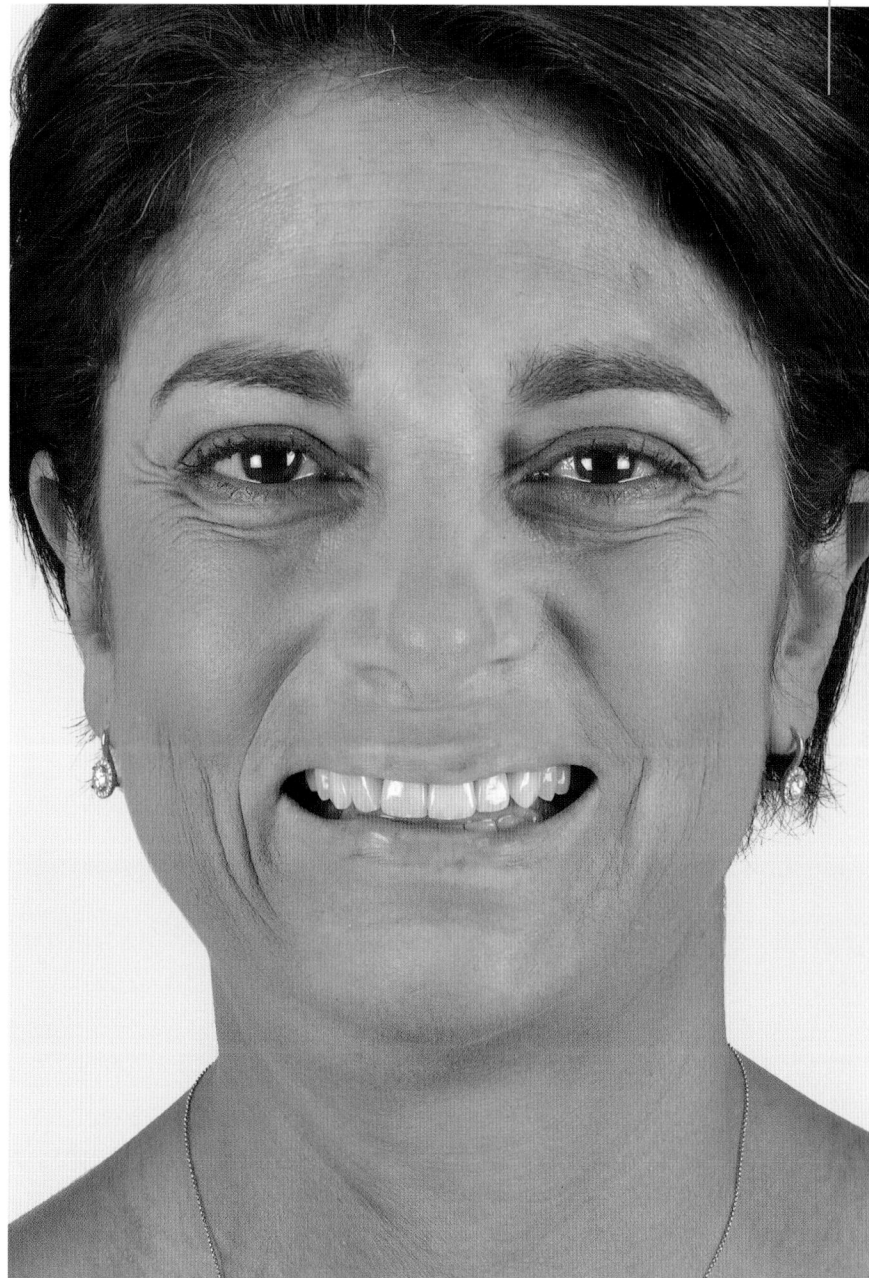

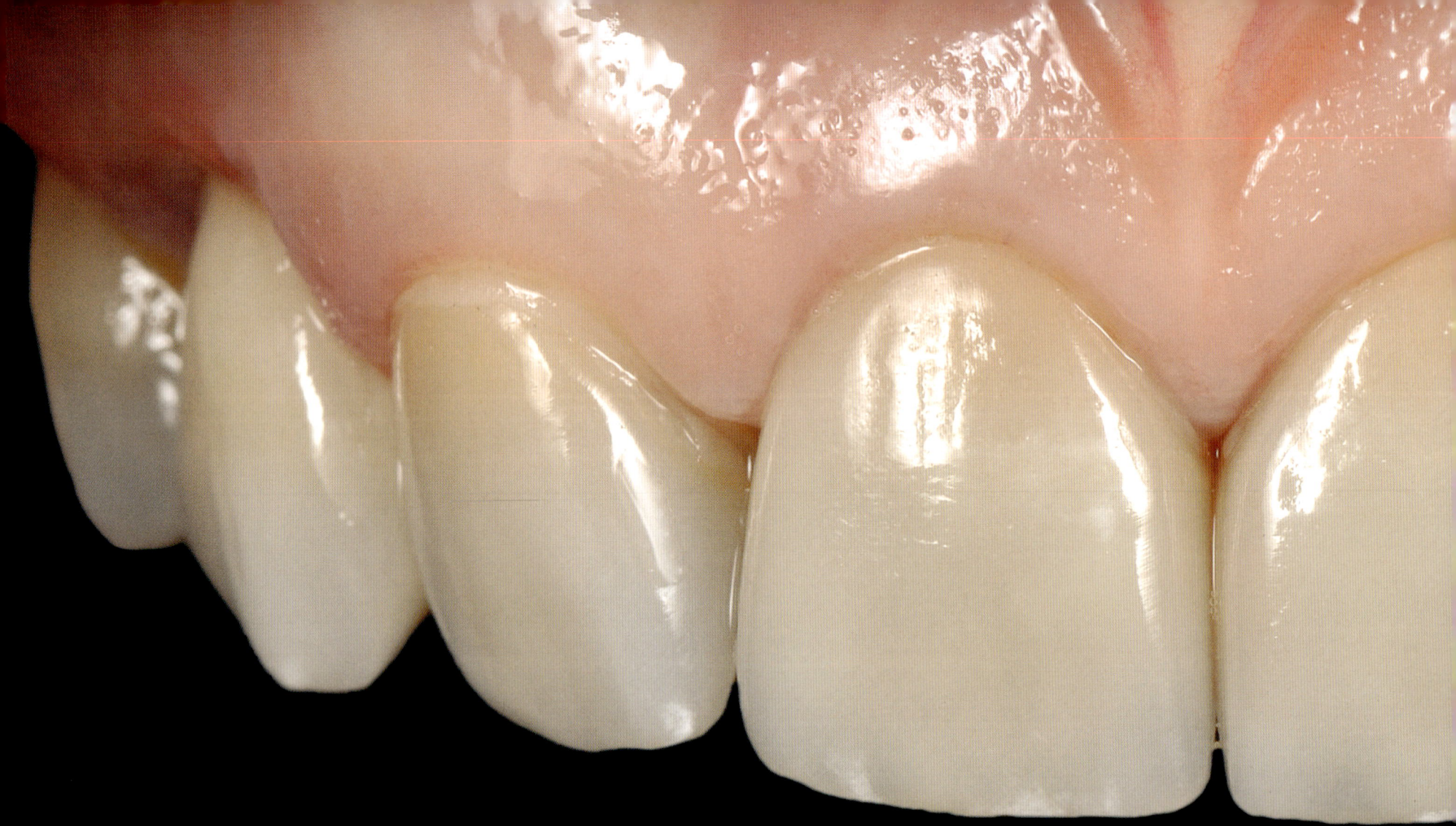

全瓷技师 Gérald Ubassy（法国）

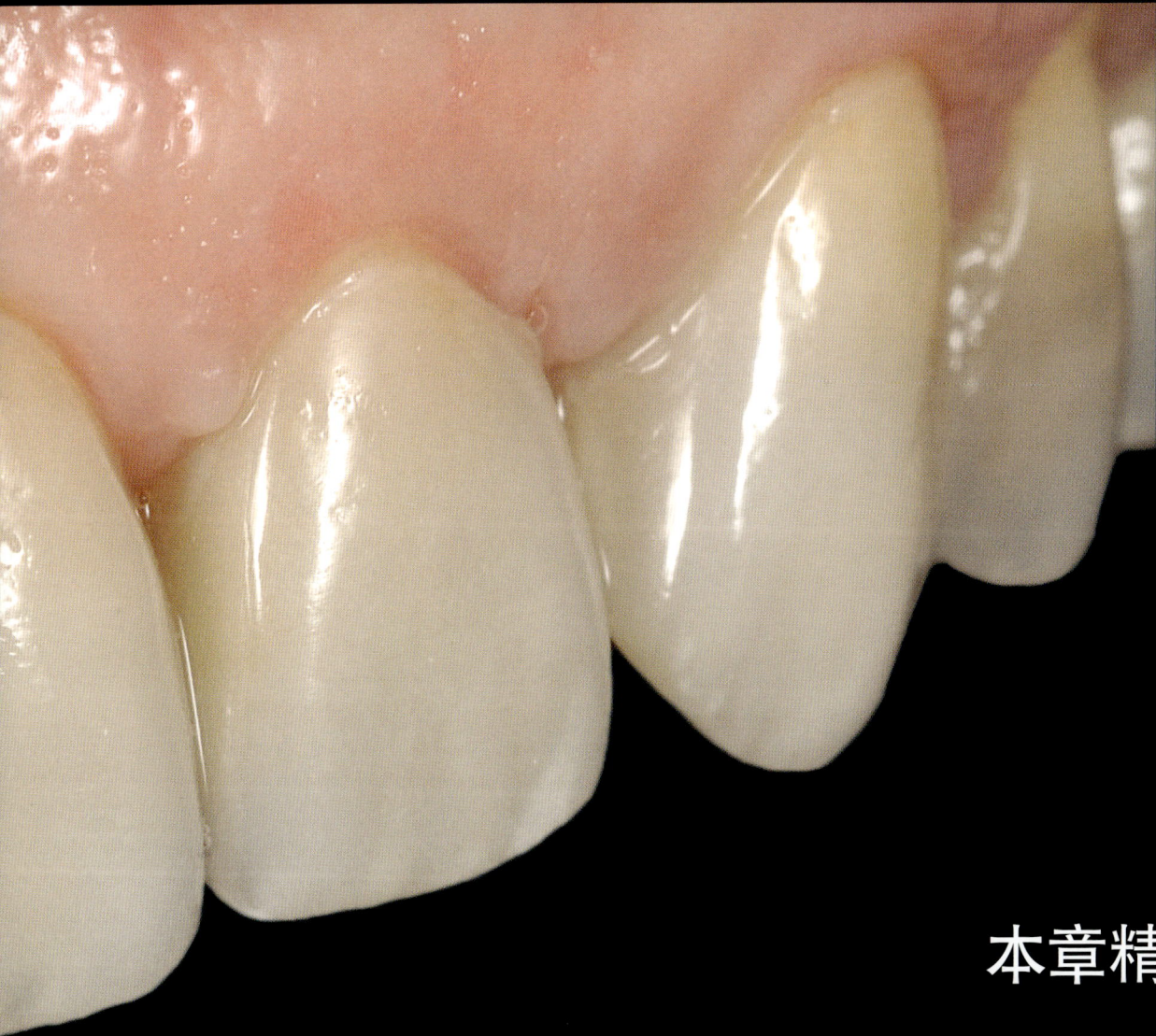

本章精要

→ 在蜡型设计之前，本案例要先调磨修整石膏模型。

→ 尖牙要改形为侧切牙的形态，其牙颈部的凸度必然过大了

→ 尖牙的远中邻面也需要彻底打开。

→ 第一前磨牙的近中邻面要制备到边缘嵴一半的位置。

→ 第一前磨牙的龈缘位置需要通过电刀龈切术向根方定位。

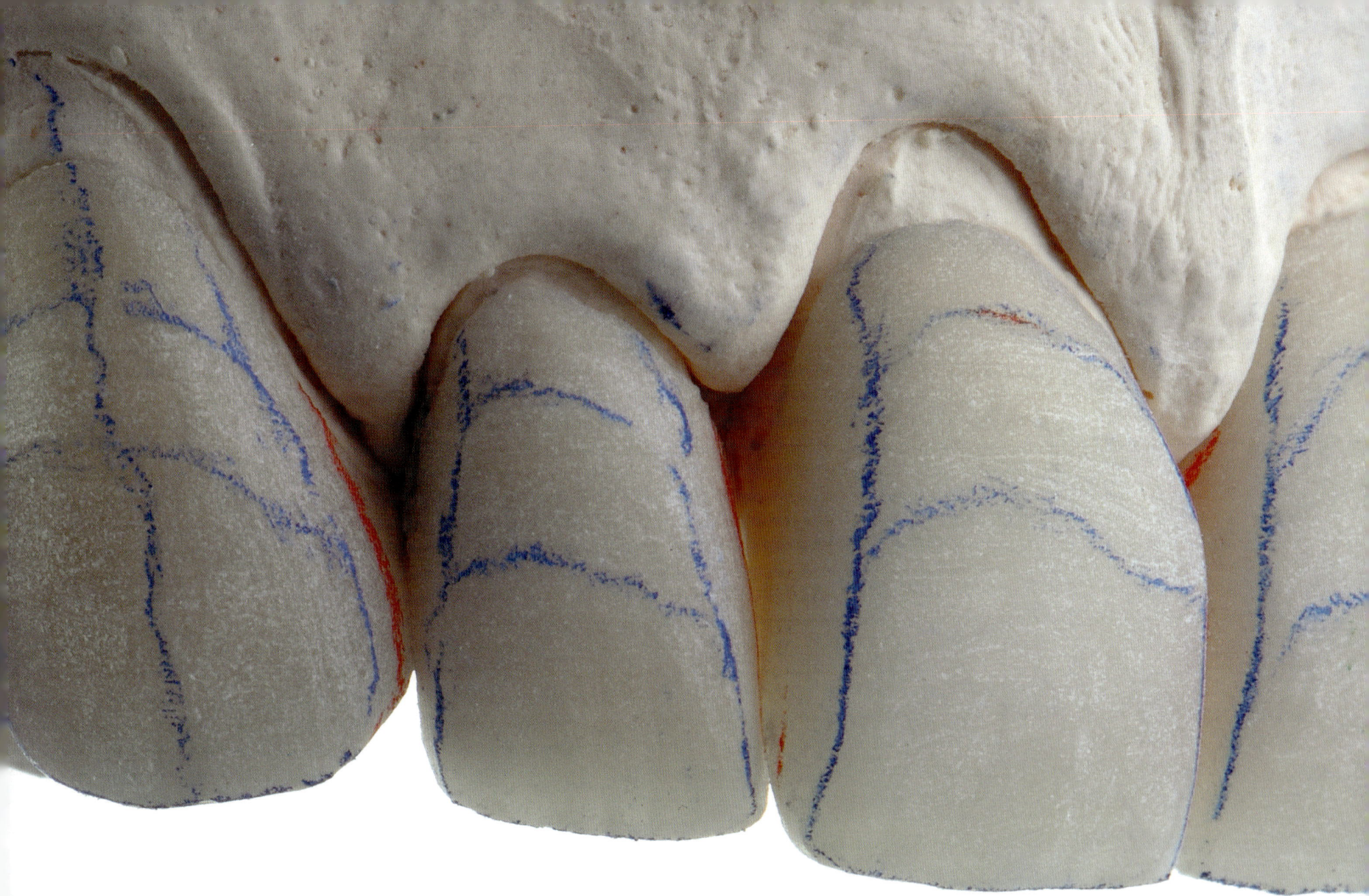

13

瓷贴面：
在牙周组织退缩的情况下
Laminate veneers
and periodontal recessions

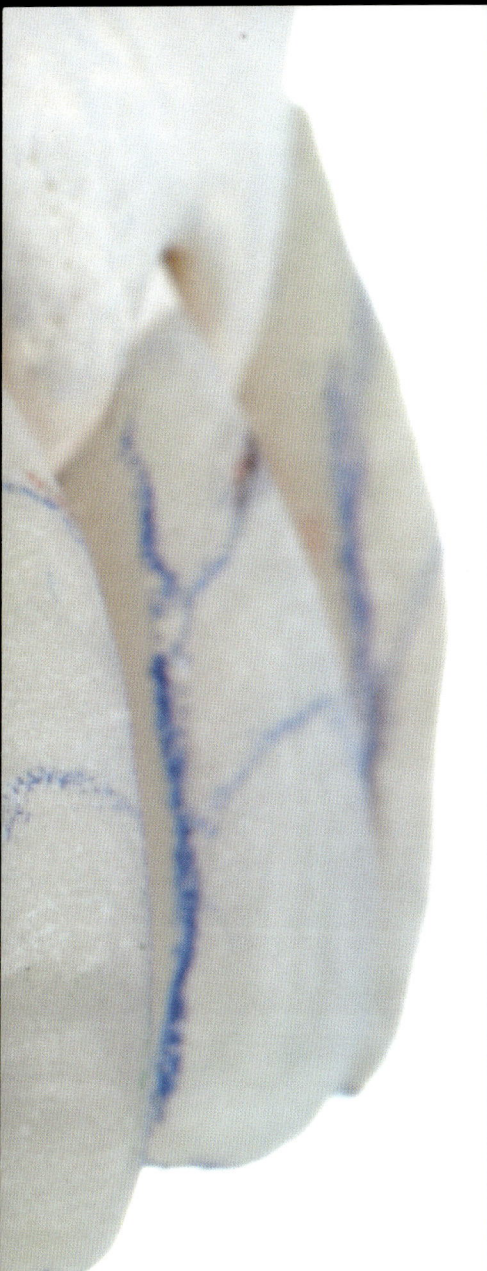

→ 重建理想的白色美学。

→ 再引导建立粉色美学。

359

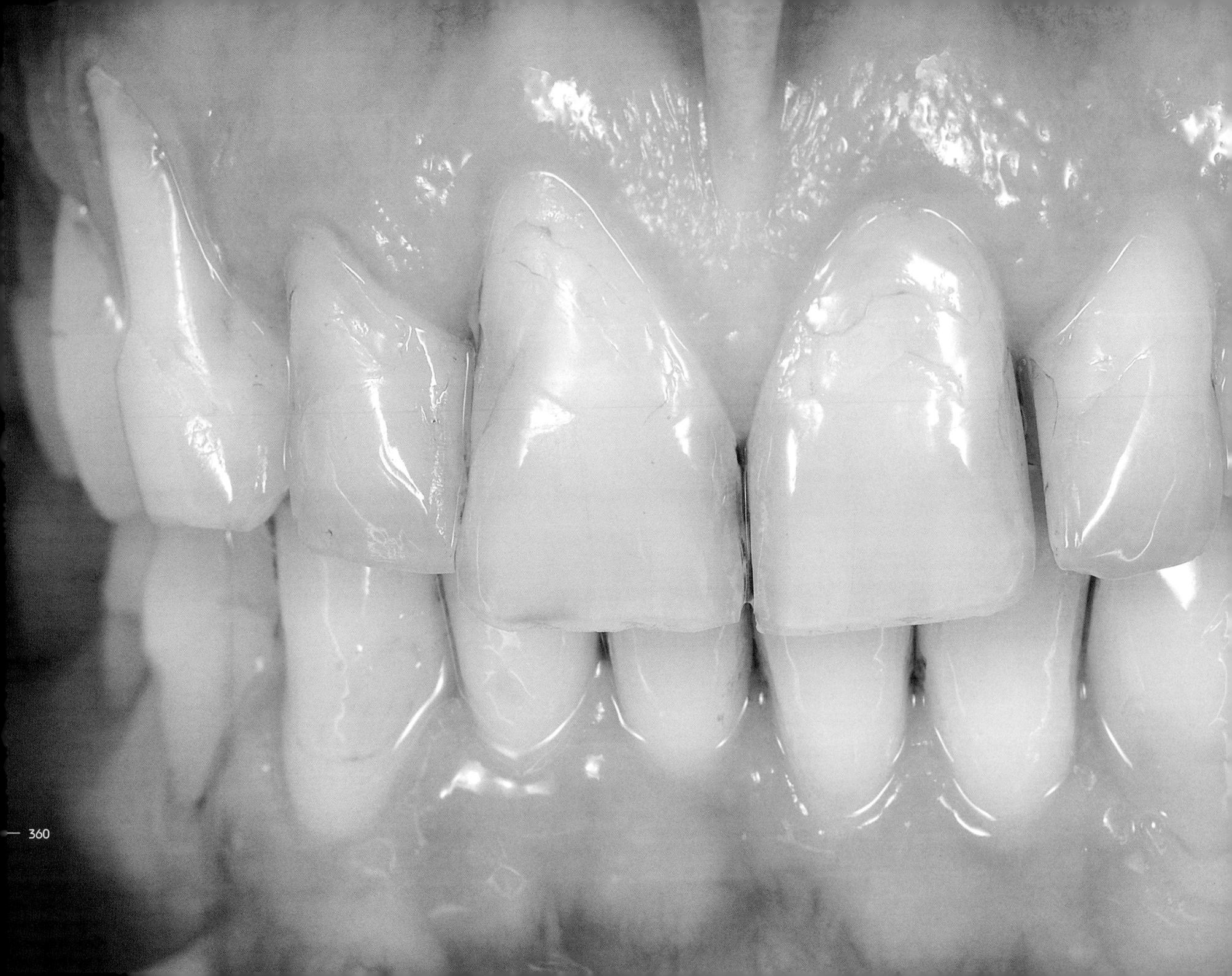

概述

临床最新涌现的趋势是，将很多原本分次进行的治疗步骤安排在了同期完成，从而减少局部麻醉和组织侵入的次数。

以近年来的种植修复为例，临床上将种植一期手术、牙龈移植术和临时上部修复都安排在同期完成。这样一来，既能减少医生治疗介入的次数，促进组织愈合过程，也能缓解患者多次就诊的不便。因此，医生的治疗和患者的体验都得到了很显著的提升和改进。

本案例旨在阐明如何在临床实现膜龈手术和贴面修复的同期治疗。我们所采用的这种方法又可称作"红白美学同期治疗"，它是基于Bichacho在25年前提出的颈部牙龈塑形的理念（cervical contouring concept，CCC），主要是用于颈部牙龈的轮廓塑形。

那么为什么选择"红白美学同期治疗"？因为它有以下优势：

→ 根据Zucchelli、Hüzeler和Zuhr的研究和报道，结缔组织移植术很微创且结果的可预期性高。

→ 瓷贴面的颈部外形轮廓能精确引导其周围牙龈组织的塑形。

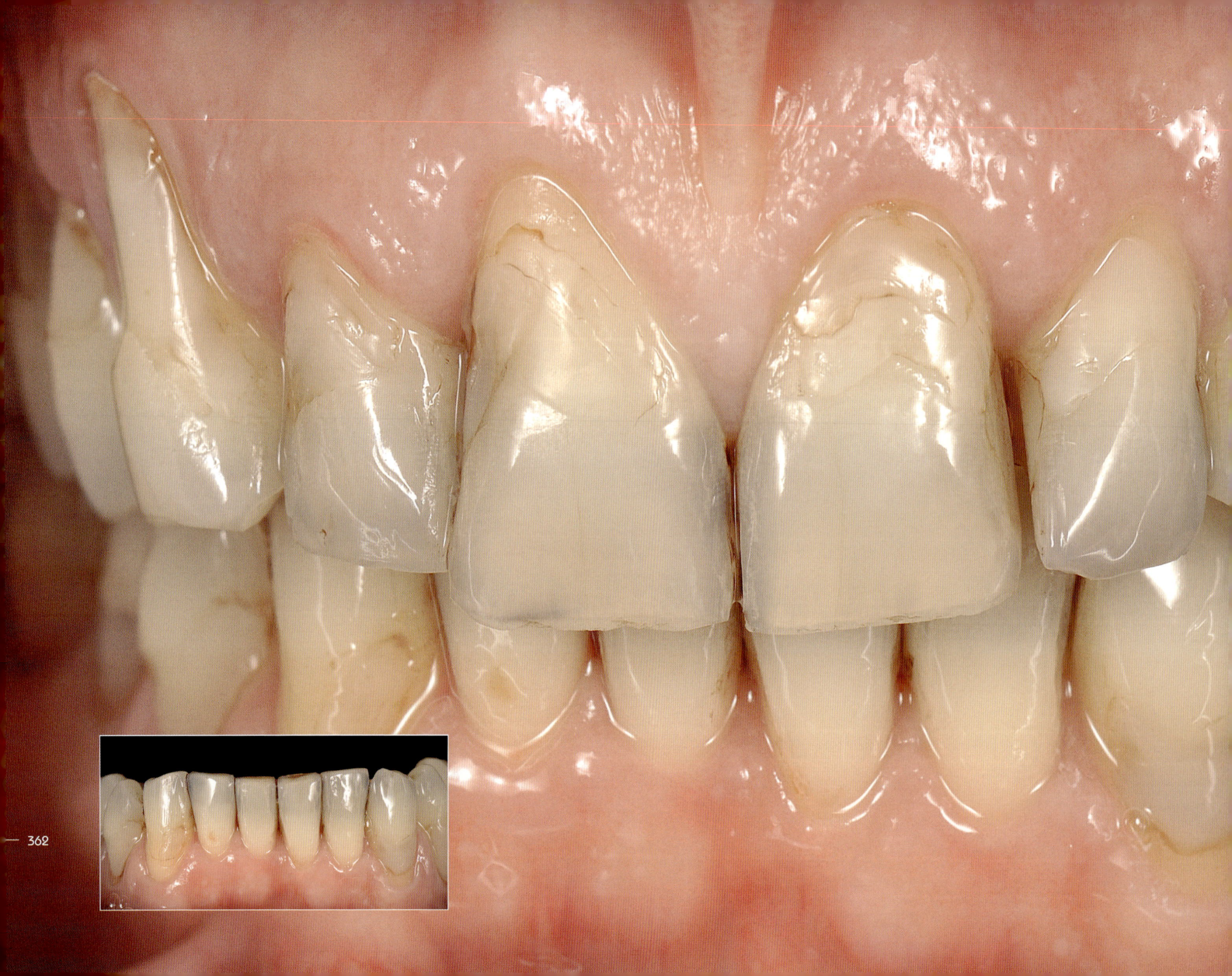
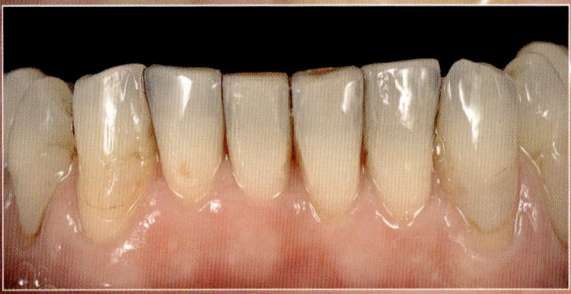

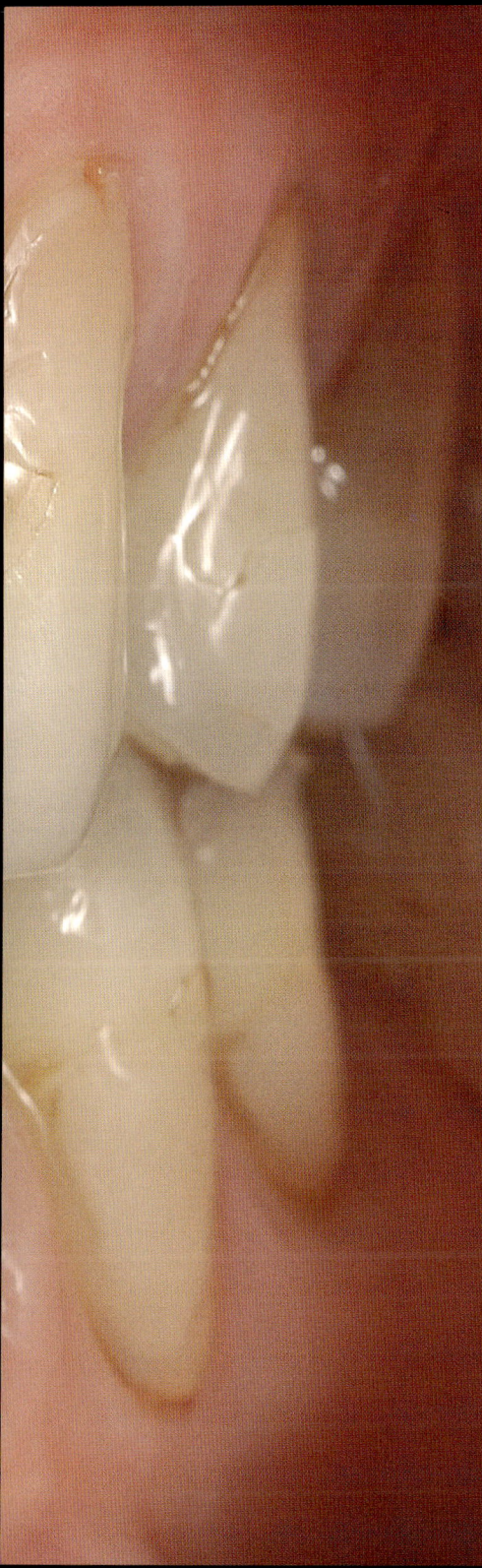

临床情况

病史

→ 40岁，男性。
→ 刚刚结束隐形正畸治疗。

微笑分析

→ 笑线位置低。
→ 患者困扰于自己的微笑美观。
→ 牙列中线偏斜，前牙解剖形态的改变，牙列损耗，牙颈部存在树脂充填体。

面部分析

→ 牙列中线偏斜于面中线。

主诉

→ 患者不满意"前牙看起来很长"。希望拥有整齐和美观的微笑牙列，以及天然的牙色。

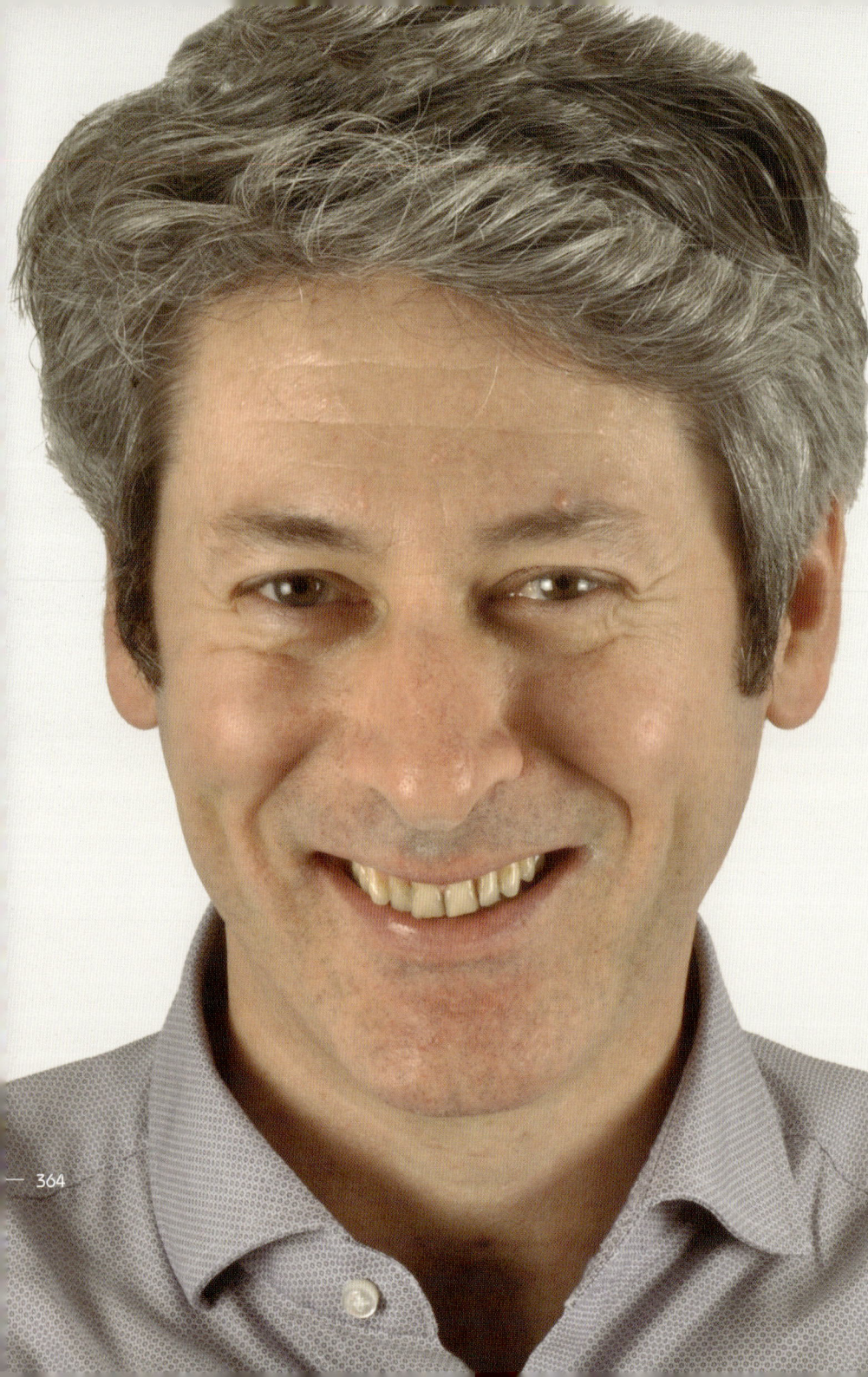

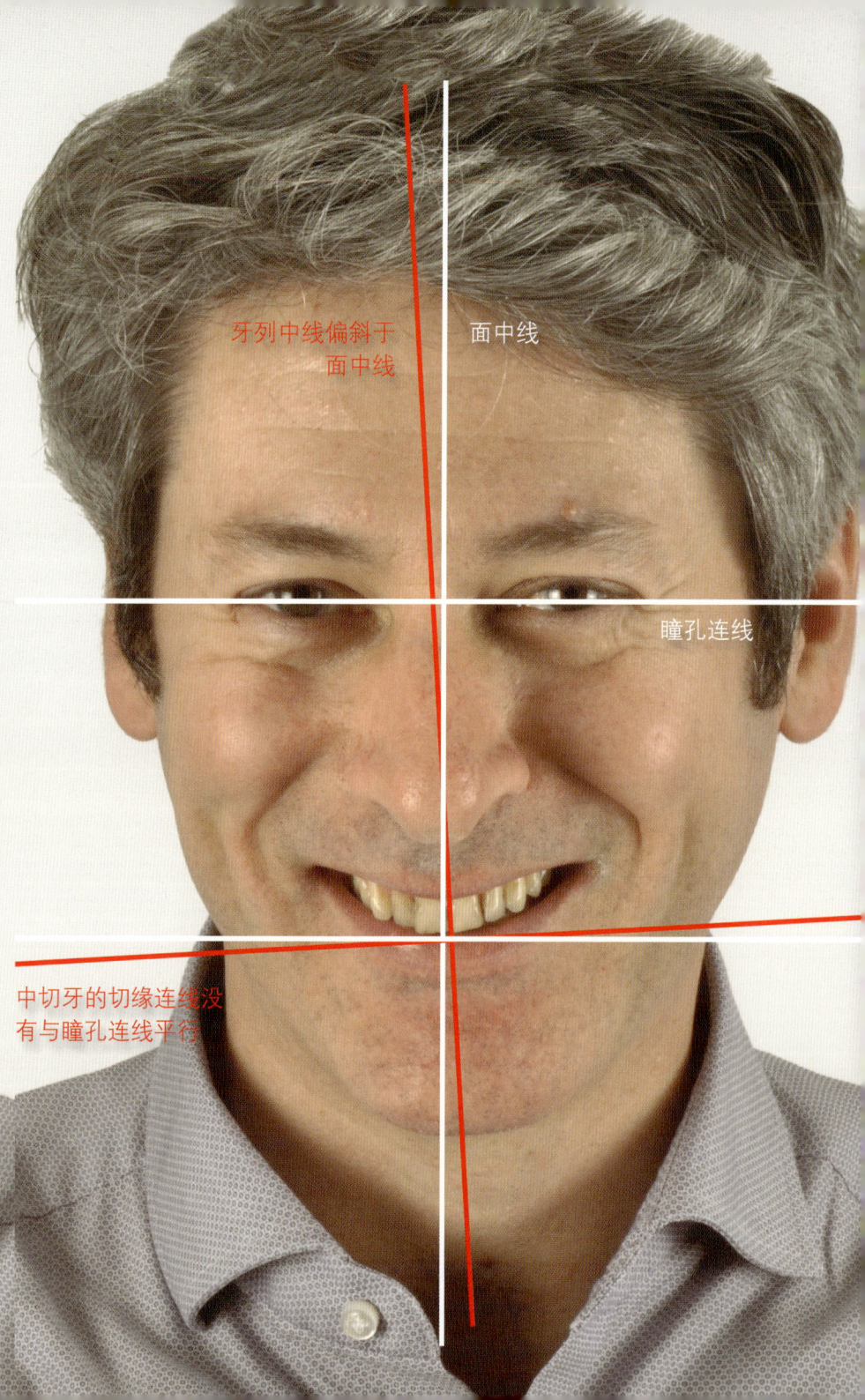

牙列中线偏斜于
面中线

面中线

瞳孔连线

中切牙的切缘连线没
有与瞳孔连线平行

以建筑师的视角构思

面部的美学分析

→ 牙列中线偏离了面中线。

→ 中切牙的切缘线倾斜，与瞳孔连线不平行。

→ 中切牙的切缘连线有轻微倾斜，与瞳孔连线不平行，因此患者
的微笑也有不明显的左倾斜。

→ 侧方牙列在微笑时不够明显，微笑牙列需要适当增宽。

由于尖牙的牙龈明显退缩，所以前牙的龈缘连线向中央聚拢的趋势显著。

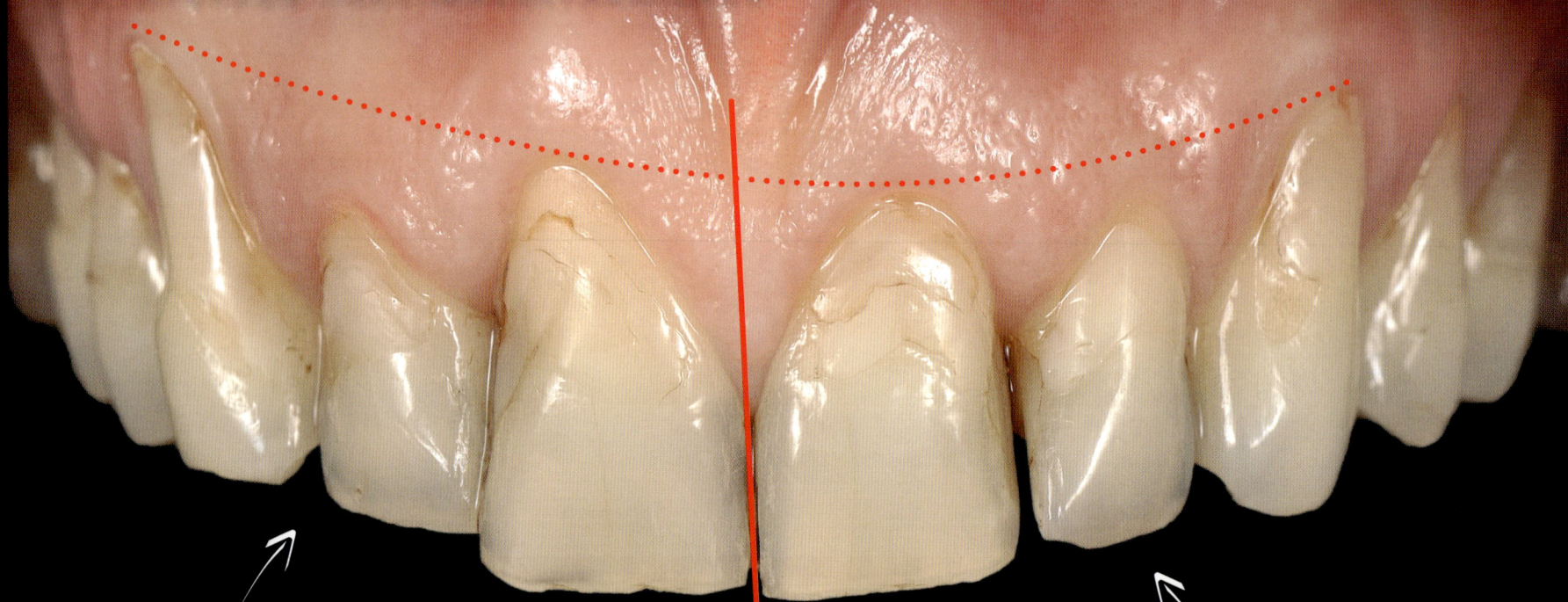

右侧上颌尖牙
少量唇倾

中切牙的
中线偏斜

左侧上颌
侧切牙扭转

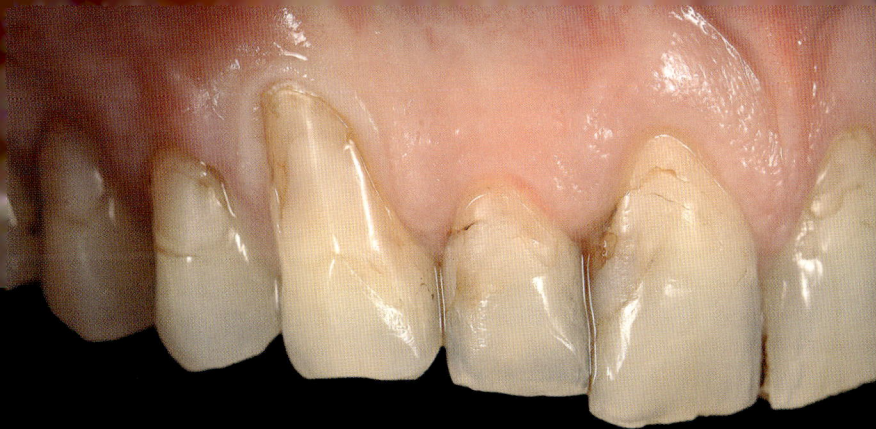

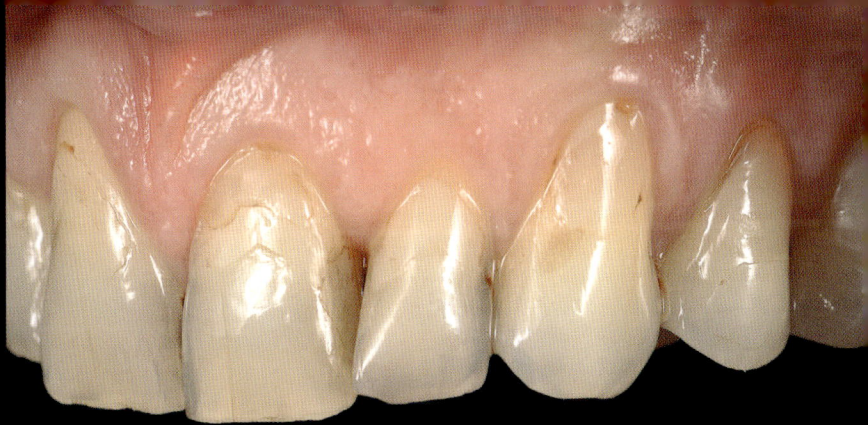

→ 牙颈部原有的树脂充填体存在边缘着色和渗漏。

→ 牙体的形态比例失衡。

→ 左右侧的中切牙切缘高度不对称。

→ 左侧上颌侧切牙存在扭转，并且与中切牙之间有牙间隙。

→ 两侧上颌的中切牙和尖牙有明显的牙龈组织退缩。

治疗目标

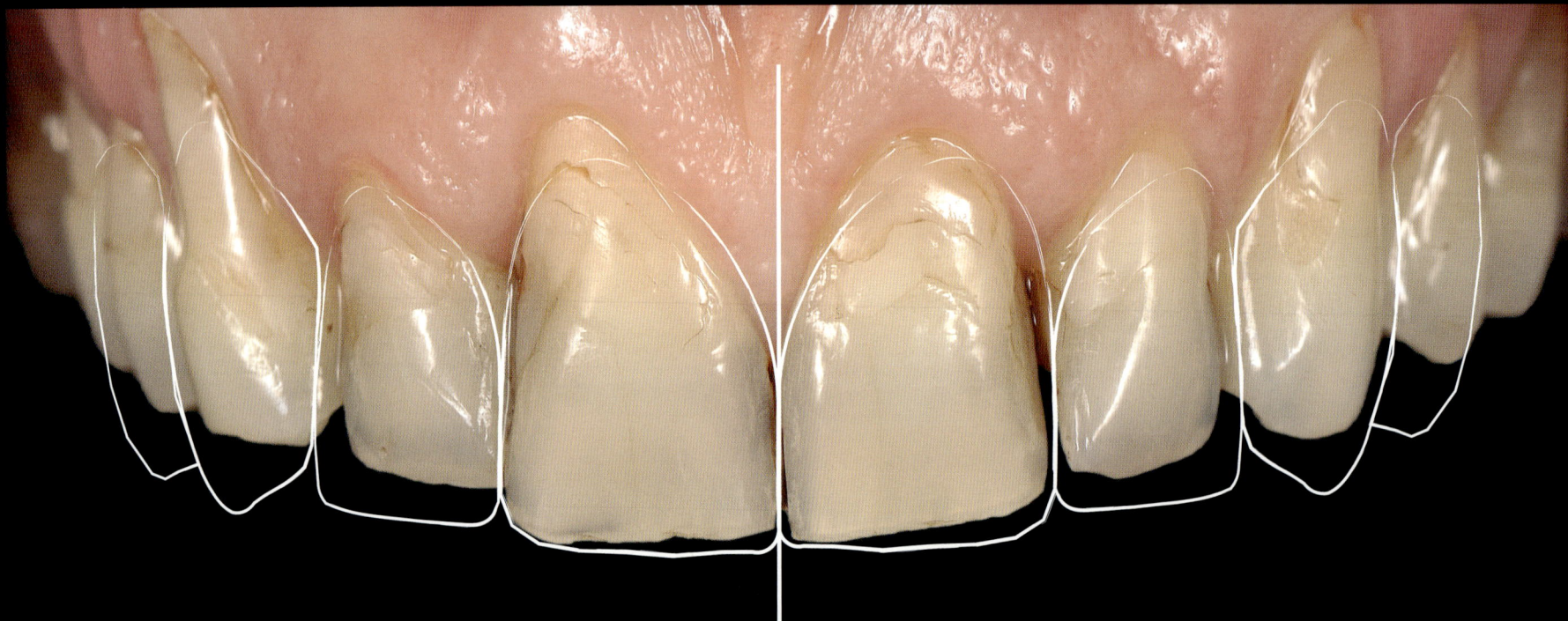

→ 重建正常的牙体形态和比例（白色美学）：龈缘连线、
   切缘位置、形态大小，以及牙齿颜色。
→ 将退缩的牙龈组织恢复到正常水平。
→ 采用"红白美学同期治疗"的方法（"SWP"）。

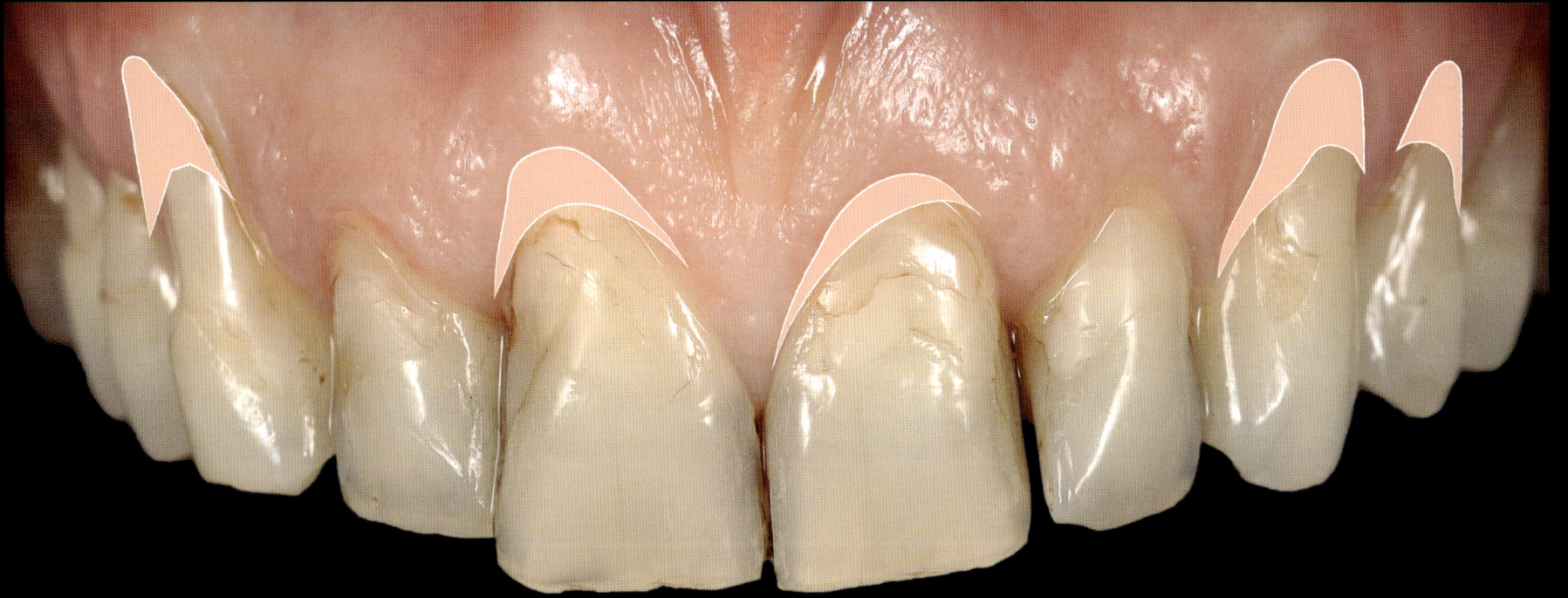

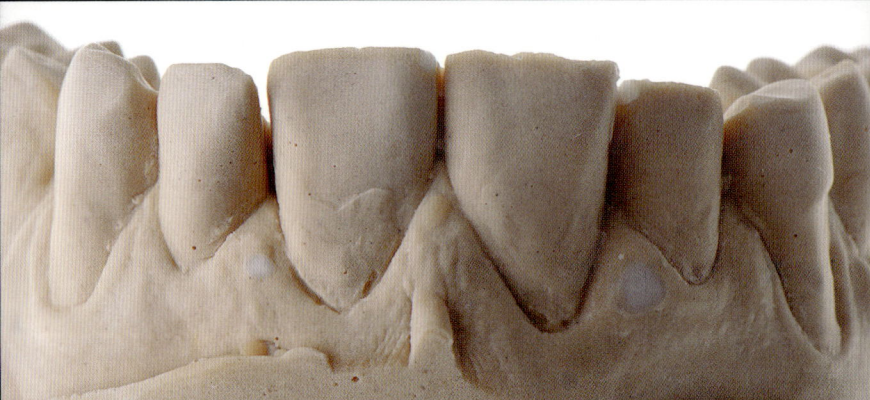

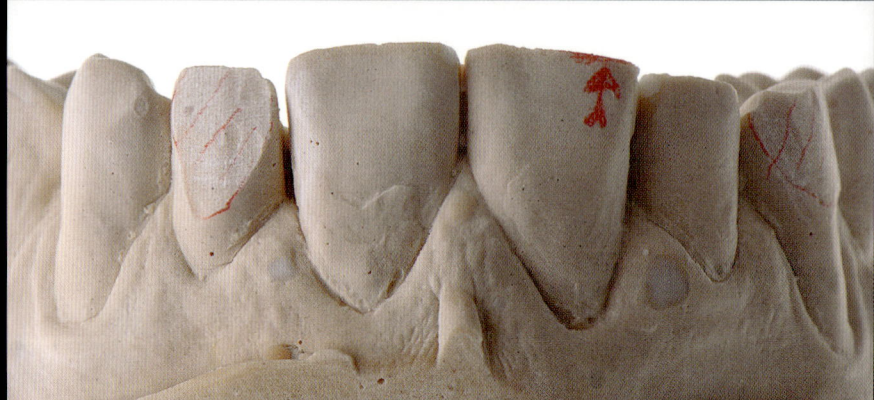

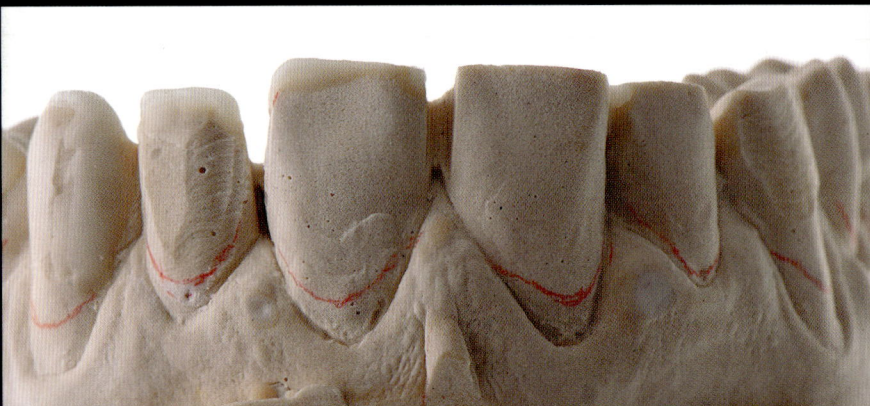

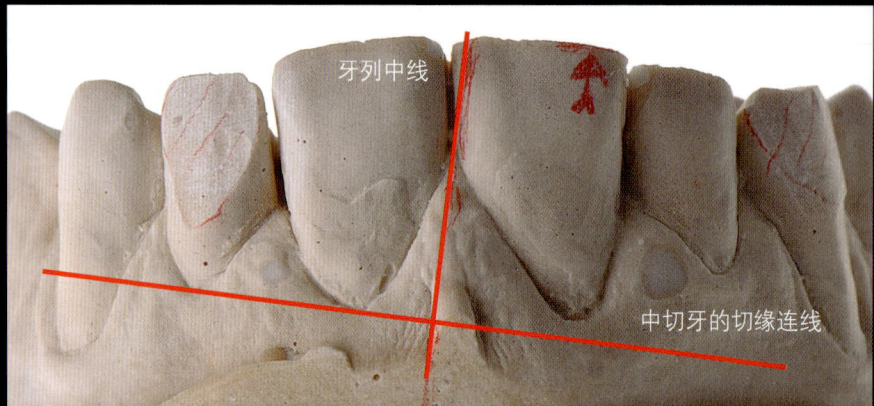

牙列中线

中切牙的切缘连线

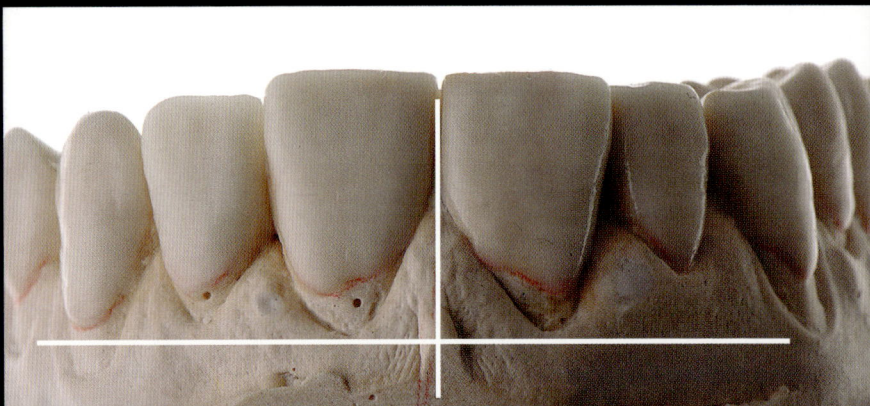

诊断蜡型：美学方案的制订

Ditramax粭架系统能将患者的美学信息准确地复制和转移到技工室，有利于技师制作出满足临床治疗目标的蜡型方案。

首先，蜡型要纠正牙列中线的偏斜，使之与人中位置一致。在具体操作时，技师先用铅笔（黑色或彩色）根据Ditramax转移的面中线延伸并标记到石膏模型上。由于新的牙列中线与原始的相交偏斜，所以需要先在石膏模型上敞开左右两侧中切牙的邻接触，这样技师就能合理分配二者的修复空间，并且恢复中切牙的正常形态和比例，尤其在牙体宽度上。

其次，还要提前在石膏模型上适量修整有唇倾的唇颊侧牙面（右侧的上颌尖牙和左侧的上颌侧切牙），以保持微笑牙列的理想弧度外形。

根据重新确定的前牙切缘位置，牙体形态和大小比例也就随之确定了。最后，技师就可以在石膏模型上标记出未来理想的龈缘位置和曲线。这也是膜龈手术所要实现的结果。

> 蜡型方案遵循以下次序设计制作：
> 1. 在石膏模型上标记出面部的美学参考线。
> 2. 确定左右侧上颌中切牙的切缘位置。
> 3. 确定前牙的龈缘位置。

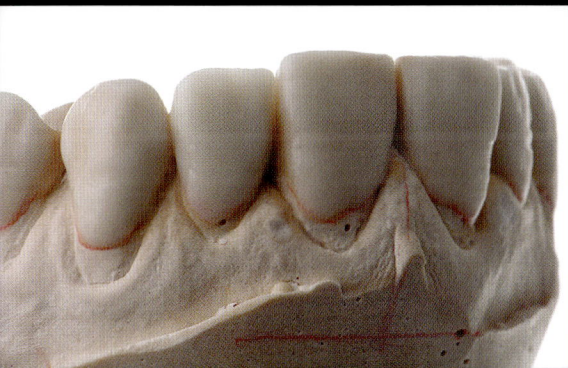

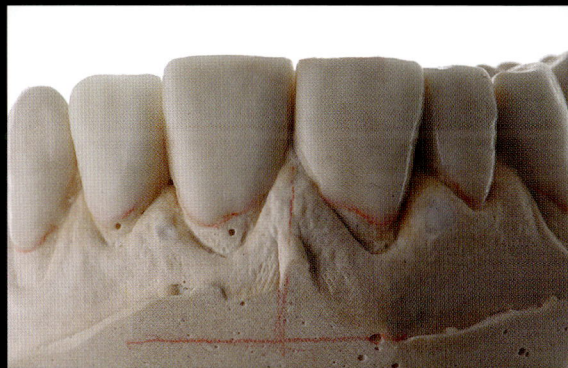

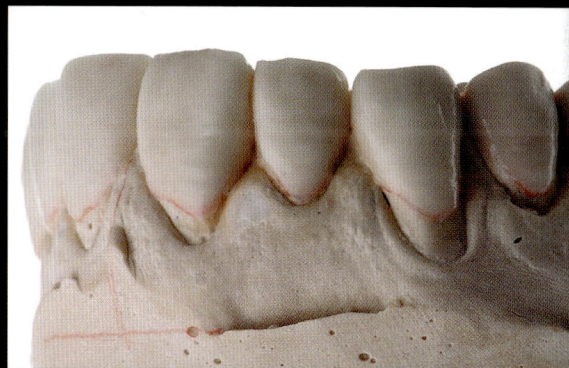

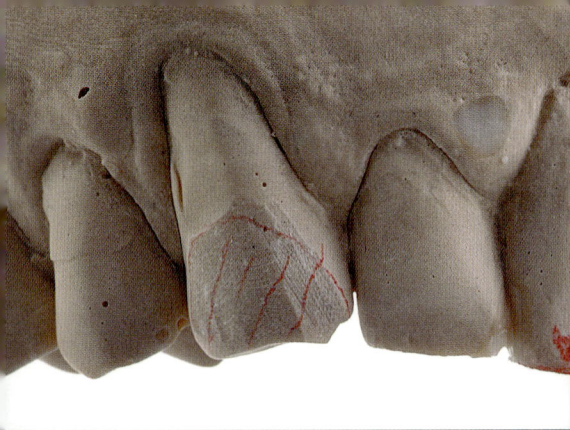

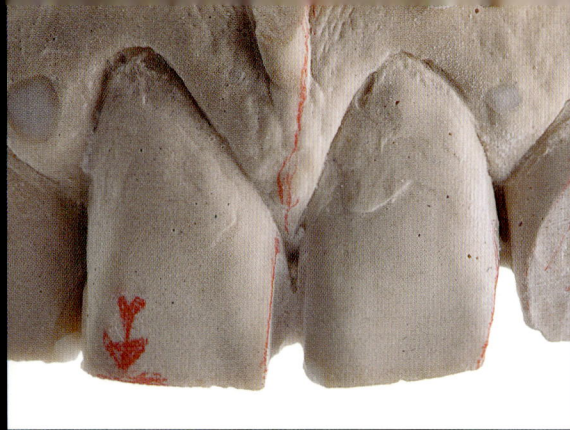

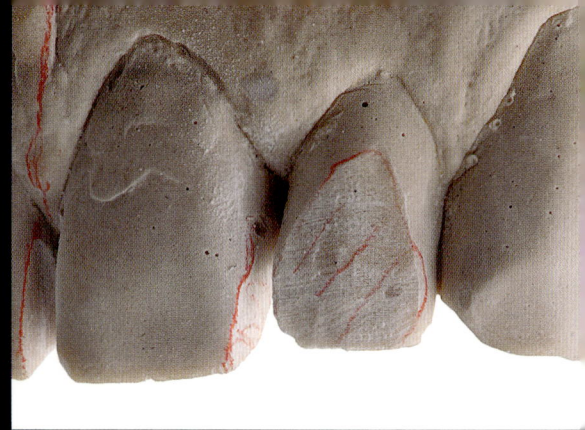

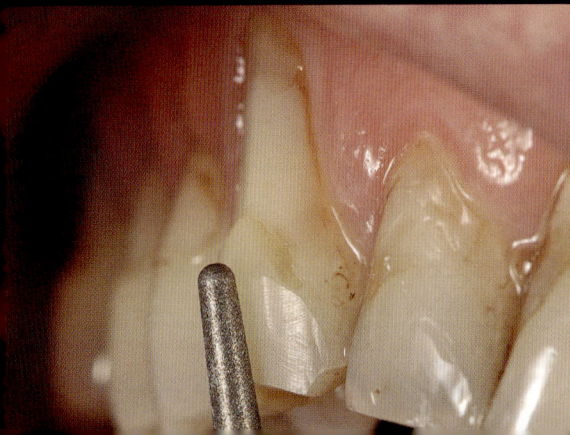

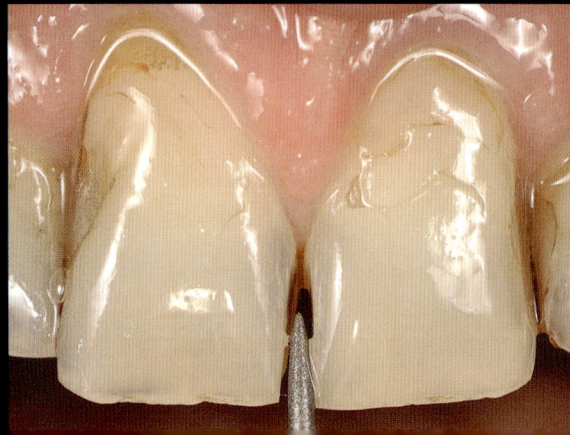

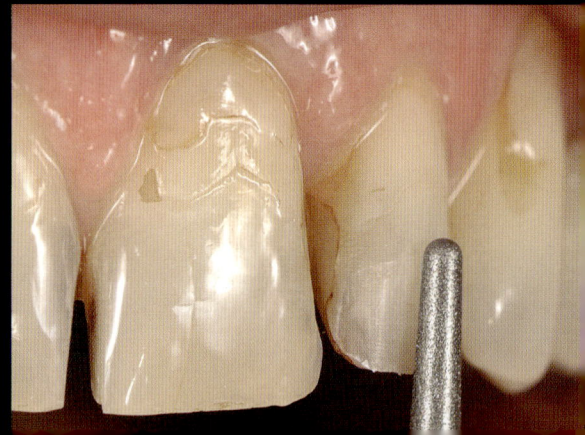

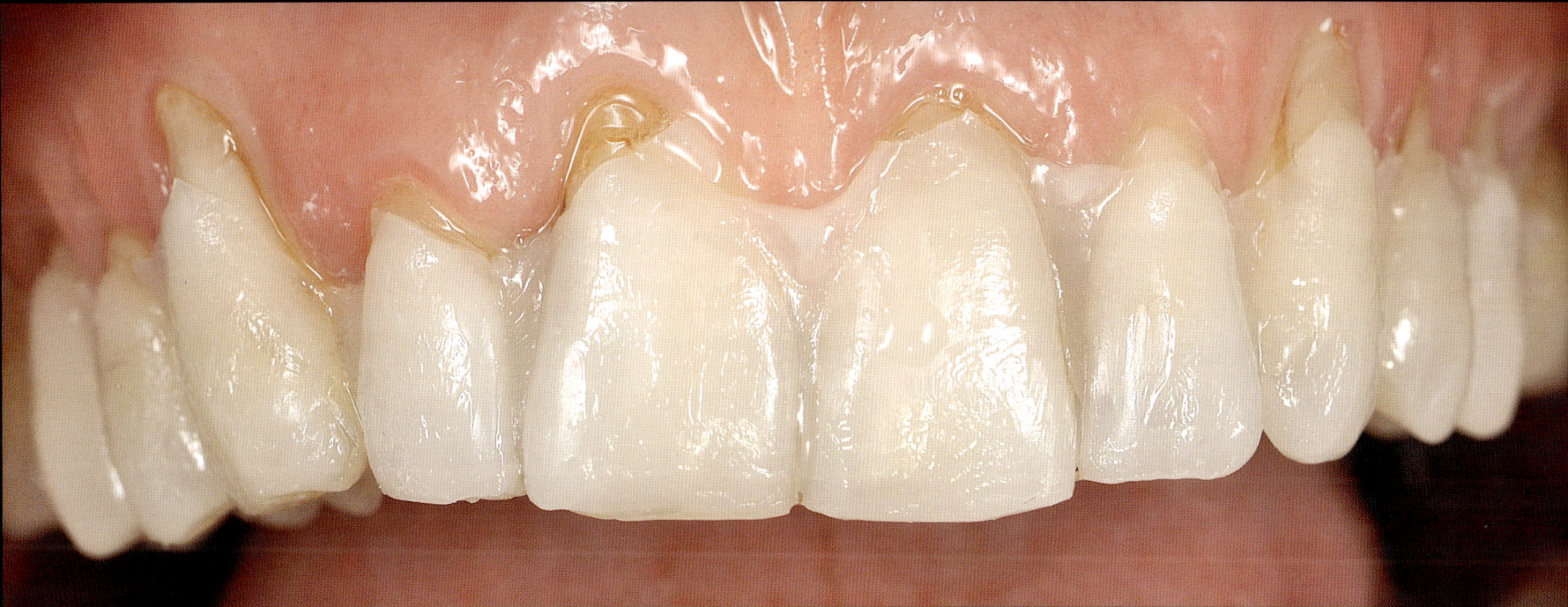

将蜡型翻制为诊断饰面之前，口内牙齿也需要经过与石膏模型上相应的调磨修整。否则，硅橡胶导板就不能准确和完全口内就位，美学方案

→ 右侧上颌尖牙和左侧上颌侧切牙的唇面调磨范围和程度与石膏模型上的处理一致。

→ 左右两侧上颌中切牙的邻接触完全磨开，目的

未来的龈缘
初始的龈缘

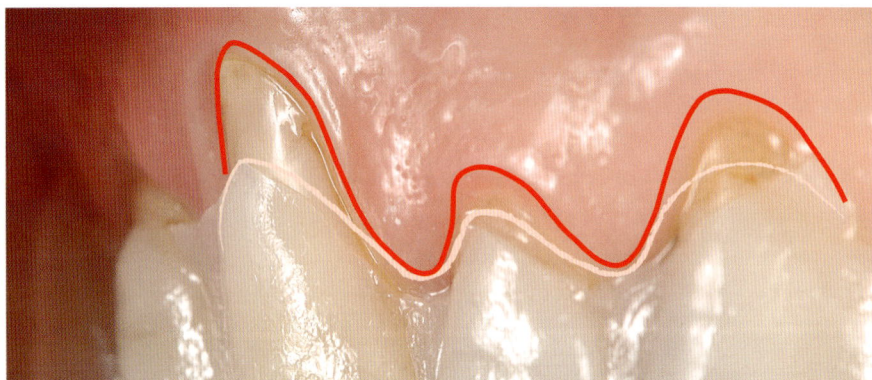

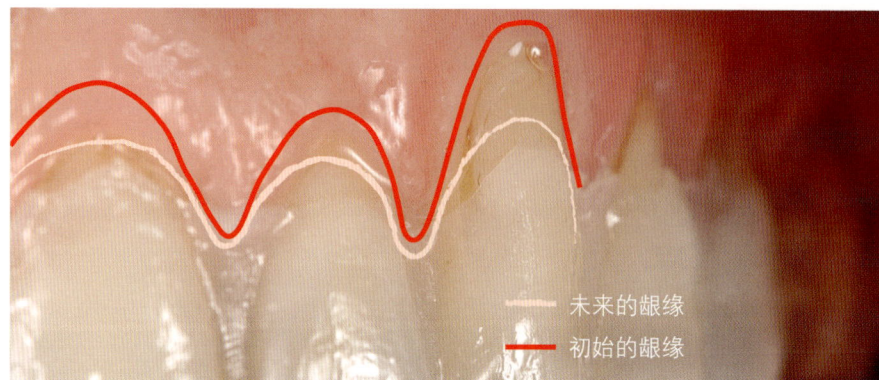

一如常规，口内诊断饰面是通过双丙烯酸树脂材料（Luxatemp, DMG）和硅橡胶导板来实现的，诊断饰面的颈部边缘与龈缘位置形成一段距离。

这是因为蜡型方案没有覆盖退缩的牙龈组织，所以导板内的双丙烯酸树脂材料也就不会向根方延伸接触到口内龈缘。也就是说，诊断饰面的视觉效果就是理想的牙体形态和大小比例。

诊断饰面纠正了牙列中线的偏斜，从美学角度看这明显改善了面部和微笑牙列的和谐关系。

本案例还表明以修复方式也有可能纠正一些组织异常的问题，从而避免复杂的牙周外科手术或正畸治疗。

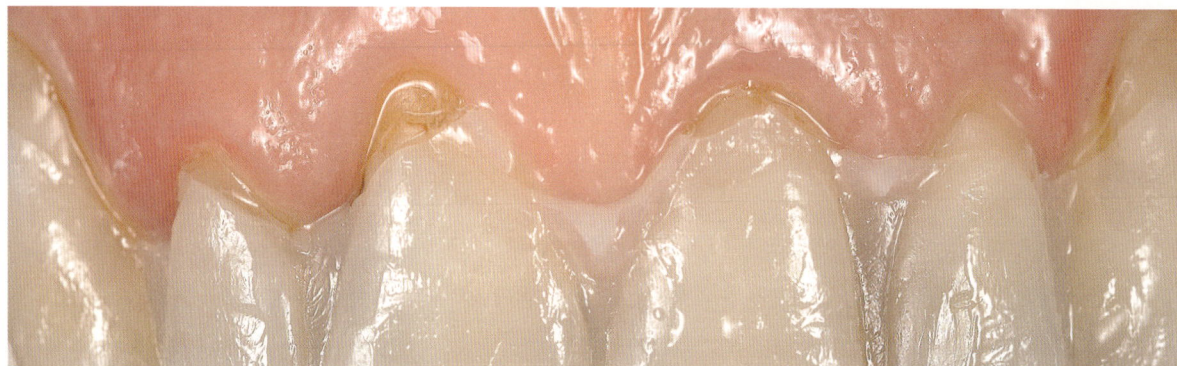

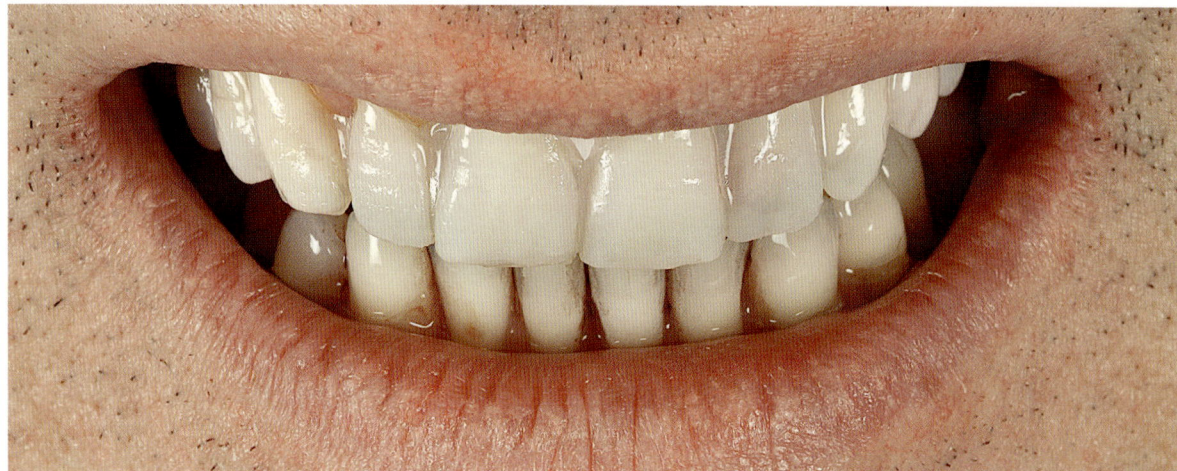

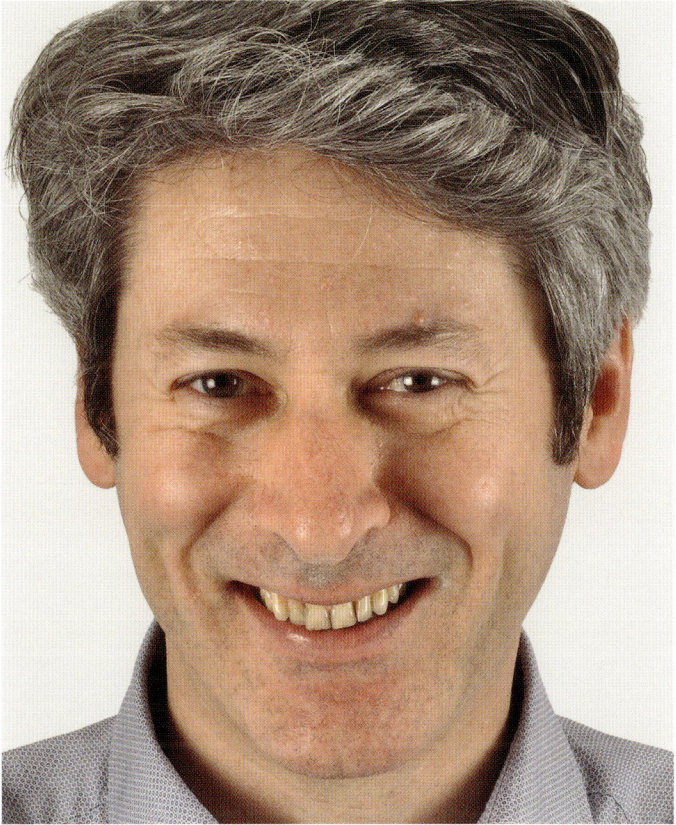

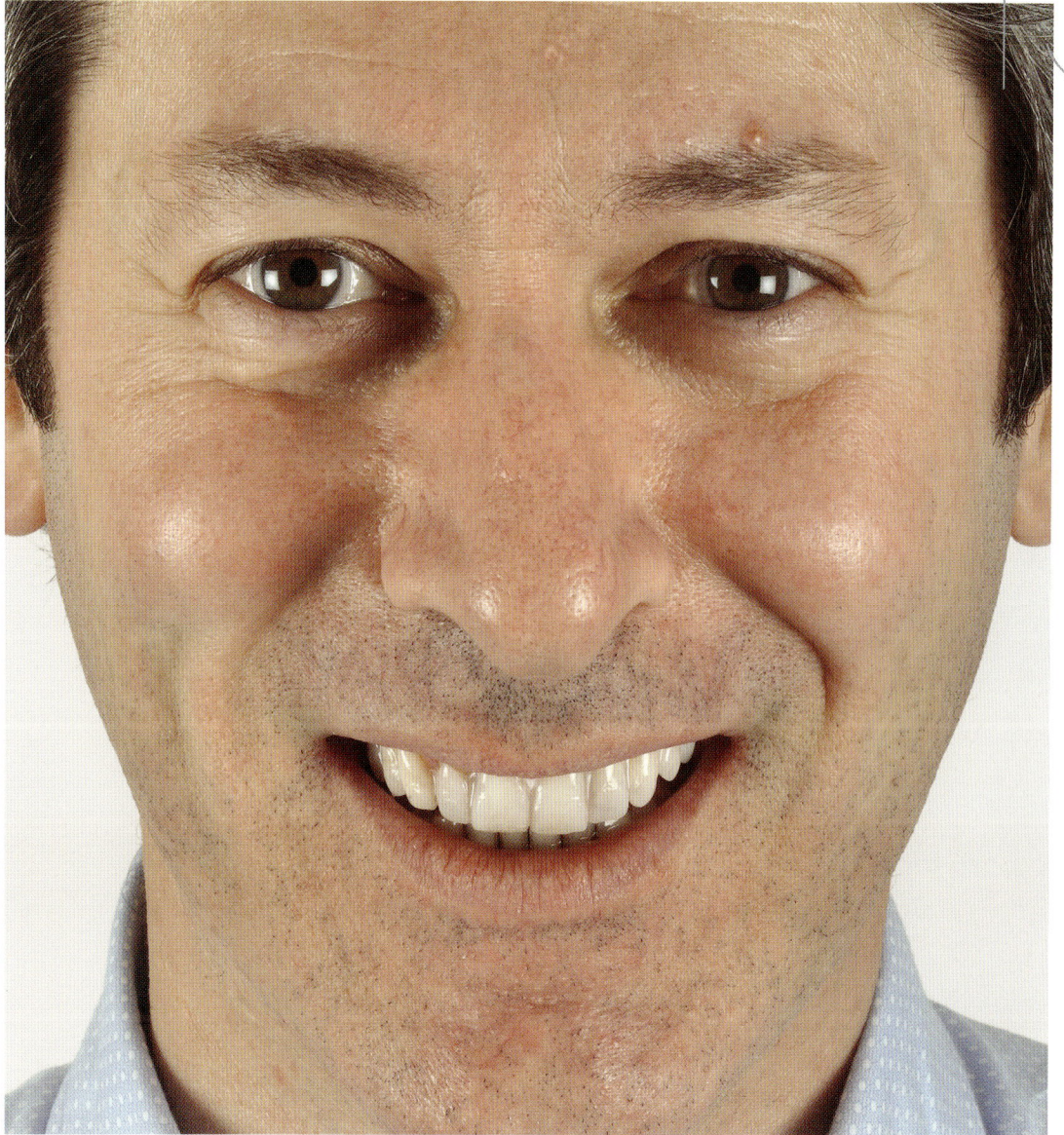

诊断饰面

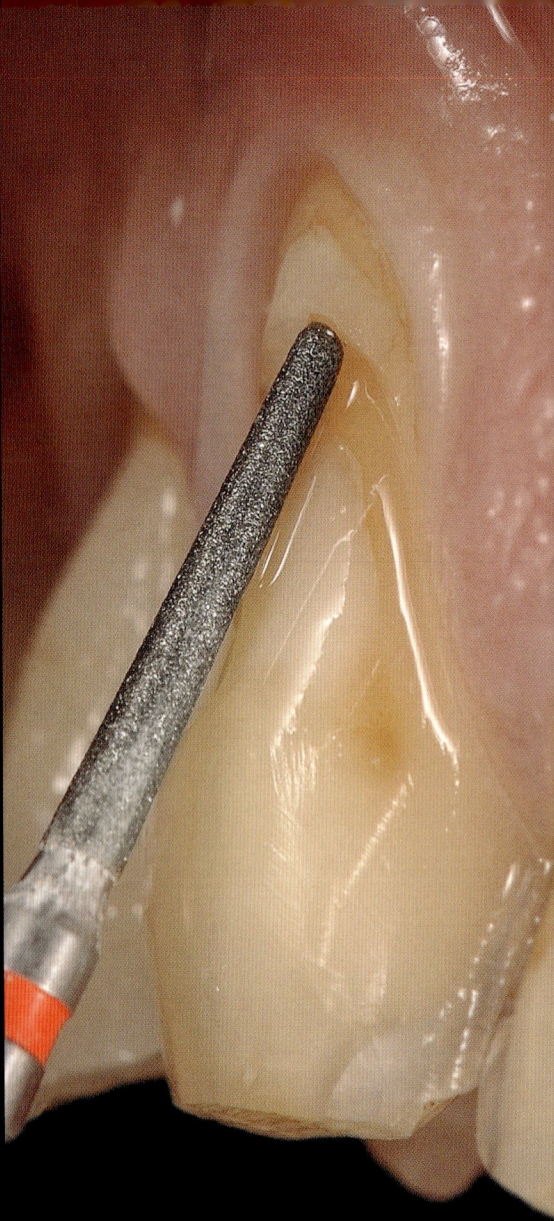
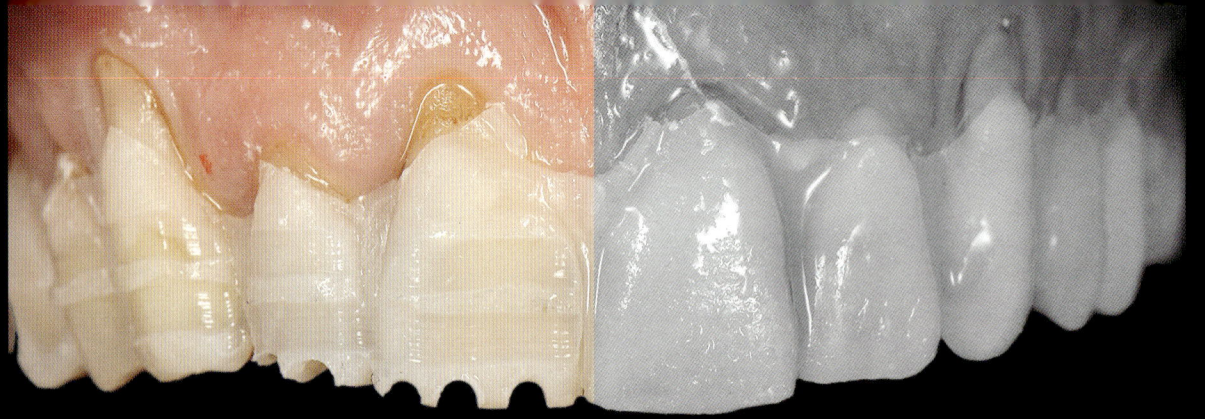
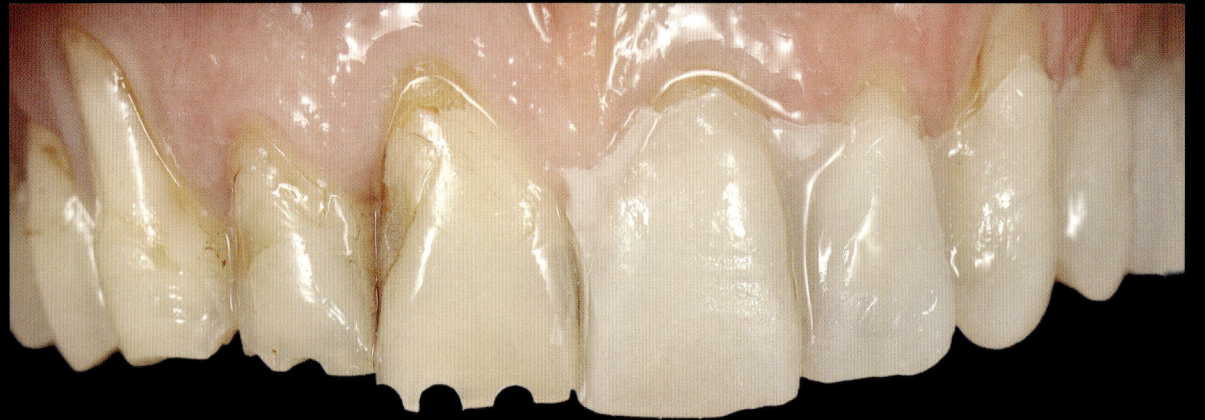
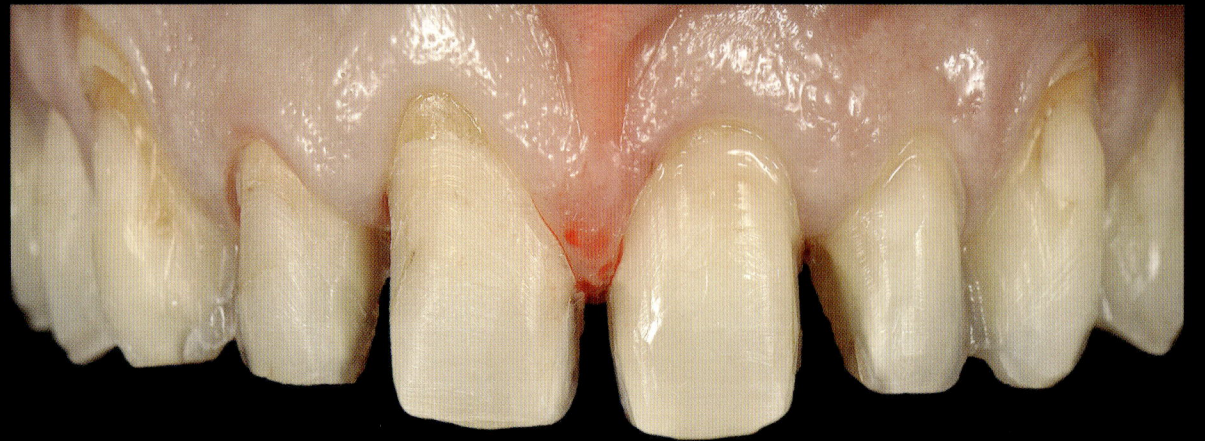

66 *牙体颈部的制备高*
度应根据理想的美学方
案而不是以退缩的龈缘
为参考，即颈部边缘在
龈上。 99

以牙医的视角操作

牙体制备

牙体制备的方法和原理与前述章节仍然是一致的。在诊断饰面的基础上定深后移除饰面，唇颊侧牙面几乎完整且没有明显的定深痕迹，因此本案例本质上来说依然是体积"加法"形式的贴面修复。

在唇颊侧牙面的少量制备和粗化之后，我们就要确定颈部边缘的理想位置。目标当然是保证未来的贴面在牙齿形态和比例上能够符合美学方案的要求。

由于要纠正牙列中线偏斜以及去除邻面的树脂旧充填体，所以邻面制备完全敞开邻接区。而且，左侧上颌中切牙和侧切牙的间隙关闭也需要采用这种完全扩展到邻接区形式的邻面制备。

"SWP"的理念（红白美学同期治疗）

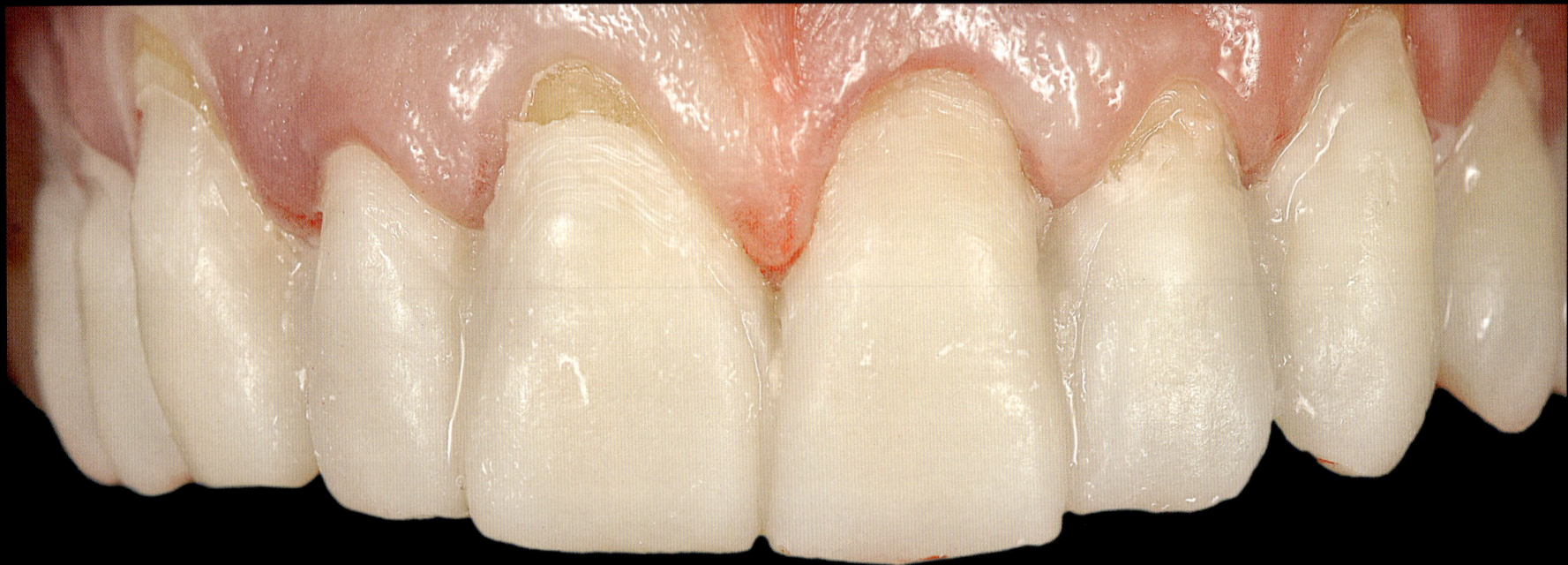

牙体制备完成之后，接下来是印模制取的步骤。"SWP"理念的独创性在于牙体制备（和印模制取）完成后即刻行软组织手术，二者同期进行。在临时贴面就位后，医生就从腭侧切取结缔组织移植瓣。

将这种创新性的技术方法应用在牙周组织有退缩的贴面美学治疗时，临时贴面的操作会与常规过程有小小的区别。颈部区域的双丙烯酸树脂

经过抛光处理后，以一层流体树脂覆盖，然后光照固化并抛光，目的主要是能与处于愈合阶段的牙龈组织有良好的相容性。这是因为双丙烯酸树脂表面在抛光后的效果不如抛光后的复合树脂。

本案例的膜龈手术采用了隧道技术，重新冠向定位龈缘位置，以解决牙龈组织退缩的问题。

膜龈手术的主要过程如下：

→ 口内完成临时贴面，在颈部区域精修抛光。

→ 从腭侧切取结缔组织移植瓣。

→ 采用特殊器械制备软组织"隧道"，以容纳移植瓣。

→ 移植瓣在"隧道"内就位。

→ 从三点（近中、远中和中央）缝合稳定移植瓣。

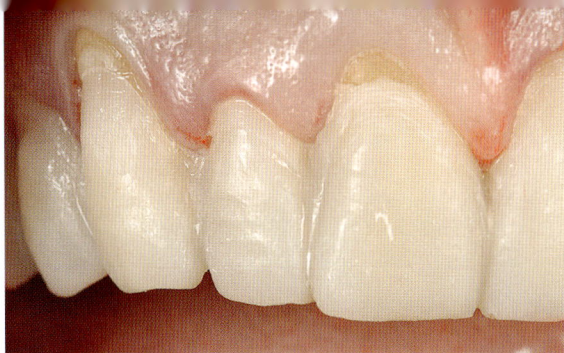

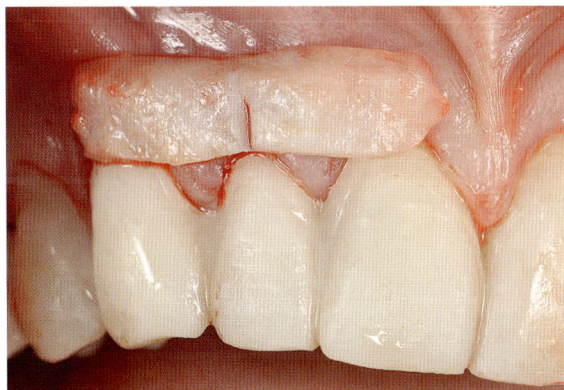

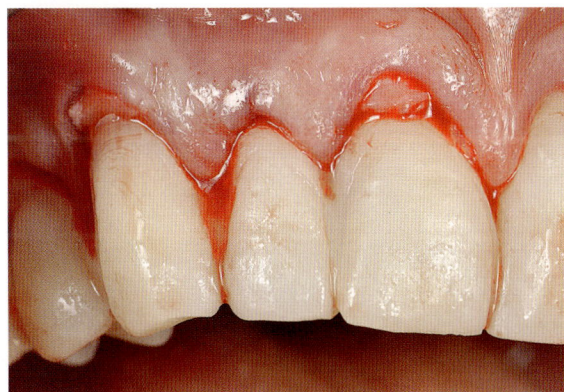

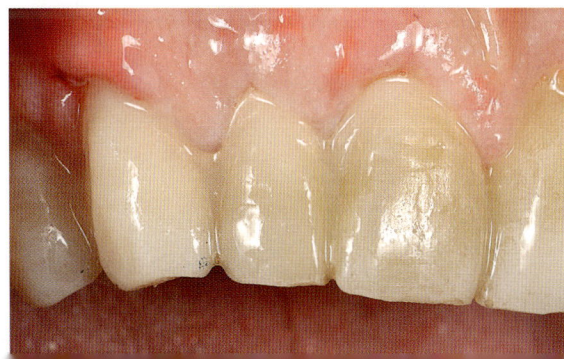

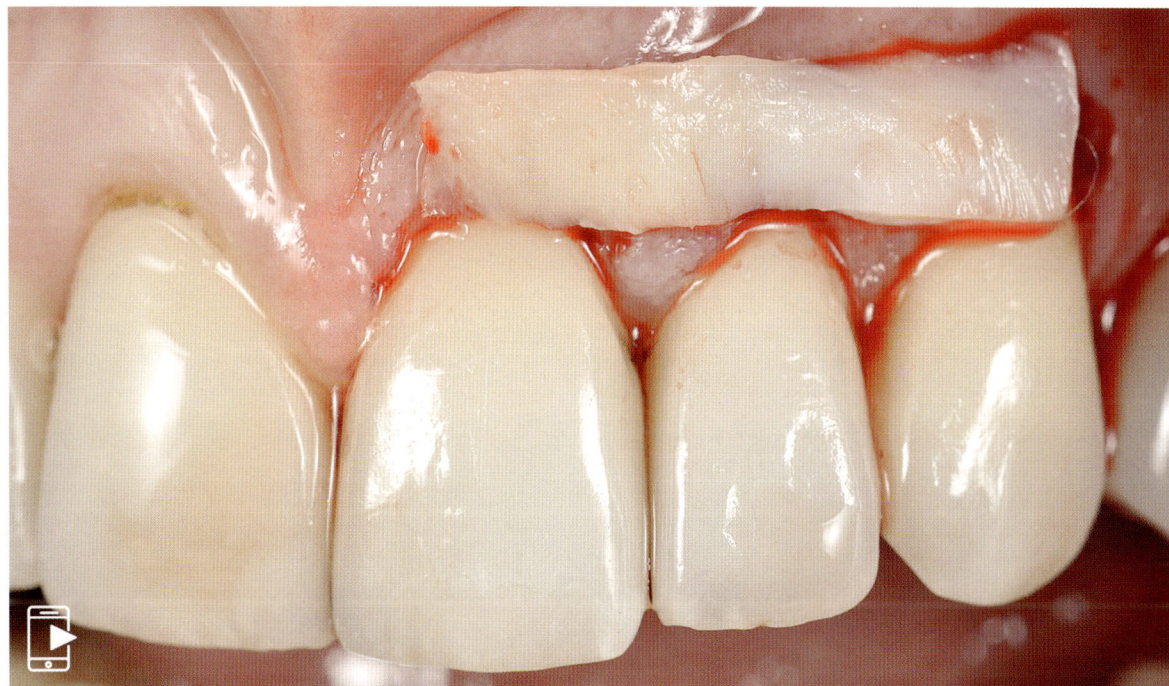

> 术后第8天，我们可以观察到牙龈组织
> 已有初步塑形。软组织的愈合结果是基于美学方案的
> 指导，而美学方案又是基于准确和个性化的美学分析。

技工室制作

技师根据牙体制备后的工作模型，再次制作蜡型方案。此时的蜡型是用于精确制作最终的每一颗贴面修复体。

贴面的瓷块选择IPS e.max Press LT A1（义获嘉伟瓦登特）。由于工作模型是在牙体制备后和膜龈手术之前制取的，所以此时的龈缘水平还是原始位置，但技师只要根据未来的龈缘高度来制作贴面的穿龈形态就可以了。

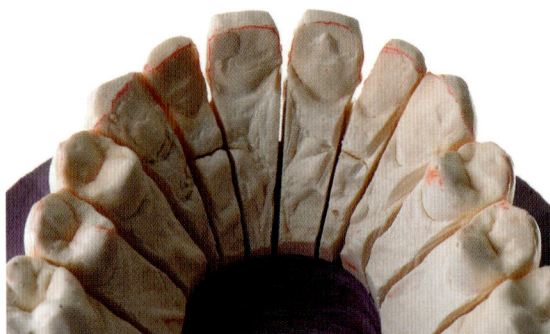

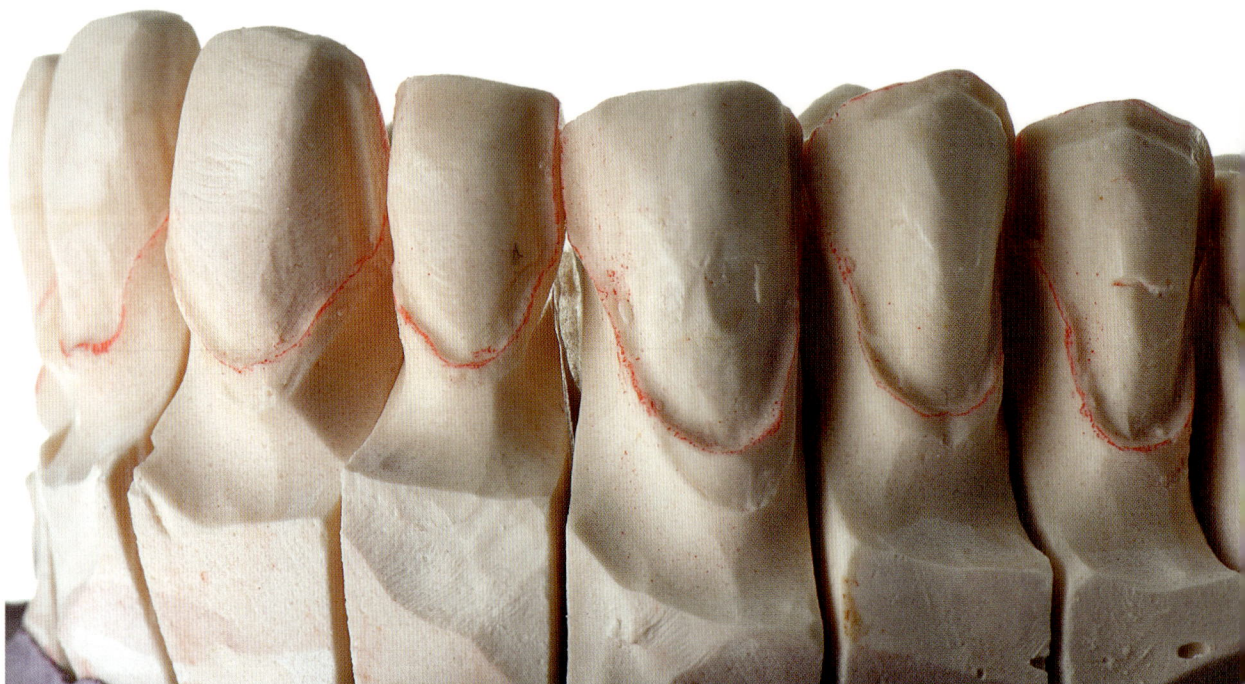

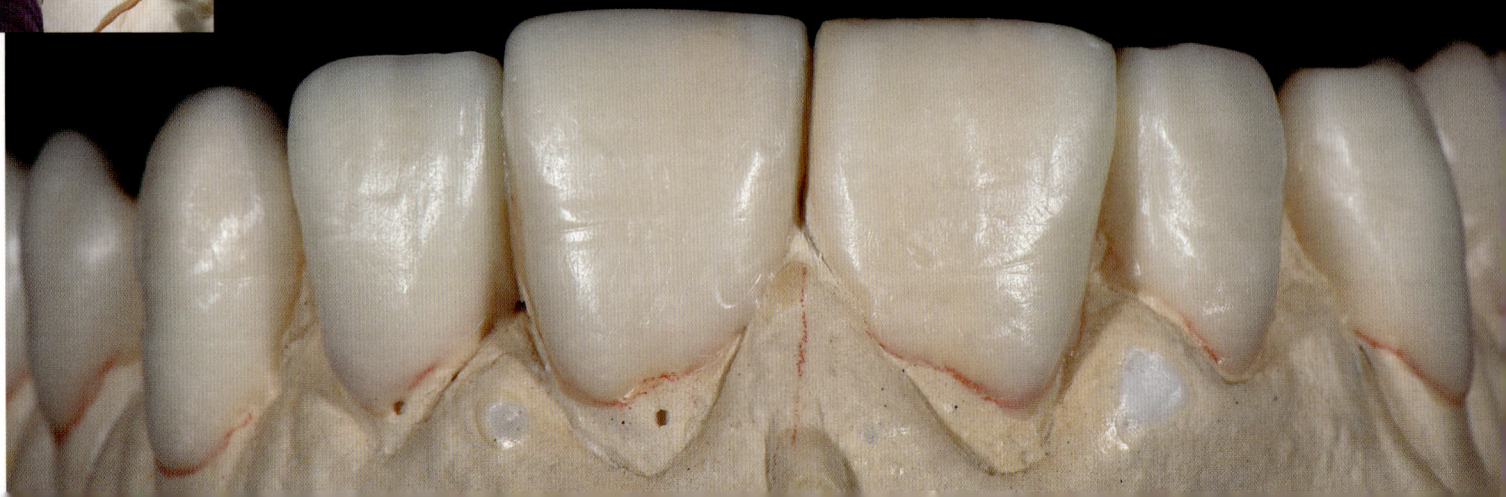

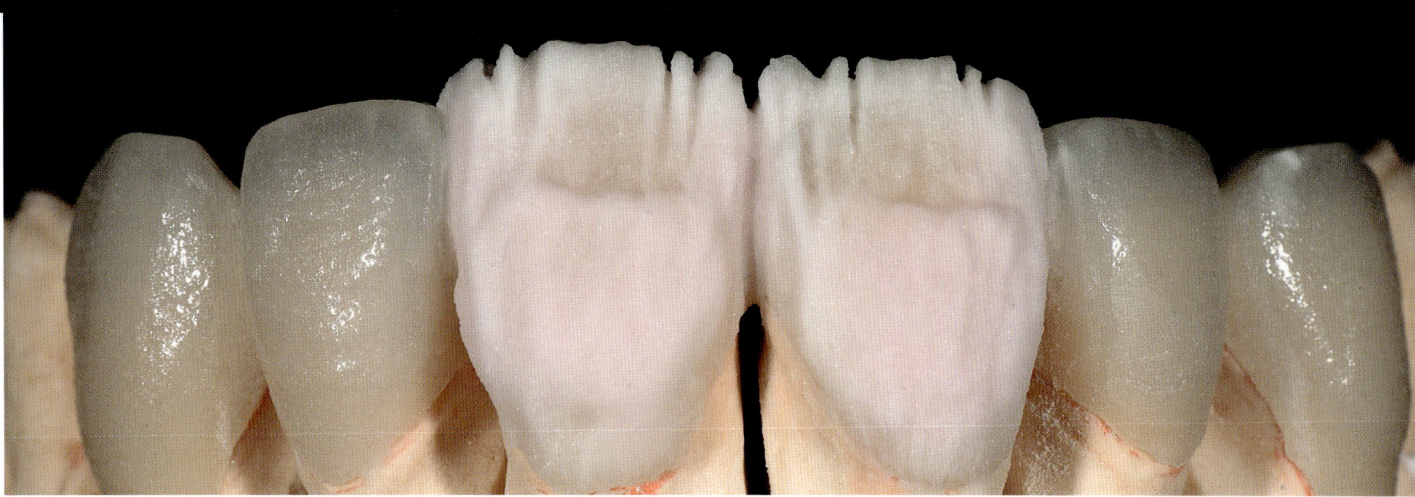

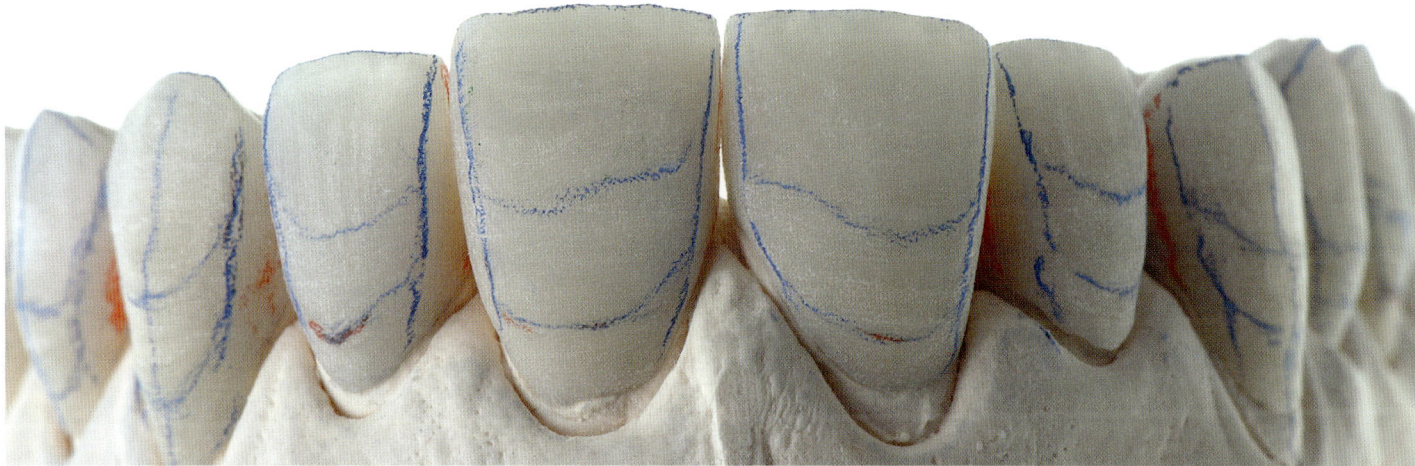

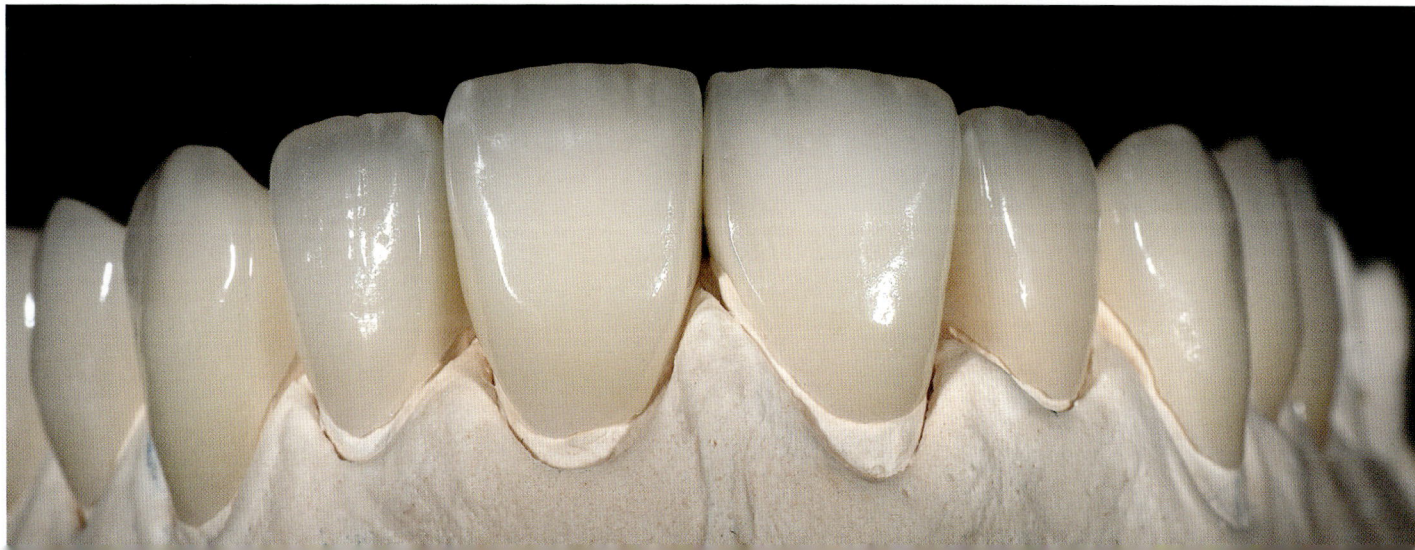

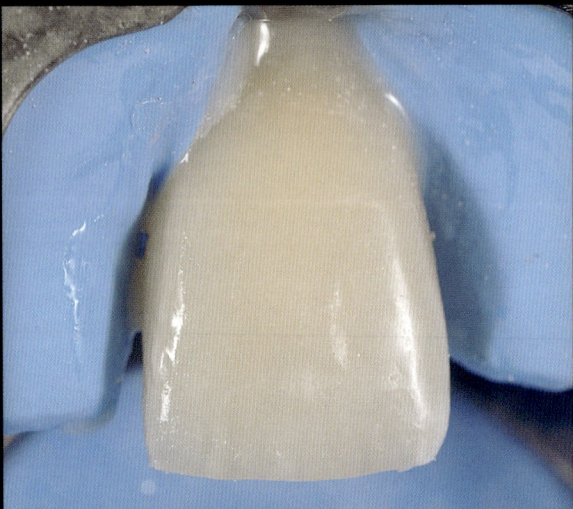
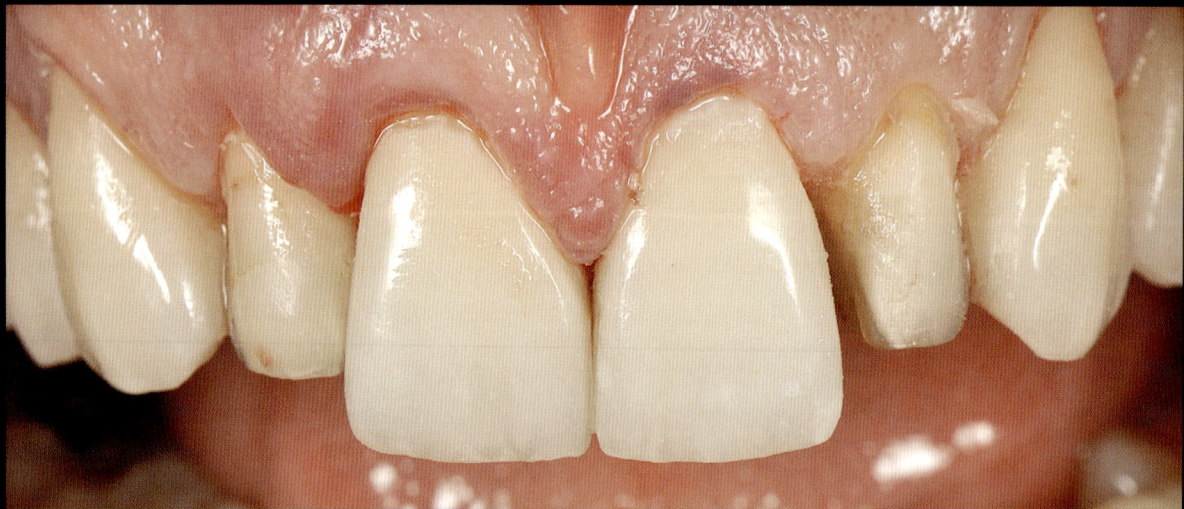
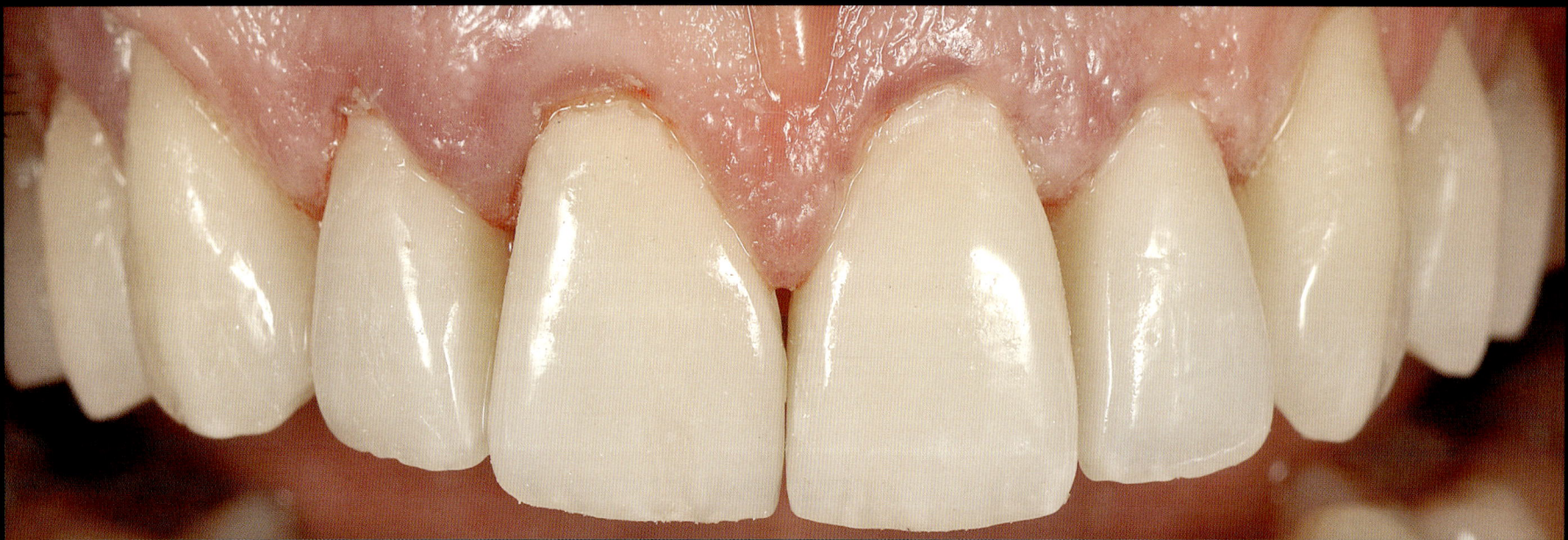

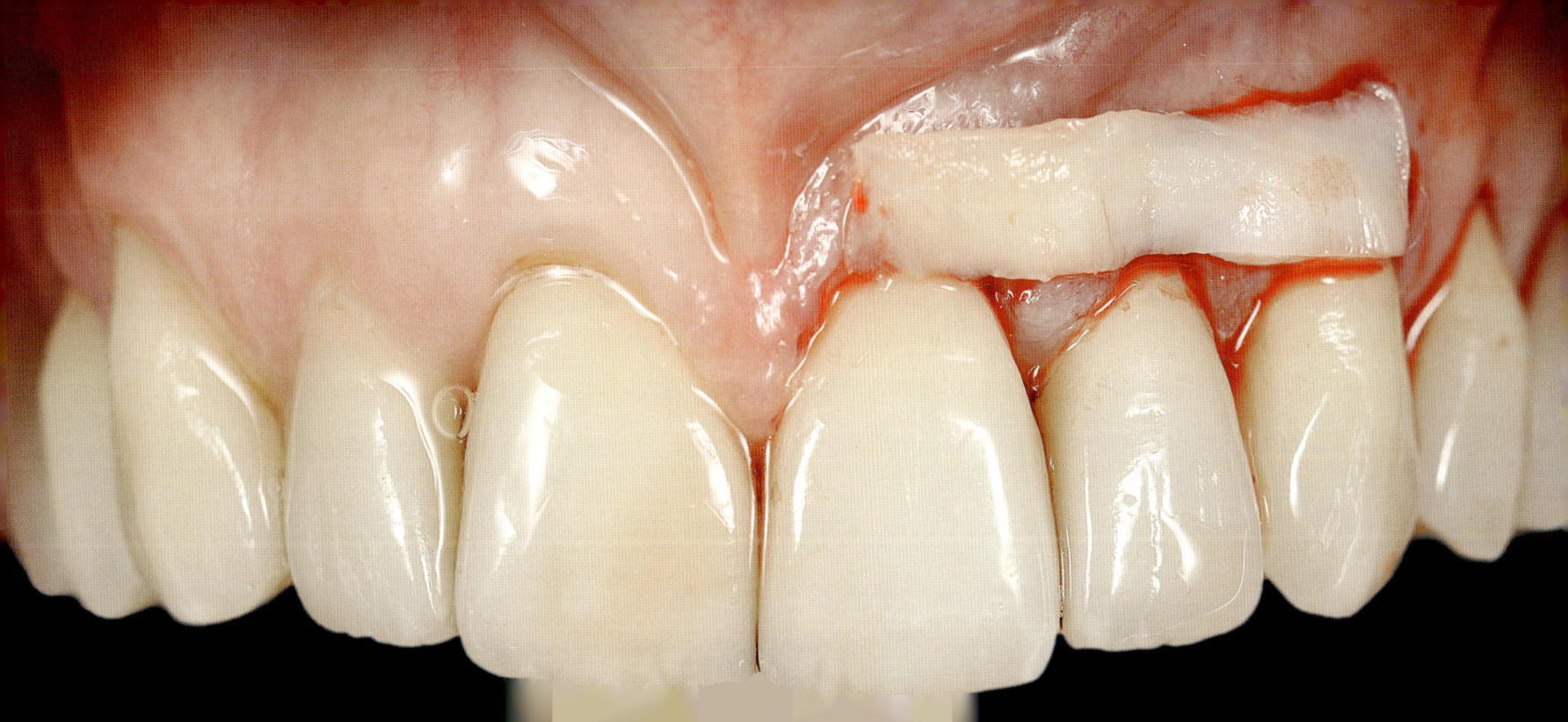

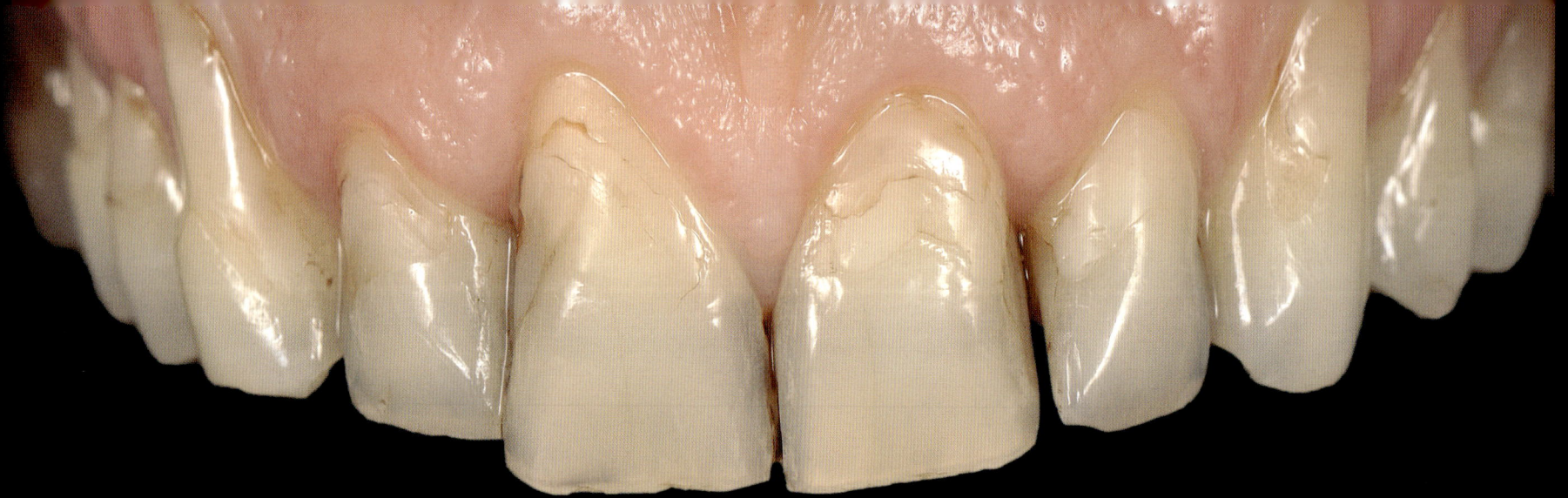

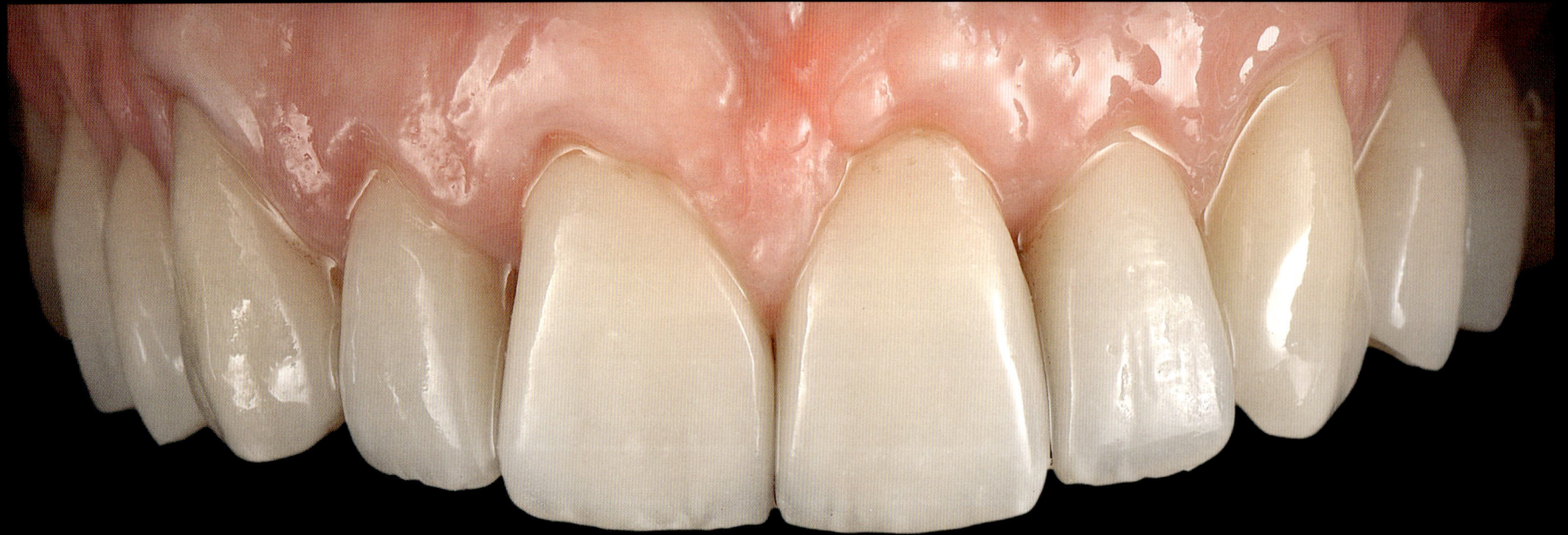

13

最终结果

对比治疗前和治疗后的情况，我们可以看到以美学方案为指导的治疗方式在处理这类案例条件下的重要性和良好的结果可预期性。

每个过程阶段都遵循方案的指导，最终实现理想的微笑美观。膜龈手术与牙体修复的同期进行，促进了牙体形态和大小比例的理想恢复。

膜龈手术有两个操作时机：与牙体制备同期（本章案例），或者与贴面粘接同期进行（译者按：第14章案例）。

虽然"SWP"可能会被认为是一种具有创新性的技术方法，但其实它是从种植学领域的一种软组织处理方法改良而来。

在种植修复时，缺牙区牙龈形态是通过修复体外形来引导构建的。如果最终修复体或者临时修复体的位置设计合理，那么牙龈组织塑形和愈合结果也更容易达到我们的预期（即Landberrg和Bicchacho提出的颈部牙龈塑形的理念）。

而且，"SWP"还能减少患者多次就诊的不便，大大有利于患者的治疗体验。在当今社会，时间管理也是人们越来越重视的一个方面。

> **"** *膜龈手术与牙体修复同期完成，促进了牙体形态和大小比例的理想恢复。* **"**

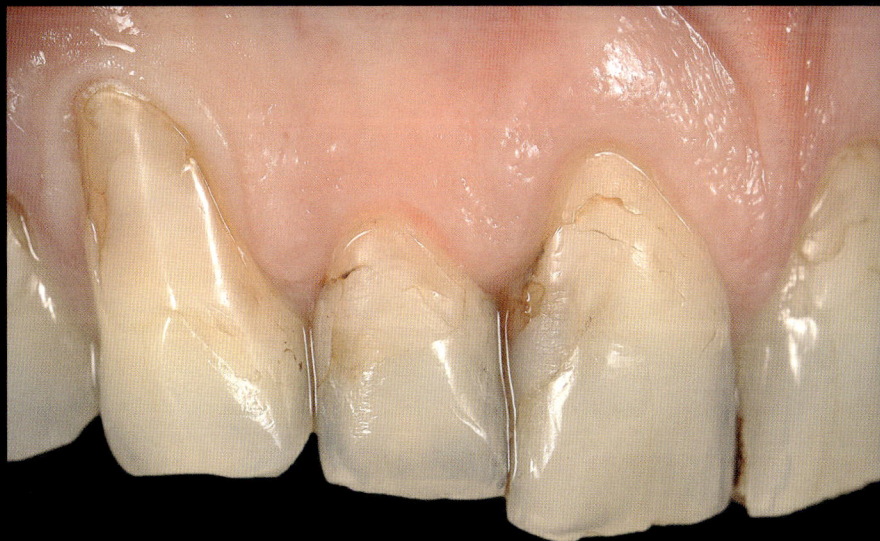

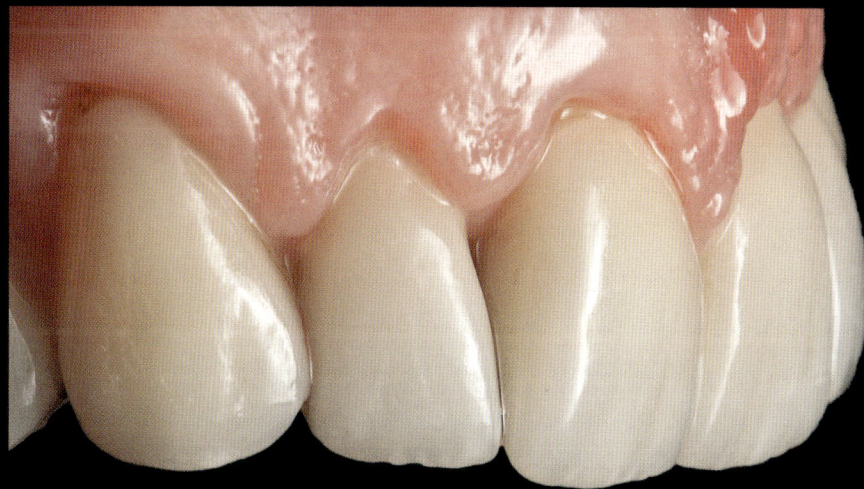

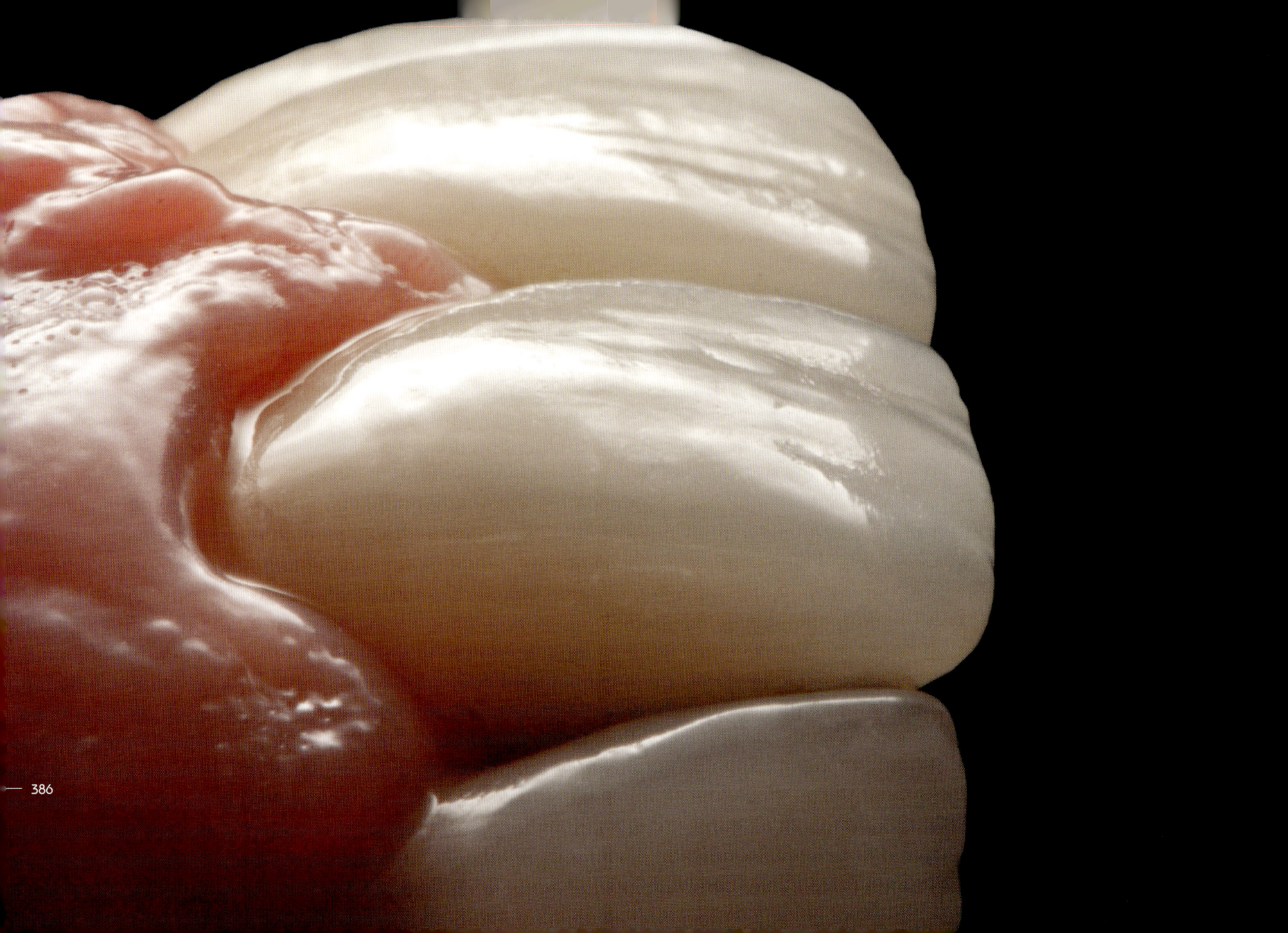

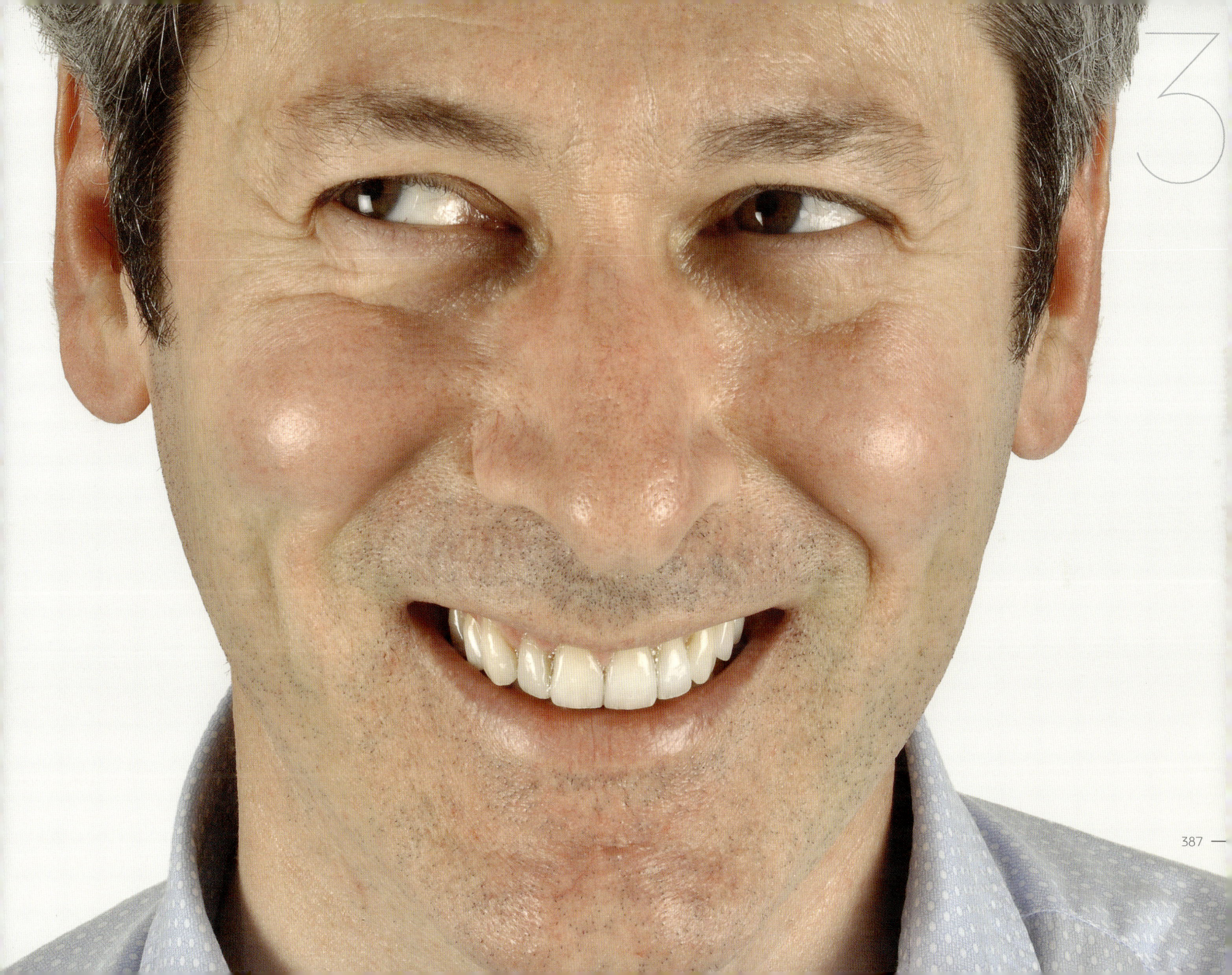

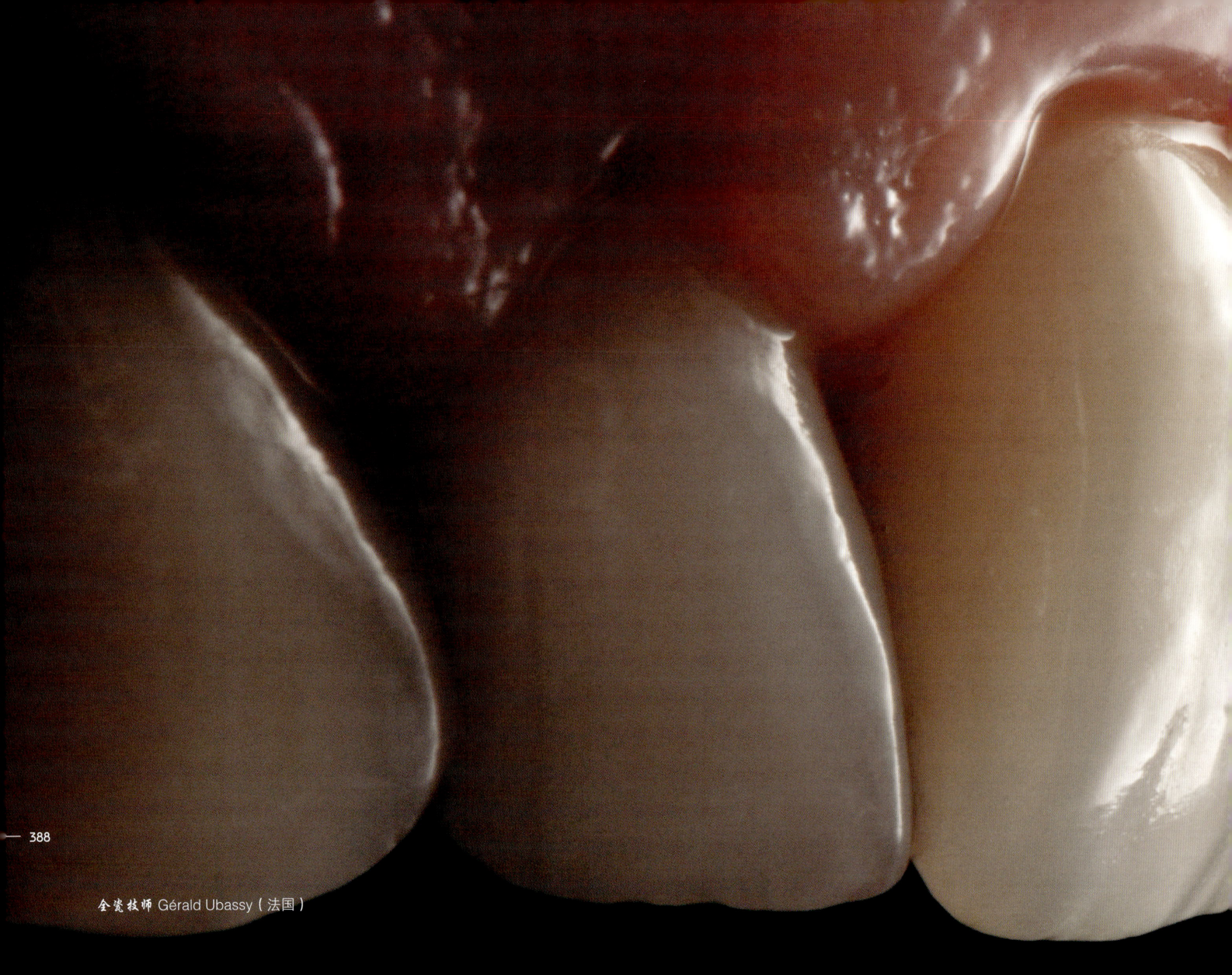

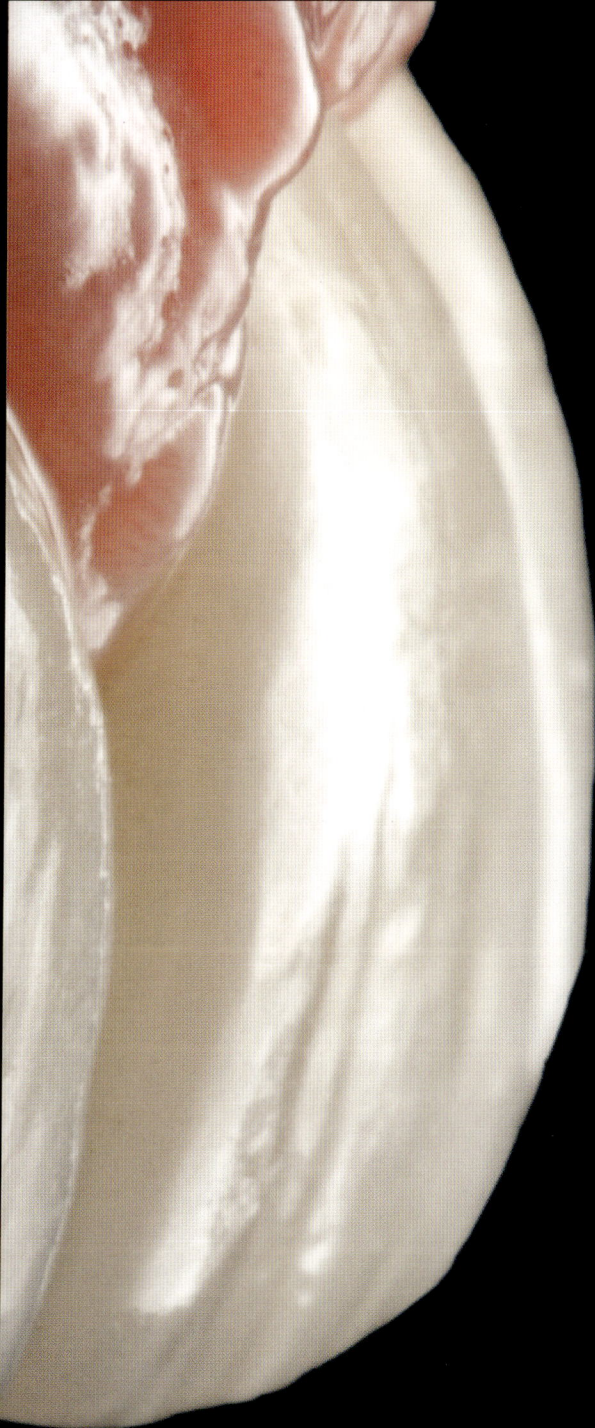

本章精要

→ 在设计理想的牙体形态和大小比例时,先不考虑牙龈组织的退缩。

→ 牙体制备方法和原则一如常规,先在诊断饰面的基础上做定深沟。但要注意颈部边缘要设计在未来龈缘的水平,因此颈部边缘会与初始龈缘的位置形成一段距离。

→ 膜龈手术与贴面的牙体制备同期完成。

→ 软组织在贴面颈部形态的引导下塑形和愈合。

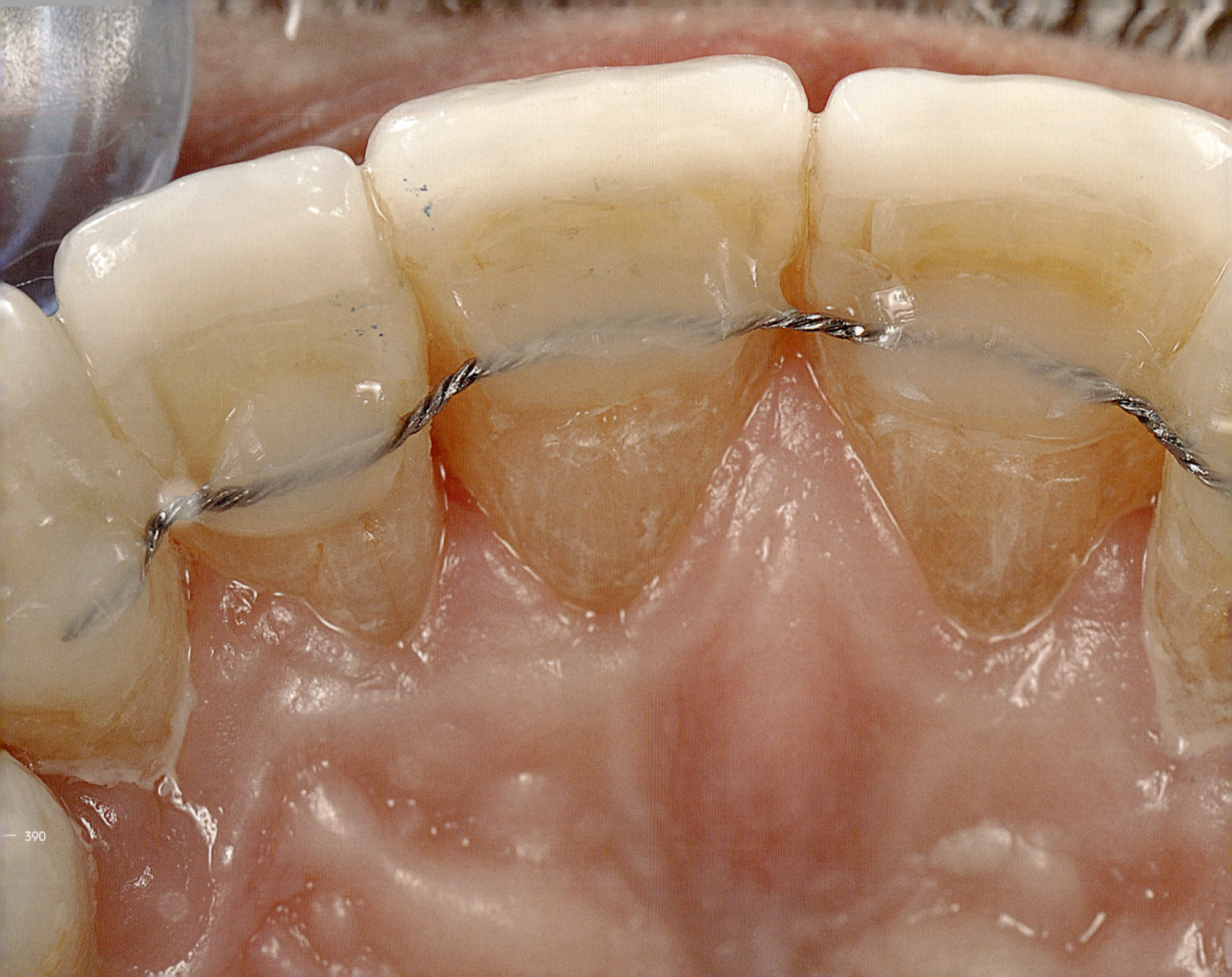

14

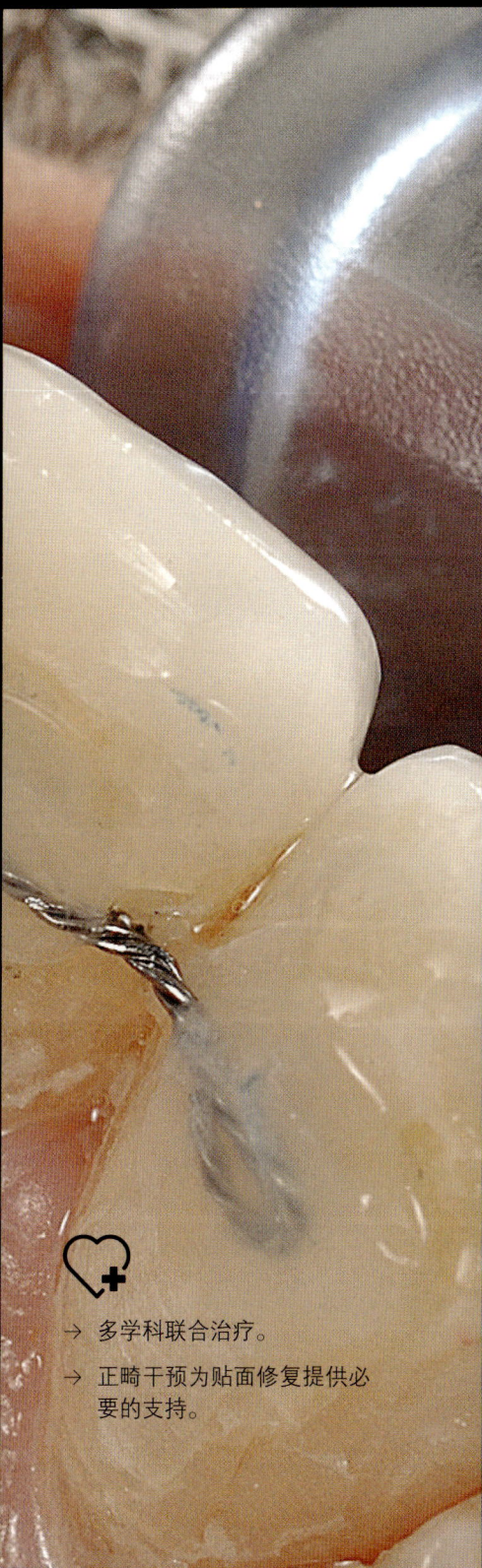

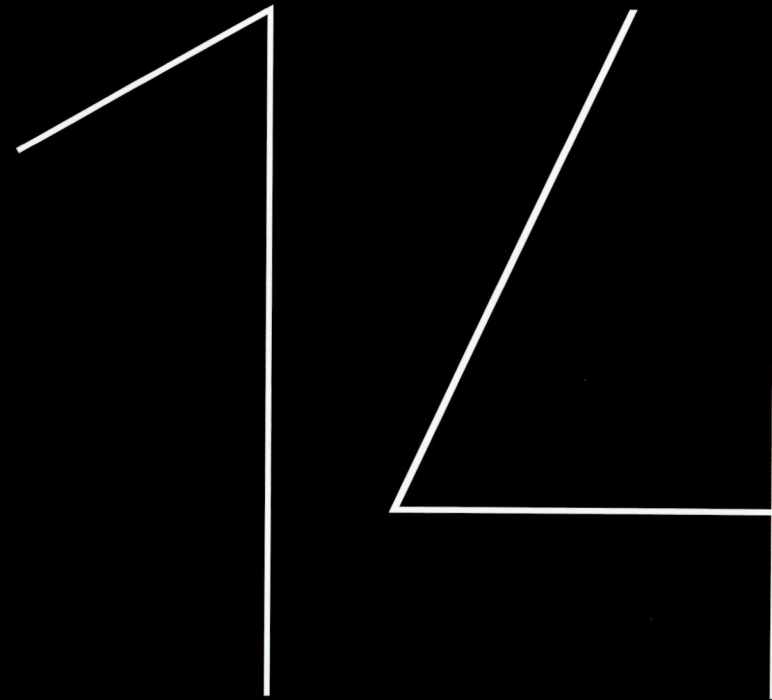

瓷贴面与正畸联合治疗
Veneers
and orthodontics

→ 多学科联合治疗。

→ 正畸干预为贴面修复提供必
要的支持。

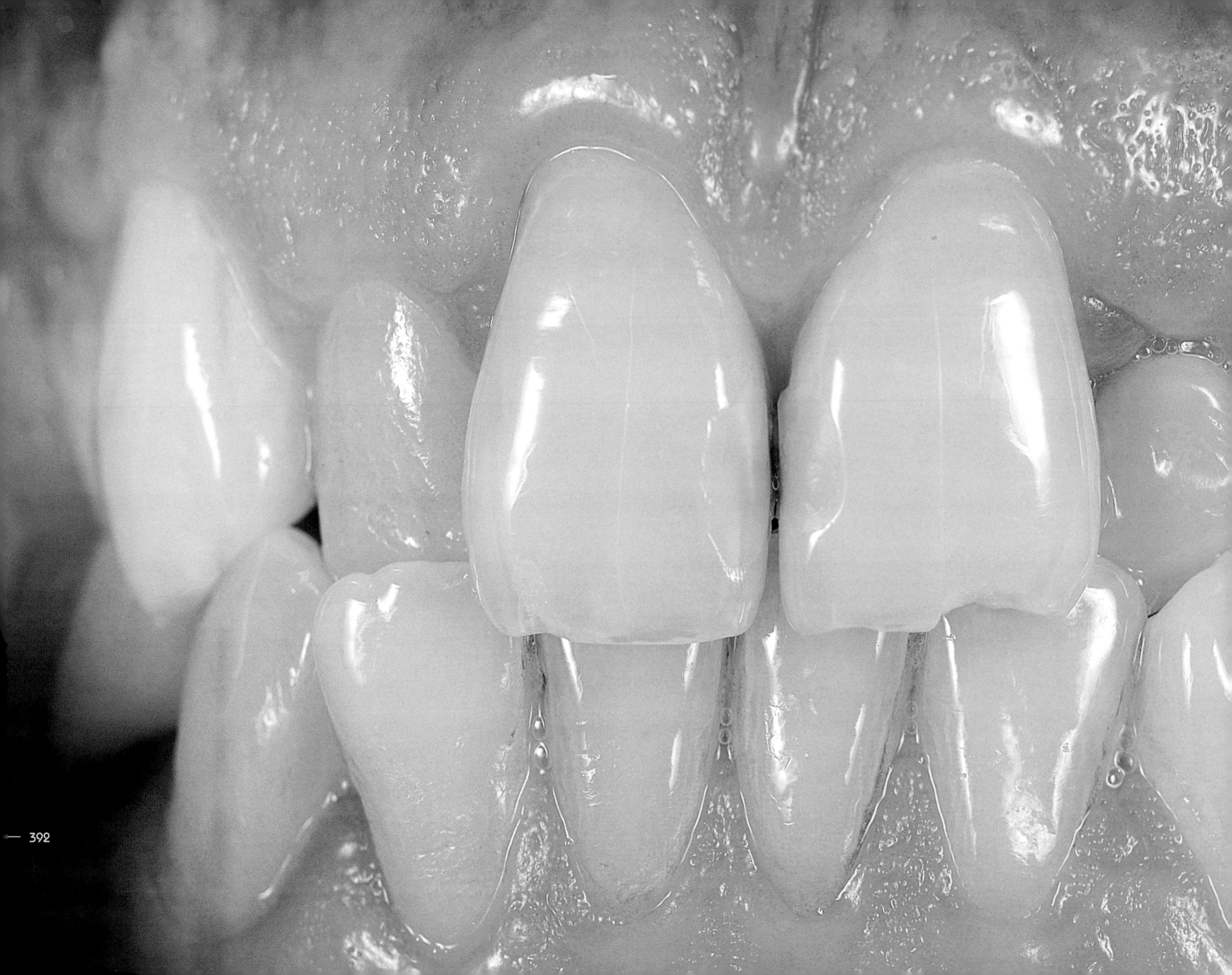

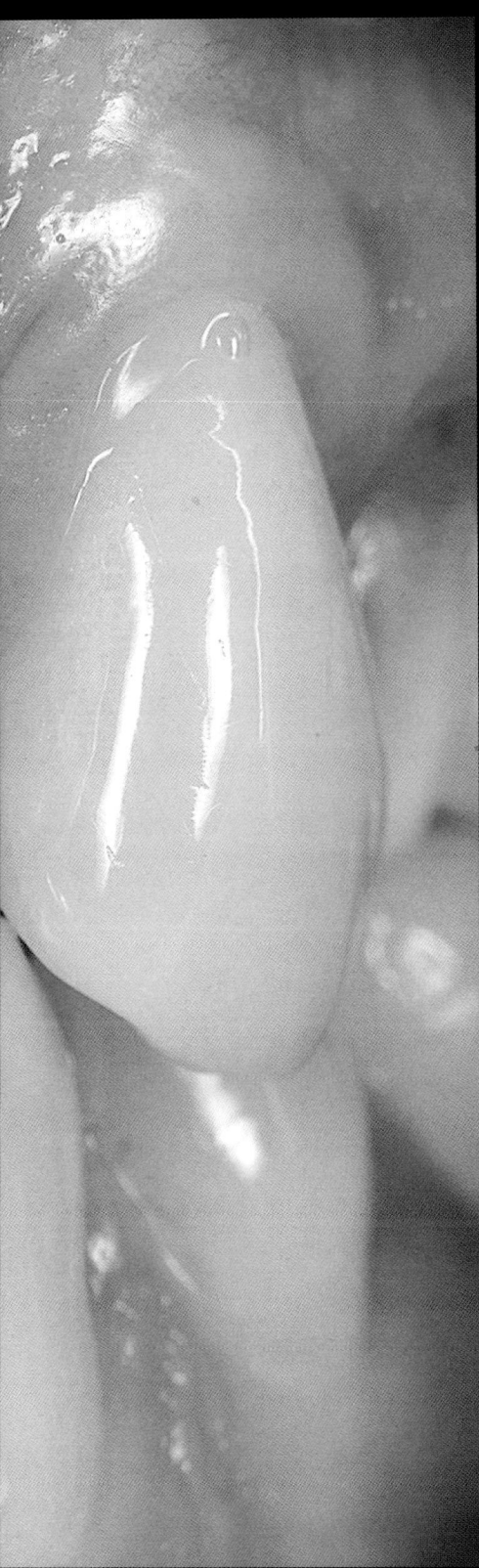

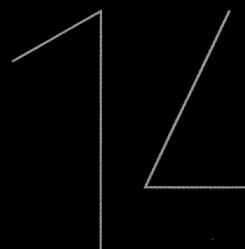

概述

在牙列错𬌗的条件下，能够不结合正畸干预的贴面修复情况其实很少。大多数时候，牙列的修复空间受限，单独以瓷贴面的方式并不能完全纠正这类牙列的美观问题。

此时，如果采取修复手段排齐牙列就会损失大量的健康牙体组织，而且贴面的切缘厚度也会明显增加。所以，修复前的正畸干预就是必不可少的阶段，即所谓的多学科联合治疗。

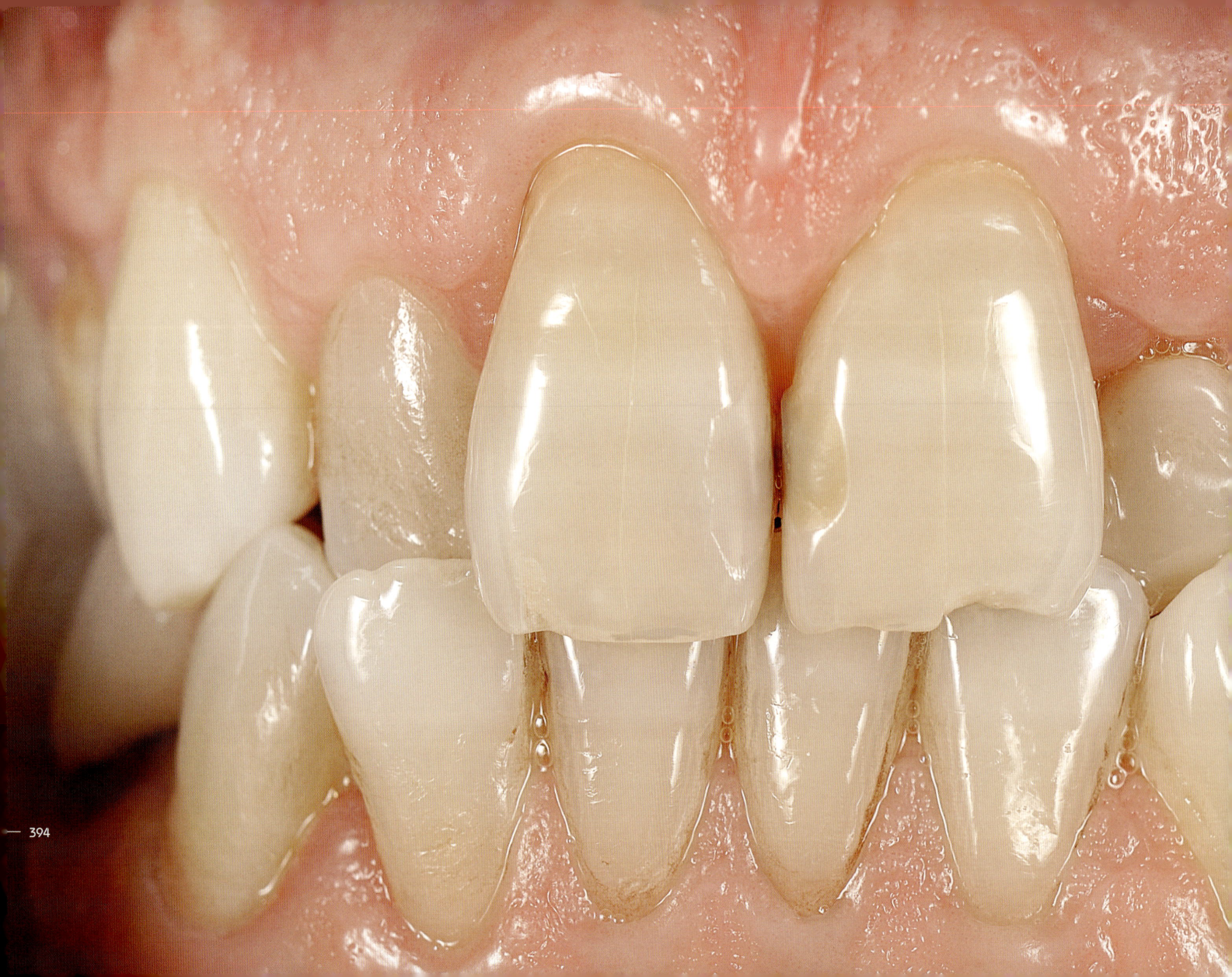

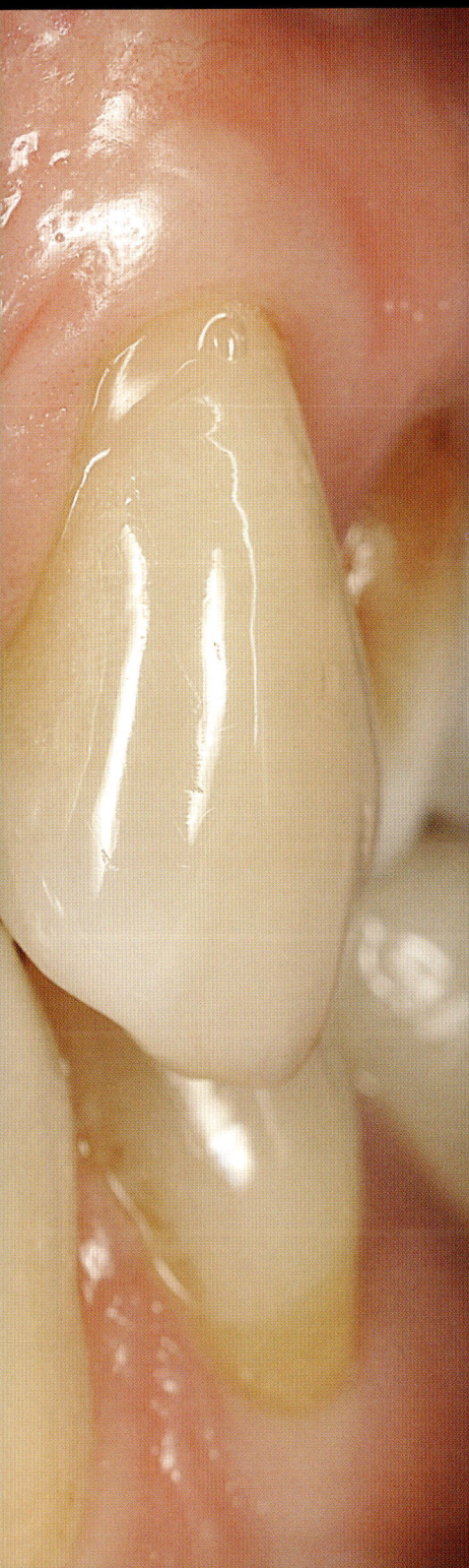

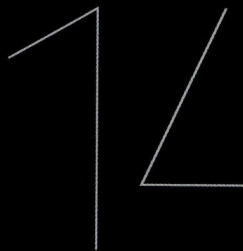

临床情况

本案例不仅存在牙列异常拥挤，咬合条件也不适合贴面修复。上颌侧切牙腭倾且有反骀，以及尖牙唇倾也是另一个不利于唇颊贴面修复的咬合因素。

如果只是以修复手段来排齐牙列，那么切端至少磨除3～4mm。这对牙体会造成极大的组织创伤，产生严重的生物学影响（牙髓坏死和牙体折裂等）。另一方面，贴面在切端的体积也会异常增厚。

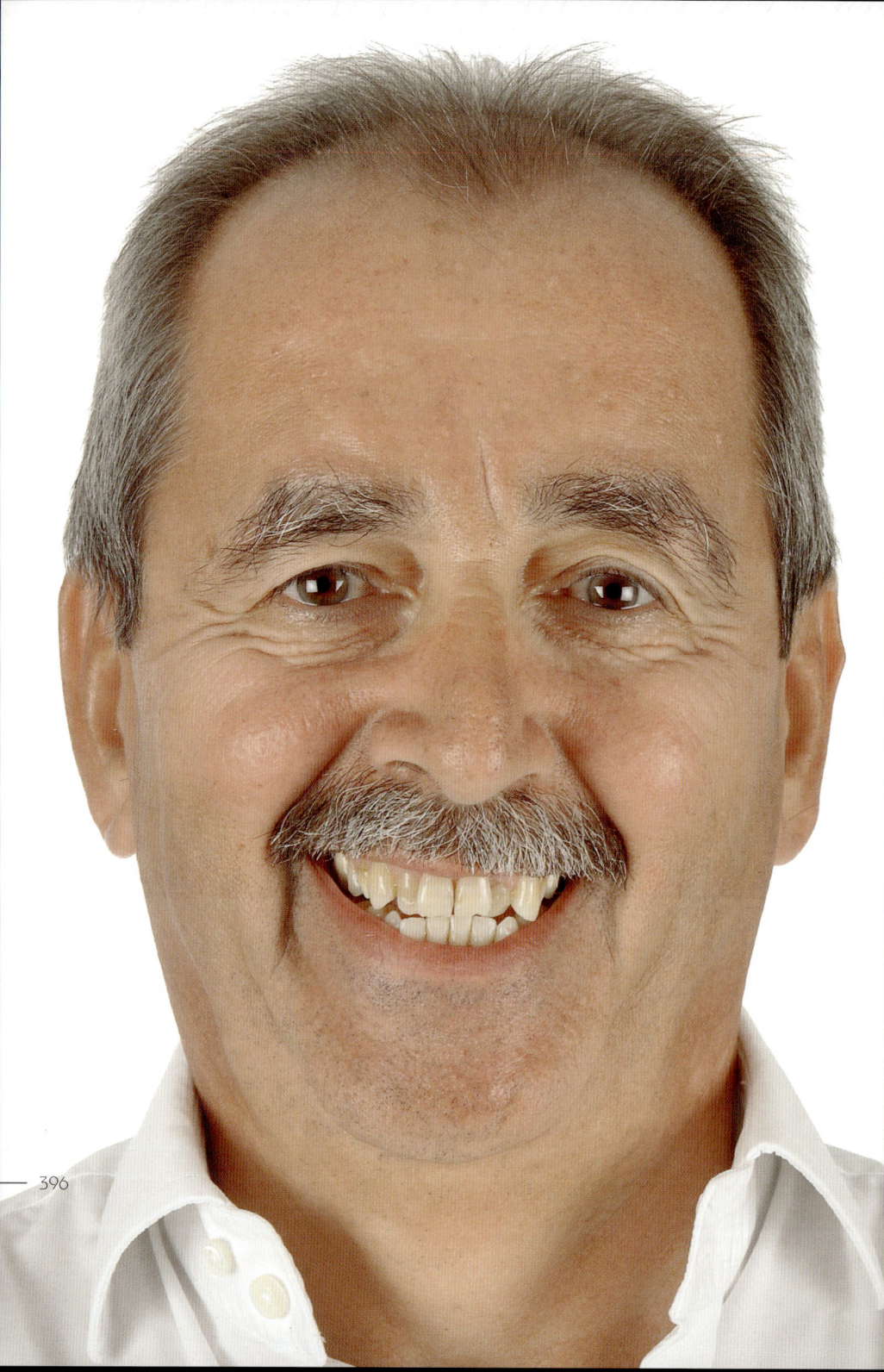

> 所谓多学科联合治疗是指在此时
> 临床医生先确定整个治疗以及美学的方案。
> 然后再交由正畸医生重新分布牙列空间，最后在新的
> 牙列条件下临床医生再展开牙体制备并完成贴面修复。

以建筑师的视角构思

　　任何美学治疗都是基于我们在治疗前的充分分析（微笑与面部的和谐关系）和合理规划，我们是构筑微笑的"建筑师"。美学方案先是以蜡型的方式制作出来，然后蜡型再被复制转移到患者口内（诊断饰面）。这样一来，临床医生就能与患者沟通治疗目标，并且指导正畸医生将牙列调整到有利于美学修复的条件。

牙龈组织有退缩，龈缘高度向根方迁移

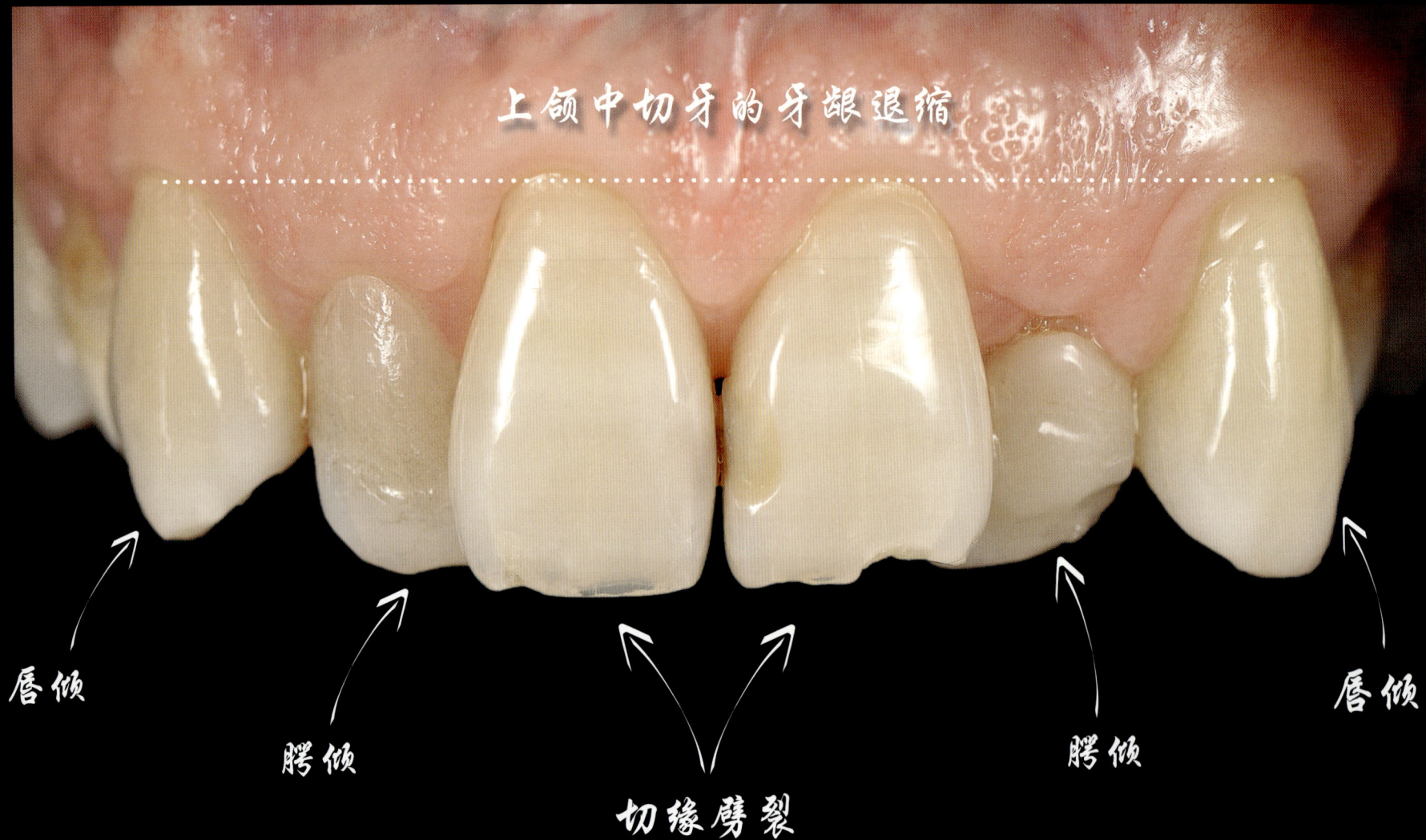

上颌中切牙的牙龈退缩

唇倾

腭倾

切缘劈裂

腭倾

唇倾

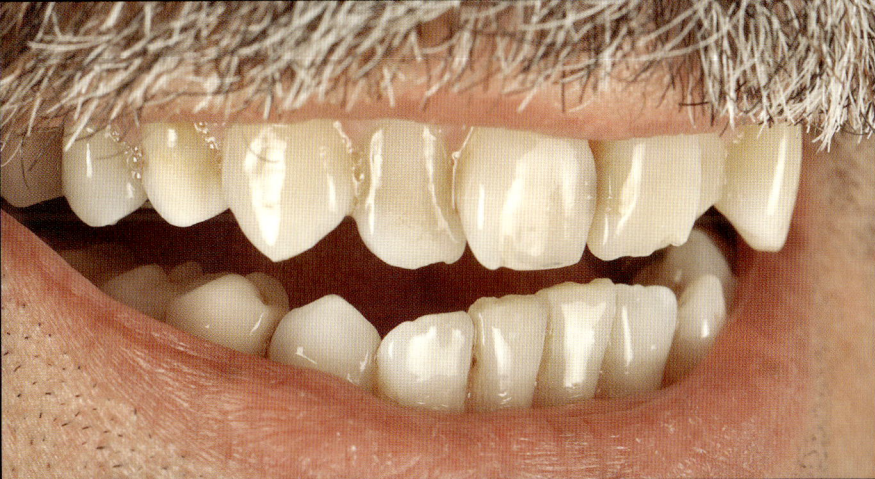

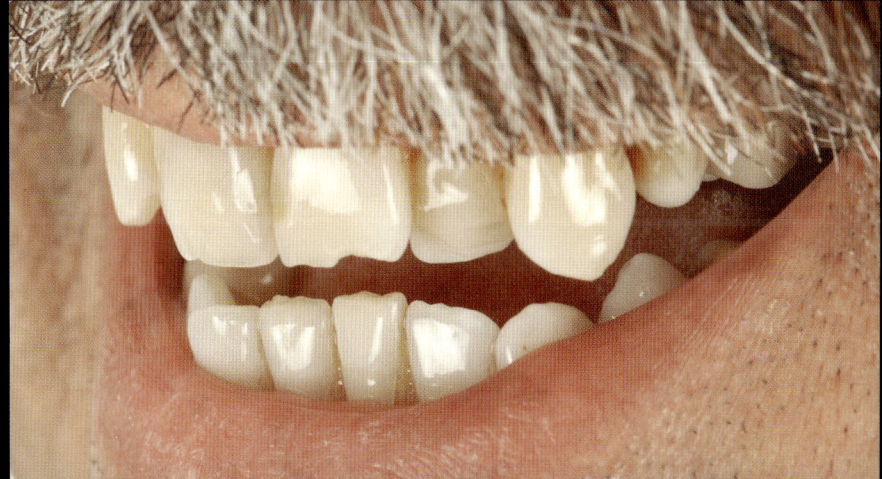

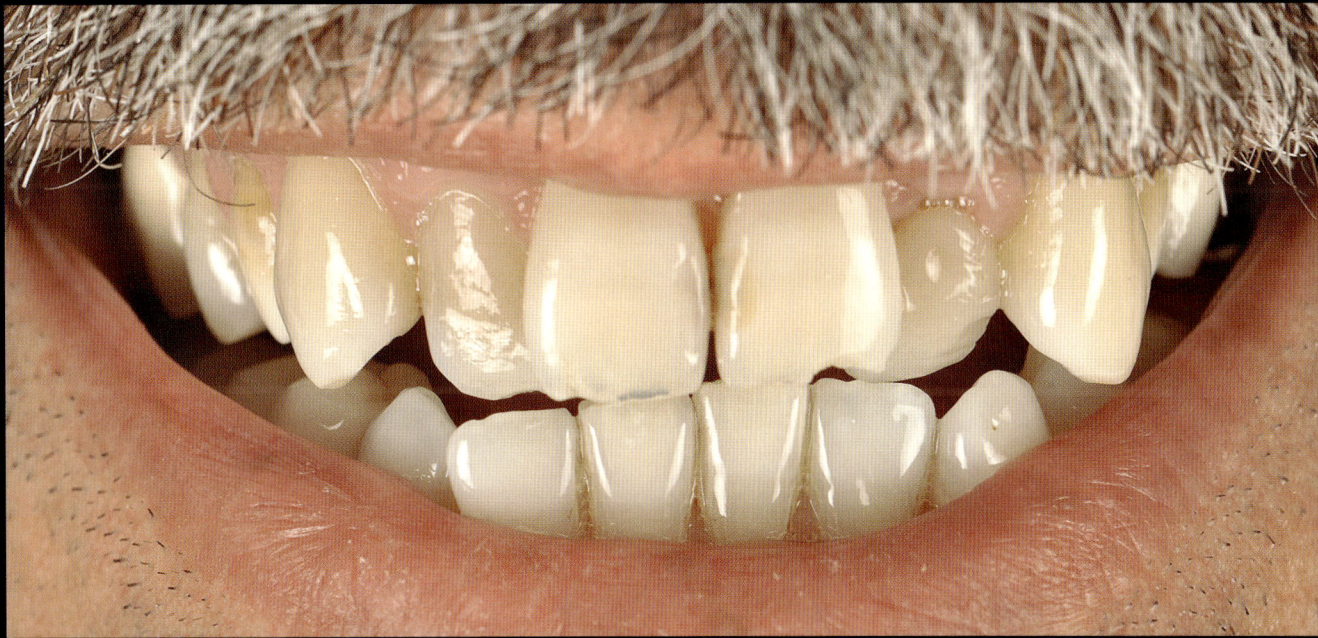

治疗目标

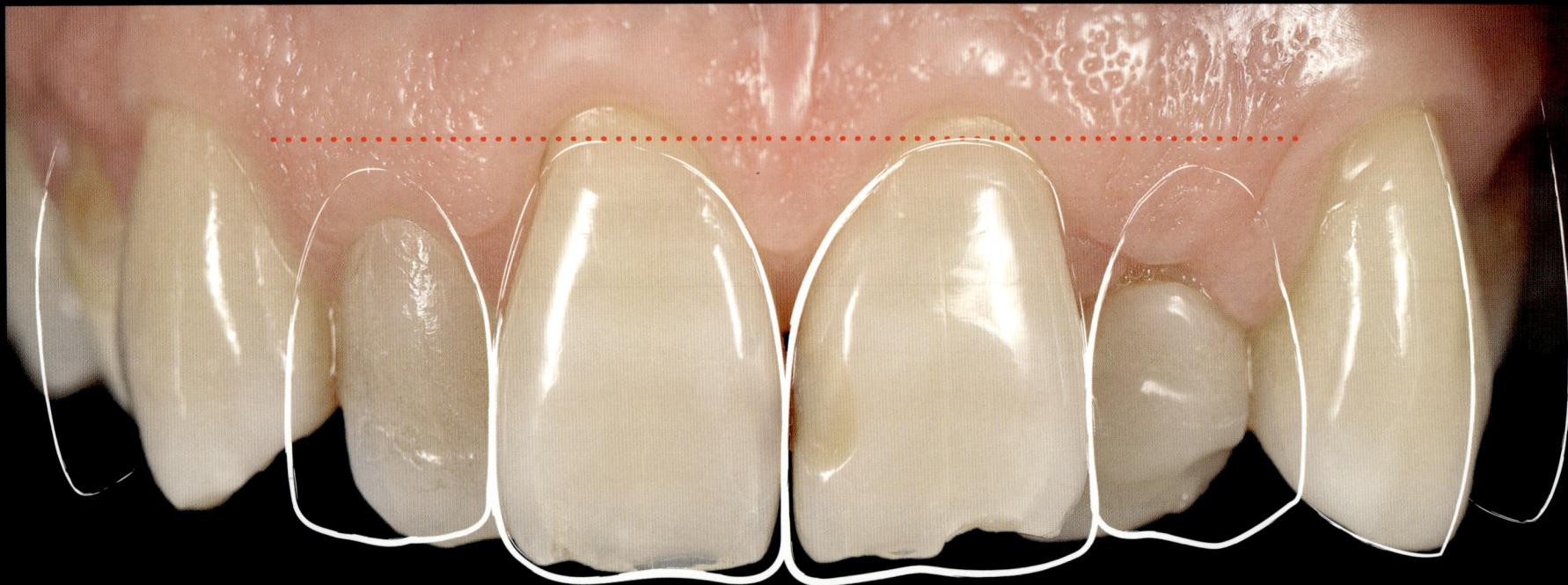

正畸阶段的目标

将复杂的案例条件转变为常规的贴面修复案例。

纠正个别牙的反𬌗,并且排齐前牙列(上颌尖牙的唇倾以及侧切牙的腭倾)。

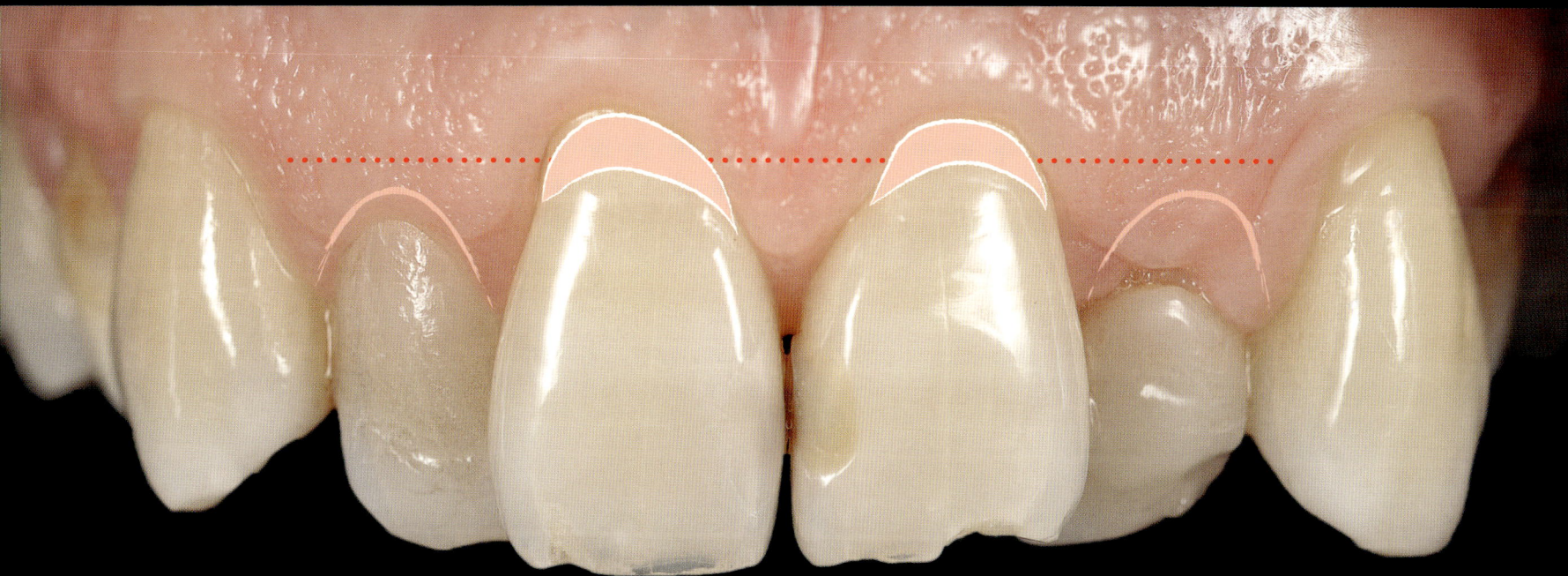

修复阶段的目标

恢复正常的前牙龈缘连线。

在上颌中切牙，以软组织移植解决牙龈退缩的问题。在上颌侧切牙，做牙龈切除术。

其次，恢复牙齿的正常解剖形态并且提高牙列亮度，促进美观改善。

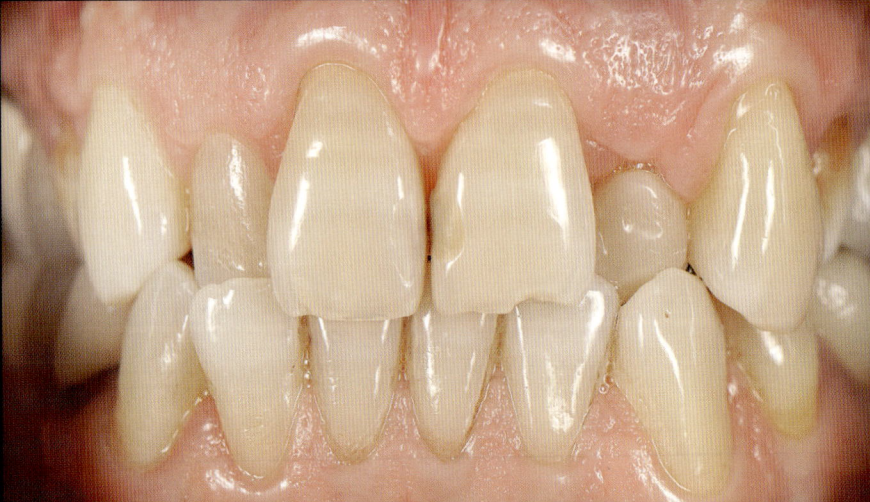
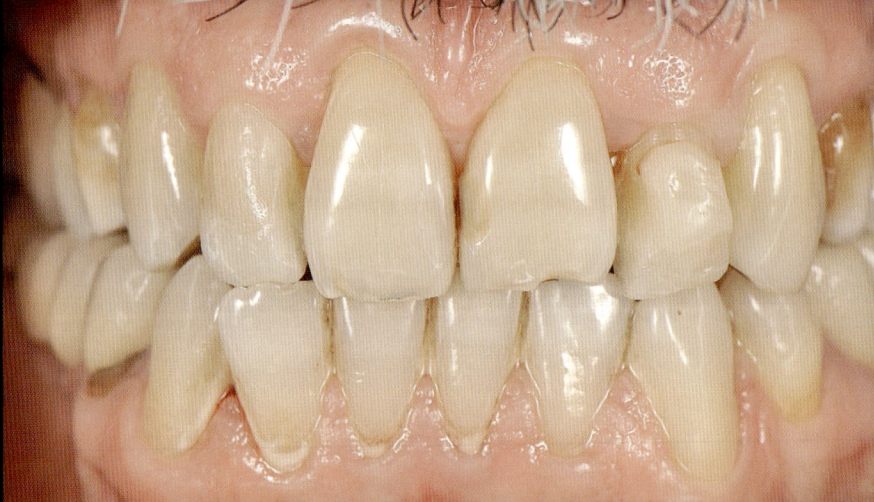
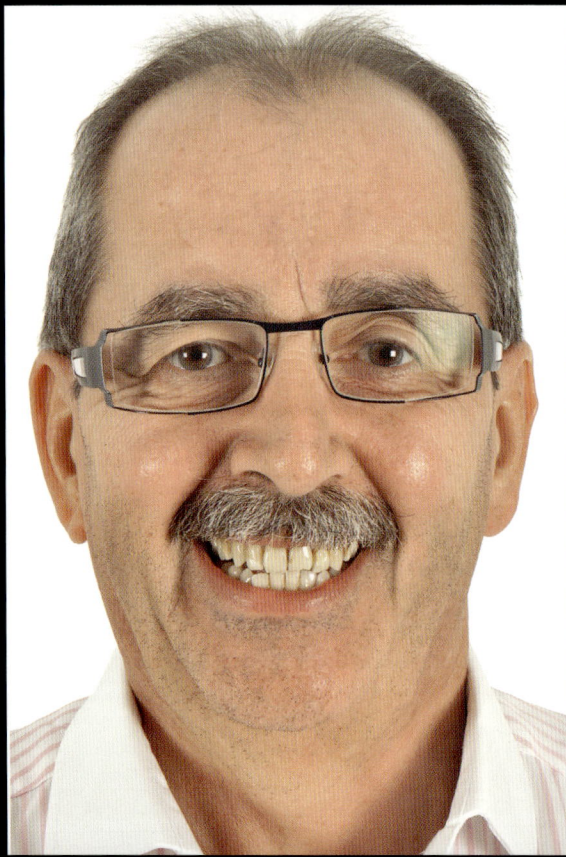

正畸干预

　　正畸干预的目的是将复杂的临床条件转变为适合贴面的理想条件。这一目标的实现是本案例美学修复必不可少的重要前提。为此，患者接受了为期9个月的舌侧正畸治疗。

　　在正畸结束时，前牙排列和弧度外形都已经比较符合正常情况了。所以微笑的美观性有了很明显的改观。

> **正畸治疗将复杂的咬合条件转变为了常规的贴面案例条件。**

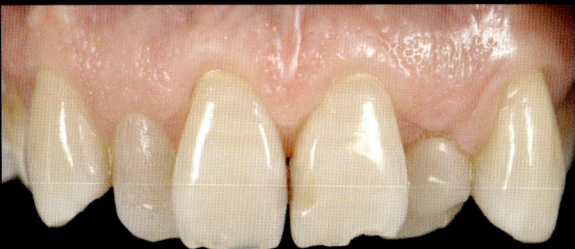 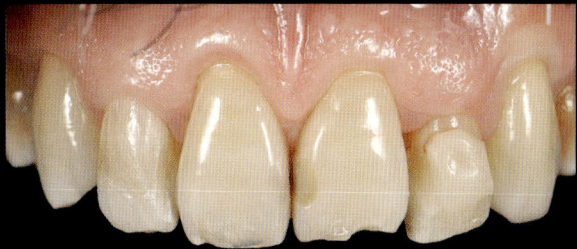 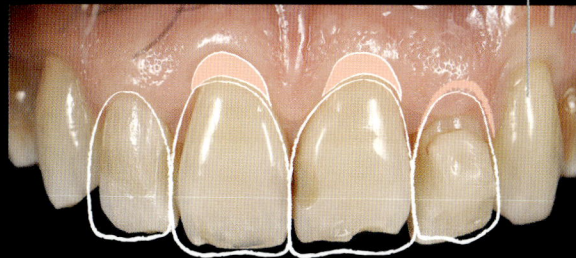

正畸阶段之后

修复阶段的治疗目标

→ 纠正上颌侧切牙的解剖形态。

→ 重新设计左侧上颌侧切牙的龈缘位置。

→ 以软组织移植解决上颌中切牙的牙龈退缩。

→ 上颌中切牙的切缘位置需要极少量延长。

→ 上颌中切牙近中的树脂充填体重新治疗。

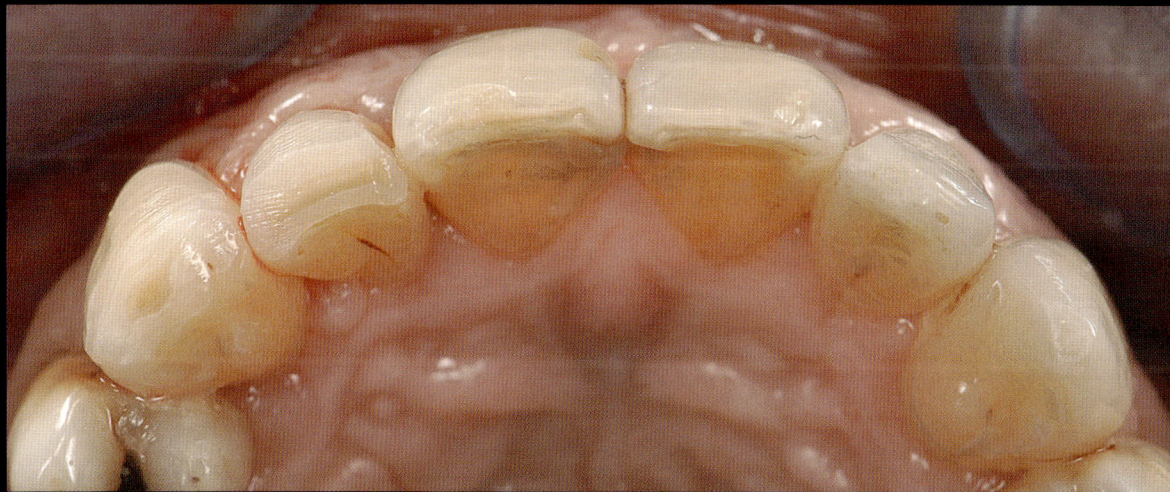

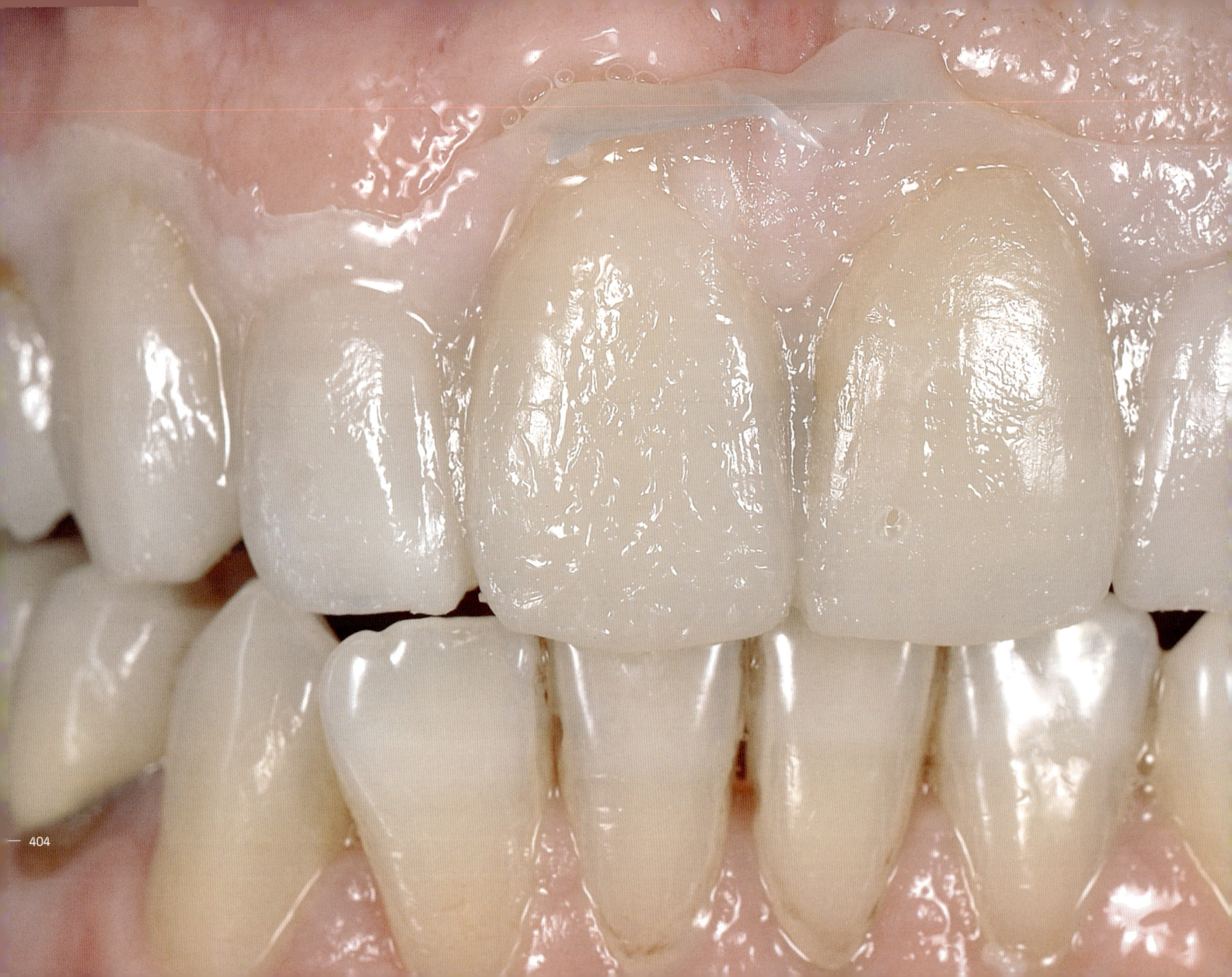

诊断饰面

　　由于正畸治疗已经重新分布了上颌前牙列的空间比例，所以修复阶段的目标才有了实现的可能。从诊断饰面的效果看，微笑的切缘曲线与患者面部达到了和谐关系。患者认可美学方案的效果。经过沟通，我们决定将贴面治疗的范围延伸到第二前磨牙，以实现更加和谐一致的微笑美观。

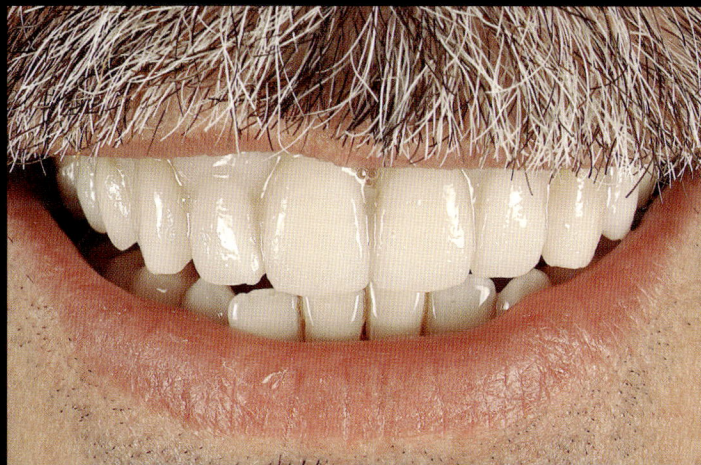

材料

→ 诊断饰面：Luxatemp A1 (DMG)

→ 硅橡胶导板：Honigum Putty Soft (DMG)

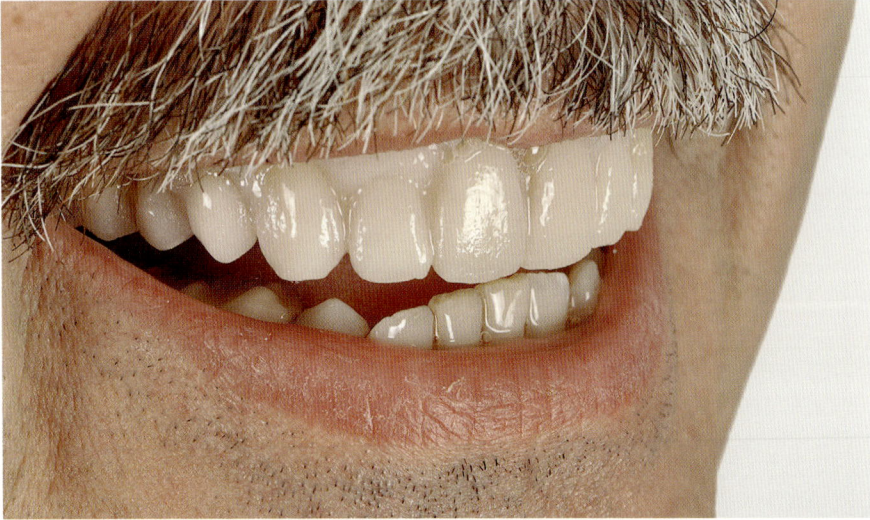
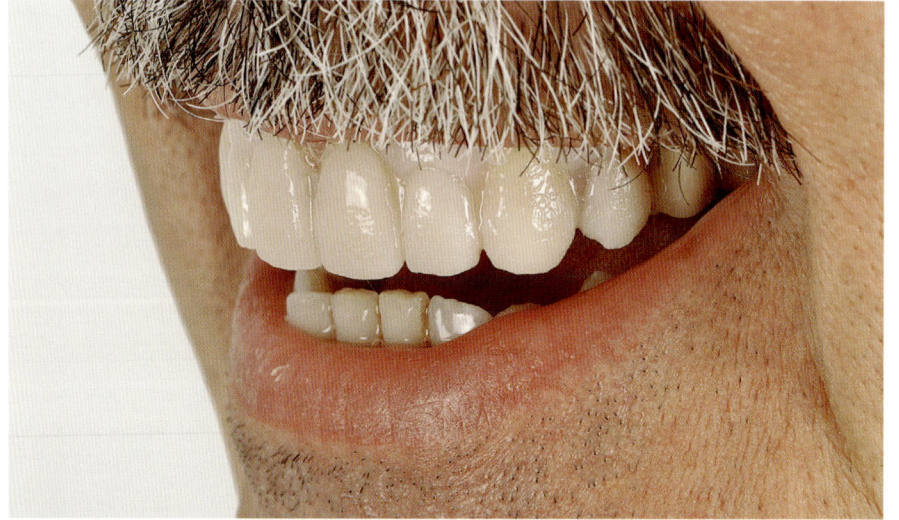
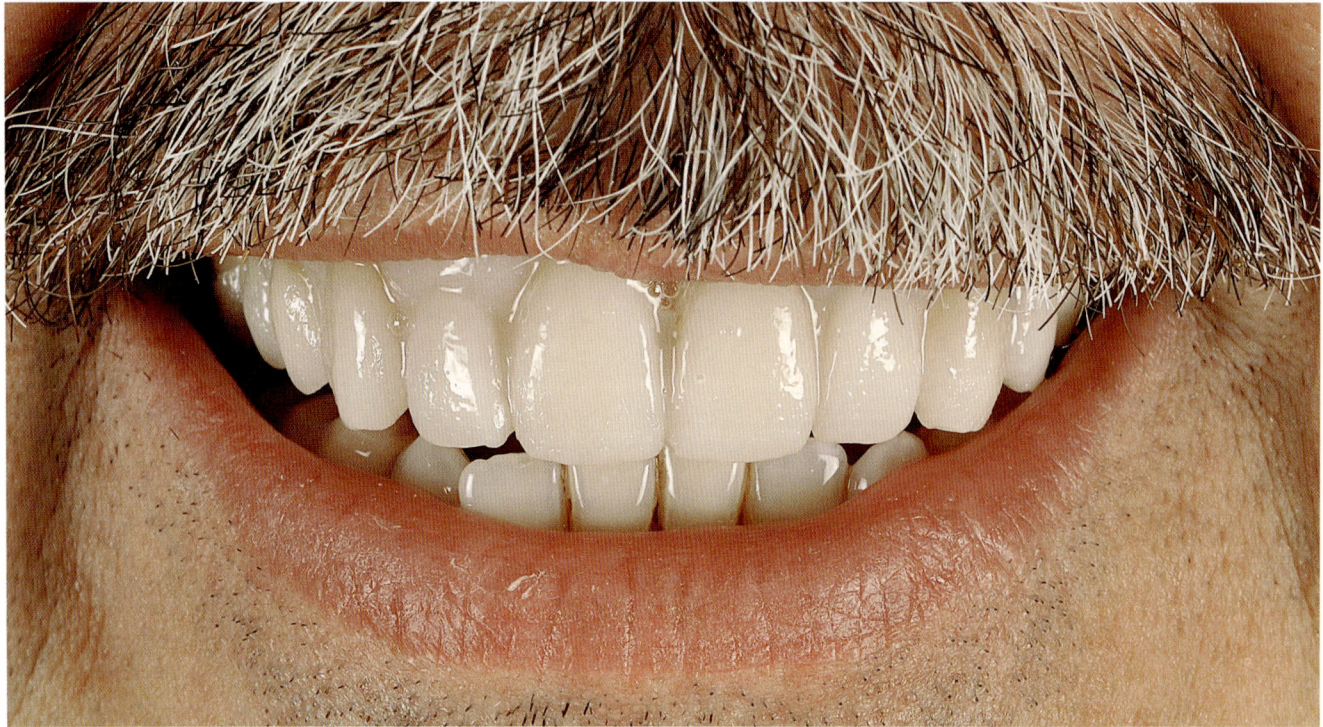

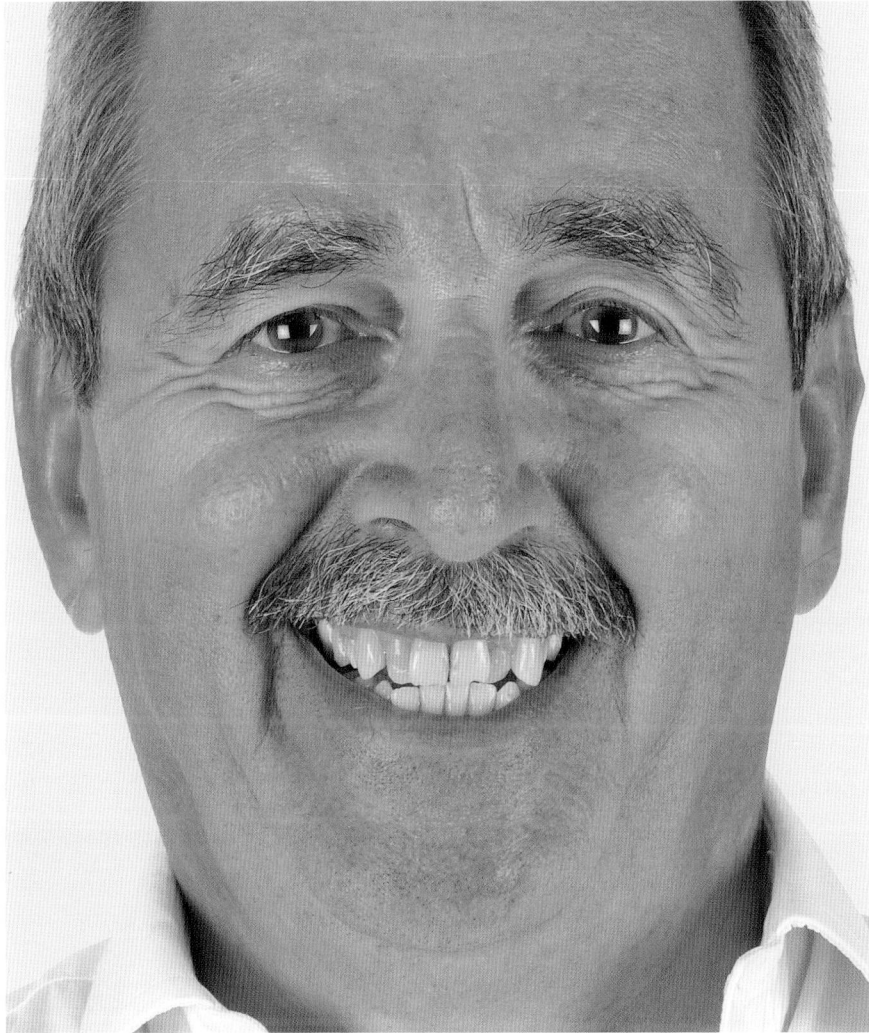

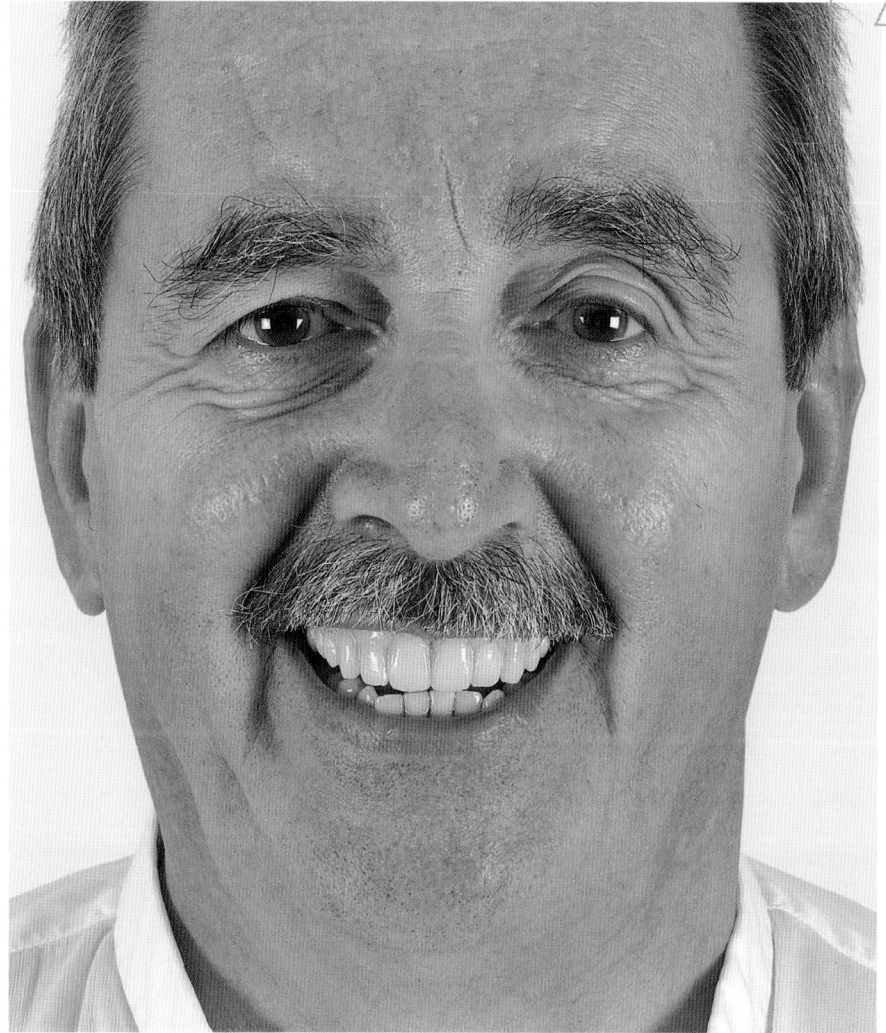

诊断饰面

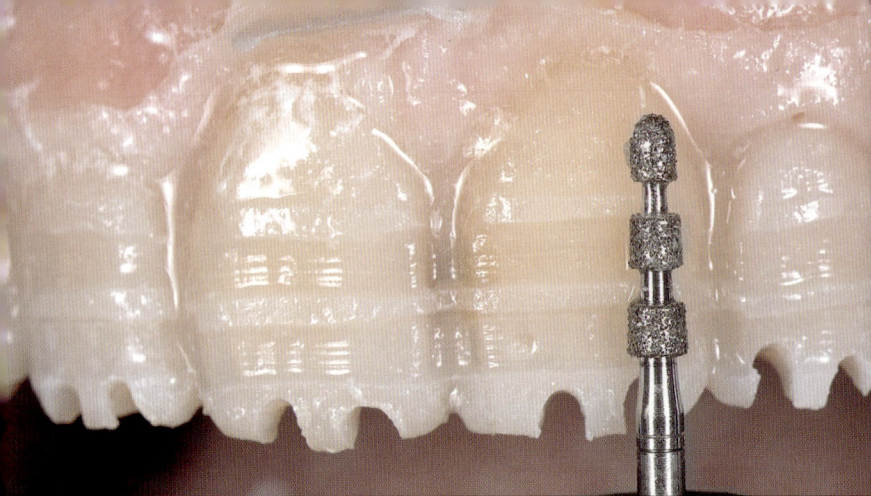

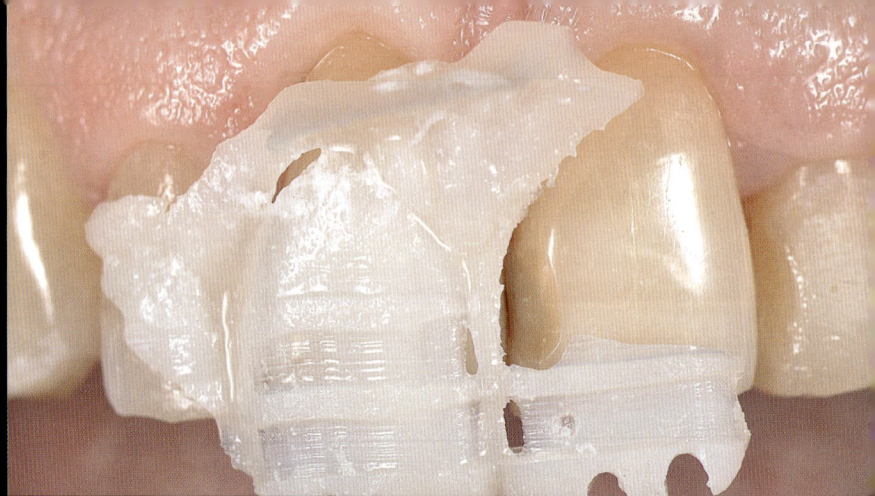

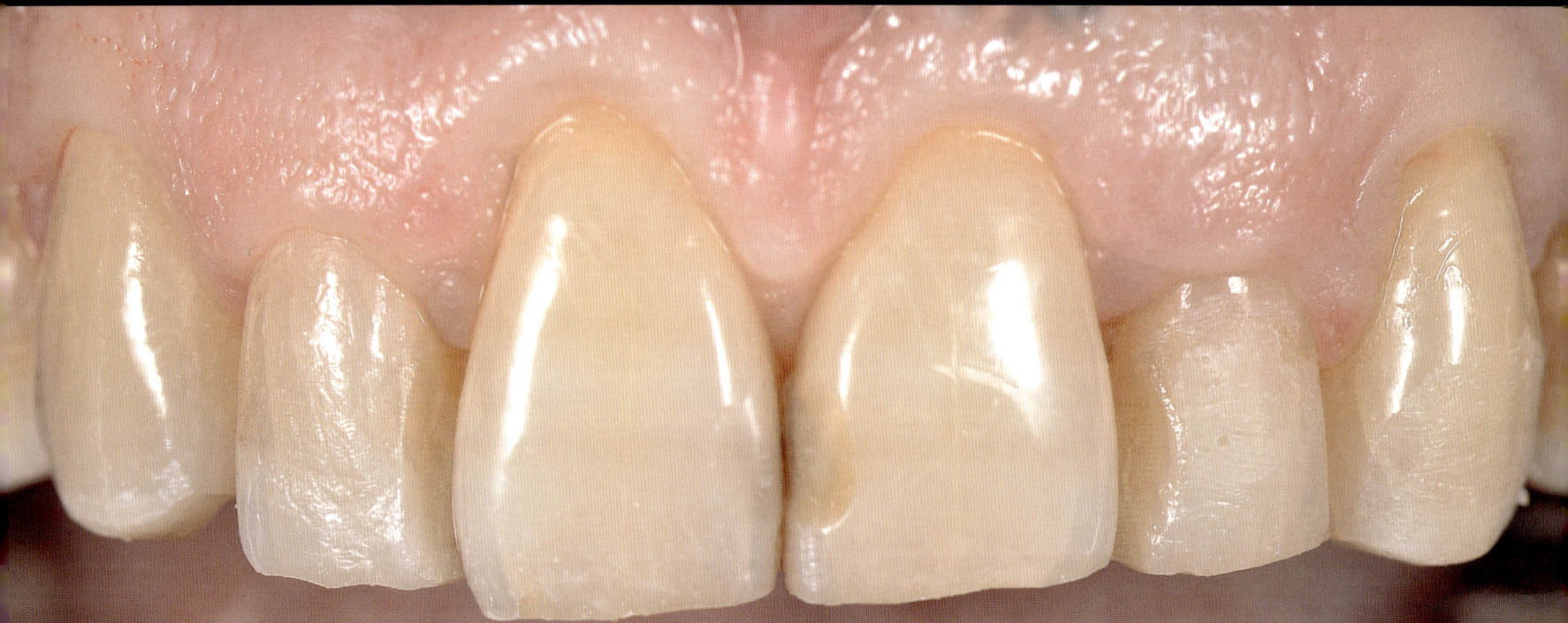

> 66 *在定深后移除诊断饰面，可见唇颊侧牙面无明显的车针痕迹。这完全是因为正畸阶段已经将前牙排列到理想位置，所以才能实现体积"加法"形式的方案设计。* 99

以牙医的视角操作

牙体制备

本案例的牙体制备在方法和理念上与前述章节仍然一致。而且，在定深后移除诊断饰面，唇颊侧牙面几乎完整，所以本案例的贴面也是体积"加法"的形式。按解剖形态均匀制备唇颊侧牙面之后，接下来是设计颈部边缘的位置。目标是要确保未来的贴面有理想的牙体解剖形态和大小比例。

其次，由于前牙列中线有偏斜和邻面存在旧树脂充填体，所以邻面制备需要敞开原本的邻接区。而且为了关闭左侧上颌中切牙和侧切牙之间的牙间隙，邻面也要采用这种制备方法。

牙龈切除术

　　在移除诊断饰面后，立即采用电刀做牙龈切除术。如果只是切除很少量的牙龈组织，不影响生物学宽度，那么就不需要做外科翻瓣术或是去骨术等。

> " 在做冠延长的牙龈切除术时医生应当权衡以下3点：
> → 评估角化龈的多少。
> → 重新构建的龈缘外形。
> → 牙周探查确认新的龈沟深度，确保生物学宽度在2.5 ~ 3.0mm。 "

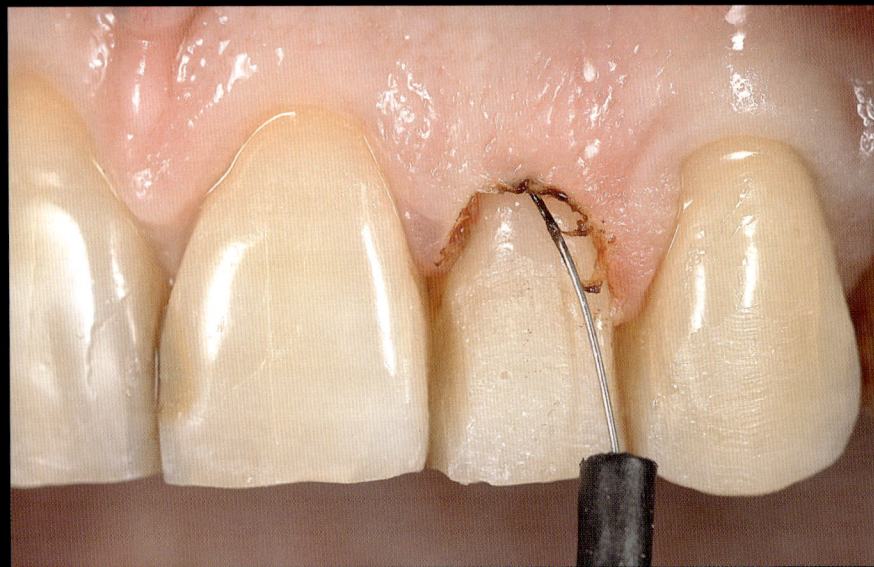

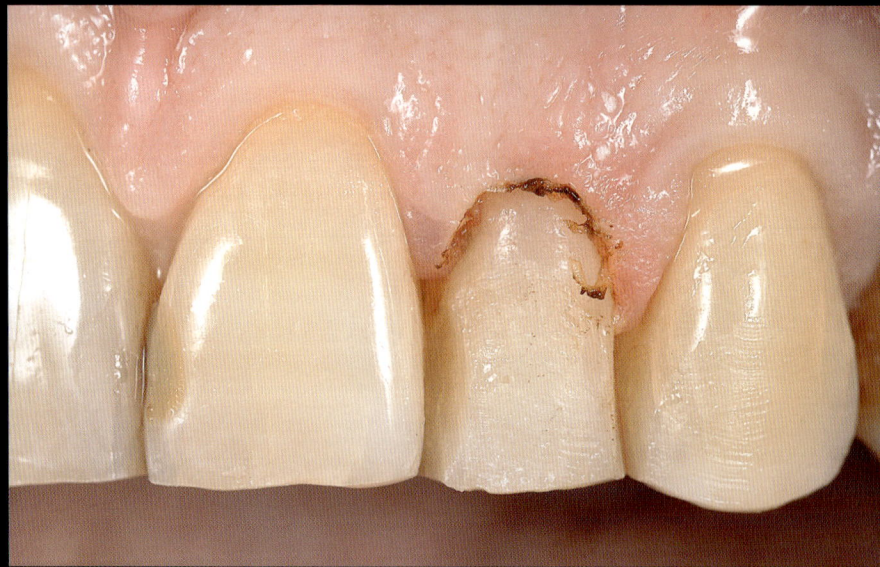

邻面树脂重新充填

上颌中切牙邻面的树脂充填体存在边缘着色和渗漏，因此我们在去净旧充填体后，采用牙本质树脂A1色重新充填（Empress Direct A1，义获嘉伟瓦登特；或者是Enamel HRi A1，美塑）。

这种牙本质树脂的成分足够致密，能阻止光线穿透。而牙釉质树脂过于透明，容易导致充填后颜色发灰、发暗（译者按：光线穿透过多而致表面的反射光线量很少，肉眼看来颜色就很暗不够亮）。

但是贴面预备体的表面能否存在复合树脂充填体呢（Gresnigt et al, 2013）？发展到最新的复合树脂材料已经不含亲水成分，不存在吸水性

问题，因而也就不会有体积变化、渗漏、着色、裂纹和断裂等问题。所以，它能存在于贴面预备体的表面。

虽然早前的观点认为这是禁忌证，但是随着临床和研究的发展，目前认为二者有可能实现粘接，就如同牙本质表面也可以粘接贴面的事实一样。

前提条件是充填的复合树脂大小不超过整个预备体牙面的30%，位于两个相邻牙面之间（Gresnigt et al, 2013）。

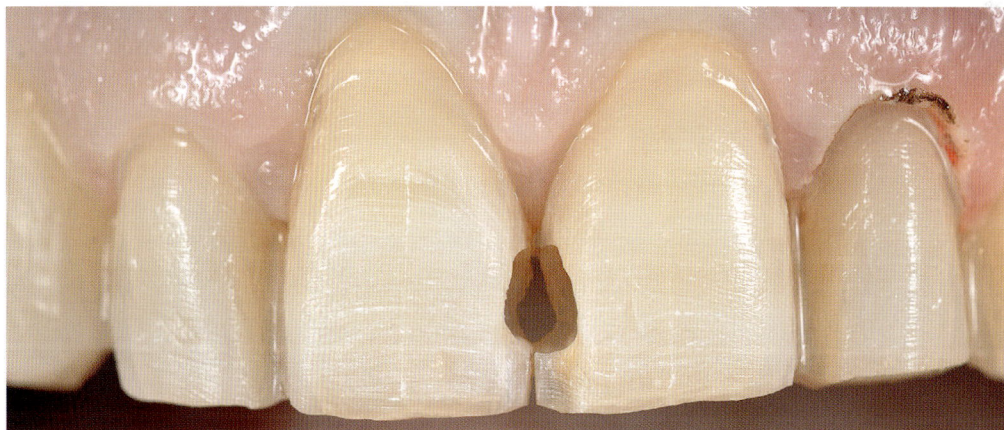

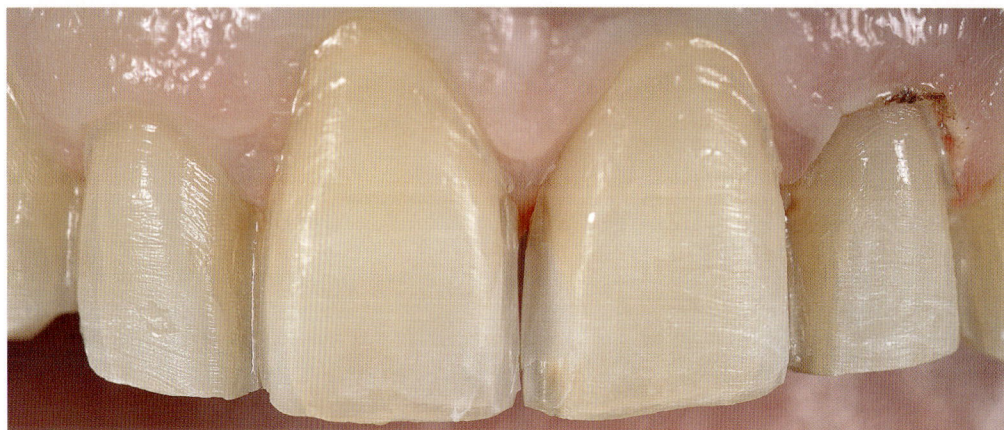

材料

→ 牙龈电刀（康特）

→ 邻面充填的复合树脂材料：Empress Direct A1（义获嘉伟瓦登特）或者 Enamel HRi flow UD1（美塑）

→ 粘接剂：All-Bond Universal（Bisco）

上颌中切牙的颈部制备，应当根据釉牙骨质界来设计边缘位置，而不是以原始的龈缘位置为参照。这能确保颈部边缘有良好的粘接质量，因为此处尚有牙釉质存在。未被贴面覆盖的根面随后将以软组织移植术来覆盖。

而贴面的颈部形态在未来也会引导软组织的覆盖与成熟。考量颈部边缘的原则就是最终要实现可靠持久的粘接质量并且恢复牙齿的理想比例。

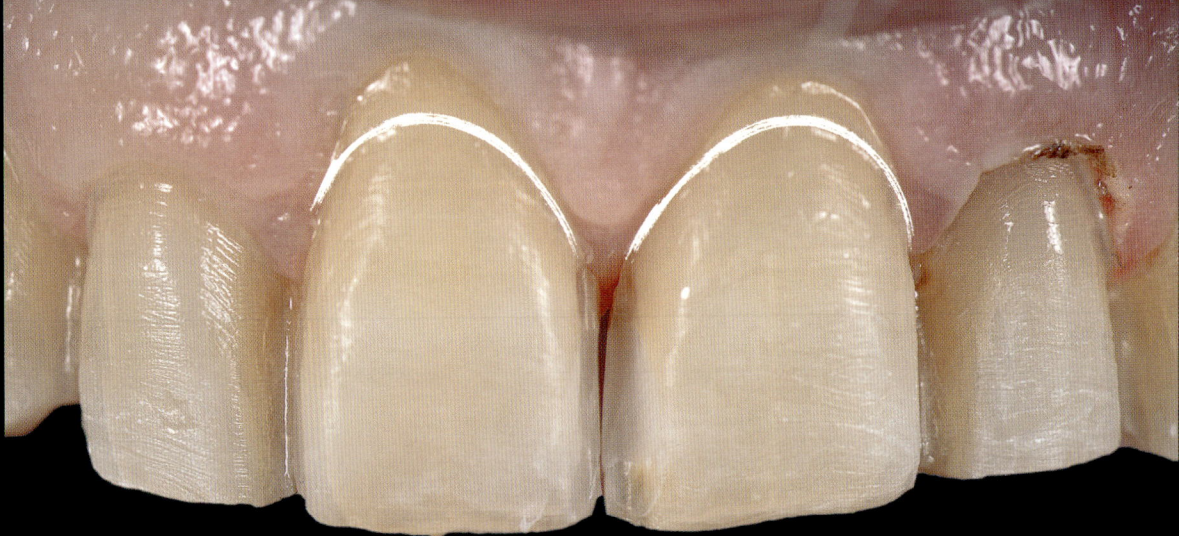

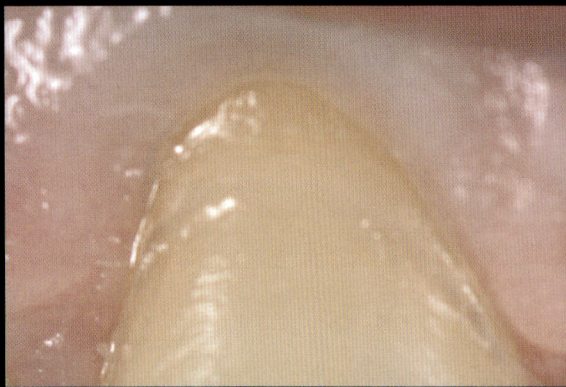

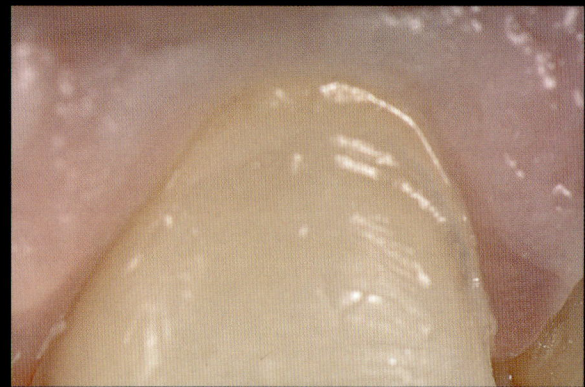

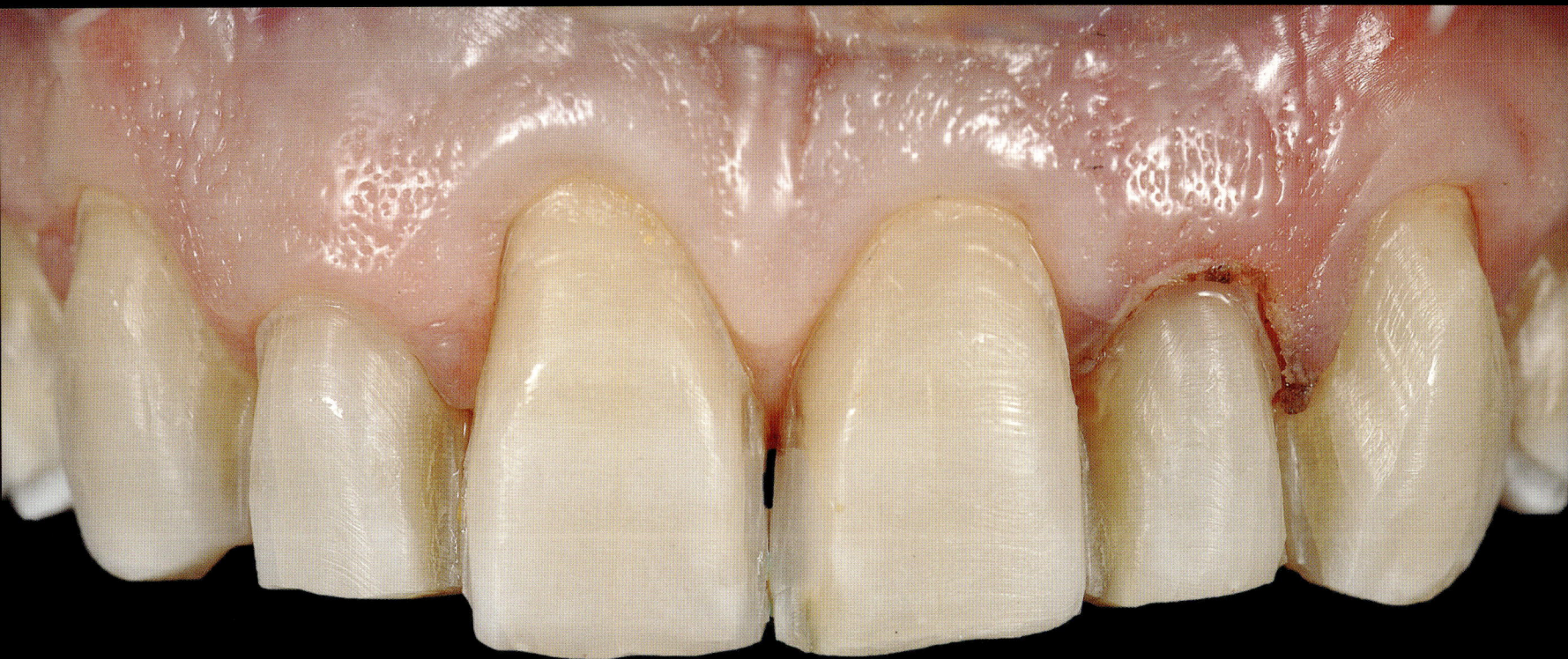

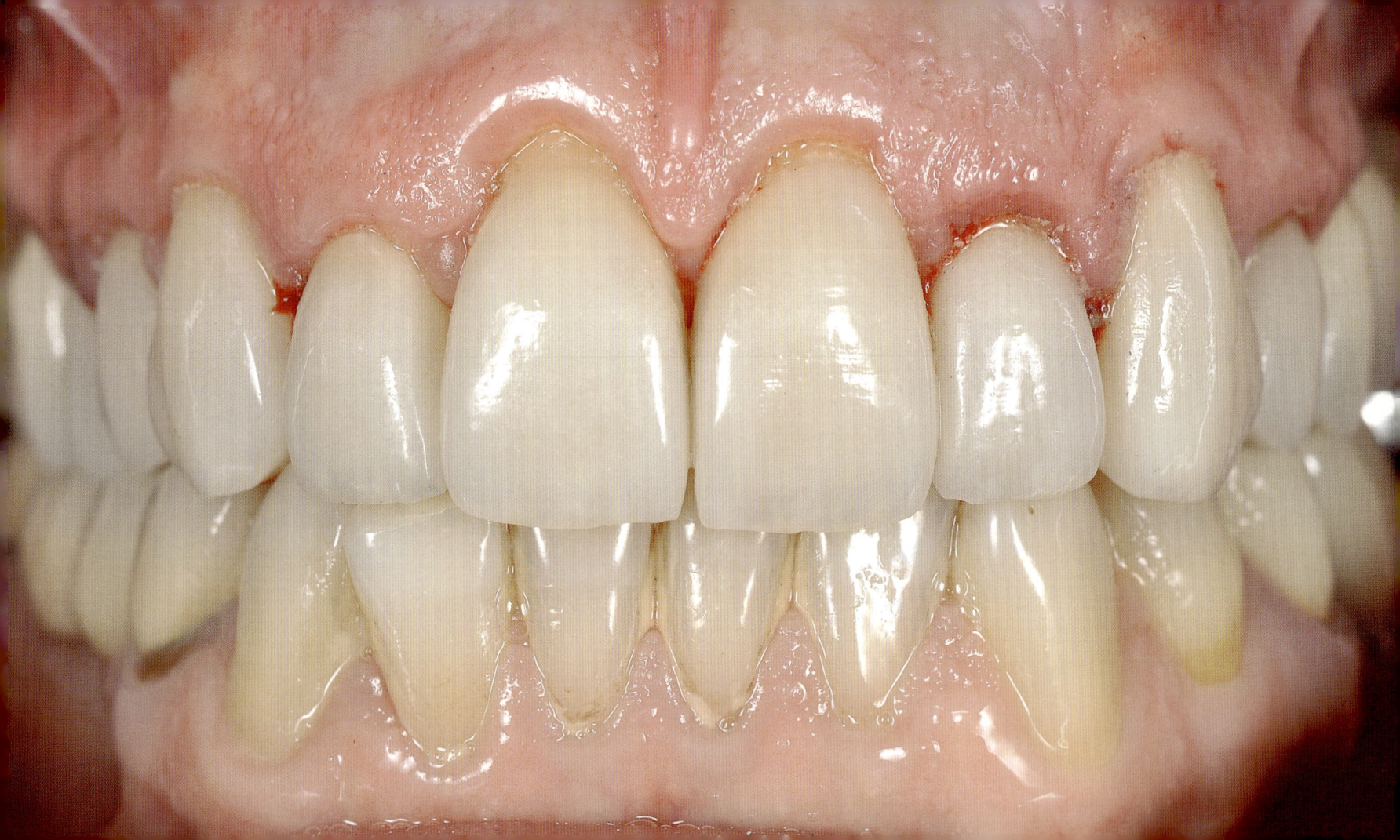

不过有必要强调单颗牙橡皮障技术在治疗过程中的重要性和优势。在去除临时贴面后，牙龈发生出血的情况非常普遍，这是由临时贴面本身引起的龈缘炎所致。考虑到固位和稳定，临时贴面一般制作成整体形式且邻面外展隙不会充分打开而是保留了部分临时树脂材料，从组织生物学角度来说这就容易引起龈乳头炎。临床上采用单颗牙橡皮障技术并结合排龈线，就能在颈部边缘的水平实现快速和有效的隔湿。

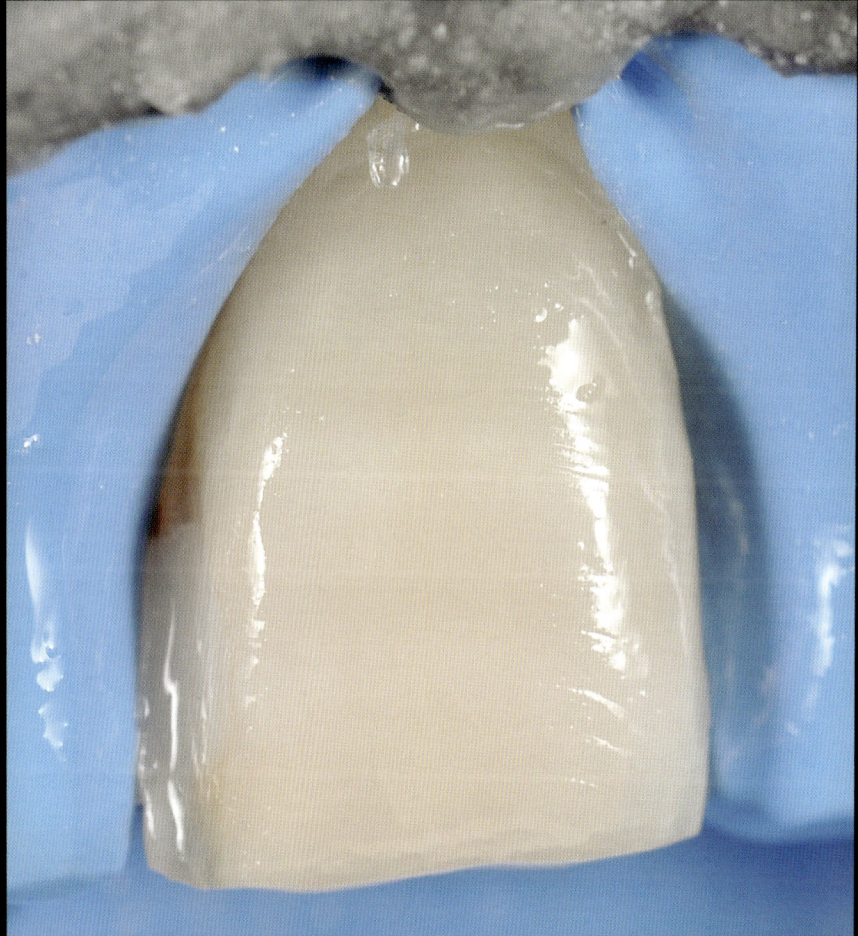

"红白美学同期处理"

结缔组织移植瓣

结缔组织移植与贴面粘接同期完成。

贴面粘接之后，左右两侧的上颌中切牙还有根面组织暴露，因为此时贴面边缘在龈缘的冠方位置。

术式依然选择隧道技术，而移植瓣获取是根据Zucchelli早年所提出的方法。

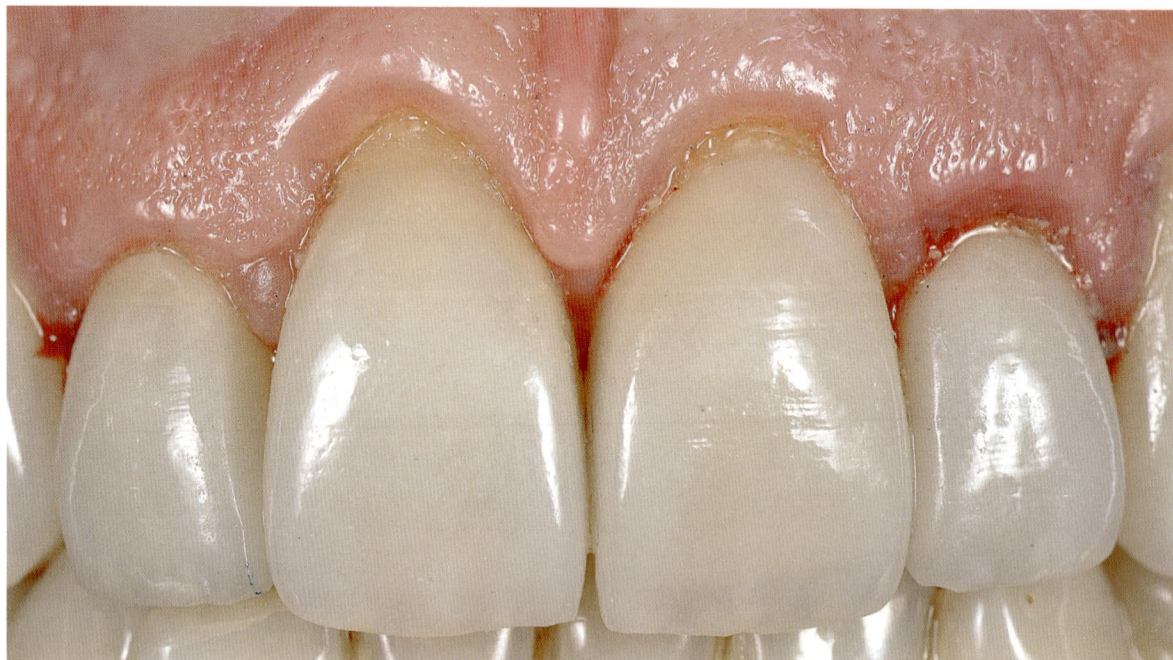

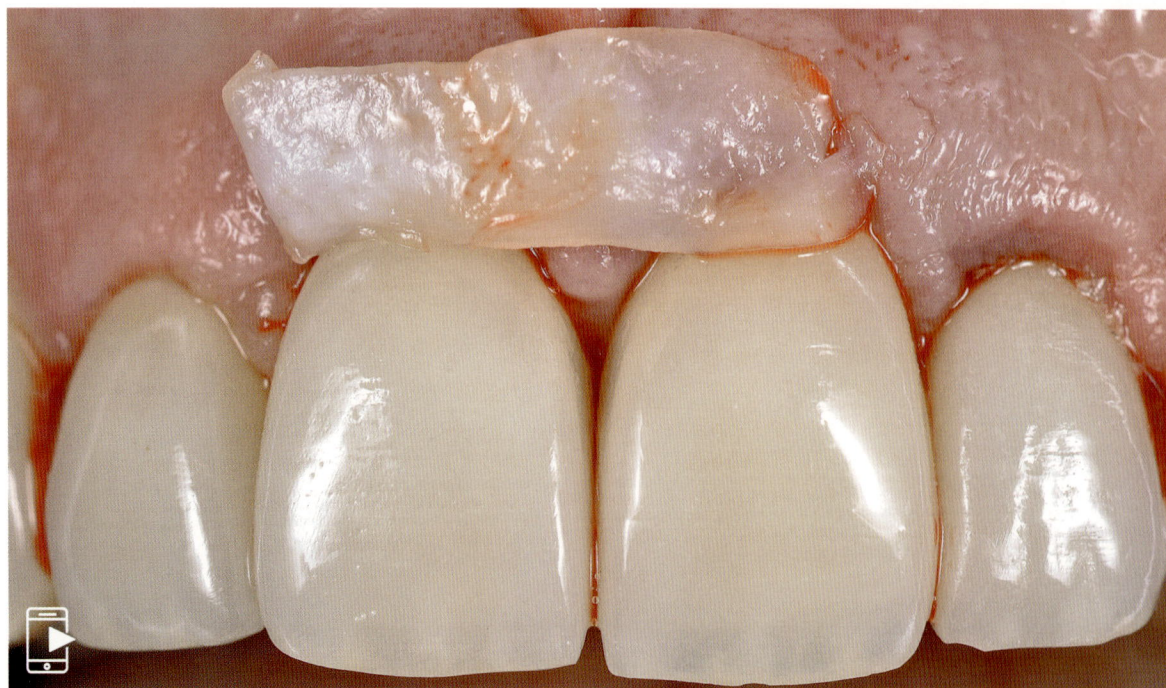

> 66 结缔组织移植术
> 与贴面粘接流程同期完成。 99

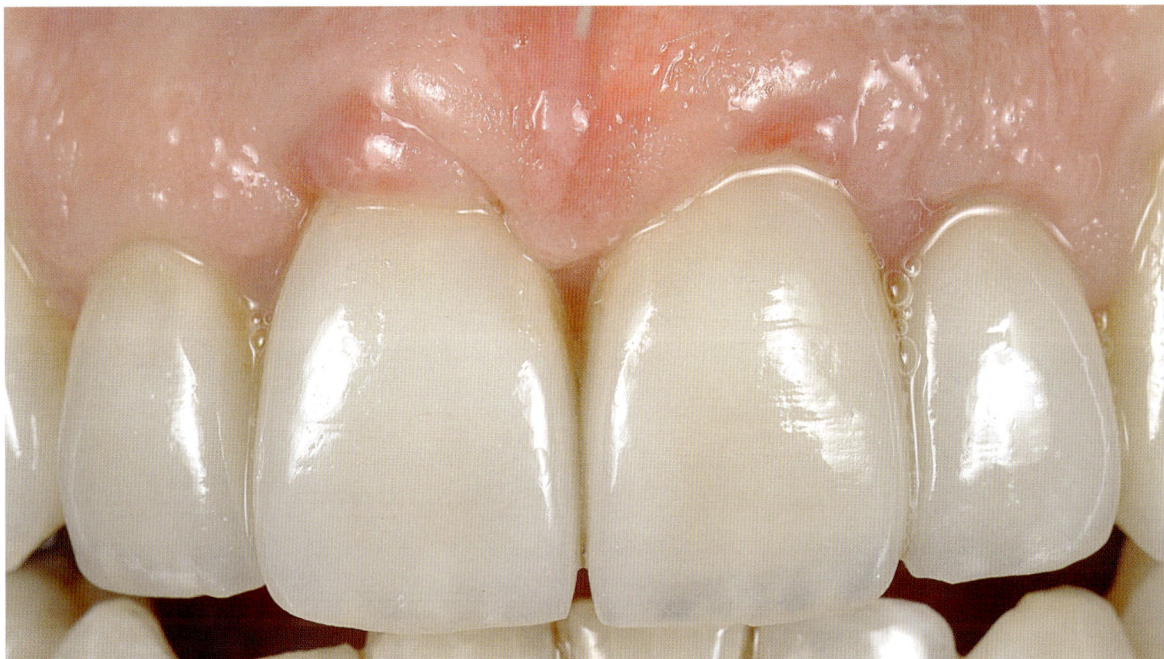

术后第8天，尽管仍有一小部分移植瓣肉眼可见，但总体来说愈合结果令人满意。未愈合的组织瓣是因为表面缺乏去上皮化，所以用刀片做表浅修整就可以了。

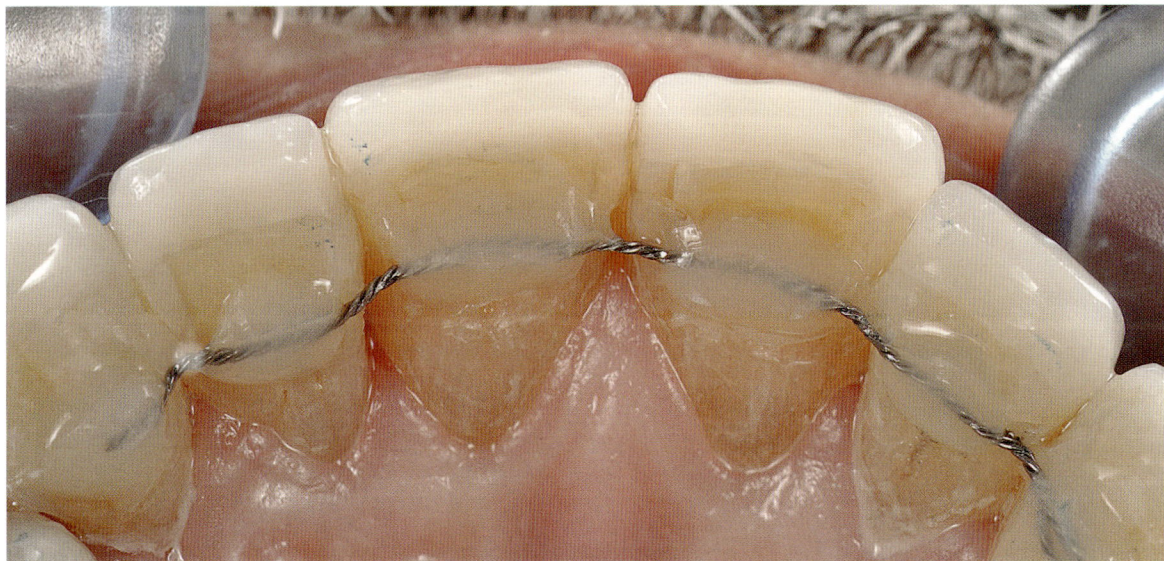

舌侧固定丝维持正畸结果。

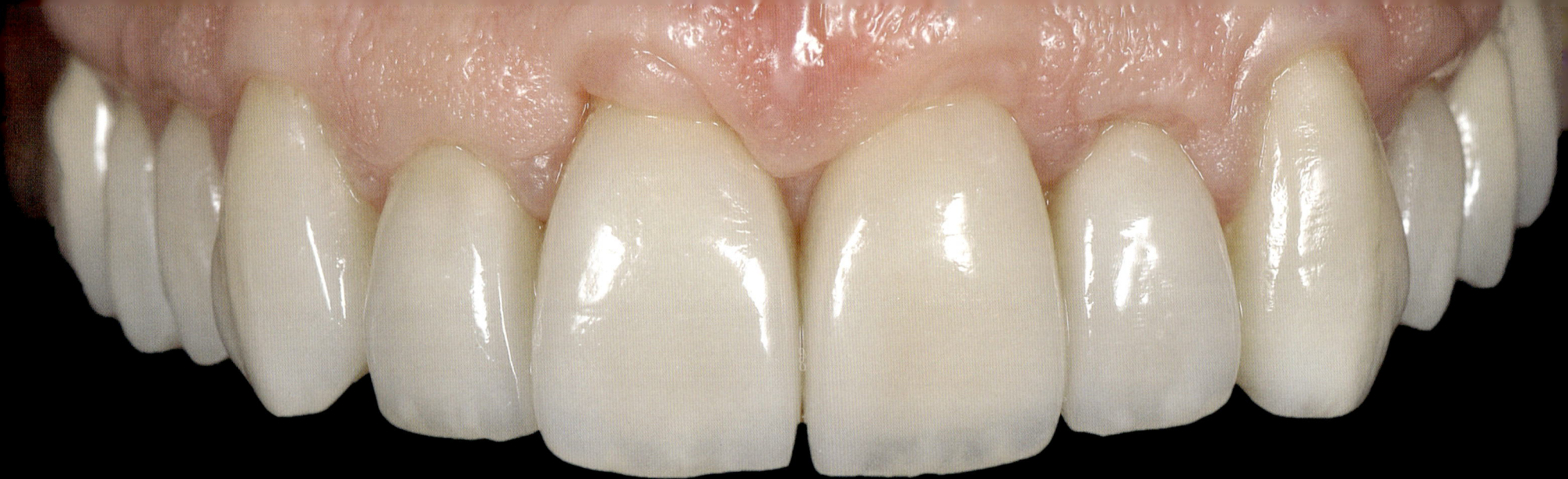

14

治疗1个月后

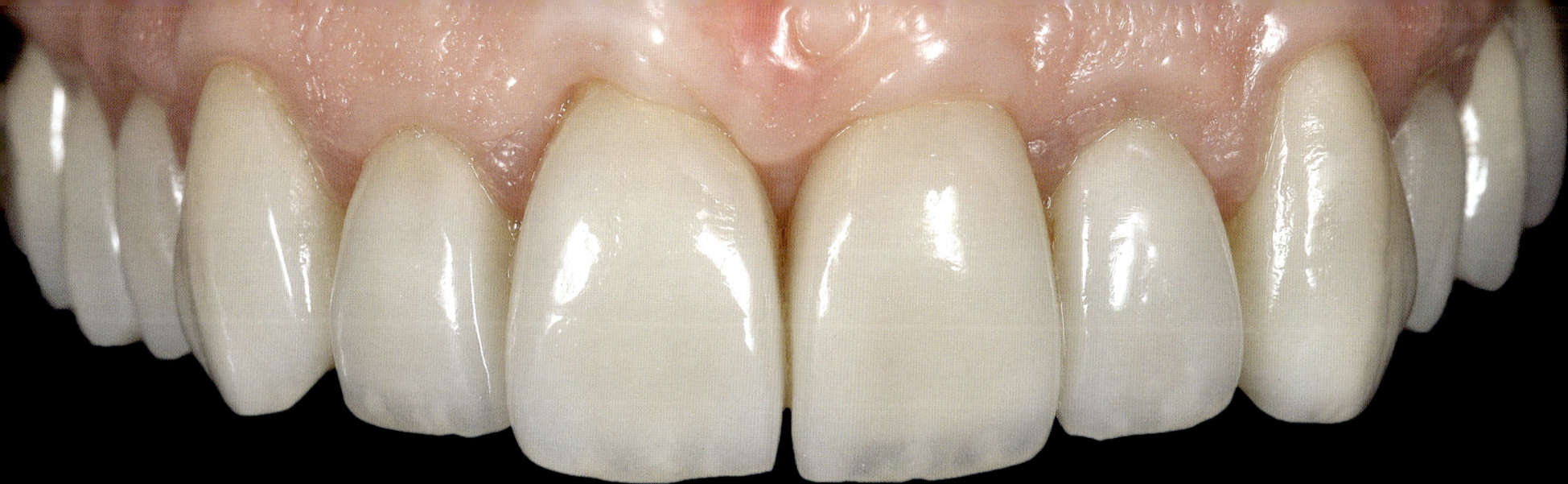

右侧上颌中切牙龈缘经过
修整6个月后

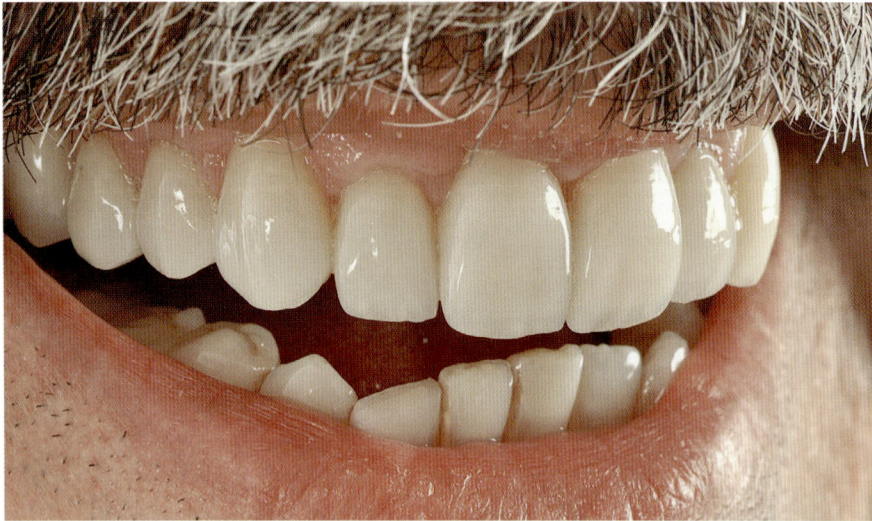
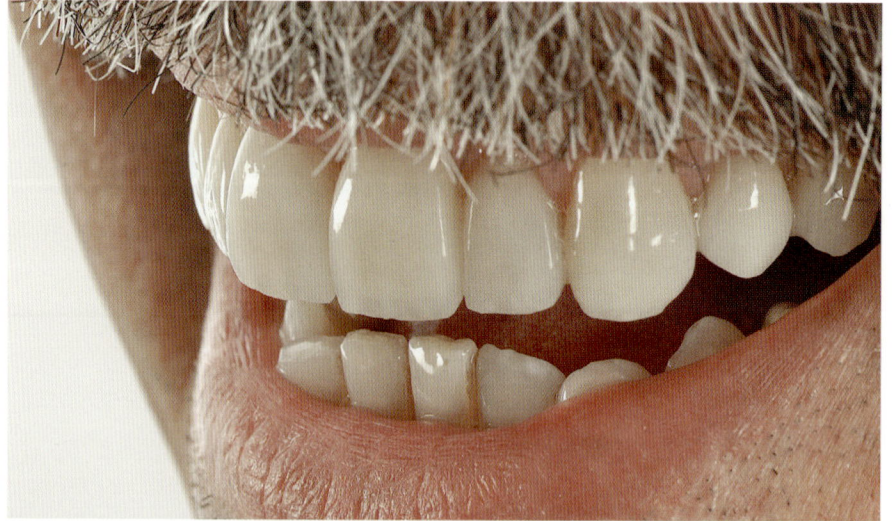
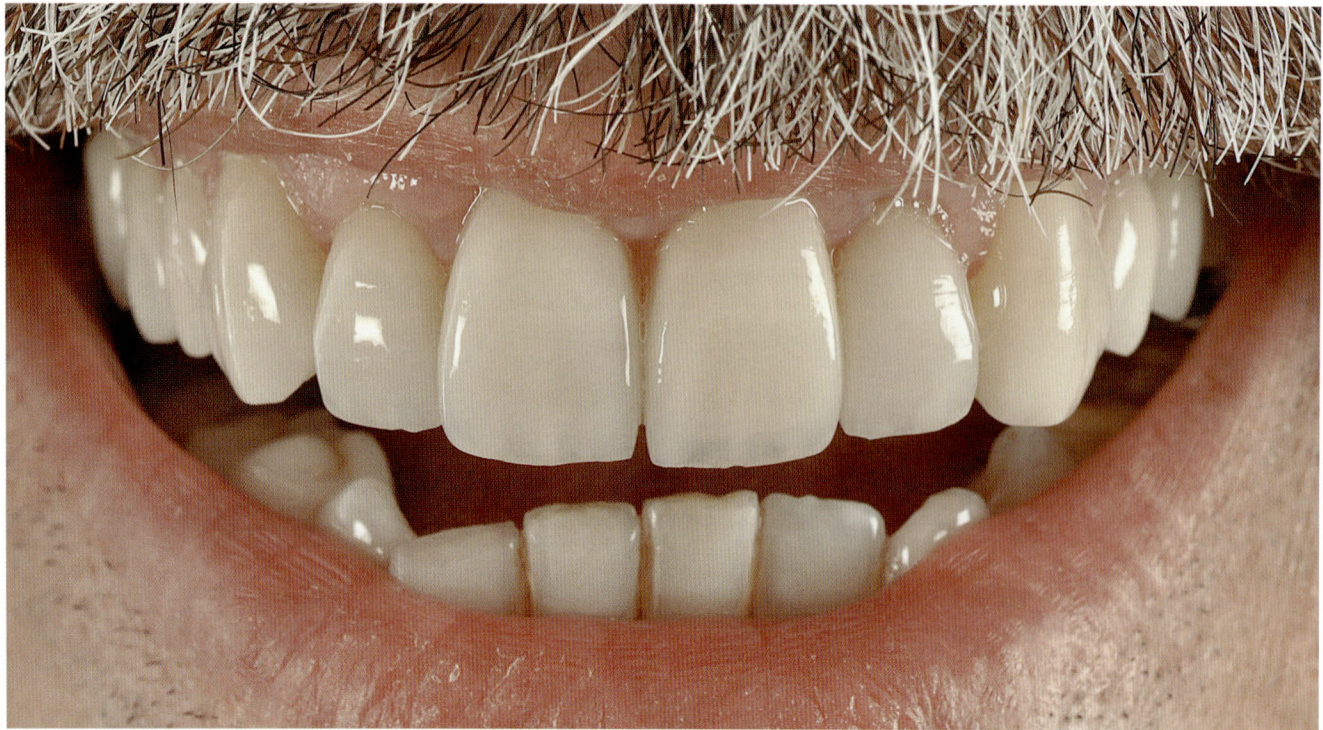

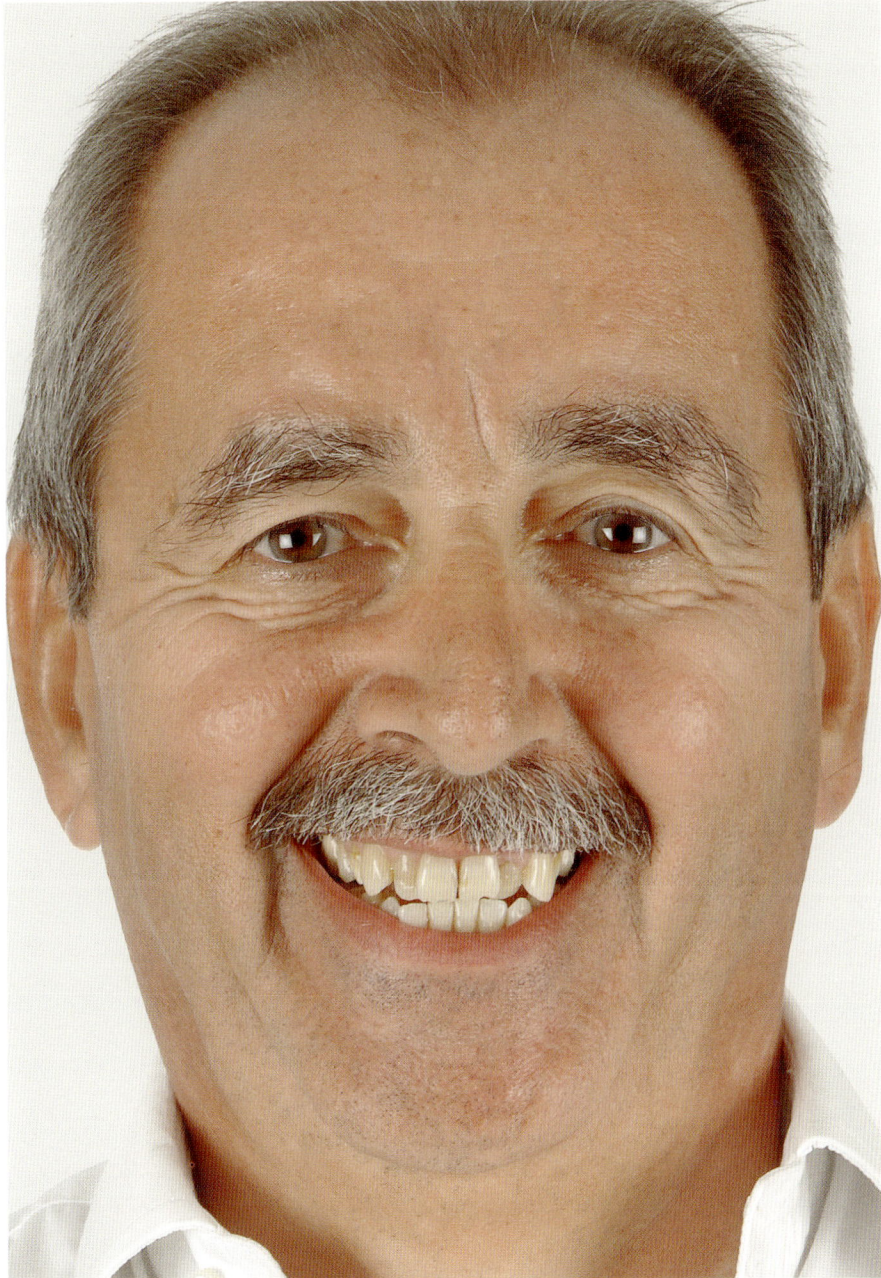

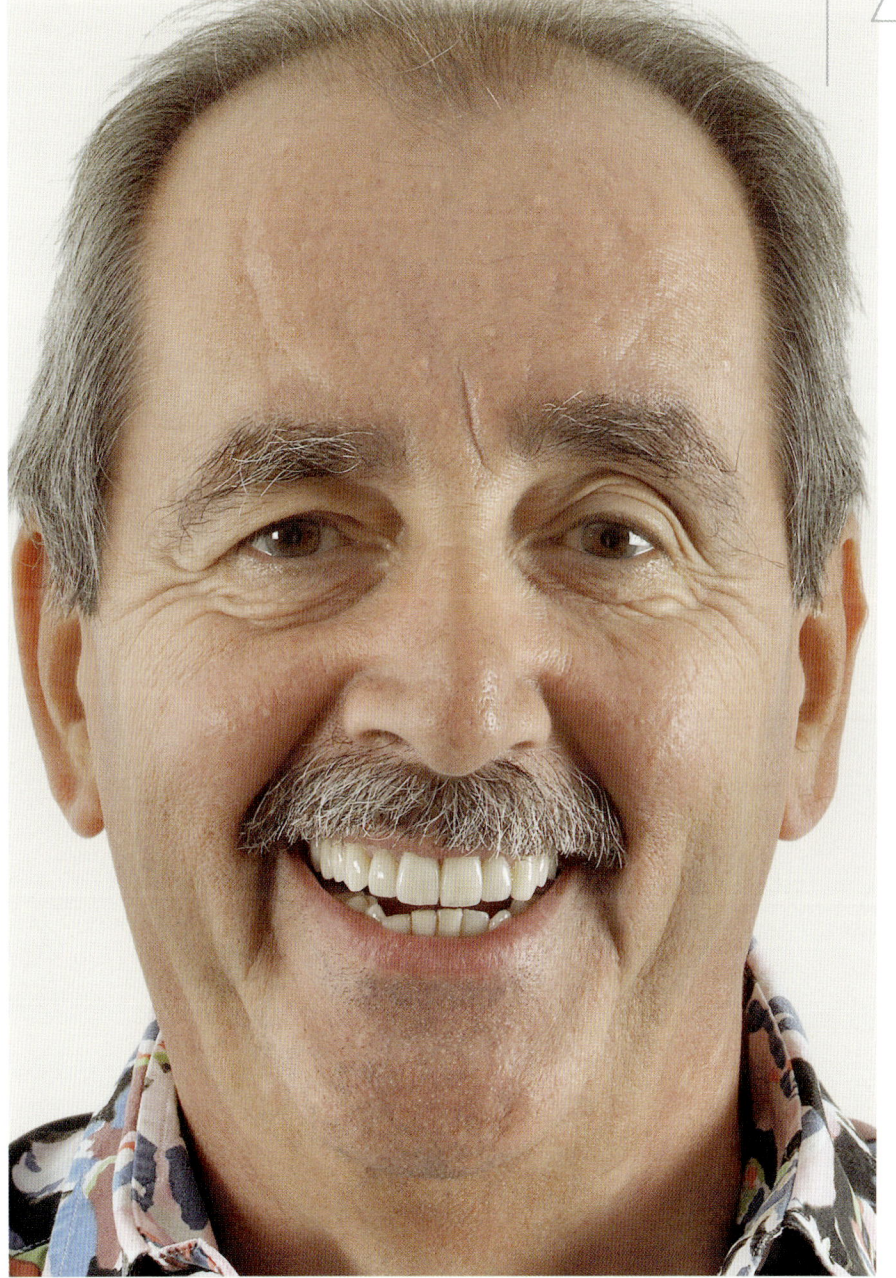

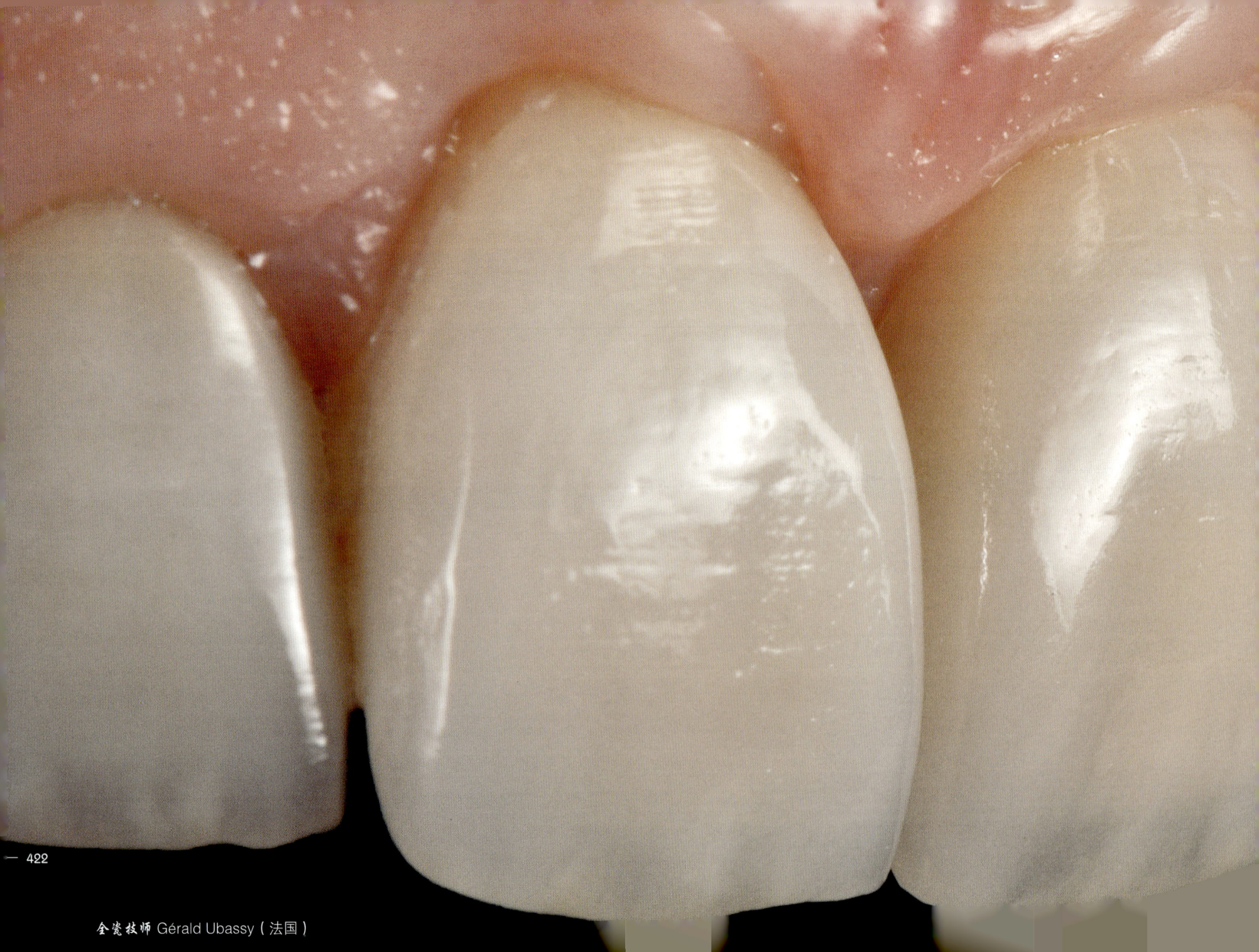

全瓷技师 Gérald Ubassy（法国）

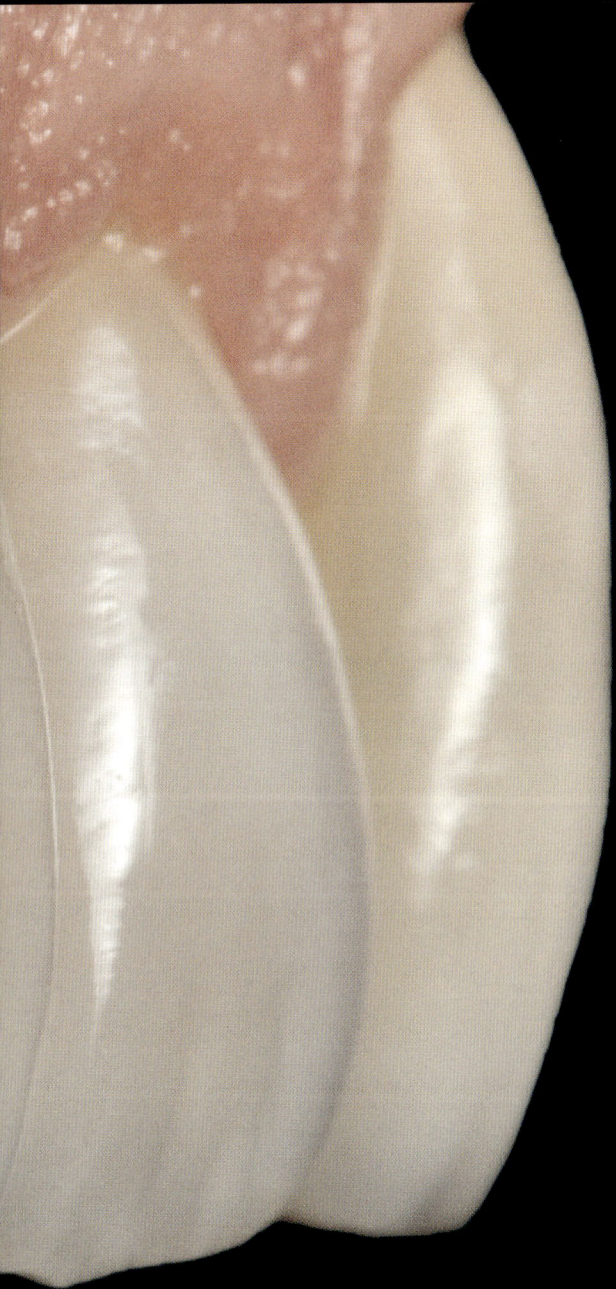

本章精要

→ 通过正畸干预将不适合贴面治疗的错𬌗条件转变为常
规案例。

→ 正畸医生与临床医生以同一个美学方案为治疗指导。

→ 牙体制备、印模制取、临时贴面和牙龈修整术均同期
完成。

→ 邻面树脂充填不会妨碍贴面修复，但前提是选择牙本
质树脂。重新充填后，牙齿将作为完整的基牙进行常
规的牙体制备。

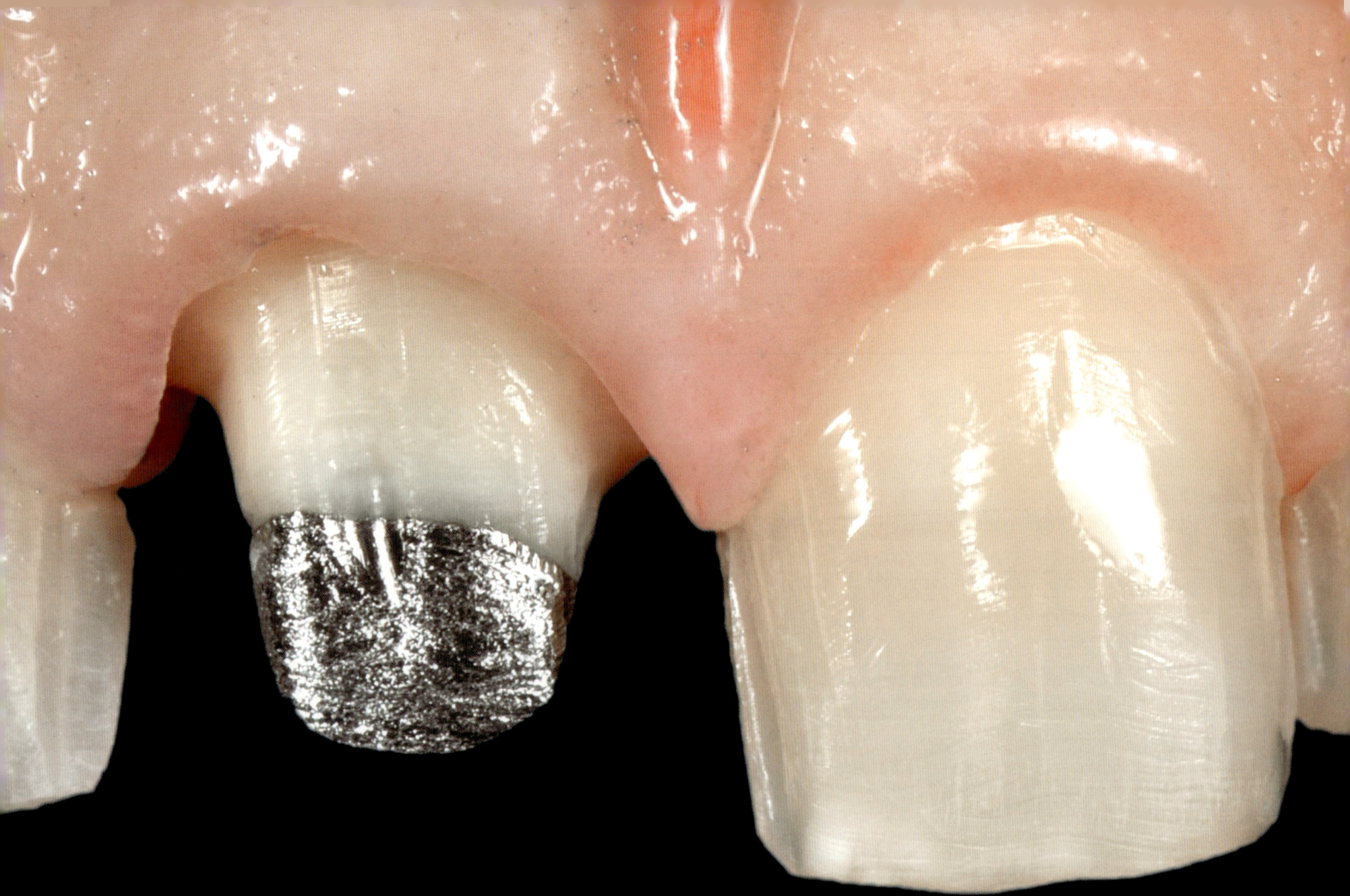

424

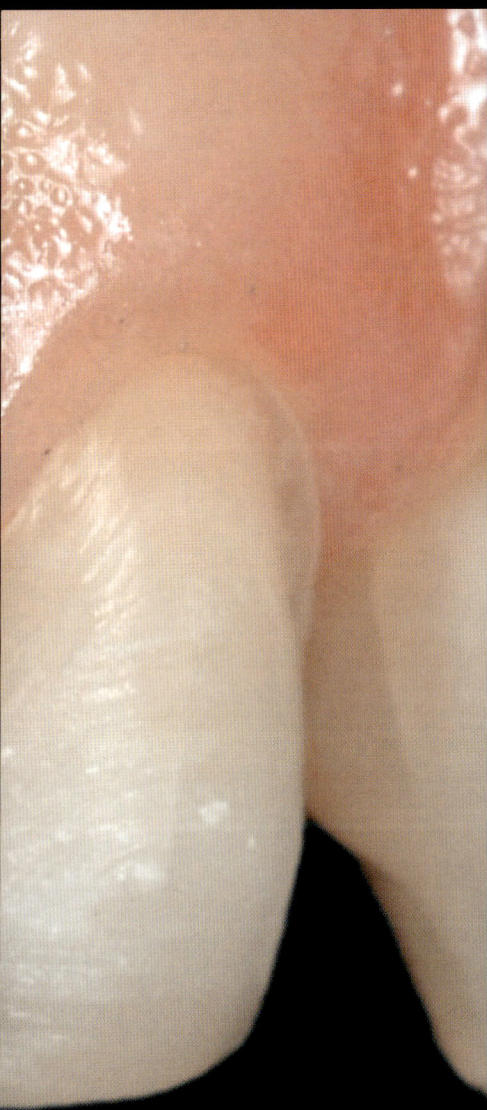

15

瓷贴面与全冠联合修复
Mixed restorations
veneer/crown

→ 粘接次序和时机。

→ 在不同粘接界面如何实现最终的颜
  色和谐一致。

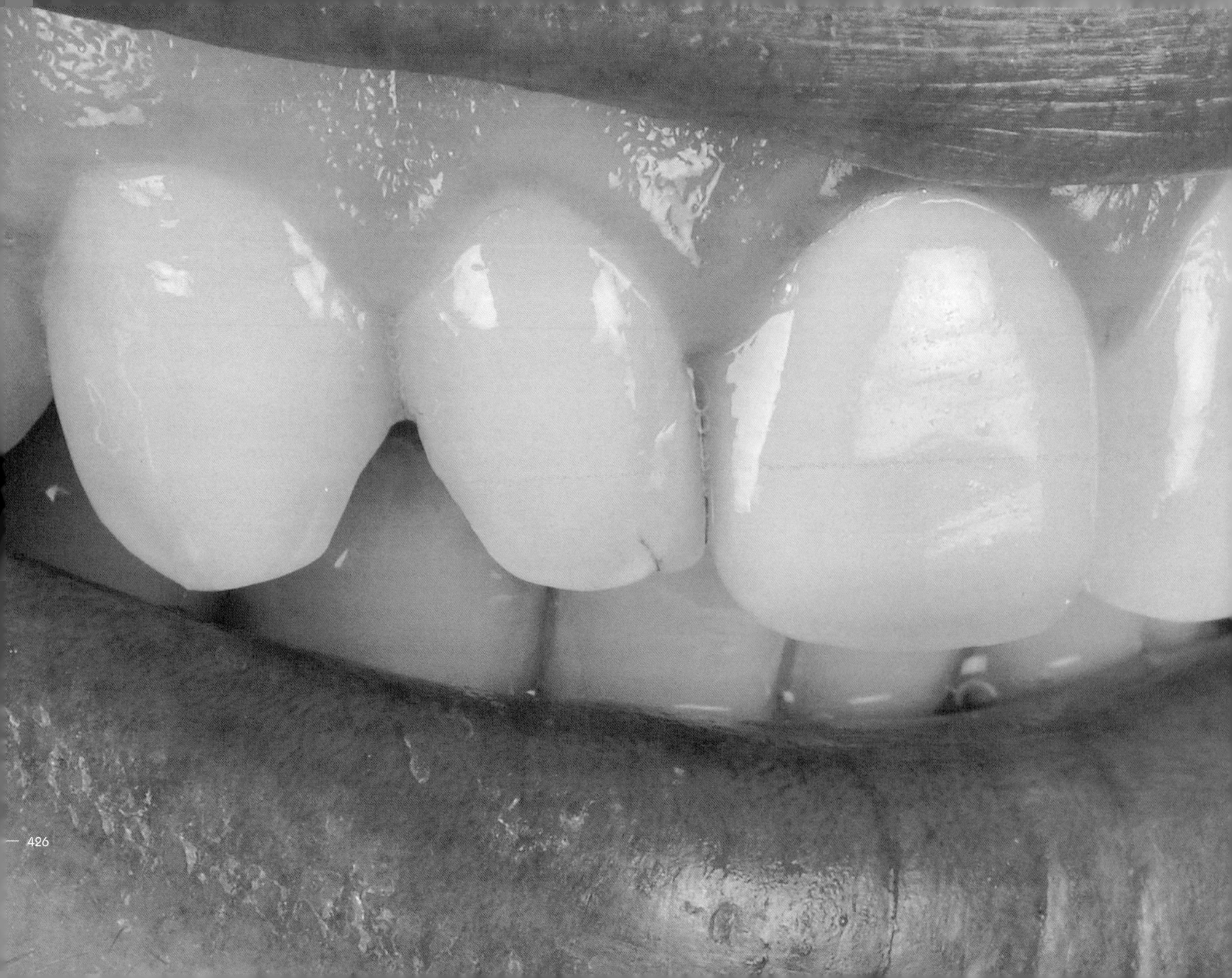

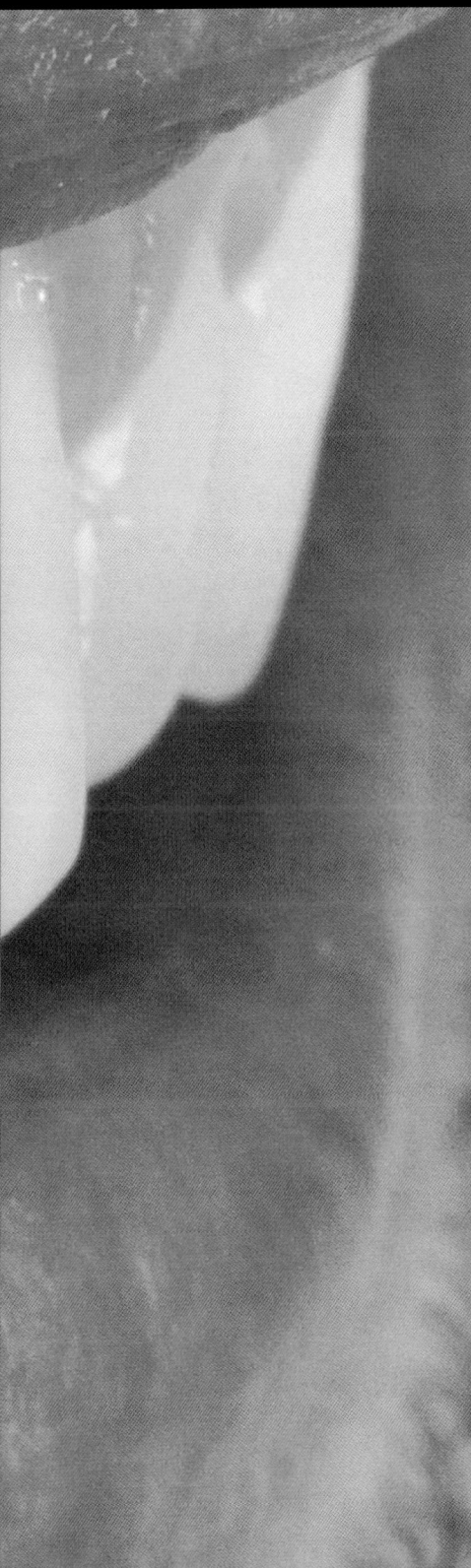

概述

在微笑美学治疗之中，最具有挑战性的一种临床情况是案例结合了多种不同类型的修复体。

不同类型的修复体在厚度和材料遮色性方面都不尽相同（比如，二硅酸锂的贴面和氧化锆全冠联合），所以主要难点就是如何在这样的条件下控制颜色亮度的和谐一致。

解决这个问题的关键在于严格按序来粘接这些修复体，先粘接部分冠分贴面），然后是全冠。除此之外，分冠的瓷块种类也是至关重要的。

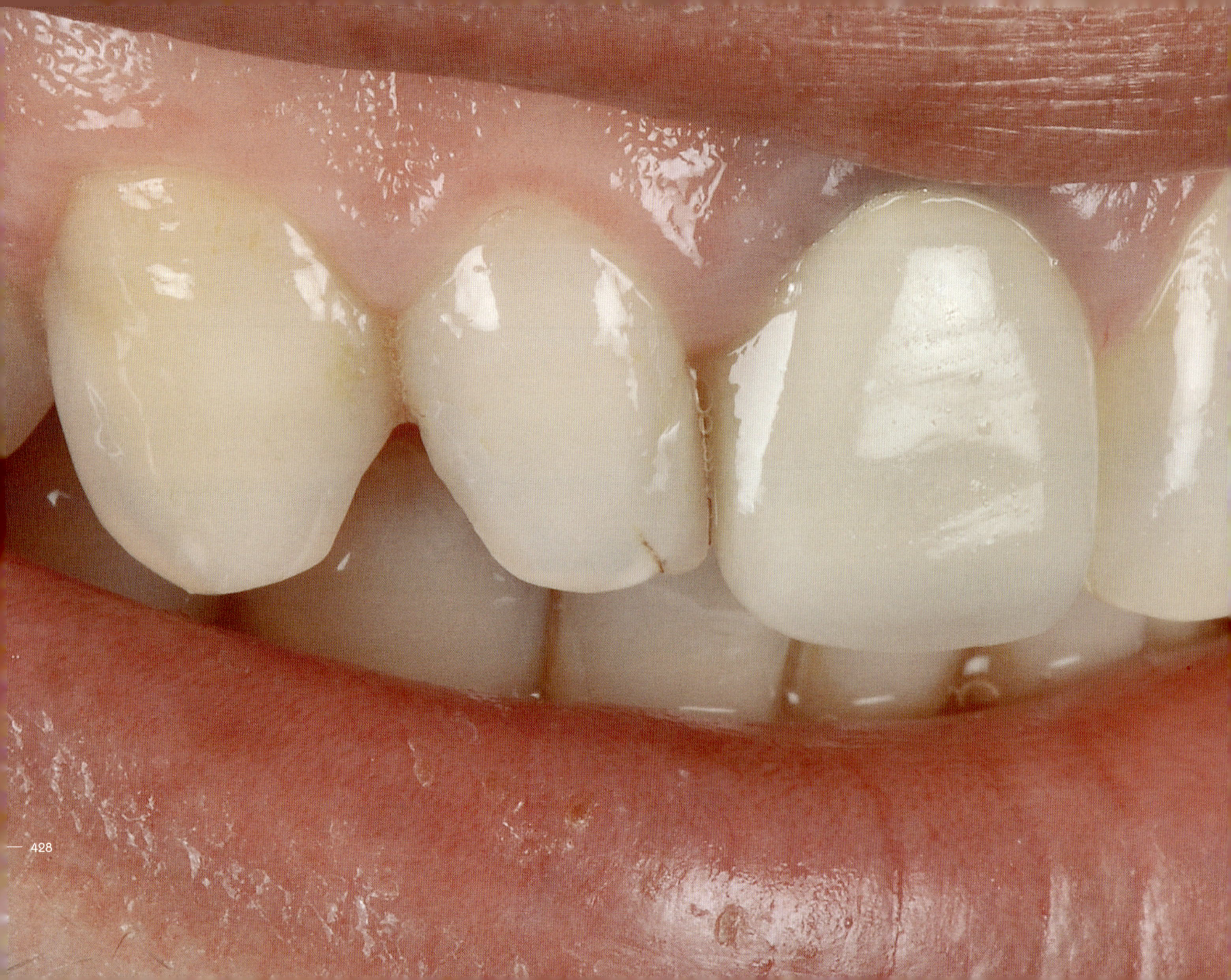

临床情况

患者22岁，希望改善前牙列的微笑美观。检查可见他的上颌前牙无论在外形还是颜色上都缺乏和谐表现。而这类贴面案例的主要难点是前牙存在多种不同的基牙面（健康牙体、金属桩核、树脂充填体）。

　　本案例的目标是为这类临床情况提供合理的治疗流程和修复体设计，以获得可预期性高且可重复的理想治疗路径。

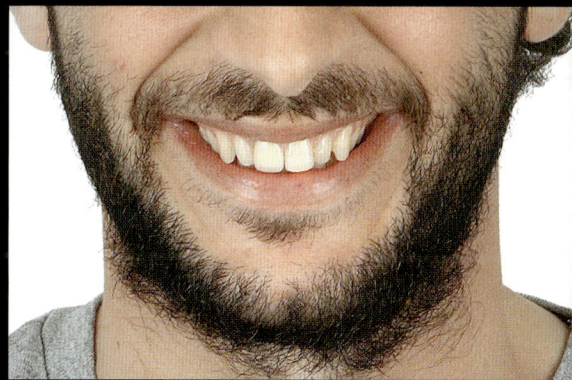

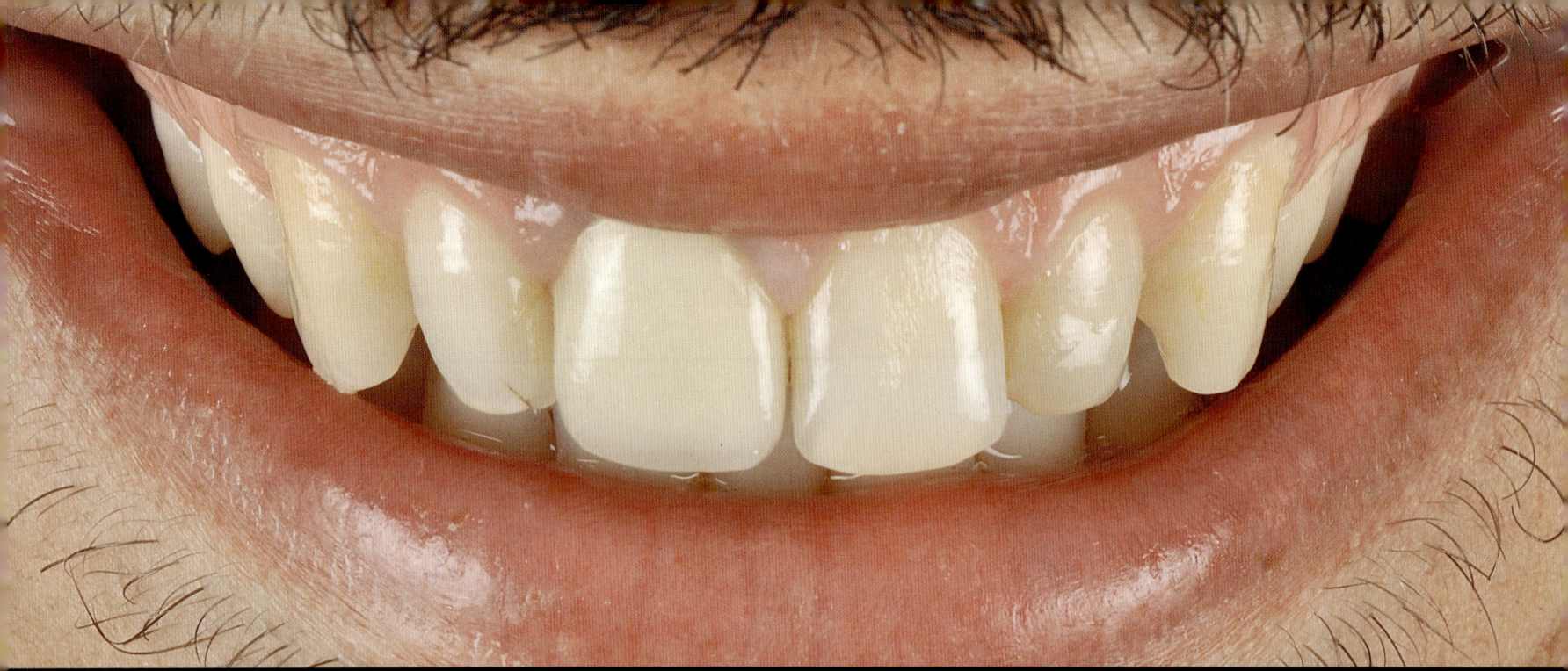

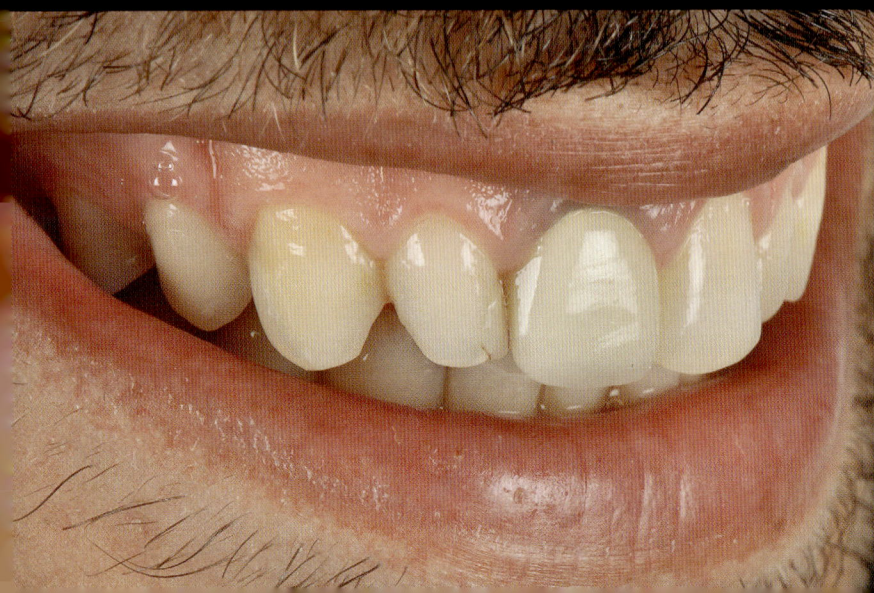

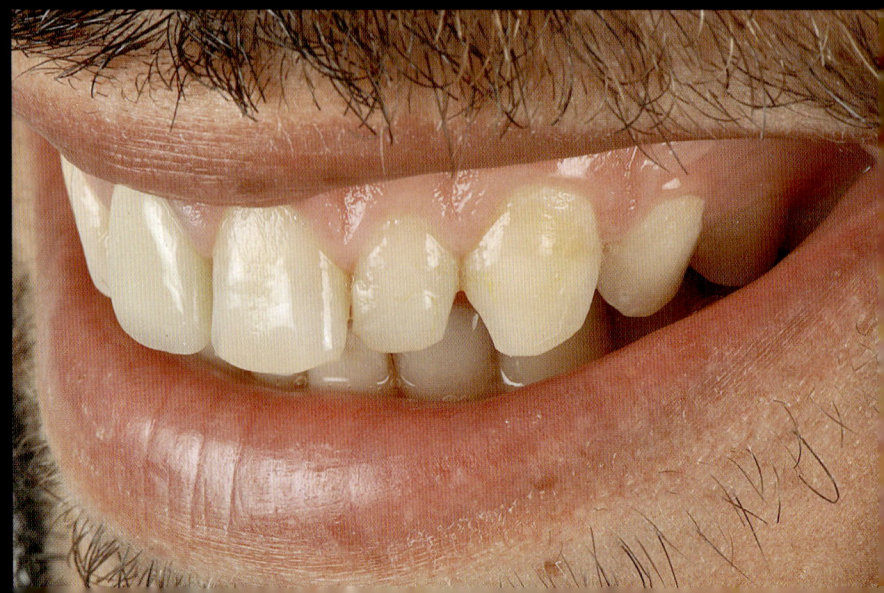

以建筑师的视角构思

美学分析

→ 左右两侧的上颌中切牙外形过于方正，且二者也不对称。右侧中切牙的金属烤瓷全冠不仅在外形上与左侧中切牙不同，而且其颜色也明显加强了二者不对称性的视觉印象。

→ 左右两侧的上颌侧切牙是过小牙，远中切缘的外展隙敞开过大，导致尖牙在微笑牙列中的主导性加强。

→ 左右两侧的上颌尖牙轻微颊倾，近中牙面较短。这无疑也强化了其与侧切牙的形态过渡不够自然，患者对此也深感困扰。

治疗目标

→ 重建前牙的理想外形和比例，以实现和谐的微笑美观。

→ 改善尖牙颊侧外形以及减小切缘外展隙，使二者从视觉上过渡衔接得更自然。

→ 加长切缘和调整中切牙的外形，以加强其在微笑牙列中的主导地位。

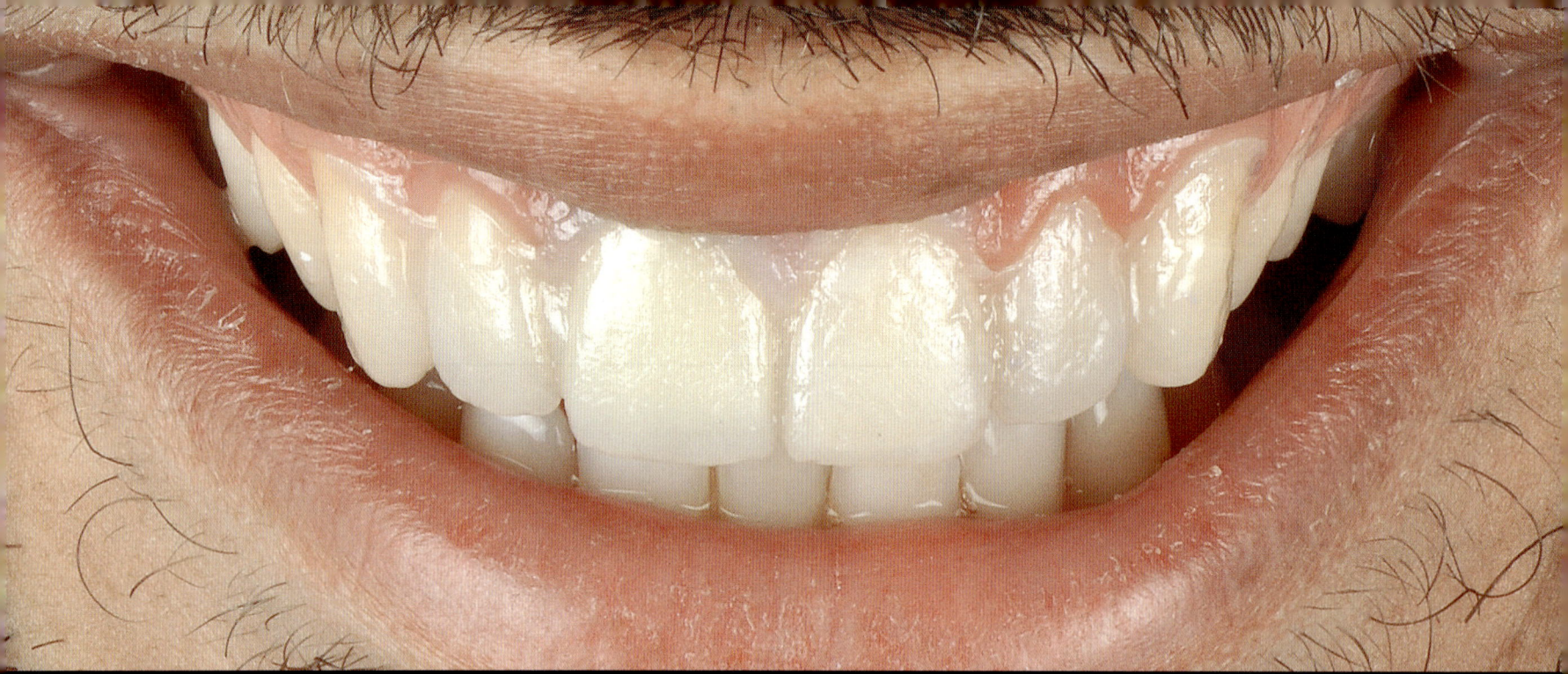

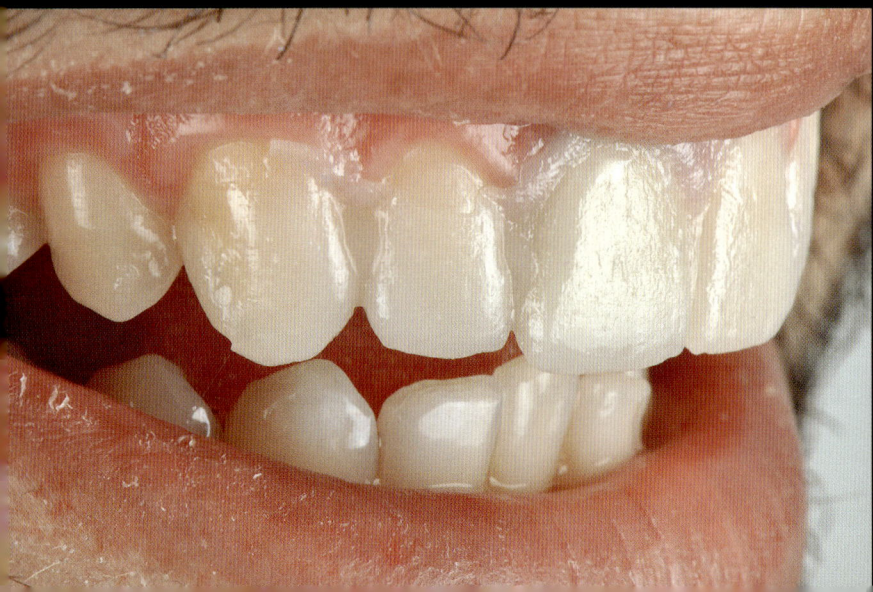

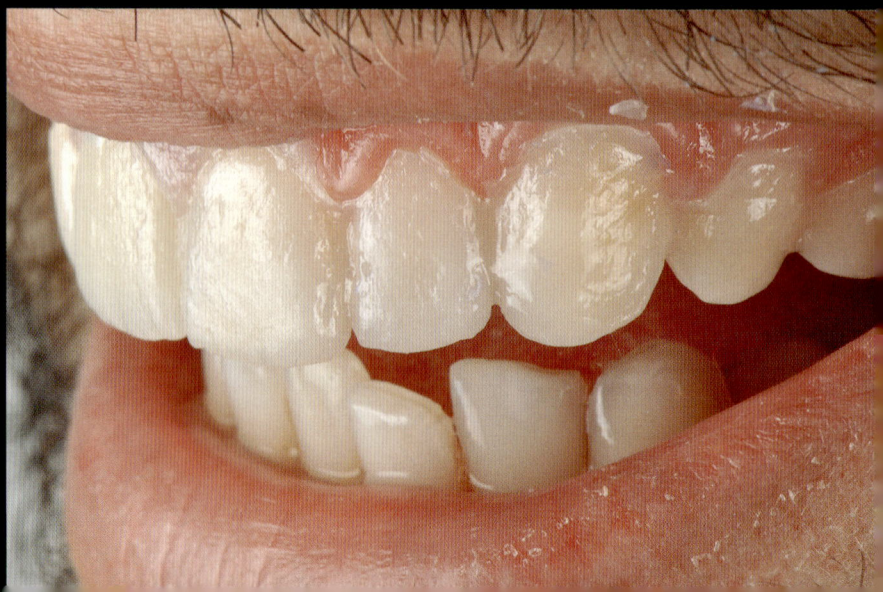

技师通过蜡型方案将牙医的"建筑师"思维呈现和表达出来。然后医生将蜡型转移到患者口内，即诊断饰面。医生和患者共同评估和确认最终的美学方案。

确定的美学方案，将会指导牙体制备和最终修复体的制作。

66 *增加侧切牙的体积和*
尖牙近中面，以关闭二者之间过大的
外展隙来显著提高前牙侧方的美观和谐性。 **99**

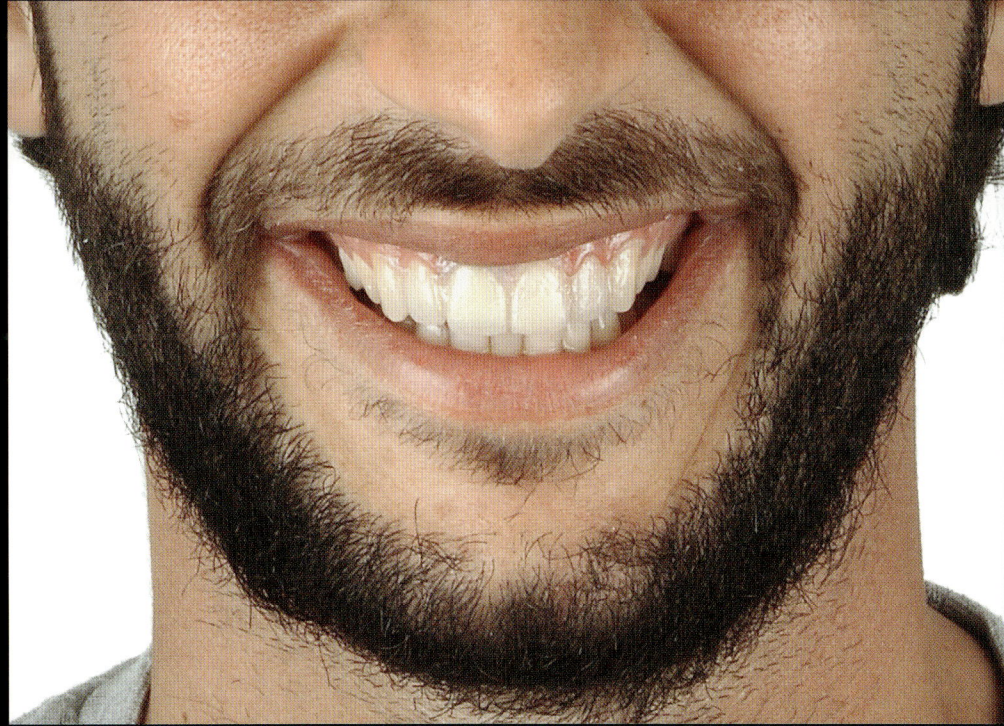

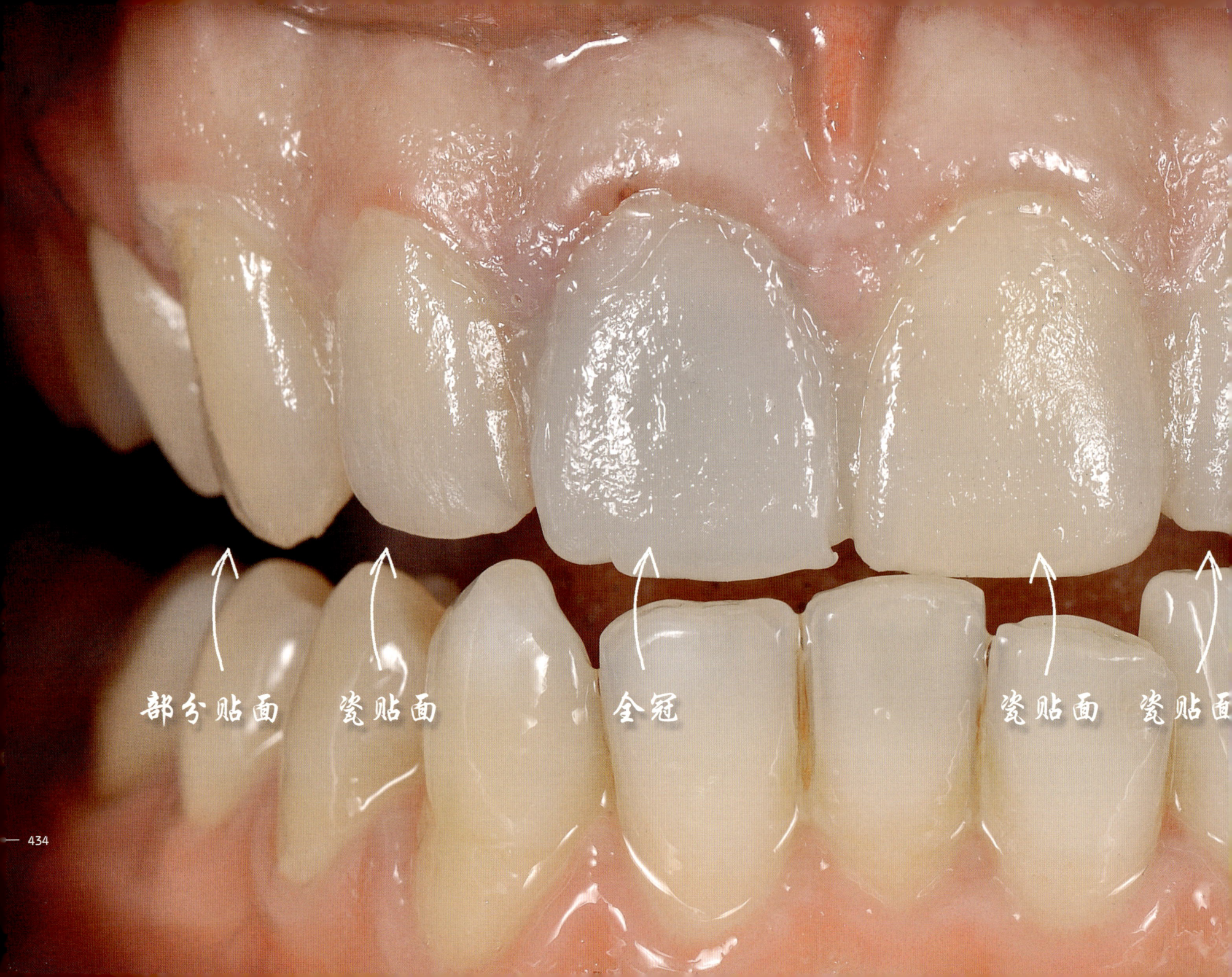

部分贴面　　　　瓷贴面　　　　　　　　全冠　　　　　　　瓷贴面　　瓷贴面

部分贴面

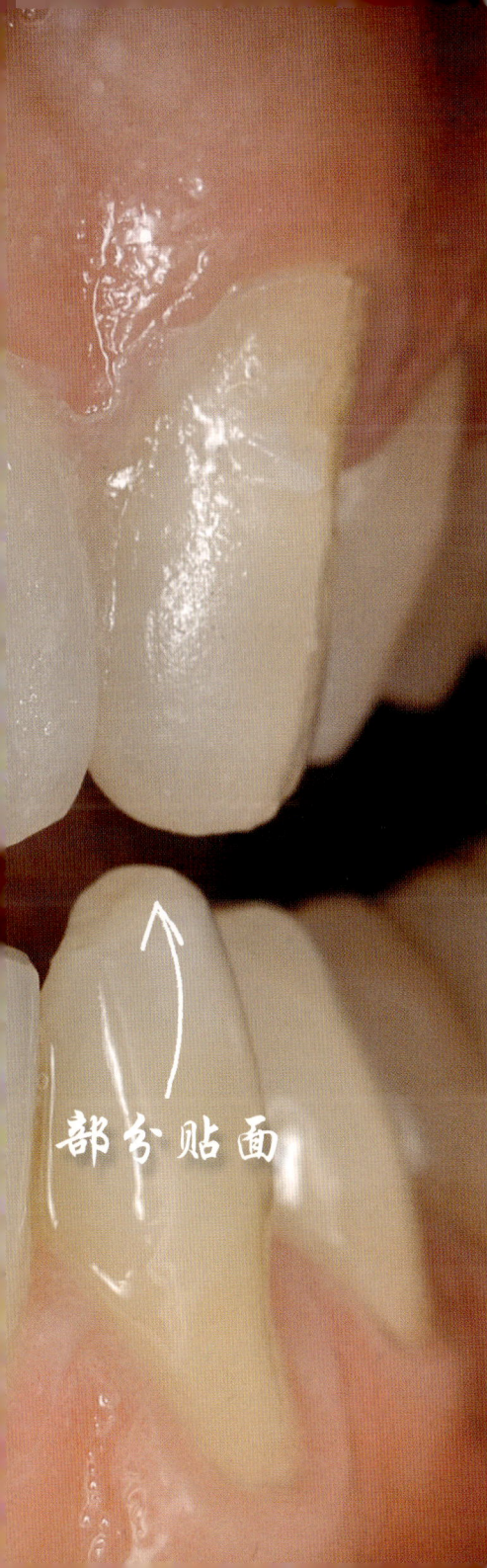

以牙医的视角操作

美学方案一旦确定后，临床医生就要选择最恰当的修复体类型和材料，以微创路径来实现方案的治疗目标（Tirlet和Attal提出的"治疗梯度"原则）。

在逐一选择每颗前牙的修复体类型和材料时，为了实现微笑和谐，就需要考虑和解决以下问题：

→ 右侧上颌中切牙：已经过牙体制备。原有的金属烤瓷全冠将由全瓷冠替代。

→ 左侧上颌中切牙和侧切牙：牙体健康完好。计划通过瓷贴面做形态改善。

→ 左右两侧的上颌尖牙：牙体健康完好，但需要稍微改善外形。

计划将以部分贴面的形式增加近中牙面的体积，并且缩小其与侧切牙的切缘外展隙。

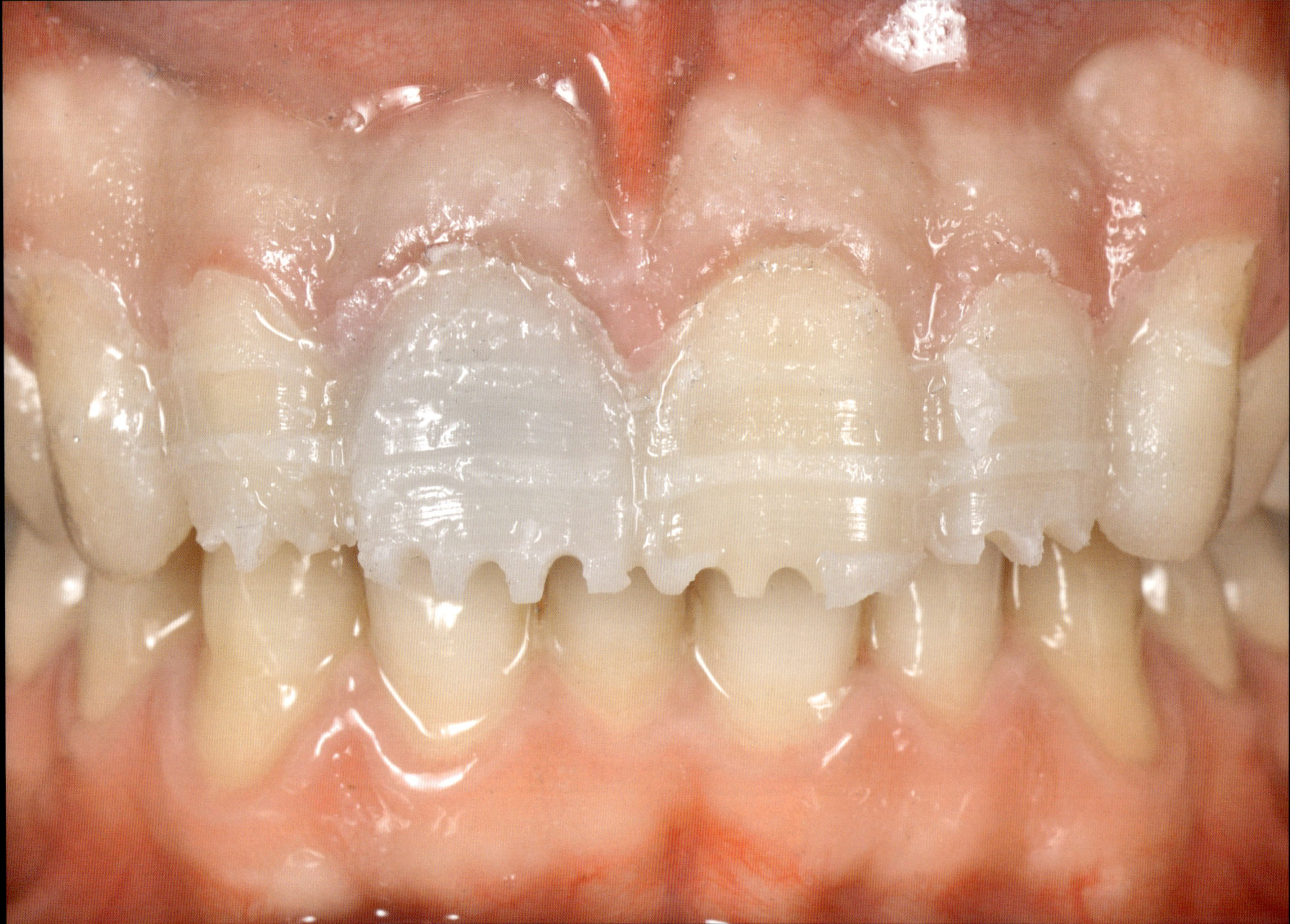

牙体制备

先在诊断饰面的基础上进行定深，然后在牙面移除诊断饰面，继续完成牙体制备。制备时遵循以下几点：

→ 右侧上颌中切牙：注意二次制备时颈部边缘不要侵犯到生物学宽度。

→ 左侧上颌中切牙和侧切牙：采用标准的贴面制备途径。

→ 左右两侧的上颌尖牙：以部分贴面的形式增加近中牙面的体积，采用牙体"不制备"途径。

❝ *牙体的制备方式包括：常规制备、微创制备和不制备途径。而制备方式的选择与决定的修复体类型直接相关。* **❞**

金属桩核应当拆除吗？

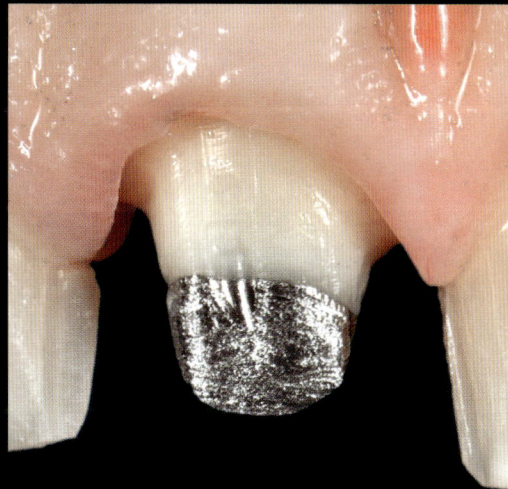

金属桩核拆除的最大风险是造成牙裂或根折。本案例的金属桩核很长而且范围大，为了避免牙裂或根折，所以不考虑拆除。

材料选择

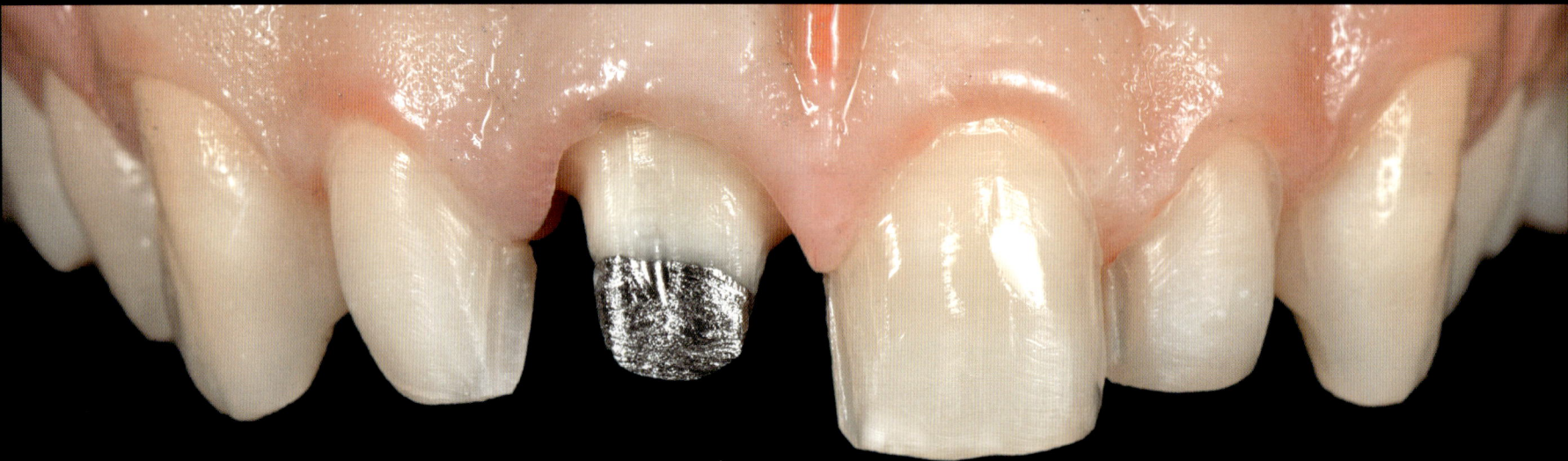

尖牙：部分贴面
（E.max）

右侧中切牙：
氧化锆全冠+堆瓷

左侧中切牙和两颗
侧切牙：瓷贴面
（E.max）+堆瓷

　　不拆除右侧上颌中切牙的金属桩核，那么也就不可能以复合树脂桩核替代之，所以全冠的材料要有充分的遮色性，避免牙体修复后颜色灰暗（金属色很容易通过修复体呈现出来）。

准则

基牙面的饱和度越高，那么修复体基底结构的最小厚度就要求越薄，因为这样才能为饰瓷和个性化效果预留出充分的制作空间。氧化锆和二硅酸锂瓷块（IPS E.max Press）的表面饰瓷都采用IPS e.max Ceram，因而我们最终有可能在不同的修复体材料表面实现相似的光线折射率。

就本案例而言，贴面与全冠只有基底材料的不同（氧化锆和IPS e.max Press），表面饰瓷采用了相同的材料。饰瓷的作用是在不同修复体之间形成和谐一致的颜色效果，尤其在亮度方面。

与右侧上颌中切牙全冠相邻的天然牙都选用二硅酸锂制作修复体（贴面和部分贴面），那么考虑到遮色需求，以高度不透明的二硅酸锂瓷块（HO）作为全冠材料似乎也是合理的选择。虽然HO瓷块制作的基底结构有遮色作用，但是要完全遮挡金属的颜色就需要有很大的厚度空间，至少0.8～1.0mm。这样一来，为堆瓷剩余的空间就很有限了（0.7mm到0.5mm）。而堆瓷的作用是赋予修复体天然牙的个性化效果。

与之相比，氧化锆在0.5mm时就有充分的遮色表现。显然，为堆瓷剩余的空间就明显提高了，最终实现令人满意的天然牙美观。

而且堆塑的饰瓷还可以为全冠提供充分的亮度和半透性，达到与相邻的贴面和部分贴面一致的效果。

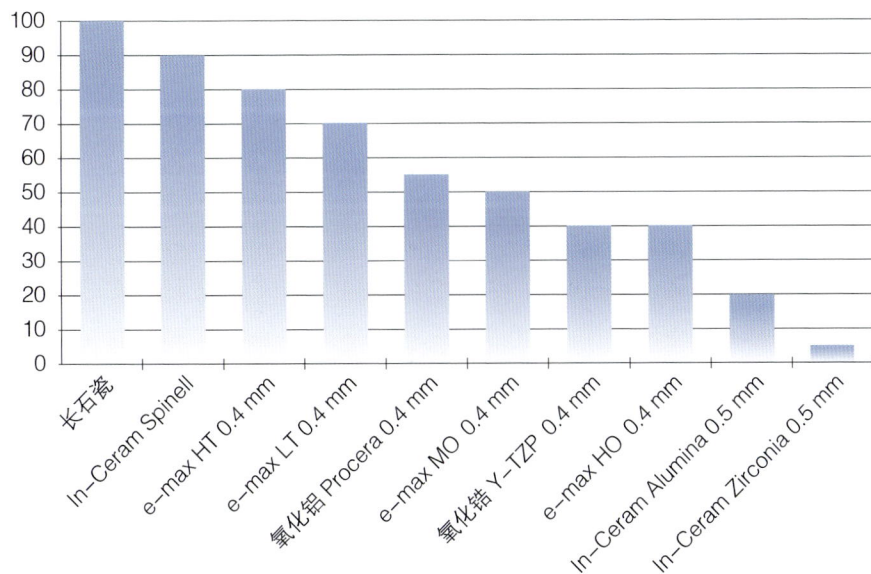

Margossian等（2010）的研究：比较不同材料（基底结构或是饰瓷）的半透性差异。

> **所有的粘接性部分冠（贴面和部分贴面）都采用相同的二硅酸锂制作，而全冠则采用氧化锆来遮色基牙面的金属色。**

材料选择

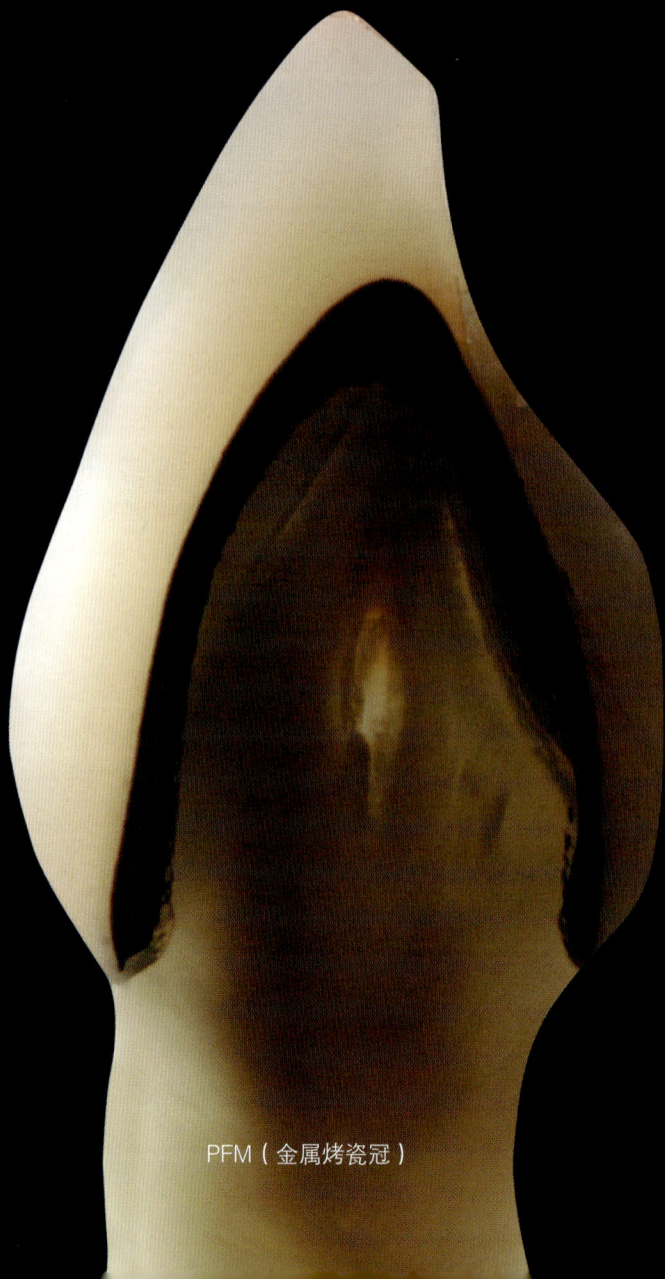

PFM（金属烤瓷冠）

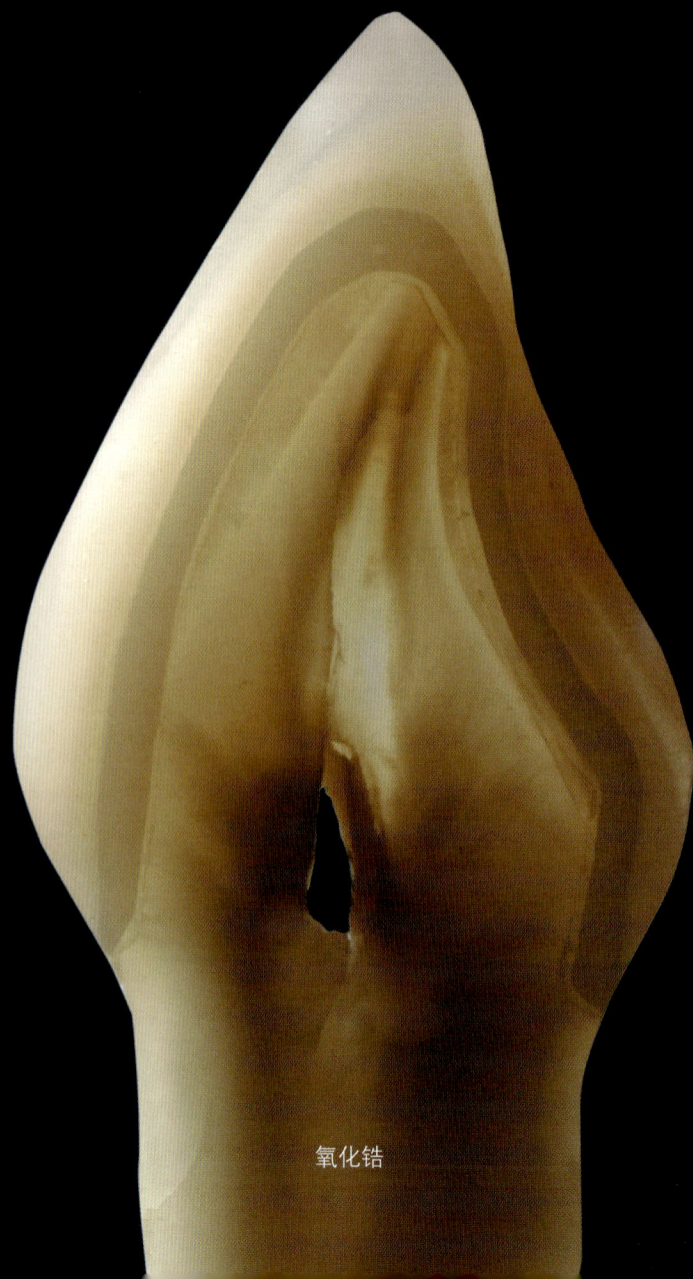

氧化锆

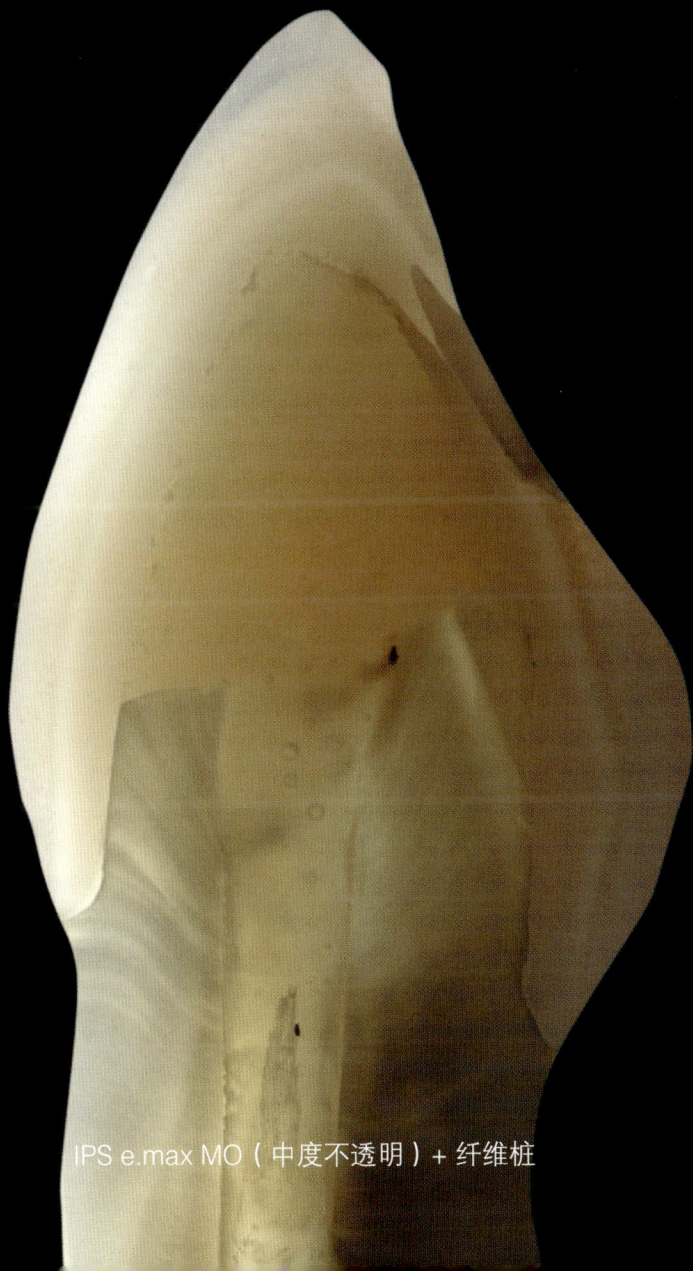

IPS e.max MO（中度不透明）+ 纤维桩

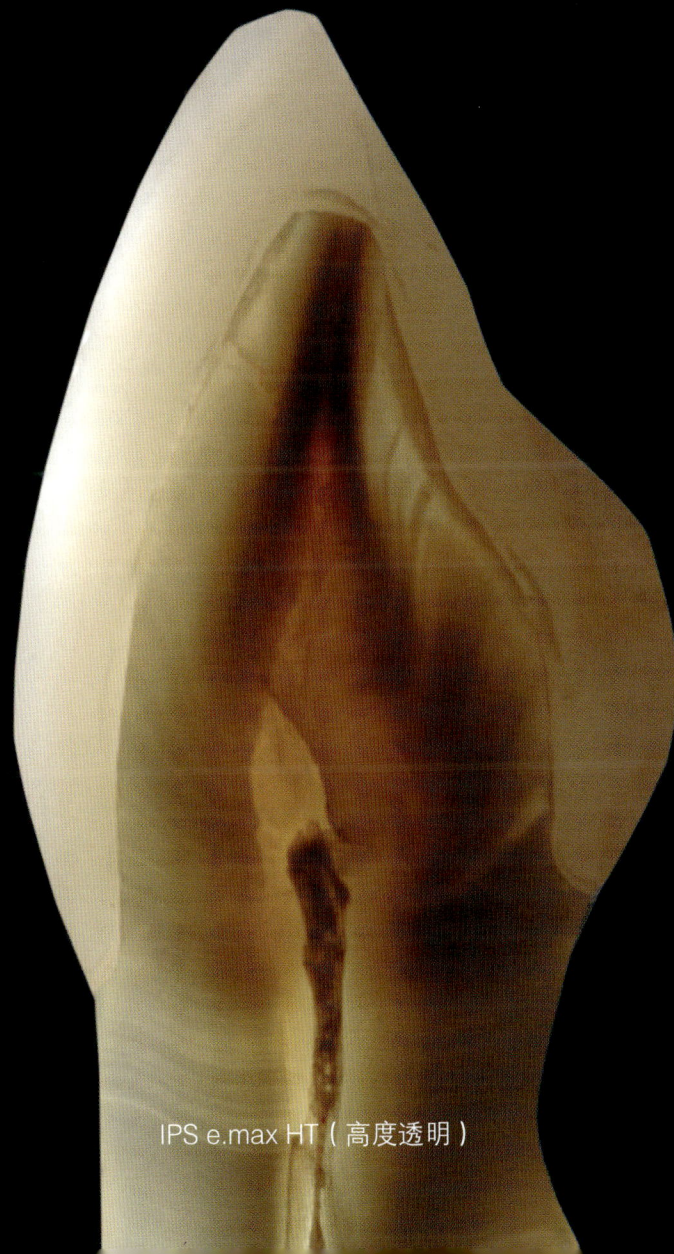

IPS e.max HT（高度透明）

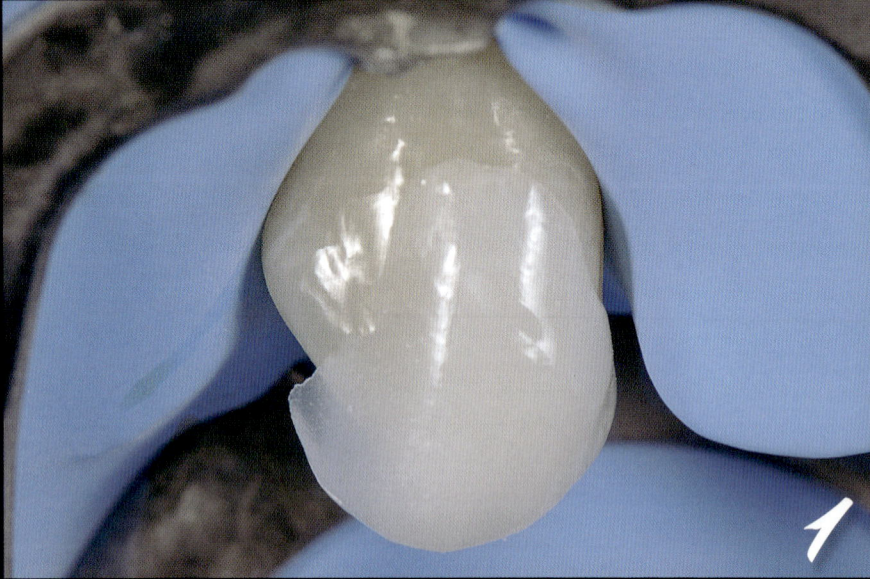

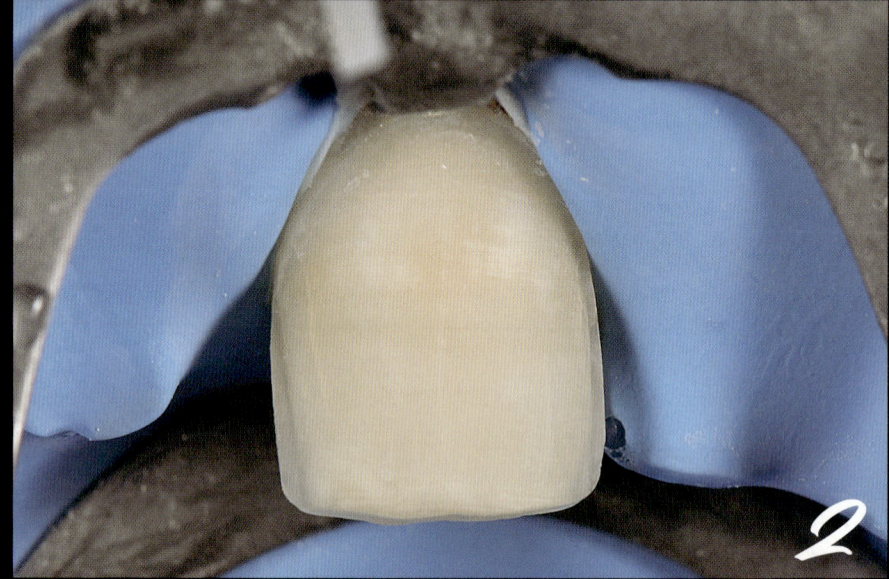

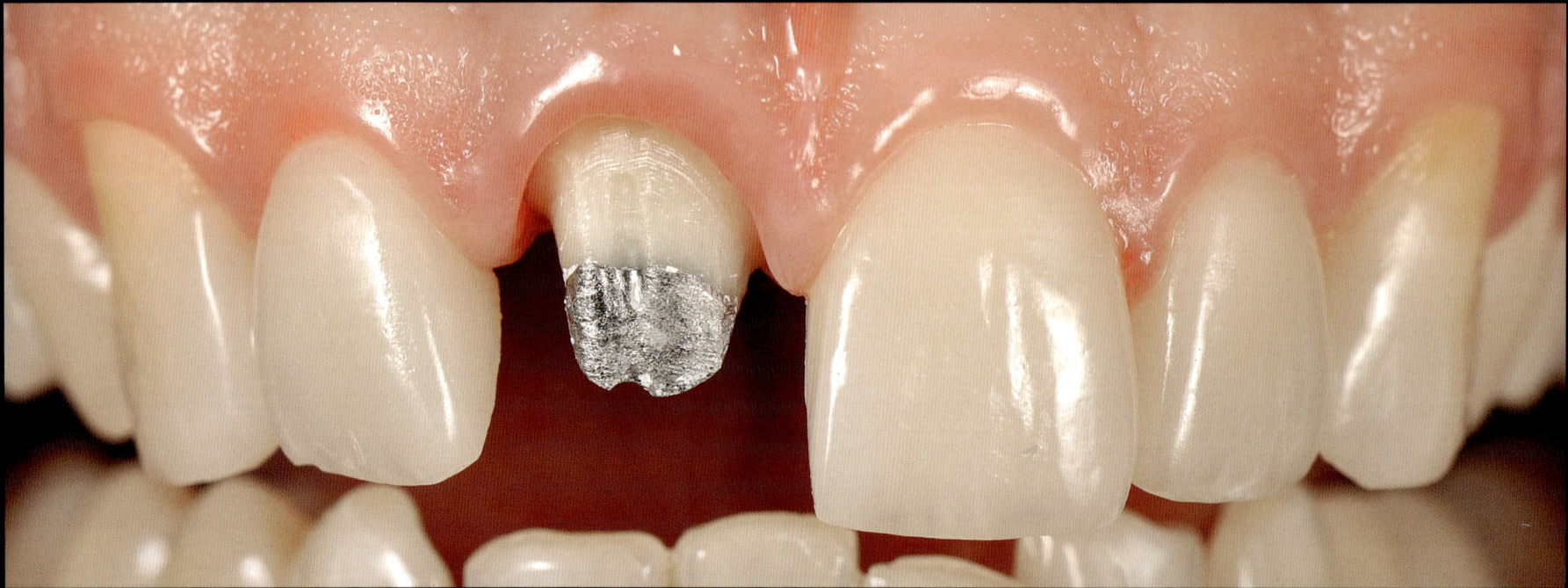

粘接次序：两次就诊

在全书所有章节，美学修复的粘接流程都结合单颗牙橡皮障技术，确保准确就位每一个修复体以及去净多余的粘接材料。

依次粘接不同类型的修复体

通常情况下，修复体按照以下次序粘接，并且同期完成（一次就诊时间）：

1. 左右侧上颌尖牙的部分贴面。
2. 左侧上颌中切牙和侧切牙的贴面。
3. 右侧上颌中切牙的全冠。

不过本案例的情况需要小小调整，修复体的粘接流程是分两次就诊完成的。

> " 粘接流程遵循的次序是从最易碎的修复体开始。"

准则

粘接次序始终从最脆弱易碎的修复体开始。在本案例分两次就诊时机，第一次先粘部分贴面，随后是贴面。第二次就诊，粘接全冠。

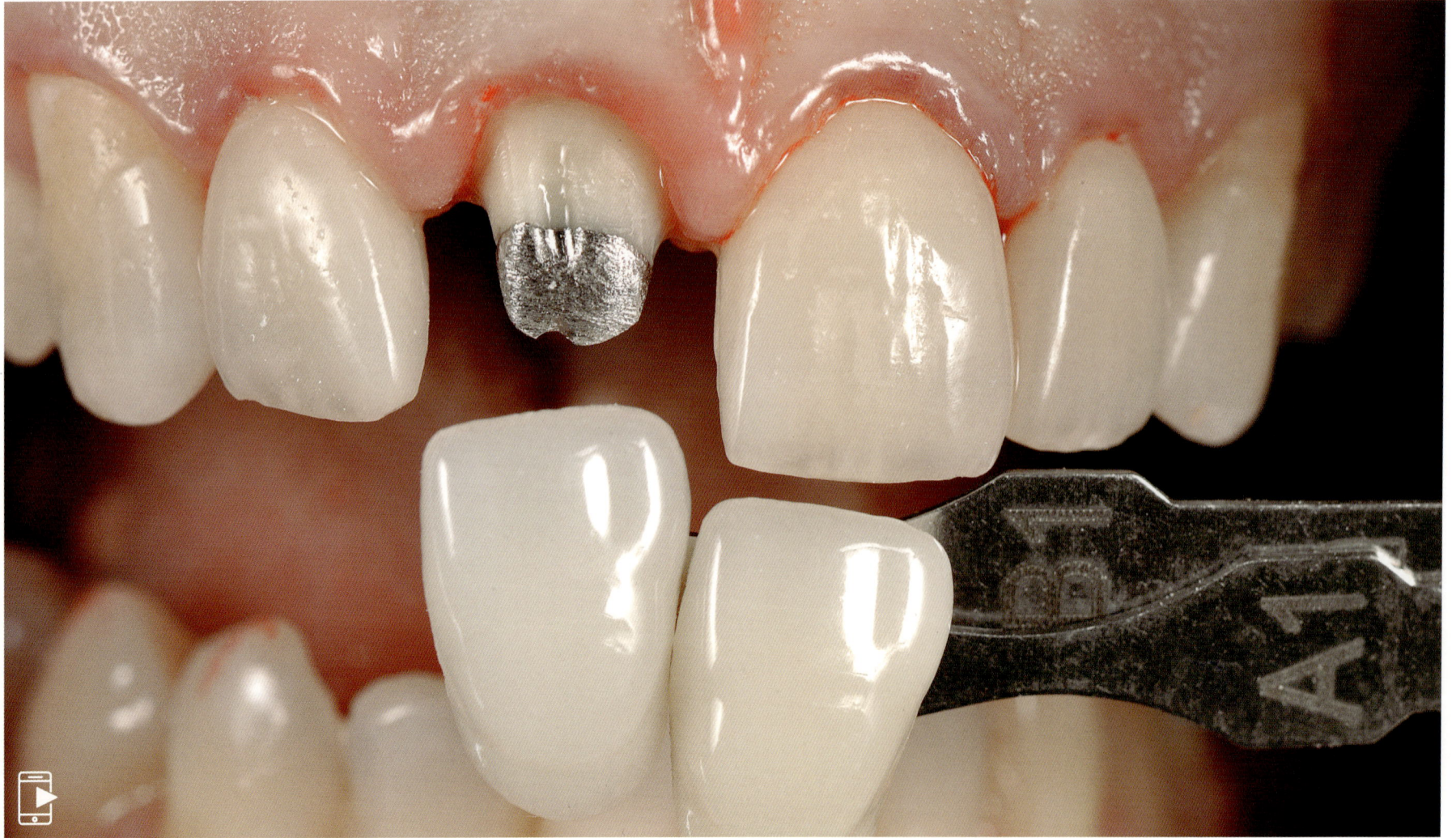

粘接流程的时机

粘接次序和时机

→ 第一次就诊：依次粘接部分贴面和贴面。然后再次评估和比色右侧上颌中切牙。

→ 第二次就诊：粘接右侧上颌中切牙的全冠。

为什么？

　　如前文所述，这类临床情况的治疗目标主要是使不同类型的修复体有和谐一致的光学效果。在本案例，牙科技师很难精准预估贴面粘接后的最终颜色，也就是说不能仅凭贴面制作的颜色来确定全冠颜色。因此，如果微笑美学的治疗包括了不同类型或材料的修复体（比如，贴面和全冠联合治疗），我们建议在瓷贴面粘接后再次评估牙列和比色。

❝ *建议全冠的粘接可以单独分次完成。目的是使全冠与贴面粘接后的牙列颜色和谐一致。* **❞**

与技师的信息传递

在部分贴面和贴面粘接之后，医生再次评估和比色。

偏振光滤镜，是一种促进医技沟通的可靠工具。它能过滤掉牙釉质的干扰，准确反映出牙本质饱和度，从而帮助技师准确复制出贴面粘接后的牙列颜色。偏振光滤镜可以安装在数码单反相机（比如，Polar_Eyes）或者智能手机上（比如，Smile Lite MPD; Prof Louis Hardan）。

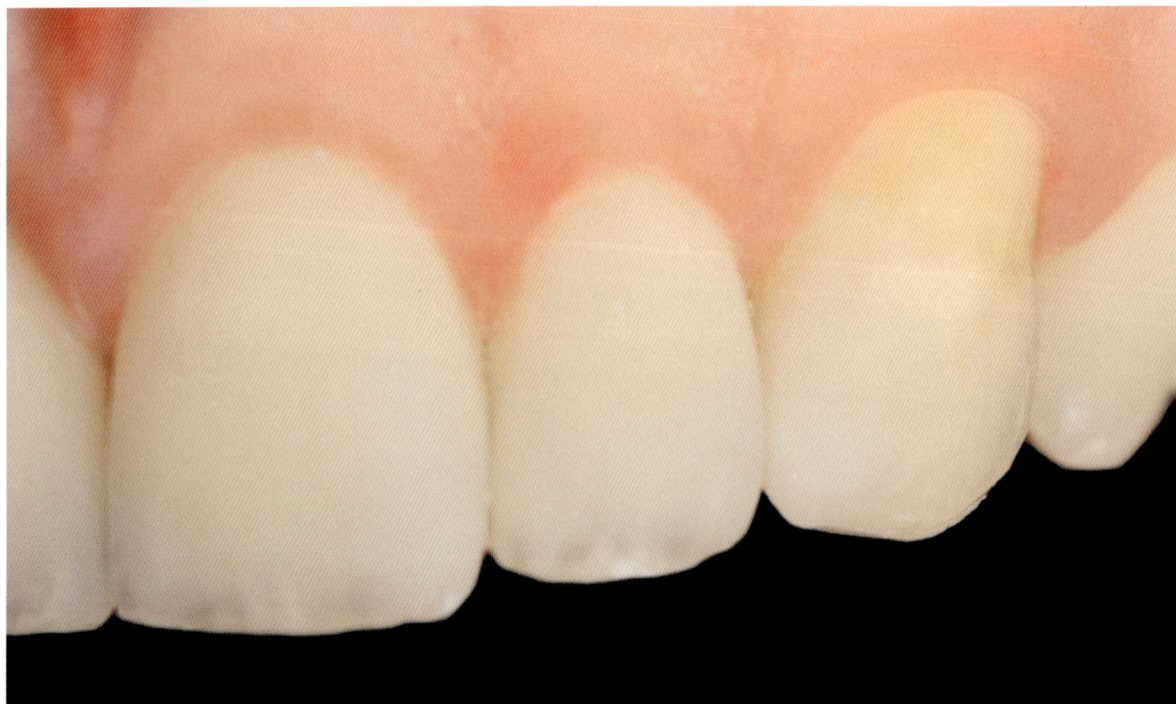

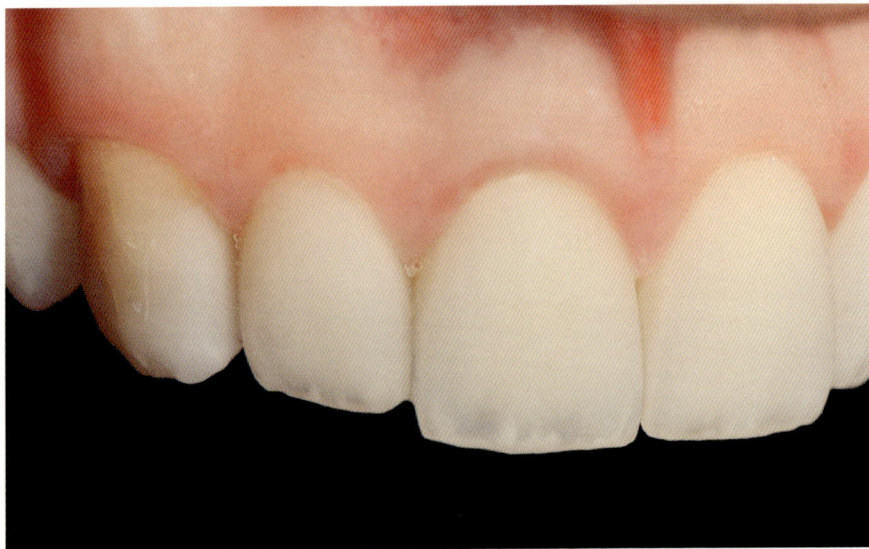

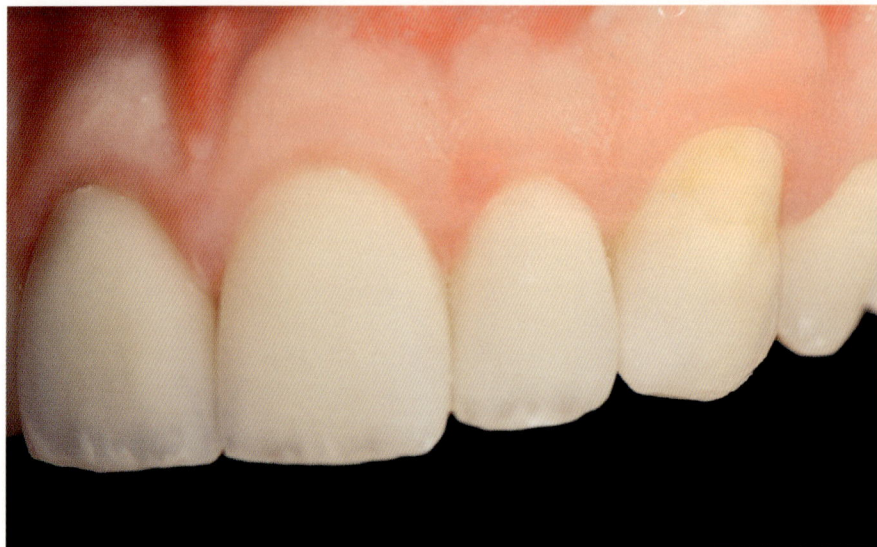

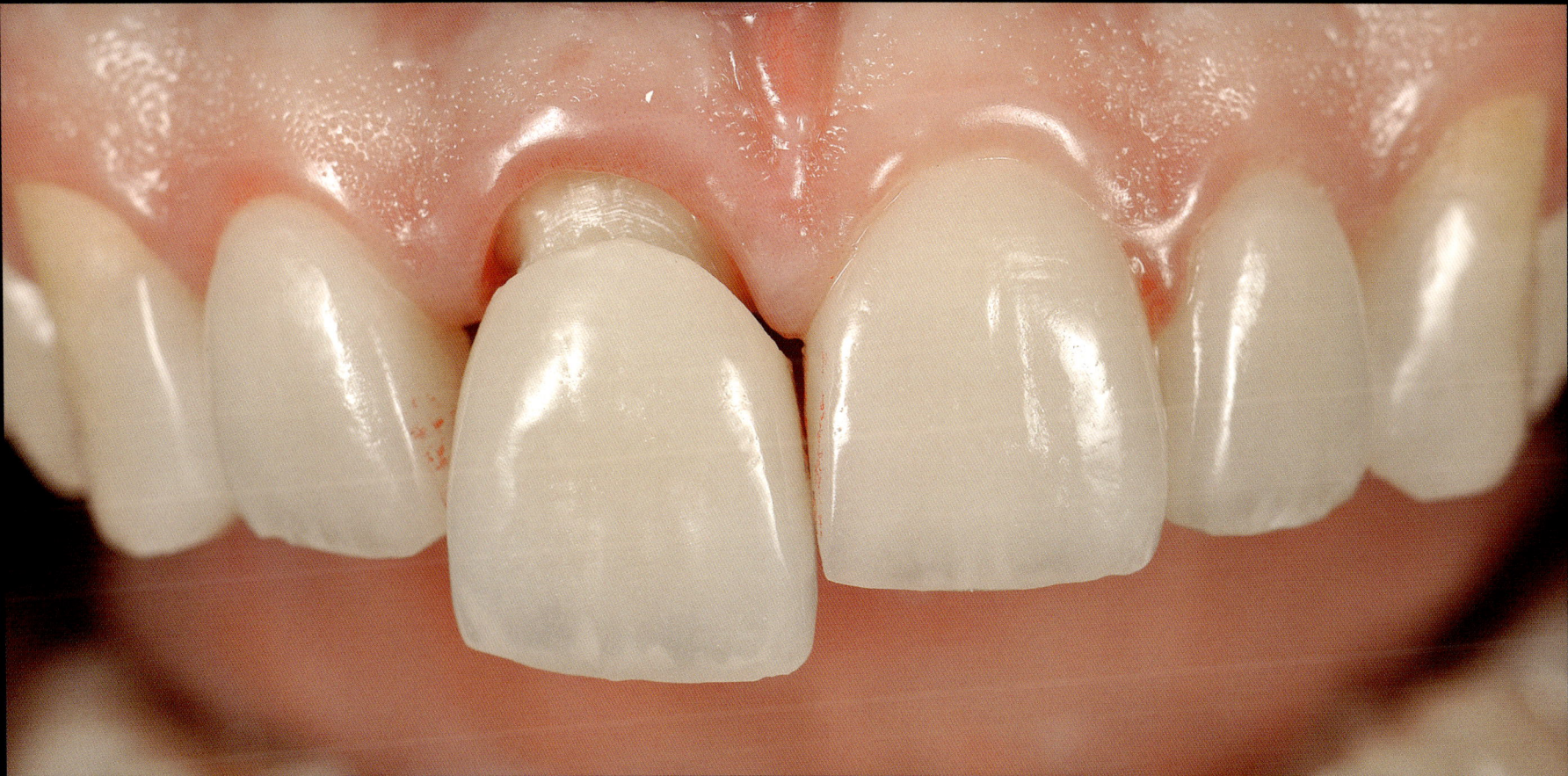

抛光

抛光步骤，主要用在部分贴面与天然牙的衔接过渡区。

树脂类材料的精修尚且可以使用金刚砂车针，但是对瓷材料来说只能以硅胶抛光盘系统从粗颗粒到细颗粒的顺序依次抛光（Clavijo et al）。

> **"** 临床医生应当选择硅胶抛光盘系统精修和抛光口内粘接后的部分贴面。 **"**

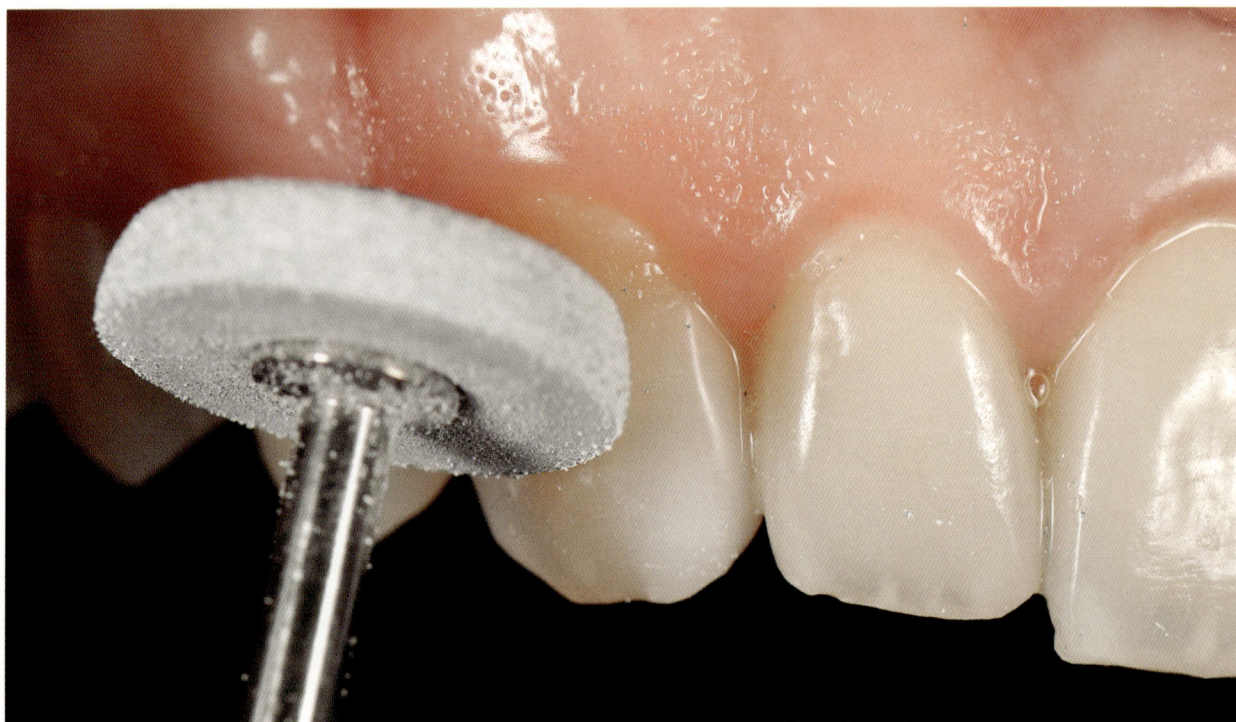

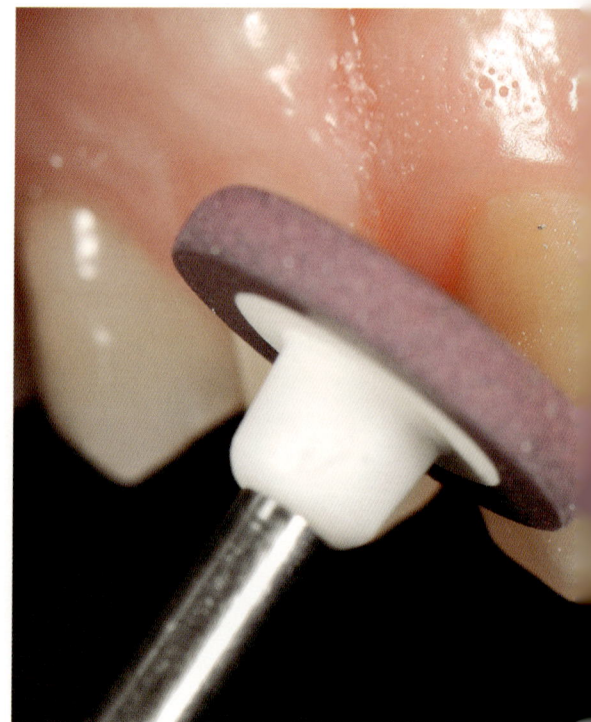

"在精修和抛光部分贴面时,
从粗颗粒到细颗粒度依次使用硅胶抛光盘。"

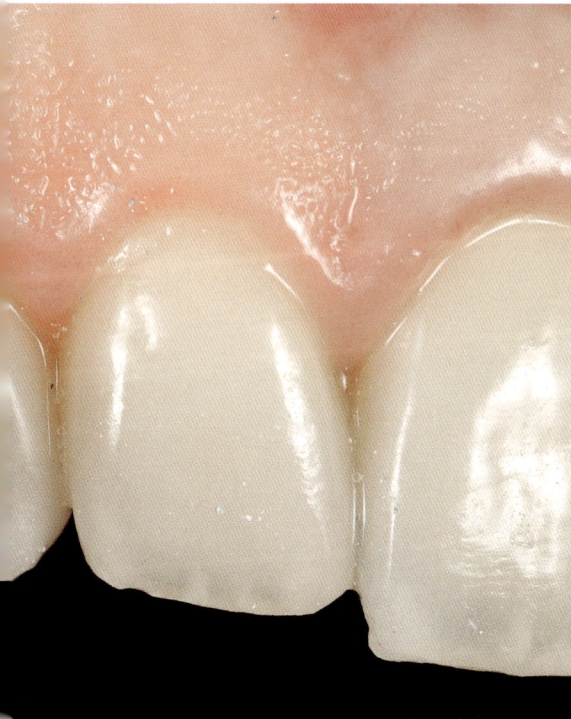

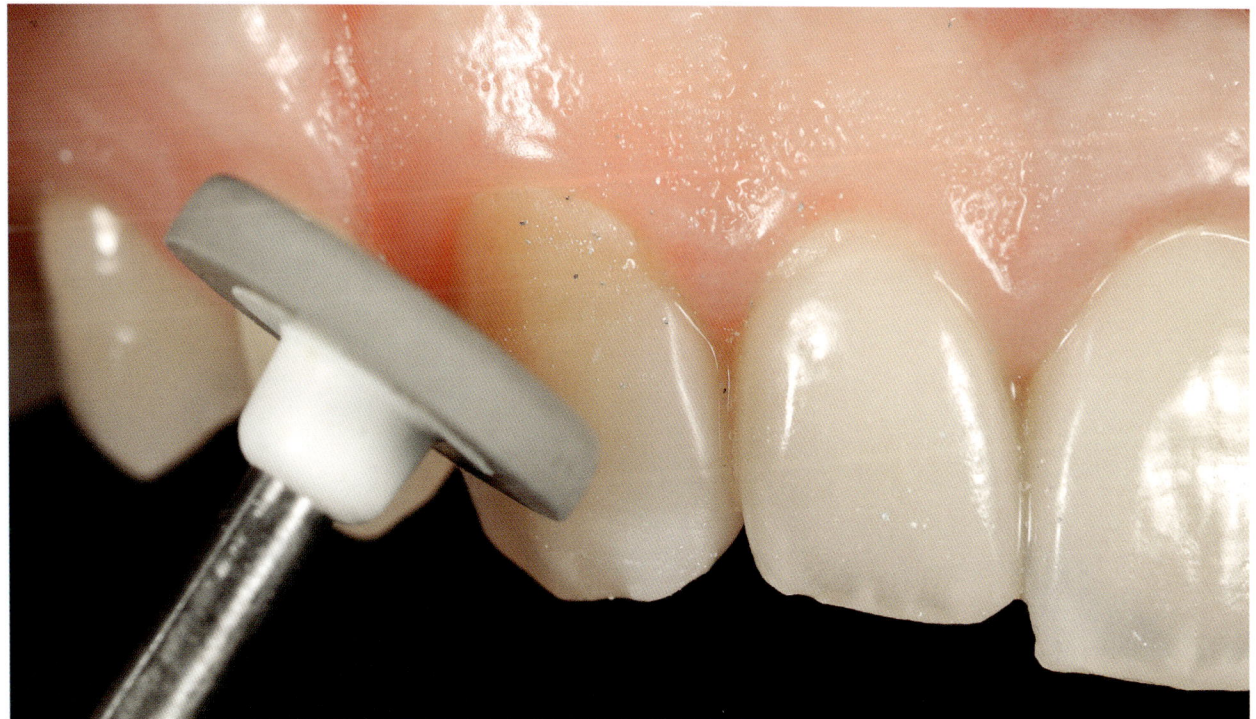

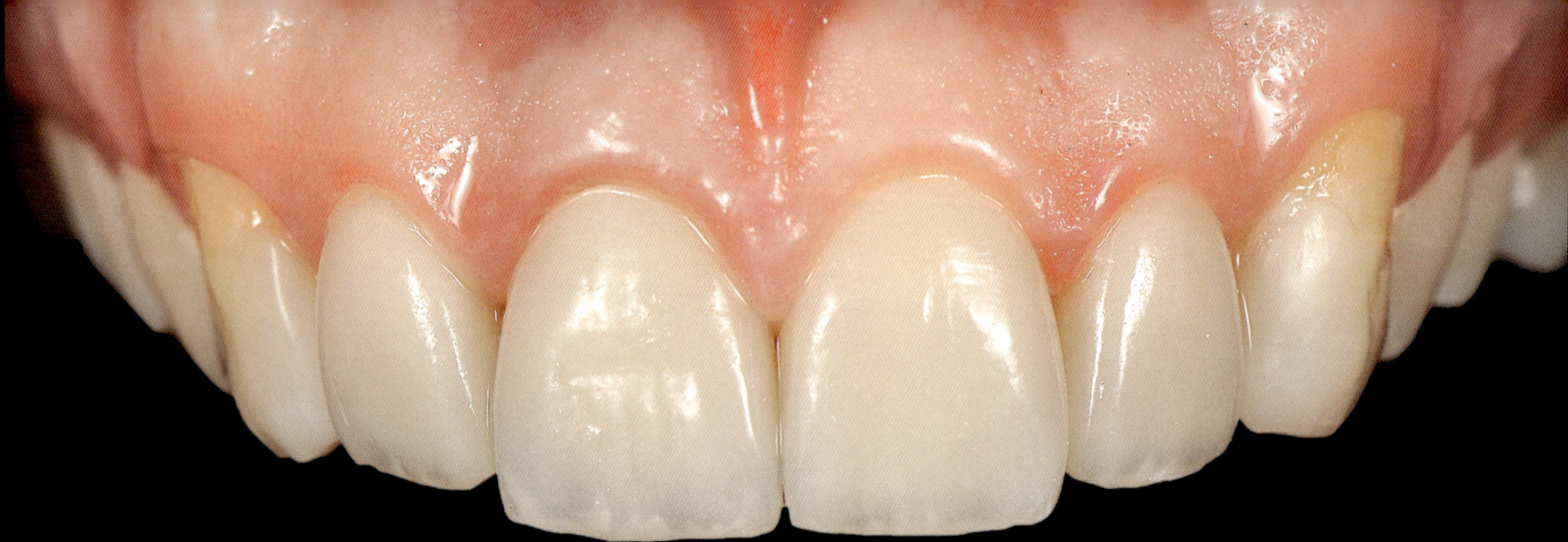

> 治疗成功的关键在于控制
> 不同的修复体达到和谐一致的明度效果。

450

全瓷技师 Gérald Ubassy（法国）

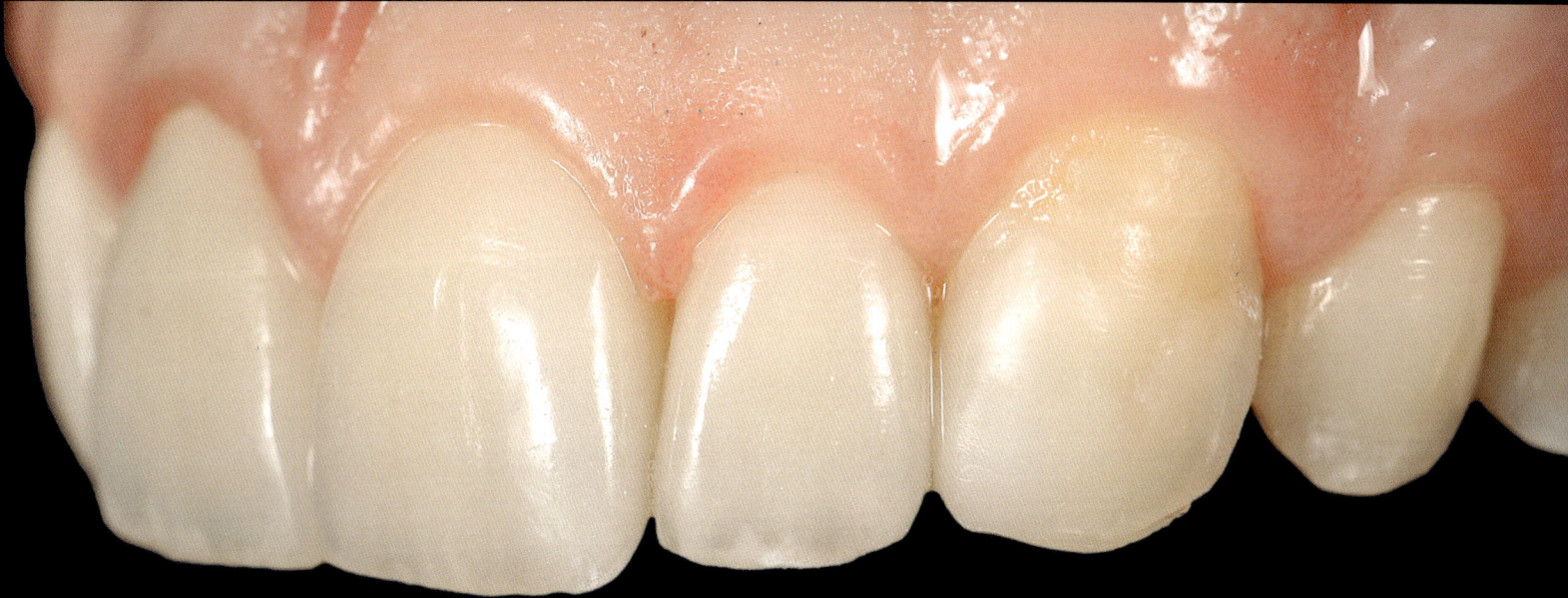

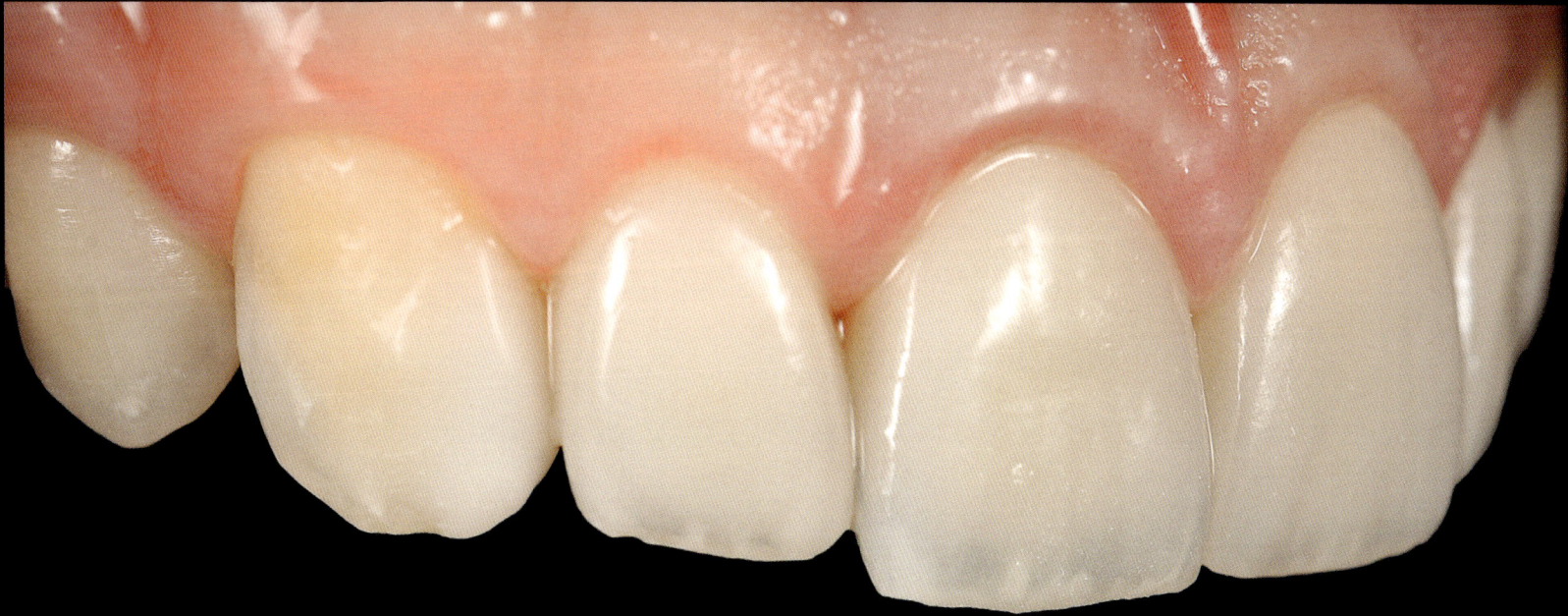

最终结果

治疗结果完全符合了患者预期，他对全新的微笑牙列感到很满意。根据这类案例的临床特点并且遵循一定的治疗阶段和次序，我们是有可能在不同材料的修复体之间实现牙体形态、明度和荧光性都和谐一致的效果。

❝ *不同材料的修复体都具有荧光性，所以即使在各种光源下也都有与天然牙一致的视觉效果。* **❞**

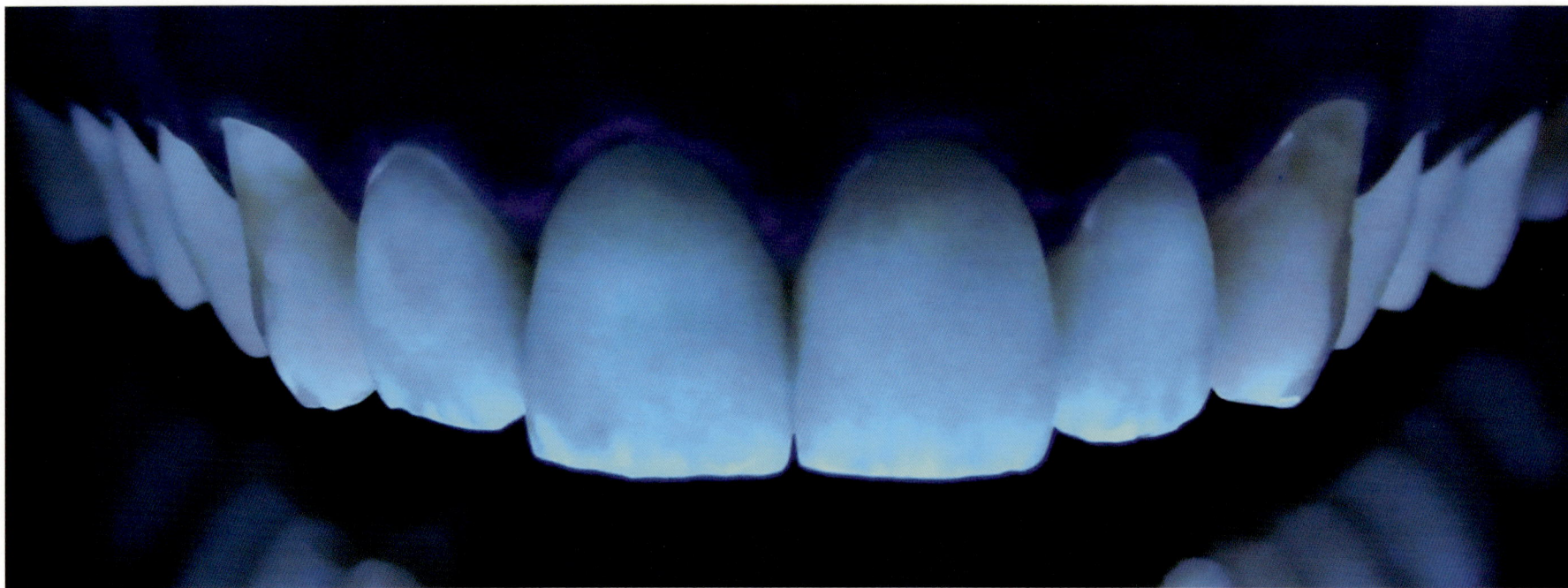

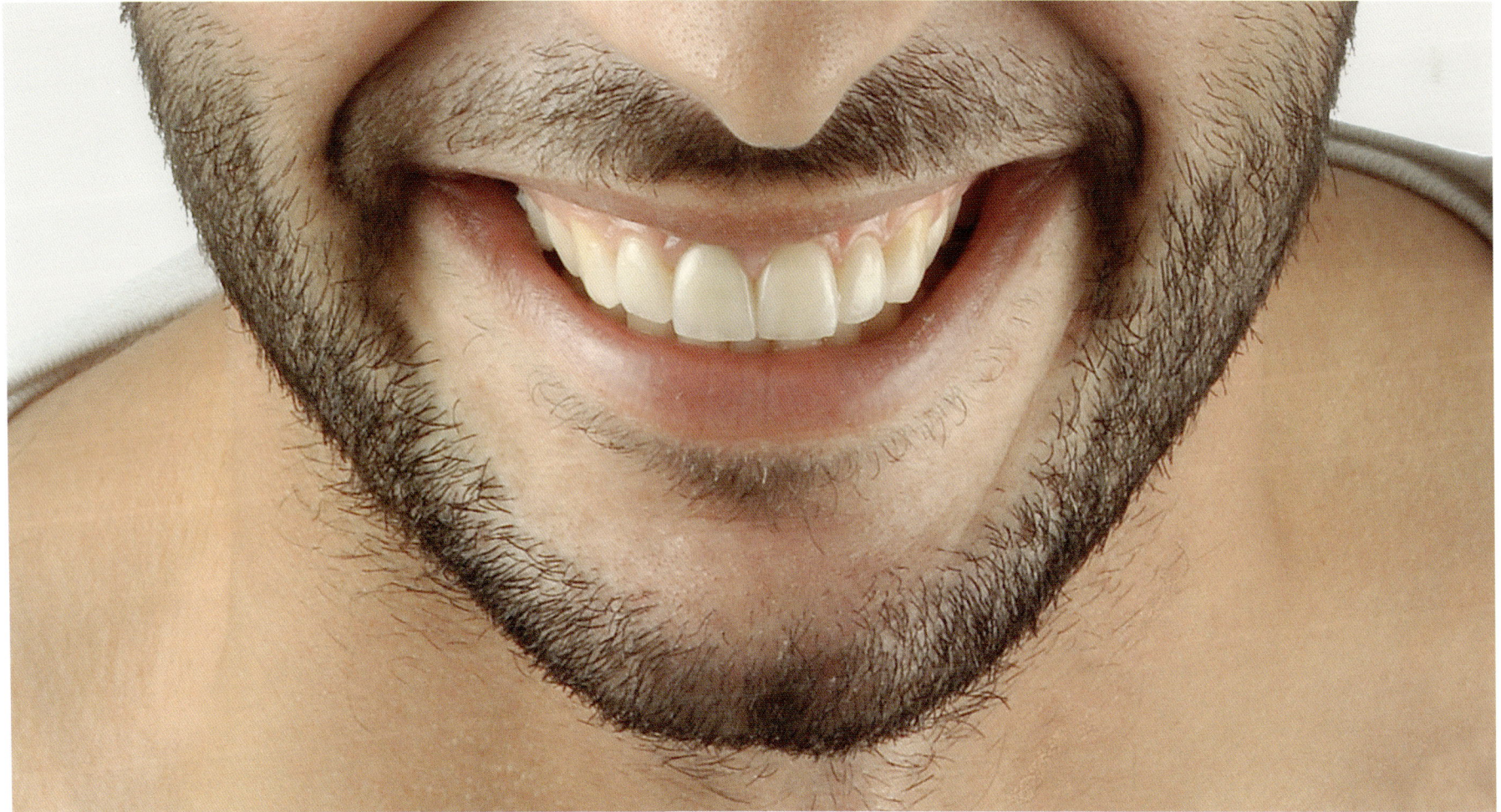

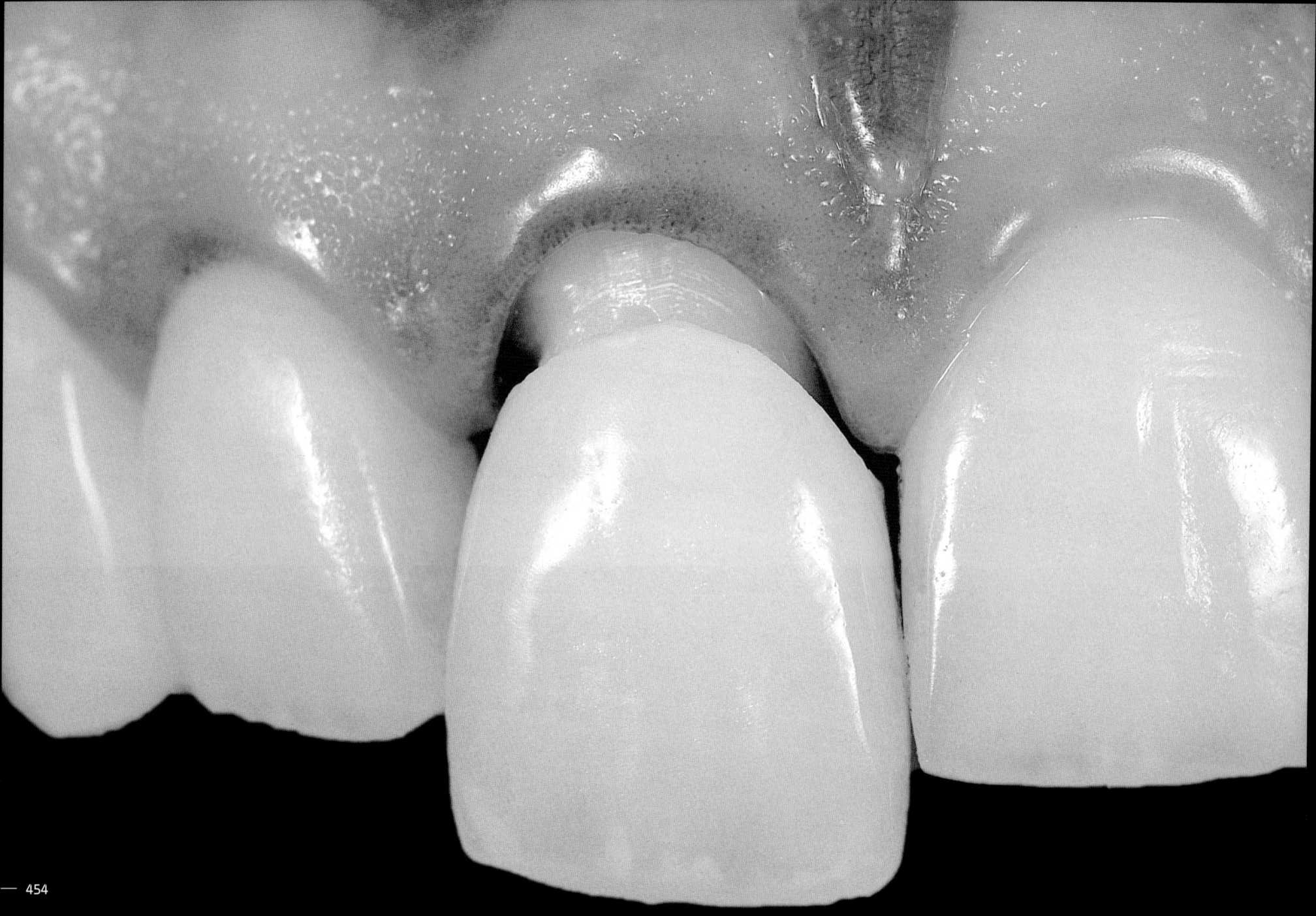

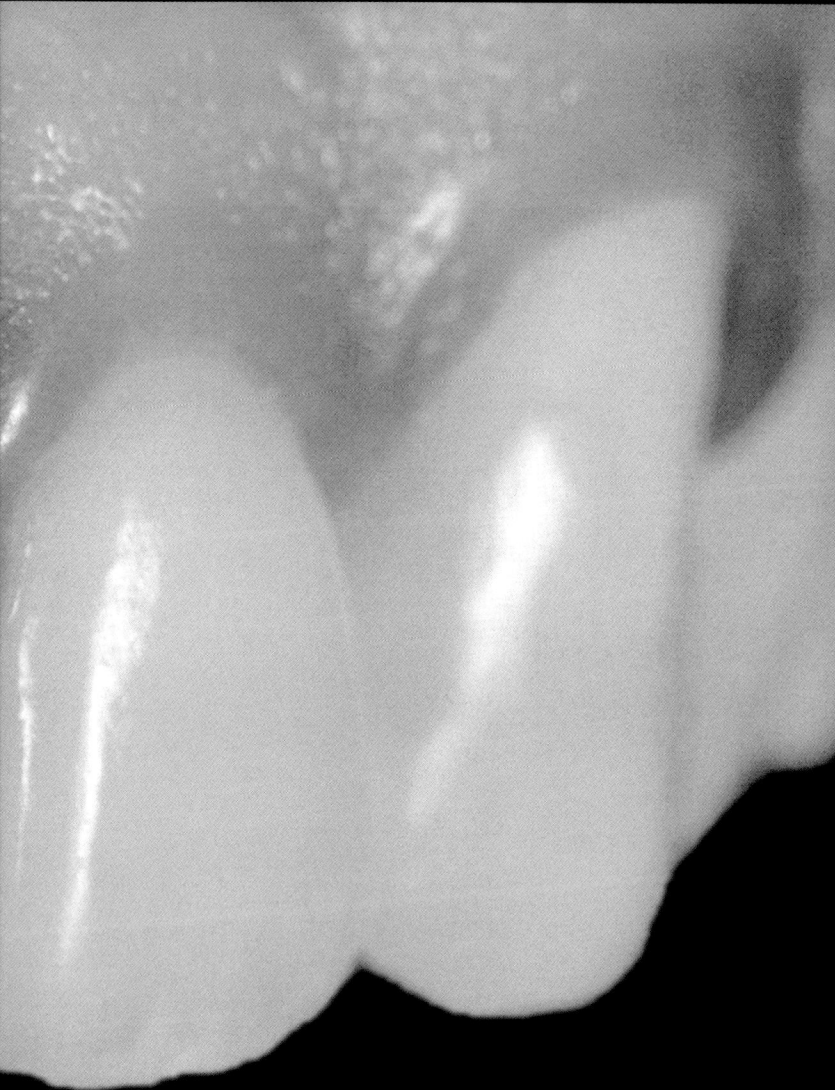

本章精要

→ 在不同材料和类型的修复体联合治疗时，粘接次序很
  重要。医生应当始终从最易碎裂的部分贴面开始粘
  接，贴面继之。

→ 建议全冠的粘接单独分次完成。医生在贴面粘接后要

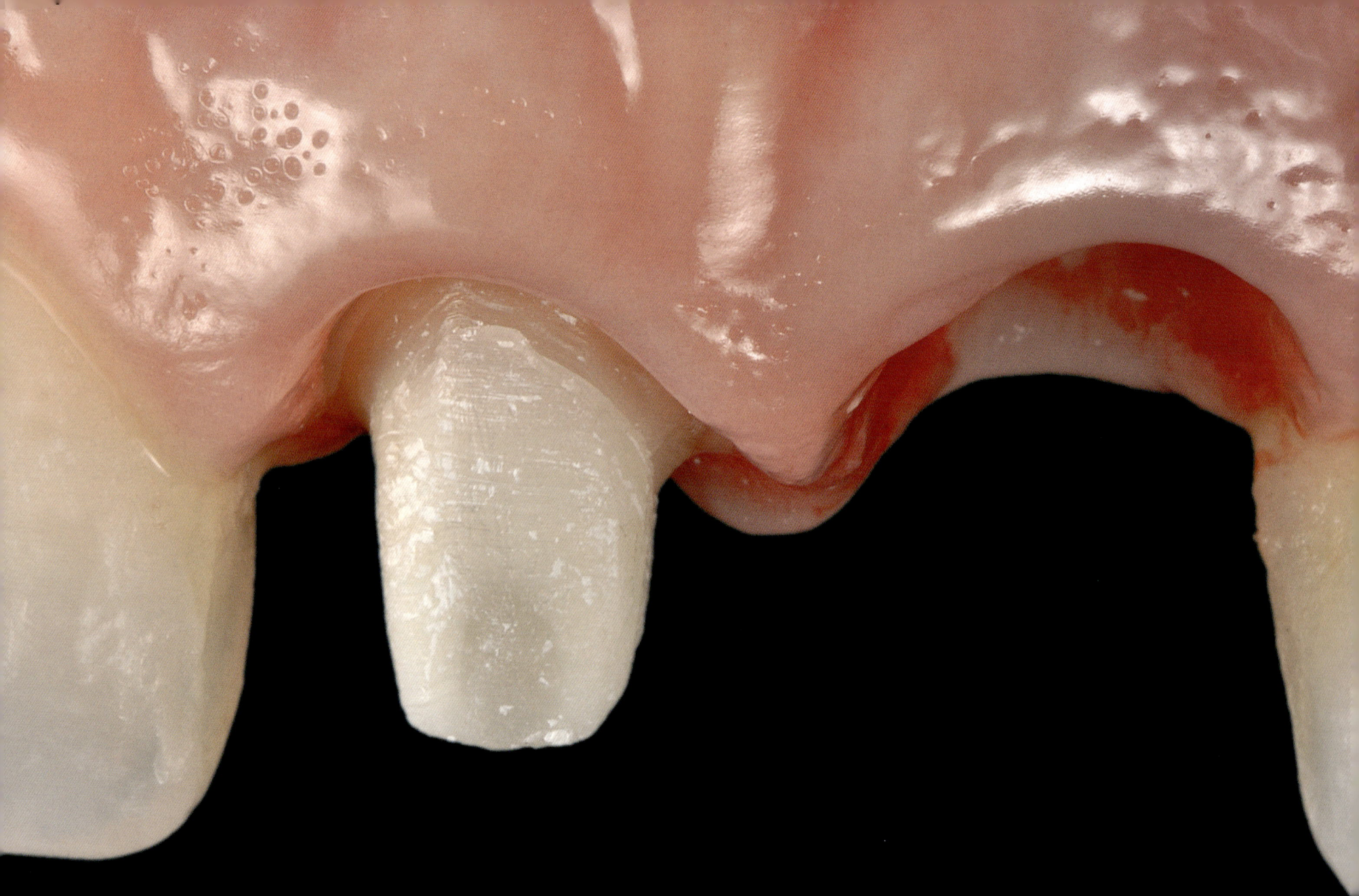

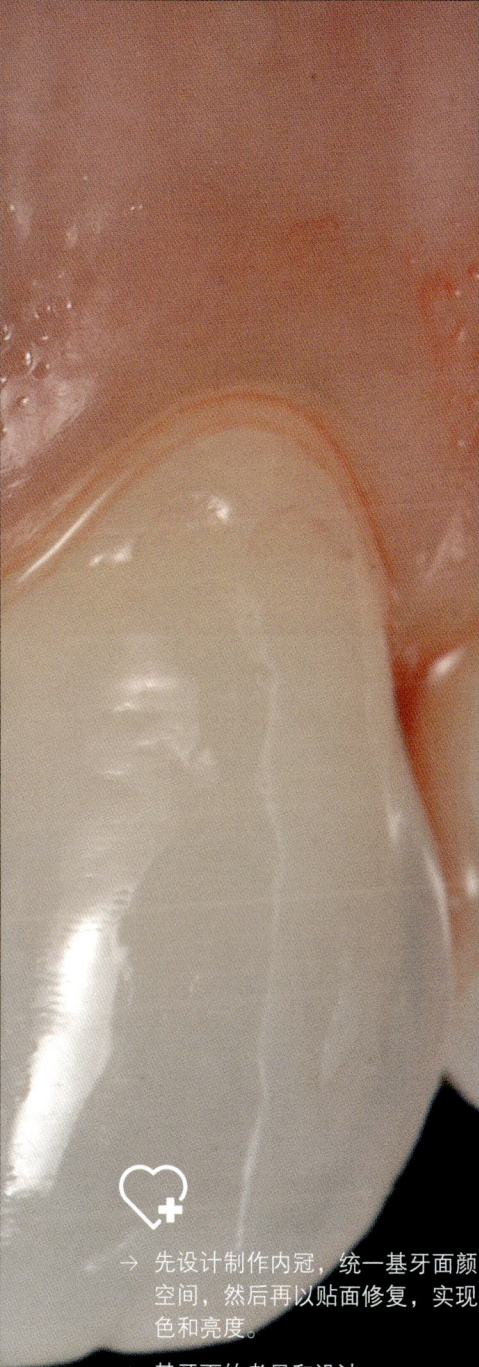

瓷贴面与种植上部
Implant
considerations

→ 先设计制作内冠，统一基牙面颜色和修复空间，然后再以贴面修复，实现一致的颜色和亮度。

→ 基牙面的考量和设计。

→ 如何选择材料和遮色性。

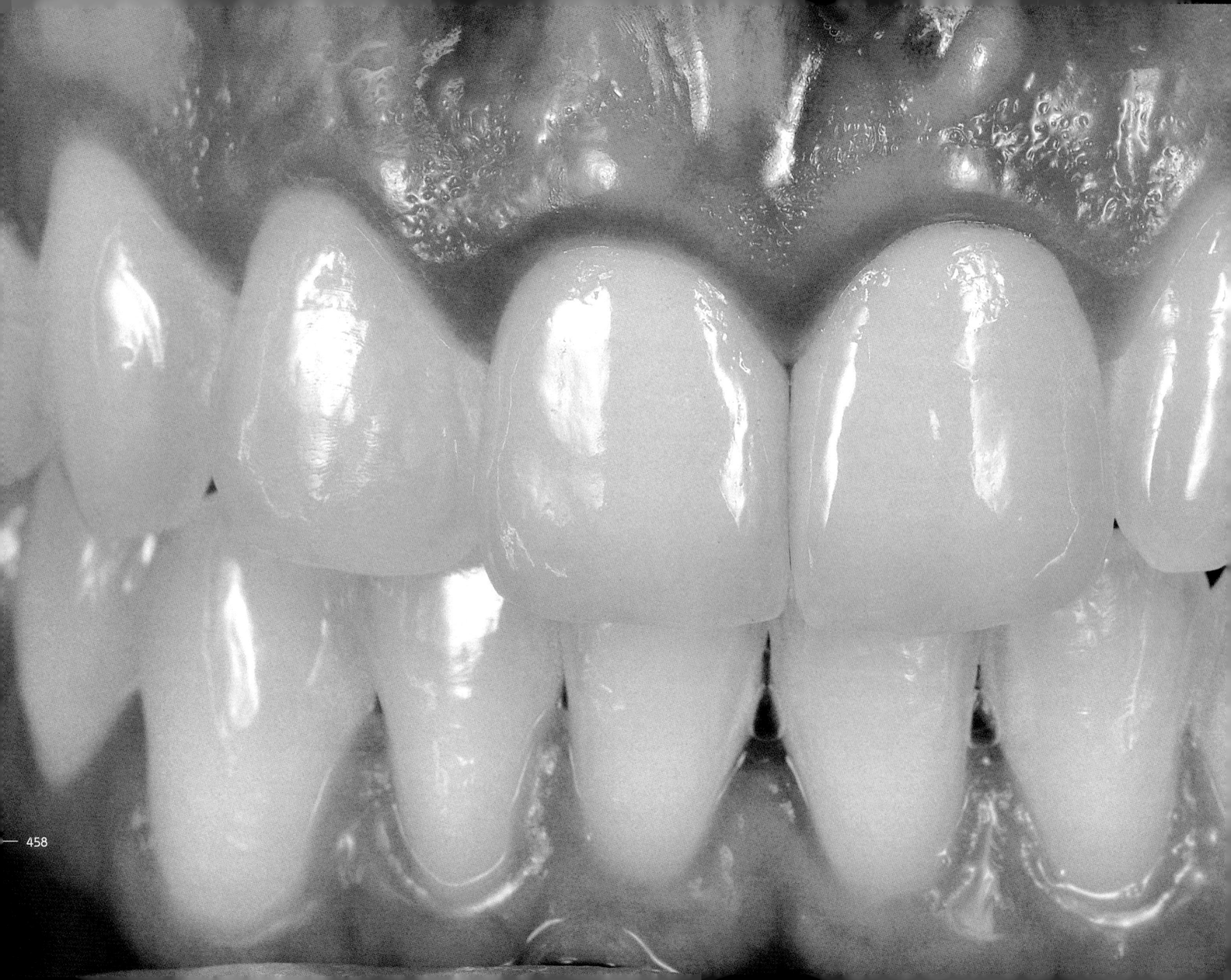

概述

前牙美学修复在治疗难度上远远高于后牙。尤其在涉及种植体支持和天然牙支持的联合修复时，冠部修复体的厚度不同，非常容易产生颜色差异的问题。

　　为此，本章目的是提供一个实用的解决原则

和方法。即无论基牙面是何种组织结构（天然牙、金属或树脂等）可以先制作内冠，统一颜色和修复空间，然后以一致的贴面厚度和亮度，实现二者的和谐美观。

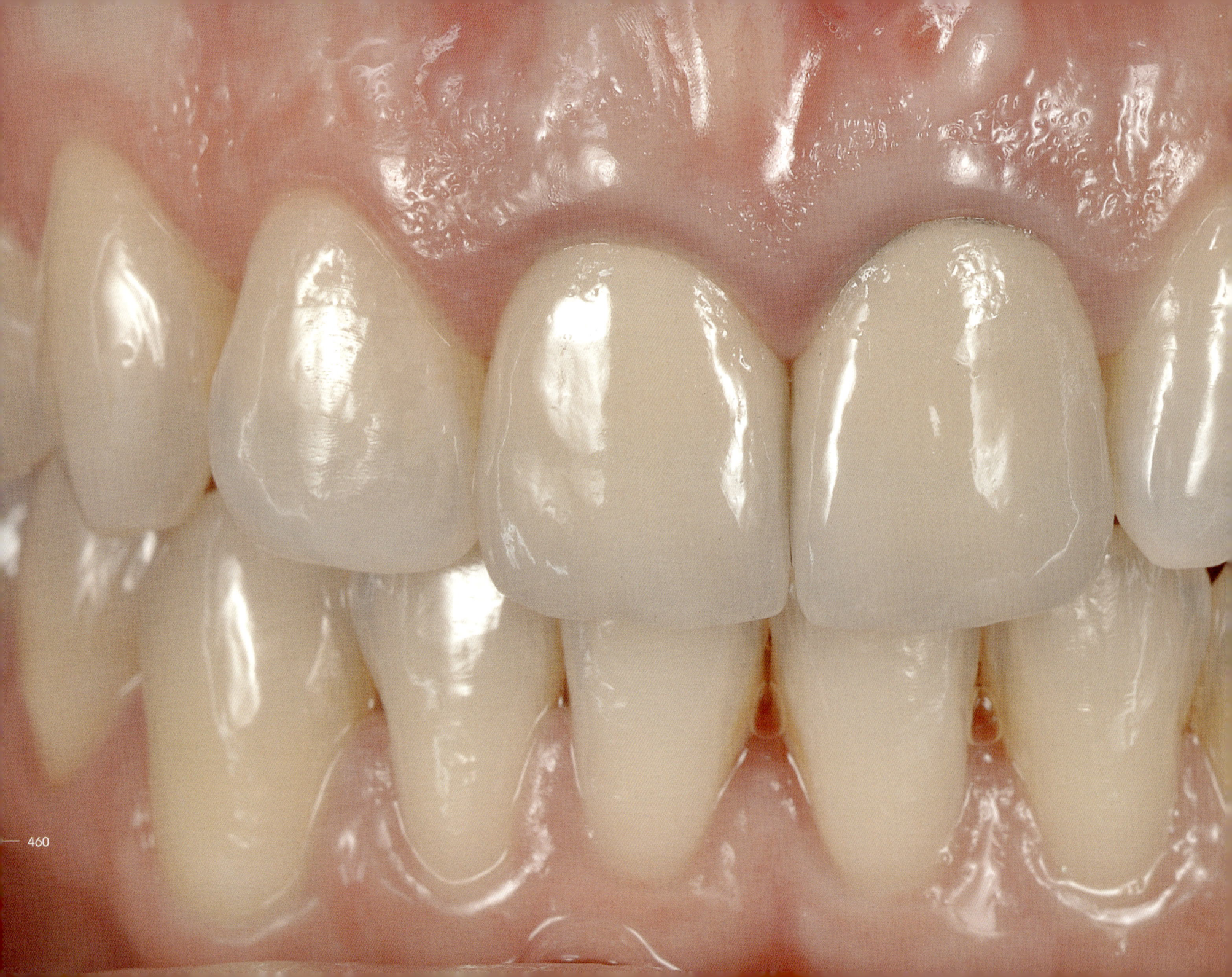

临床情况

病史

→ 30岁，女性。

→ 牙龈反复出现脓包。

微笑分析

→ 低笑线。

→ 对自己的微笑美观不满意。

→ 侧切牙取代了中切牙在微笑牙列中的主导地位。

→ 左右两侧上颌中切牙存在全冠修复体。

面部分析

→ 均衡对称。

主诉

→ 要求重新修复两颗中切牙，尤其治疗牙龈的脓
   包。

461

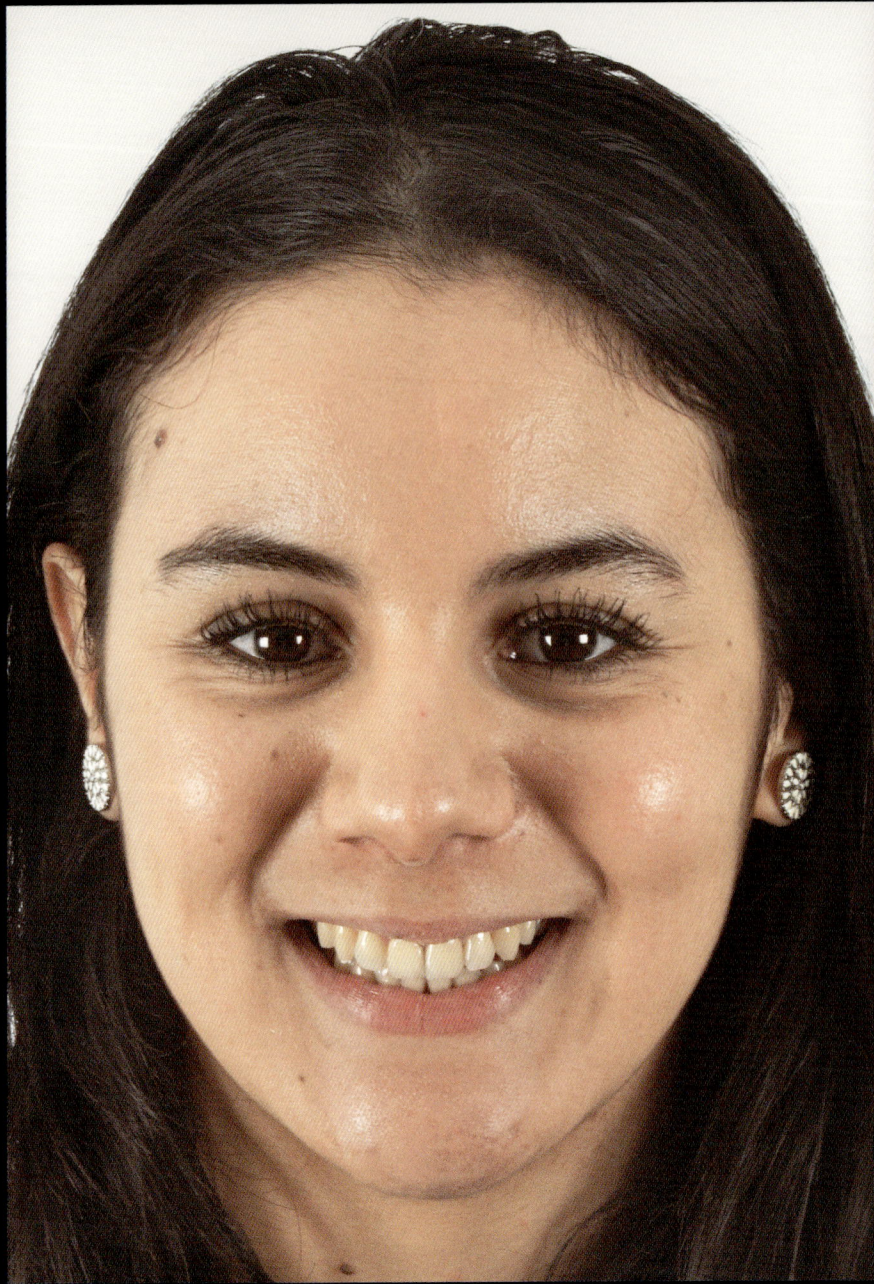

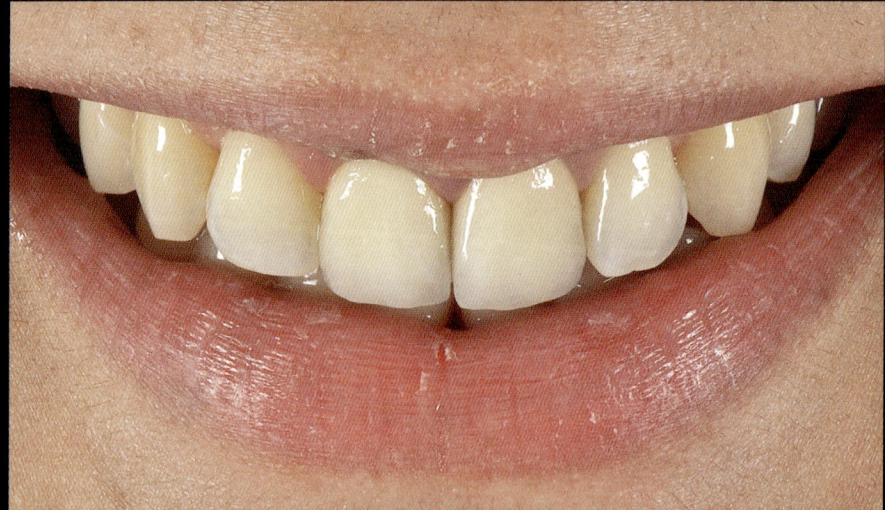

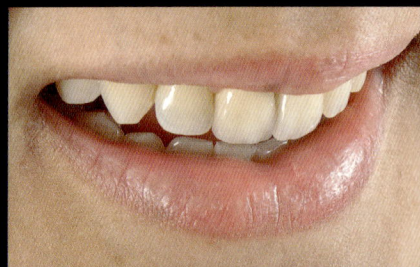

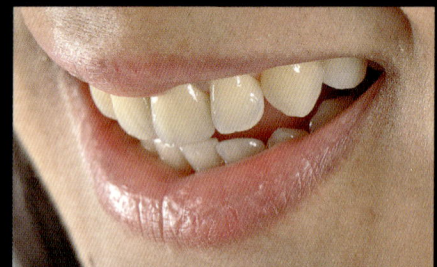

> 上颌中切牙在微笑牙列中
> 失去了视觉主导优势，反而由侧切牙取代。

以建筑师的视角构思

美学分析

→ 殆平面与瞳孔连线平行。

→ 低笑线。

→ 前牙切缘曲线与下唇弧度一致。

→ 上颌中切牙全冠呈方圆形且牙体比例恢复得不恰当，缺乏视觉上的主导地位。

→ 侧切牙有唇侧扭转，视觉上牙体比例过宽甚至取代了中切牙在前牙区的主导地位。

因此，本案例还需要纠正不恰当的牙体比例和大小。

→ 侧切牙与中切牙龈缘高度的关系也颠倒了。侧切牙的龈缘高点反而比中切牙龈缘更靠近根方。

→ 全冠与相邻天然牙有颜色差异。

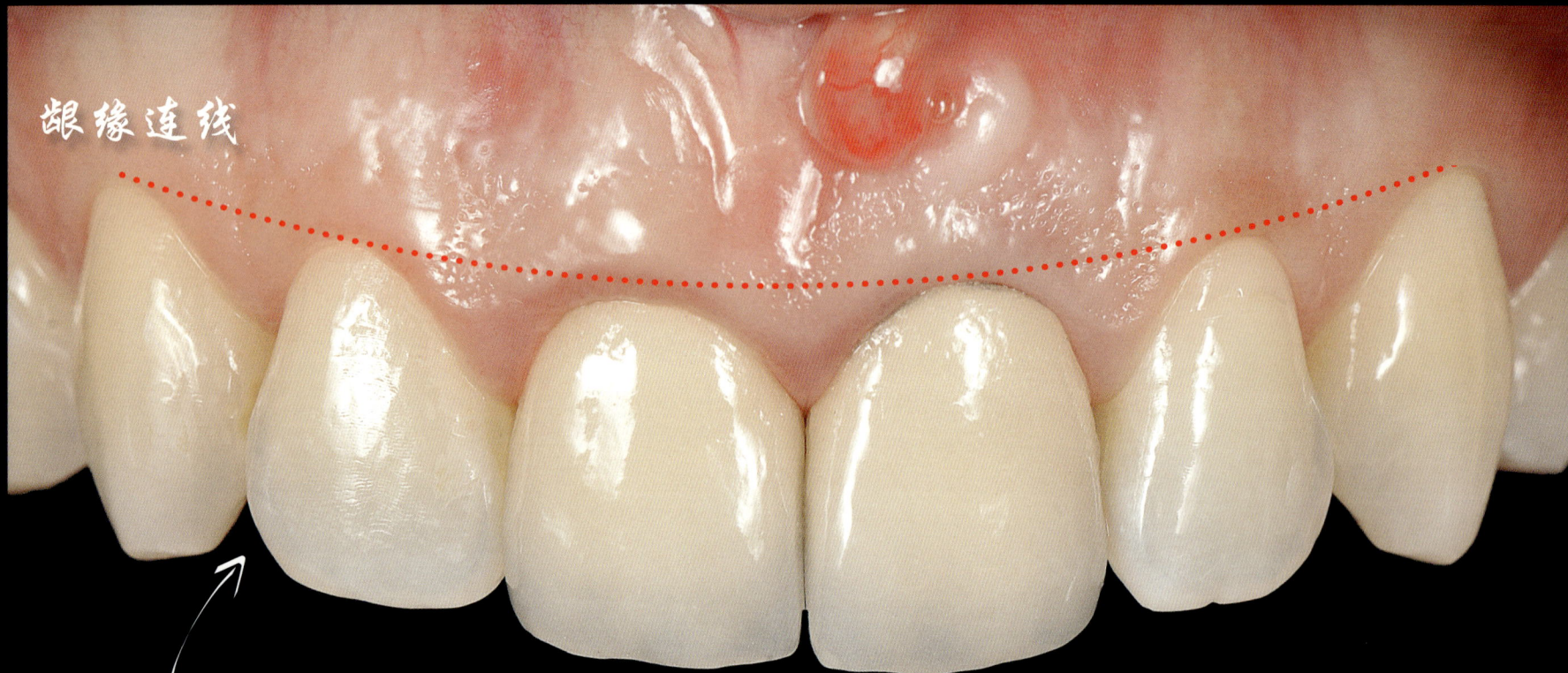

龈缘连线

右侧侧切牙
有唇侧扭转

中切牙的烤瓷冠：方圆形，
视觉主导地位不明显

虽然治疗的初期目标是先消除根尖周炎症，但术前美学分析也必不可少。因为它直接关系到整个案例设计和治疗。

无论种植修复还是贴面修复，任何修复设计都应以前牙列为背景来考量，以实现和谐融洽的美观效果。

本案例要解决以下几个问题：

→ 左侧上颌中切牙的急性根尖周炎症。

→ 两颗上颌中切牙的金属烤瓷全冠形态和比例不恰当，中切牙的主导优势不明显。

→ 上颌侧切牙的体积偏大且向颊侧扭转，视觉上牙体比例过宽。

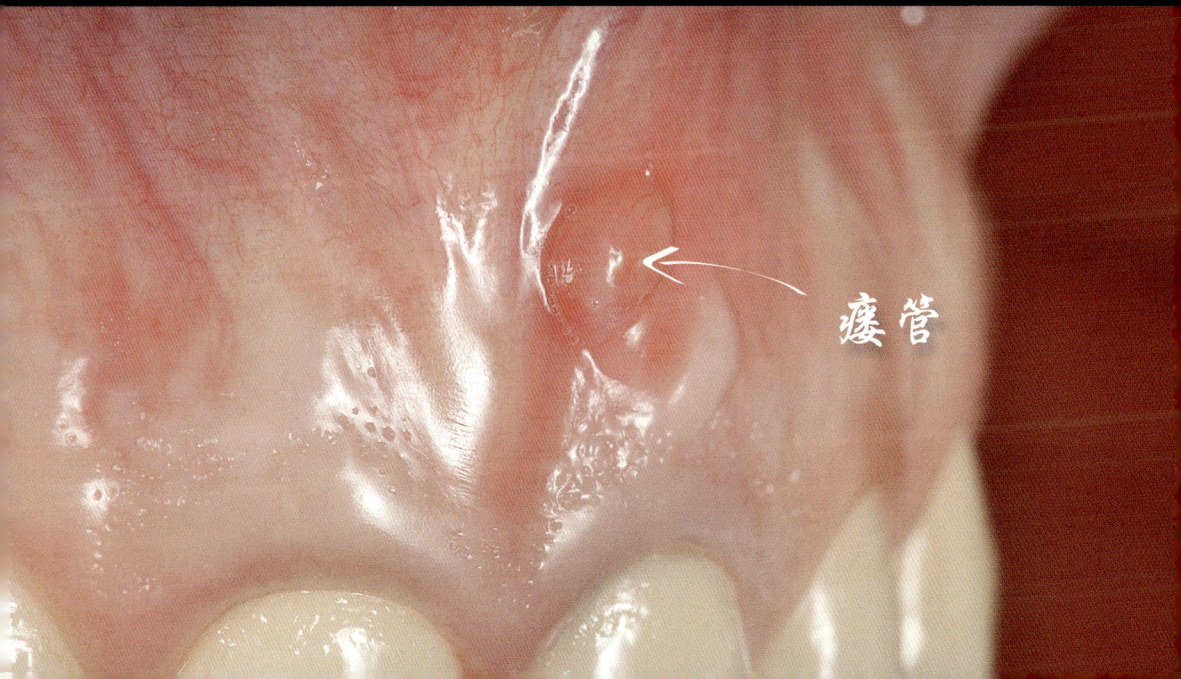

瘘管

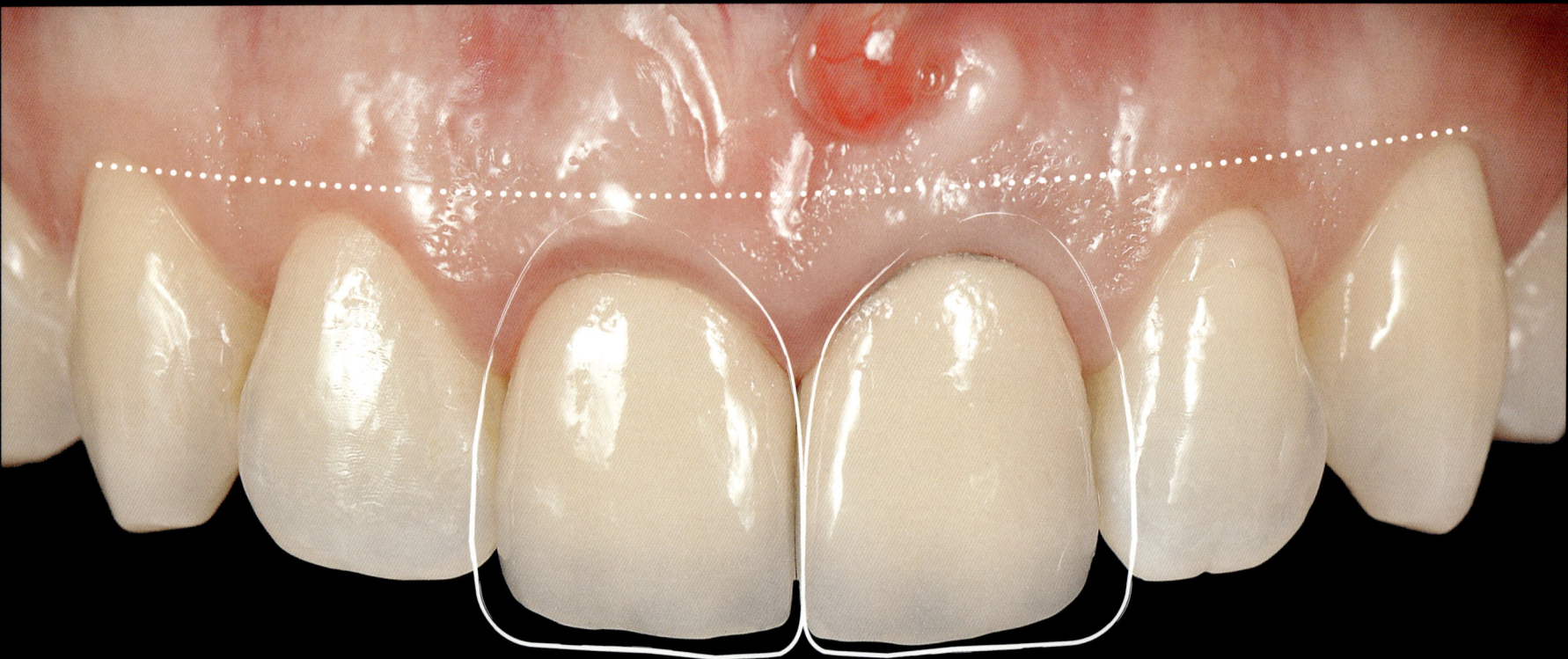

治疗目标

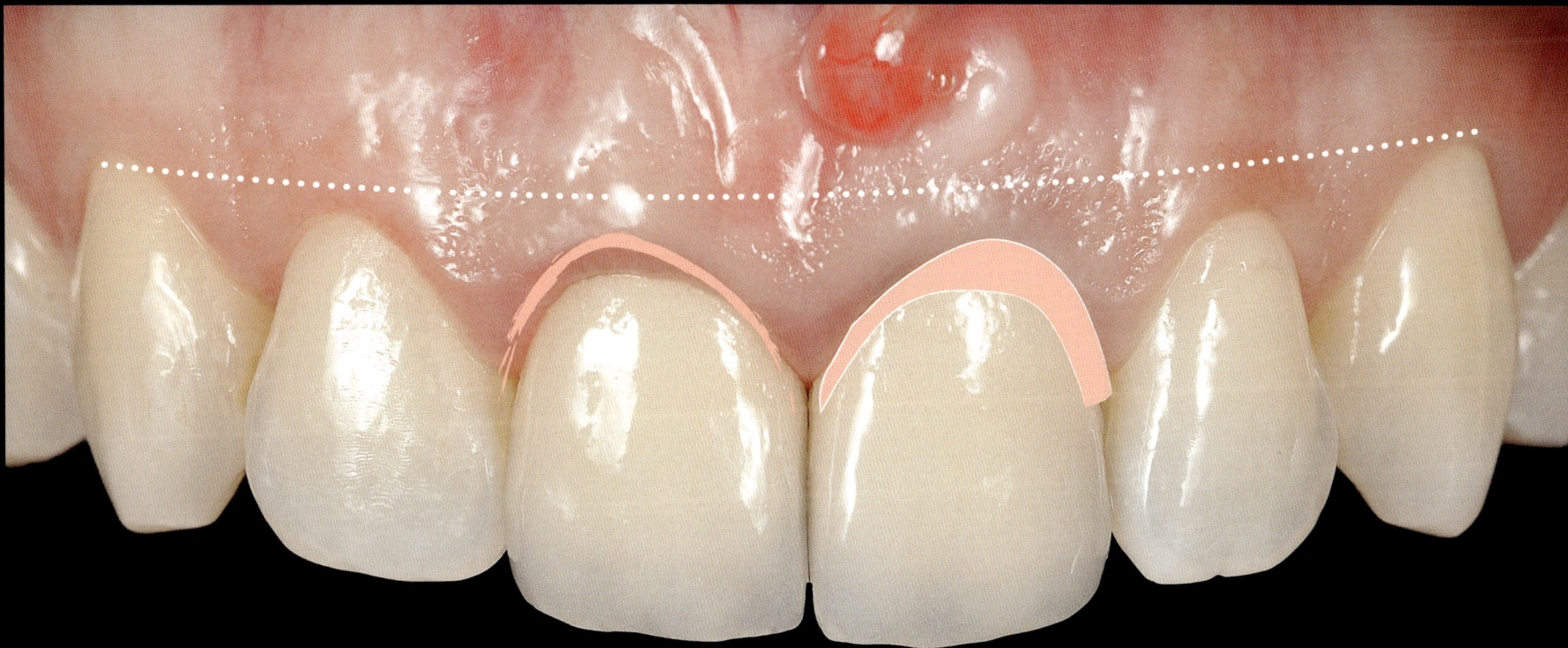

→ 恢复左右两侧上颌中切牙的理想比例，增加牙体宽度
  （比侧切牙更宽）。
→ 修整中切牙的龈缘高度，增加临床冠的高度。
→ 提高上颌前牙列的颜色美观，除了修复体的颜色设计再
  结合美白治疗。

牙体和软组织的诊断分析

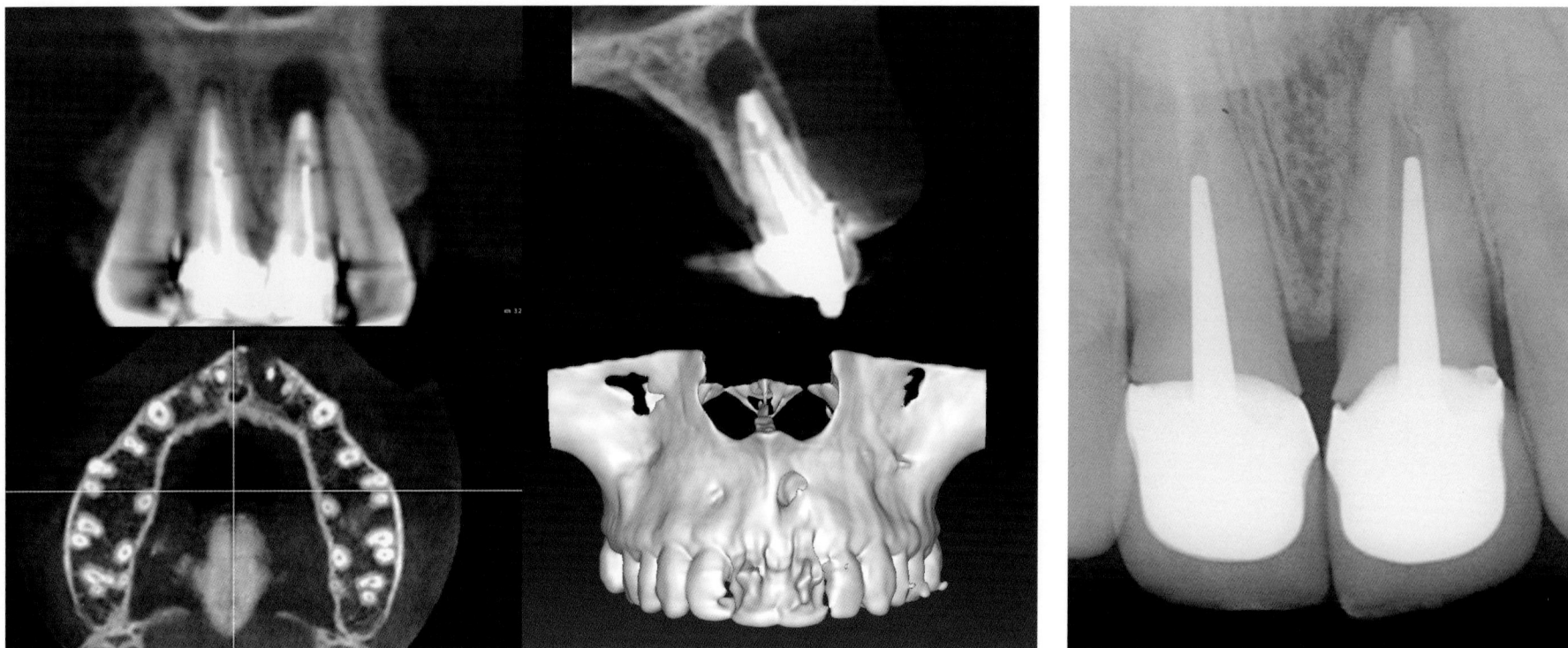

左侧上颌中切牙（21号牙）

　　根尖病损广泛，唇颊侧骨壁已不完整，临床可见牙龈瘘管。病因主要是根管治疗不完善和冠部修复体（桩核+金属烤瓷全冠）封闭性不足。再治疗的预后比较差，已不太可能保留。

右侧上颌中切牙（11号牙）

　　根尖1/3处的根充不严密，导致根尖周形成慢性炎症。再者，冠部修复体的密合性差（有悬突且粘接边缘失去完整性），导致龈缘也有明显的炎症表现。

治疗目标

→ 感染病灶清创：拔除左侧上颌中切牙且去净根尖肉芽。即刻种植手术，以及右侧上颌中切牙重新根管和修复治疗。

→ 确保根管达到良好的根部和冠部封闭。

→ 以修复体良好的密合性，恢复牙龈组织的健康状态。

→ 左右两侧上颌中切牙在修复后除了有相同的颜色，还要与周围相邻的天然牙和谐一致。

"唇颊侧骨壁的缺损范围广，影响了种植体的初期稳定性。因此本案例更适合延期负重。**"**

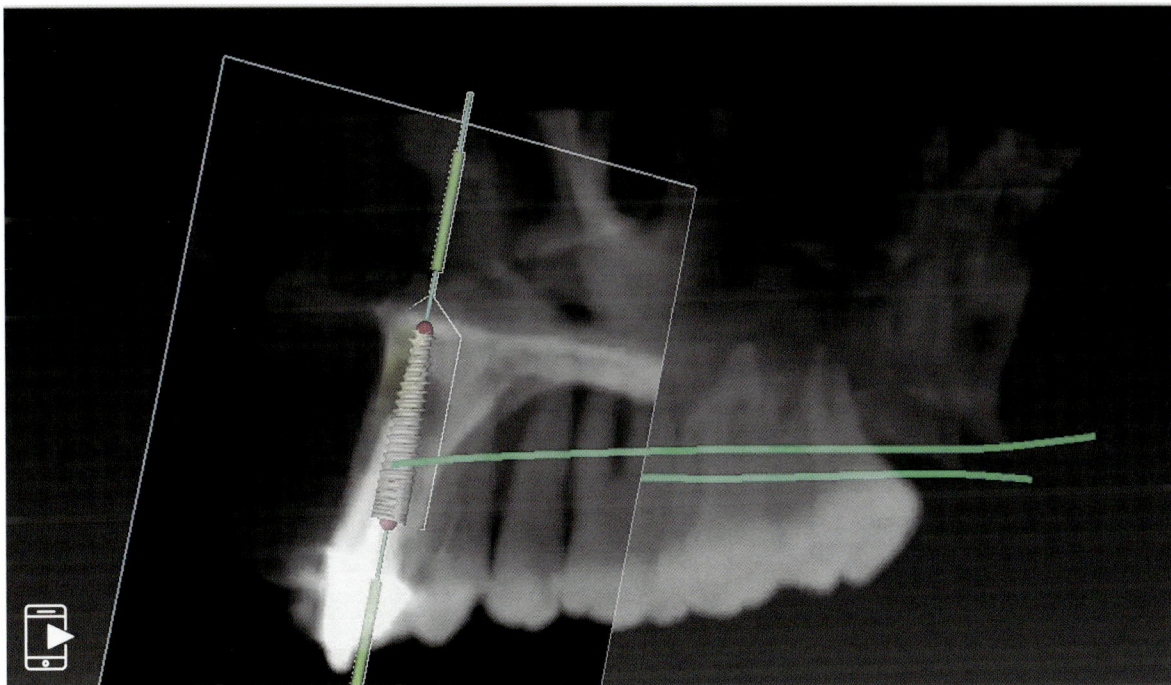

右侧上颌中切牙根管再治疗。 右侧上颌中切牙的桩核重建。

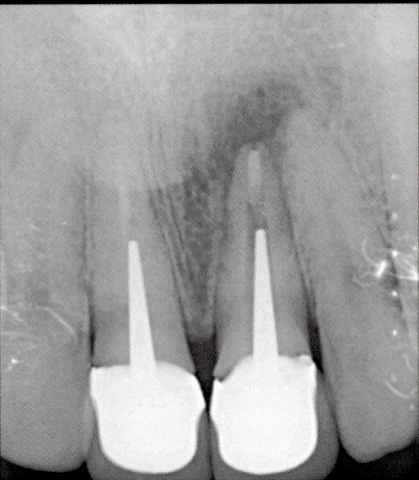

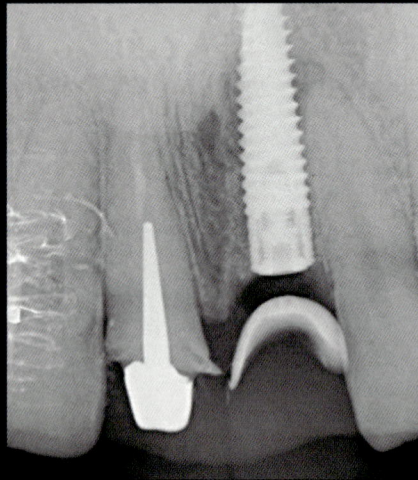

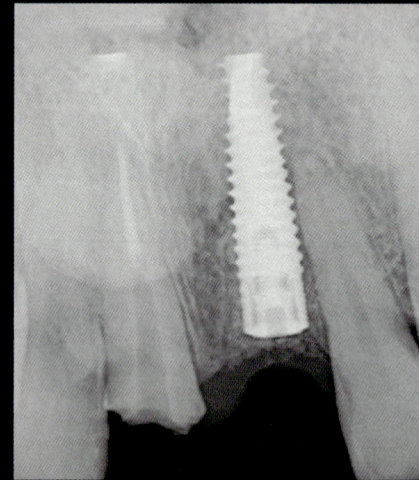

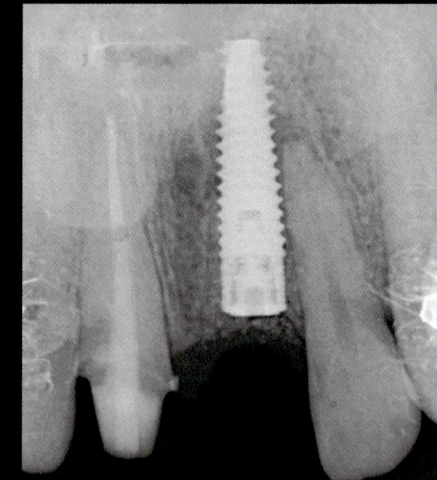

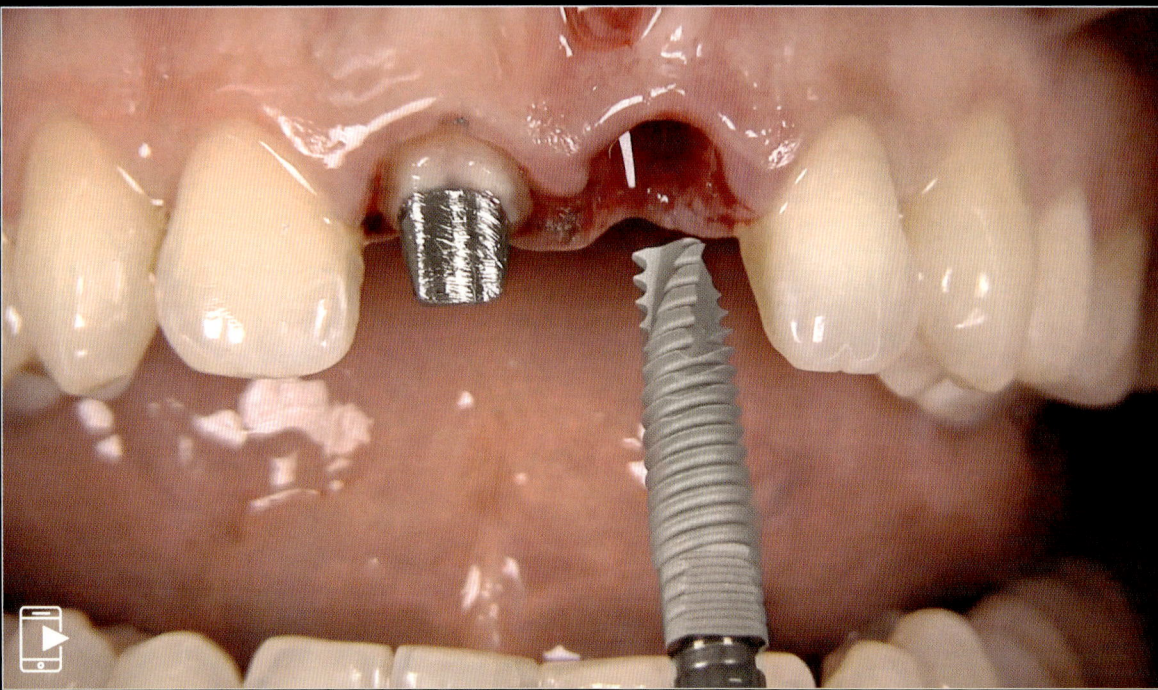

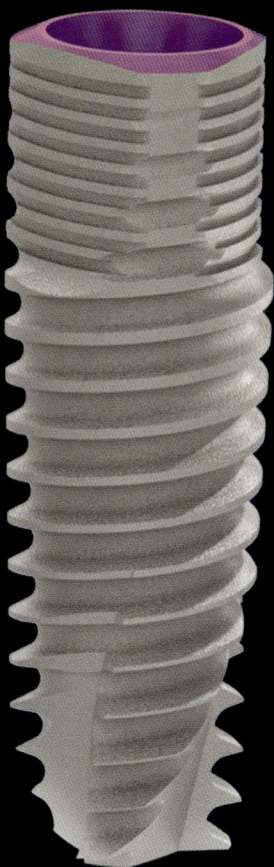

以牙医的视角操作

病灶清创、即刻种植以及临时修复体

　　首先拔除保留无望的21号牙（左侧上颌中切牙），去净肉芽组织。然后，即刻完成种植手术。

　　类似本案例的情况下，患者需要在术前预防性服用抗生素。种植体术区就位之后，在牙窝内还要填入骨粉颗粒（Bio-Oss, Geistlich），以避免唇颊侧骨壁因为吸收而形成结构塌陷。

　　与此同时，为了获得充分的牙龈支持，再做结缔组织移植术。

　　术后5个月，软组织愈合及骨整合都有令人满意的结果。从X线片上看，种植体平台之上也有新骨形成。

V3种植体（MIS）

471

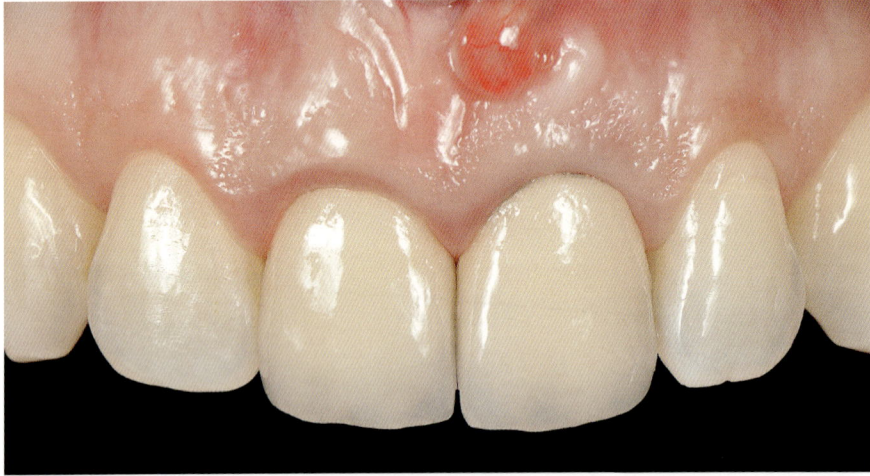

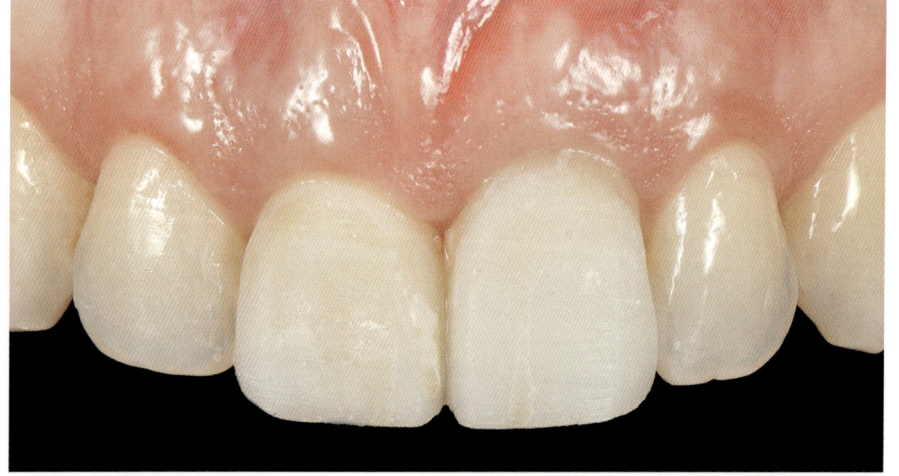

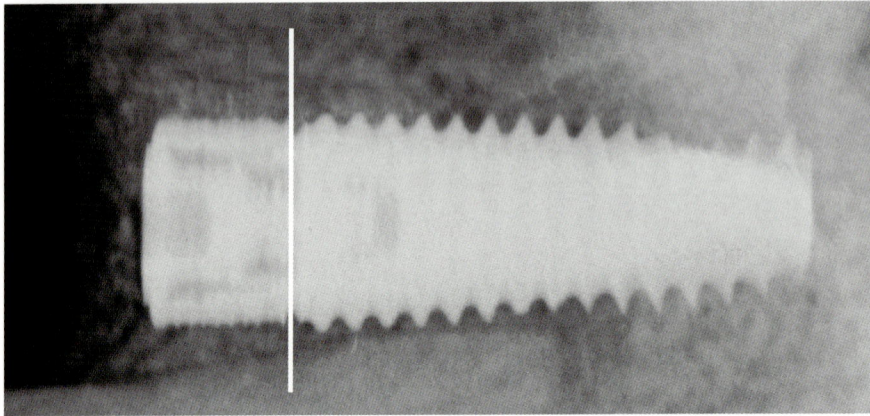

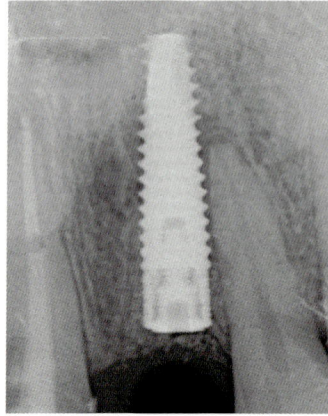

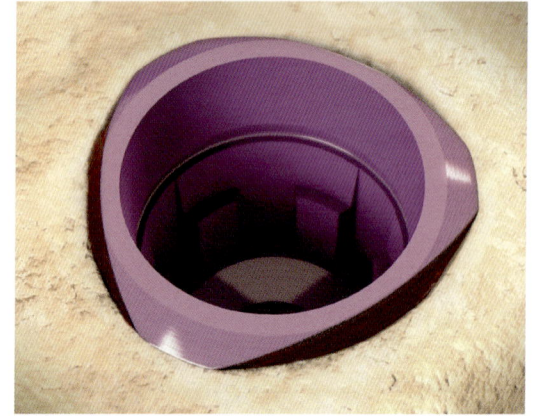

V3种植体（MIS Implants）的颈部直径较窄且呈三角形轮廓，这样就为凝血块提供了更大的充盈空间，也减轻了种植体与骨壁之间的压力，促进新骨形成。

材料

→ 临时修复体：LuxaCrown (DMG)

→ 种植体：V3 (MIS Implants)

→ 异种骨颗粒：Bio-Oss (Geistlich)

临时修复体：要点

1. 术区颊侧骨组织缺损广泛，影响种植体的初期稳定性，所以本案例不适合即刻负重。但临时修复体也可以发挥与即刻负重引导软组织的相同作用，构建出理想的穿龈形态。

2. 通过美学方案和双丙烯酸树脂材料，口内制作以全冠为固位体的单端悬臂桥来作为临时修复体（LuxaCrown, DMG）。

3. 这个悬臂桥具有以下特点：
   → 桥体底部呈卵圆形，并且少量延伸到拔牙窝。
   → 桥体底部在拔牙窝内对下方骨粉和唇颊侧结缔组织移植瓣都形成了适当压力。桥体底部还以流体树脂做个性化塑形和软组织引导。
   → 封闭术区，避免骨粉颗粒流失（Bio-Oss, Geistlich）。

> **"** *除了桥体底部能为软组织塑形提供一定程度的压力刺激，这个临时悬臂桥还兼具足够的强度和美观。* **"**

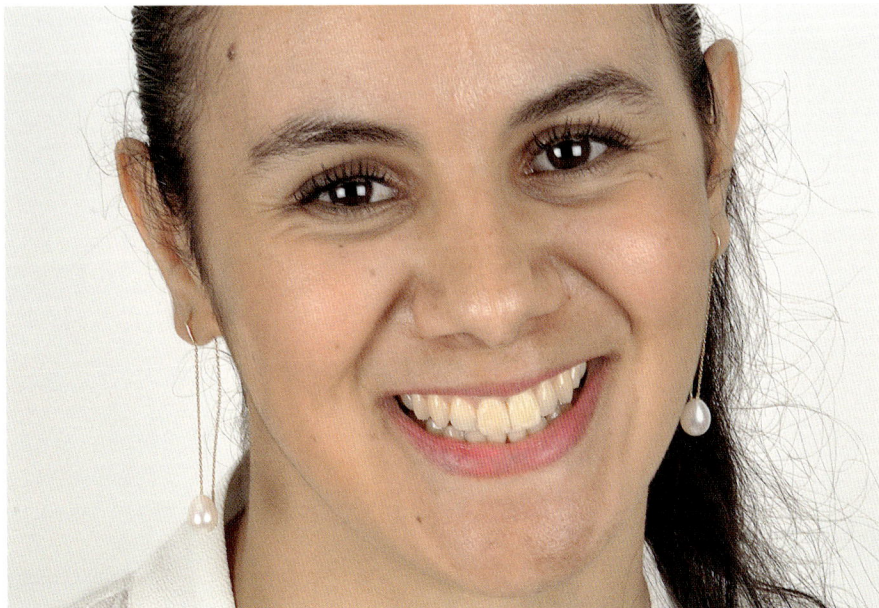

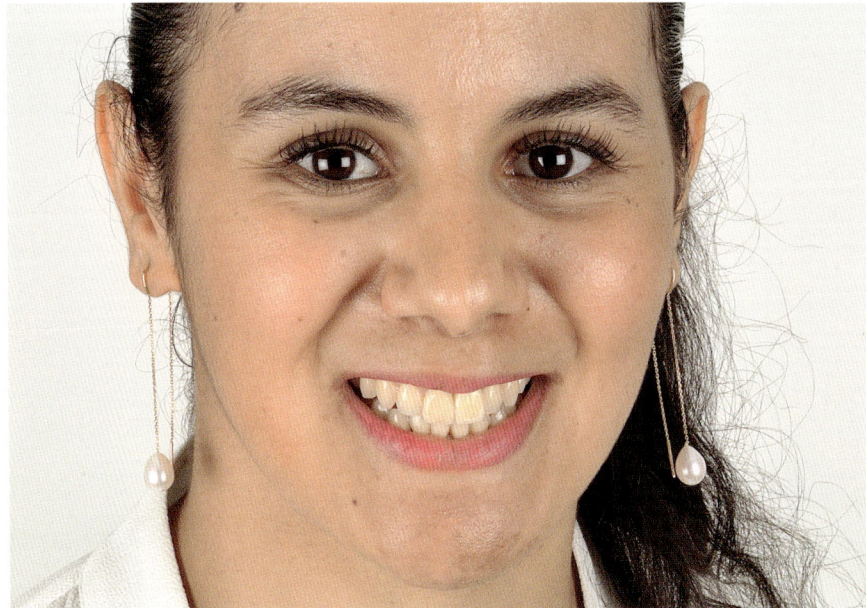

桩核重建：临床要点

→ 纤维桩在根管桩道内被动就位。

→ 确保牙体颈部高度至少有2mm，符合牙本质肩
领的要求。

→ 表面处理步骤：桩道表面喷砂、超声荡洗、酸
蚀45秒、涂布粘接剂20秒、光照固化1分钟、注
入双固化型树脂水门汀、纤维桩就位、双固化
树脂核堆塑、等待化学固化反应4分钟，然后光
照固化1分钟。

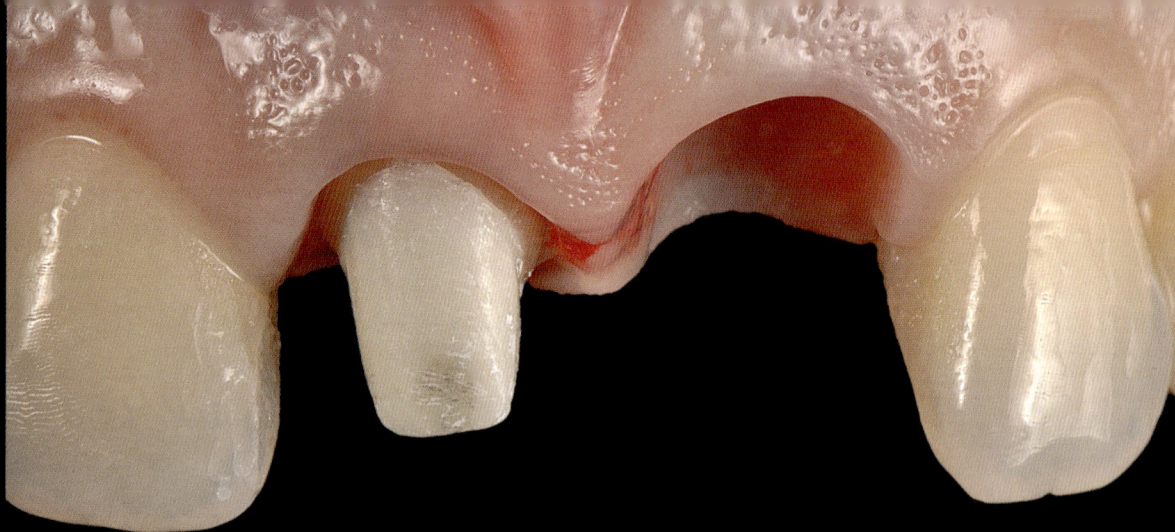

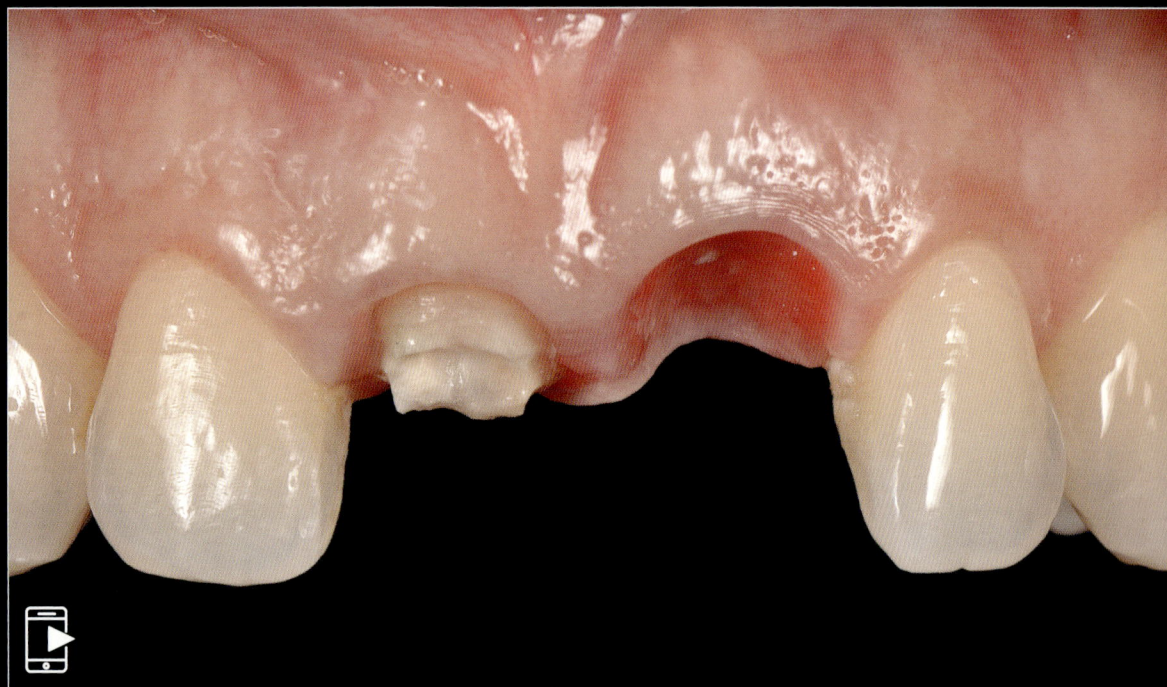

材料

→ 核树脂：Luxacore Z (DMG)

→ 纤维桩：Luxapost (DMG)

→ 粘接系统：All-Bond Universal
Dual (Bisco)

→ 注射头：Colibri plus（派丽登）

→ Core Form (Dexter)

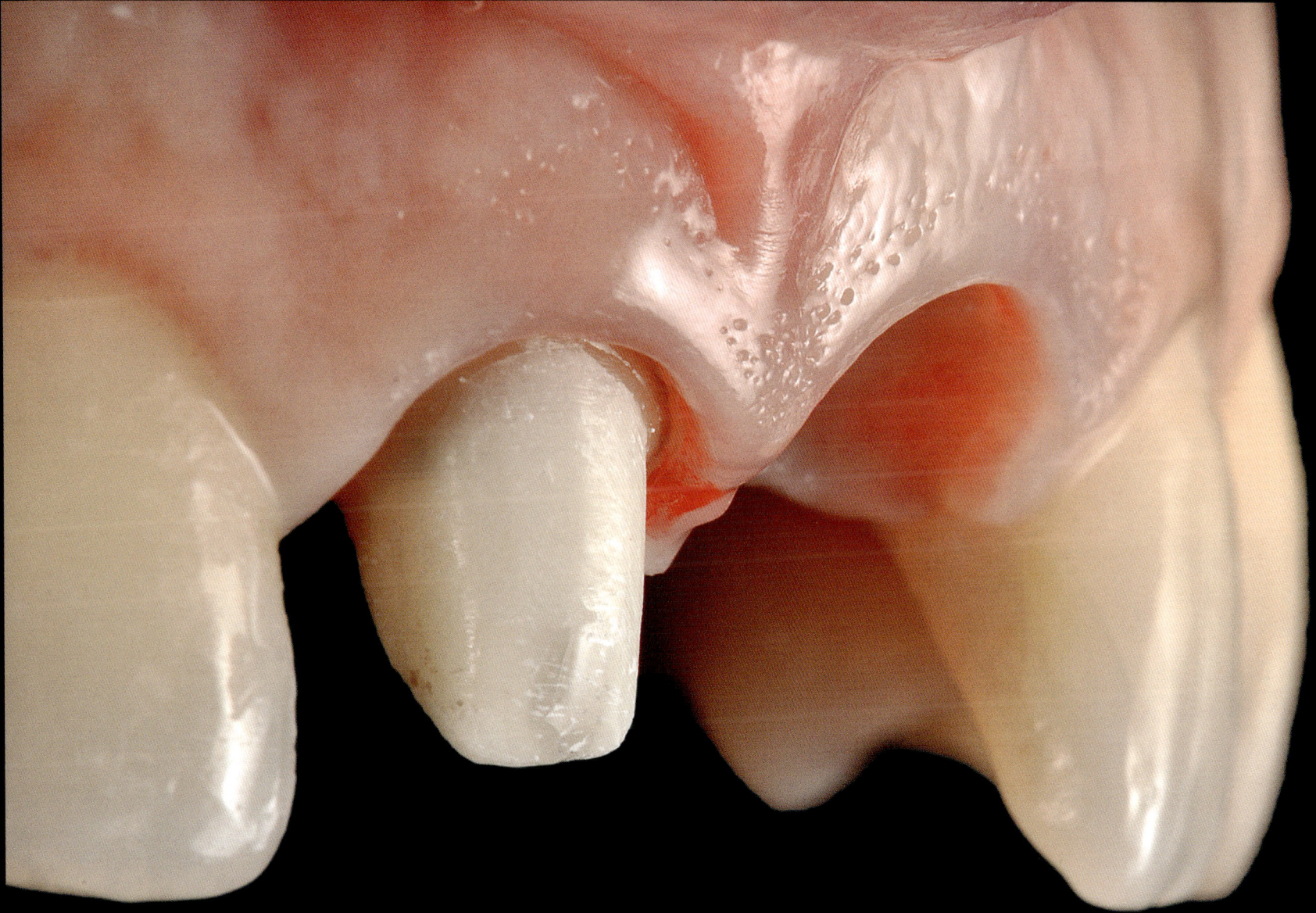

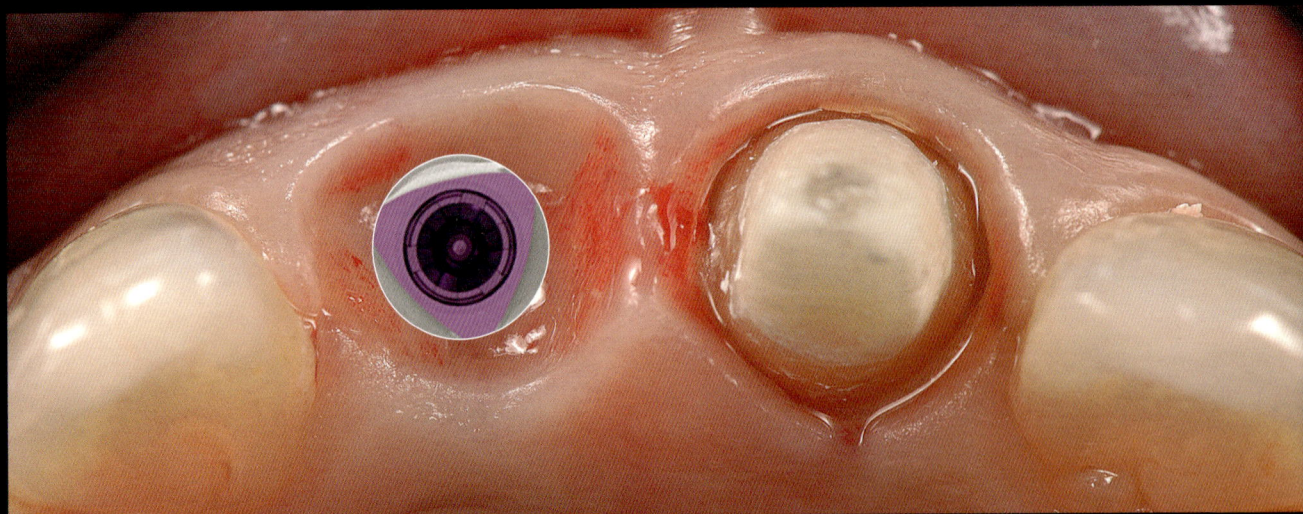

（1）5个月后的牙龈结构和轮廓外形。

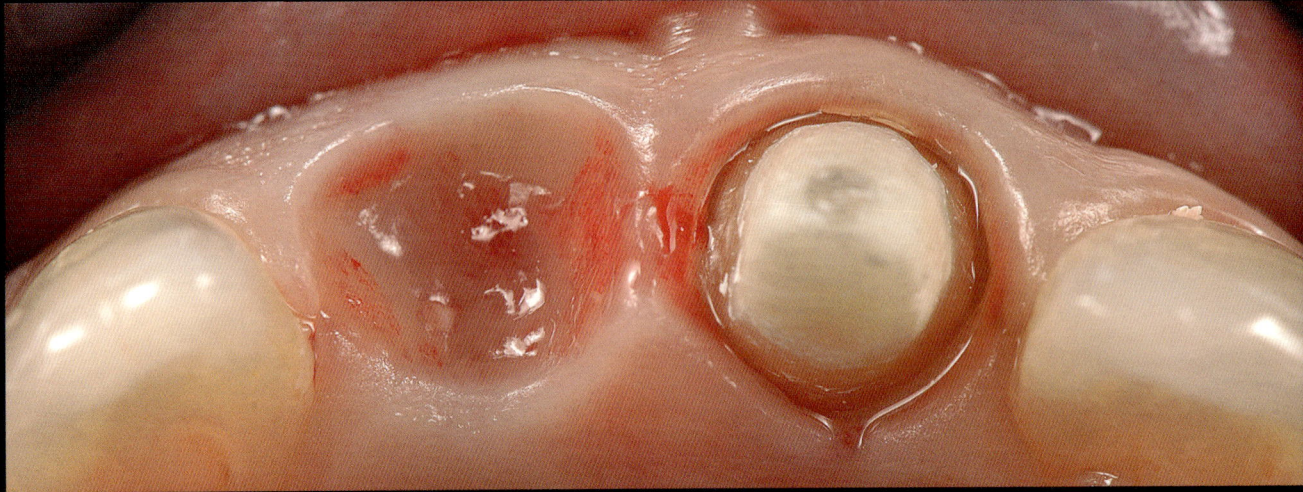

（2）V3种植体三角形截面的一条边与唇颊侧骨壁平行。

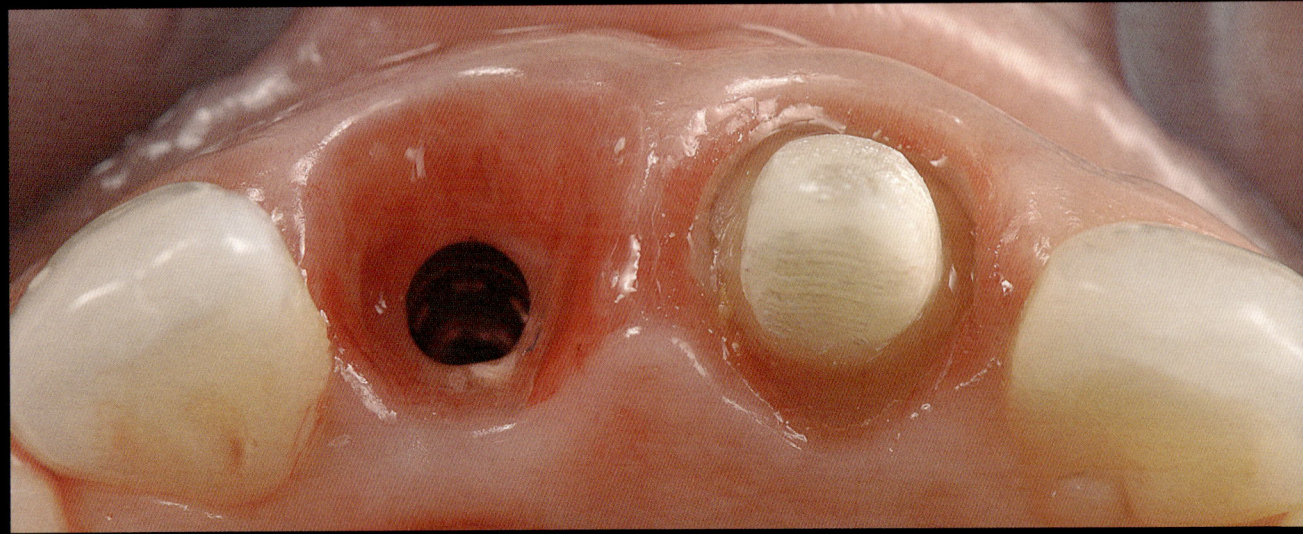

（3）种植体负重8天后的牙龈结构。这是经过临时固定桥塑形的穿龈形态。

种植体的负重时机

虽然我们选择的种植体直径和长度分别是4.3mm和16.0mm，但是它的初期稳定性并不足以提供即刻负重（颊侧骨壁的缺损范围大）。

桥体卵圆形底部与种植体不直接接触，二者之间留有一小部分空间供牙龈组织充盈。不建议为了二期暴露种植体顶部而做软组织的翻瓣术，而是做小范围内的牙龈环切术就可以了。

桥体底部对软组织形成的适当压力将有利于塑造接近相邻天然牙的牙龈结构和轮廓，最终目的是得到最天然的穿龈形态。

结缔组织移植瓣也有利于维持种植体颊侧轮廓的丰盈度。其次，V形种植体的一条边平行于颊侧骨壁，这样一来，种植体与颊侧骨壁之间就有更大的成骨空间。而成骨体积更多，就能从更大程度上支撑唇颊侧软组织的轮廓和丰盈度。

要特别注意，基台和上部冠衔接区的处理。此处除了要接近天然牙的穿龈形态，还要采用流体树脂制作出最大限度上的光滑平整表面。细致的抛光处理必不可少，避免与衔接区接触的软组织发生任何炎症反应，从而影响了愈合及稳定。

种植体负重1周后，可以观察到牙龈的健康状况和轮廓外形都如我们预期。所以，此时便可以制取最终修复体的印模了。

软组织制备

卵圆形桥体的牙龈塑形结果令人满意，但是从牙龈整体轮廓的角度来说还不够理想。因为右侧上颌中切牙的龈缘高度要比同侧的侧切牙和对侧的中切牙龈缘都低（靠近切端的方向）。而左侧中切牙龈缘是由临时桥体的底部穿龈形态所塑造的，现在我们将以它的龈缘最高点（Zenith）作为参考来指导右侧中切牙的龈缘修整（牙龈电刀）。

种植体经过一段时间愈合并达到初期稳定性后，接下来就需要连接上种植体支持式的上部临时冠。上部临时冠的制作只要利用现成的临时固定桥就可以了，因为桥体部分的牙体外形已经得到临床认可，所以这一步骤相对简单很多。

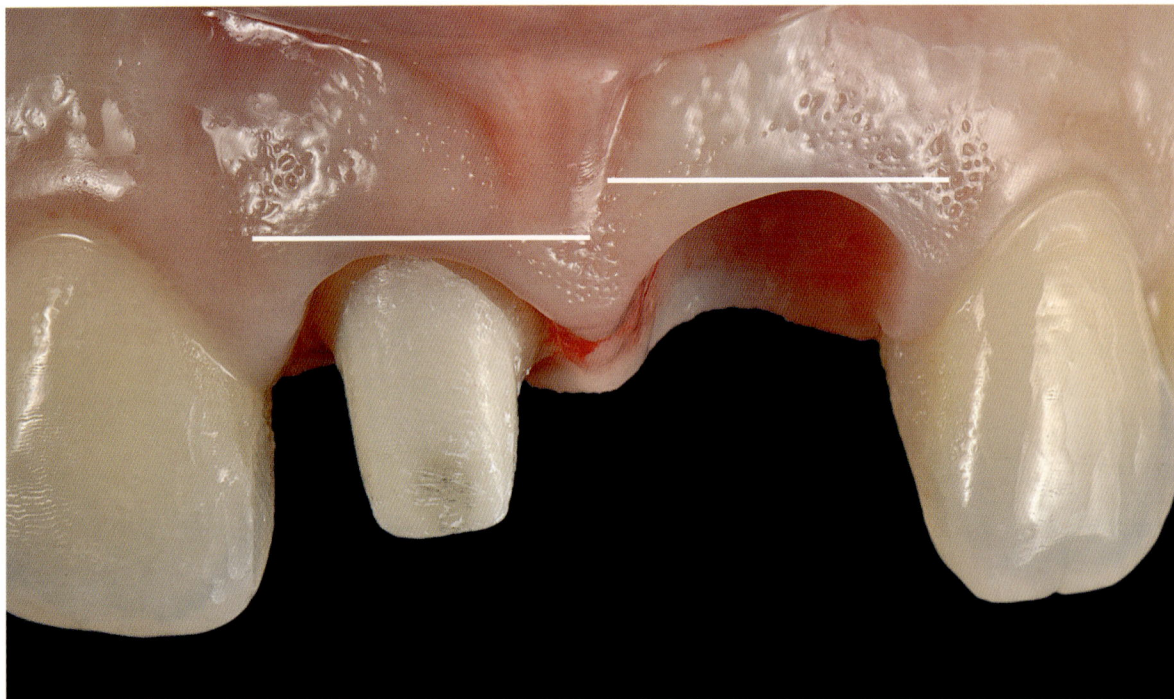

> 首先充分掏空桥体内部，随后在其与临时基台之间以流体复合树脂作重衬。因此，原来的临时固定桥就被拆分为一个天然牙支持的临时冠和一个螺丝固位的种植体上部临时冠。

印模制取

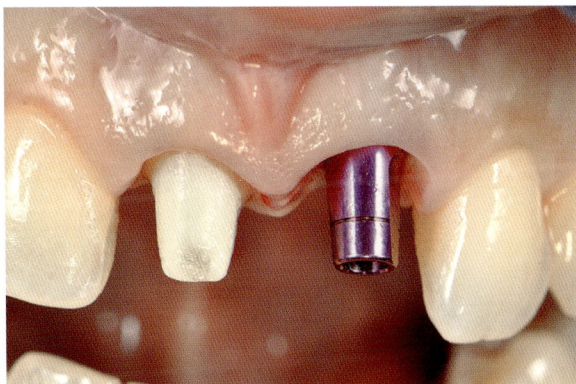

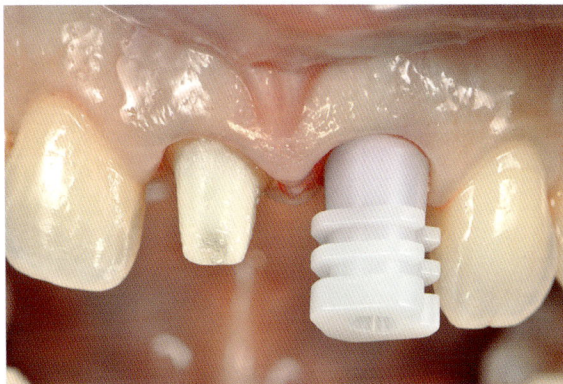

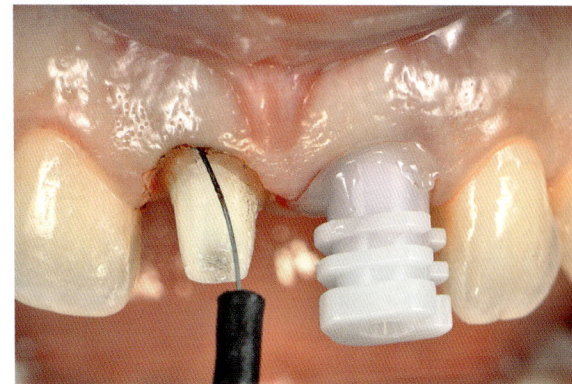

在印模制取的同期，完成右侧上颌中切牙的牙龈切除术。牙龈电刀的外形有利于塑造出理想的龈缘位置和轮廓，注意在操作时以左侧上颌中切牙的龈缘为指导和参照。很重要的一点是龈缘最高点（Zenith）位于牙体长轴的远中。

重新定位右侧上颌中切牙的龈缘位置之后，紧接着将预备体的颈部边缘也随之向根方适当延伸，以与新的龈缘位置相匹配。

66 *如果只是少量修整和切除牙龈，那么可以选择牙龈电刀。在龈切后，预备体的颈部边缘也要随着龈缘变化而相应调整位置。* **99**

美白治疗

在上部临时冠经过重衬和（螺丝）固位之后，随后进行牙齿的美白治疗，提高牙列亮度（初始状况在A3到3.5）。

本案例选择6%过氧化氢（White Dental Beauty, Optident），每个牙弓治疗持续10天，以降低术后敏感性。

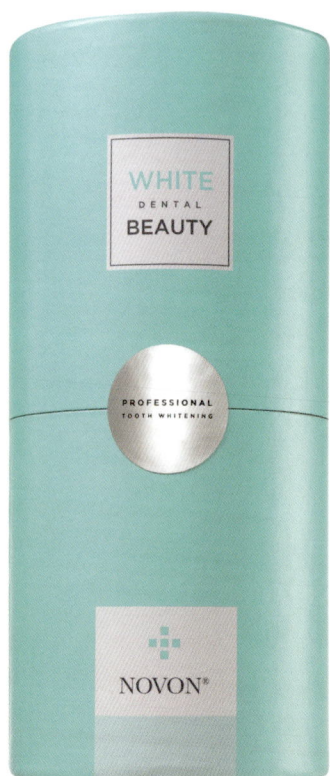

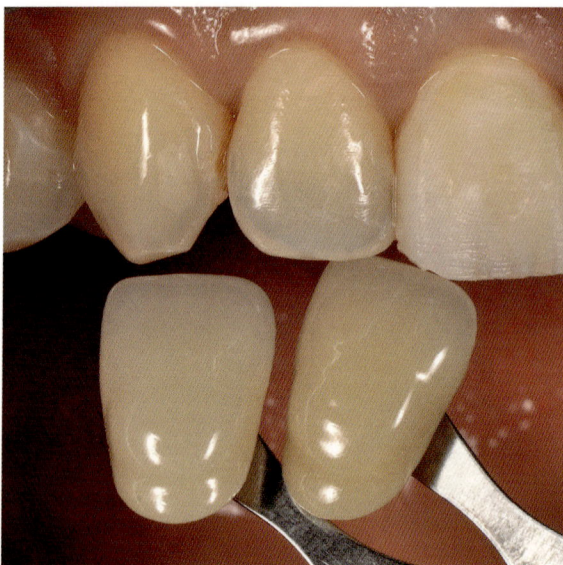

（1）美白治疗前。

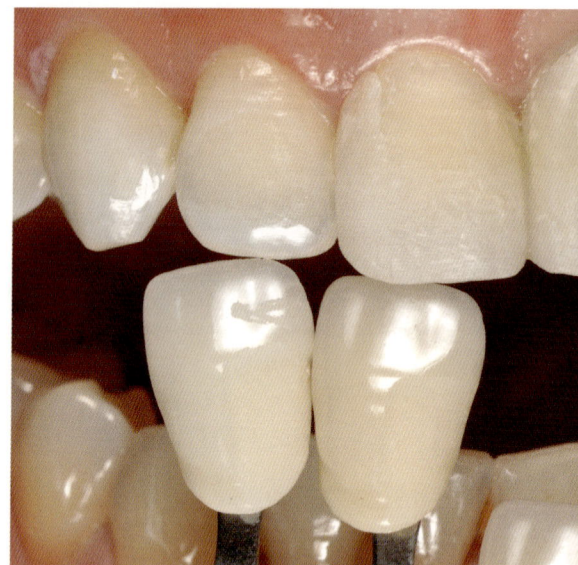

（2）美白治疗后。

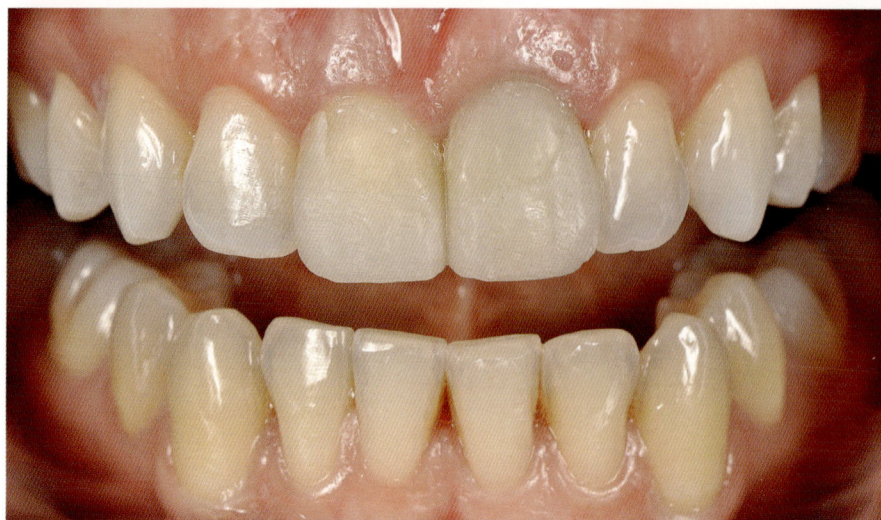

16

其实，美白治疗也可以安排在更早期的阶段进行。美白后的牙列颜色将作为治疗的最终目标。医生在临床拍摄口内照片时可以采用偏振光滤镜（Smile Lite MDP, Smile Line），它的作用是过滤掉表面牙釉质的光学干扰，准确向技师传递牙本质的饱和度信息，而且技师也能更好地分析和复制出牙本质结构。

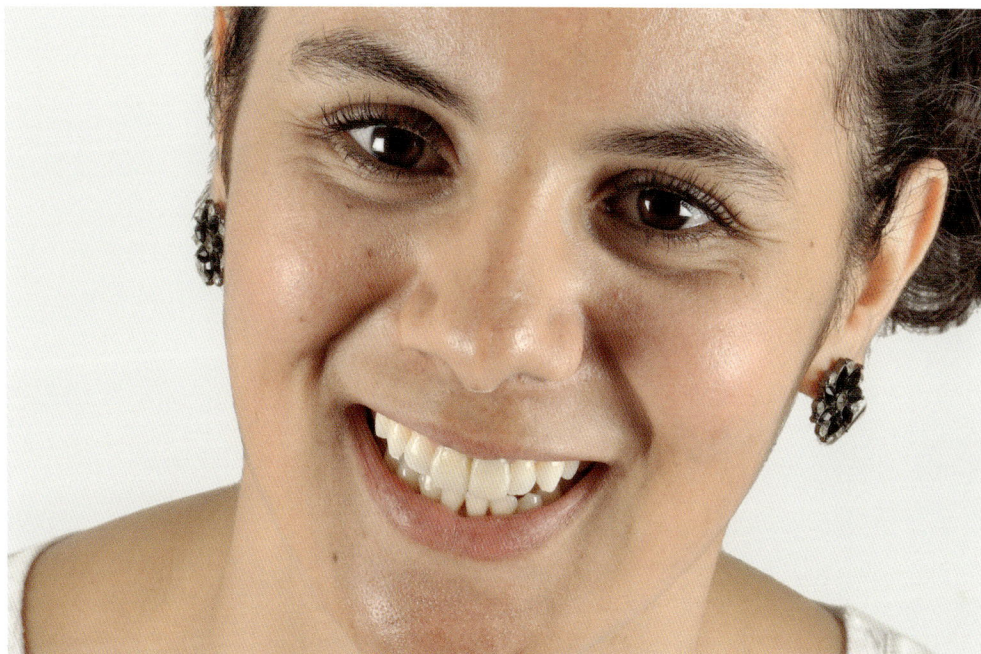

" *为了有与邻牙相匹配的牙色，偏振光滤镜（Smile Lite MDP）条件下拍摄的口内照片必不可少。* **"**

材料

→ 美白治疗：White Dental Beauty 6% (Optident)

→ 偏振光滤镜：Smile Lite MDP (Smile Line)

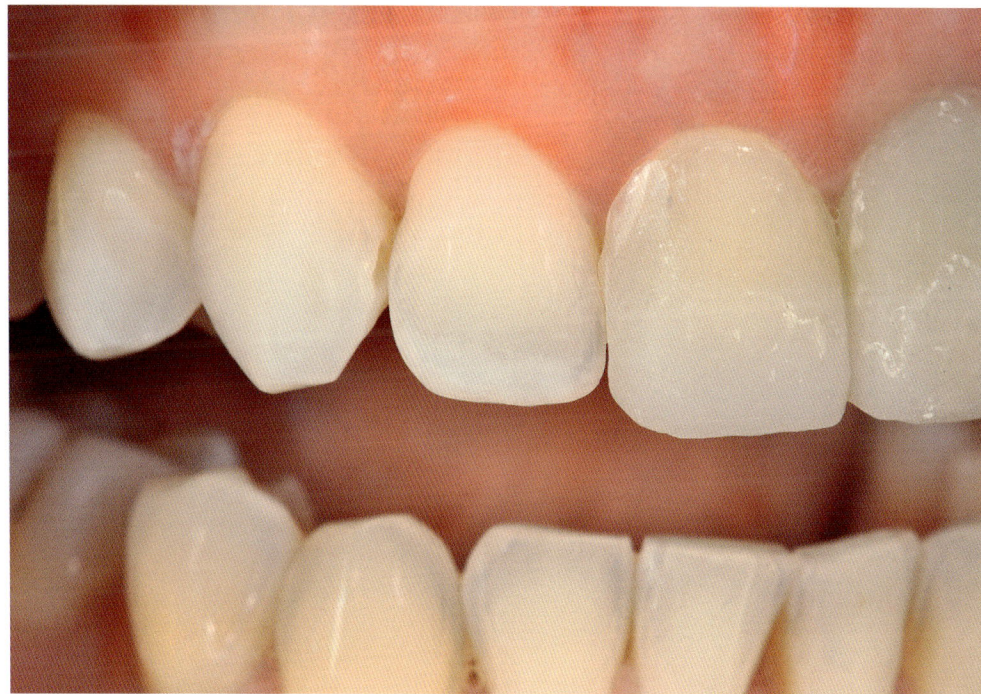

技工室制作

确定内冠材料

	氧化锆	二硅酸锂
材料种类	氧化锆可以遮盖钛基台（Ti-base）和天然牙的颜色。	HO瓷块也可以遮盖钛基台（Ti-base）和天然牙的颜色。
如何遮色?	虽然能遮色钛基台或天然牙颜色，但氧化锆的明度很高。	IPS e.max HO瓷块在0.4mm时半透性是40%，具有与氧化锆相同的遮色性。贴面厚度在0.5mm，所以修复空间的要求至少是1.0mm。
与瓷粉结合	相对来说，氧化锆与饰瓷的结合弱，所以有崩瓷的风险。	与饰瓷的结合优异（如果有需要使用饰瓷的话）。
与贴面粘接	与贴面之间无法形成化学粘接。氧化锆表面需要预处理。	有良好的化学粘接表现。

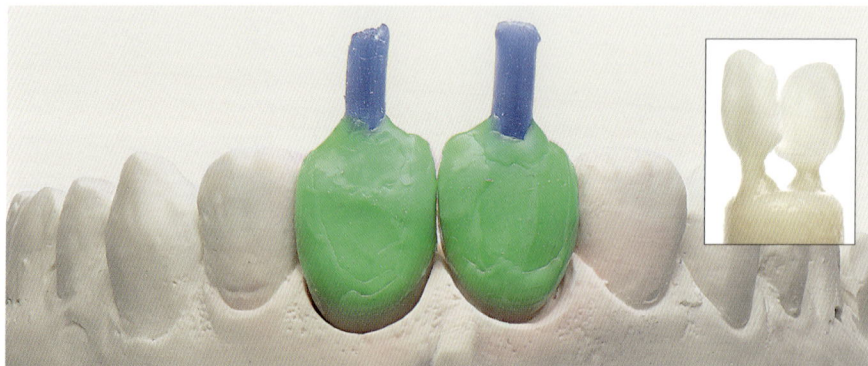

（1）左右两侧中切牙的内冠在形态和颜色上均一致。

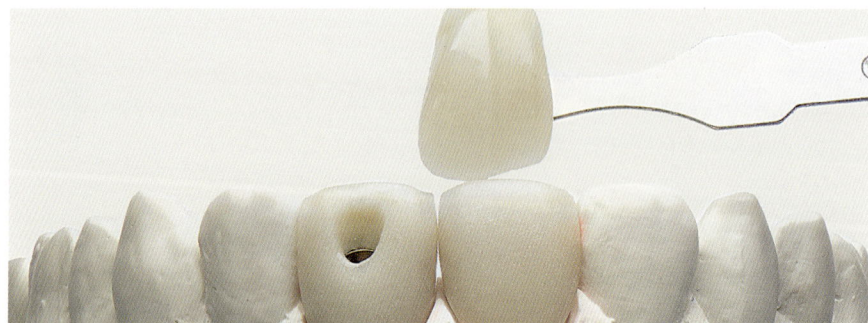

（2）随后制作的贴面在厚度上也能达到一致。

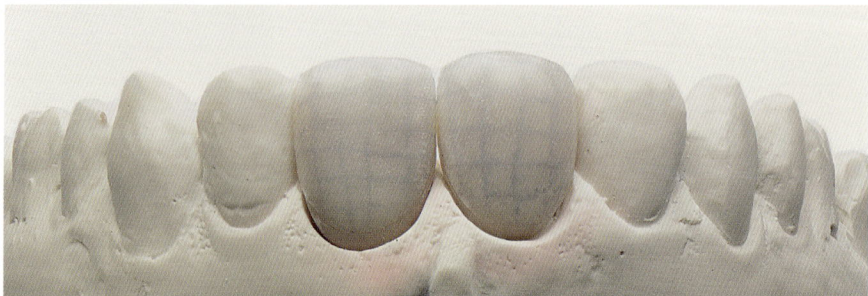

（3）以内冠表面标记颜色的方法，控制贴面的制作厚度。

确定基牙面的材料和形式

在本案例，修复体形式可以有两种设计方案：

1. 两个单一形式的全冠：一个就位在天然牙上（右侧上颌中切牙），另一个以螺丝固位在种植体上（左侧上颌中切牙）。

从技术制作层面来说这种方案是可行的，但关键问题是这样一来技师就很难协调两个全冠的颜色表现了。牙支持和种植体支持的单一全冠在厚度上差异显著。而且种植体轴向也决定了其单一全冠的颈部穿龈位置会更偏向唇颊侧，因而上部修复就不能设计成螺丝固位的单一全冠。除此之外，本案例的难点也依然是：不同基牙面的颜色协调（颜色异常的天然牙面和种植体基台的金属表面）。这就要求全冠的内冠结构具有很强的遮色性（氧化锆），但这又会与相邻天然牙的美观和谐有冲突。为此，我们提出了第二种方案。

2. 铸造两个内冠结构（一个粘接在天然牙牙面，另一个在螺丝固位的基台面），内冠表面是贴面预备体的形态。

二硅酸锂的化学特性使其与钛基台（Ti-base）和天然牙都有良好的结合表现，并且在遮色性上也有大的材料选择空间，无论遮色面是金属还是天然牙。因此像本案例这类情况，我们选择二硅酸锂作为内冠材料。

为了避免两个内冠出现任何亮度上的差异，瓷块选择HO（高度不透明），随后在其表面制作符合天然美观的贴面。也就是说，铸造内冠在颜色饱和度、半透性和明度方面都有一致表现。

每个铸造内冠的表面与贴面预备体的形态相同，符合贴面制作、就位和粘接要求。由于贴面下方的"基牙面"（内冠）已经有统一的颜色亮度，所以两个贴面也能设计成一致的厚度（0.5mm），并且恢复接近周围天然牙的亮度和半透性效果。

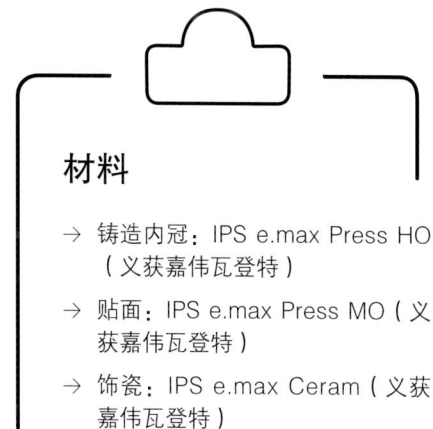

材料

→ 铸造内冠：IPS e.max Press HO（义获嘉伟瓦登特）

→ 贴面：IPS e.max Press MO（义获嘉伟瓦登特）

→ 饰瓷：IPS e.max Ceram（义获嘉伟瓦登特）

技工室制作

（1）通过热压铸技术制作基底内冠，其表面有贴面和无贴面就位的情况。

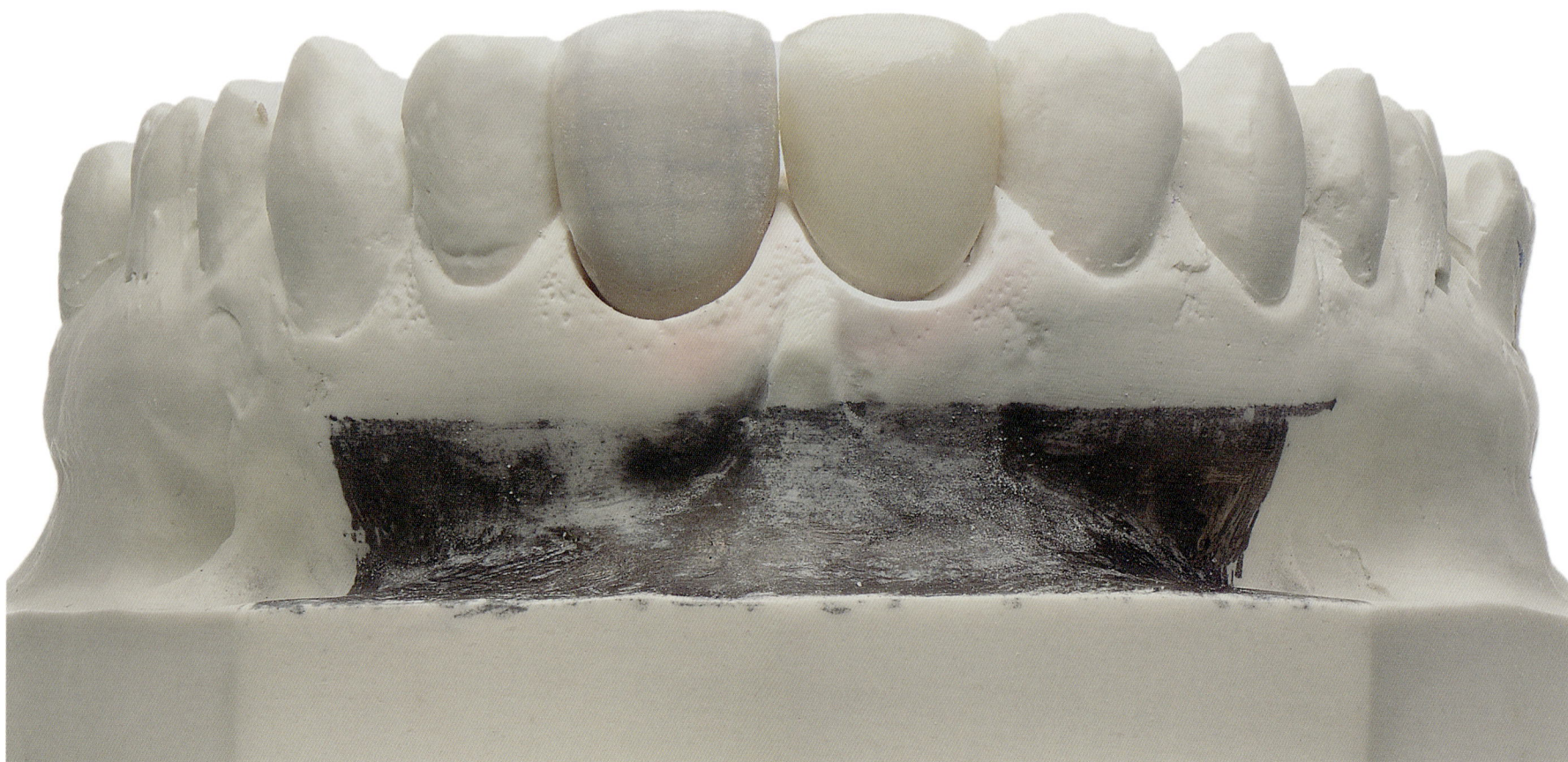

（2）牙本质瓷粉堆塑。

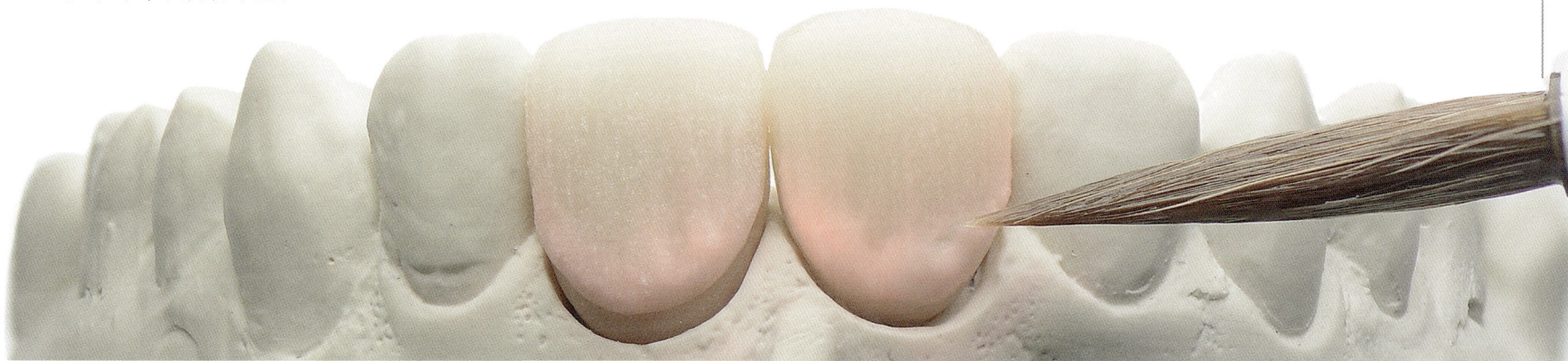

（3）牙釉质瓷粉堆塑。

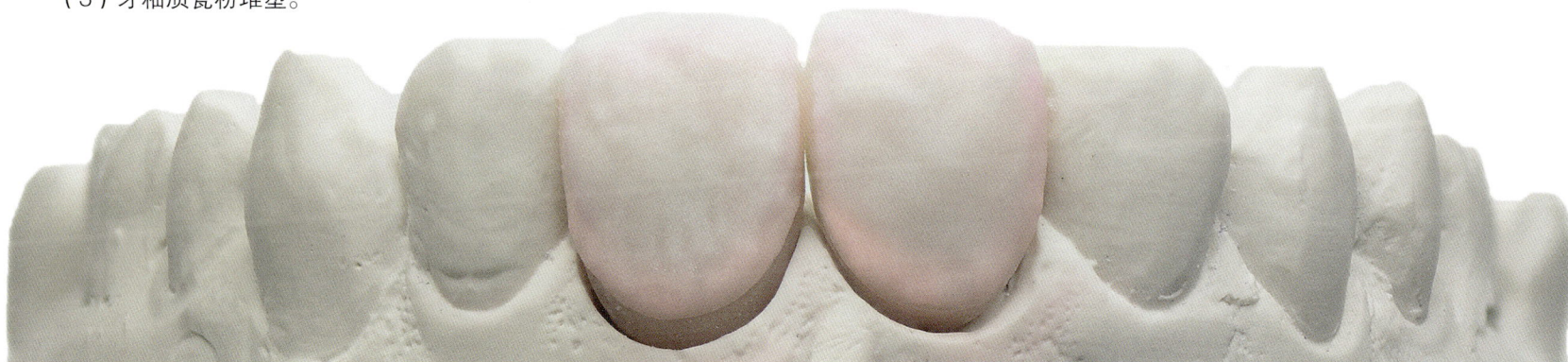

（4）最终形态的精修。

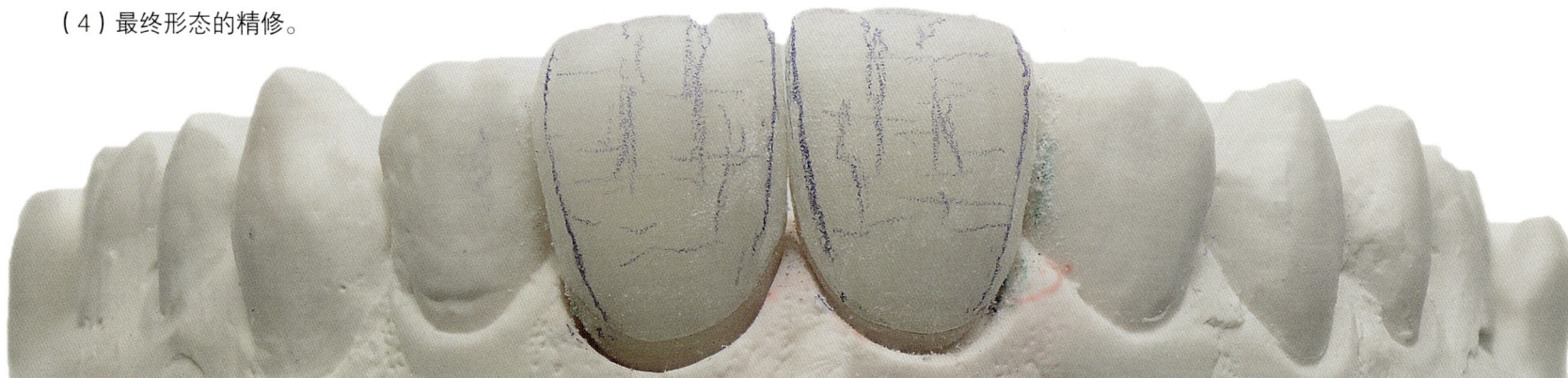

（5）两个基底内冠在口内就位。

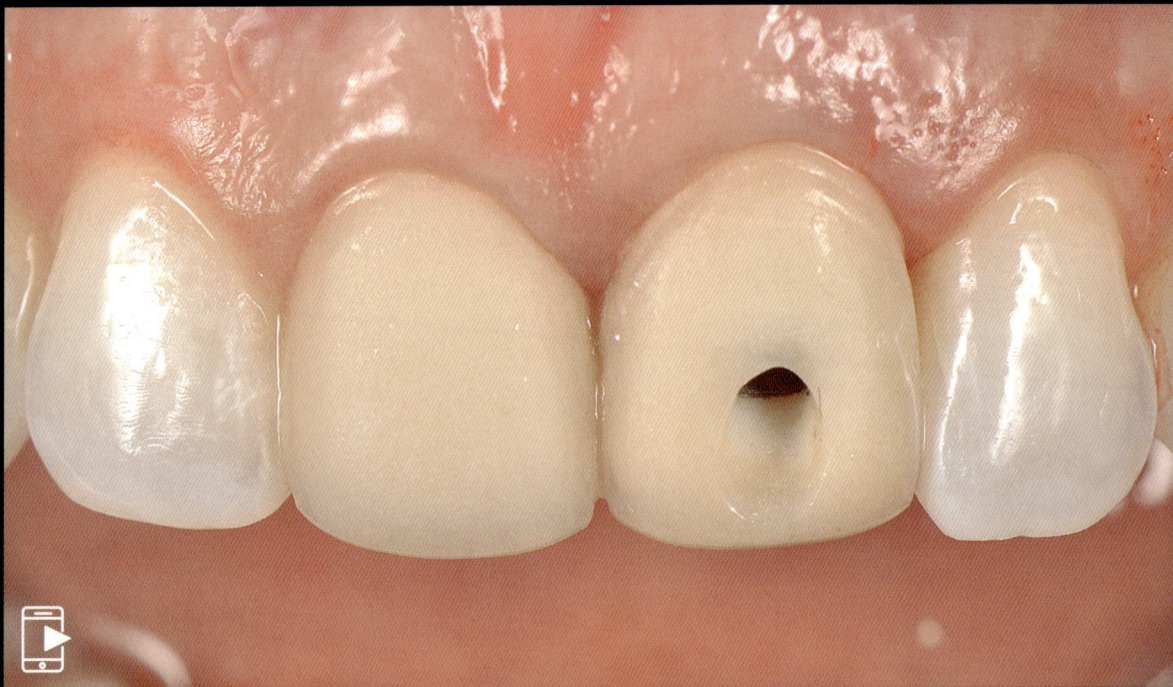

（6）贴面试戴的结果是，明度（亮度）明显不足。因此，将LT A1瓷块为更换为MO 0瓷块重新制作贴面。

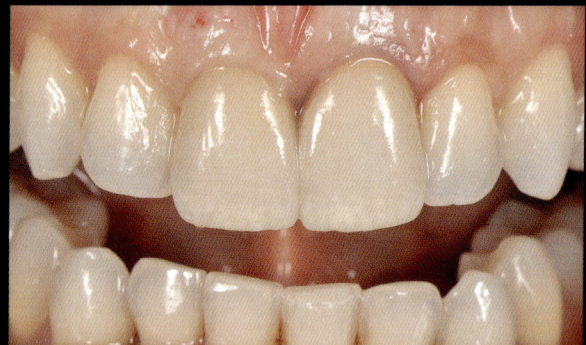

（7）粘接天然牙支持的基底内冠。

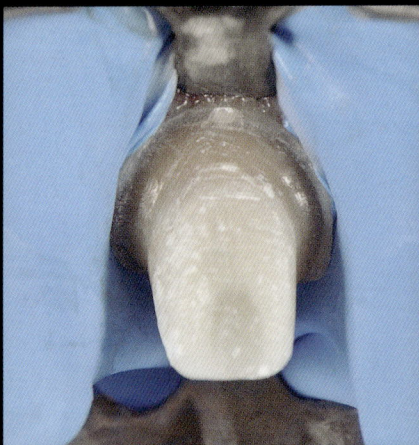

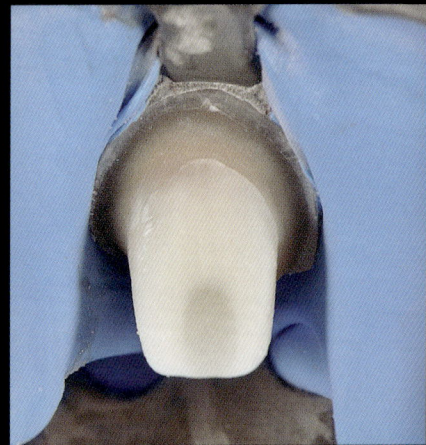

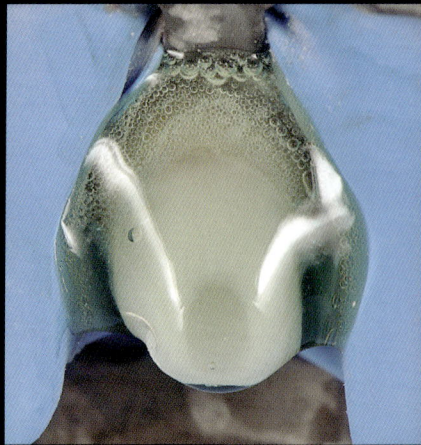

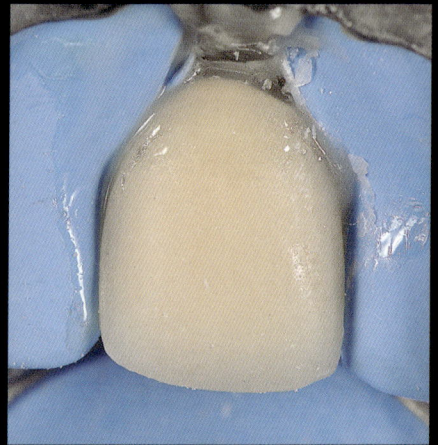

粘接流程

→ 口内试戴中切牙的铸造内冠。

→ 通过试戴糊剂在内冠表面试戴贴面。

→ 结果贴面的亮度不够，低于相邻天然牙。因此，为了与美白后的邻牙相匹配，需要更换颜色，重新制作贴面（以MO 0替代LT A1）。

→ 以螺丝固位左侧上颌中切牙的内冠，然后用高度不透明的流体复合树脂封闭螺丝开孔，以免贴面粘接后在唇面中央出现颜色发暗，影响了美观。

封闭螺丝开孔的操作步骤如下：

→ 9.5%氢氟酸处理20秒。

→ 涂布硅烷液10秒。

→ 涂布通用型粘接剂。

→ 光照固化。

→ 以流体复合树脂水门汀封闭基底冠上的螺丝开孔。

为确保流体树脂不影响瓷贴面的准确就位，流体复合树脂的光固化分两步：先将贴面就位在内冠表面光照3秒，然后去除贴面再继续光照40秒。

→ 表面精修和抛光，去除多余树脂材料。

→ 然后粘接右侧上颌中切牙的内冠。

→ 最后逐一完成贴面粘接。

材料

→ 氢氟酸：Porcelain Etchant 9.5% (Bisco)

→ 硅烷液：Porcelain Primer (Bisco)

→ 粘接剂：All-Bond Universal (Bisco)

→ 光固化设备：BluePhase 20i（义获嘉伟瓦登特）

→ 流体复合树脂：Enamel Plus HRi flow UD1（美塑）

→ 粘接水门汀：Variolink Esthetic Light（义获嘉伟瓦登特）

贴面粘接

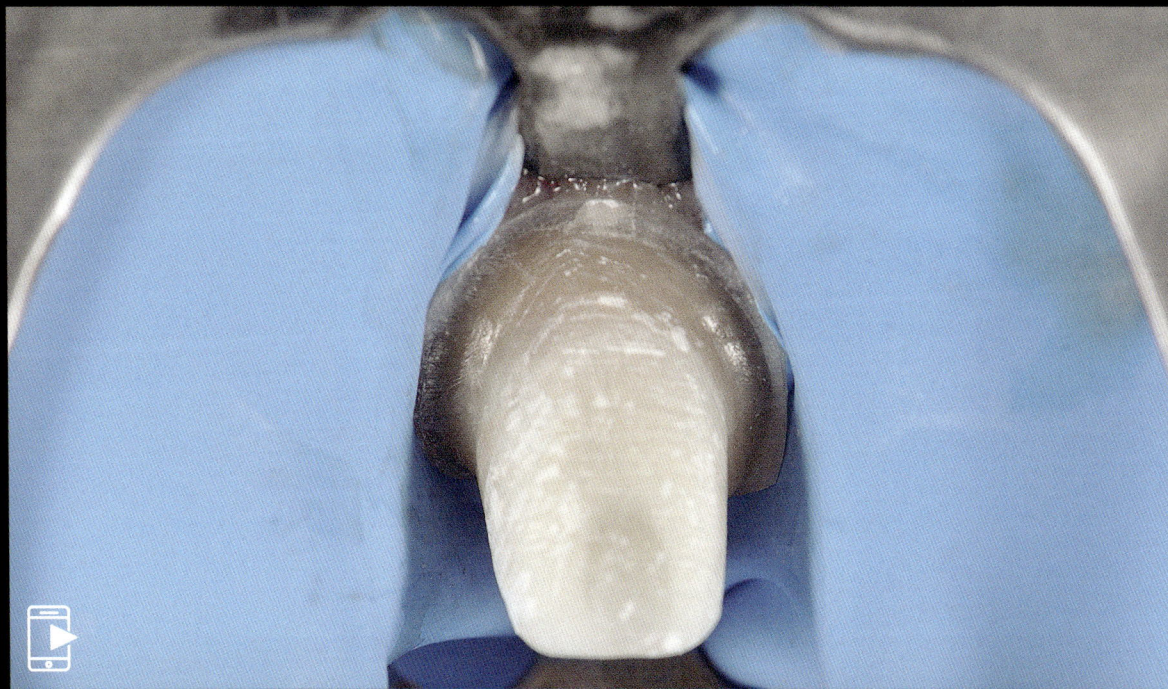

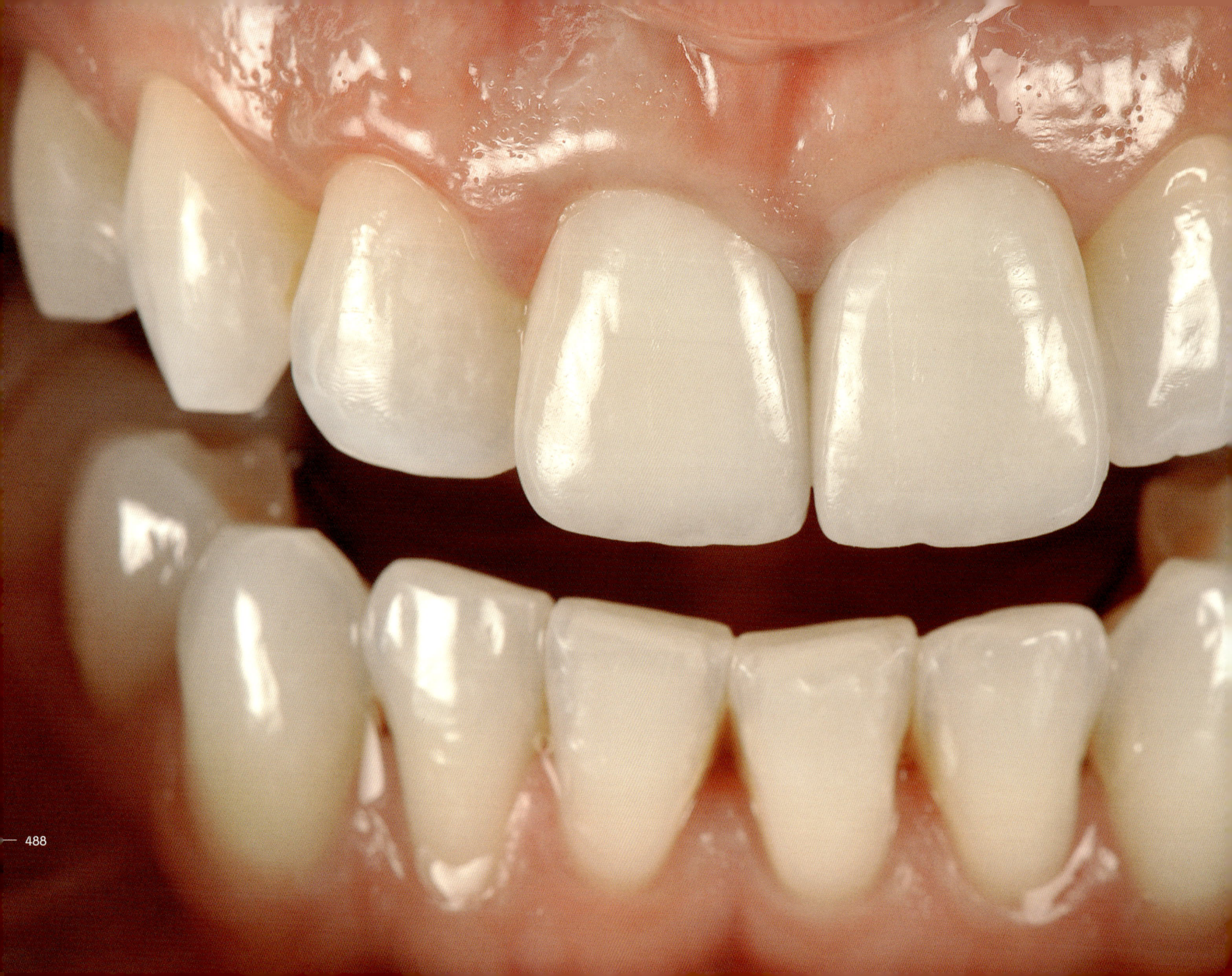

最终结果

治疗完成2周。

无论从形态还是颜色来看，修复体与周围天然牙都十分和谐自然。

MO 0瓷块在贴面亮度上发挥了功不可没的作用。

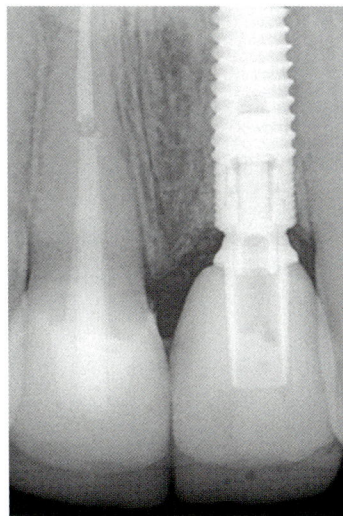

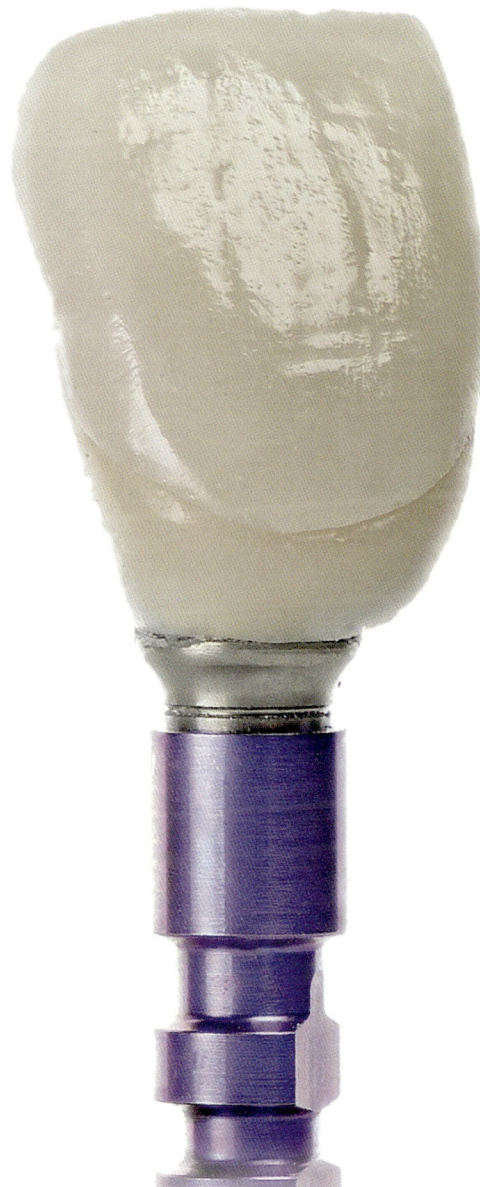

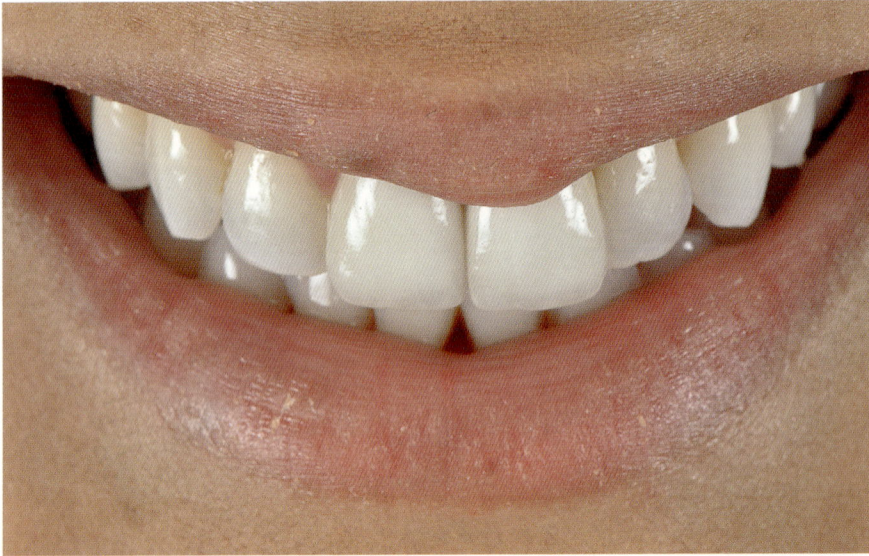
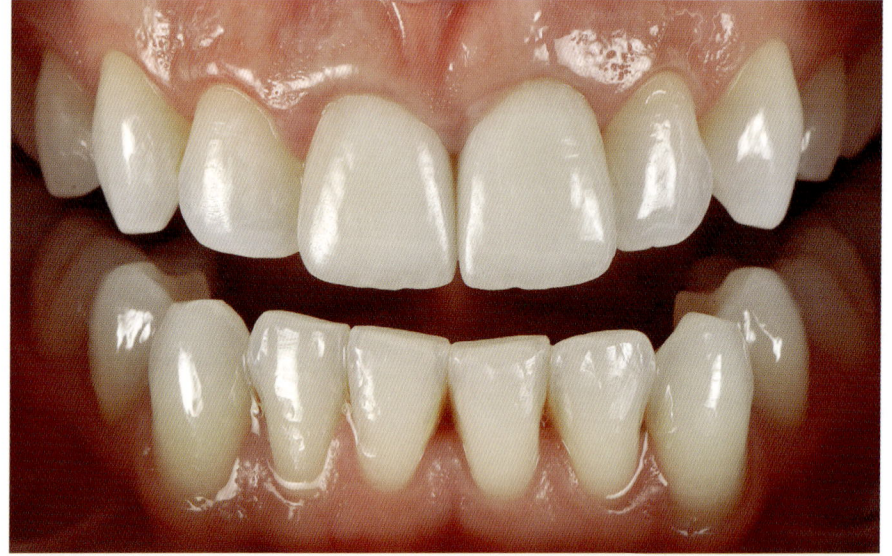
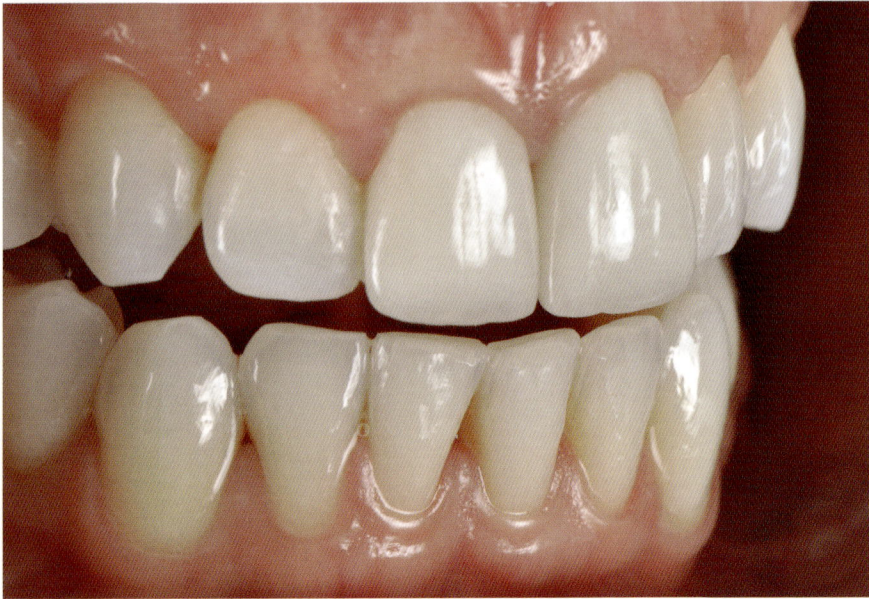
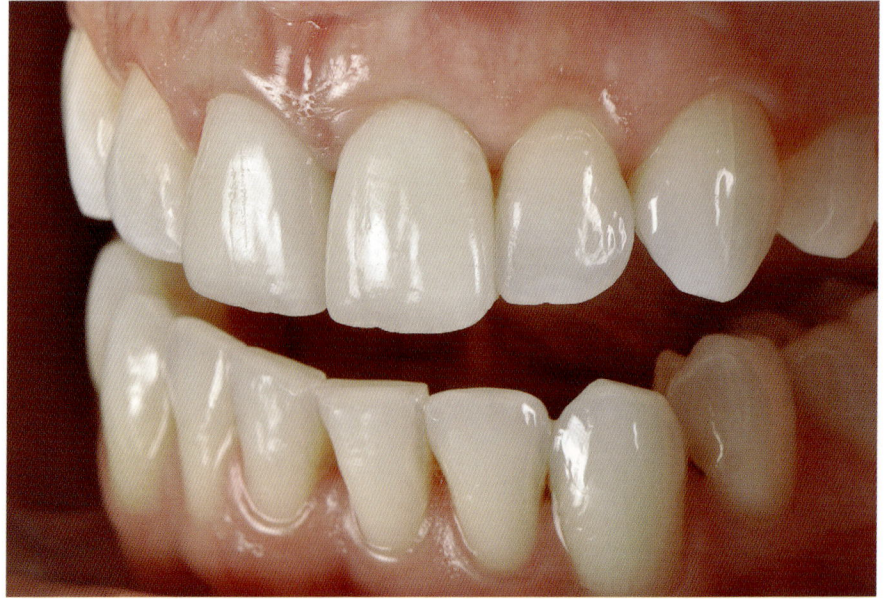

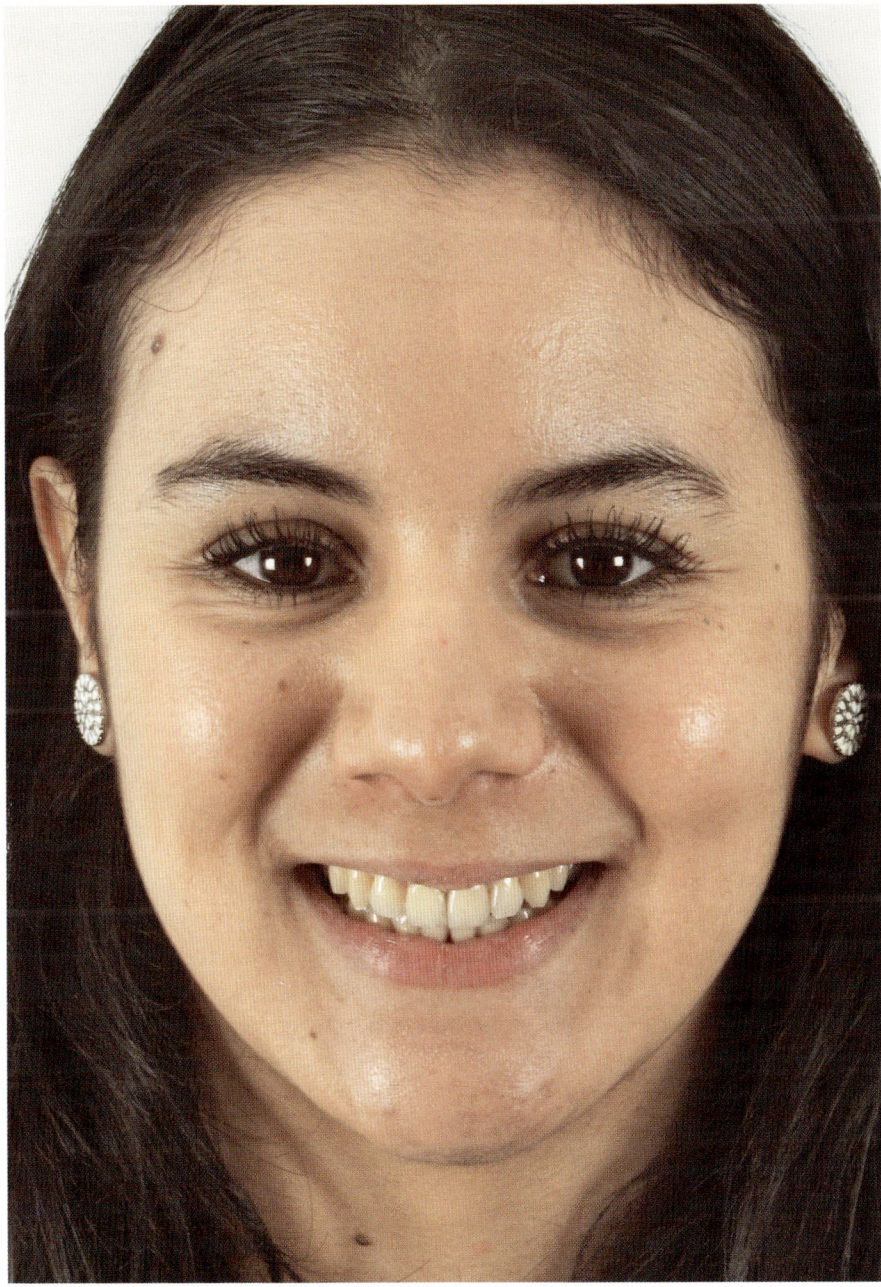

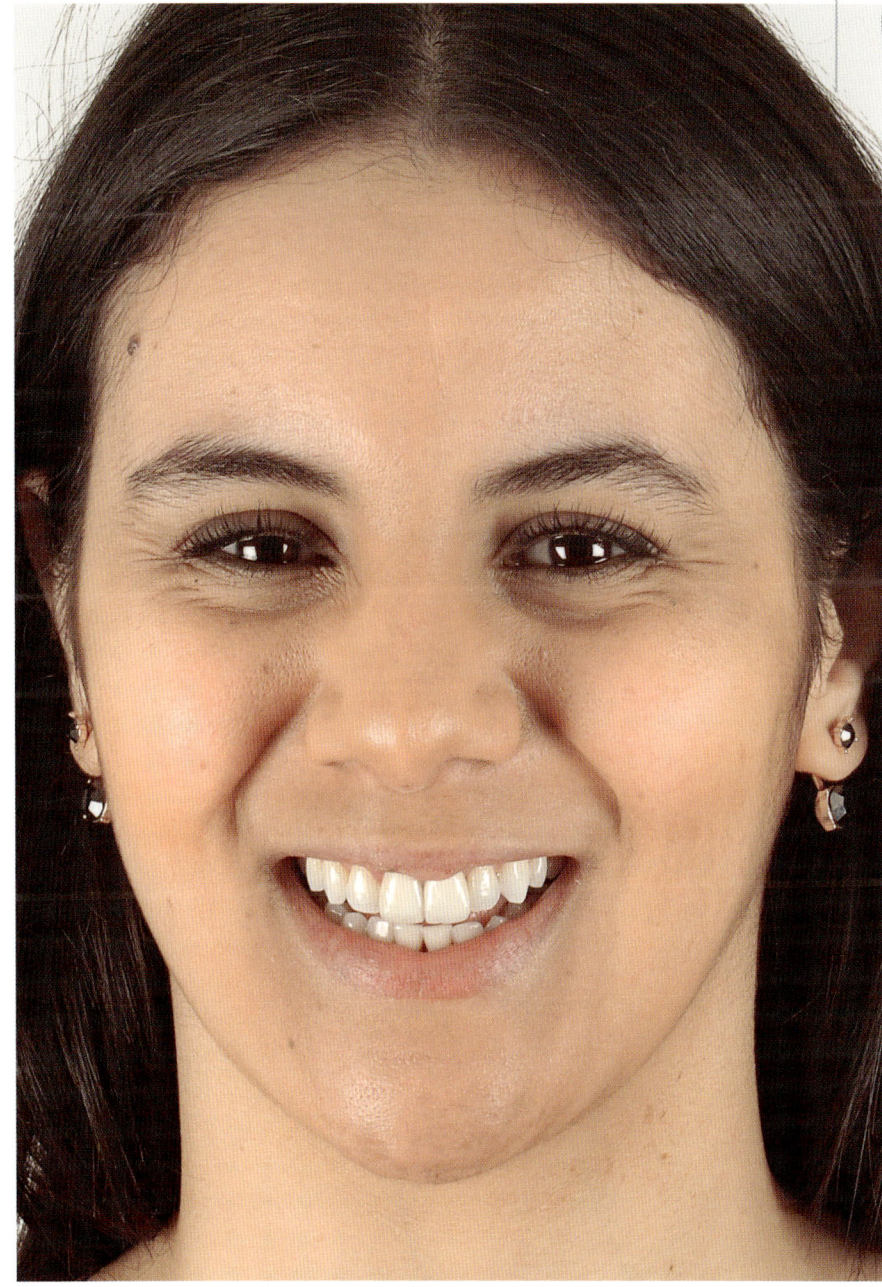

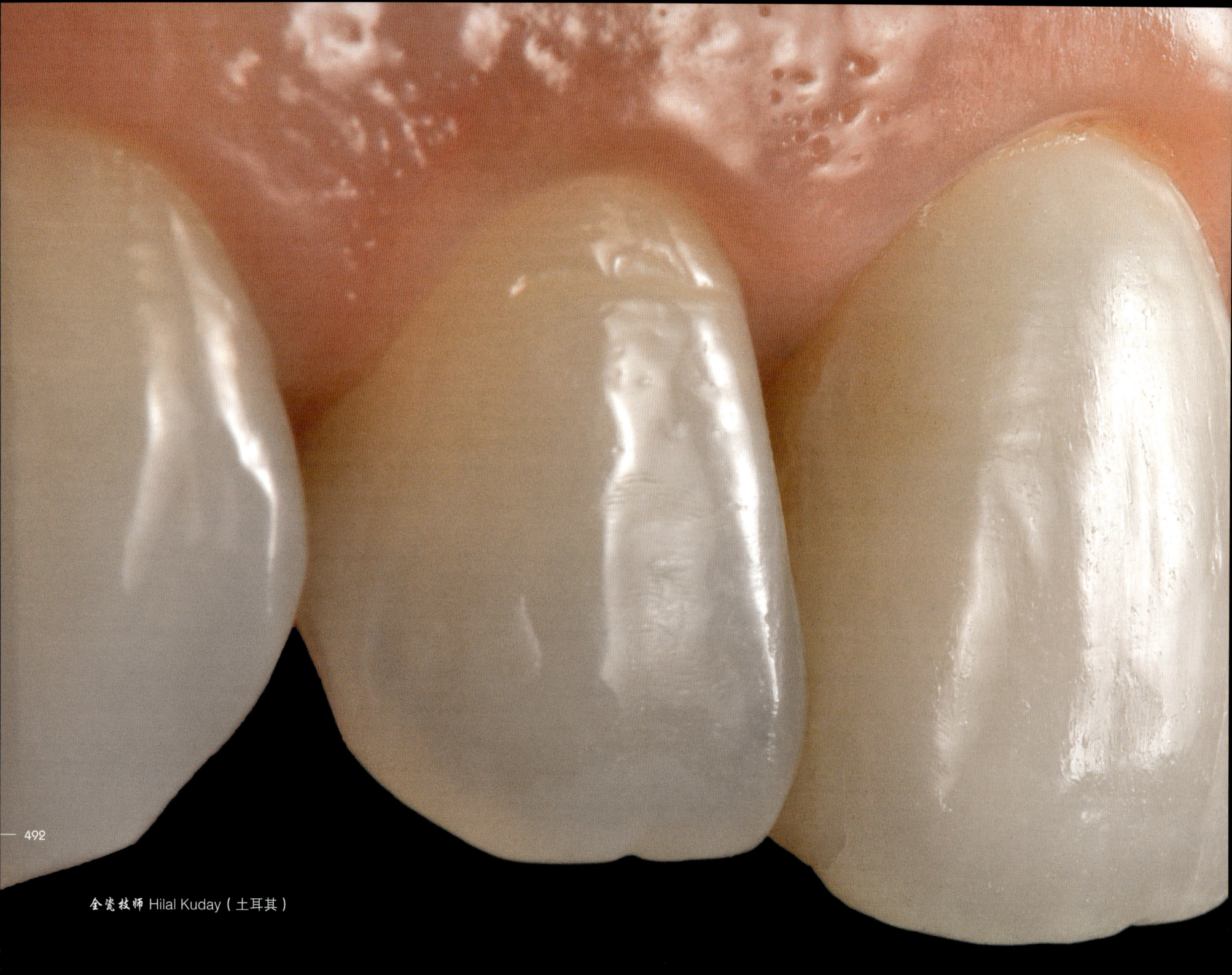

492

全瓷技师 Hilal Kuday（土耳其）

本章精要

→ 本案例的初始条件不属于贴面的适应证。

→ 这类情况之下，种植修复是必不可少。

→ 结缔组织移植能提供最大限度的软组织支持，尤其在唇颊侧。避免牙龈在愈合和成熟后出现结构塌陷。

→ 钛基台（Ti-base）颈圈的高度至少2mm，远离牙槽骨面。铸造内冠在穿龈区尽可能塑造出呈凹面的牙龈形态，确保牙龈在唇颊侧有充分的厚度和丰盈度，且长期维持稳定。

→ 牙龈在穿龈区的直径尽可能大，以为龈缘提供充分支撑。

→ 如果是涉及种植支持和天然牙支持的联合修复治疗，建议将种植体上部的内冠设计成贴面的预备体形态。这样一来，就能更好控制贴面的厚度和亮度一致。

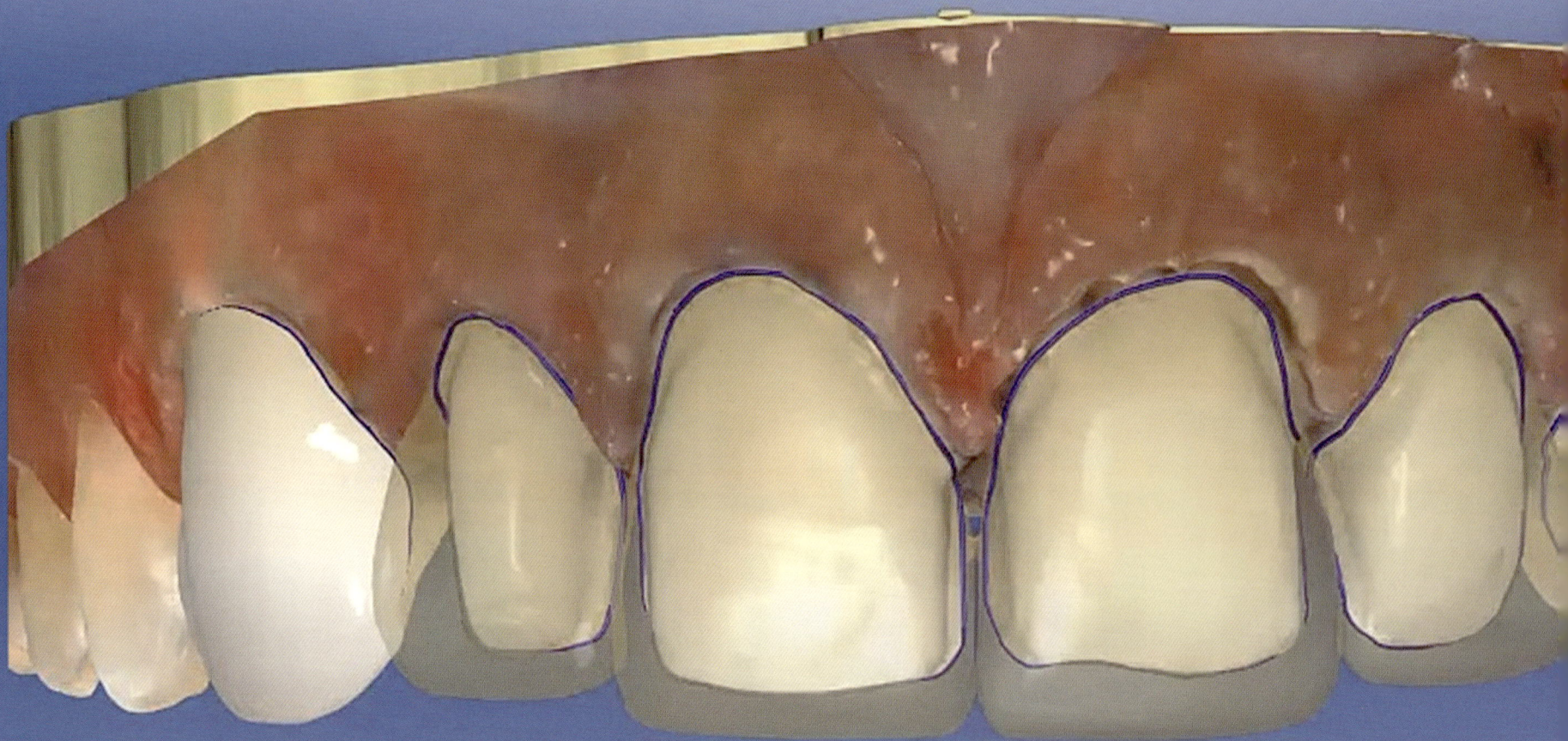

17

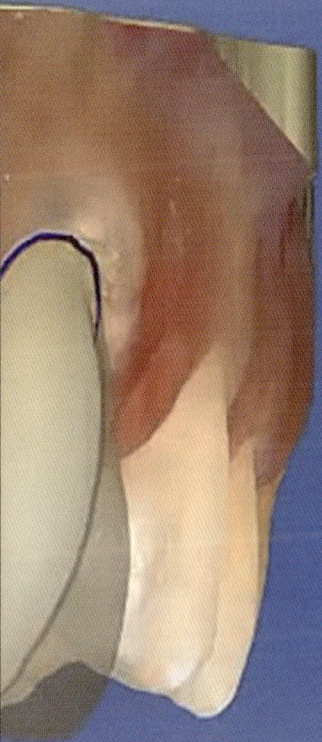

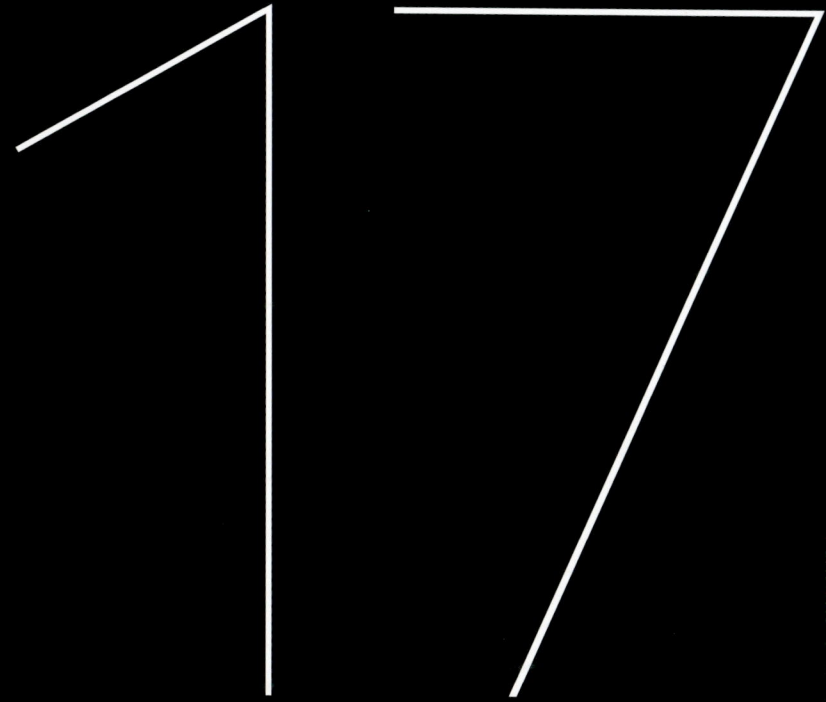

瓷贴面与数字化工作流程
Veneers
and digital workflow

495

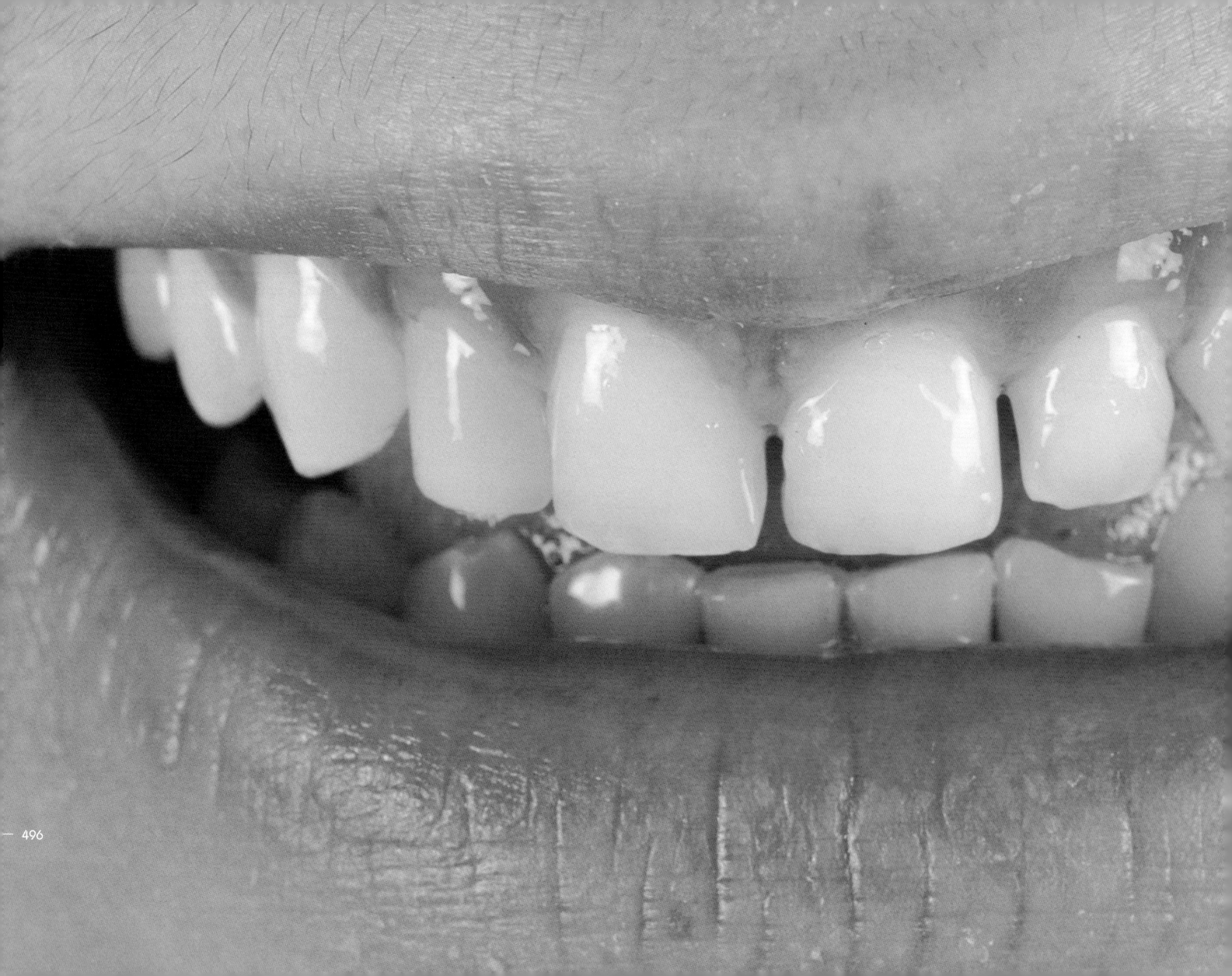

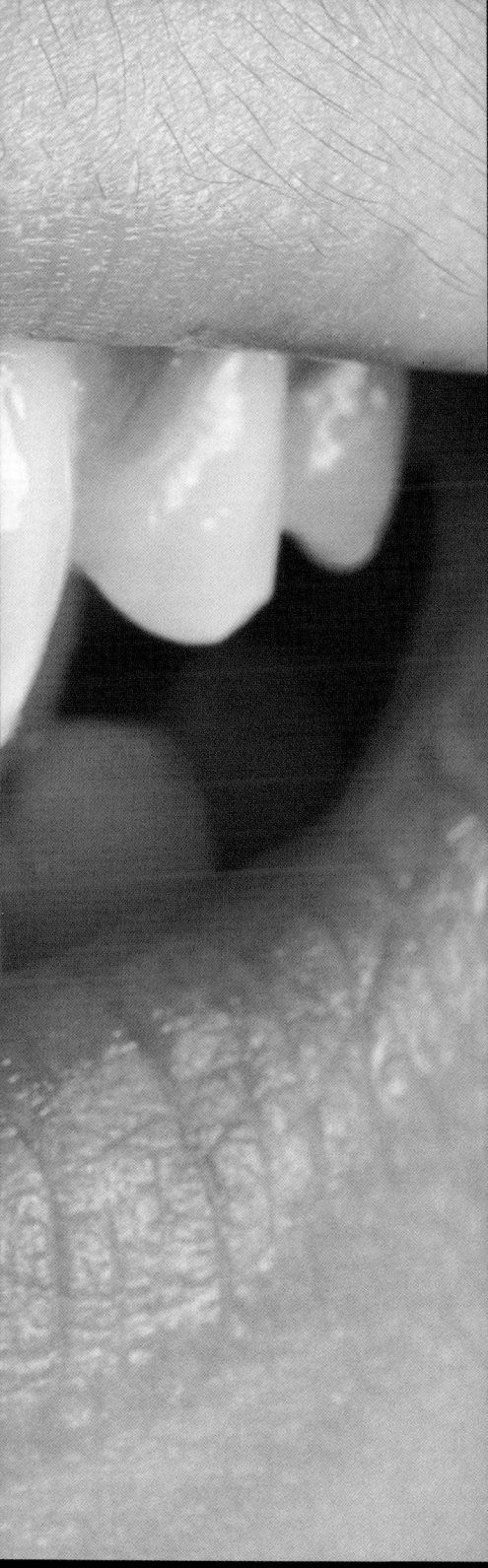

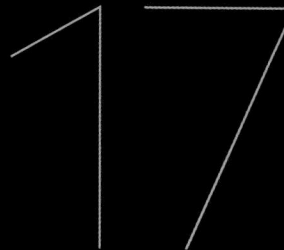

概述

近年来，数字化牙科发展迅猛并且趋于白热化，但它还尚未成为临床的常规工作内容。

数字化牙科与全瓷材料几乎是同步发展，从而实现了长石瓷、二硅酸锂、混合树脂甚至是传统树脂材料的切削制作。不仅提高了前牙美学修复体的临床应用（比如贴面），也有利于固定修复、种植修复和正畸治疗。

目前，数字化技术制作的修复体已能具备较高的精确度了，但也存在局限性。

本章案例会详细阐述数字化途径的实际临床价值，以及提出能有效解决这项技术不足之处的治疗方法。而不是万能的治疗途径。

> **数字化流程应被只视作是一种工具和手段，而不是"万能"的临床治疗策略。牙科治疗的决策原则仍然未变，数字化本质上说只是提升了医技沟通和方案制订的途径。**

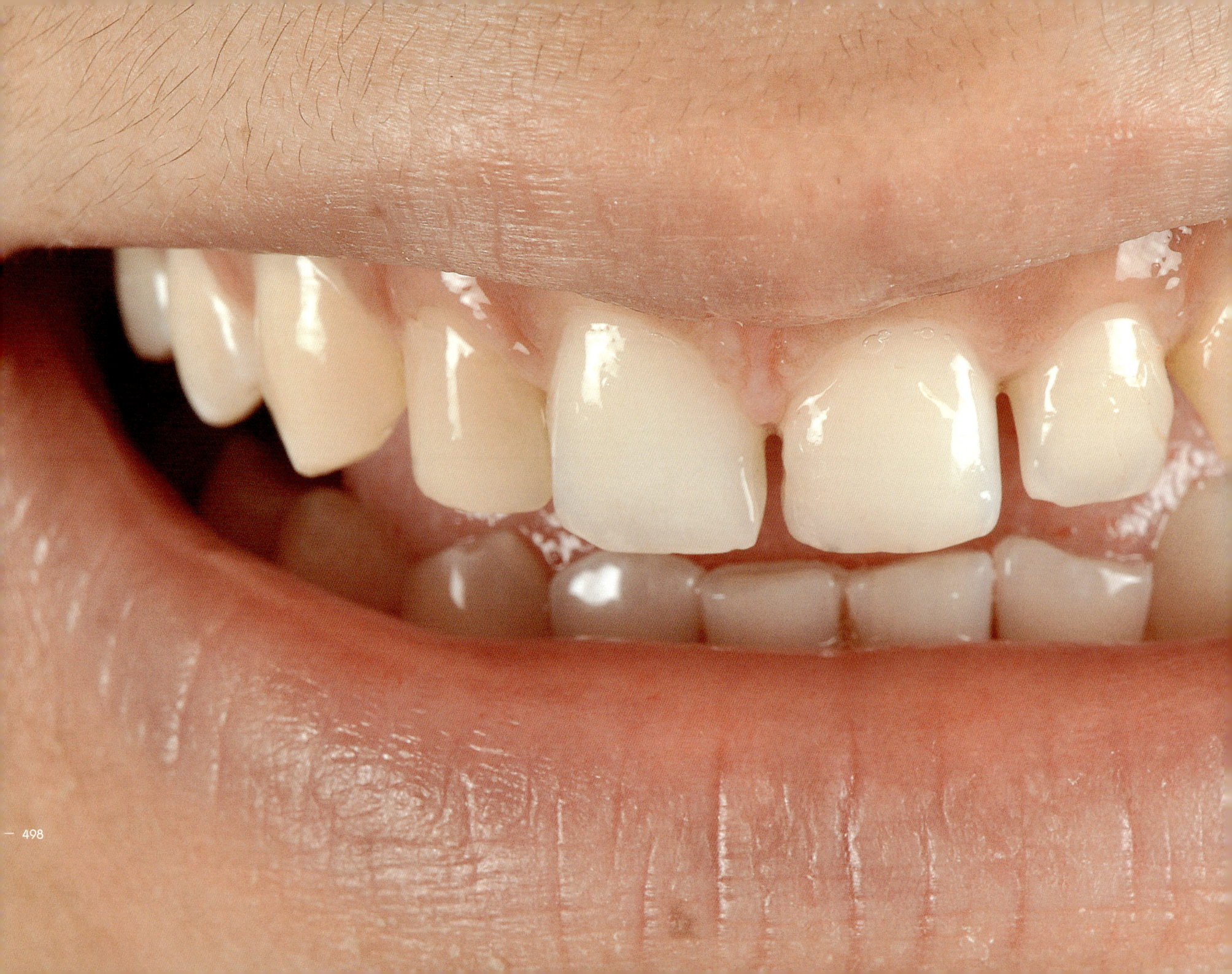

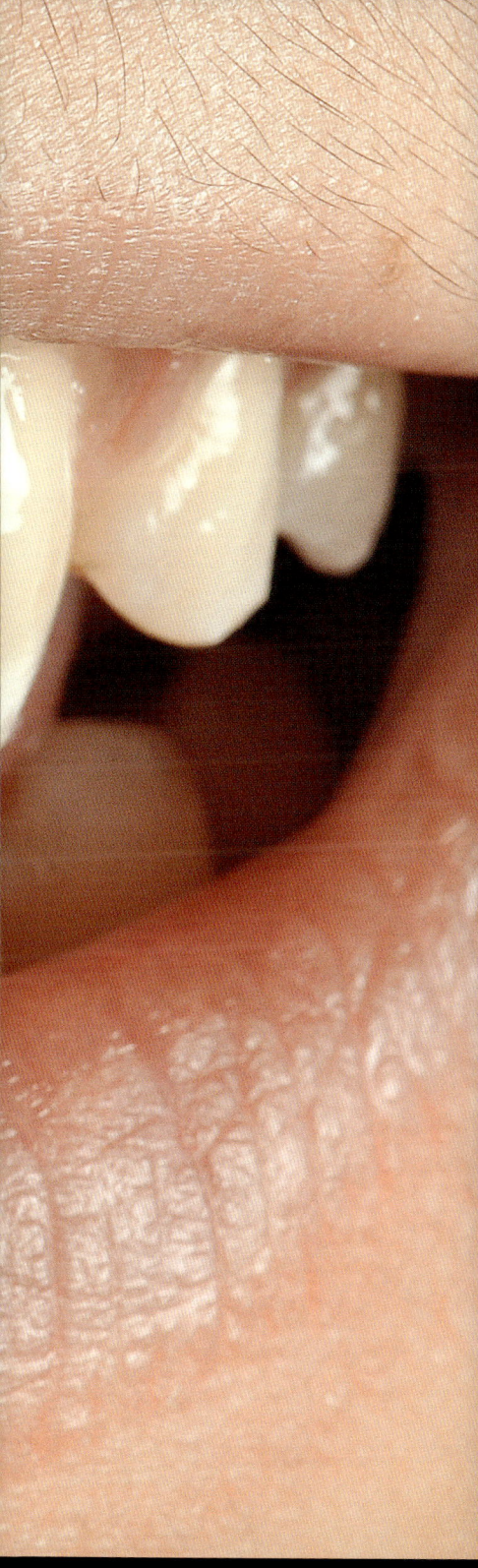

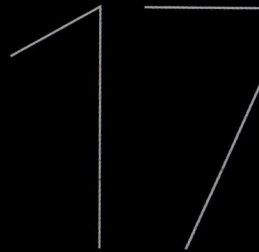

临床情况

病史

→ 27岁，女性。

→ 隐形矫正刚结束，由正畸医生转诊。

→ 患者不满意自己的微笑美观。

微笑分析

→ 牙龈暴露过多（露龈笑）。

→ 存在过小牙、锥形牙和牙间隙。

面部分析

→ 左右基本和谐。

→ 圆脸型。

主诉

→ 希望拥有微笑牙列更加亮白，牙齿的大小比例和排列也更美观，没有牙间隙。

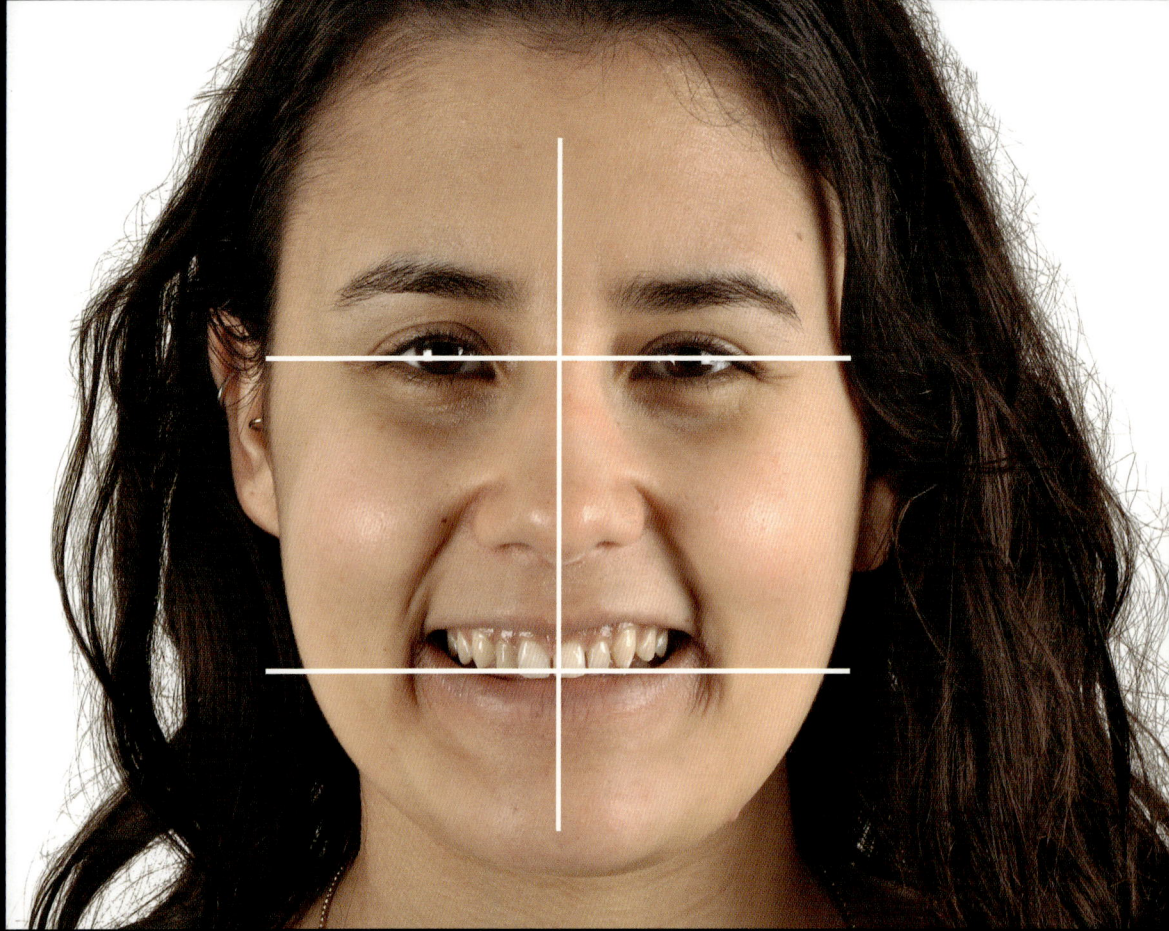

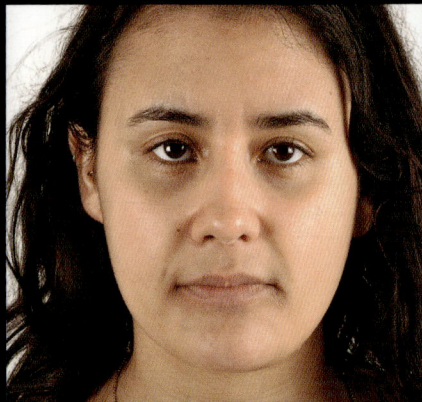
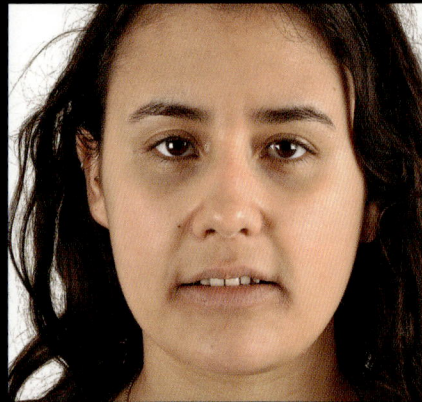
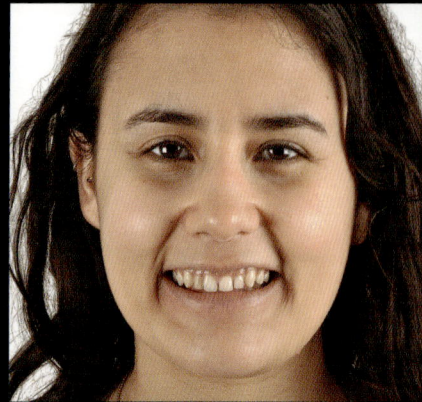
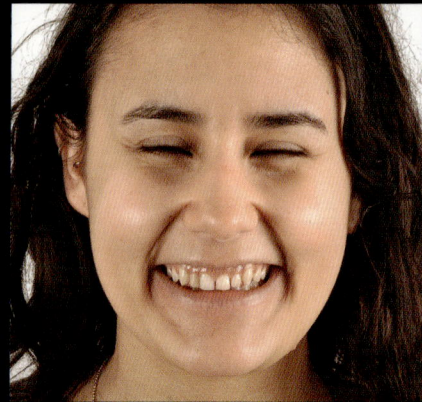

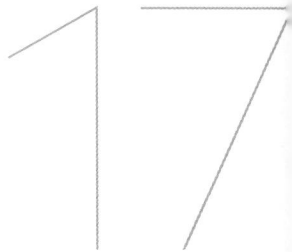

以建筑师的视角构思

美学分析

无论何种类型的美学案例，美学分析都是
基于一个目标明确而且全面的口面部拍摄流程，
包括不同状态下的口外照片：静息、微笑和大笑
（稍开口）。这些不同视角下的照片能帮助医生
评估各种美学参数，而这些美学参数的分析将直
接影响未来的修复方案：

→ 高笑线：露龈笑。

→ 大笑时，上唇左右不对称。

→ 前牙解剖形态异常：牙体外形显得比较方正，
  尤其上颌中切牙。

→ 上颌前牙中线平行偏离于面中线（2~3mm）。

→ 存在牙间隙。

→ 原有树脂充填体颜色异常。

→ 前牙的龈缘连线失衡。

口内分析

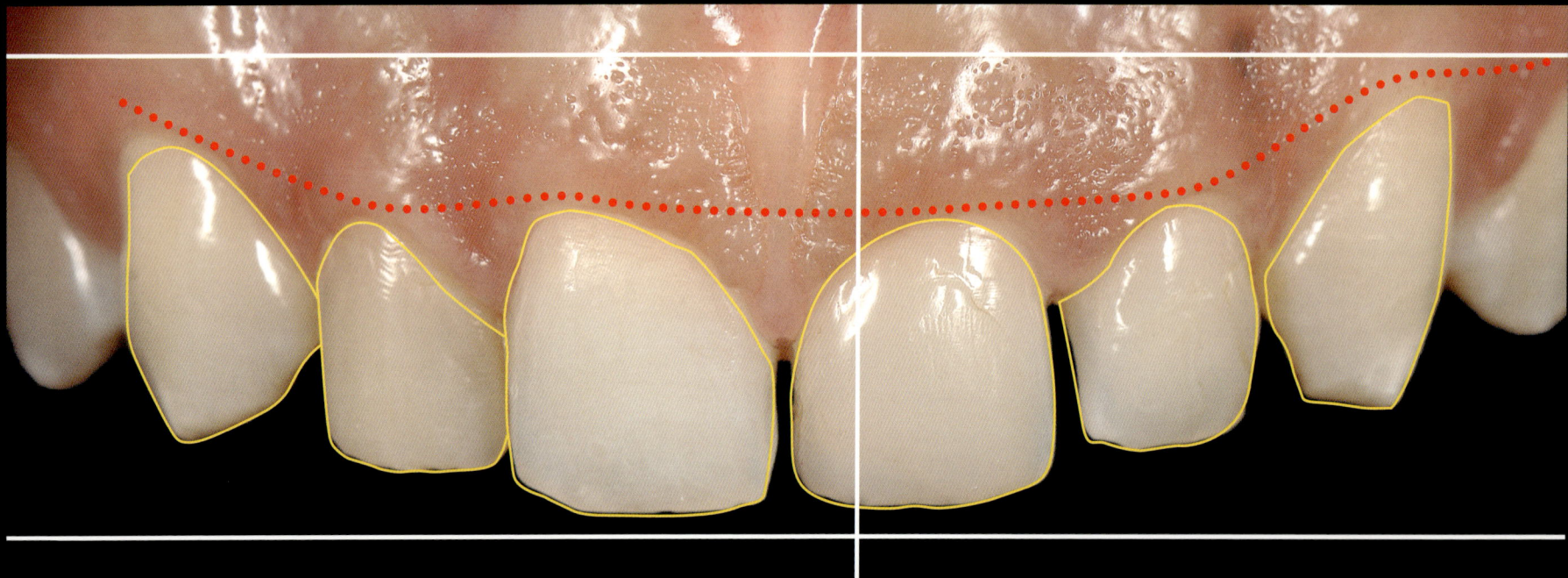

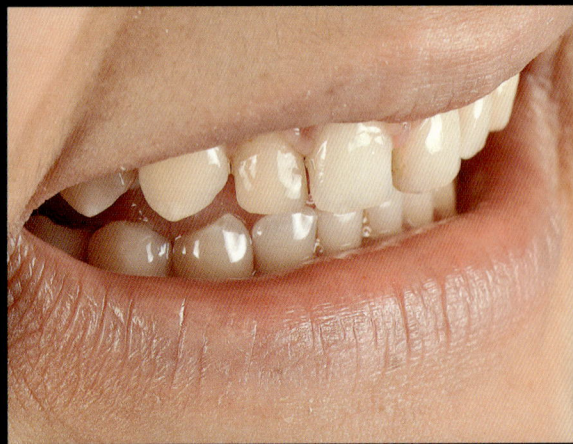
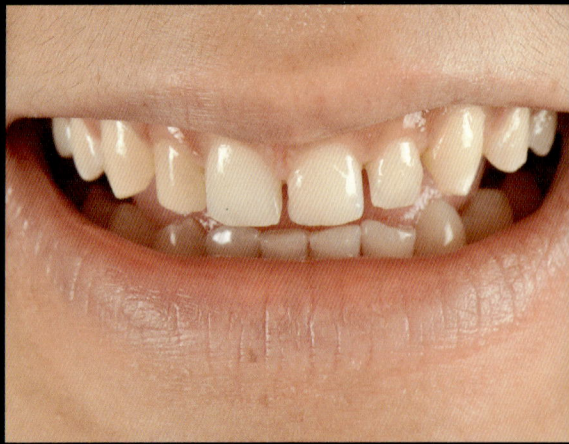
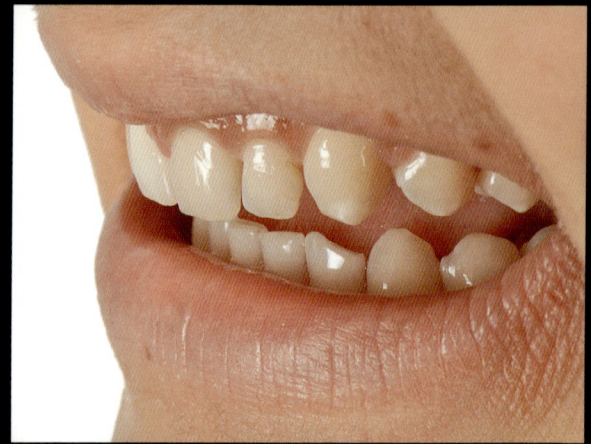

口内照片是数字化流程中必不可少的组成部分。医生基于这些照片分析患者的微笑美学，然后制订出相应的数字化美学方案［这类数字化工具有：DSD, Christian Coachman; Rebel, Galip Gürel, Dimitar Filtchev, Georges Iliev; Virtual Esthetic Project (VEP), Héléne和Didier Crescenzo］。

也就是说，数字化美学方案是基于口内照片所提供的信息，它能帮助医生更好地把握和构思案例的最佳美学结果，且不需要有任何临床操作的介入。

数字化流程的主要优点是医生甚至可以在诊断饰面之前就与患者沟通和讨论美学方案。这样一来，技师在制作蜡型时还可以考虑到患者提出的个性化诉求。

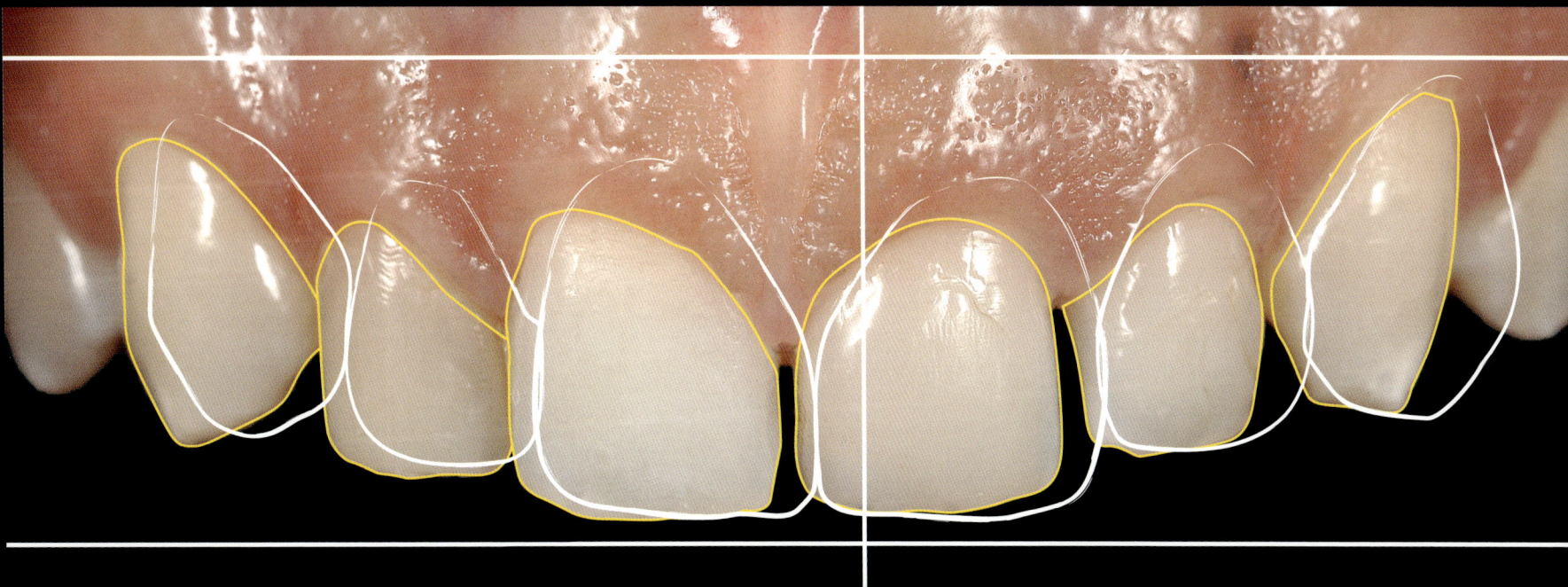

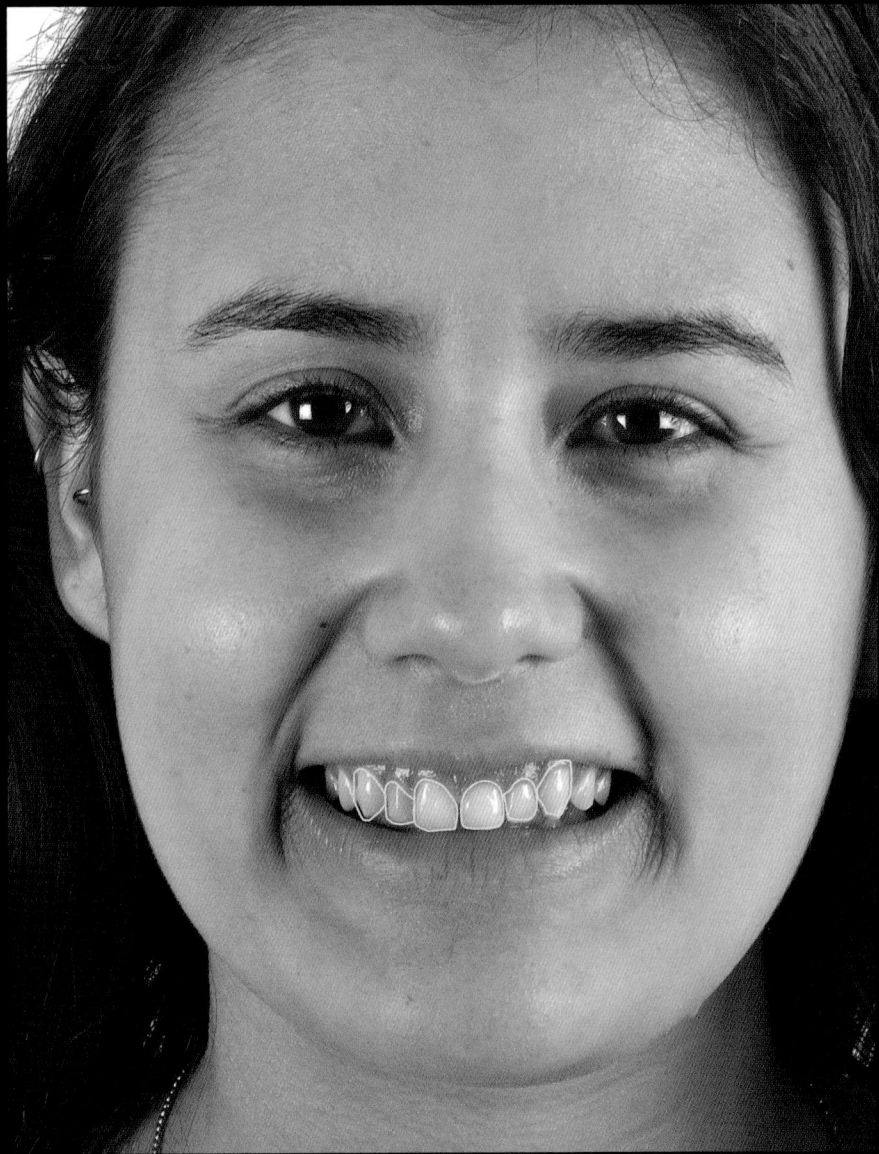

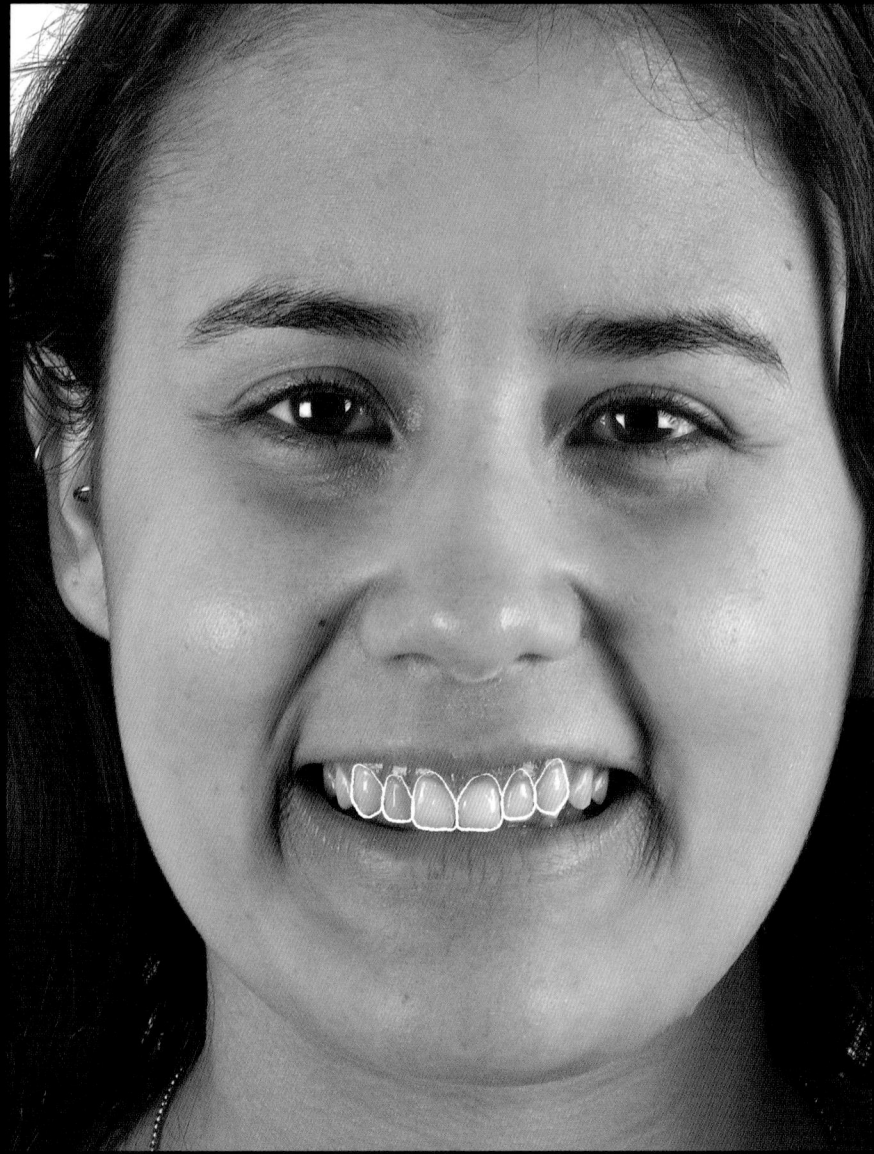

→ 恢复理想的牙体大小比例。以贴面的形式适
　当增加前牙切端的长度，再结合牙龈切除术
　和/或冠延长术增加临床冠的高度。

→ 恢复正常的龈缘曲线。

→ 关闭牙间隙。

→ 牙色和谐统一。

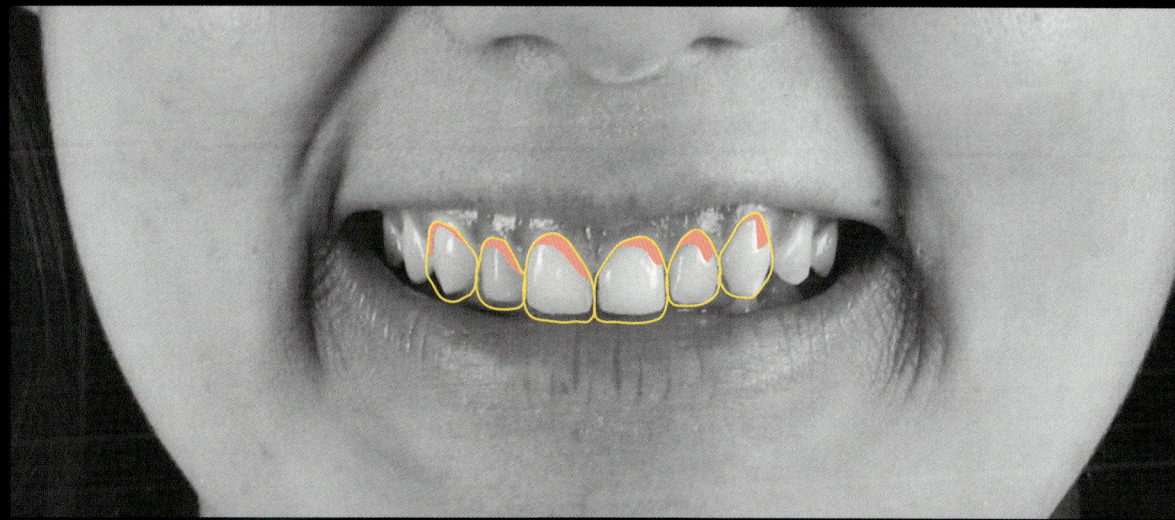

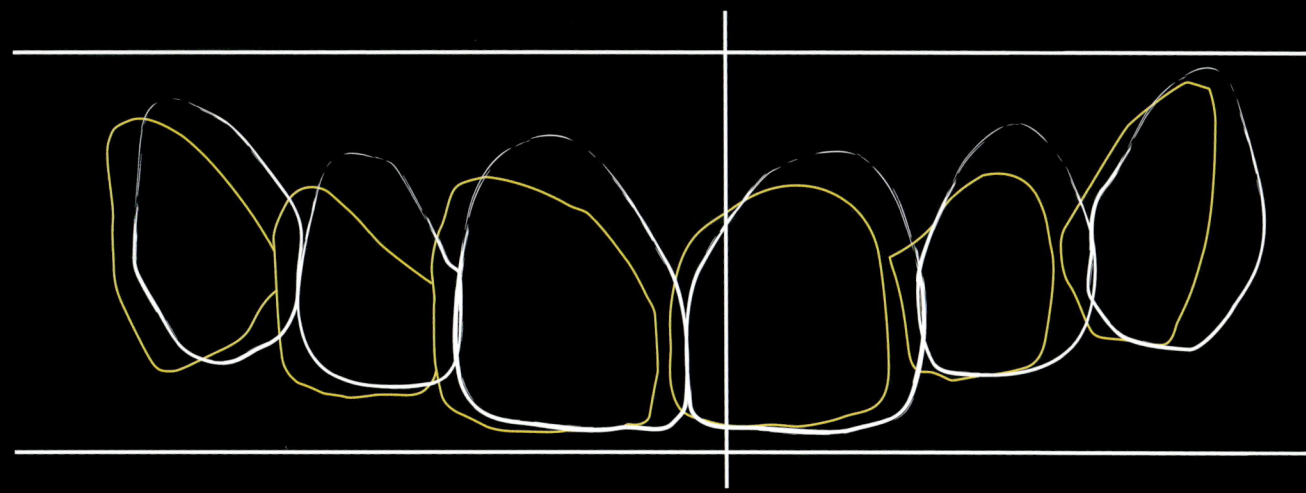

505

第一次诊断饰面：单纯的体积"加法"

数字化美学方案为整个治疗确定了基本方向，并且为技师制作蜡型提供指导。

第一次蜡型设计是根据口内照片的分析数据确定的牙齿理想比例。最关键的是这个蜡型必须是单纯体积"加法"形式制作的，也就是说石膏模型未经任何修整。

这样才能保证相应的诊断饰面能够覆盖到龈缘，同时牙体颈部又不会阻碍硅橡胶导板的彻底就位。这个诊断饰面的作用是指导牙龈切除术/冠延长手术。

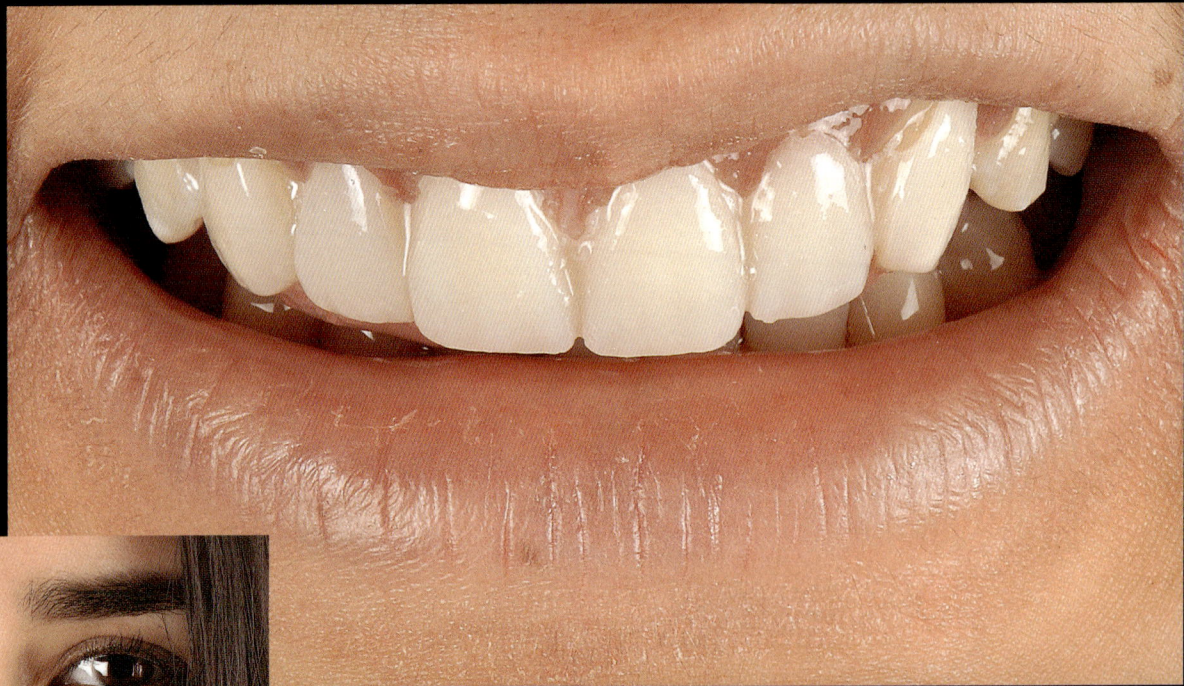

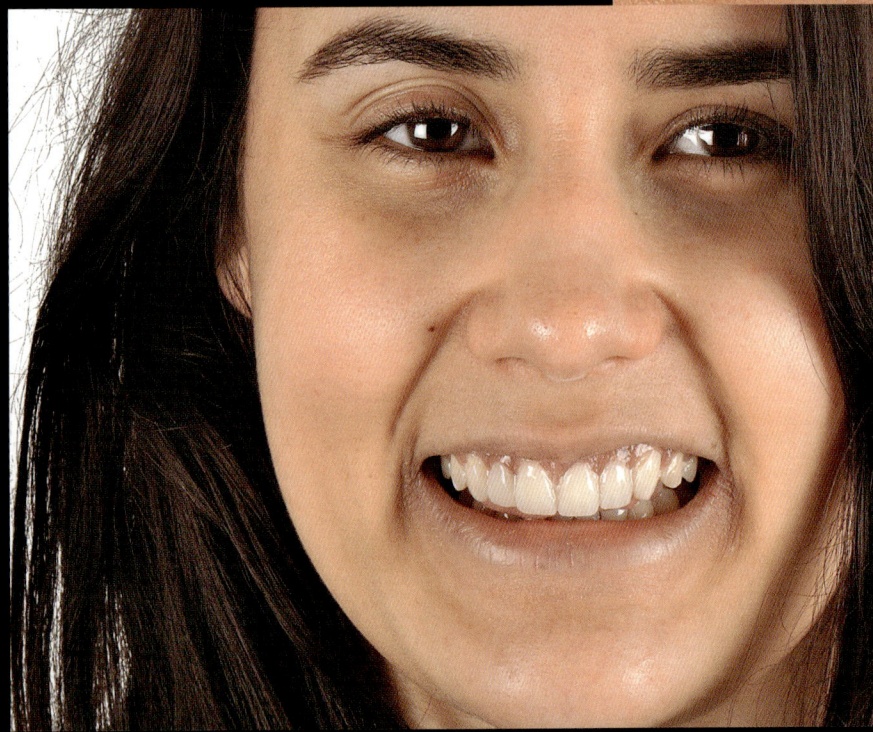

> 66 最关键的是，蜡型必须是
> 单纯的体积"加法"形式，直接
> 在未经任何调磨的石膏模型上制作完成。 99

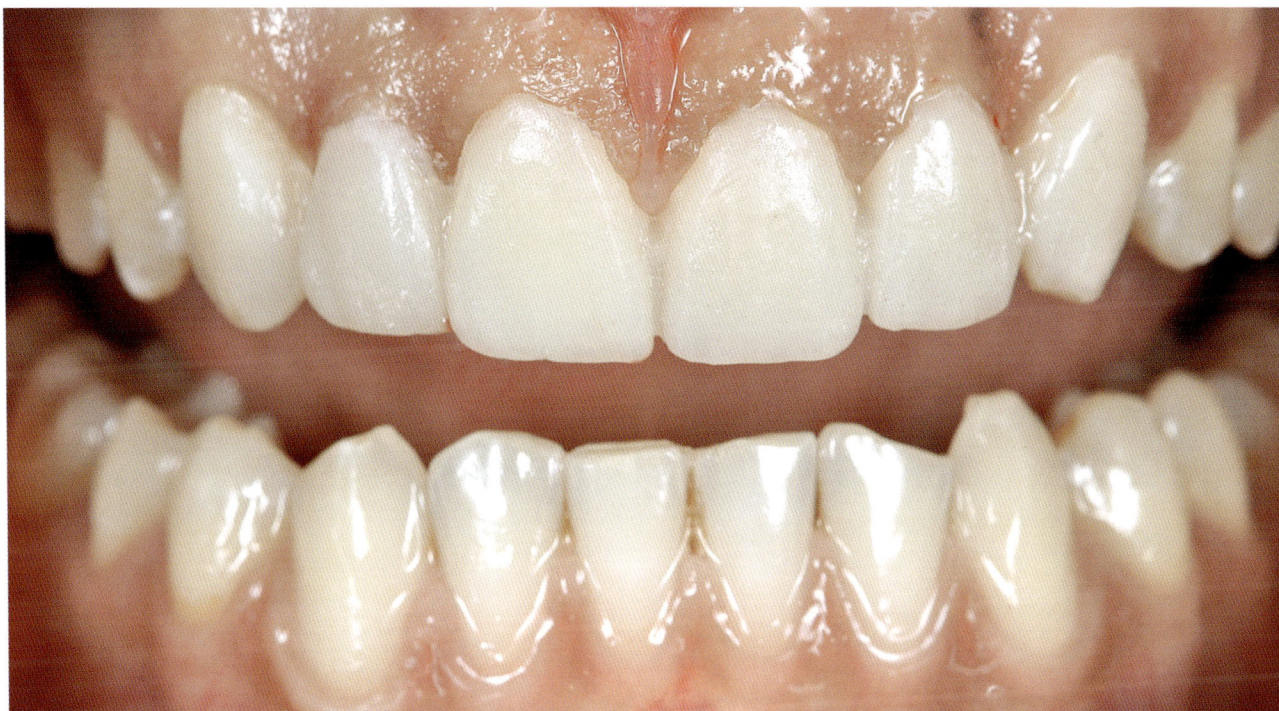

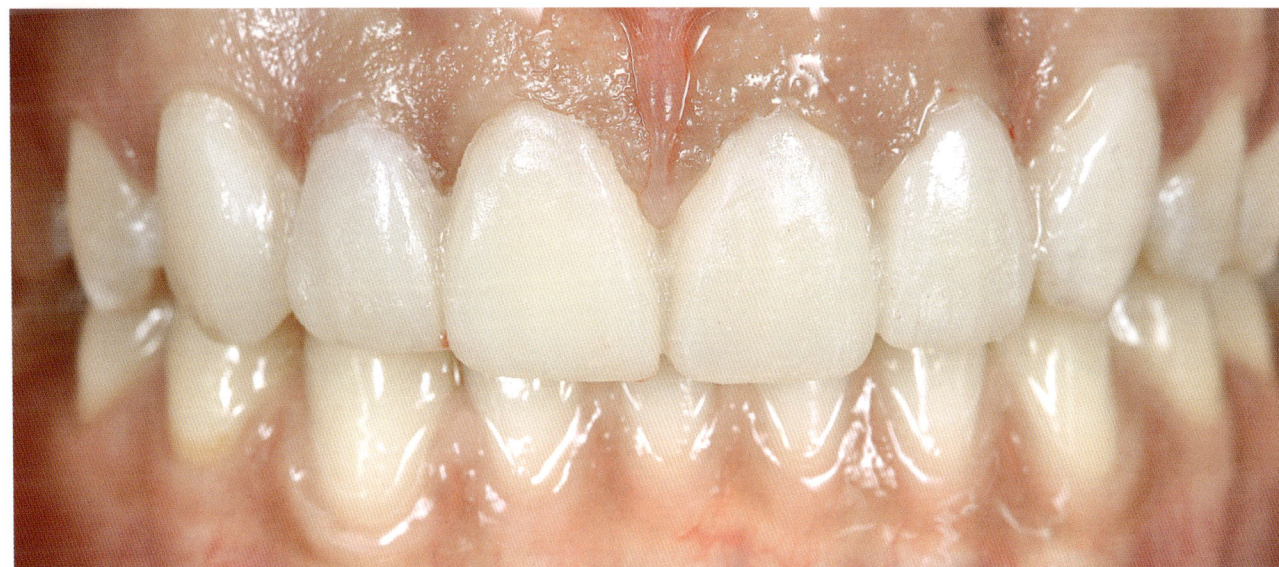

第一次诊断饰面

牙龈切除术

由于第一次诊断饰面将会作为牙龈切除术的手术导板，所以硅橡胶导板必须能在牙颈部良好就位。注意要修整硅橡胶导板（Honigum Putty Soft, DMG）的边缘，方便清除多余的饰面树脂材料，而且明确的颈部外形也有助于医生在牙龈上标记位点以及获得良好的手术刀操作入路。

在牙龈局部切除之后一定要探查牙槽骨高度与新牙龈缘之间的距离，判断生物学宽度是否受到侵犯。如果没有，那么就不必做牙槽骨修整术了。

本案例的牙龈切除没有破坏生物学宽度，因此就不需要做骨修整和翻瓣术。

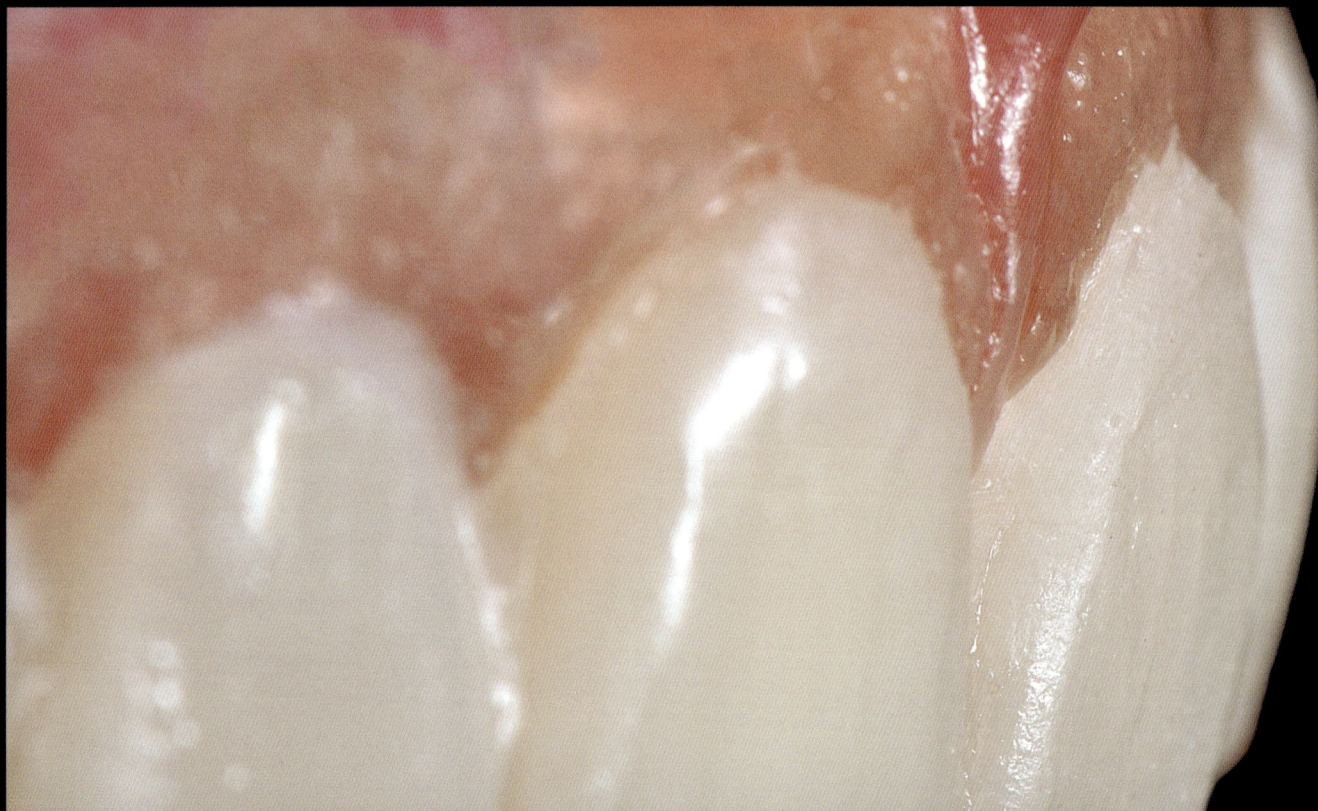

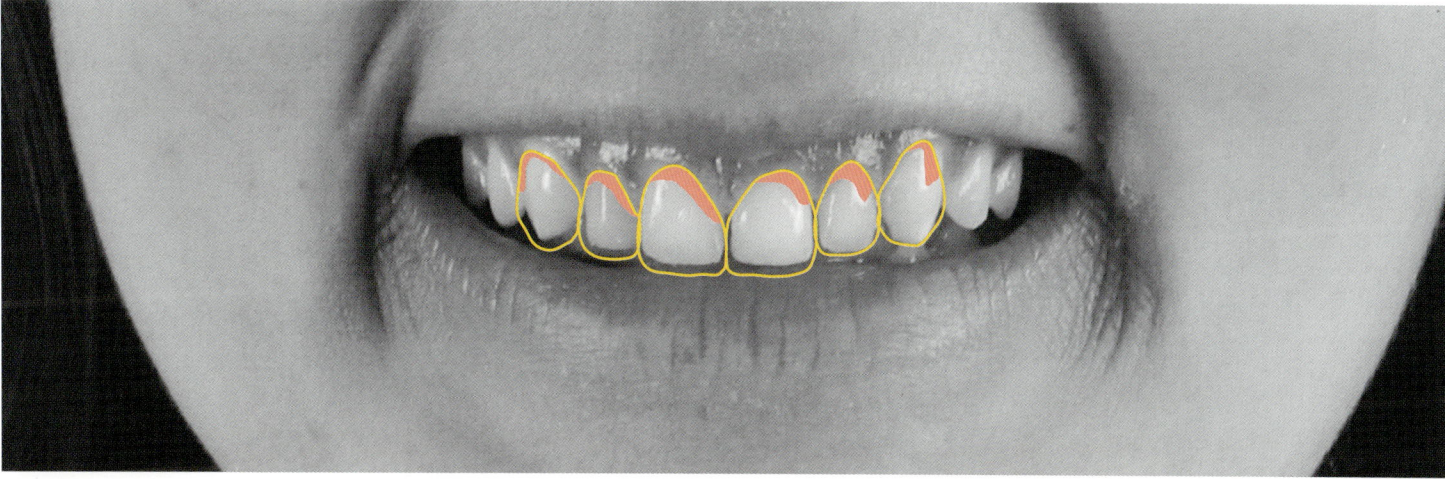

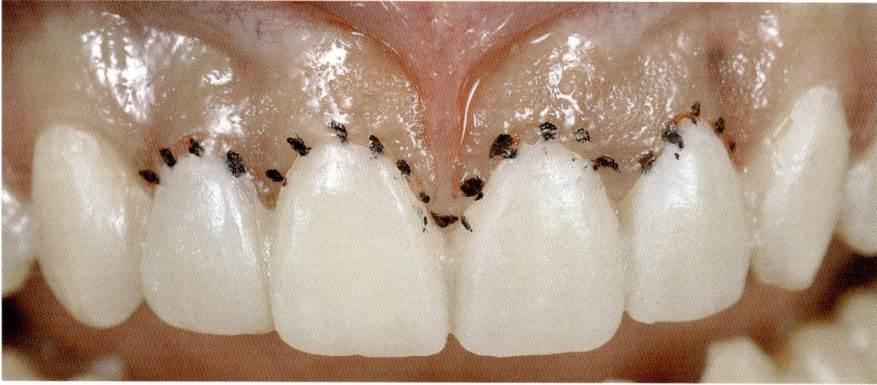

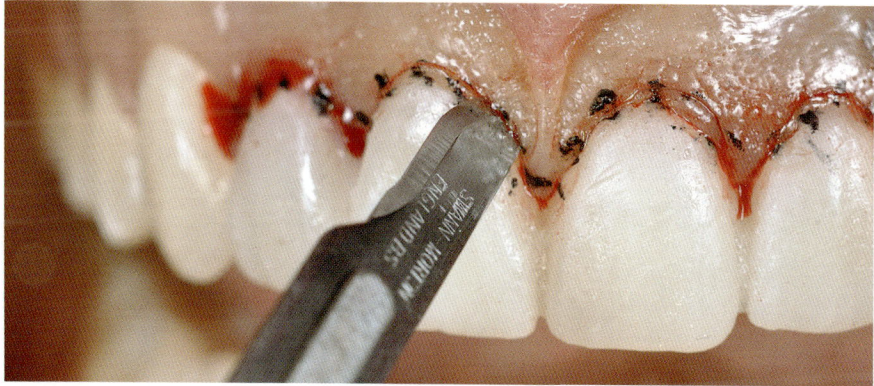

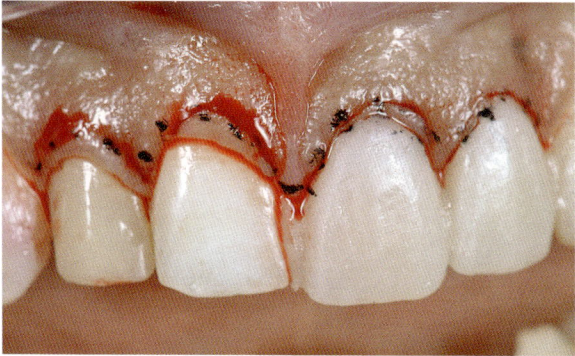

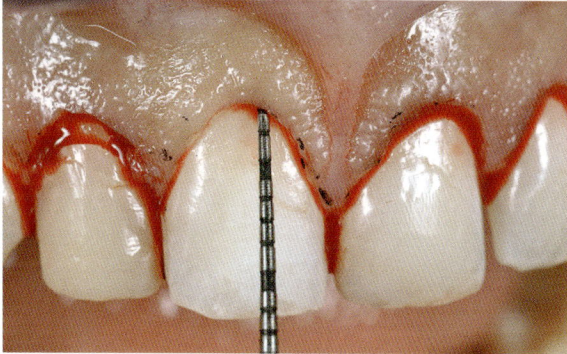

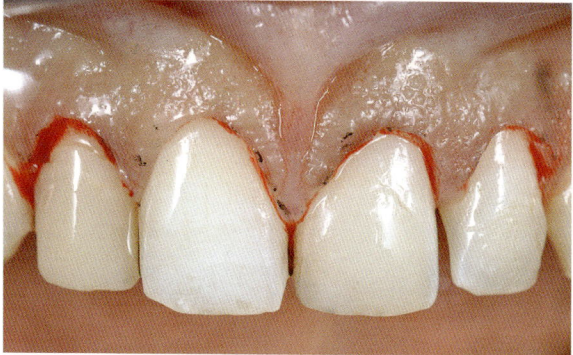

术后6周，牙龈组织愈合成熟。此时的牙齿宽高比已得到明显改善。

所以第二次诊断饰面就能基于理想的龈缘位置来设计，美观也更接近最终的理想效果。考虑到患者对牙色的诉求，我们建议可以在第二次诊断饰面之前先进行牙列美白。

虽然左侧上颌中切牙和右侧上颌侧切牙有树脂充填体，美白后仍然有局部的颜色不和谐，但整体来说，美白治疗带来的改善效果很明显。

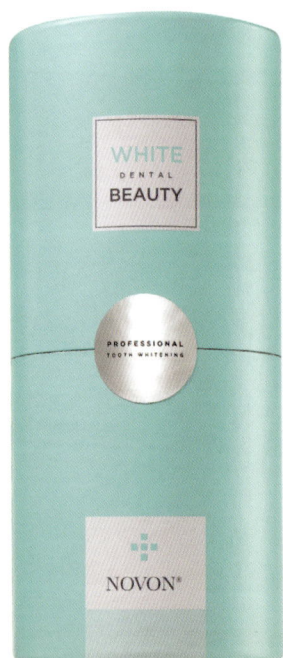

WHITE
DENTAL
BEAUTY

PROFESSIONAL
TOOTH WHITENING

NOVON®

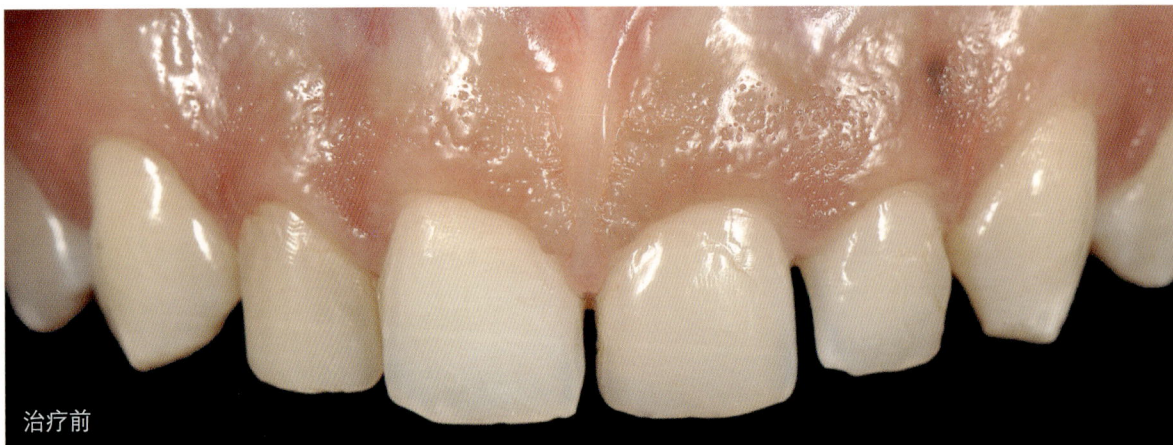

治疗前

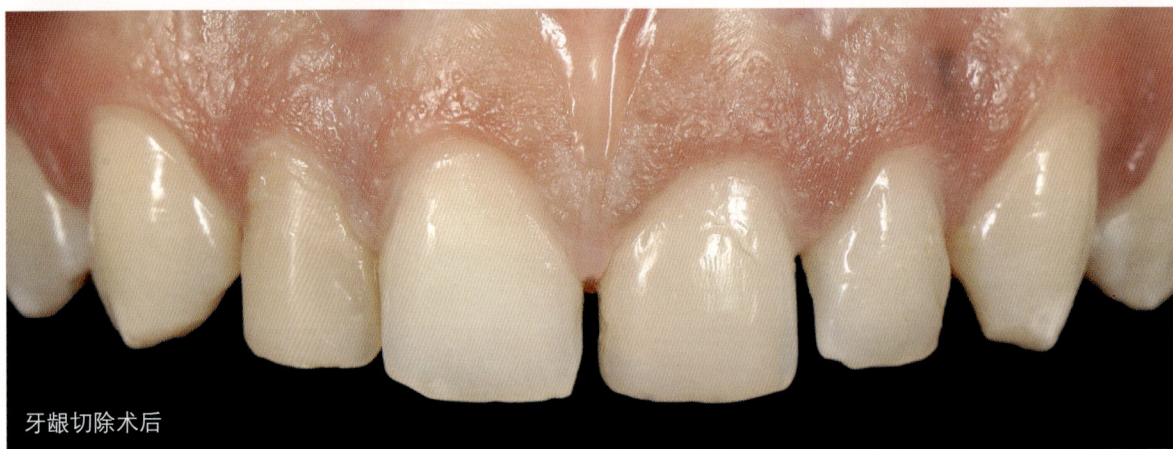

牙龈切除术后

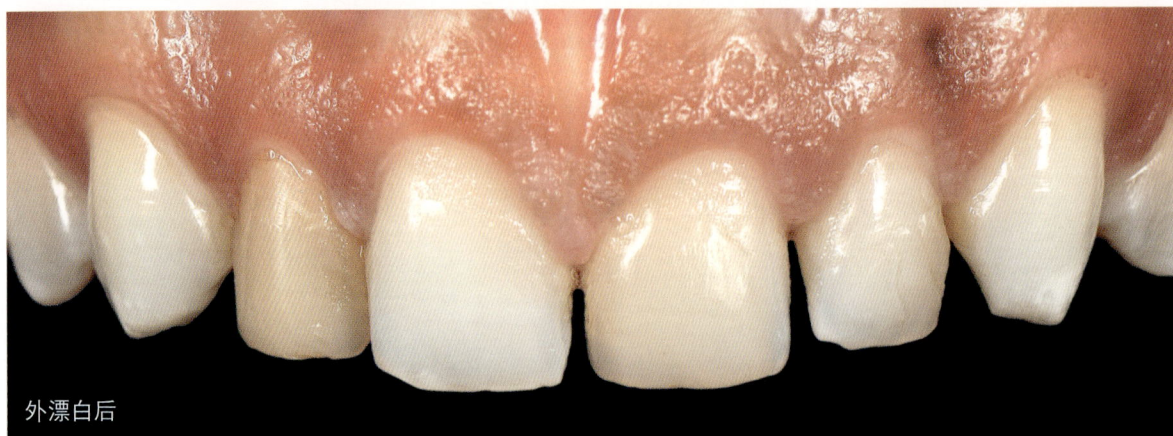

外漂白后

第二次美学分析

牙龈切除术和牙列美白之后，我们再次进行美学分析。这一次也同样是基于口内标准化拍摄的一系列照片。

在患者大笑时上唇左右两侧有明显的不对称，其中左侧显露的口内组织更多一些。这次分析得出的治疗目标与第一次制定的目标基本相同，只不过现在要基于新的龈缘高度来治疗。治疗目标如下：

→ 由于龈缘已经得到了纠正和改善，接下来医生只要从白色美学的角度来恢复正常的牙体比例就可以了。

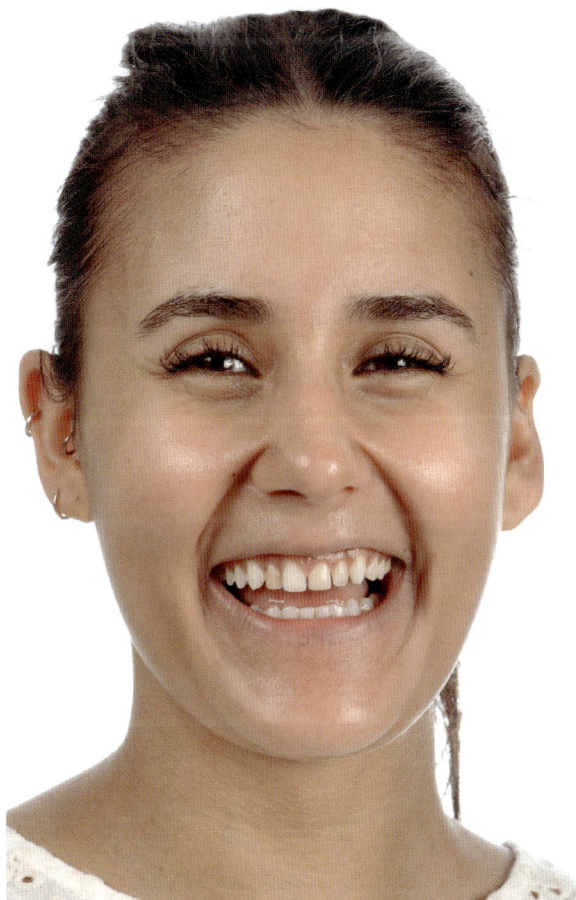

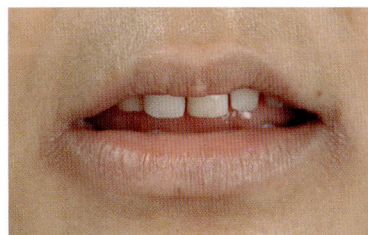

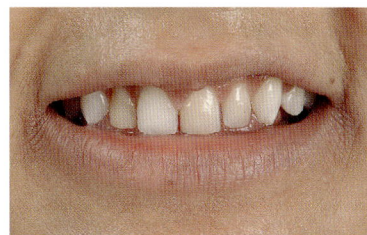

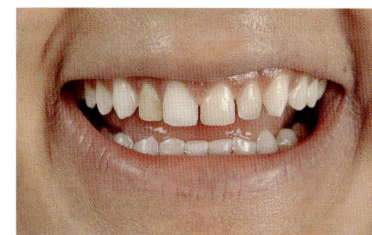

→ 关闭散在间隙。

→ 牙色和谐统一。

最终方案

此时，我们就可以考虑将数字化工作流程结合到治疗中来了。

临床医生先通过椅旁口内扫描，将患者新的口内条件准确传达给牙科技师。技师第二次制作的蜡型方案与第一次不同，在颈部形态上不会过突、过厚了（第一次蜡型是单纯体积"加法"形式，覆盖到部分龈缘），因而第二次诊断饰面更符合最终的理想美学方案。

第二次蜡型方案有两种制作途径：

→ 第一种方案：100%数字化。
→ 第二种方案：数字化和传统方式结合。

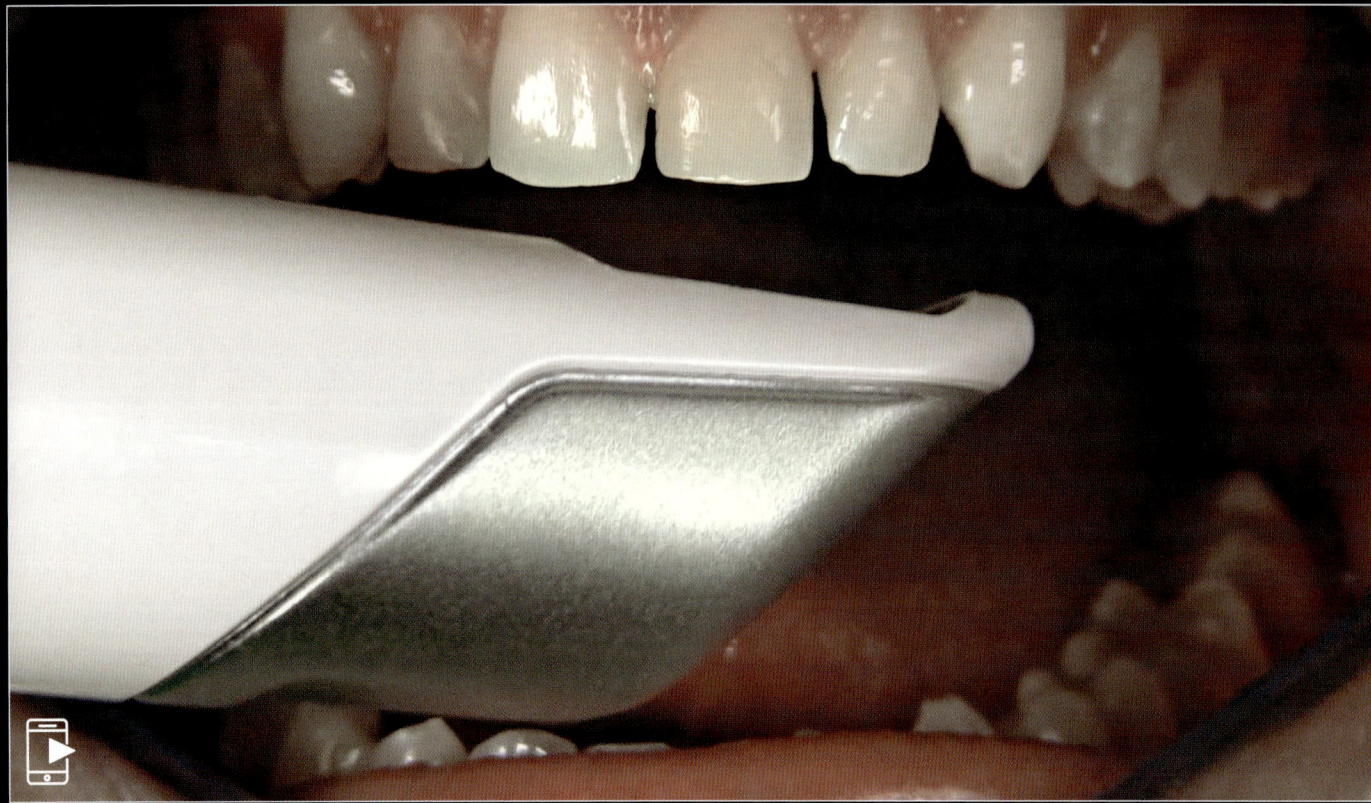

第一种方案：100%数字化

过程是先在椅旁完成口内扫描，然后以数字化方式设计蜡型方案，最后3D打印数字化蜡型，得到实体模型。

蜡型的设计始终遵循在美学分析时制定的治疗目标。口内扫描得到的虚拟研究模型会被导入到计算机辅助设计（CAD）软件系统（比如：exocad, 3Shape, Dental Wings, CEREC），随后牙科技师通过软件系统内的数据库并根据初始蜡型确认的牙体比例在虚拟研究模型上建立理想的牙体解剖形态。为了提高形态设计的精确性，技师甚至还可以将虚拟蜡型的图像与口内扫描研究模型图像叠加后比对。最后，将虚拟蜡型方案3D打印出来，用于完成口内的诊断饰面。

第二种方案：数字化和传统方式结合

这个过程是先将口内扫描研究模型3D打印出来，然后牙科技师采用传统方式在3D模型上手工制作蜡型方案。

我们也可称之为"混合形式的设计途径"，因为数字化流程和传统方式在整个过程中各占一半。

> ❝ 第二种方案的蜡型制作与在石膏模型上的传统制作过程完全一致，区别是混合形式的途径还为技师提供了牙体形态和比例在三维空间内的详细数据，以作为蜡型设计的辅助和指导。❞

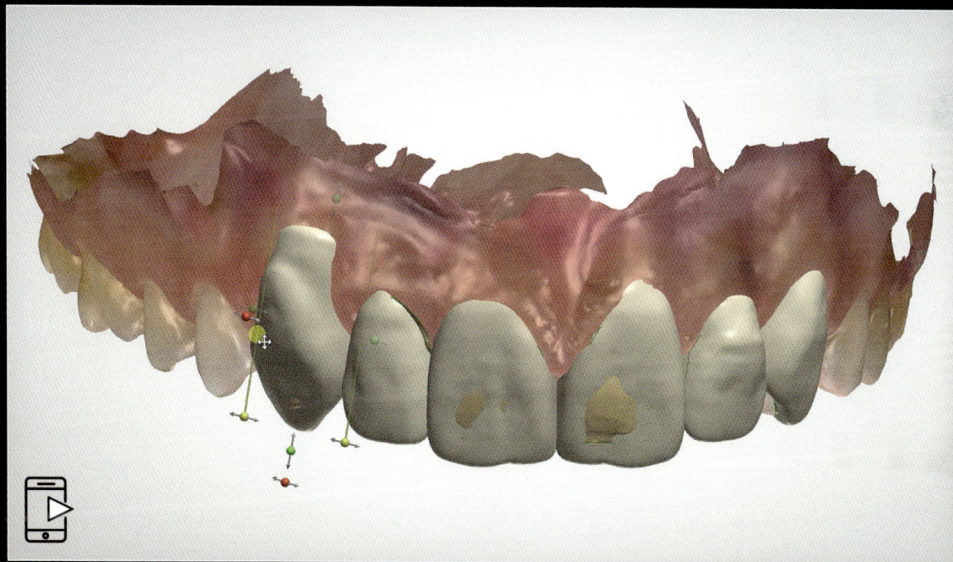

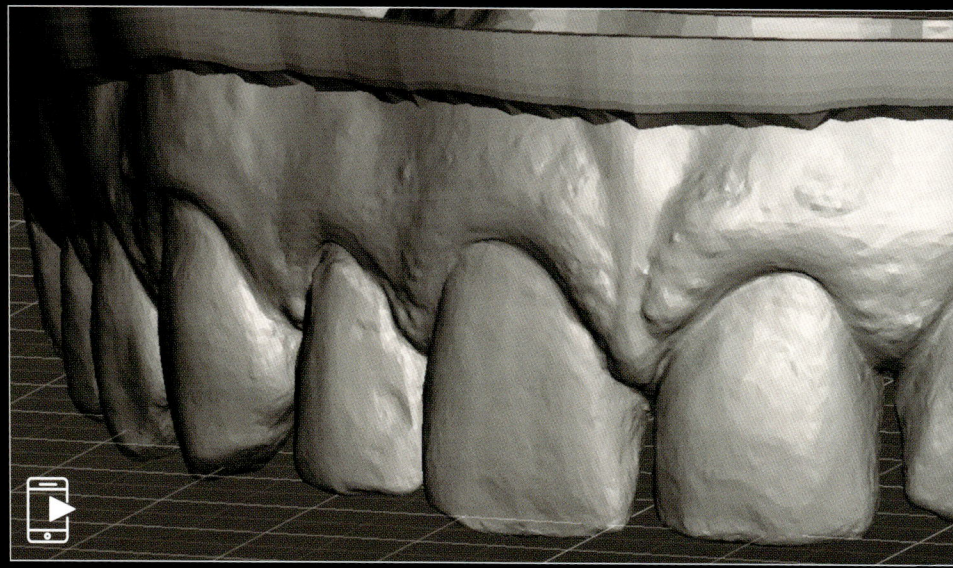

513

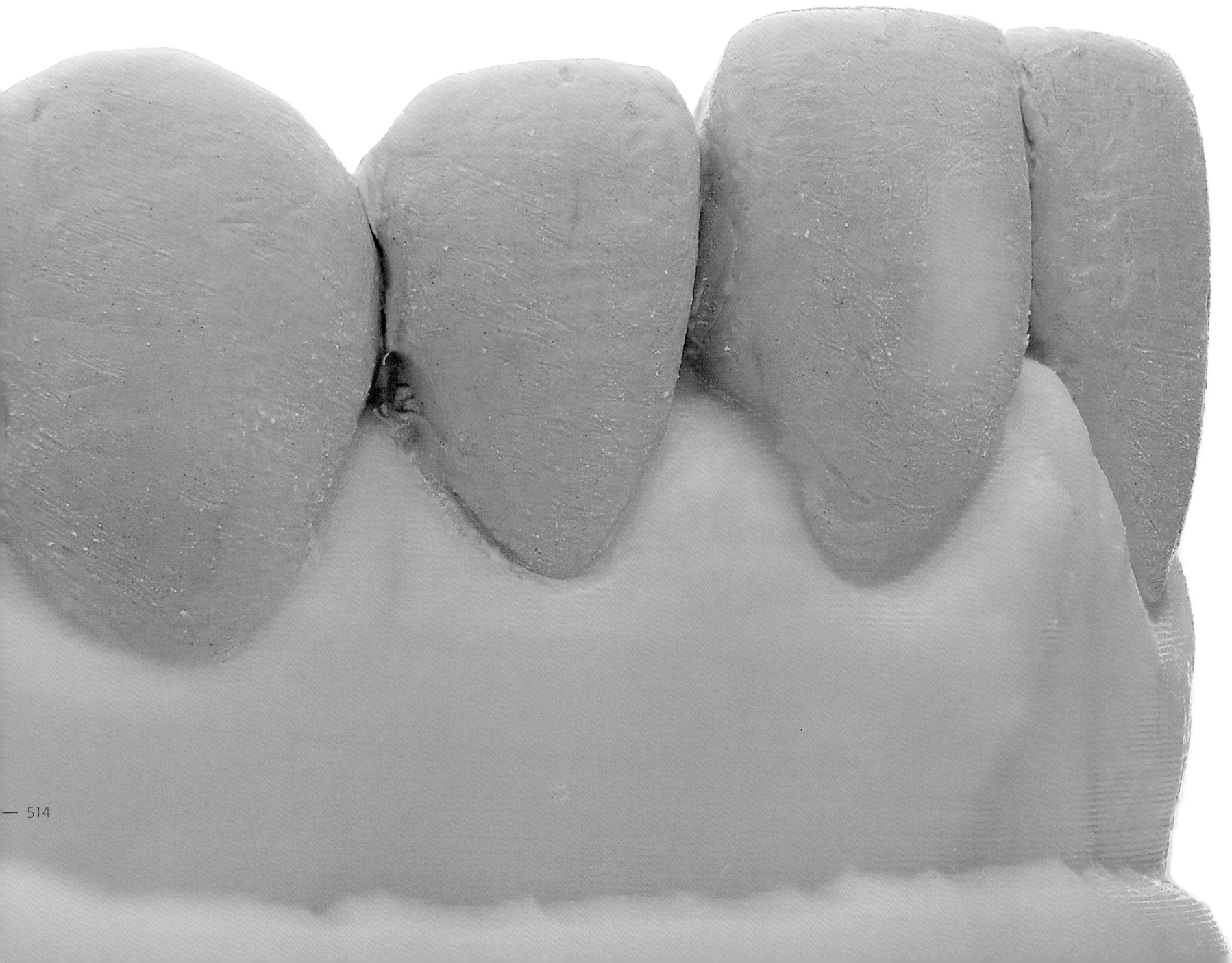

3D打印的口内扫描研究模型以及蜡型方案

为了确保颈部边缘有理想的密合性和精确性，本案例选择第二种蜡型制作途径方案，即数字化和传统方式相结合。尤其是经过牙龈切除术/冠延长术的案例，必须要考虑到最终的美学方案与全新的牙龈形态以及高度相互和谐。

也就是说，这类案例对颈部穿龈形态和前牙切缘都有很高的精确度要求，而目前的数字化还不能完全实现。

	优点	缺点
第一种方案： 100%数字化	→ 具有强大的数据库，能完全个性化设计牙体解剖形态。 → 时间和人力成本低。	→ 精确性相对不足。 → 穿龈形态的设计和识别比较困难。 → 牙面表征的精细程度相对不足。
第二种方案： 数字化和传统方式结合	→ 精确性高。 → 穿龈形态和前牙切缘的设计更理想。	→ 时间和人力成本高。

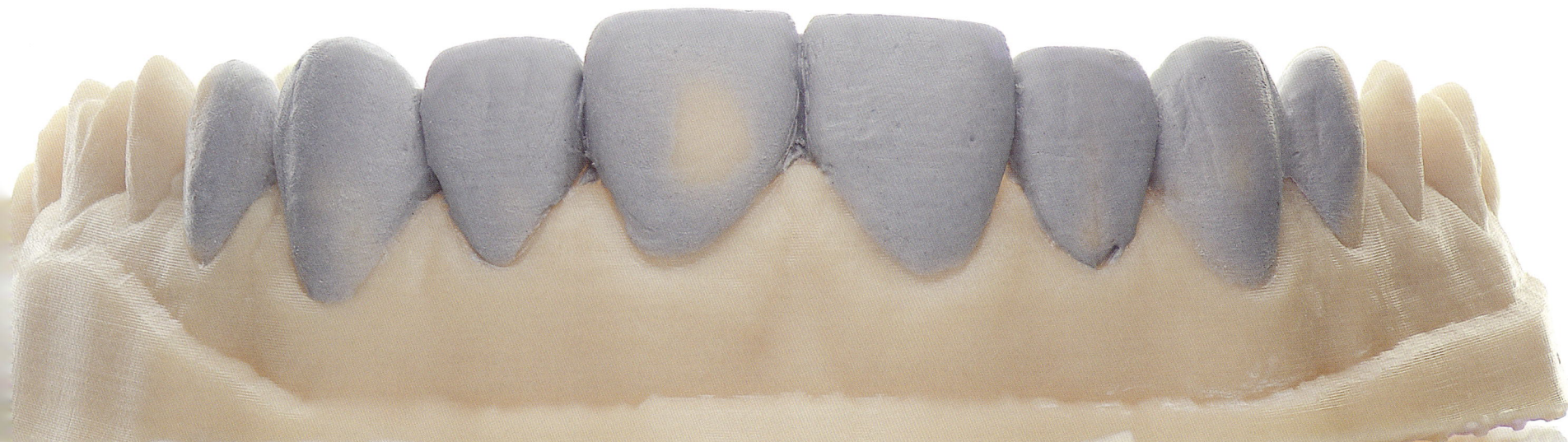

第二次诊断饰面

第二次诊断饰面的效果准确地体现最终的美学结果。每一颗前牙都恢复了天然牙的正常比例，而且它们在牙列中也占据了合理的空间大小，因而整个微笑牙列不仅显得十分和谐，与患者的面部关系也很融洽。

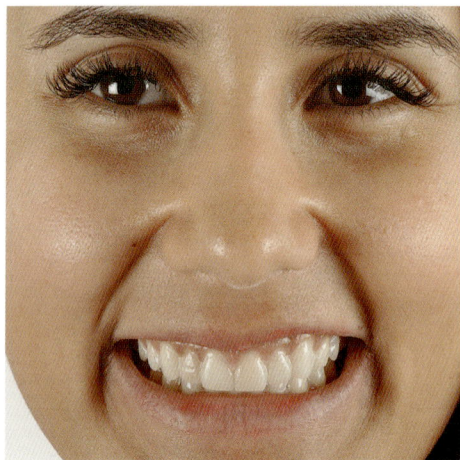

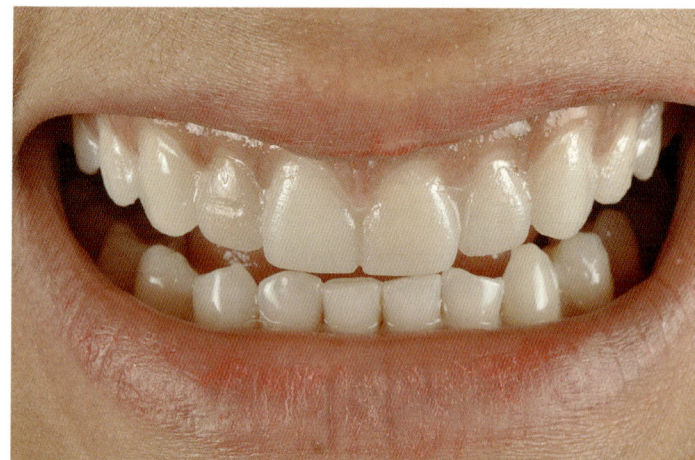

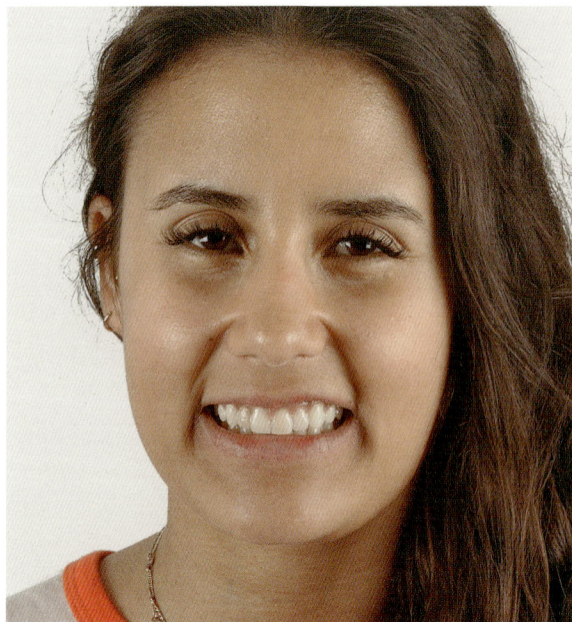

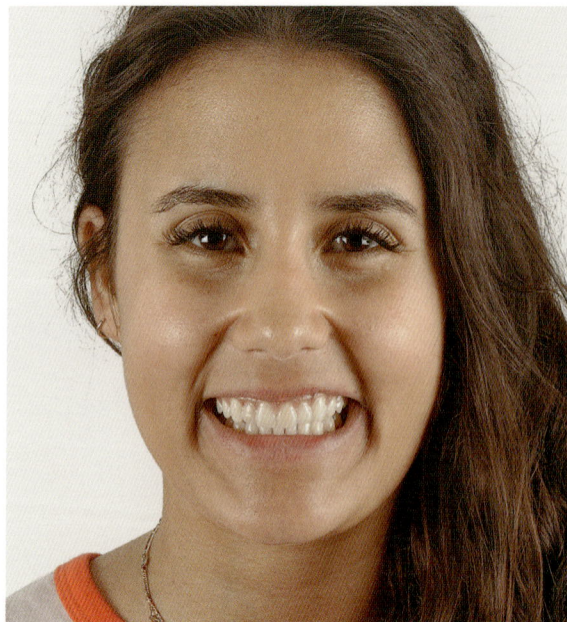

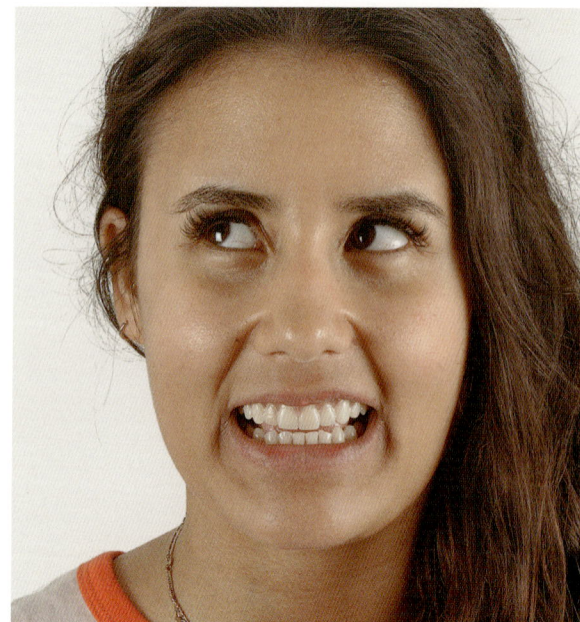

如何确定牙体外形？

第一种方案：传统

在传统模式下，牙体外形（尖圆、卵圆或方圆）的确定主要是基于患者的面型、口内初始条件、医生的临床经验和主观判断。

以本案例来说，我们会选择尖圆形的牙体外形。因为患者存在过小牙和散在牙间隙，在关闭缝隙和恢复正常牙体大小的同时三角形或尖圆形能从视觉上减轻这种明显的体积改变，而卵圆形或方圆形则"看"起来体积会大很多。

第二种方案：数字化（Rebel® concept）

牙体外形的确定基于数字化演算法。这种算法是先在患者的面部照片上选取28个参考点，从而得到患者的面型分类，再以此关联到牙体外形的选择。临床医生还需要以复合树脂和"自由手"直接法在患者口内模拟出上颌中切牙未来的切端位置，并且在树脂堆塑前后都要进行口内椅旁扫描。Visagismile数据库读取到扫描图像，生成stl格式文件，完成方案设计再传回给临床医生，形式既可以是实体模型（3D打印），也可以是虚拟模型（stp格式文件）。

> 当今的数字化软件（Visagismile）已经可以实现患者面型和牙体外形的识别与匹配。

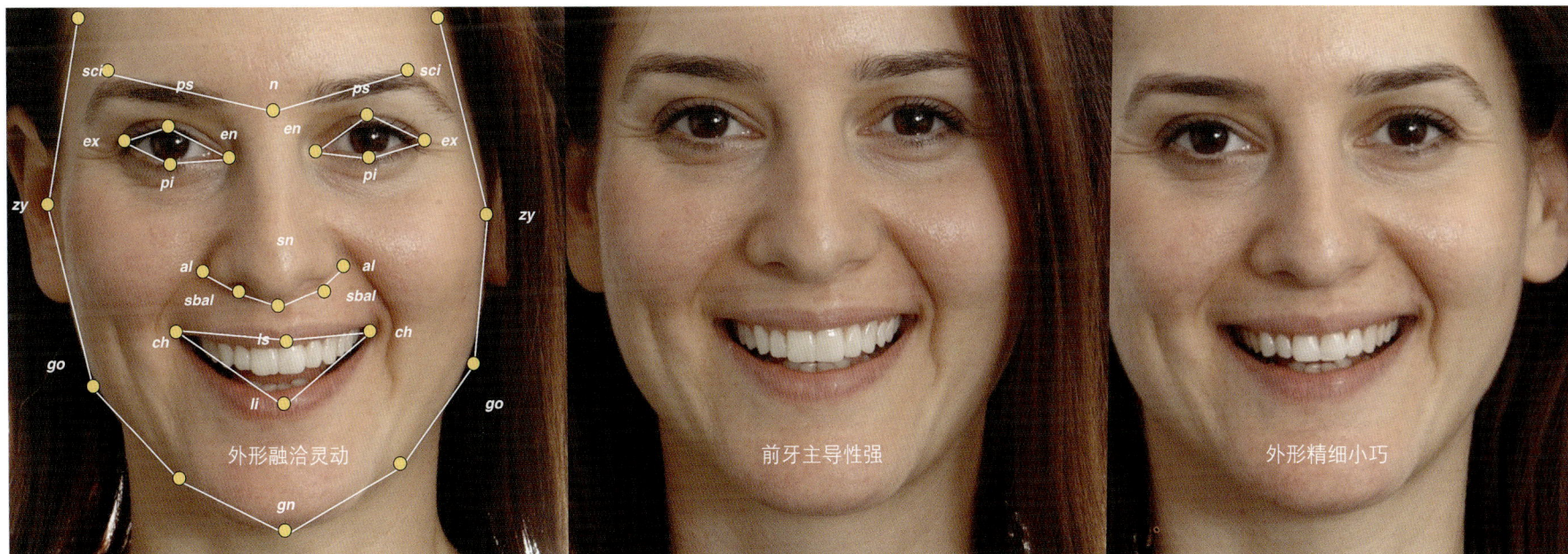

外形融洽灵动

前牙主导性强

外形精细小巧

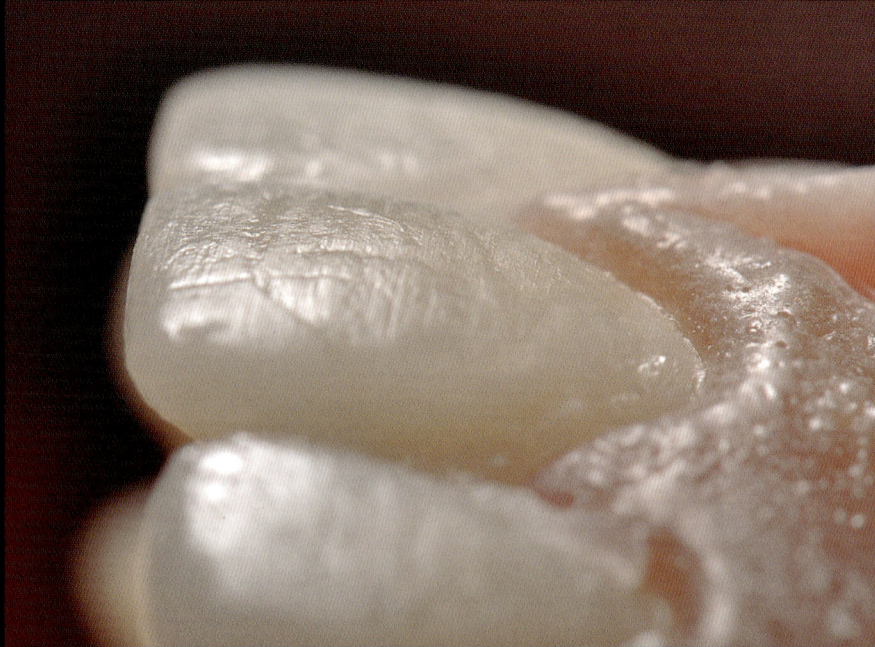
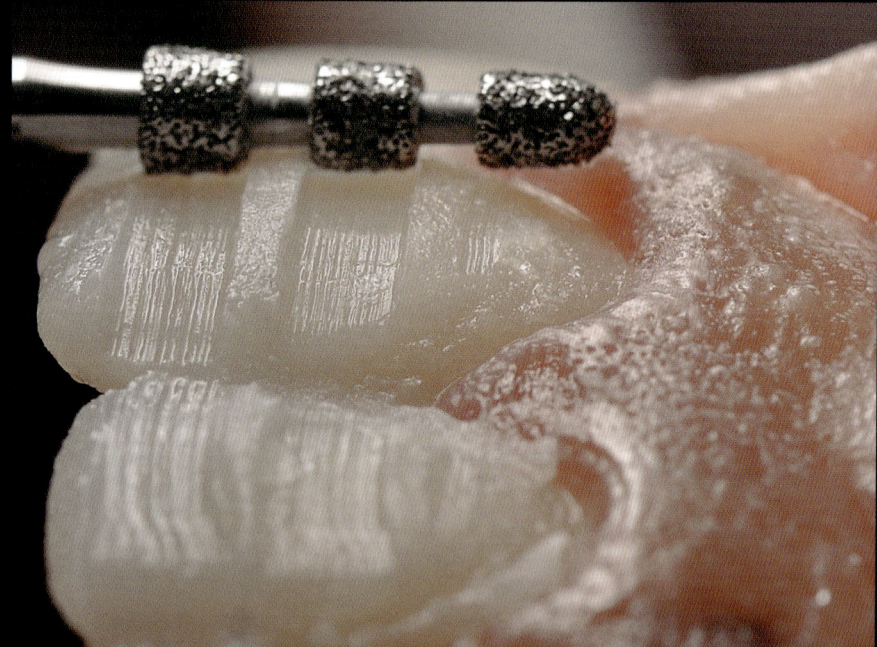
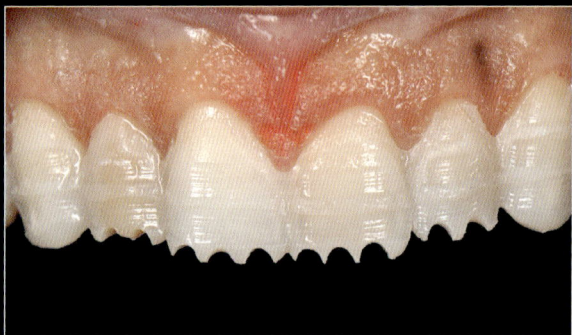
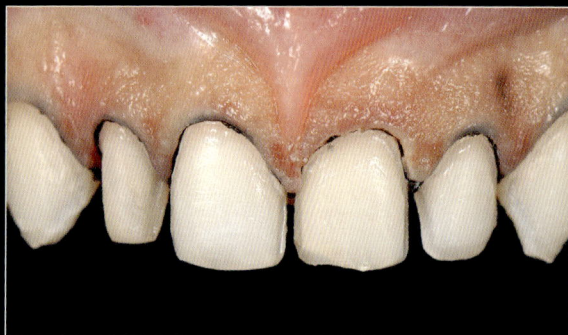
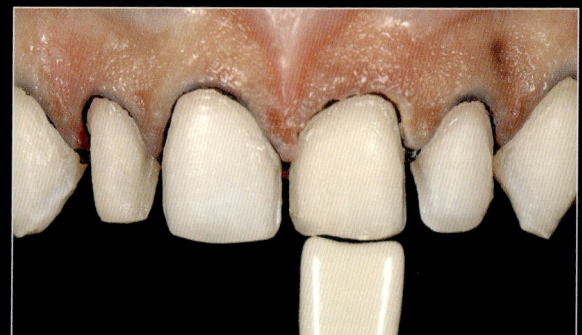
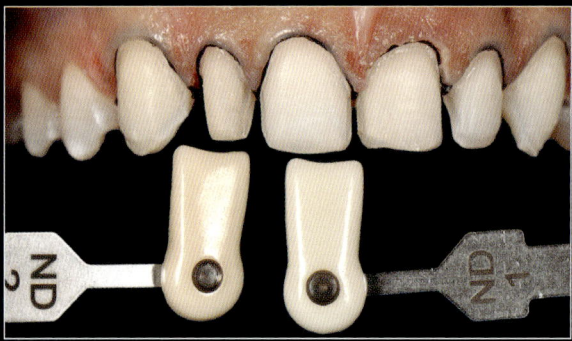
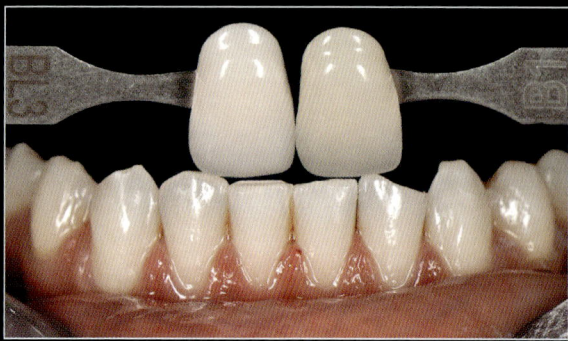
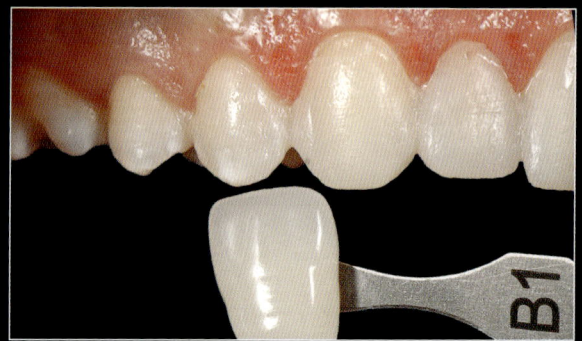

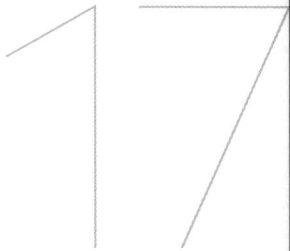

> *在制备后的口内扫描时，将排龈线保留在龈沟内，以便于获得清晰的颈部边缘影像。*

以牙医的视角操作

牙体制备以及数字化印模

当医生和患者共同确认了美学方案之后，医生在椅旁口内扫描第二次的诊断饰面。技师将根据口内扫描数据来制作最终的修复体。由于口内诊断饰面与蜡型方案难免会存在大小或位置上的差异，又或者口内有调整，所以不建议只是口外扫描蜡型方案给技师参考。

牙体制备始终遵循与前述章节一致的原则和流程，从牙面定深开始，逐步完成：

→ 在诊断饰面的基础上做定深沟：注意控制制备深度。

→ 去净旧树脂充填体：左侧上颌中切牙和右侧上颌侧切牙。

→ 预备体形态的设计：本案例由于存在牙间隙，所以为了保证贴面能有符合天然牙的穿龈形态，制备涉及完整的邻面。

→ 唇面制备时车针应沿3个角度轴向操作。

→ 颈部边缘采用齐龈或者龈上水平。

制备完成后，采用特殊比色板对预备体牙面做比色（Natural Die，义获嘉伟瓦登特）。最终的理想牙色取决于对颌牙在美白的颜色结果。

CAD/CAM

尽管在传统模式下我们可以通过硅橡胶导板来检查每颗牙齿的制备量，但是数字化技术（比如，数字化取模和设计软件）在这方面能提供更加精准的评估。

CAD（计算机辅助设计）软件程序将第二次诊断饰面的扫描图像与预备体扫描图像进行叠加处理，然后我们再通过软件功能调节每个模型图像的不透明度，从透明性差异上就能明显看到二者的体积差，判断制备量是否充分。而且，数字化还能提供三维视角，而硅橡胶导板经过切分也只能提供一维或二维视角下的评估。

简而言之，对数字化扫描后的图像做叠加处理（最终美学方案的图像与预备体图像），就能在椅旁即刻评估牙体的制备量。如果发现制备量不足，那么医生只要重复制备步骤，完成后再次扫描口内预备体就可以了。

从另一方面来说，传统途径无法实现那么精准的制备量评估，数字化技术可以为牙体微创制备提供指导和辅助。

> **数字化途径能辅助椅旁即刻评估牙体的制备量是否充分和均匀。**

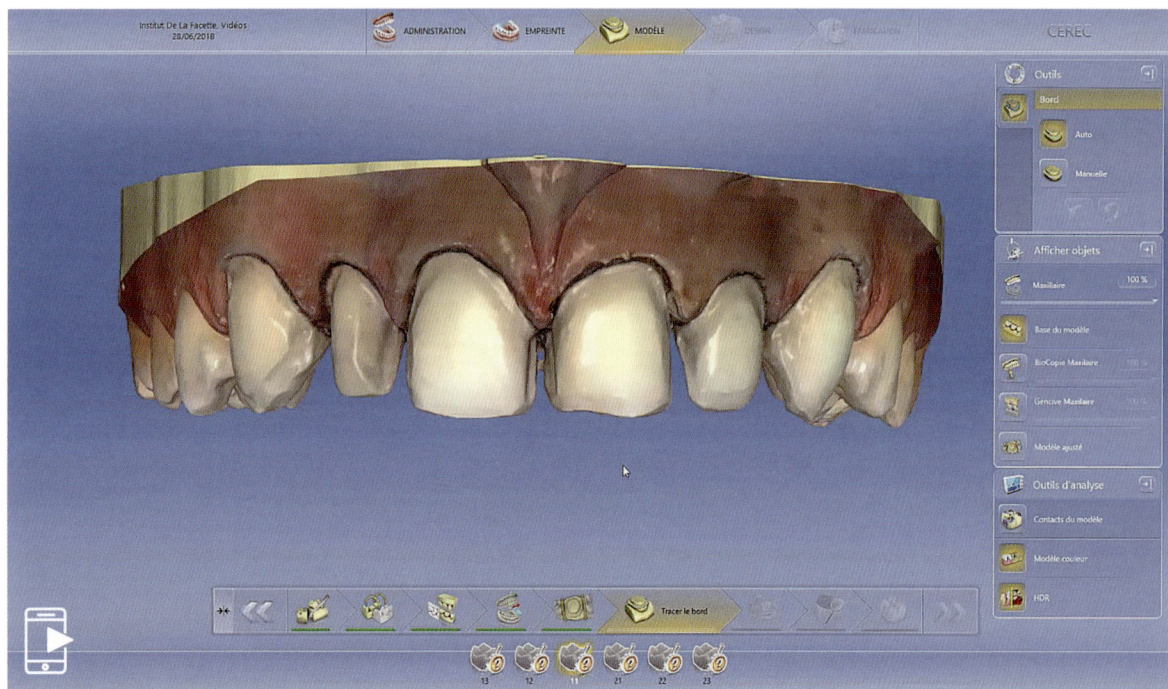

CAD软件的大多数功能其实都与传统操作相近或一致，甚至还包括虚拟𬌗架的功能。与传统𬌗架的操作相似，我们也是根据功能和美学的相关参数，将数字化模型安放到虚拟𬌗架上。

此外，医生在预备体的数字化模型上标识出边缘位置之后还能选择软件中的"代型分割"功能。这样一来，在椅旁就能即刻评估预备体边缘的完成质量了。如果有必要，还可以再次口内调磨预备体并再次数字化扫描。

通常来说，建议在龈沟内放一条或两条排龈线，尤其当颈部边缘在齐龈时。本案例的颈部边缘虽然在龈上，但为了数字化扫描能明确辨识边缘，我们仍保留了一条排龈线在龈沟内。

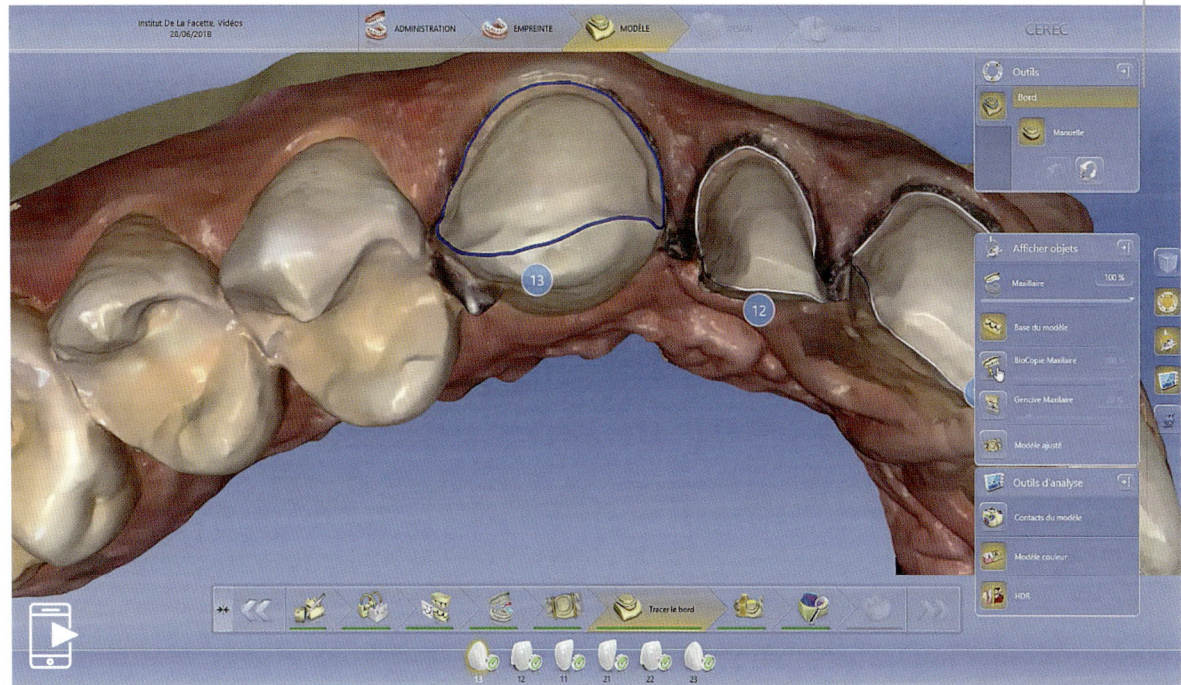

66 *勾画边缘位置是*
操作预备体虚拟模型的第一步。 **99**

牙科技师会接收到口内扫描的stl格式文件，然后他/她为每个预备体选择"生物复制（biocopy）"模式，再将数字化蜡型方案与预备体虚拟模型做叠加处理。接下来，软件就能根据美学方案测算和设计出最终的修复体形态。

在检查和确认数字化生成的贴面形态之后，技师就可以开始切削制作每一个贴面了。他/她先要在软件中正确摆放贴面在切削块中的位置，以及选择合适的瓷块颜色。

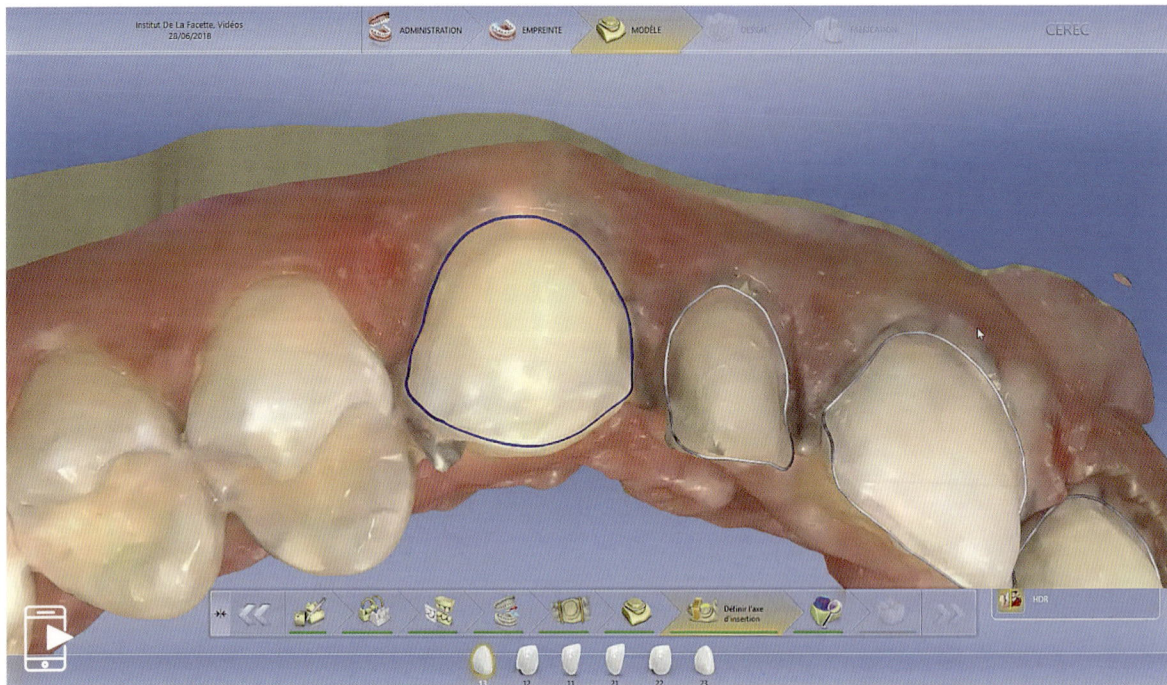

本案例选择IPS Empress CAD Multi渐变瓷块（义获嘉伟瓦登特）。这种瓷块的研发初衷就是针对全解剖形式制作而不是分层堆瓷，因而瓷块本身就已具有颜色梯度的渐变效果。

这种渐变效果在软件屏幕上表现为从白色到红色（饱和度最高）的渐变。贴面颈部的颜色饱和度最高，处在红色区域。

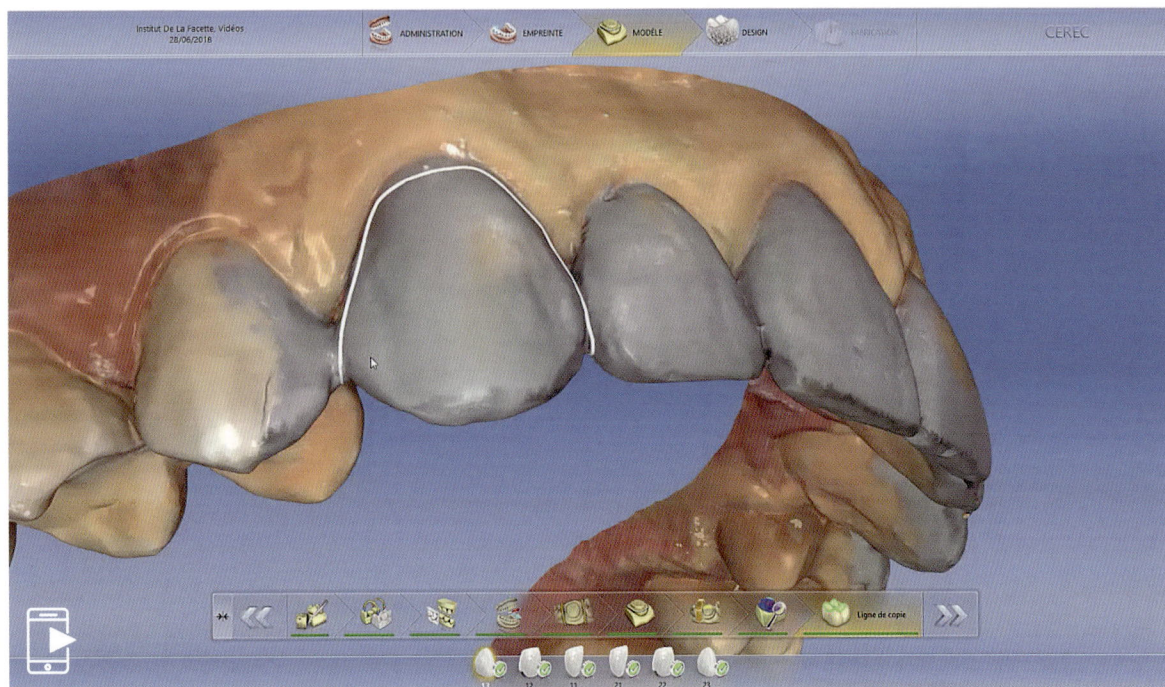

在本案例我们切削了两组贴面，为的是比较由技师和医生完成精修和上色对贴面美观性的影响。

第一组：数字化切削的贴面+由医生完成上色（牙医Christian Moussally）。

第二组：数字化切削的贴面+由技师完成精修和上色（技师Hilal Kuday）。

切削完成后，两组贴面都放在实体模型上检查并调整了邻接触。我们观察到贴面在主模型（无论是石膏模型还是3D打印模型）上的就位都产生了不同程度的误差，需要做适当调整：厚度变化、邻接触不均匀、简化的解剖形态，以及穿龈形态不正确。

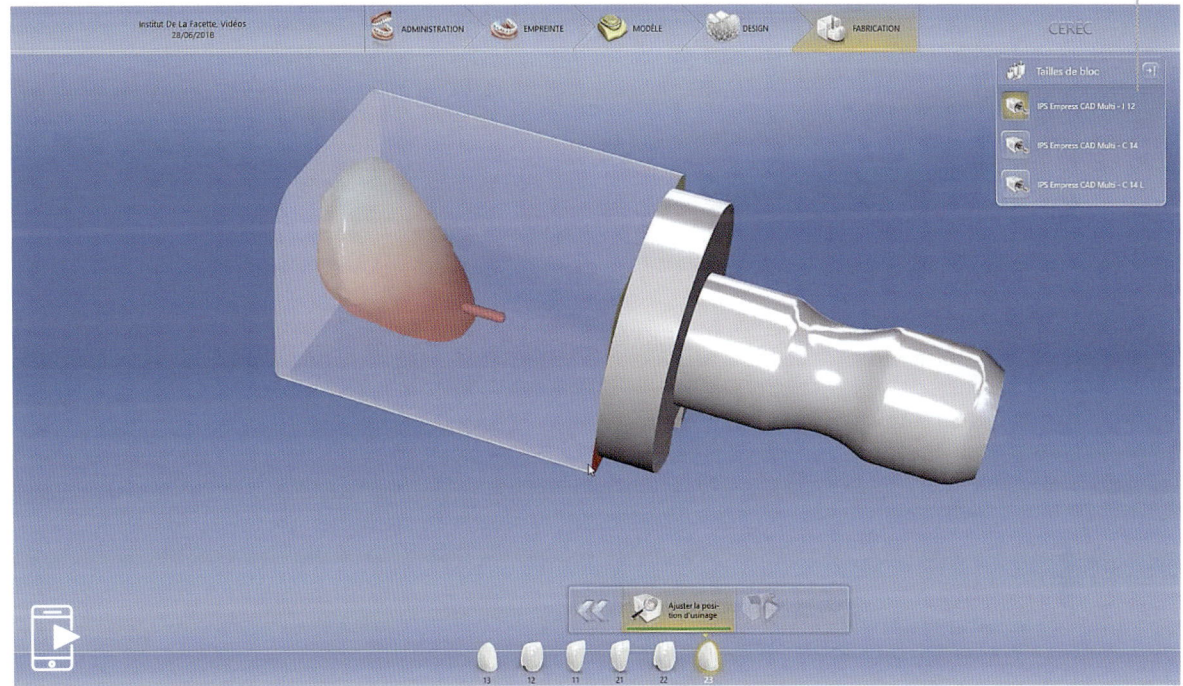

瓷块选择B1或BL3。

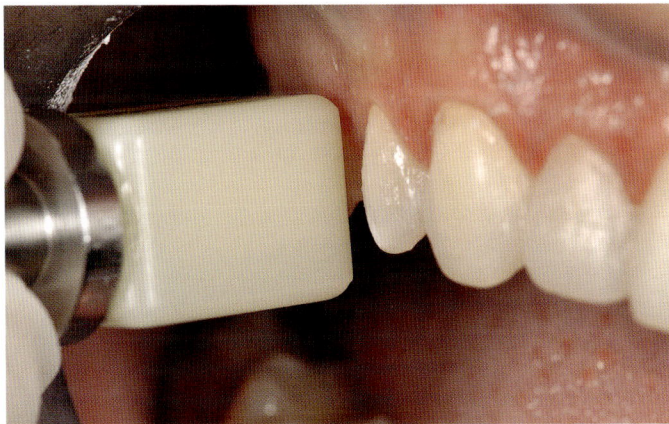

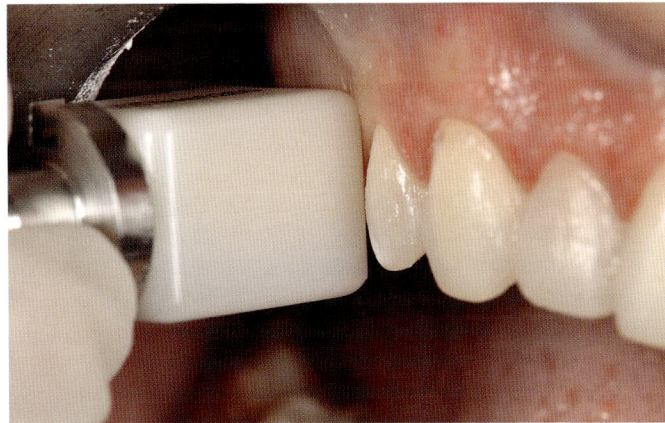

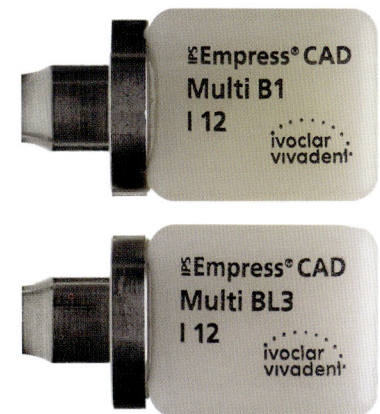

由技师完成形态精修

为了获得最理想的美观效果，技师对切削后的贴面进行了一系列精修操作。在精修时，始终要遵循瓷层的最小厚度要求（用铅笔在贴面内侧画上黑色线条，从视觉上实时判断调磨的厚度和均匀性）。

精修这一步还能调整由于切削制作产生的体积误差。牙科技师会针对以下几个方面做形态精修，而这些完全是基于技师对牙体解剖学知识的娴熟掌握。

→ 唇轴角。

→ 颈部形态。

→ 切缘细节。

→ 唇面的宏观和微观表征，调磨车针的颗粒度要从粗到细依次使用。

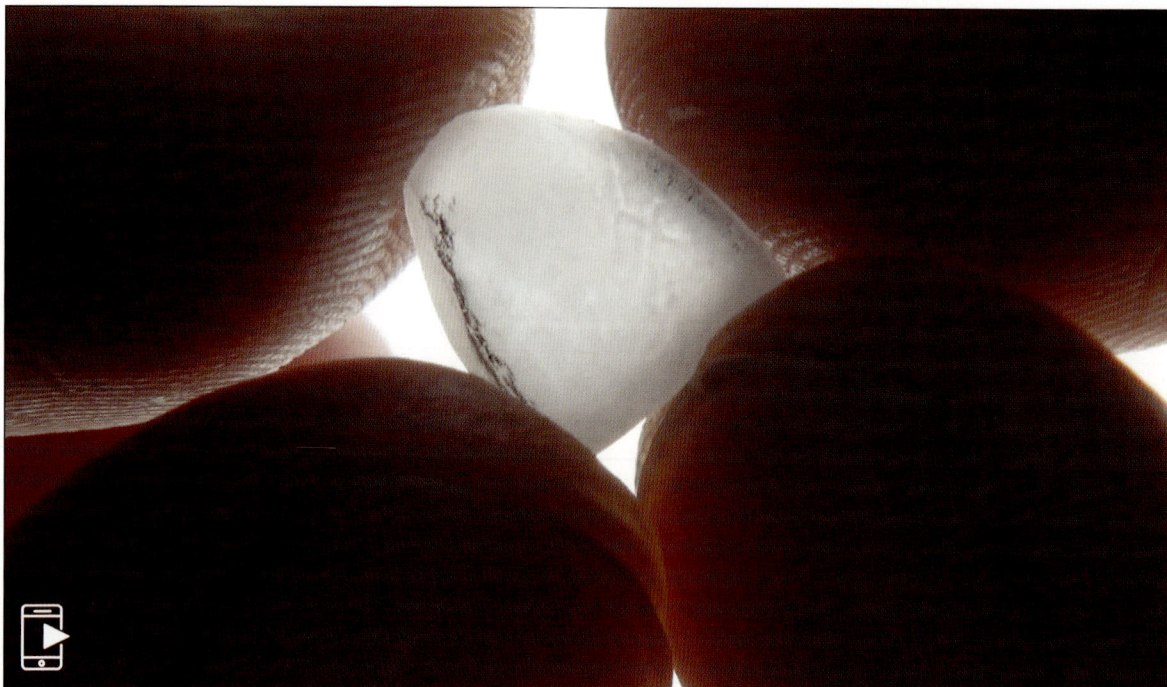

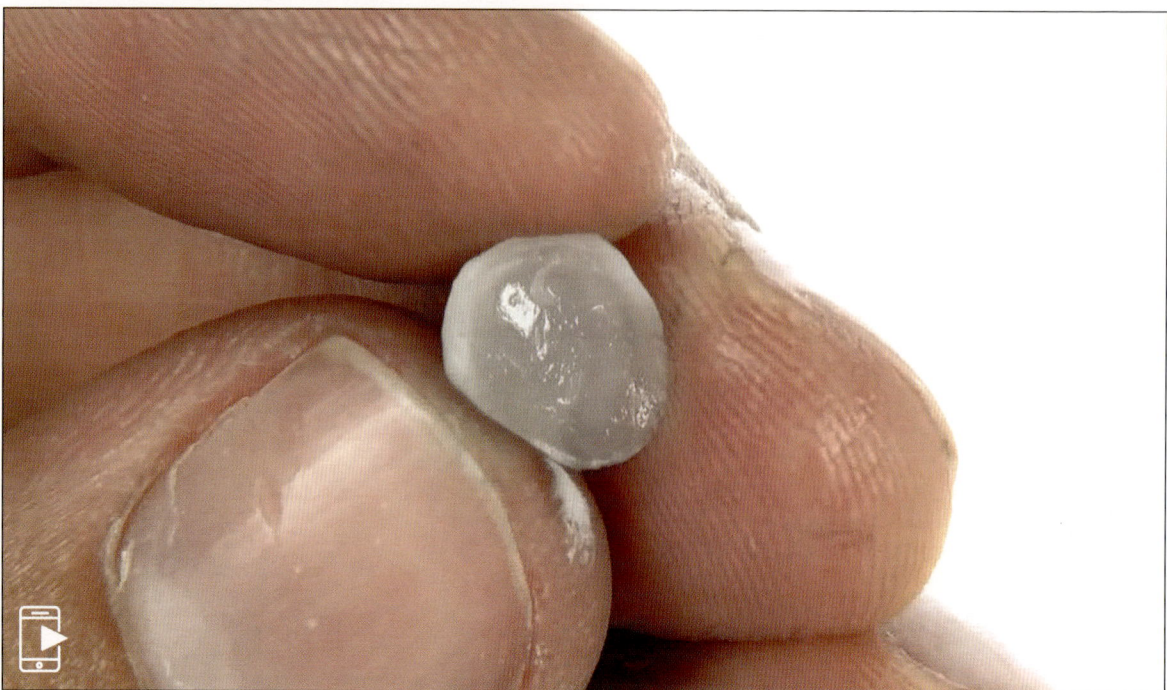

数字化技术可用于贴面的设计和切削，但是牙科技师的角色依然很关键，她/他能精修由切削产生的体积误差，并且决定了患者的个性化微笑美观。数字化工作流程的最常见问题是得到体积过厚、过大的修复体。

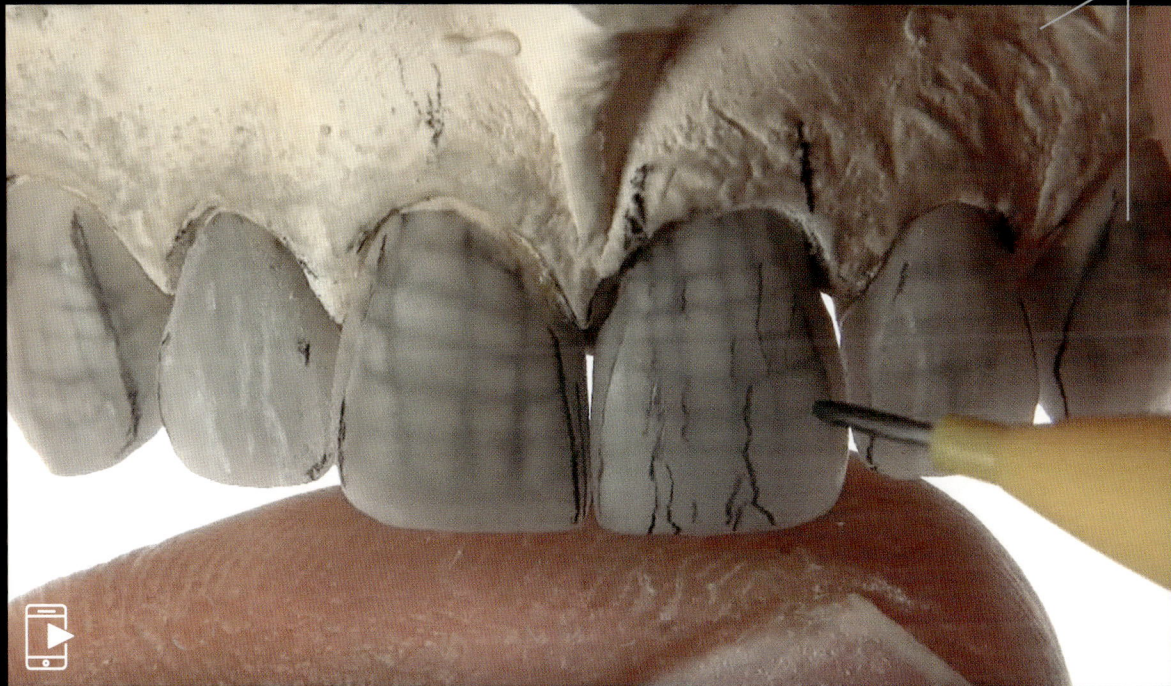

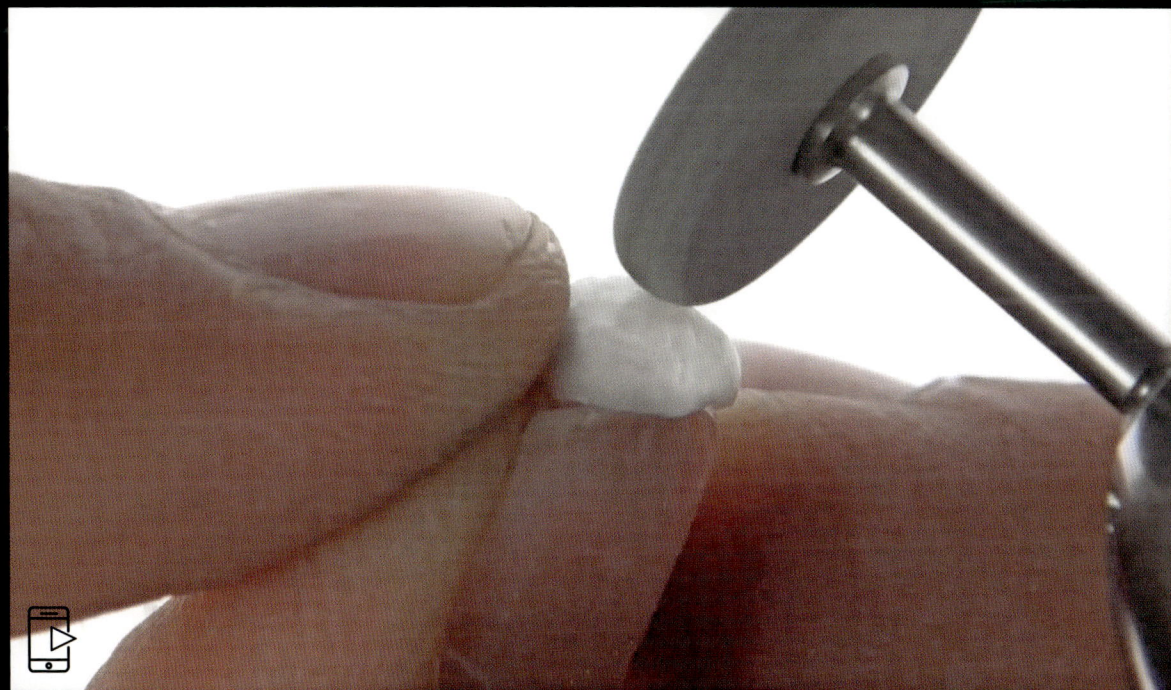

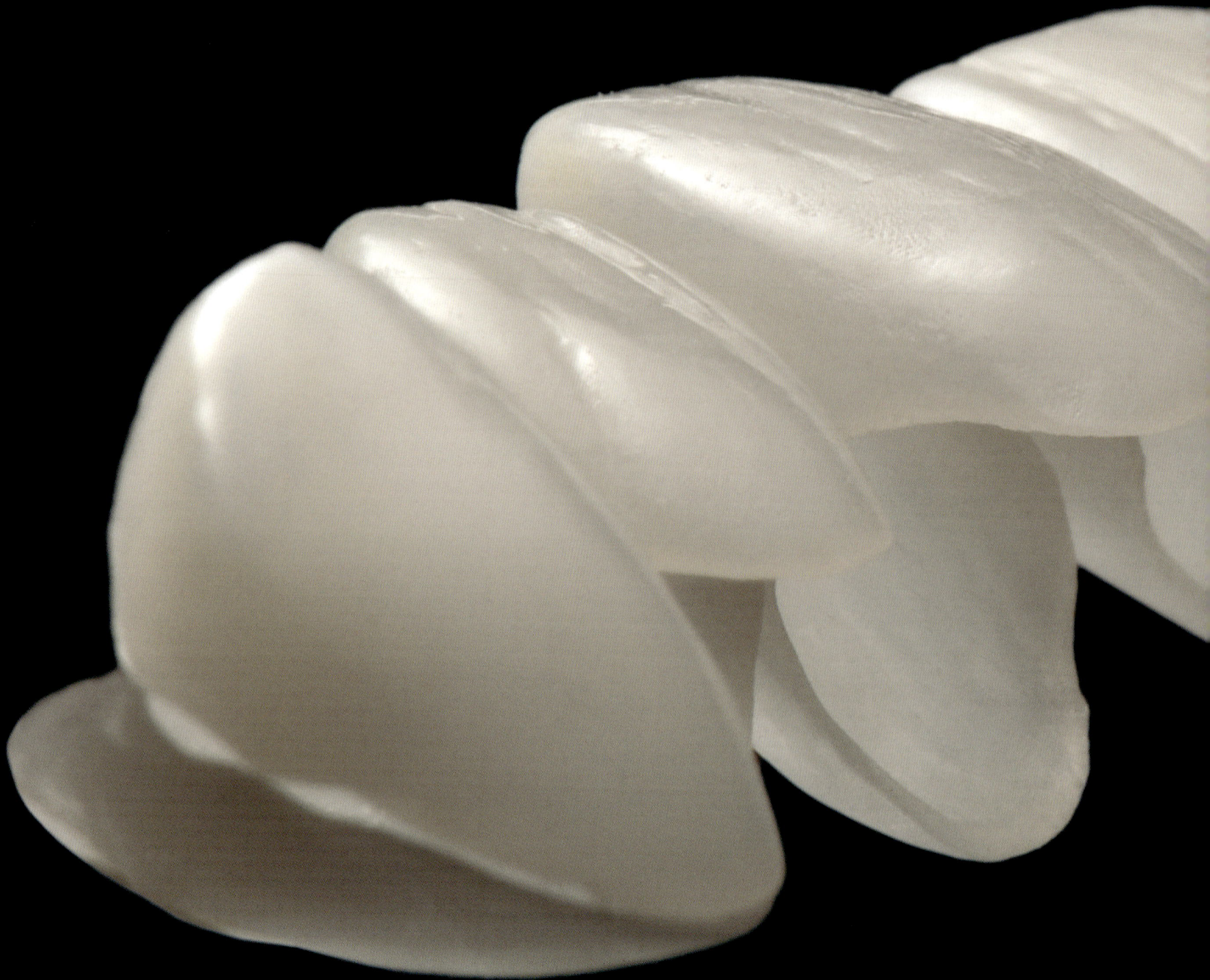

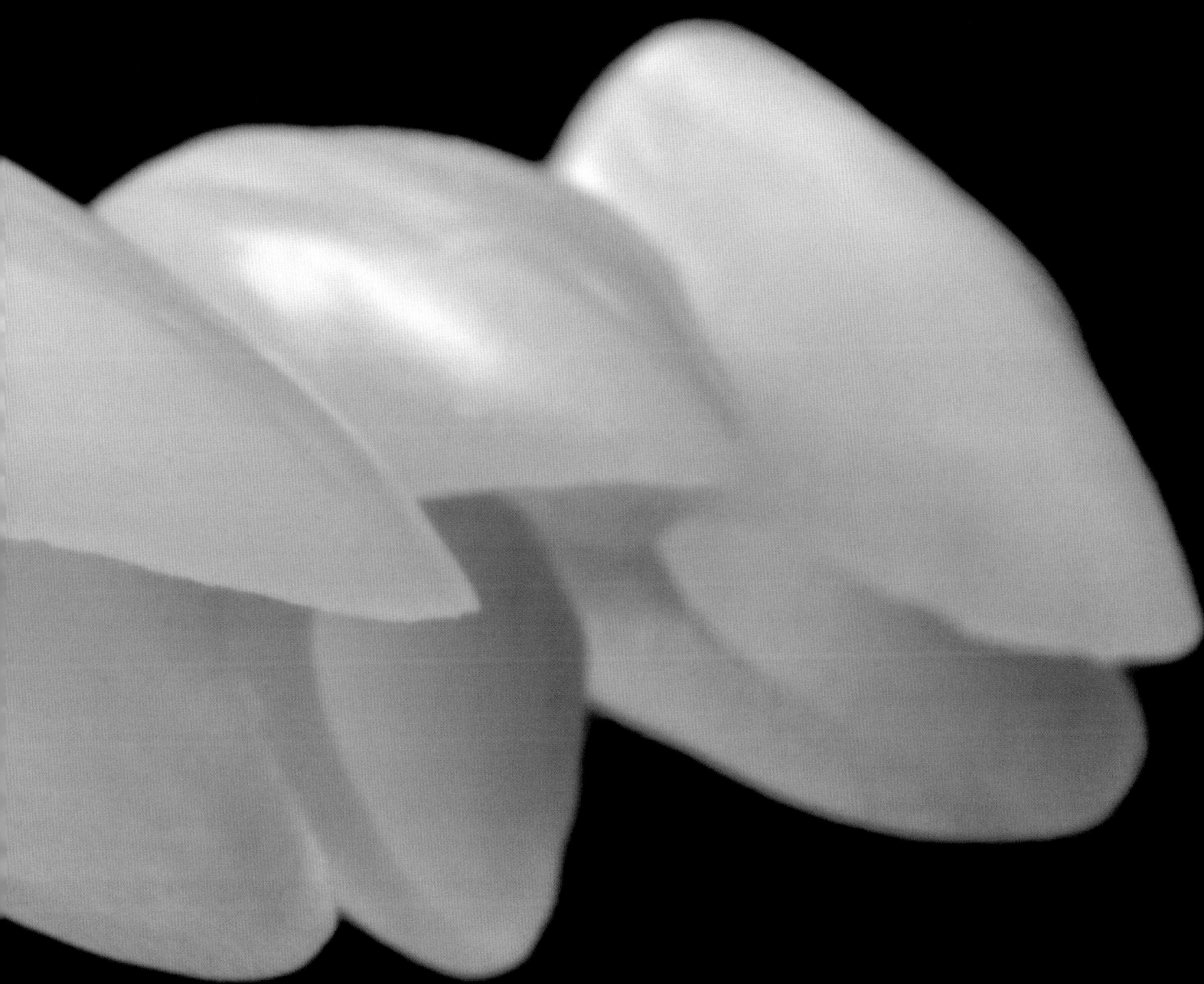

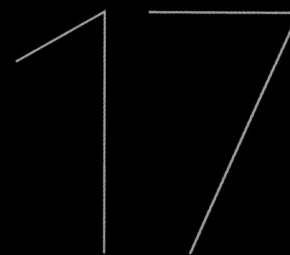

66 *白榴石增强型瓷块（IPS Empress CAD）*
切削的贴面最小厚度是0.5mm。 **99**

由技师完成上色

在形态精修之后，技师继续完成切端和邻面的上色加强，包括乳光性、半透性和表面特效（转线角高光亮、牙面钙化斑等）。

最后将贴面就位到树脂代型上检查颜色美观。树脂代型的作用是模拟基牙面颜色，保证贴面在口内也能达到一样的效果。

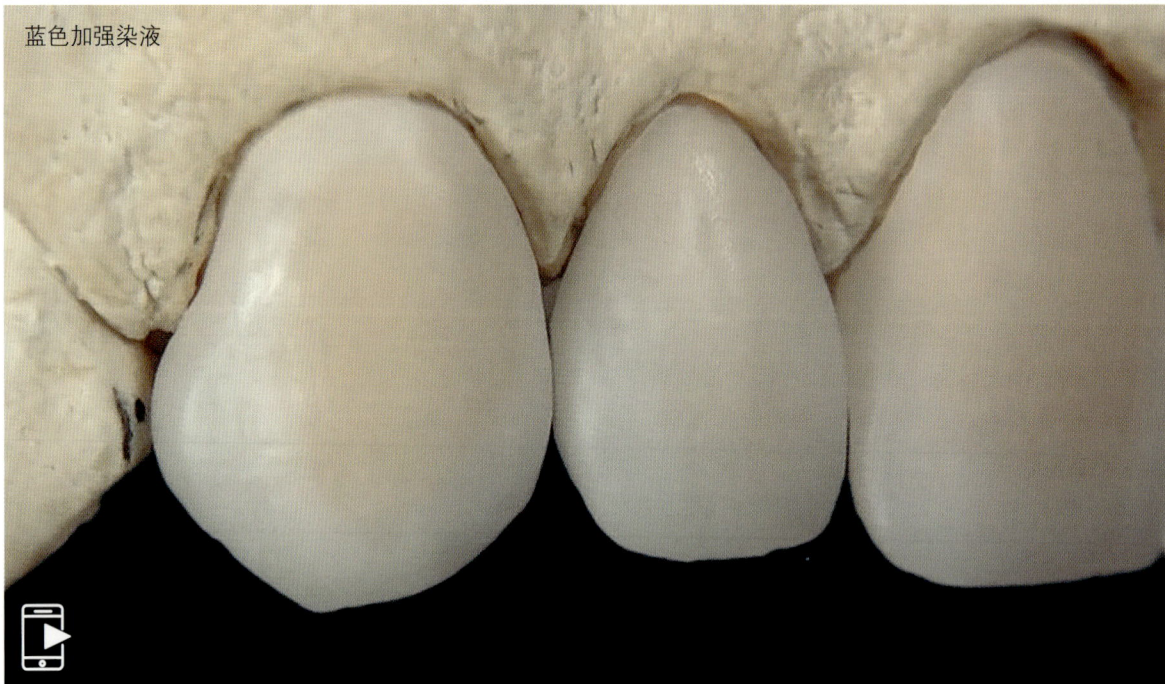

蓝色加强染液

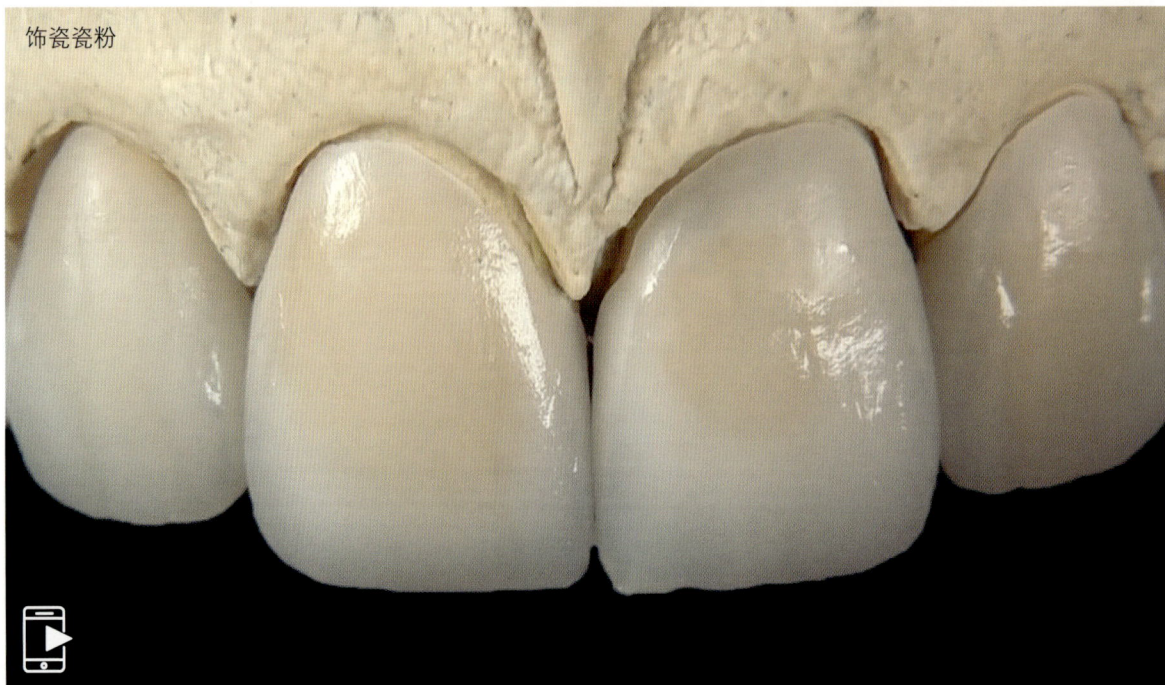

饰瓷瓷粉

将贴面就位在树脂代型上，以模拟最终在口内的美学效果。

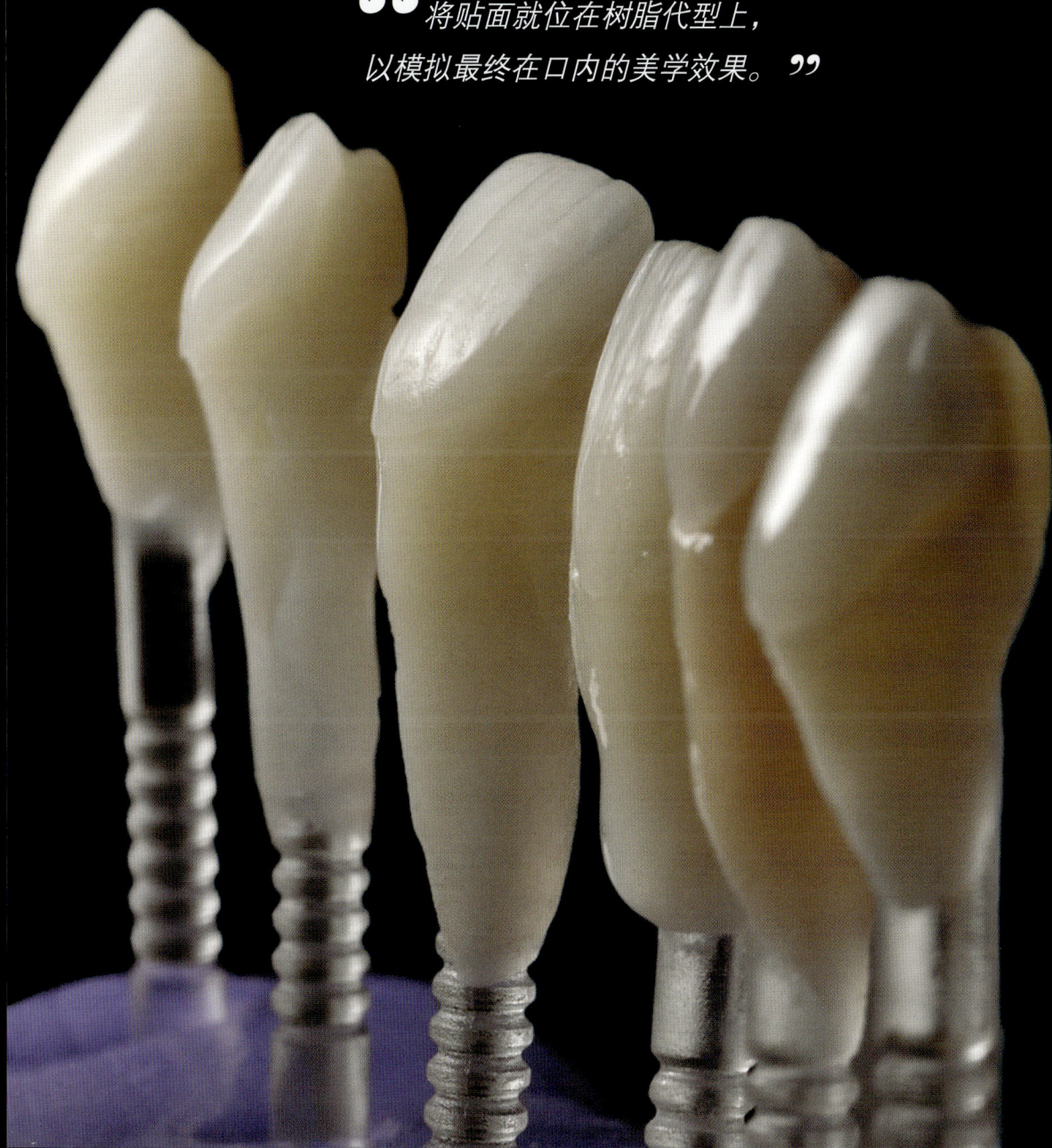

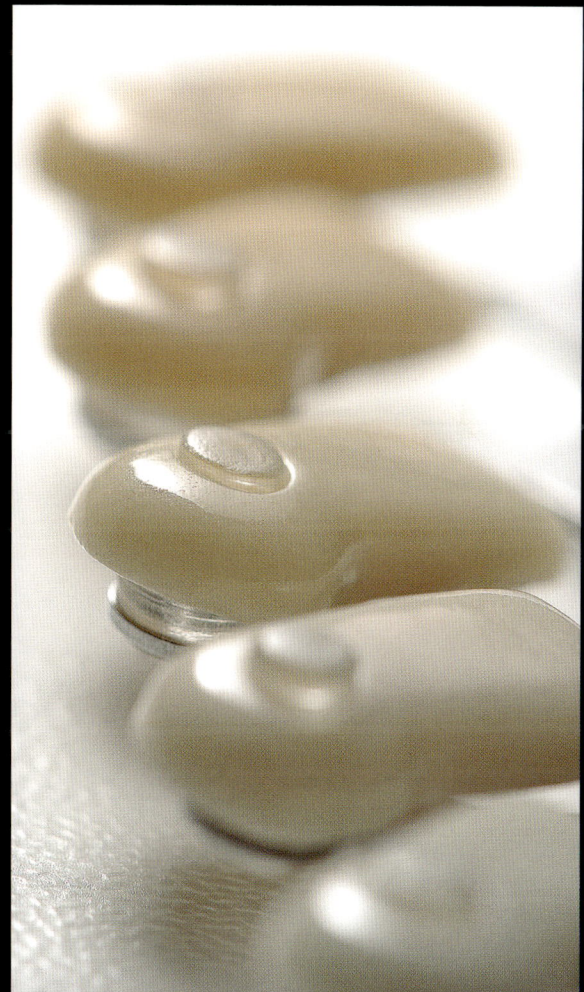

口内试戴

牙科技师有充裕的时间对贴面做精修和上色处理，而临床医生在椅旁一般只能完成上色。

出于教学研究的目的，我们制作了两组贴面：

→ 第一组：采用IPS Empress CAD Bl 3瓷块切削制作，再由医生完成上色。

→ 第二组：采用IPS Empress CAD B1瓷块切削制作，再由牙科技师完成精修和上色。

逐一比较每个牙位上的贴面，我们得出以下结果：

→ 从口内照片看，两组贴面的美观效果都令人满意，但患者认为组1的贴面更大。

→ 两组贴面在视觉上的体积差异很明显，大约相差20%。

→ 第二组的贴面更符合我们制订的美学方案，在尺寸大小上更加精巧。

→ 第一组贴面的表征相对单一和简单，在细节呈现上无法与技师制作的效果相媲美。事实上，牙科技师在牙体解剖学知识和精修技能上要比临床医生更有优势。

（1）第一组：贴面经过切削后，由医生完成上色。

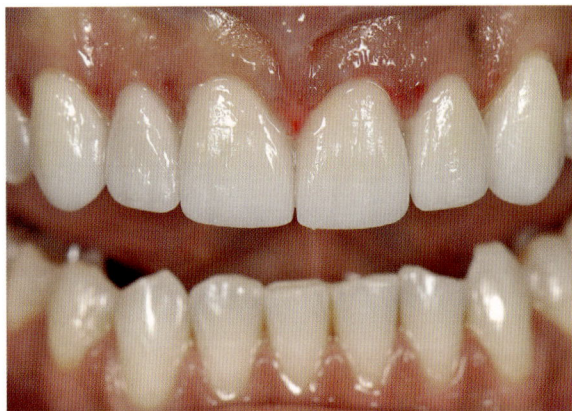

（2）第二组：贴面经过切削后，由牙科技师完成精修和上色。

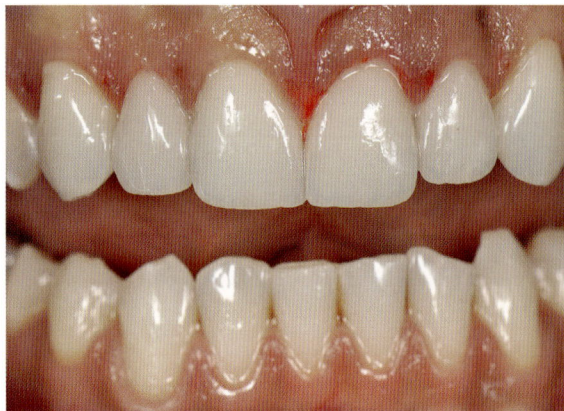

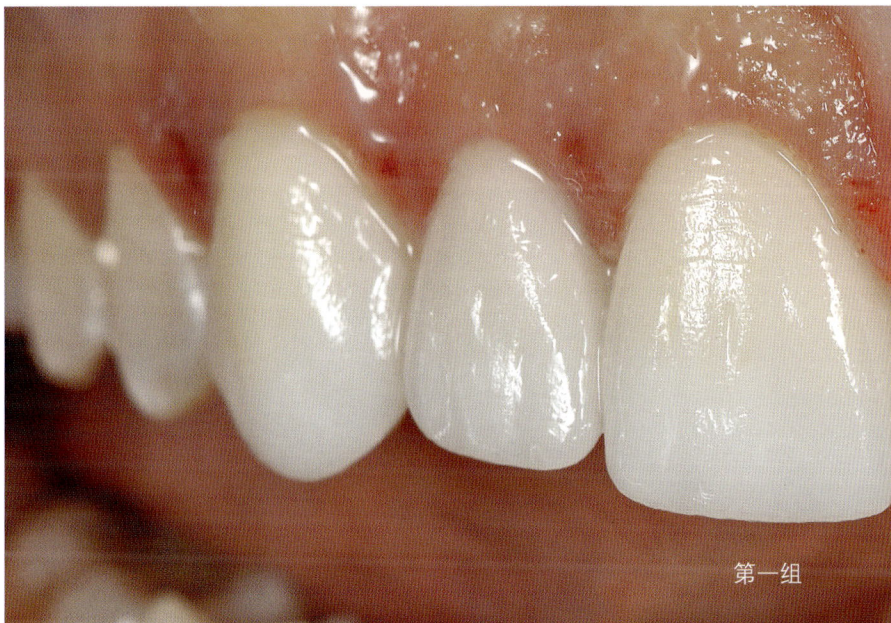
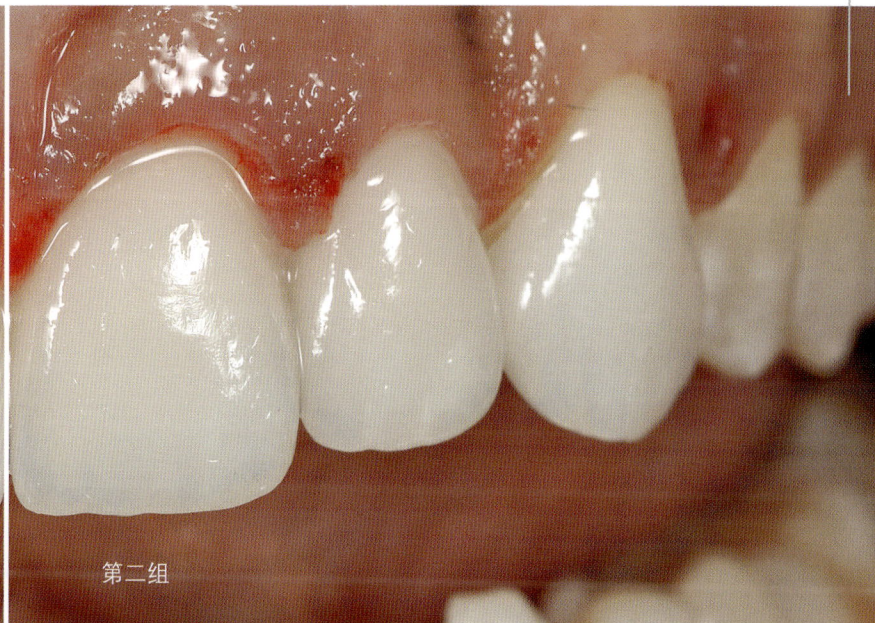

第一组　　　　第二组

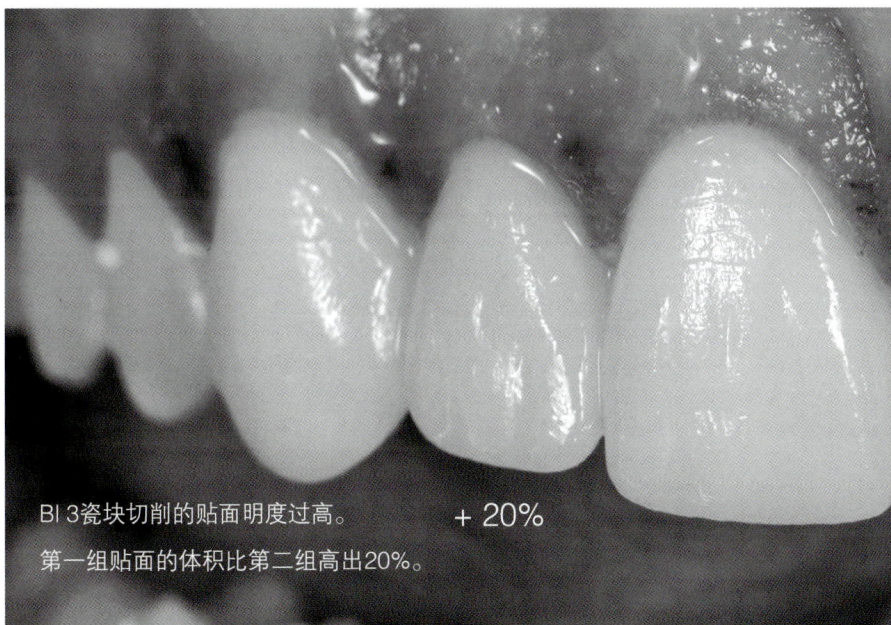
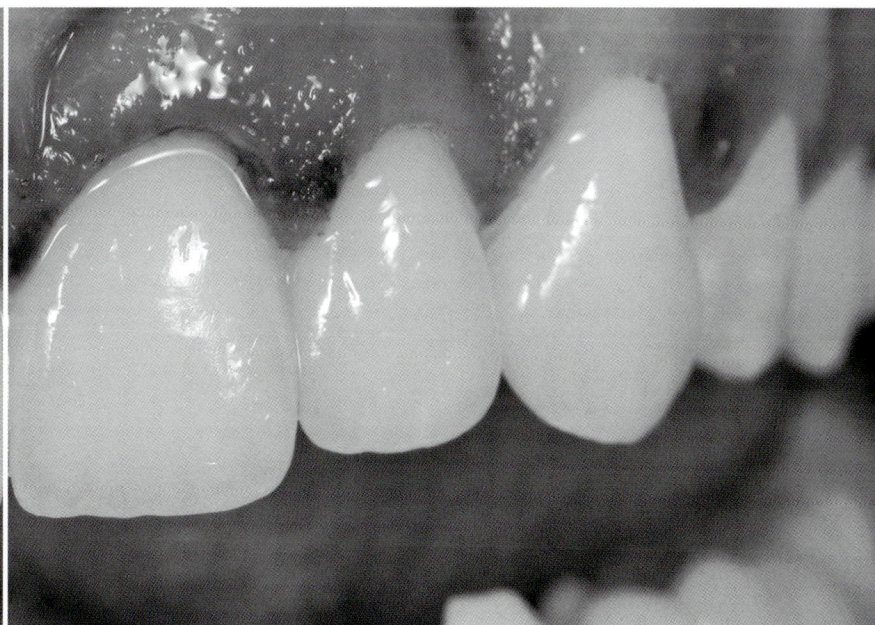

BI 3瓷块切削的贴面明度过高。

\+ 20%

第一组贴面的体积比第二组高出20%。

粘接流程

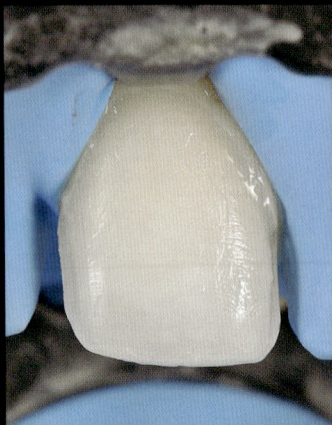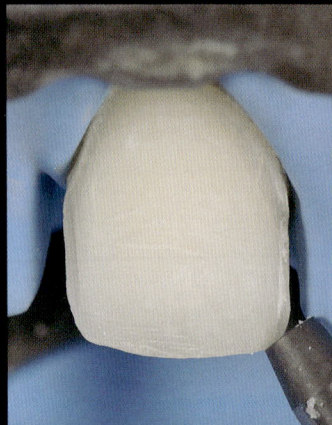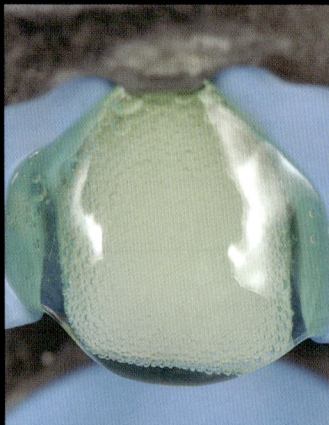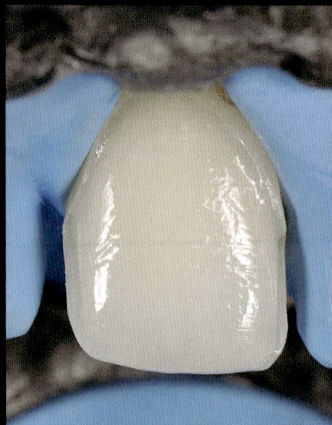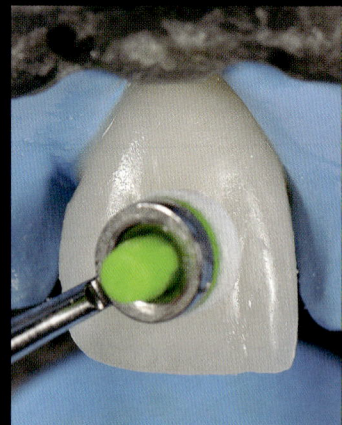

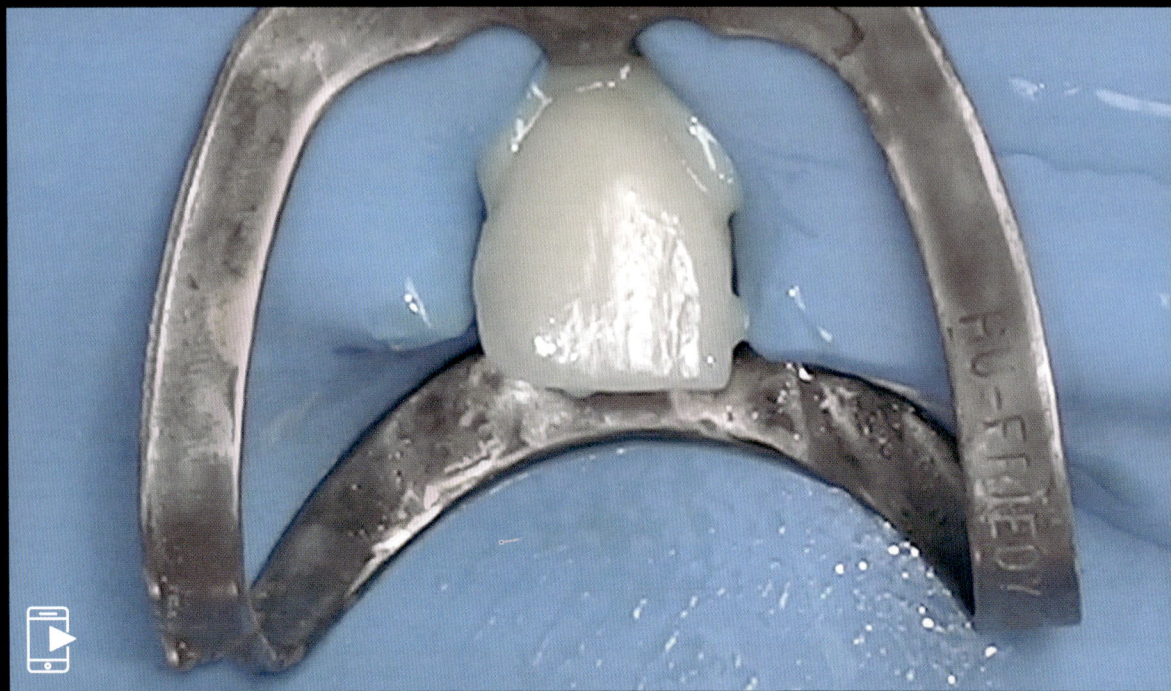

材料

→ 诊断饰面：Luxatemp Star B1 (DMG)

→ 全瓷：IPS Empress CAD Multi渐变瓷块B1（义获嘉伟瓦登特）

→ 粘接水门汀：Variolink Esthetic Light（义获嘉伟瓦登特）

→ 粘接剂：All-Bond Universal (Bisco)

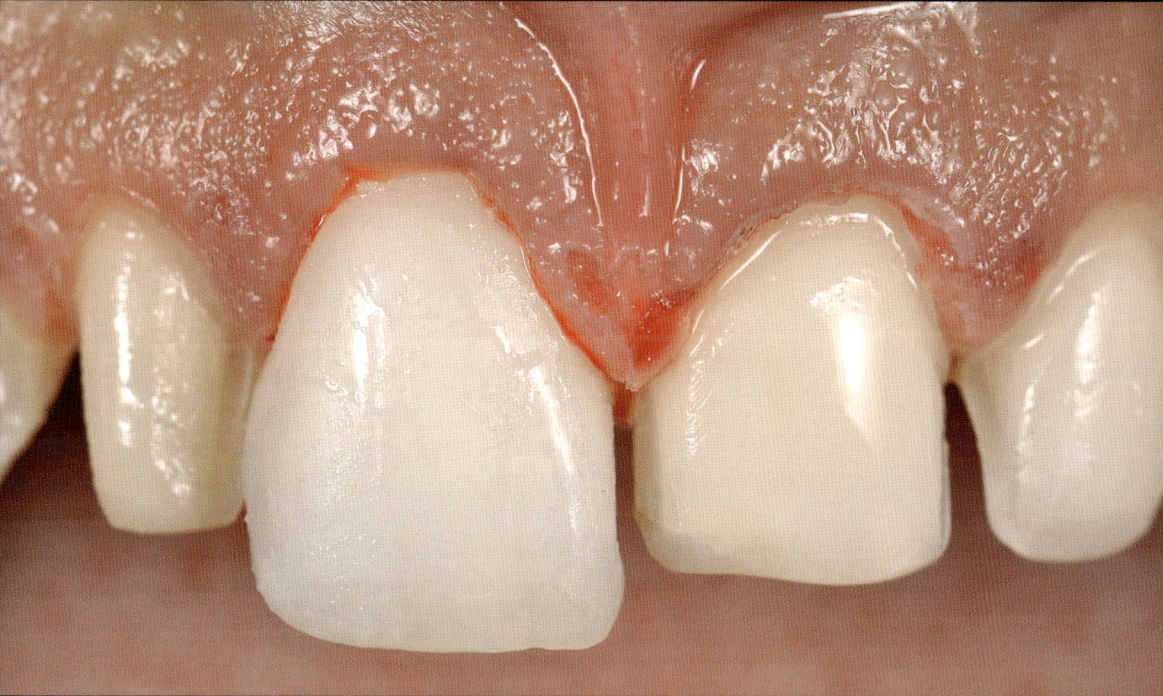

单颗牙橡皮障技术在贴面粘接时依然是可重复性好且高效的辅助手段。

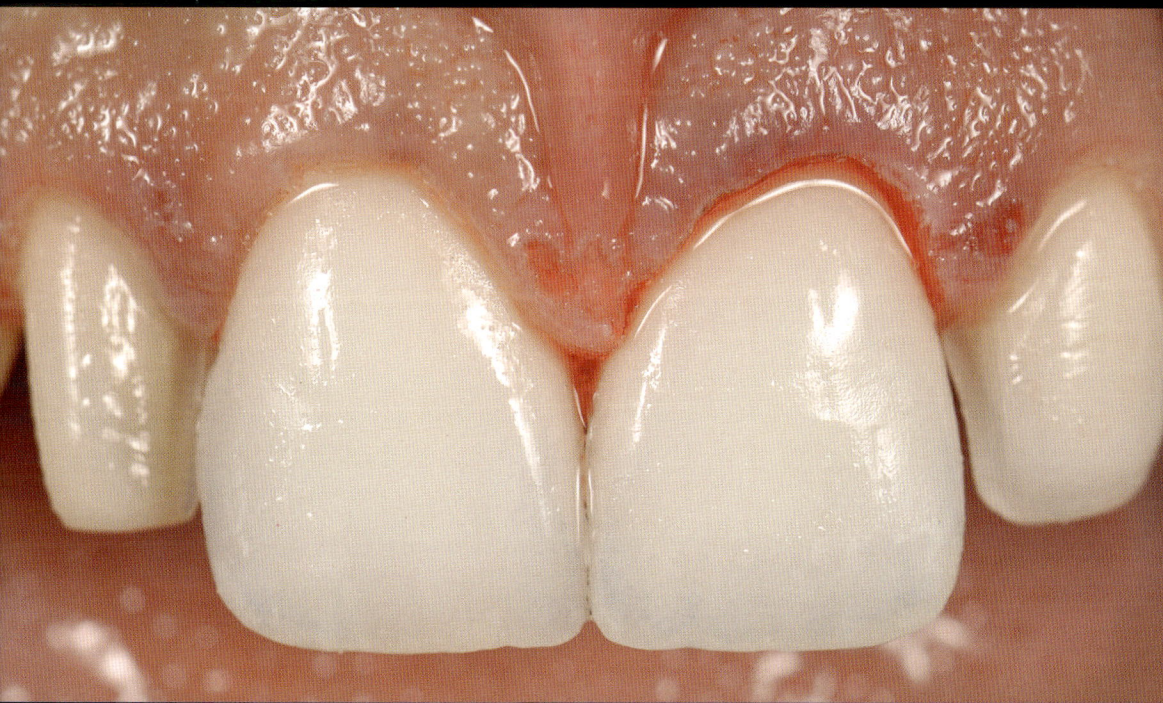

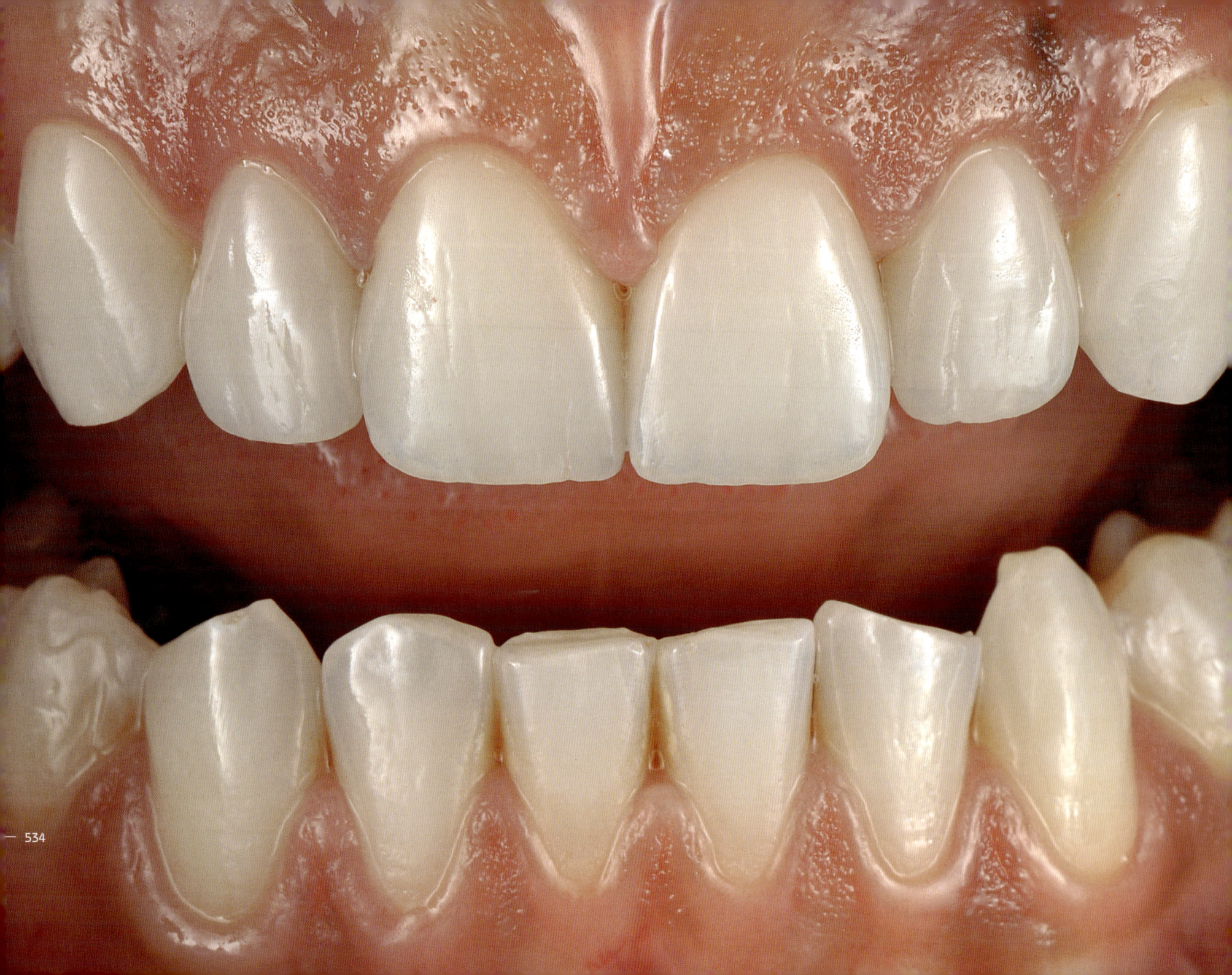

最终结果

2周后，贴面与其周围的软硬组织都有良好的和谐关系，这与其合理的穿龈形态是密不可分的。由于邻接区的位置正确，所以龈乳头也能达到理想高度并且关闭牙间隙。贴面的宏观和微观表征也接近天然牙。

最终的治疗结果说明尽管数字化工作流程仍然有不足和局限，目前还不能百分之百地胜任高质量的美学修复，但是它可以与现有的技术手段相结合，实现理想的治疗结果。另一方面，本案例也表明了牙科技师在美学修复中仍然有重要地位，无论是数字化还是传统技术。

在方案制订和切削制作上，数字化手段为我们提供了除传统之外的另一种解决途径，但是全程数字化完成美学修复目前仍不可实现。

> **66** *数字化工作流程能在短时间内完成全解剖式贴面，并且有良好的美观性。* **99**

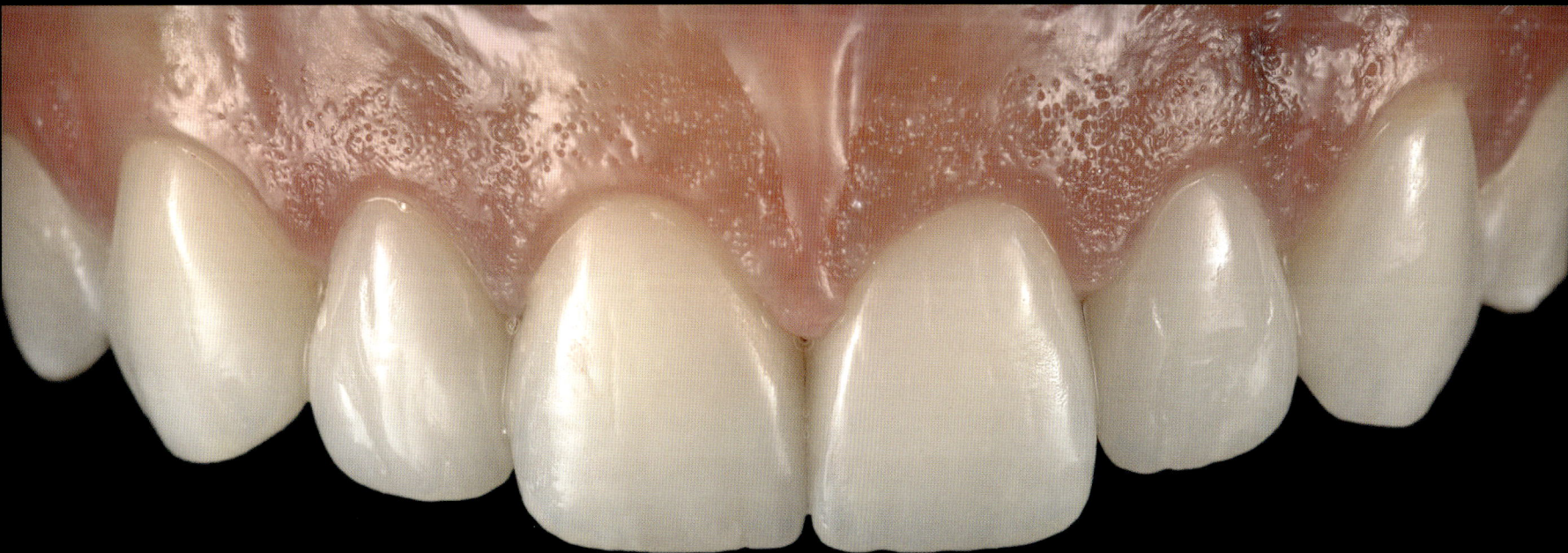

全瓷技师 Hilal Kuday（土耳其）

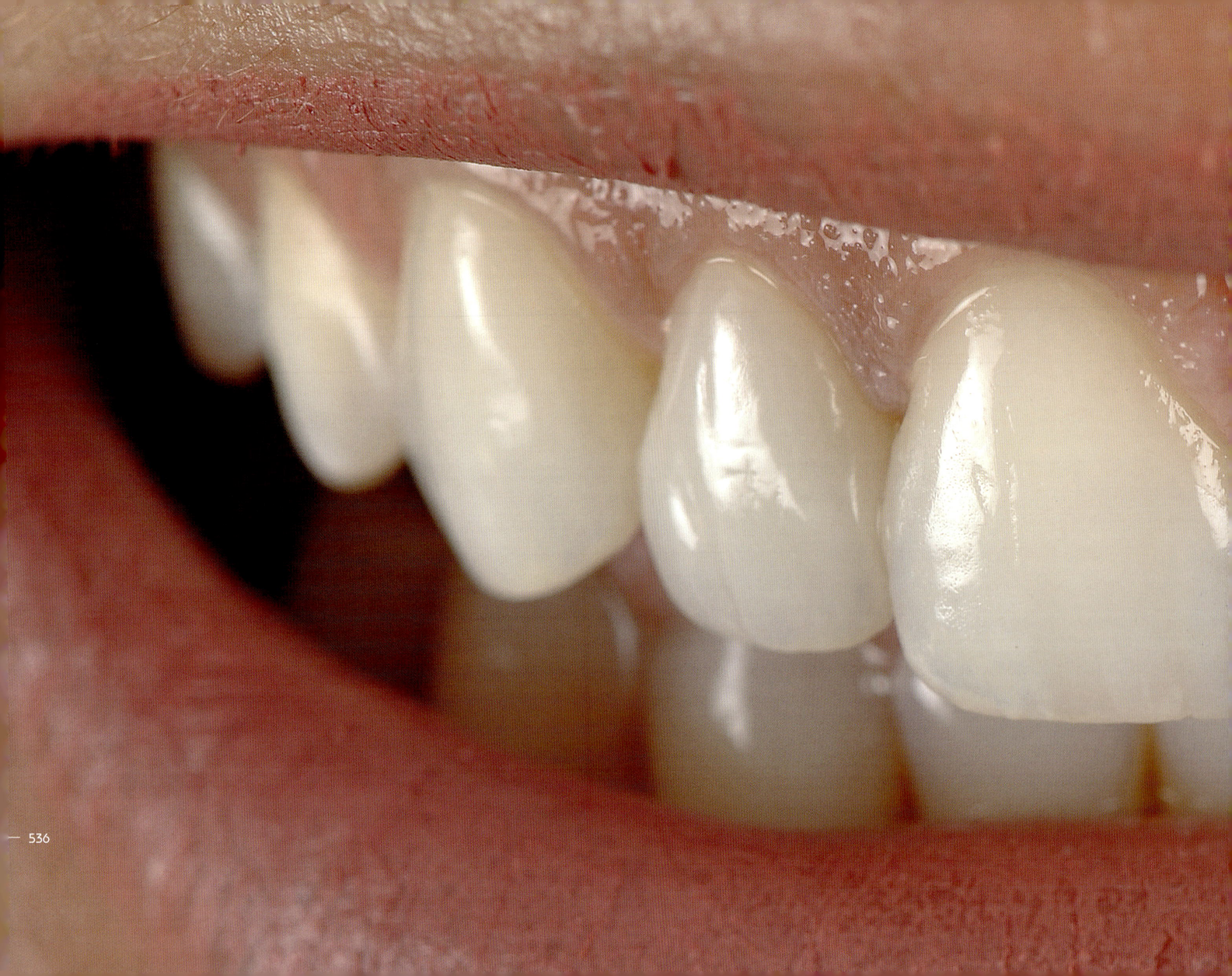

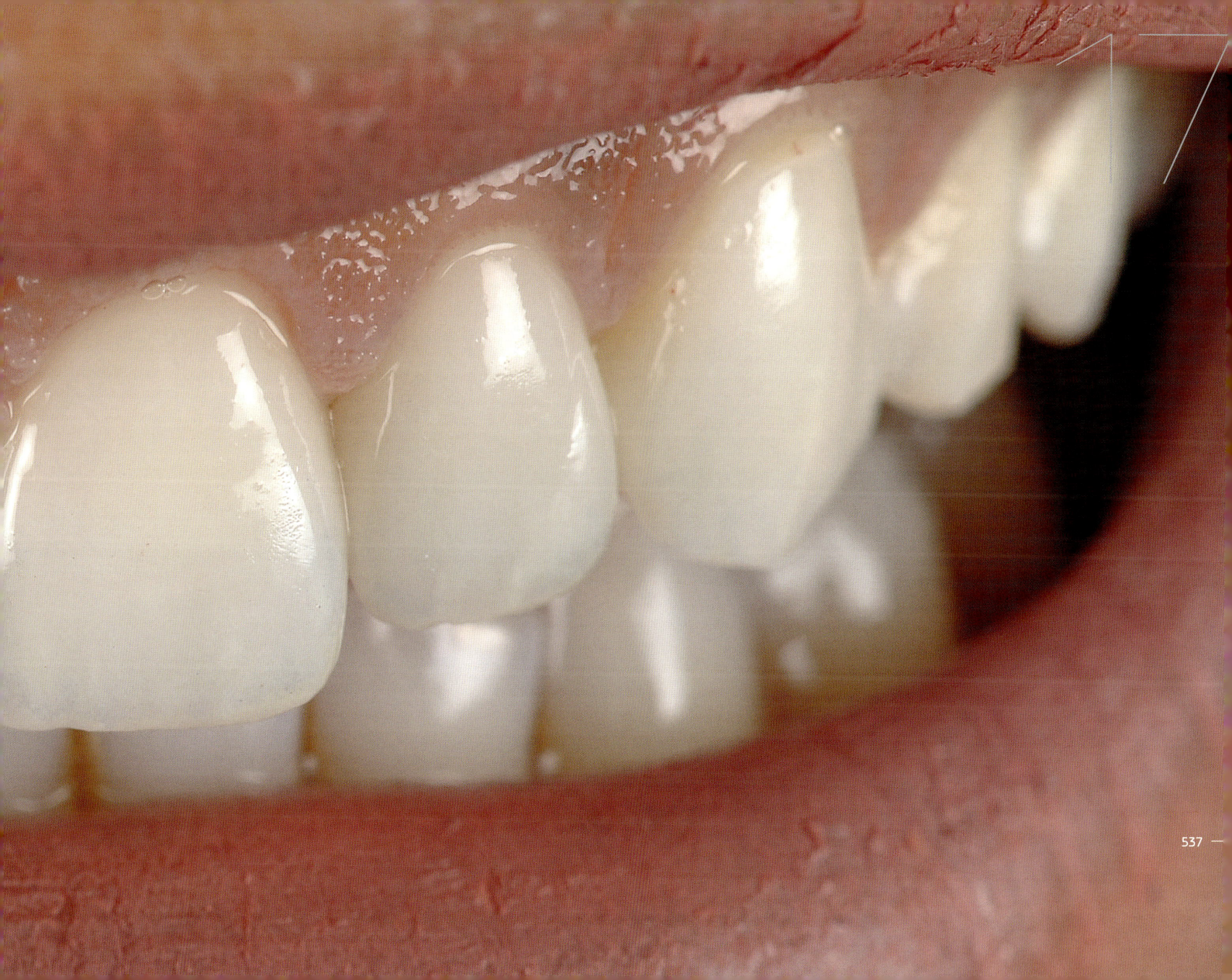

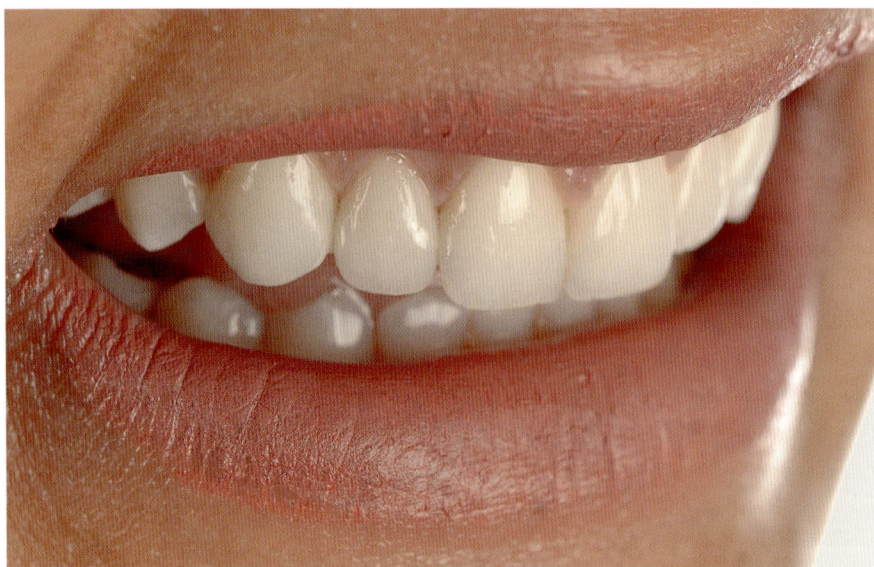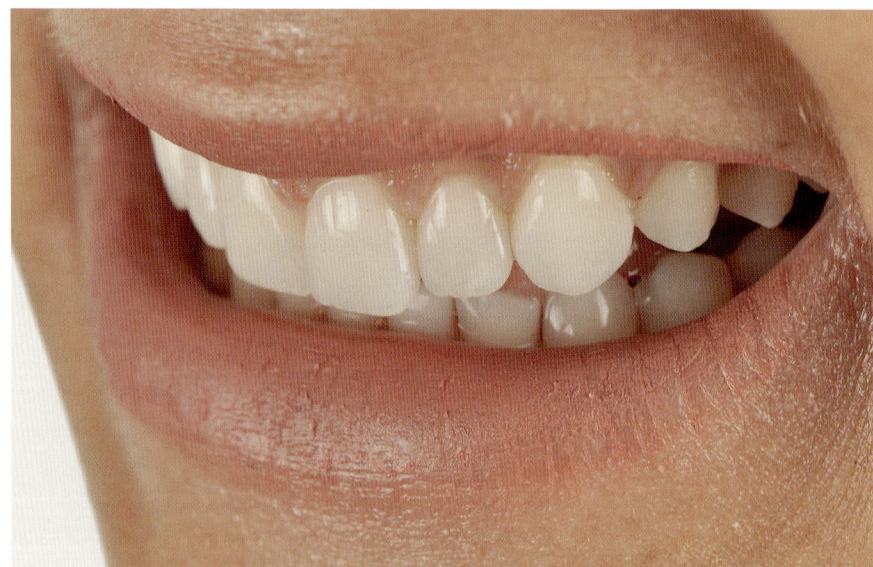

特别致谢 Dr Christian Moussally（法国）

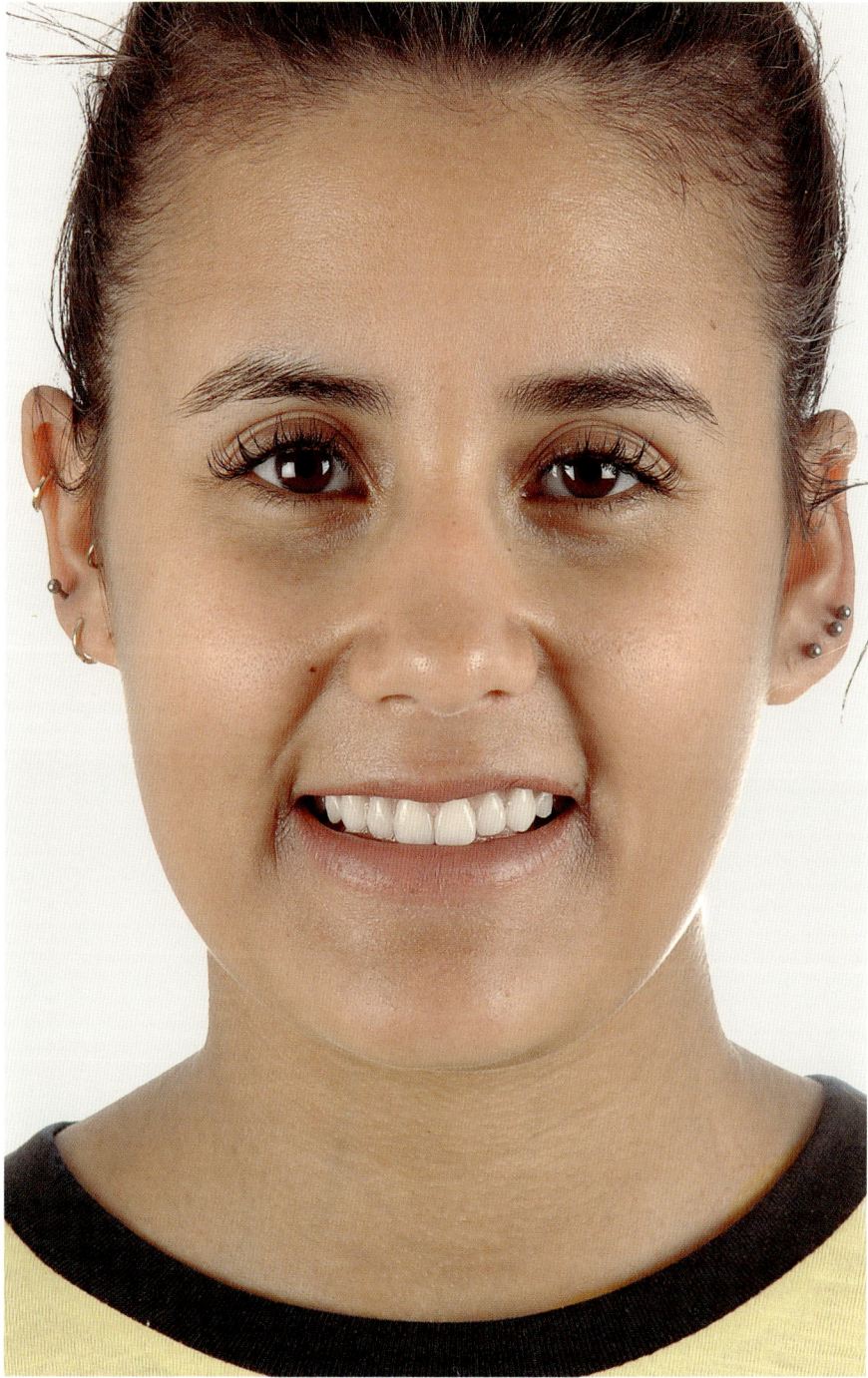

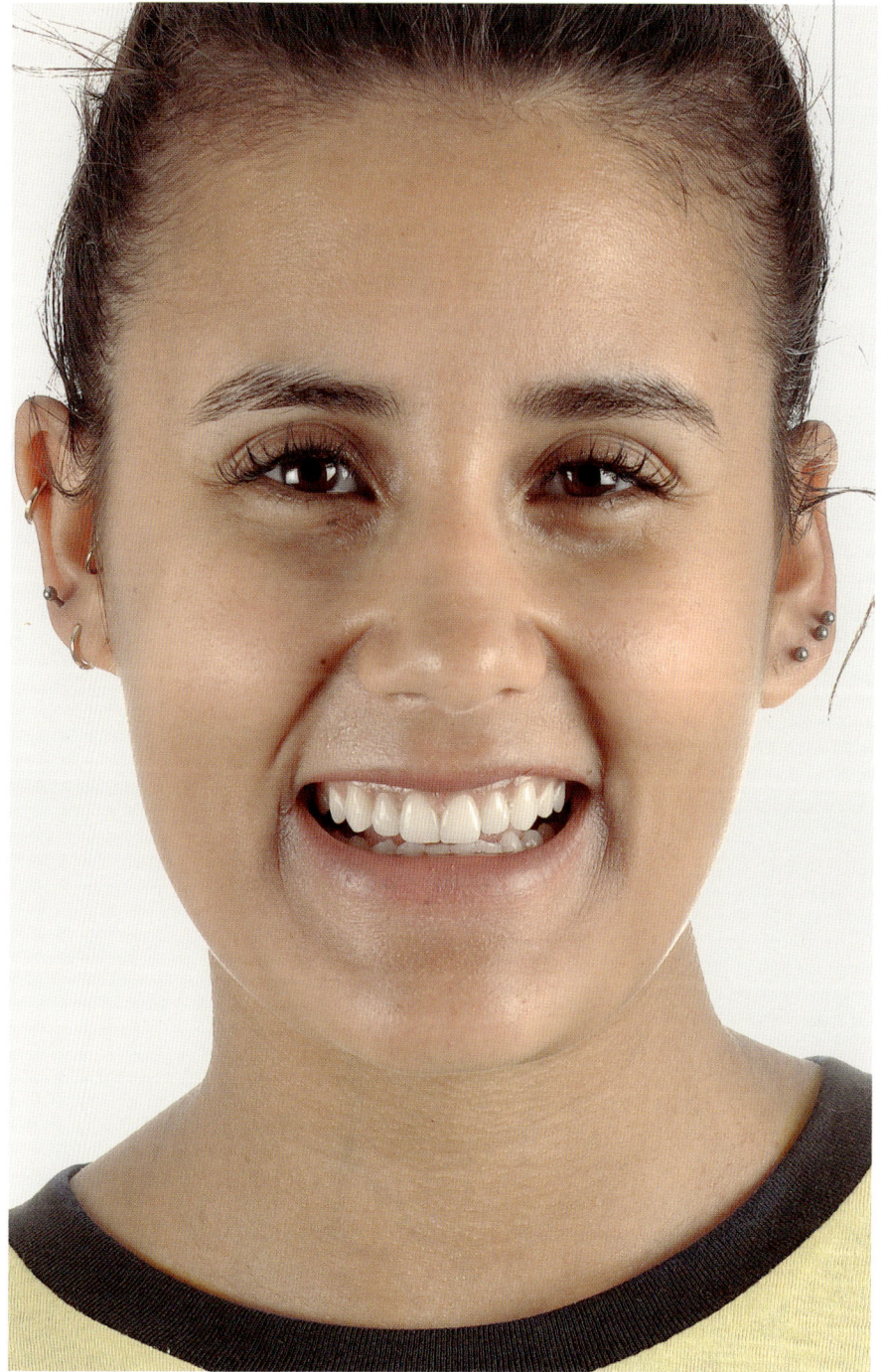

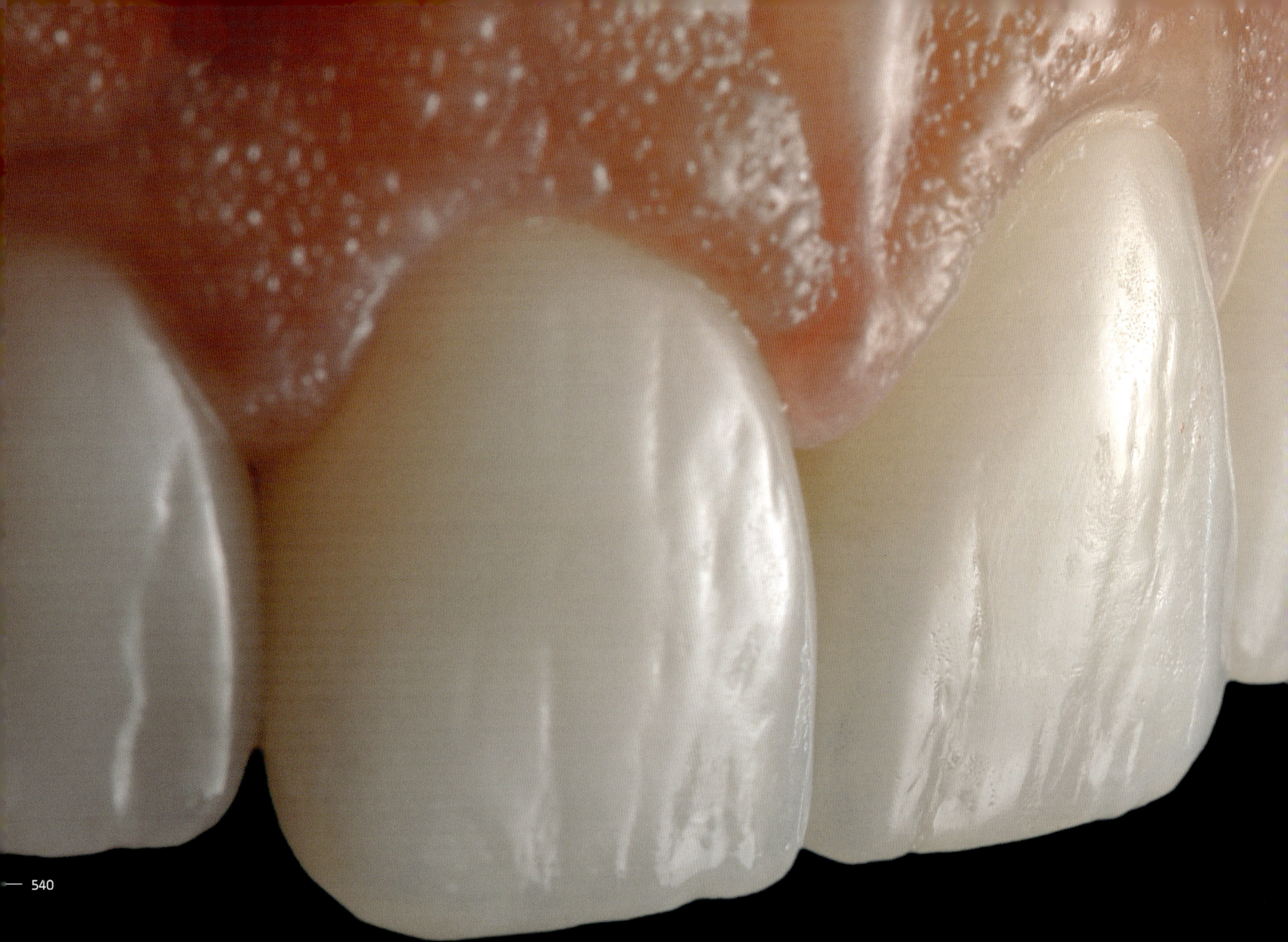

540

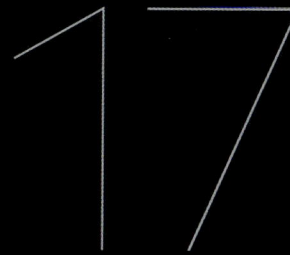

17

本章精要

→ 目前已有很多高质量的数字化工具（比如，口内扫描、CAD软件和切削工具等）可以实现在临床以数字化的方式来设计和制订方案。

→ 所谓的"数字化时代"，在当下并不是指治疗全程都采用数字化工作流程，在某些方面传统途径仍然更为高效和省时。

→ 未来的趋势方向是充分结合数字化和传统途径各自的最大优势。

→ 临床医生与牙科技师在治疗过程中需要形成良好和流畅的沟通流程。

→ 数字化软件的操作并不复杂，与传统工作流程非常相似，医生甚至不需要特别学习就能掌握，因此单个或少量修复体（1~3个修复单位）的案例在椅旁就能完成。这也成了临床上的一场变革。不过，在微笑美学治疗时牙科技师的参与仍然不可或缺，可能有极少数经验丰富的临床医生通过椅旁（没有技师参与）就能得到理想的治疗结果。

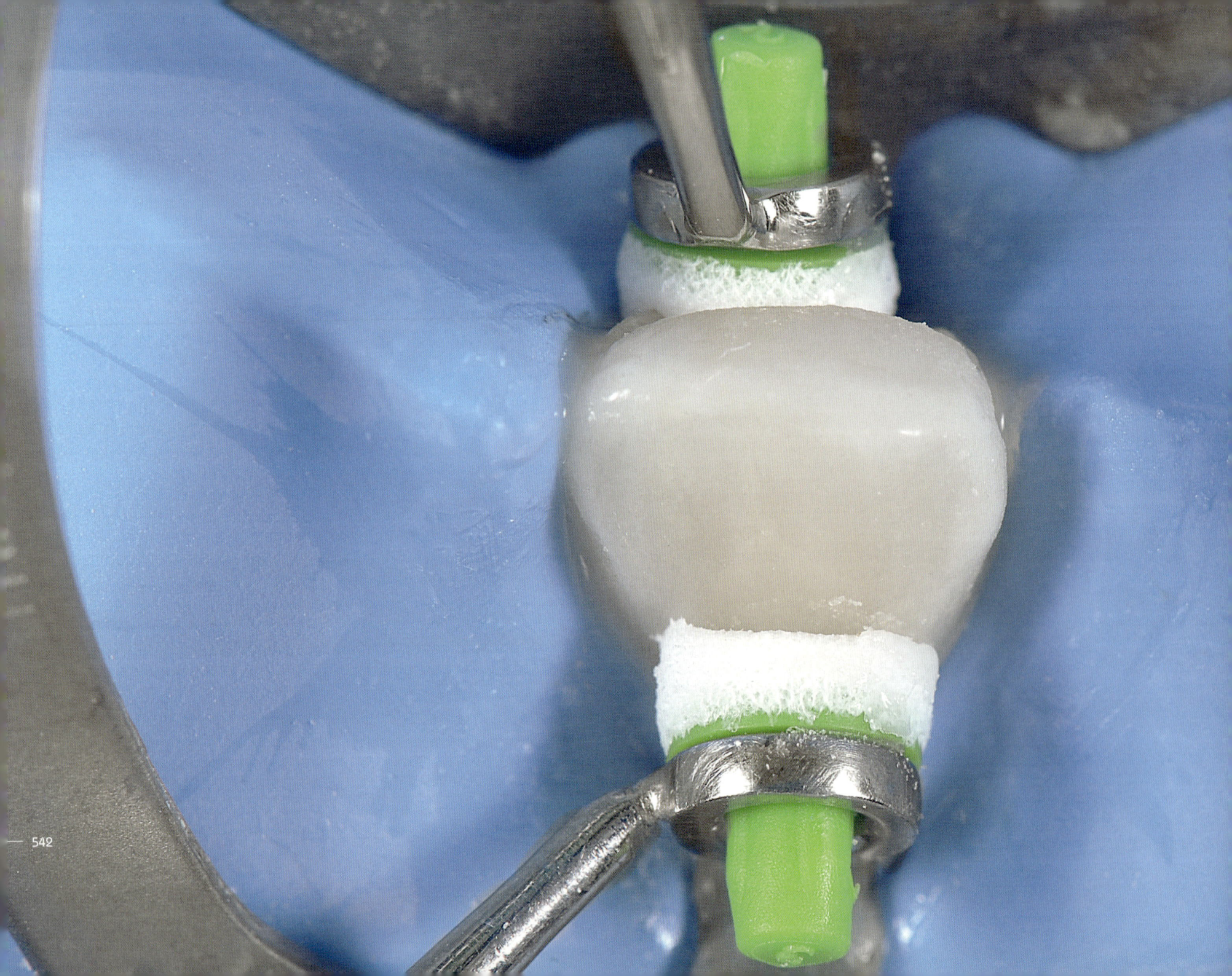

18

瓷贴面与全口牙列损耗:
牙体 "微创制备" 途径
Veneers and wear
"prep less" approach

543

概述

如何鉴别诊断不同类型的牙列损耗（wear）

→ 生理性损耗（磨耗，attrition）。

→ 病理性损耗，比如：颈部应力崩解（abfra-ction）、机械损耗（磨损，abrasion）和生物损耗（腐蚀，erosion）。

生物腐蚀的发病率在过去20多年有日益增高且越来越年轻化的趋势。所以，临床医生面临的主要挑战是既要考虑功能和美学的原则，又要考虑到生物学要求。

> 66 牙列损耗的临床治疗是
> 全科牙医所面临的一项重要挑战。 99

14~88岁人群牙釉质腐蚀在不同时期的流行病学调查：

牙釉质生物腐蚀的发病率（%）

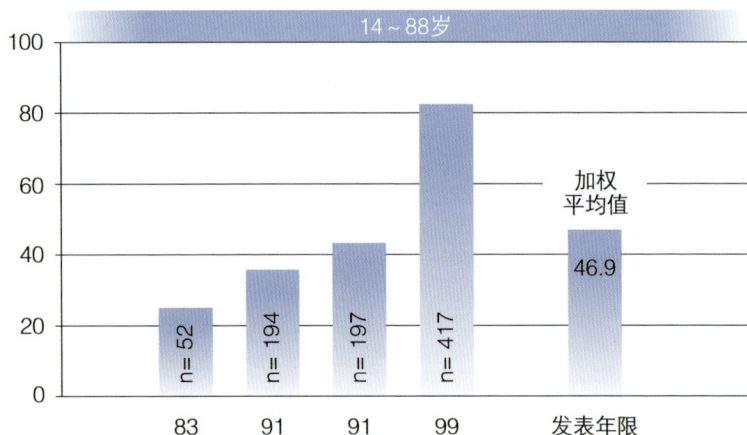

数据来自Lussi和Jaeggi（2012），经同意后引用。

牙釉质腐蚀病损在人群中的年龄分布

牙釉质生物腐蚀在不同年龄阶段的发病率（%）

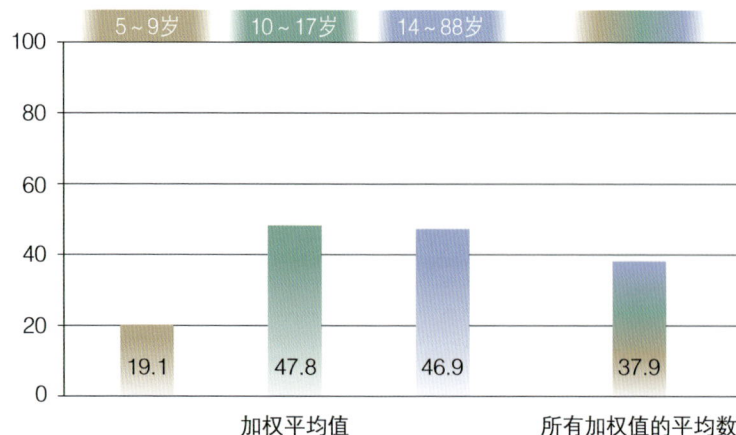

当代的治疗理念和方法

这些流行病学调查数据推动了牙列损耗在治疗途径上的全新范式转移。

生物学原则必须成为临床治疗的核心和出发点。也就是说，保持牙体组织的长期健康当属绝对的最高优先级。

> **❝** 传统的修复以损失牙体组织来满足修复材料的要求。但在当代则截然相反，修复材料要能够满足以生物学为核心的治疗要求。**❞**

其实，生物学和牙体组织保存已逐渐成为制订治疗方案的主要基石和原则。即使治疗目标仍旧未变，但治疗的手段和工具已有全新的发展和迭代。

树脂粘接的部分冠取代了传统的修复体形式（European Consensus on wear; Loomans et al, 2017）。然而，你会发现当今甚至可以实现不经牙体制备的修复形式了。我们渐渐从以磨除牙体组织为代价的"减法"时代走向了"加法"的修复时代。另一方面，有研究也指出种植体修复的10年成功率并没有超过受损严重但经合理治疗的天然牙。天然牙体组织仍然是修复治疗的最佳目标和参照。

> **❝** 当今的修复治疗甚至有可能实现牙体无创伤，我们已步入"*加法*"的修复时代。**❞**

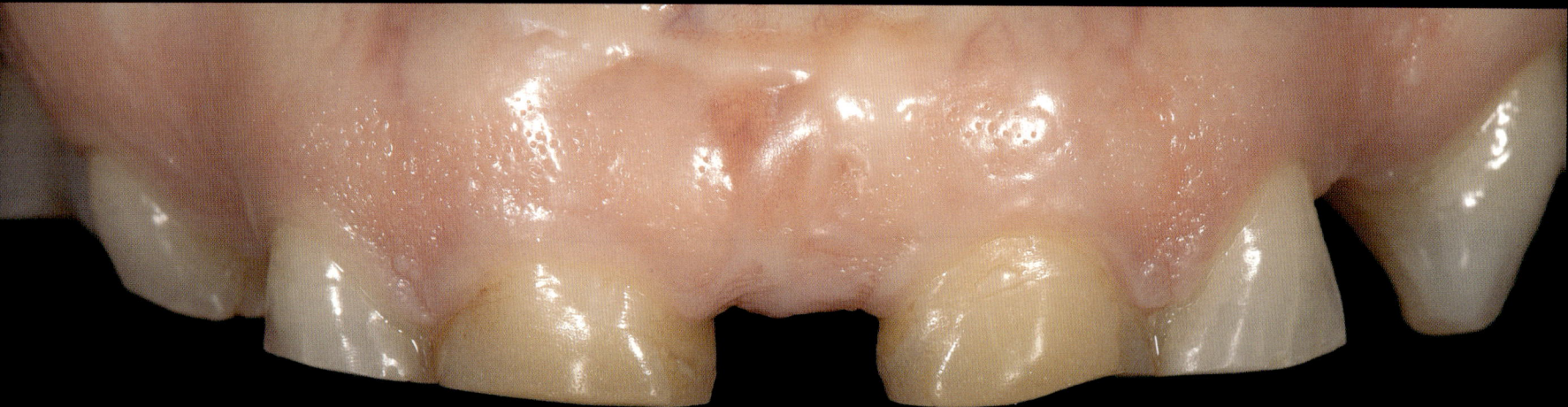

（1）机械磨损。

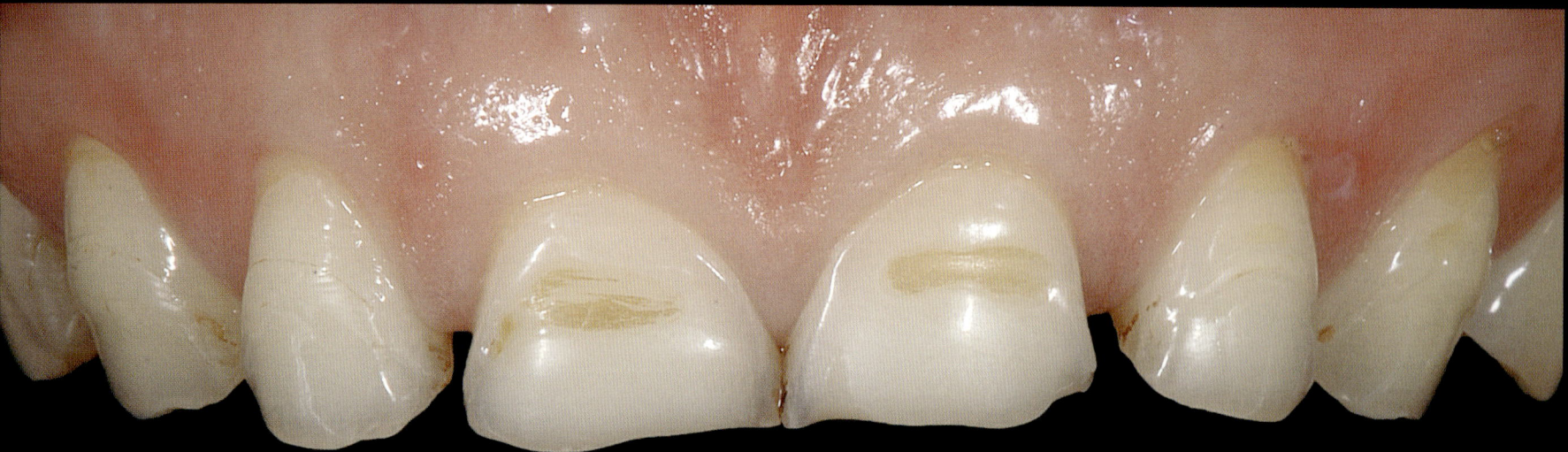

（2）生物腐蚀。

判断损耗是生理性还是病理性

生理性病因　磨耗，牙体组织的增龄性改变。

病理性病因　磨损，机械因素引起（比如：磨牙症或口腔副功能等）。

　　　　　　　腐蚀，化学因素引起（比如：厌食症、贪食症、胃食道反流或个人饮食偏好等)。

　　鉴别损耗的病因并不影响治疗的途径和方法，但有利于稳定和维持预后。实际上，案例的治疗和维护都应基于临床条件和患者饮食或全身背景来考量和制订。比方说，损耗是由于患者喜食酸性食物，尤其碳酸类饮料（苏打水、能量饮料等），那么医生就有必要劝诫患者改变这样的饮食行为，因为酸性pH环境对粘接结果有显著影响，关系到预后的长期稳定。这种不利影响主要体现在某些材料（树脂基修复材料）的表面会受酸性环境改变，粘接边缘发生溶解和渗漏，以及修复体周围的牙体组织进一步受酸性腐蚀而破坏缺损。

（1）牙体腐蚀程度严重。

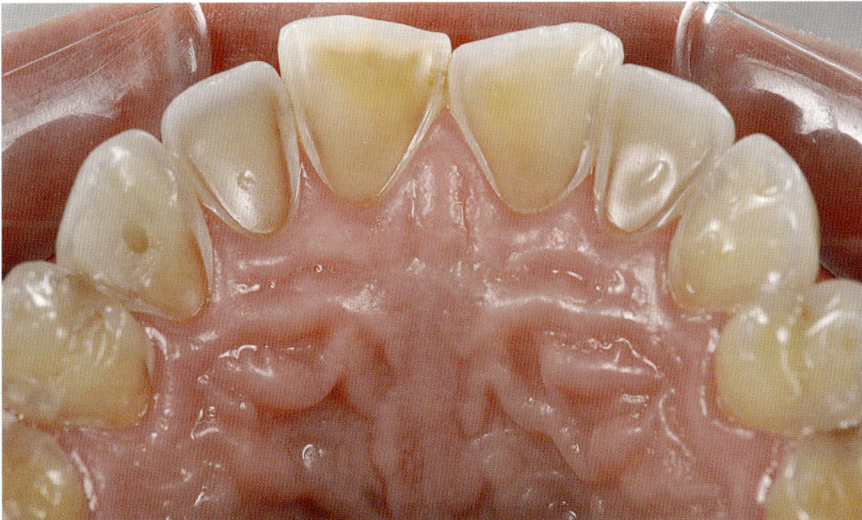

（2）治疗10年后，腐蚀病损复发（腭侧树脂贴面受到破坏）。

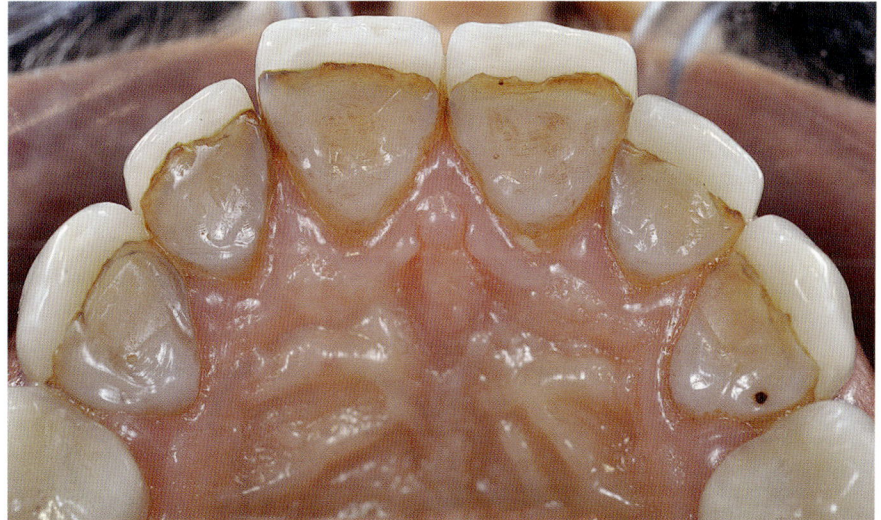

有关损耗的科学结论

　　由于后牙区承受的咬合应力较大，所以组织破坏的程度也更重。磨牙的损耗速度（每年29μm）高于前磨牙（每年15μm）。

　　（Lambrechts et al, 1989）

　　2017年，欧洲牙列损耗联合会的专家们一致认为：直接法和间接法的粘接性部分冠应当是首选治疗。在某些情况下，全冠也仍然可以作为另一种治疗的选择。

　　（Loomans et al, 2017）

　　美观改善往往是牙列损耗患者的主要就诊目的（约60%）。

　　（Wazani et al, 2012）

　　当牙釉质完全磨损，牙本质暴露，那么组织损耗的速度将会提高到10倍。因此在年轻患者之中，早期治疗是相当有必要的，以避免病损加剧。

　　（Bartlett et al, 1997）

牙列损耗的治疗方法

治疗方法的选择和制订是根据组织损耗范围和严重程度为指导，衡量依据是上颌切牙的切缘缺损量以及唇颊面和舌腭面是否还有牙釉质存留。

如果牙体解剖形态的受损很轻微，那么临床应当以预防手段介入或者首先考虑直接法修复。如果组织损耗的程度更严重或更明显了，那么医生就有必要考虑采用粘接性部分冠的间接法修复。间接法修复技术的生物学代价和经济成本会高于直接法或预防手段，但是间接修复体能满足更高的美观和功能需求。

根据牙体组织受破坏的程度可以分为轻、中和重3类：

→ **轻度**：切缘高度的缺损量低于2mm。仅后牙殆面以及前牙腭侧有受累。

→ **中度**：切缘高度的缺损量超过2mm。殆面、腭侧和唇颊面均有受累。

→ **重度**：切缘高度的缺损量超过了牙体高度的一半。殆面、切缘、腭侧和舌侧牙面都有显著受累。

不同程度的损耗治疗，分别对应前文详述的3种制备途径：牙体"不制备、微创制备和常规制备"。

→ **轻度损耗**：牙体"不制备"途径。采用前牙腭侧或后牙殆贴面的形式修复。

→ **中度损耗**：牙体"微创制备"途径。腭侧贴面或殆贴面+唇颊侧贴面。这种方式又称为"三明治修复技术"，最早由Vailati和Belser（2008, 2010）提出。

→ **重度损耗**：牙体"常规制备"途径。采用全冠的形式修复。在活髓牙，至少是全解剖式粘接性全冠（IPS e.max Press Multi，义获嘉伟瓦登特）。

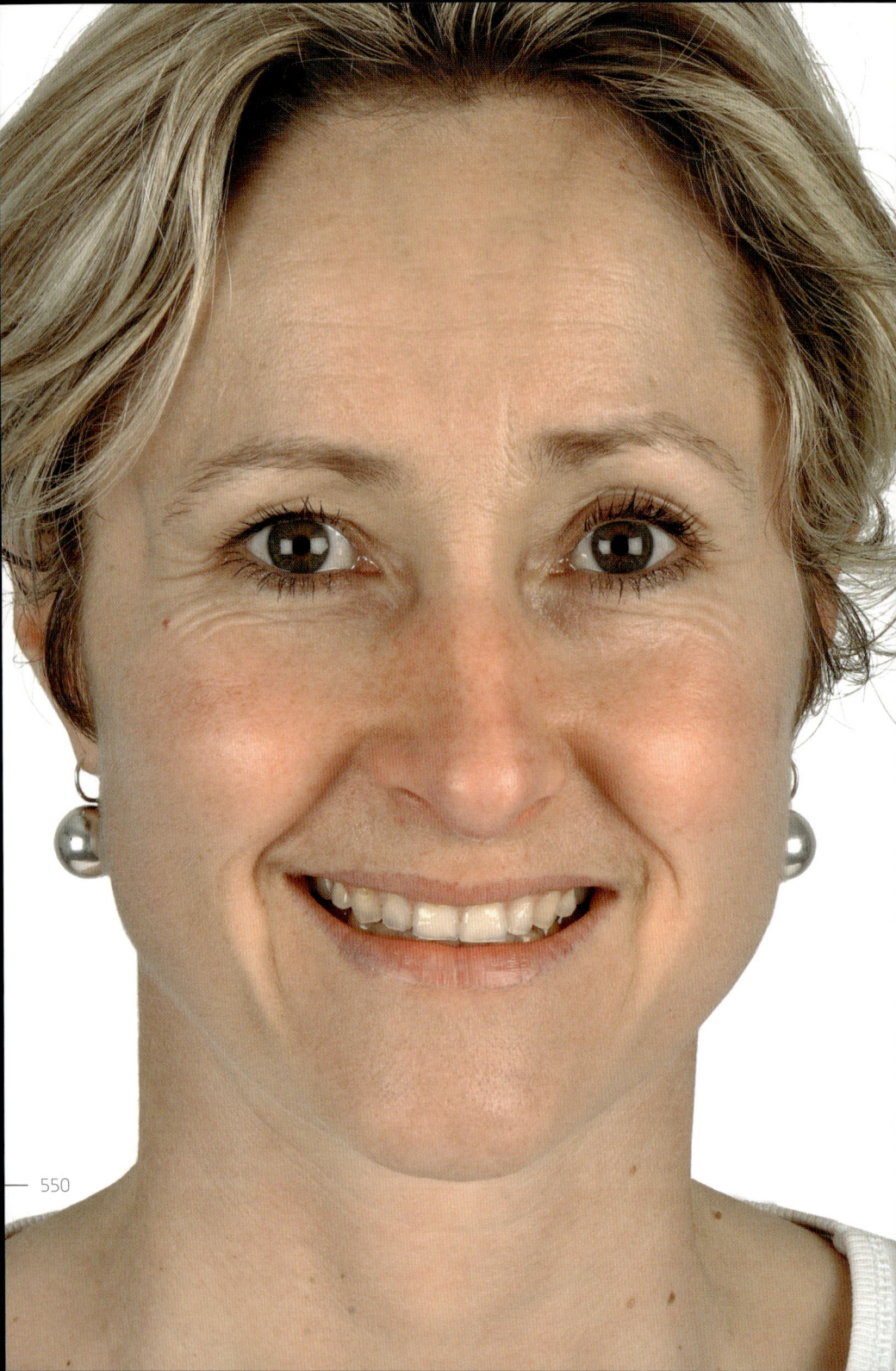
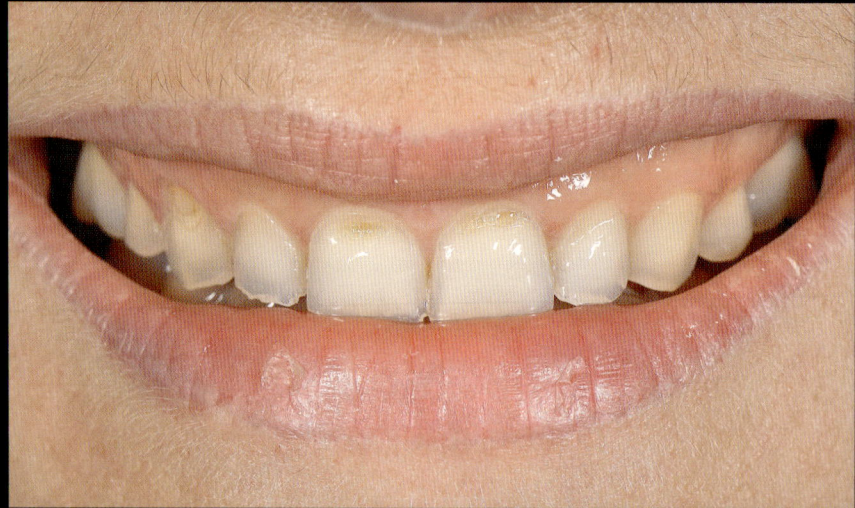
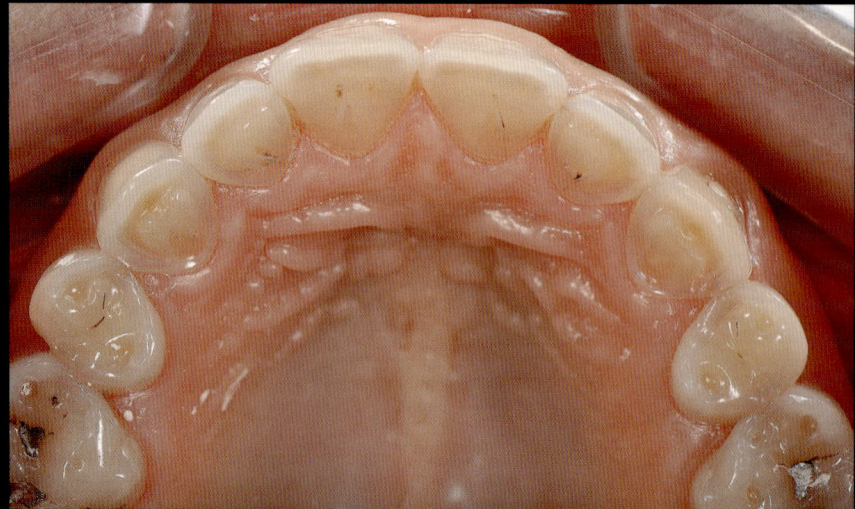

临床情况

患者的年纪尚轻，但由于饮食紊乱而有中度
损耗的临床表现。主诉是牙列损耗引起的
美观影响，微笑曲线倒置。临床检查可见前牙腭
侧和唇颊侧存在腐蚀病损，上颌切牙的切端菲薄
且有组织崩裂，故牙体高度有明显不足导致微笑
不够美观和切缘微笑曲线倒置。在后牙，𬌗面解
剖形态的逐渐消失引起了口腔副功能，而副功能
又加剧了组织损耗。此外，上颌尖牙和侧切牙的

腭侧牙面有明显的牙本质暴露，从𬌗面观前牙切
端是明显的"杯形"（尤其在下颌前牙）。

生物腐蚀的临床案例大多表现为牙体组织广
泛受累，病损程度或多或少与口腔酸性环境的严
重性有关。有些患者有严重的神经性厌食，通常
来说后牙区（腭侧和舌侧）就会有比较严重和广
泛的组织损耗。本案例的患者在后牙区仅轻中程
度损耗，上颌病损程度稍重于下颌。

治疗的理念和新范式

在进展性或较严重的损耗情况之下，虽然牙体的体积有明显减少但是由于牙槽骨的代偿机制，垂直咬合高度通常不受影响，所以下颌牙面也几乎鲜有显著改变。

此时，临床医生有两种方案选择：

→ **不改变VDO**，那么为了恢复牙体解剖形态就需要损失大量的生物组织才能得到必要的修复空间。

→ **增加VDO**，在不损失组织结构的前提下为恢复正常牙体解剖形态提供了充分的修复空间。

66 *增加VDO，可以减少修复治疗的生物学代价。* **99**

治疗理念相同，但技术方法不同

1. MIPP（微创修复治疗，minimally invasive prosthetic procedure）：这类粘接性修复体在颈部1/3的厚度仅为0.3mm，切端1/3的厚度是0.8mm。这种修复体也被称为"隐形贴面"（contact lens），最早由Fradeani提出。这种技术方法是通过抬高VDO实现牙体保存之目标，即所有预备体的制备范围都能控制在牙釉质范围内（Fradeani et al, 2012）。

2. 三明治修复技术：Vailati和Belser在2008年提出了一种"三步法"修复技术。为了减少牙体组织创伤，这种方法是在后牙区采用复合树脂间接法和/或直接法修复（腭侧和唇颊侧贴面相结合的修复形式）。

3. "全牙弓诊断饰面"：这种技术的目标是为了使已有临床和循证支持的美学修复治疗更加简洁和有良好的可预期性。这种技术方法可以通过一次口内操作实现全牙弓的美学方案"预览"（前牙和后牙），并得到新的殆关系。2002年，Edelhoff和Sorenson提出以一种数字化设计和切削的途径制作"全牙弓诊断饰面"导板（外层个性化托盘）。"全牙弓诊断饰面"有两点主要优势：
    → 有助于患者接受和认可治疗方案。
    → 帮助医生评估和分析案例情况（Koubi et al, 2013, 2014, 2015, 2016, 2018）。

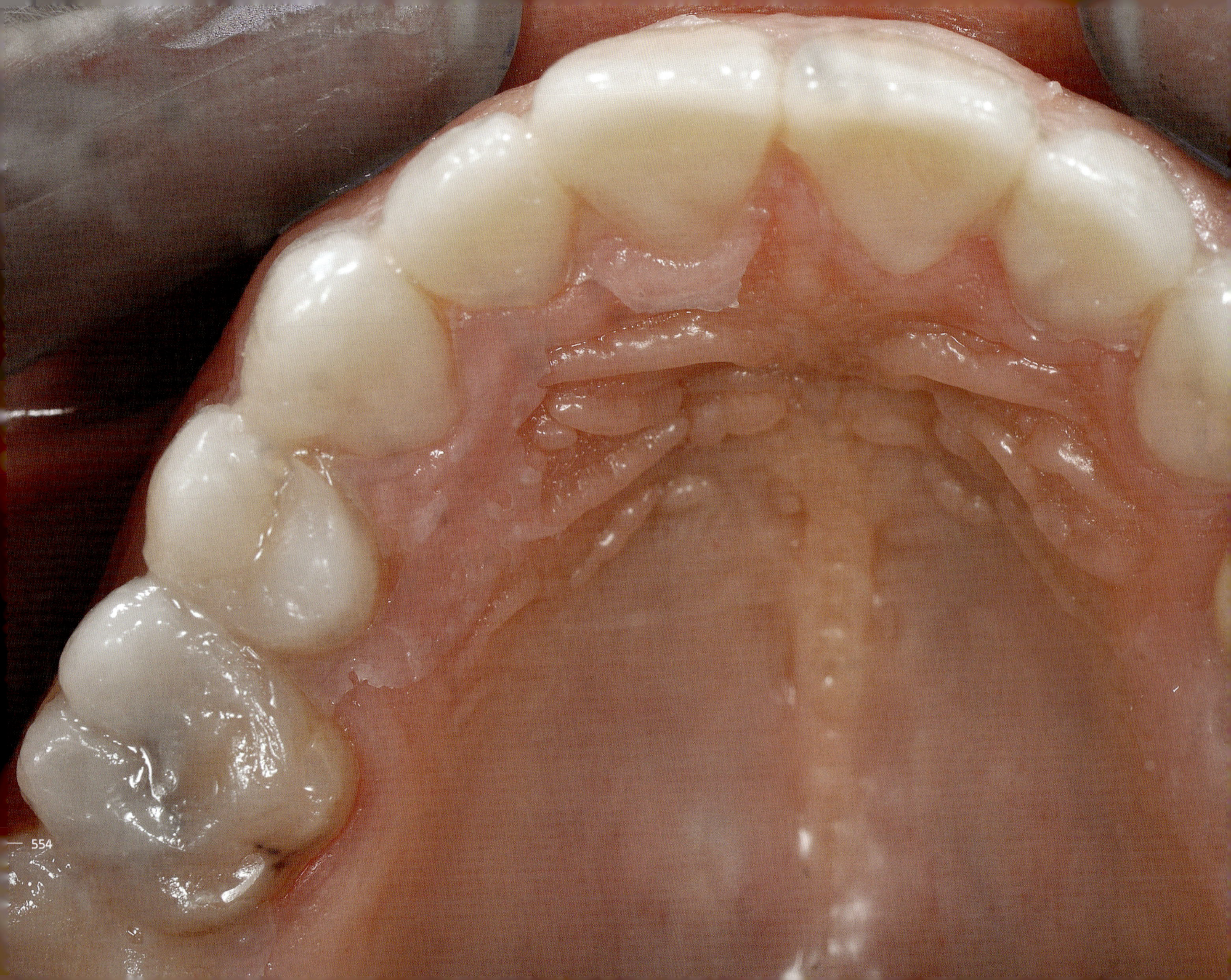

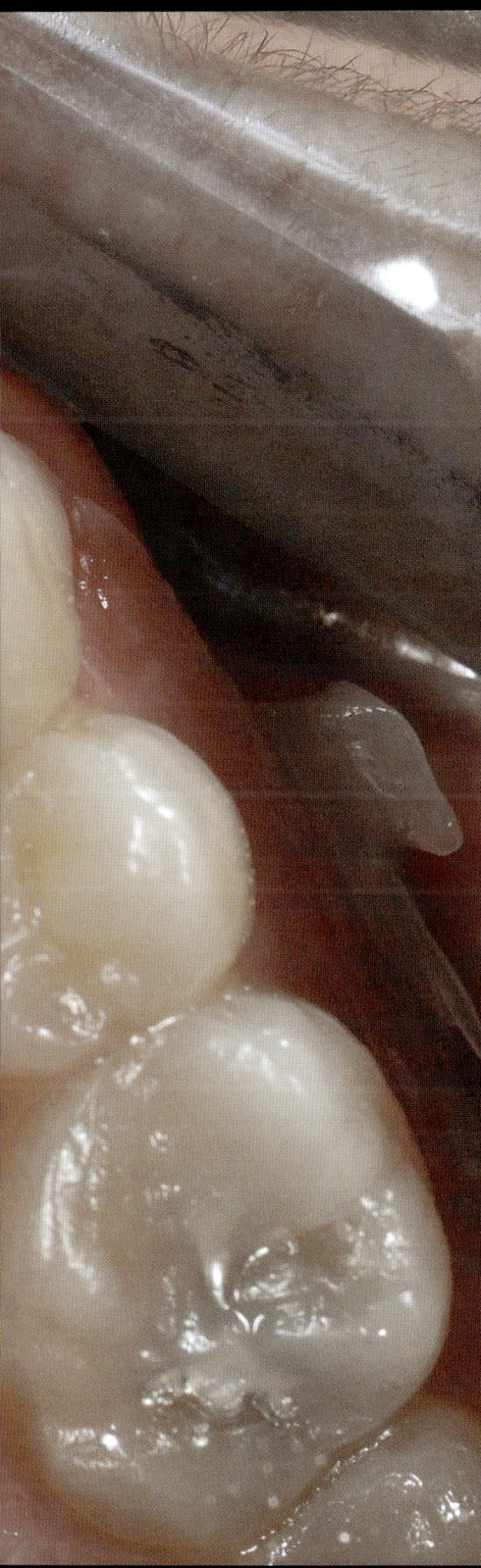

"全牙弓诊断饰面"理念

这种技术方法背后的理念和流程是针对治疗牙列损耗的案例。根据临床的具体情况，损耗可能发生在全口范围，也可能是程度严重或复杂。工作流程大致分成4个步骤完成：

1. 信息采集。
2. 技师完成方案设计和制作，方案设计要符合美观和功能需求。然后，以口内诊断饰面的形式在临床确认最终的方案。
3. 上颌牙弓的临床治疗。
4. 下颌牙弓的临床治疗。

将上述4个步骤相应安排在4次就诊时机：

→ 第一次约诊：信息采集。
→ 第二次约诊：以口内诊断饰面的形式检查和确认治疗方案。如果美观与功能都能符合医生和患者的要求，那么接下来完成上颌牙列的牙体制备。
→ 第三次约诊：上颌修复体粘接。然后完成下颌牙列的牙体制备。
→ 第四次约诊：下颌修复体粘接。

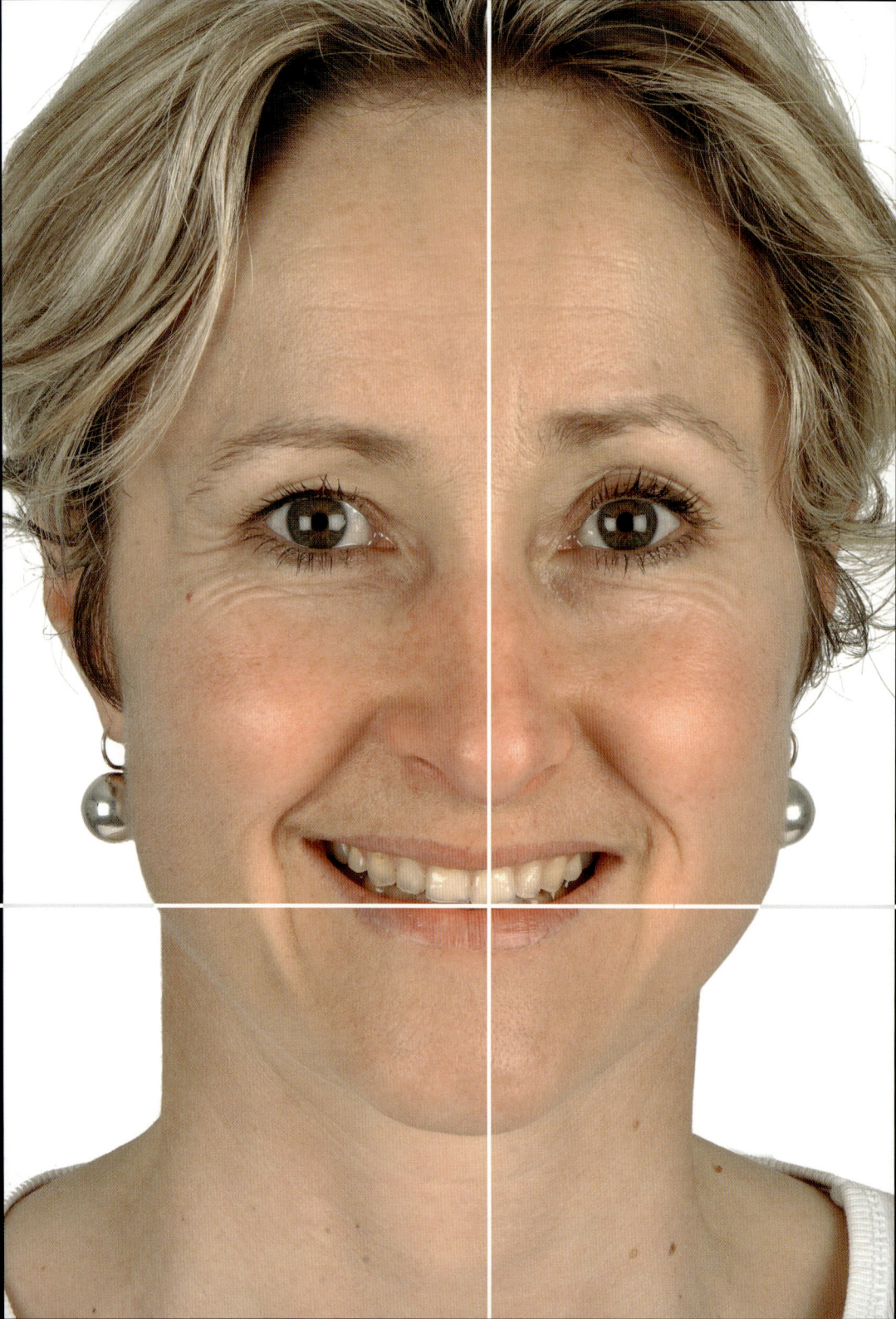

> 第一次就诊时医生有必要先在*社交距离*下分析患者的微笑美学，以明确前牙弓弧度轮廓是否需要改善。

"全牙弓诊断饰面"理念–第1步

信息采集

美学分析

→ 面部有良好的对称与和谐。

→ 偏方正脸型。

→ 咬肌比较明显。

→ 低位笑线。

→ 前牙切缘曲线的弧度很平坦。

→ 侧方牙弓几乎不明显。

→ 侧切牙区在牙弓占位较宽。

→ 微笑牙列的明亮度较低。

口内分析

1. 前牙切缘曲线的位置：过低、过高或正常。

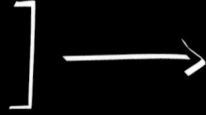

→ 本案例的切缘曲线位置偏高。

2. 前牙列分析：确定需要修复哪些受累牙面和重建的体积大小（上颌前牙的切缘高度，下颌前牙唇颊侧，腭侧和舌侧牙面）。

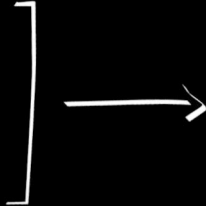

→ 上颌前牙的切缘菲薄，有明显损耗和组织缺损。腭侧牙面有牙本质暴露。尖牙失去正常牙尖。

3. 后牙列分析：确定需要修复哪些受累牙面和重建的体积大小（上颌后牙殆面，腭侧和颊侧，以及下颌后牙殆面、舌侧和颊侧）。

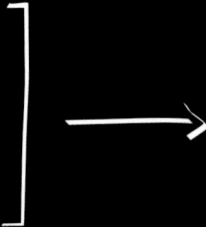

→ 上颌后牙殆面受生物腐蚀和磨损的影响。由于上颌第二前磨牙缺失后第一前磨牙向近中倾斜，故其近颊尖从视觉上看显得很短。下颌后牙殆面也有磨损现象而且牙尖存在生物腐蚀。

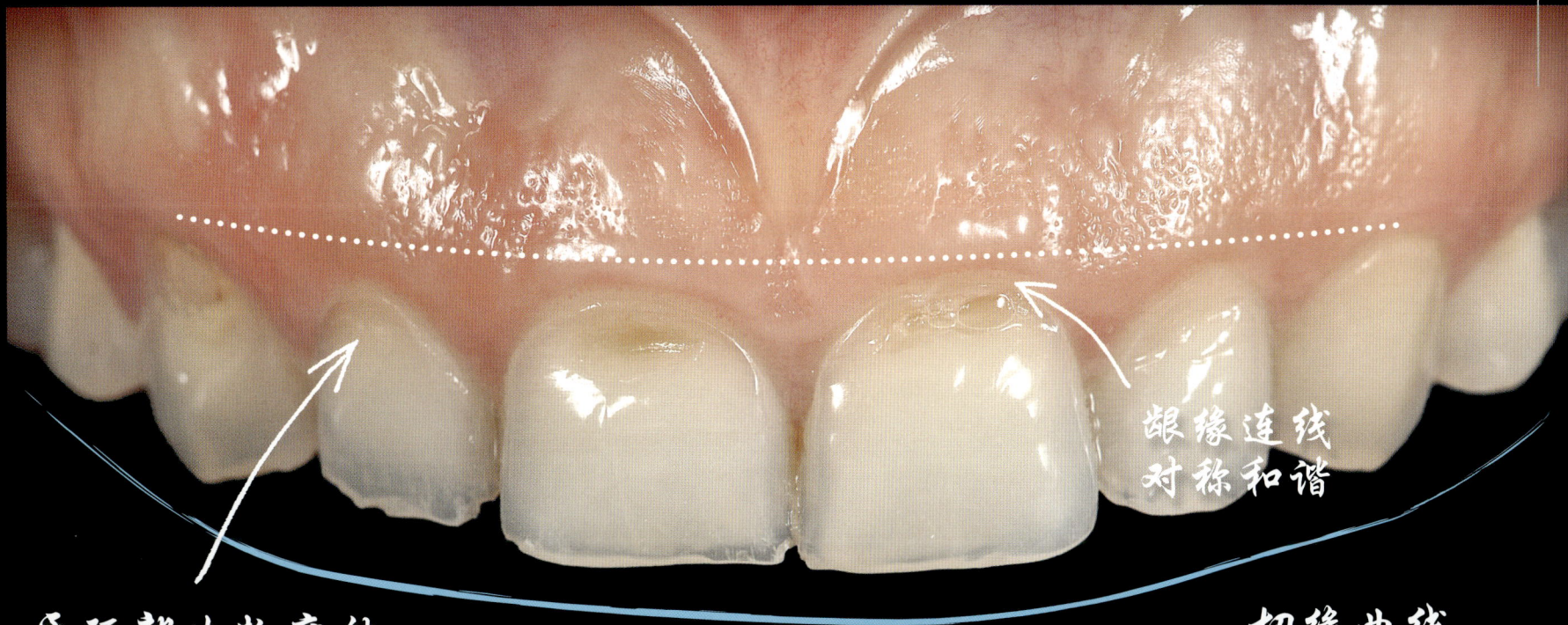

牙颈部生物腐蚀，
牙本质暴露

龈缘连线
对称和谐

切缘曲线

上颌中切牙和侧切牙：
切缘损耗和局部缺损

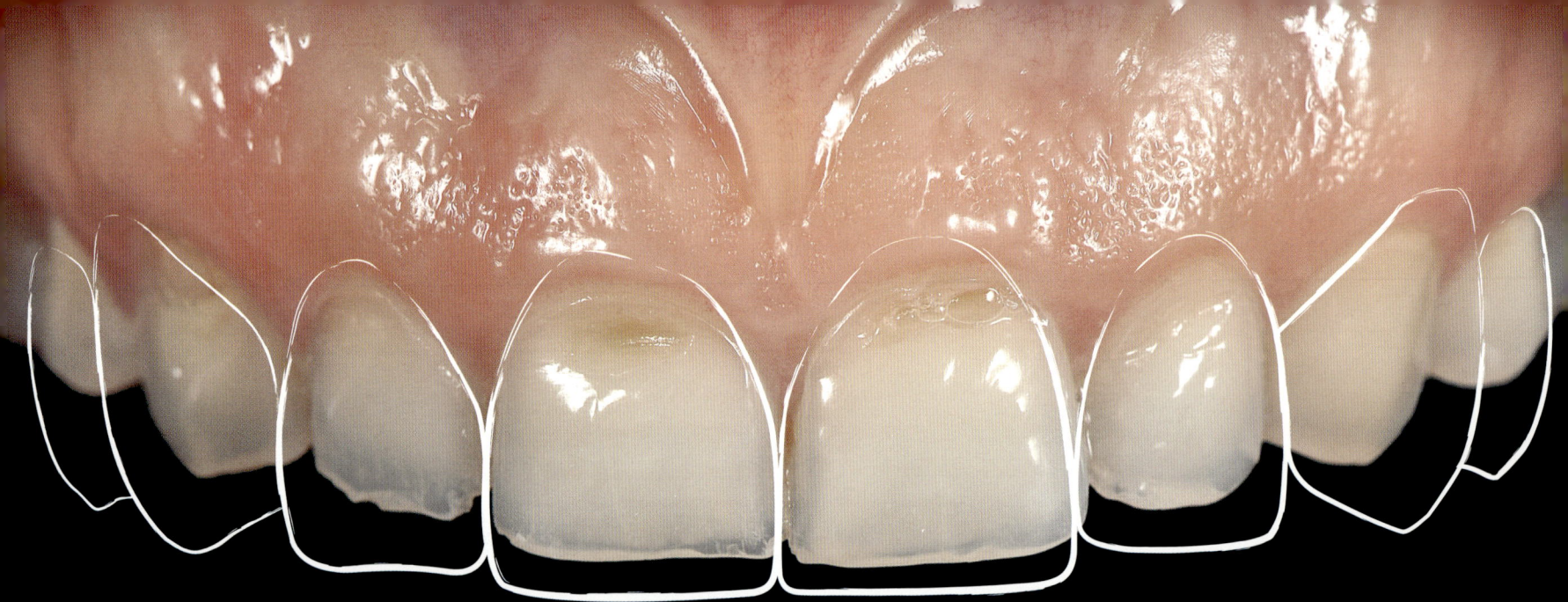

> 为了达到治疗目的且减少生物学代价，
> 建议适当增加VDO。这是治疗此类案例的重要理念和方法。

❝ *适量增高VDO是一种长 期稳定、安全以及有可重复性 的治疗方法。* **❞**

（*Abduo, 2012; Abdua and Lyons, 2012*）

治疗目标

→ 重建理想的前牙切缘曲线。

→ 重建上下颌前牙和后牙的正常解剖形态，保护剩余牙体组织。

→ 重建的后牙殆关系要为理想的前牙比例（恢复切缘高度、腭侧体积 等）提供支撑。

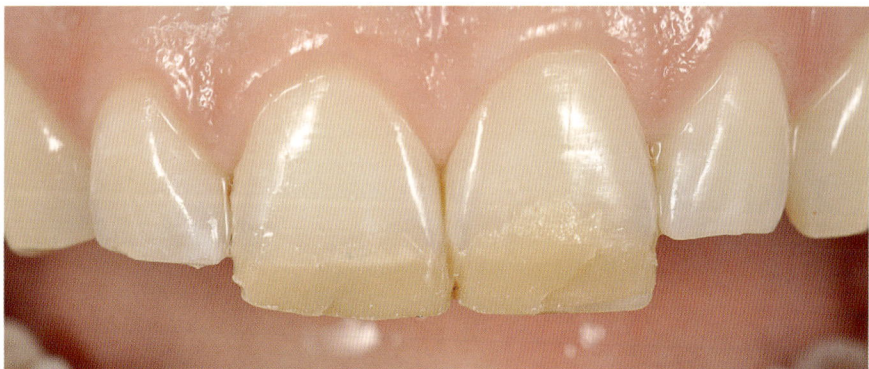

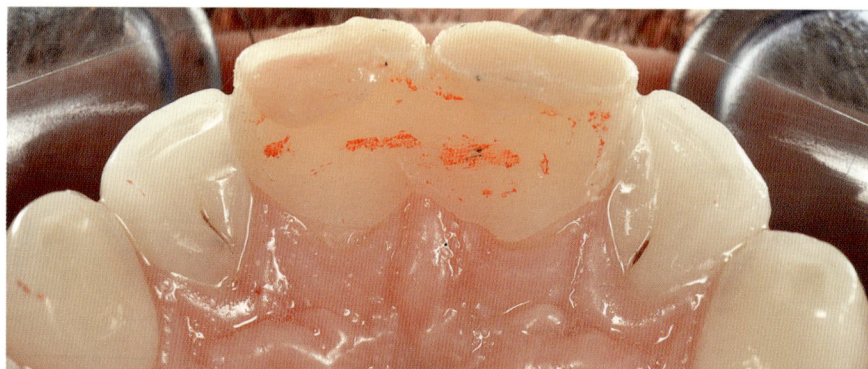

标准的拍照流程

口外：处在息止位、微笑和开口大笑（约一指状态）时的面部照片，面下1/3。

口内：上下颌牙弓的颊面和殆面照片。

印模制取

传统印模或数字化扫描，然后灌制石膏模型或者3D打印。

咬合转移

将面部美学的参数转移到Ditramax殆架系统：

→ 水平向：双侧瞳孔连线。

→ 垂直向：面部中线。

→ 矢状向：Camper平面（鼻翼耳屏面）。

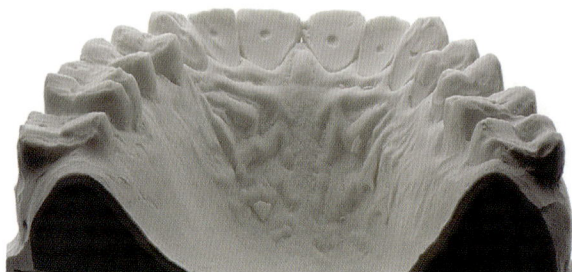

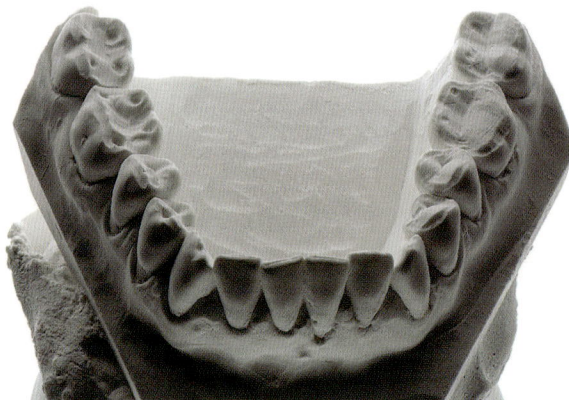

树脂直接法模拟美学贴面

先在口内以"自由手"途径和树脂直接法模拟未来上颌中切牙的切缘高度，若有需要也模拟出下颌中切牙的切缘高度。

经过临床检查确认后取模，记录新建立的牙体比例，为技师制作蜡型方案提供指导。

树脂直接法模拟功能贴面

在口内以"自由手"途径和树脂直接法模拟出上颌中切牙的腭侧贴面（功能贴面），恢复缺失的牙体解剖形态以及增加VDO。它的作用像是一个具有解剖形态的Lucia夹板（JIG）。

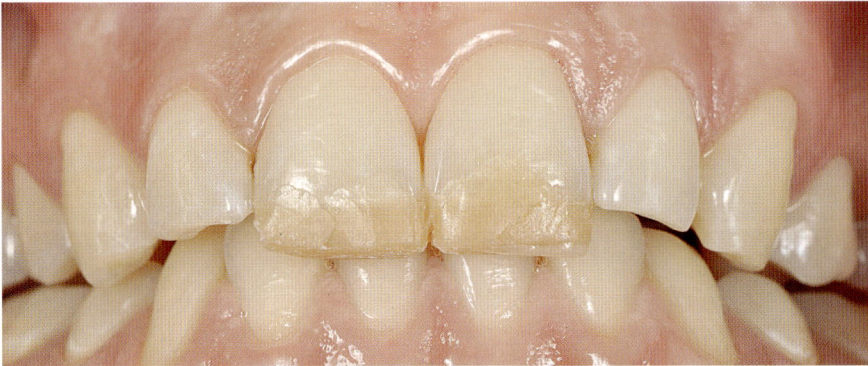
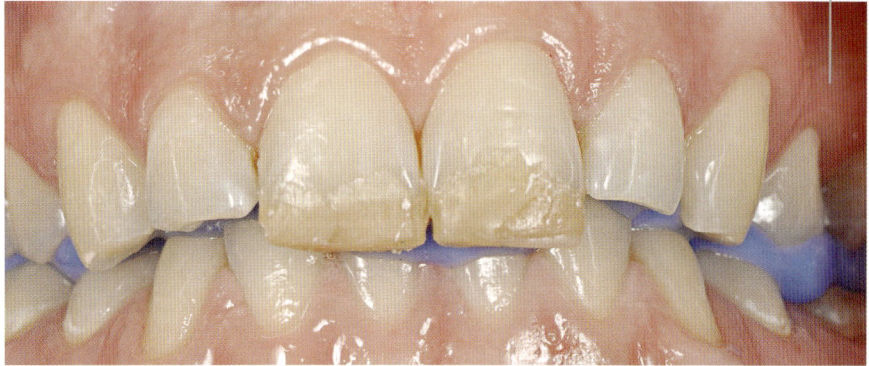
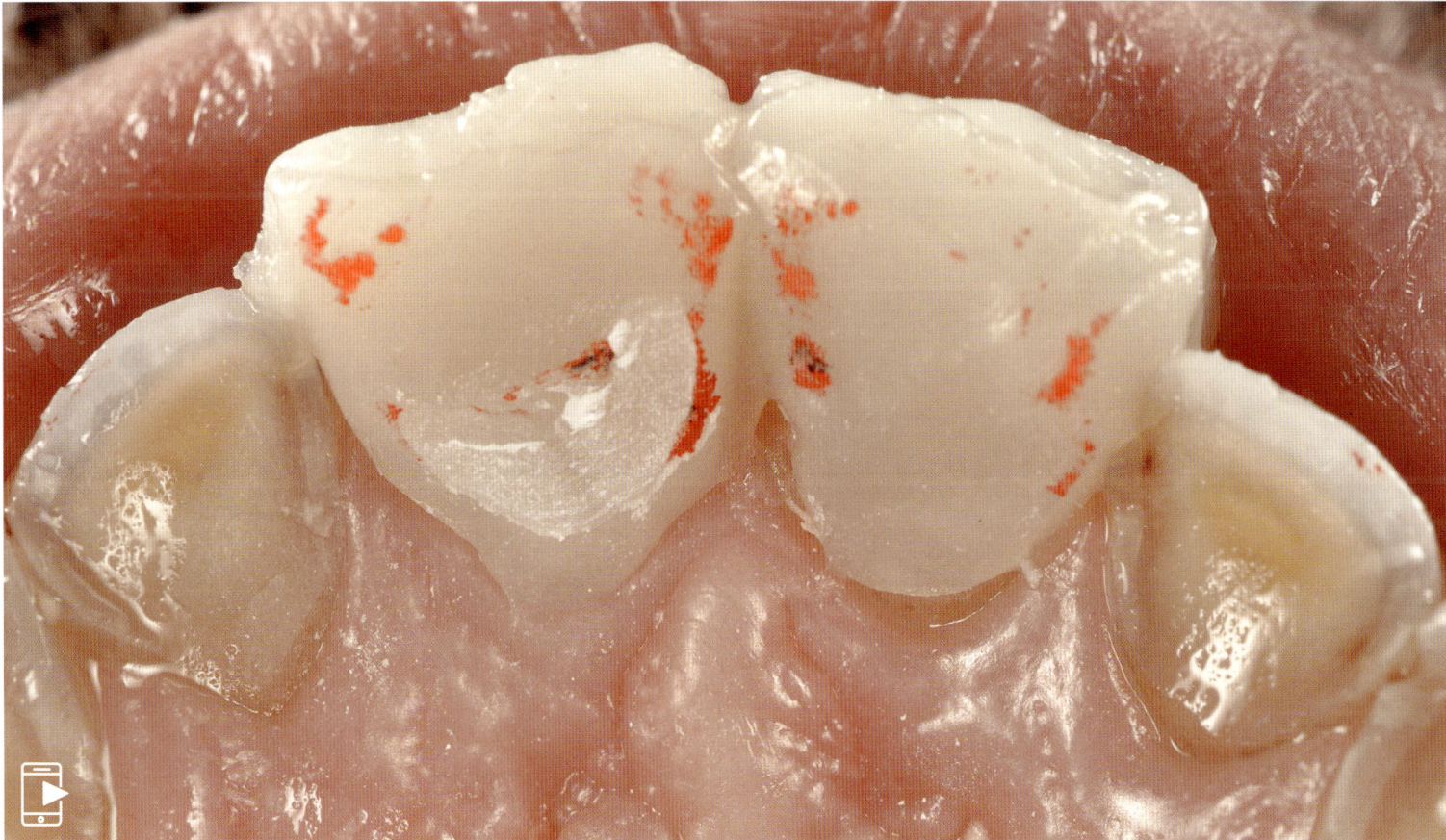

增加VDO

增加VDO是一种操作简单和安全有效的方法，以帮助医生创造修复空间，实现治疗目标。

适应证

患者有中度到重度的牙列损耗，但没有明显的颞下颌关节病理性疾病。

禁忌证

→ 明确有颞下颌关节病理性疾病。

→ 骨性错𬌗 II 类。

→ 错𬌗 II 类2分类，并且深覆𬌗。

→ 下前牙深覆盖。

VDO需要增加多少?

VDO的增量与组织损耗程度有密切关系。也就是说，牙体解剖形态受破坏的程度越重（高度、厚度或𬌗面形态），VDO的增加也越多。然而，值得注意的是，上下颌牙弓损耗程度在很多时候不一致，所以医生要考虑如何平衡分配增量空间，以保证恢复的牙体体积符合正常解剖形态。

其次，在口内以"自由手"途径和树脂直接法技术快速重建左右两侧中切牙的腭侧形态，患者慢慢闭口直到前牙发生接触并且处于正中关系位。随后，采用LuxaBite（DMG）记录创建的后牙空间。这个后牙空间与前牙区VDO增加相关，由于𬌗曲线和关节铰链运动的特点，后牙空间低于前牙实际的VDO增量，二者大约是1：2关系（即前牙抬高3mm，后牙空间约1.5mm）。

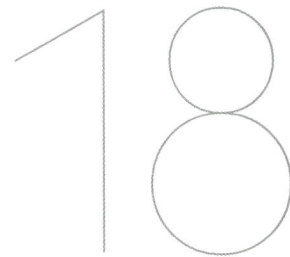

VDO增量由哪些牙齿承担？

这是全口修复重建时必须先明确的问题。

我们从口内美学分析这一步已确定哪些牙齿需要恢复正常的解剖形态。

→ **前牙区3mm：**

如果上颌前牙的腭侧受累但下颌前牙的切端高度正常，那么前牙区VDO增量则全部分配给上颌前牙的腭侧贴面，而且只需考虑腭侧解剖形态的恢复。如果下颌前牙的切端高度也受累（对美观影响不大但需要重建正常的解剖形态），那么VDO增量3mm应当按实际情况分配给上颌前牙的腭侧贴面和下颌前牙的切端（比如，腭侧贴面占1.5mm空间，下颌前牙的切端占余下1.5mm）。

→ **后牙区1.6mm：**

后牙空间是前牙区VDO增量的结果。空间分配也同样有这几种方式：1.6mm全部分配给上颌后牙（会导致前牙微笑曲线过低），或者全部分配给下颌后牙（不影响美学但关系到殆曲线），又或者同时分配在上颌和下颌（后牙区各占空间0.8 mm）。

磨牙	切牙	切导针
5.3	10	15.6
4.7	9	14.1
4.2	8	12.5
3.7	7	10.9
3.2	6	9.4
2.6	5	7.8
2.3	4	6.3
1.6	3	4.7
1.3	2.5	3.9
1.1	2	3.1
0.8	1.5	2.3
0.5	0.5	0.8

❝ *当VDO增量超过5mm患者需要有一段观察和适应期，因为可能会出现可逆的疼痛表现。当增量低于5mm时，由于TMJ有很强的适应性，临床观察期就不是非必需的步骤了。* **❞**

前牙区VDO增量3mm

■ 唇颊侧贴面

■ 腭侧贴面

（1）3mm空间分配
在上颌切牙腭侧。

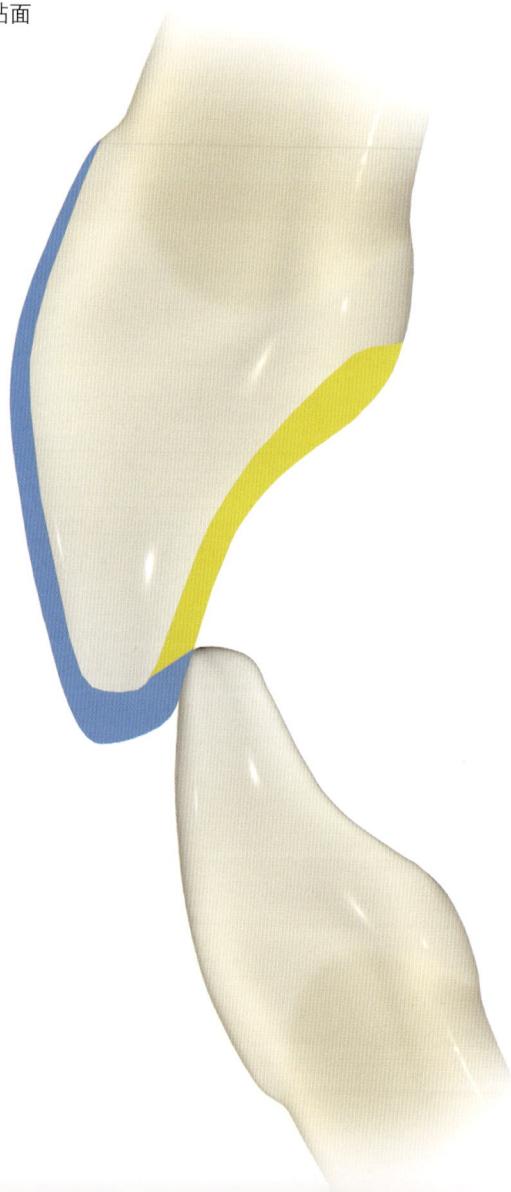

（2）3mm空间分配
在下颌切牙切缘。

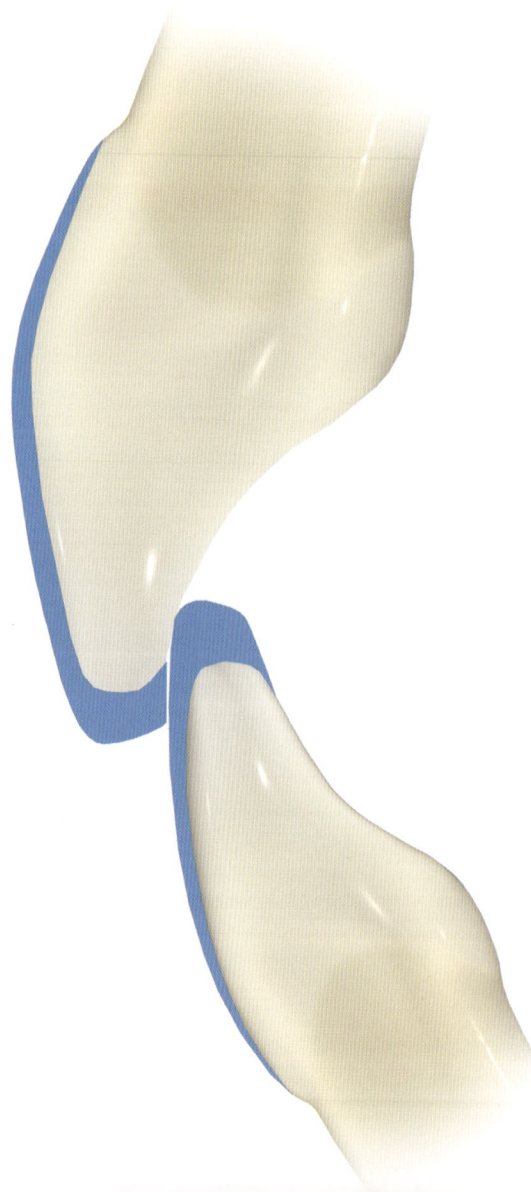

（3）3mm空间分配
在上颌和下颌。

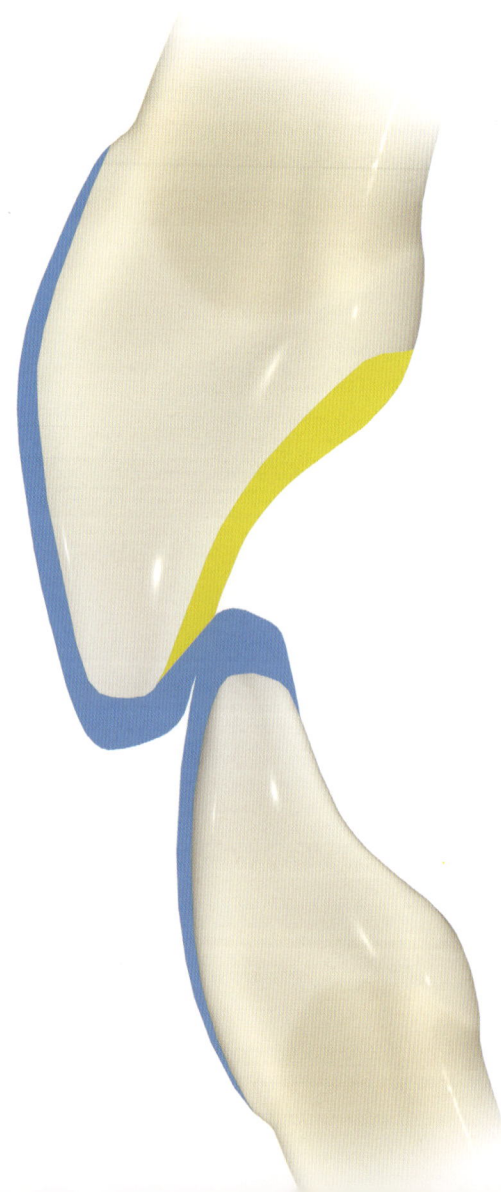

后牙区VDO增量1.6mm

- 🟦 初始水平的切缘微笑曲线
- 🟥 重建的切缘微笑曲线
- 🟨 𬌗贴面

（1）1.6mm，分配在上颌后牙区。   （2）1.6mm，分配在下颌后牙区。   （3）1.6mm，分配在上颌和下颌。

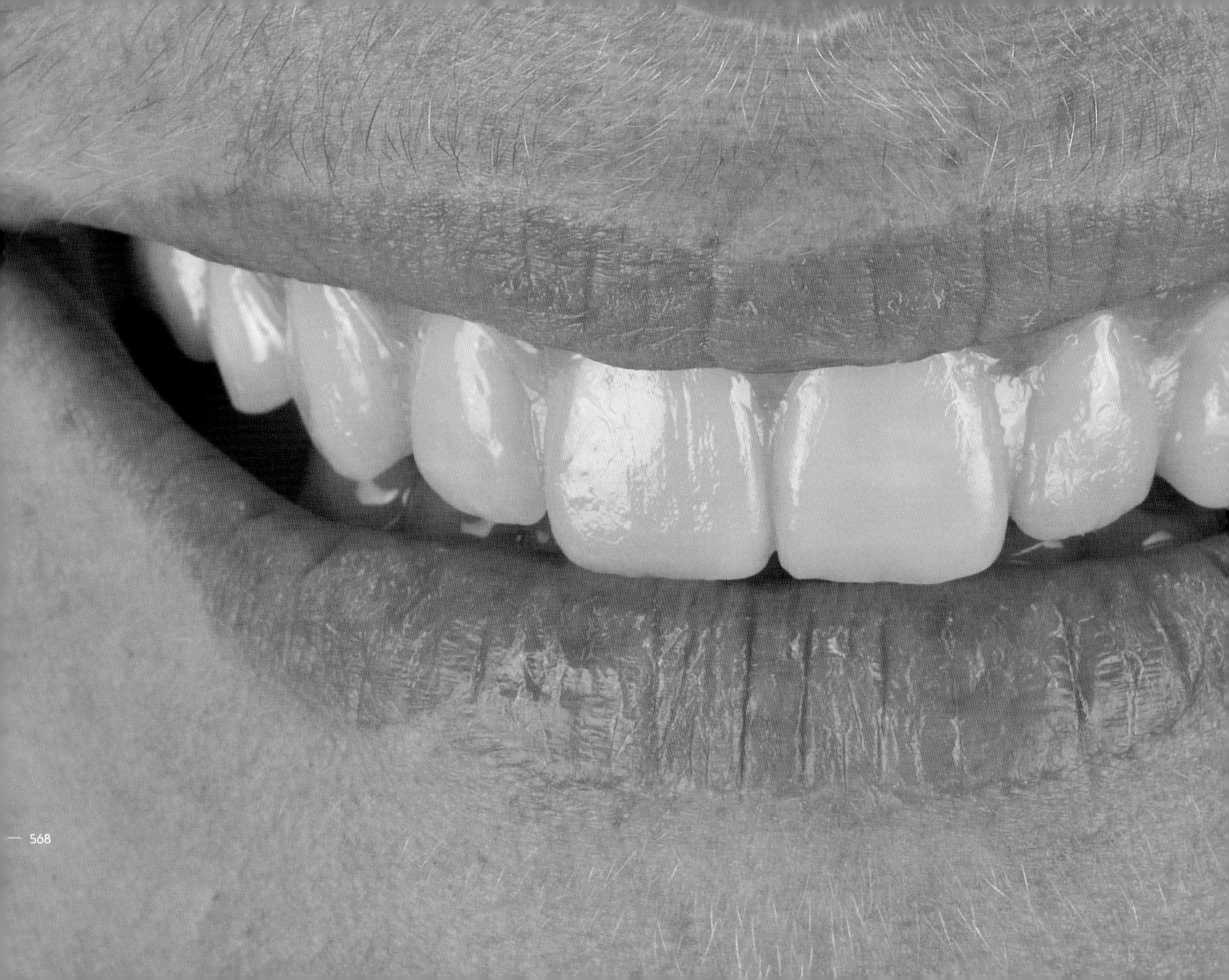

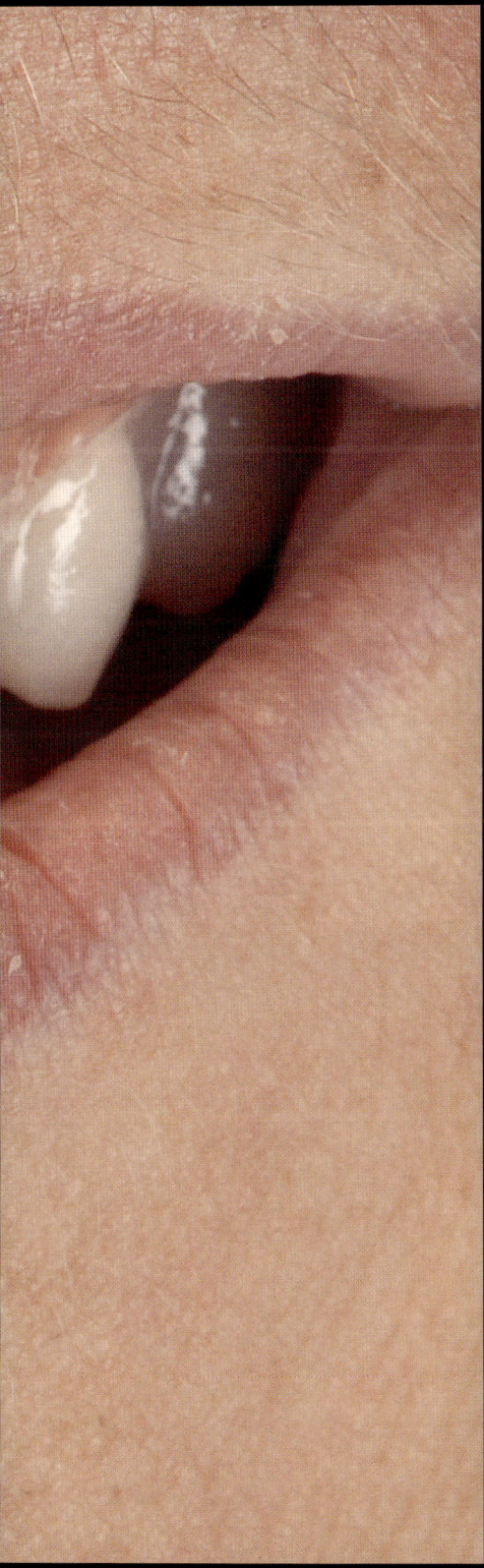

治疗方案

1. 上颌牙弓

→ 前牙和前磨牙：三明治修复技术（唇颊侧贴面+腭侧贴面或殆贴面

→ 磨牙（第一磨牙和第二磨牙）：殆贴面。

2. 下颌牙弓

→ 前牙：中切牙和侧切牙不涉及修复。尖牙采用颊侧贴面。

→ 后牙：前磨牙、第一磨牙和第二磨牙采用殆贴面。

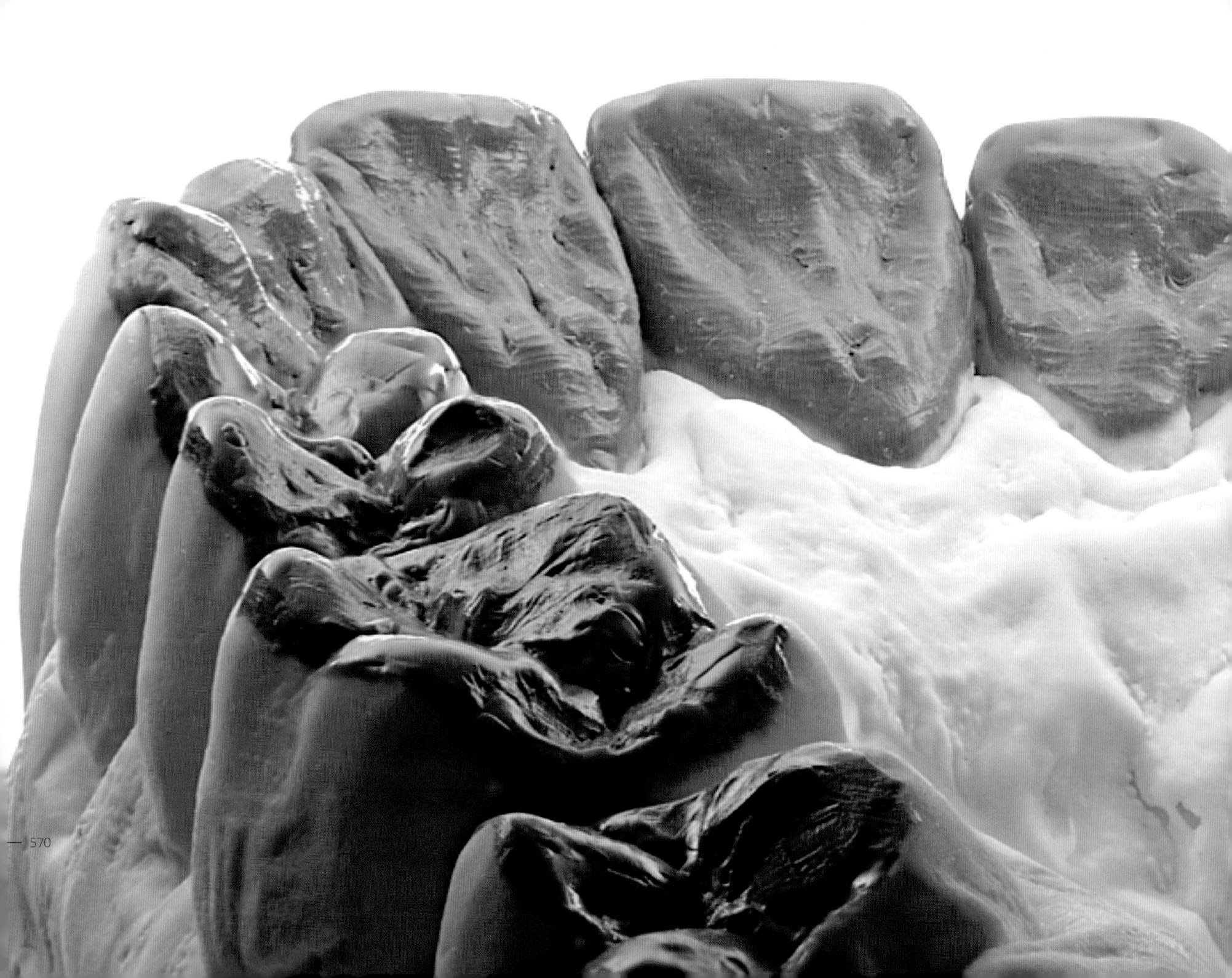

"全牙弓诊断饰面"理念–第2步
治疗方案的临床调整和确认

牙科技师只有获得了全面的临床信息，才有可能通过建立理想的牙体解剖形态为患者制作出兼具美学和功能要求的蜡型方案。

蜡型方案整合了所有临床信息和分析，包括以下步骤：

→ 将经临床确认的新VDO准确转移到口外𬴂架系统，然后在上下颌牙弓正确分配修复空间。

→ 通过建立合适的前牙引导（对患者的训练和指导），恢复良好的咀嚼生理功能。

→ 牙列和面部的和谐美观也是恢复生理功能的重要方面。

完成后的蜡型方案需要准确转移到患者的口内，二者要尽可能保持一致。

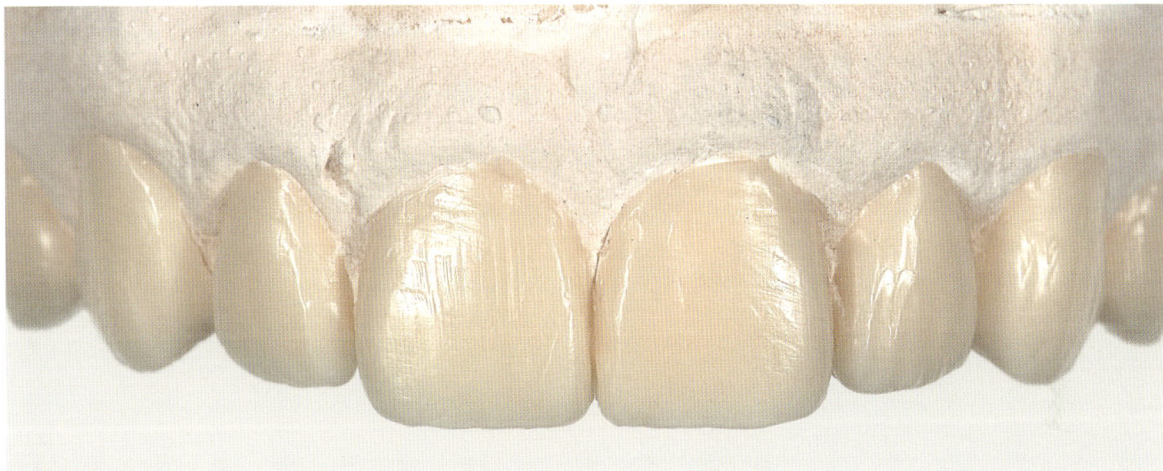

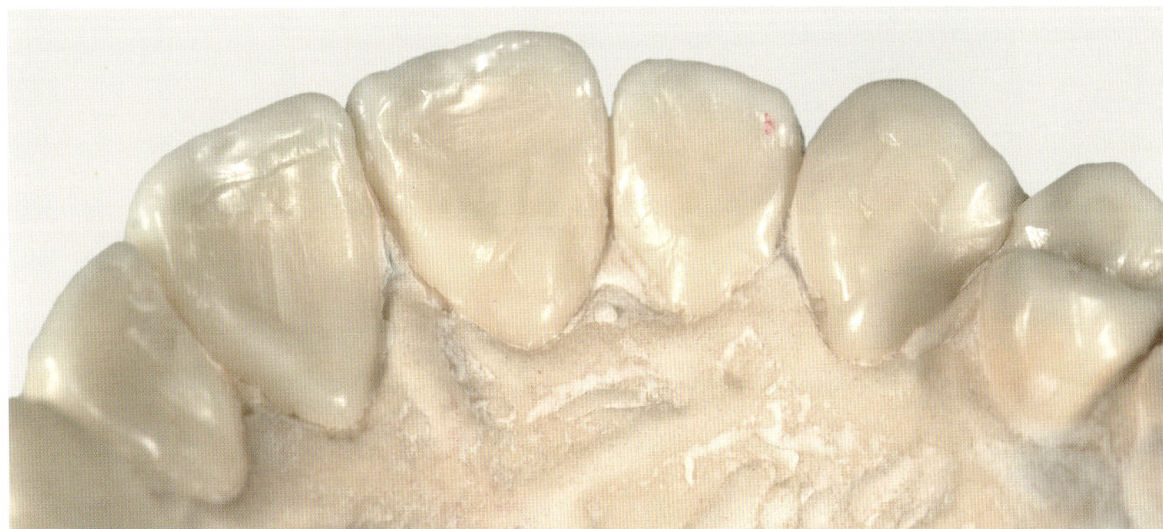

诊断饰面导板外层的个性化托盘

牙列损耗案例在大多情况下都会涉及全口的修复重建，蜡型方案转移到口内发生变形的风险非常高。尽管前牙和后牙能为硅橡胶导板提供多点支撑，但是前牙列组织缺损广泛时就会缺少足够的支撑，硅橡胶导板的就位就会不够稳定。其次，硅橡胶材料本身的弹性和变形系数也不适合用来制作全牙弓的饰面导板。此时，数字化技术就能很好地帮我们解决这个难题，它制作的导板硬度高而且也更精确。最终的全牙弓诊断饰面导板是由硬质不易变形的树脂基个性化托盘和硅橡胶内衬（低黏稠度的轻体）构成，以确保导板有可重复的唯一就位方向，并且被动就位不需要垂直施压。此外，由于导板的密合性高，诊断饰面也不会有明显的多余材料需要调修。

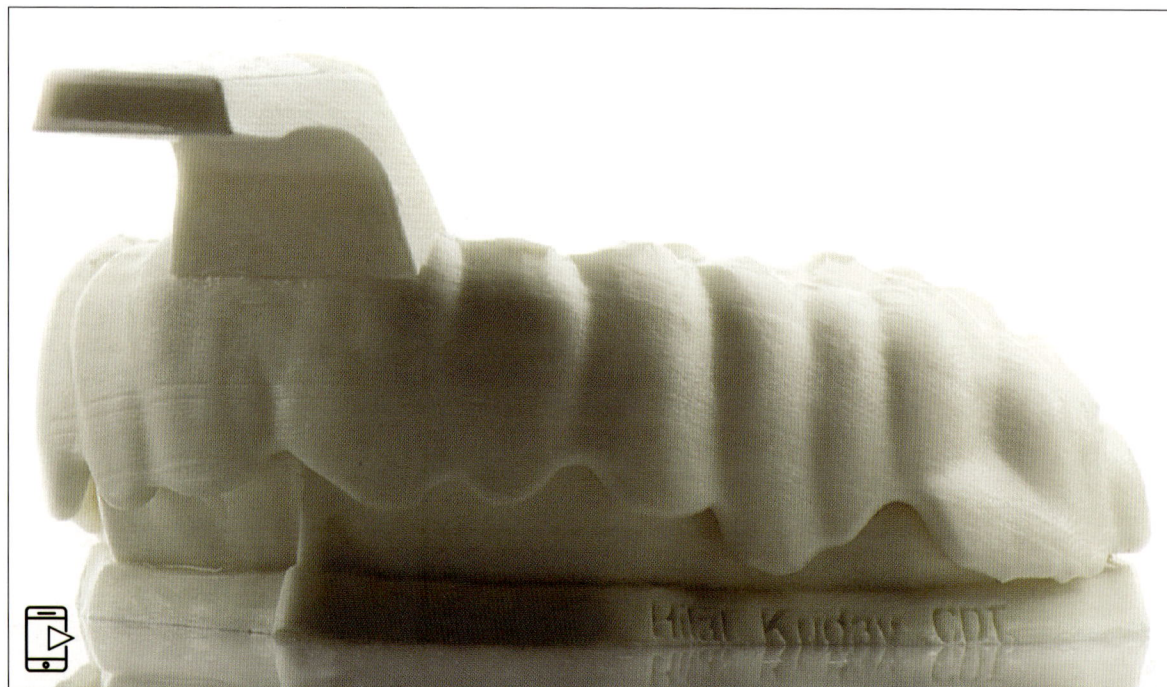

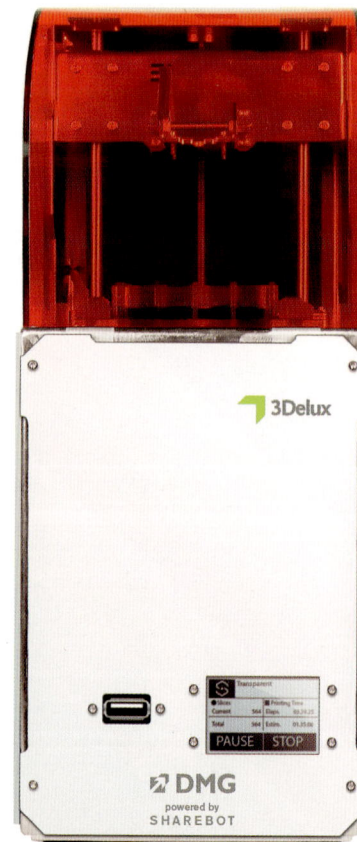

目前，CAD/CAM技术可以实现各种简单的个性化导板设计。传统的导板技术相比之下就显得相当耗时和高成本了。

CAD/CAM有专门的设计程序来制作个性化的硬质托盘。所以在介绍全牙弓诊断饰面时相比硅橡胶导板，我们会对个性化托盘讨论得更多一点。

高度精确的全牙弓诊断饰面导板之制作步骤：

1. 蜡型方案。
2. 数字化扫描蜡型，创建一个stl格式的文件。
3. 在计算机上得到蜡型的数字化模型，在数字化模型上勾画个性化托盘拟覆盖的范围。
4. 3D打印数字化模型和个性化托盘。
5. 以硅橡胶轻体在个性化托盘内部重衬，提高导板的口内密合性和稳定性。
6. 去除边缘多余的硅橡胶材料。

3D打印的个性化托盘结合硅橡胶重衬，所得的诊断饰面导板具有以下两个特点：

→ 外层是硬质的个性化托盘，不易变形。

→ 内层重衬的硅橡胶有弹性，保证导板在唇颊侧和腭侧有良好的边缘密合性。个性化托盘在腭侧做适当延伸，保证导板口内就位的稳定。

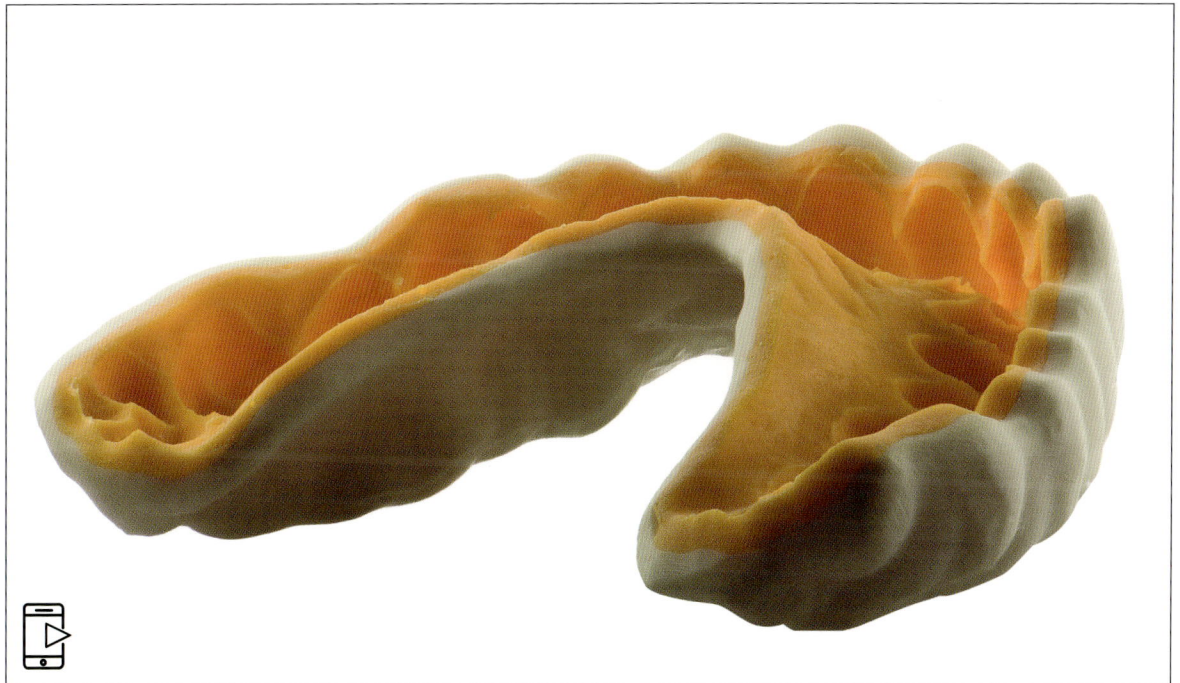

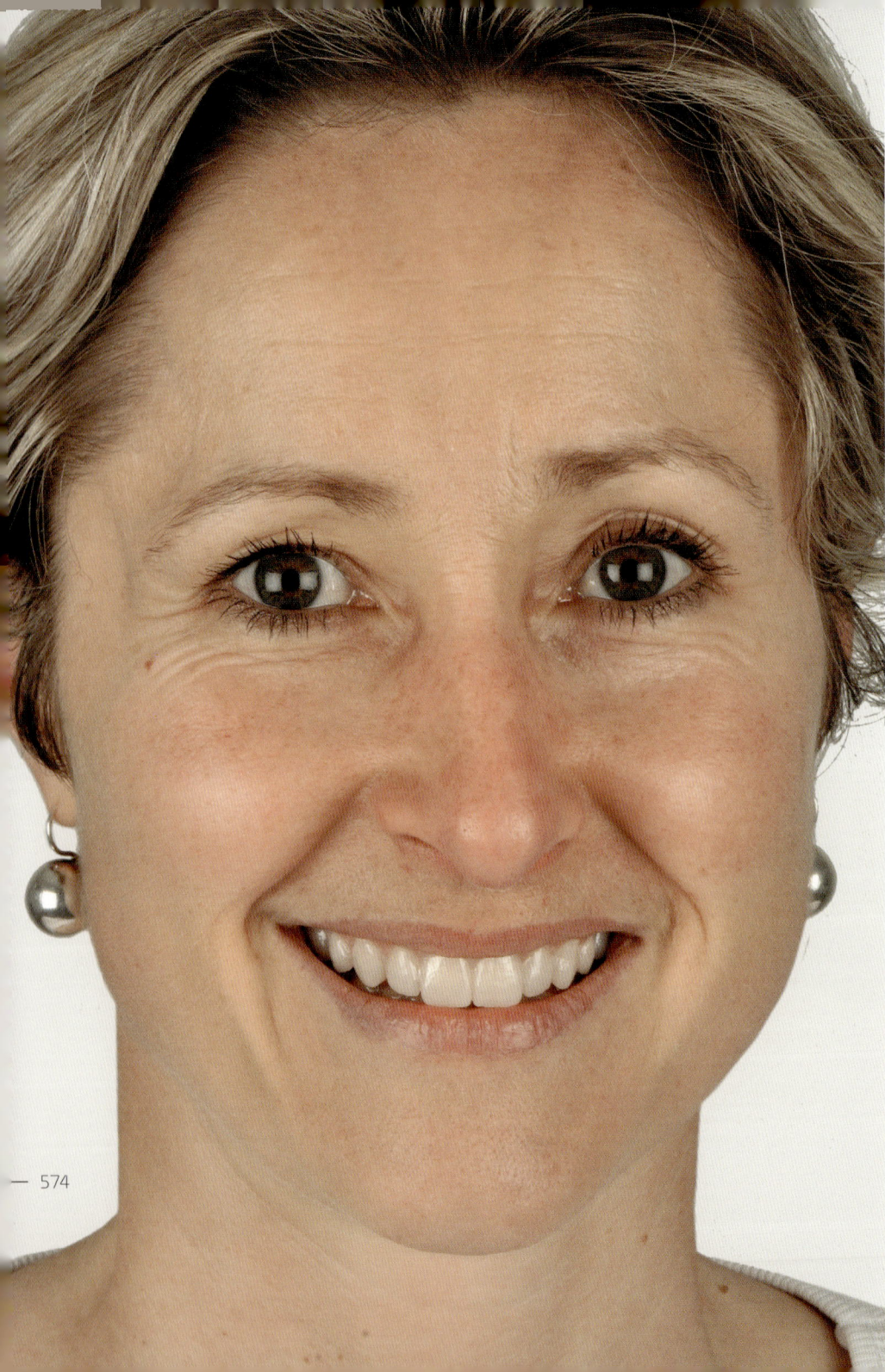

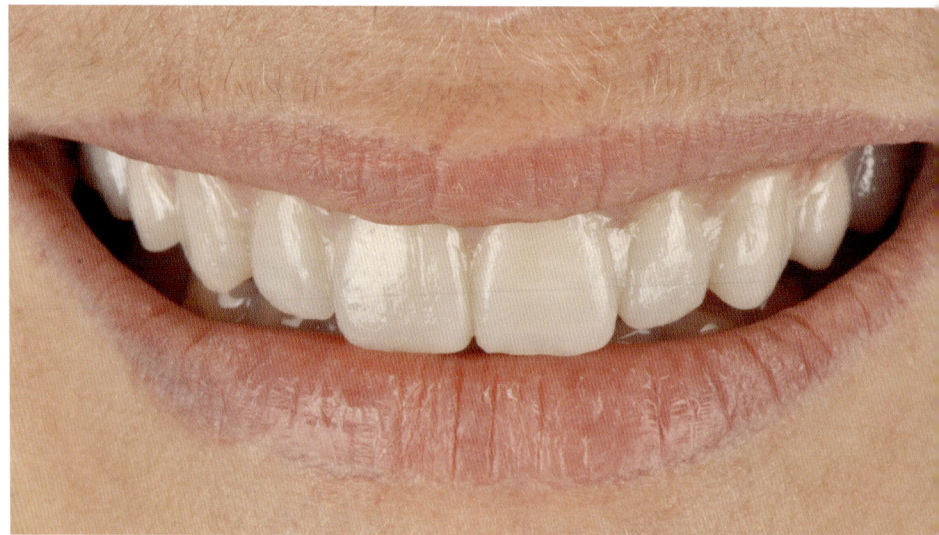

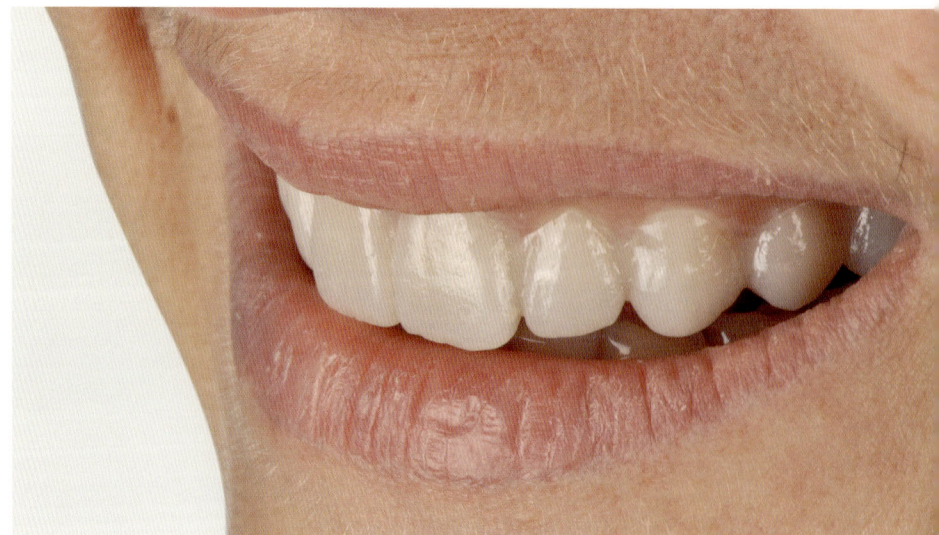

全牙弓诊断饰面

全牙弓诊断饰面最主要的优点是，在数分钟内就能"预览"到治疗方案的美学和功能结果。

> **66** 全牙弓诊断饰面：同时
> 实现美学和功能结果的口内预览。 **99**

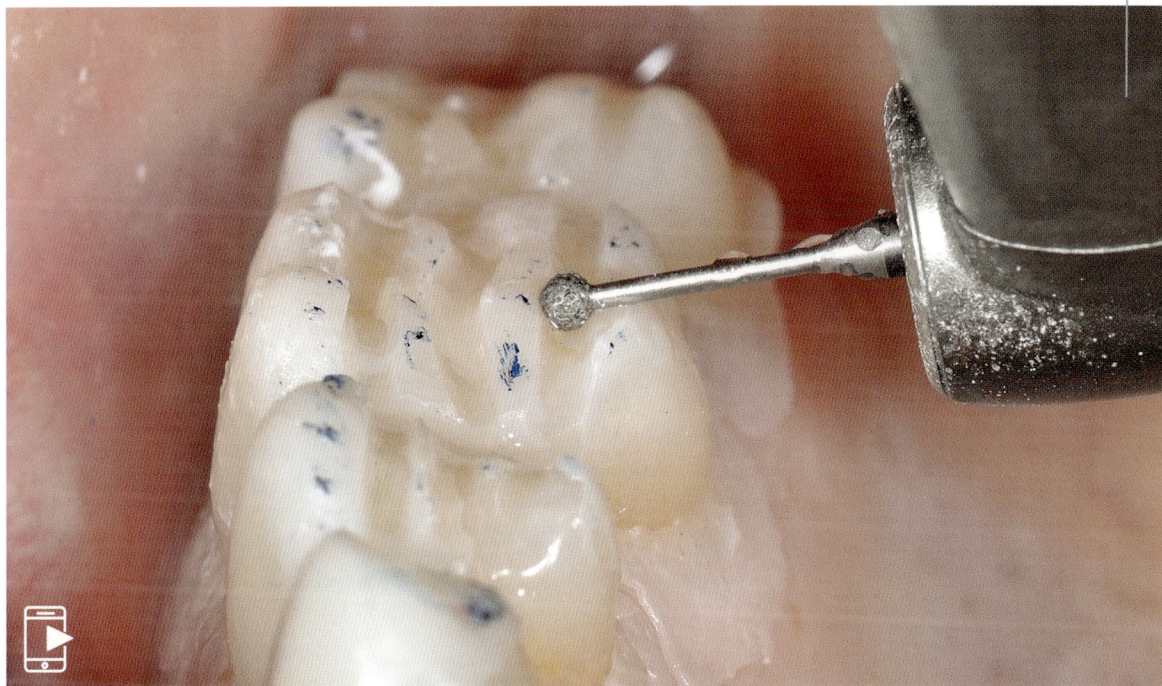

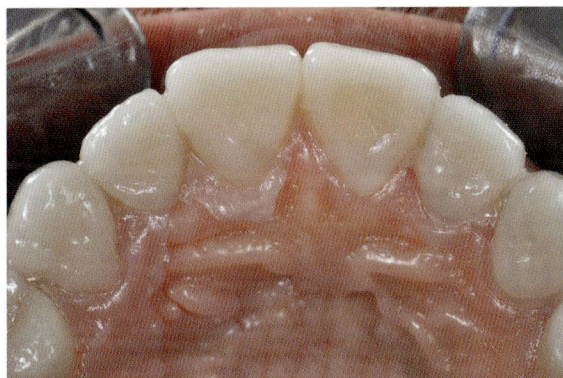

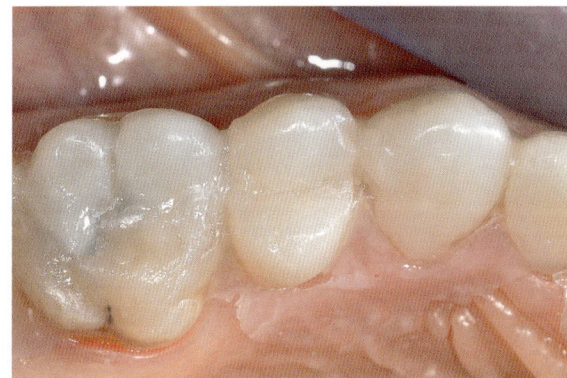

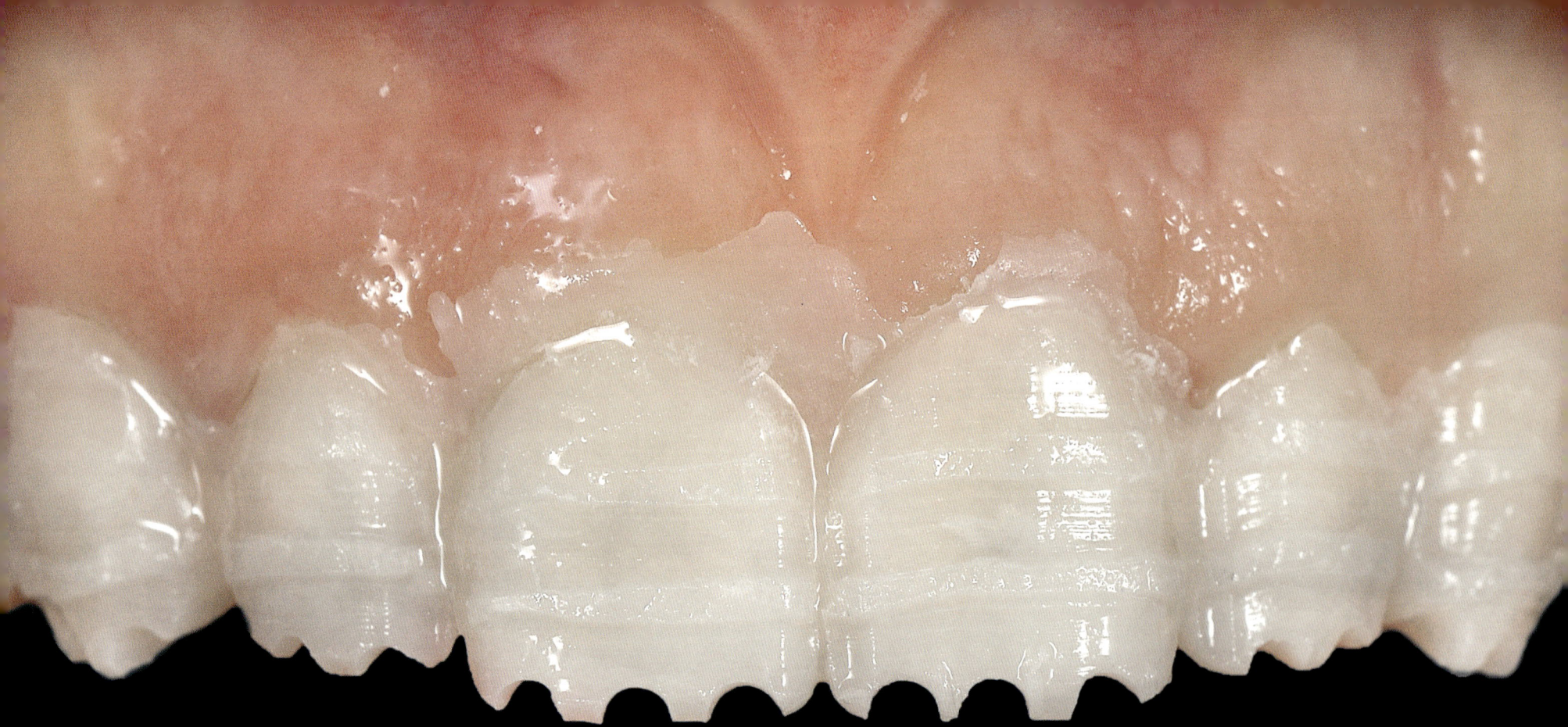

"全牙弓诊断饰面"理念–第3步
上颌牙弓的临床治疗

患者认可诊断饰面的效果之后，临床医生就会面临两个关键问题：

→ 在诊断饰面的基础上，牙体制备多少深度？

→ 殆贴面的窝洞如何设计？

牙体制备的深度

无论案例的病损程度和复杂性如何，牙体制备的原则和方法仍然不变：

→ 始终在治疗方案的基础上做定深。

与前文所述相同，在前牙唇颊侧制备两条深度0.5mm的定深沟，切端的制备深度为1.5mm。

在后牙殆面，沿着近远中向制备3条深度为0.5mm的定深沟，金刚砂球钻的直径选择16mm。

→ 第一条定深沟的位置距离颊尖1mm。

→ 第二条定深沟的位置在中央沟。

→ 第三条定深沟的位置距离腭尖1mm。

注意：直径16mm的球钻在操作时一定沿着内侧牙尖斜面的切线方向，目的是以车针轴柄作为止点。

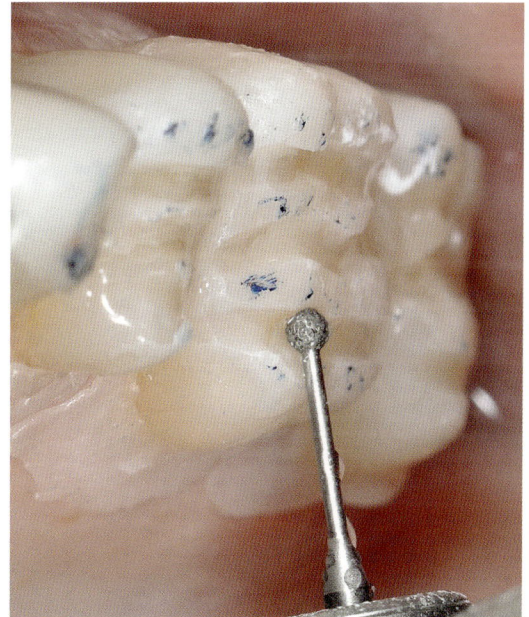

为什么0.5mm是𬌗贴面的最小厚度?

生物力学的角度

大多数中度到重度的牙列损耗（还不到严重的程度），后牙咬合接触点所受应力较大。而治疗的主要目标是为了保护邻面边缘嵴和剩余的牙体结构，从而维持牙齿本身的机械性抗力。

边缘嵴在牙体抗力强度方面起到非常重要的作用，这一点早已得到研究证实。另一方面，覆盖嵌体是最近20年才出现的后牙修复形式。为了抵抗后牙的高咬合应力，它的最小厚度要求是1.5mm，所以这样一来，邻面边缘嵴结构在牙体制备时就完全无法保留了。

如果邻面边缘嵴可以保留下来，那么𬌗贴面就完全只在𬌗面范围内，而且它承受的应力也主要沿着牙体长轴方向（压应力）。修复材料对压应力的耐受性要好于拉应力或弯曲应力。

组织生物学的角度

生物力学的分析和要求（保留邻面边缘嵴）直接影响了临床对修复材料的最小厚度要求，从原来的1.5mm显著减少到0.5mm。

临床上由于VDO增加，所以口内就有条件实现全牙弓的诊断饰面。在牙体制备时，依然还是先在饰面的基础上制备定深沟。诊断饰面是对原有牙体做体积"加法"，所以定深沟很少会在牙面留下痕迹，但是这一步骤也不可少，它可以保证临床条件能满足𬌗面高嵌体的最小厚度要求，也即我们所谓的"𬌗贴面"。

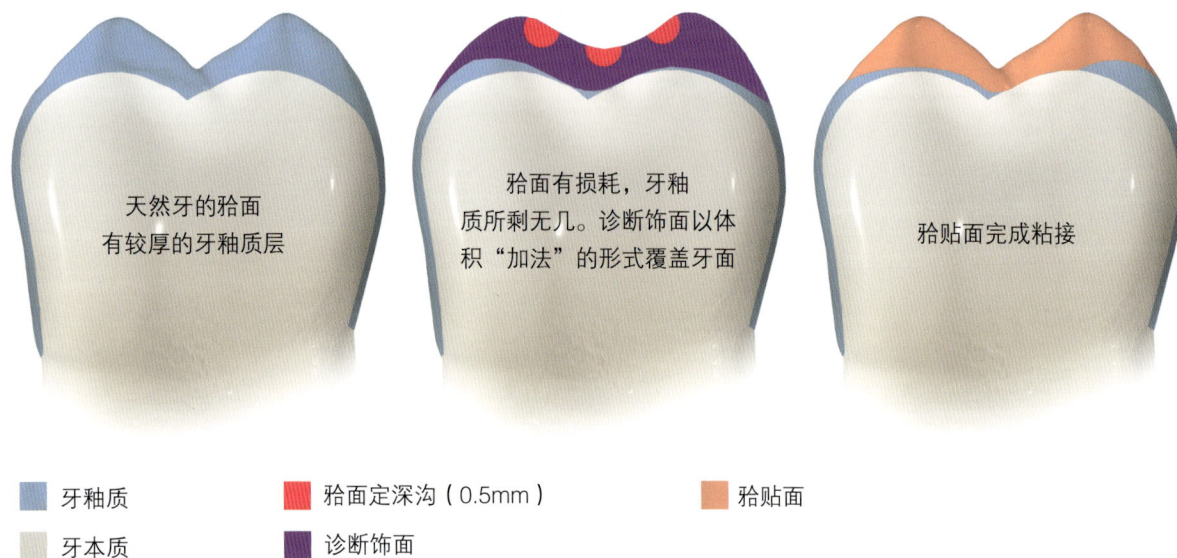

天然牙的𬌗面有较厚的牙釉质层

𬌗面有损耗，牙釉质所剩无几。诊断饰面以体积"加法"的形式覆盖牙面

𬌗贴面完成粘接

- 牙釉质
- 牙本质
- 𬌗面定深沟（0.5mm）
- 诊断饰面
- 𬌗贴面

对于厚度仅0.5mm的后牙修复体，也有很多学者做了相关的临床研究：

→ Magne等（2012）的研究表明：超薄（ultra-fine）的全解剖式复合树脂或二硅酸锂𬌗贴面可用于牙列损耗的修复治疗，是替代高嵌体、覆盖嵌体和全冠的更好选择。

→ Guess等（2013）的研究表明：前磨牙的部分冠在材料一致的前提下（IPS e.max），0.5mm厚度的抗断裂强度高于2mm厚度的情况。

→ Chabrand, Koubi（2013）的研究表明：无论是混合物还是二硅酸锂瓷块（Lava Ultimate或者IPS e.max），它们的覆盖嵌体（1.5mm）和𬌗贴面（0.5mm）的抗劈裂或断裂强度都没有显著差异。

→ Brokos等（2015）的研究：建议在颊腭侧牙体都健康的情况下，𬌗面制备深度仅0.5mm，不要暴露牙本质，尤其年轻患者。

→ Sasse等（2015）的研究结果与前述文献不一致。区别在于该研究采用的自酸蚀粘接系统在牙釉质粘接强度上，低于其他研究中所用的全酸蚀及通用型粘接系统。

抗断裂表现

（1）覆盖嵌体厚度1.5mm。

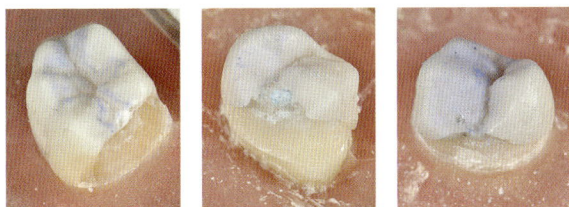

（2）𬌗贴面厚度0.5mm。

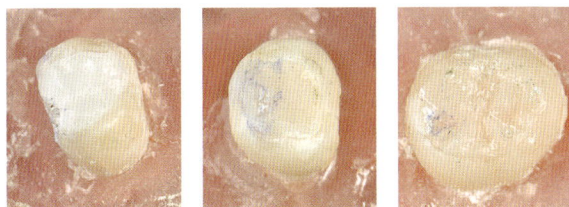

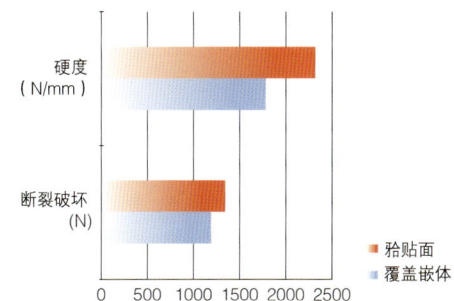

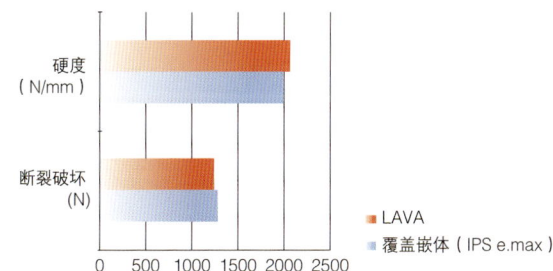

> 临床结论：考虑到机械效能相同，建议在后牙设计0.5mm厚的超薄修复体而不是1.5mm厚的覆盖嵌体。

𬌗贴面的窝洞如何设计？

全牙弓诊断饰面理念的牙体制备方法也是基于了粘接性修复材料在生物力学方面的最新发展。

早先，牙列损耗的修复重建在后牙区都采用覆盖嵌体的形式。这在当时是一种比全冠更体现牙体保存原则的治疗选择。但是它最大的问题在于破坏了边缘嵴结构。而边缘嵴在牙体机械性抗力方面承担着相当重要的作用。

如今，"全牙弓诊断饰面"理念建议仅在𬌗面范围修复，这就为边缘嵴的保留提供了可能。

而且不同于覆盖嵌体，这种修复形式的最大优势就是仅受牙体轴向上的应力。覆盖嵌体的邻面承受了剪切应力和拉应力，容易导致修复体劈裂或材料断裂。

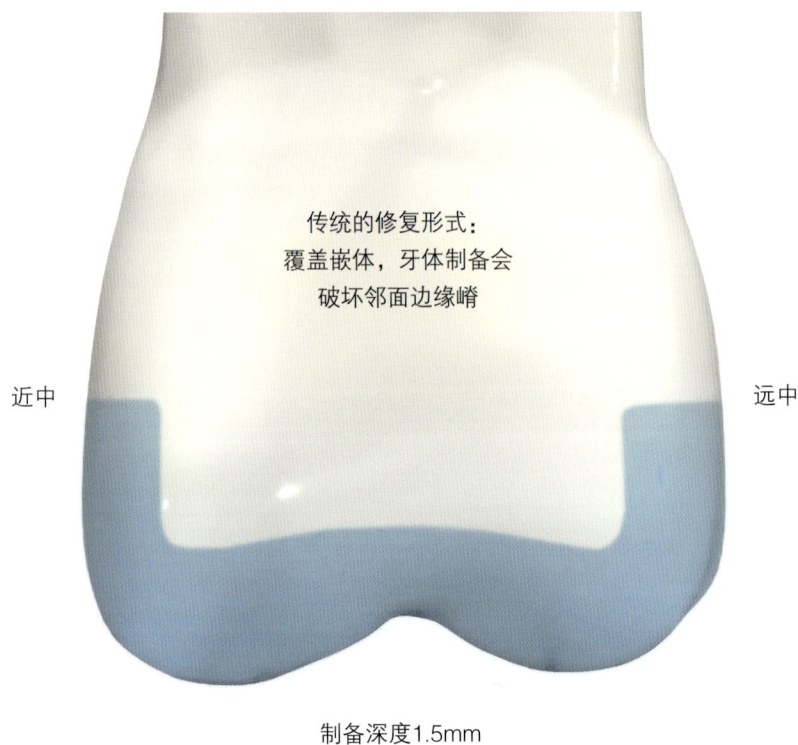

近中　传统的修复形式：
覆盖嵌体，牙体制备会
破坏邻面边缘嵴　远中

制备深度1.5mm

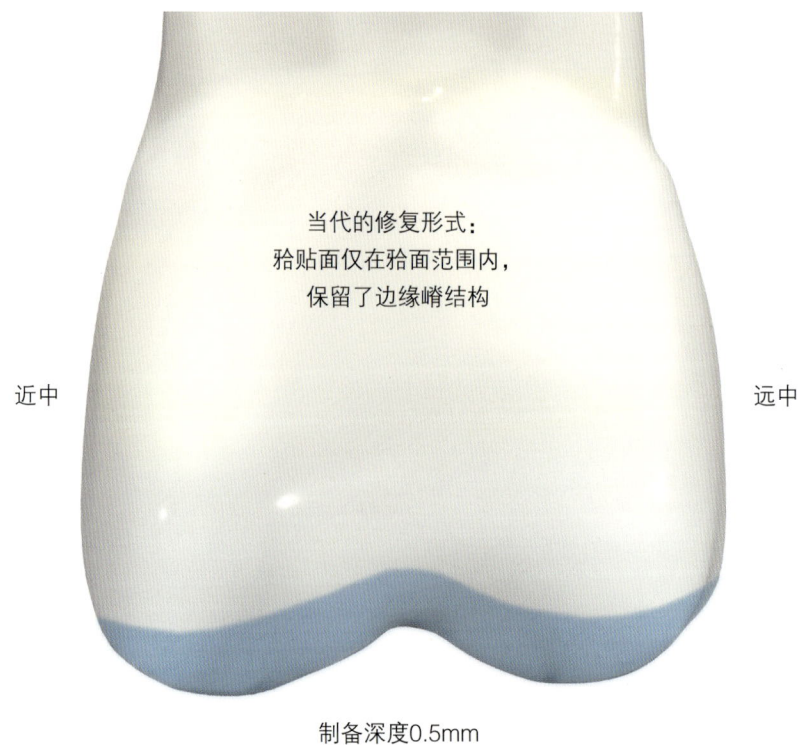

近中　当代的修复形式：
𬌗贴面仅在𬌗面范围内，
保留了边缘嵴结构　远中

制备深度0.5mm

18

殆贴窝洞类型

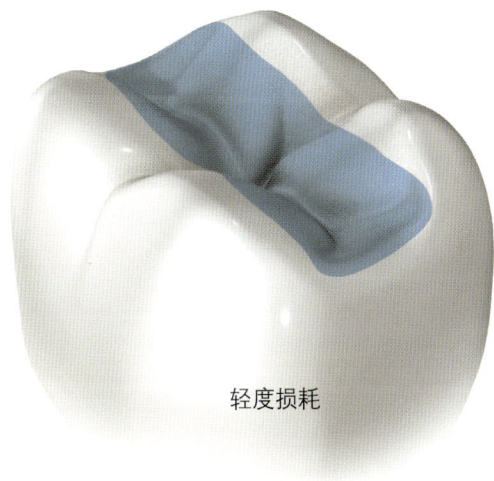

轻度损耗

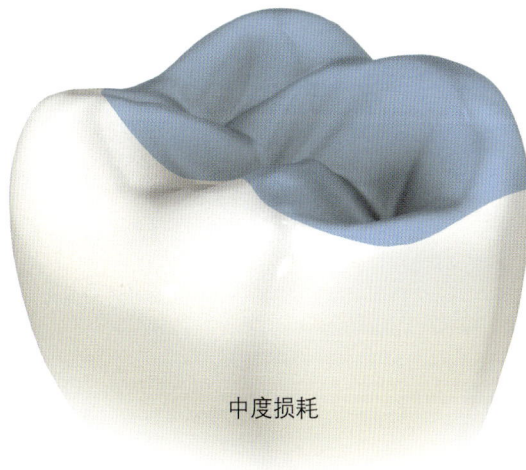

中度损耗

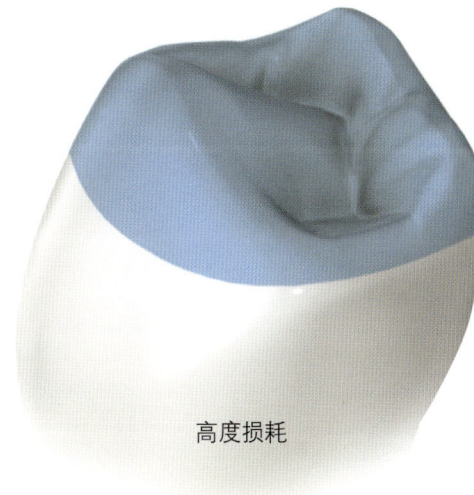

高度损耗

根据牙体损耗的程度，殆贴面有3种形态设计：

→ **轻度损耗**（贴面范围在牙尖内）存留了所有牙尖以及殆面基本解剖形态：VDO增加是主要治疗目标，修复范围仅在殆面中央，不覆盖任何牙尖。

→ **中度损耗**（贴面部分覆盖牙尖）破坏了腭尖（功能尖）的正常解剖形态，不需要重建切缘微笑曲线：只覆盖腭尖。

→ **重度损耗**（贴面式嵌体）破坏了腭尖和颊尖的正常解剖形态，且需要重建微笑曲线：覆盖的范围是腭尖和颊尖。

66 *无论哪一种窝洞形态，邻面制备都不会越过边缘嵴，所以最终的预备体形态与牙体解剖外形一致，避免出现邻面的龈壁台阶。* **99**

前牙贴面：不同设计形式

根据唇颊侧牙釉质功能以及切端高度缺损的程度来判断

（1）唇颊侧牙釉质的厚度正常，切端高度的缺损量低于2mm。

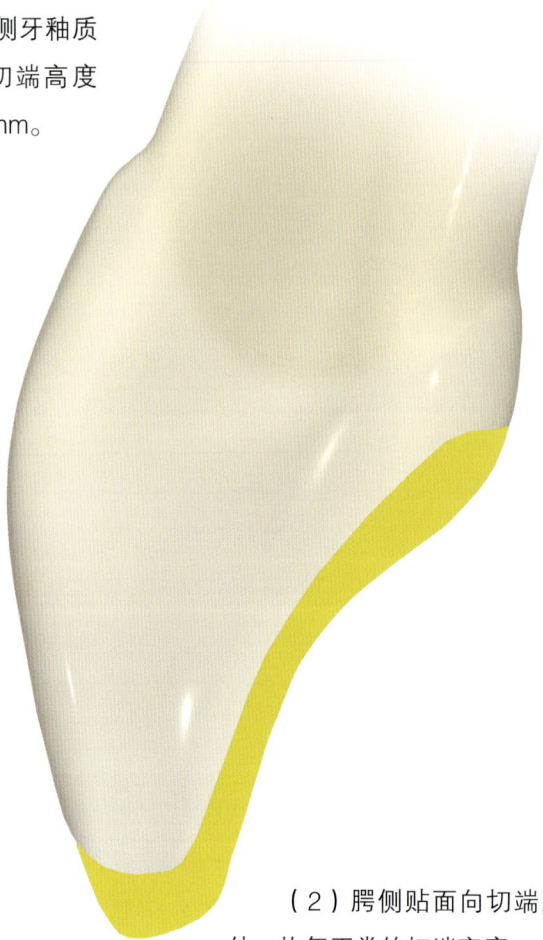

（3）唇颊侧牙釉质菲薄，切端高度的缺损量超过2mm。

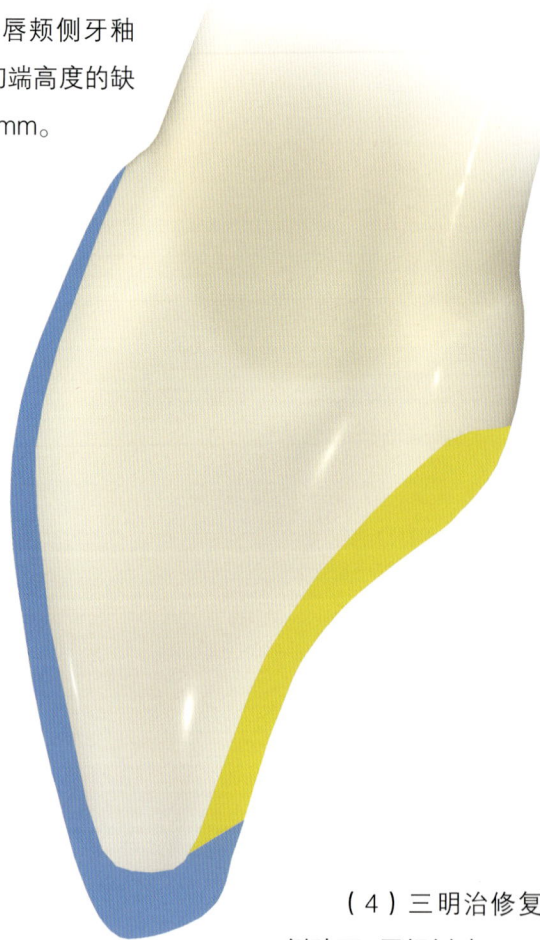

（2）腭侧贴面向切端延伸，恢复正常的切端高度。

（4）三明治修复技术：腭侧贴面+唇颊侧贴面。

ACE分类法（Vailati and Belser, 2010）

后牙贴面：不同设计形式

形式简单，成本经济：
覆盖在牙尖上方的骀贴面。

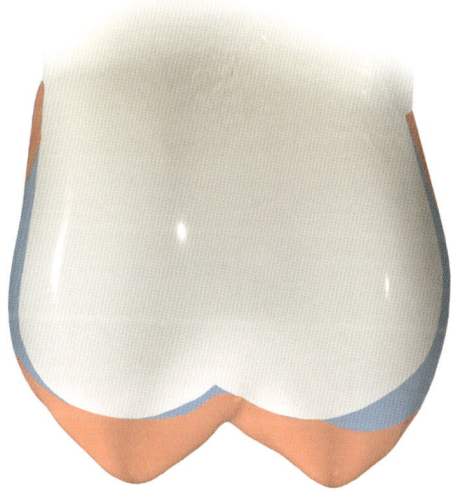

骀贴面

形式更复杂，成本更高：
三明治修复技术，即骀贴面+颊侧贴面。

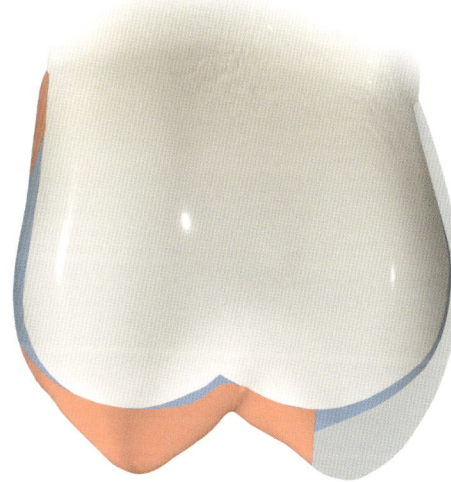

颊侧贴面

骀贴面

颊侧贴面的作用是恢复正常的后牙高度和宽度，但它必须有下方剩余牙体组织
和骀贴面的充分支撑。组织保存是根本的出发点和原则。

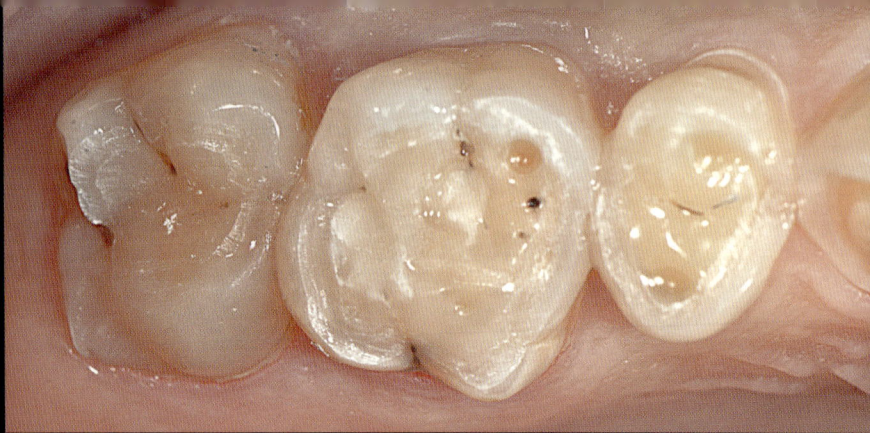
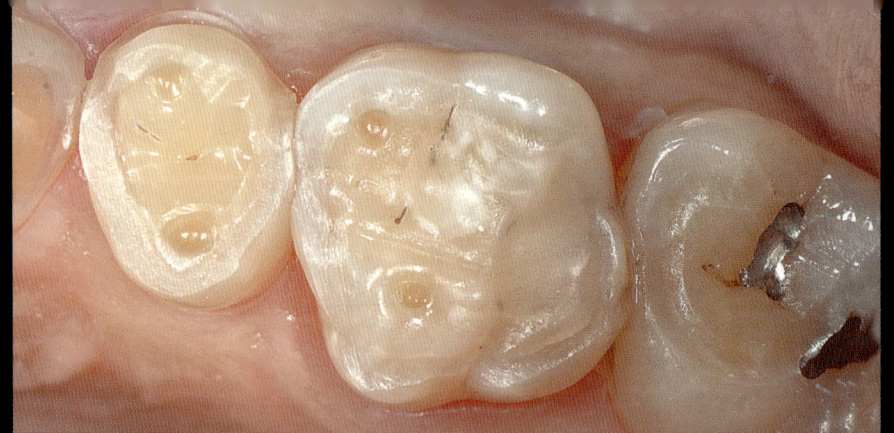
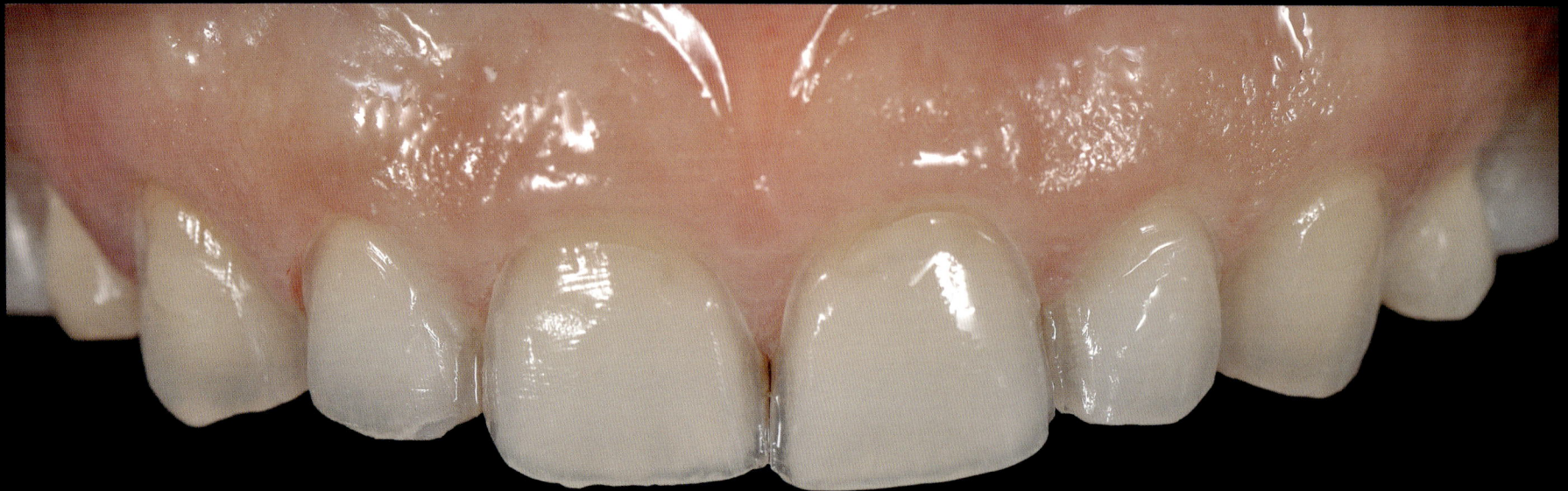

咬合关系的记录和转移

损耗修复案例的牙体制备过程与简单的贴面治疗有所不同。由于建立了新的VDO，所以在制备过程中需要记录咬合关系，详细步骤如下：

1. 先在口内完成上下颌牙弓的诊断饰面。
2. 在上颌后牙区的诊断饰面上制备定深沟。
3. 通过金刚砂车针，在上颌尖牙和第一前磨牙的位置切分诊断饰面，再以CK6器械移除后牙区的诊断饰面。
4. 继续完成上颌后牙区的牙体制备。

5. 利用树脂材料（LuxaBite, DMG）记录后牙咬合关系。操作时先将树脂材料注射在上颌后牙区，然后嘱患者咬合直到他/她前牙区的诊断饰面发生接触而停止。此时即完成了新VDO的口内转移。
6. 在前牙区的诊断饰面上制备定深沟，完成制备。然后在口内放上步骤5的后牙咬合记录，在上下前牙的楔形空间内注入LuxaBite树脂材料，并与两侧后牙咬合记录连成一体。

> 66 全牙弓诊断饰面指导的牙体制备过程分为两步：先制备8颗后牙，记录咬合关系之后再完成6颗前牙的制备。 99

咬合关系记录的步骤

（1）先在后牙区的诊断饰面上制备定深沟。

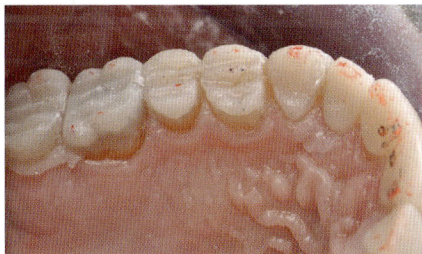

（2）切分和移除后牙区的诊断饰面。

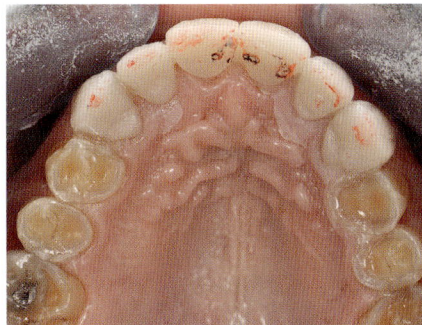

（3）记录后牙的咬合关系。

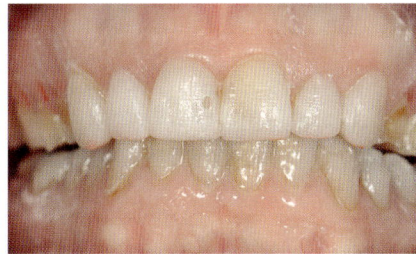

（4）在前牙区诊断饰面上的定深沟。

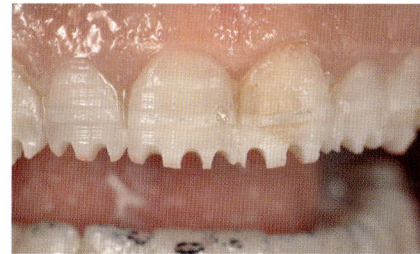

功能贴面：材料选择

功能贴面的用途与以美学改善为目的的唇颊侧贴面是不同的。对功能贴面来说，机械性抗力是最重要的考虑要素。这也是为何功能贴面都要采用全解剖式的**整体设计**，无论加工途径是热压铸技术还是CAD/CAM切削。这类临床情况要避免采用**长石瓷耐火代型技术或铂箔技术**。

其次，材料的选择也要满足功能和美观要求。目前来说不同的材料再结合充分的染色处理基本上都能达到接近天然的美观效果。

在技工室制作流程上，无论热压铸还是切削制作，都先制作功能贴面，完成后将其置于主工作模型上，然后在工作模型上制作颊侧贴面的压铸蜡型。这是为了确保蜡型与功能贴面有理想的衔接。

复合树脂切削块
（ LuxaCam composite, DMG; Tetric CAD，义获嘉伟瓦登特 ）

优点

→ 切削容易，可制作0.5mm厚度的修复体。

→ 口内耐磨性接近天然牙釉质。

→ 适合对颌牙弓为天然牙的情况。

→ 美观自然。

缺点

→ 邻面和𬌗面边缘有可能发生很少量的劈裂。树脂基稳定性易受口腔酸性环境的影响。

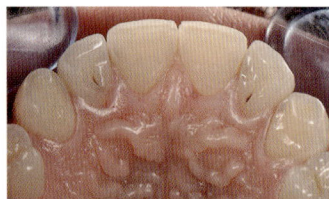

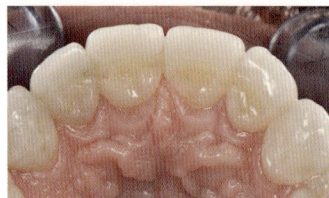

混合瓷切削块
（ Lava Ultimate, 3M; Cerasmart, GC; Enamic, VITA ）

优点

→ 切削容易，可制作0.5mm厚度的修复体。

→ 口内耐磨性接近天然牙釉质。

→ 适合对颌牙弓是天然牙的情况。

→ 修复体的机械性抗力较好。

→ 材料不易受口腔酸性环境的影响。

→ 美观性能极好。

缺点

→ 邻面和𬌗面边缘可能发生很少量的劈裂。

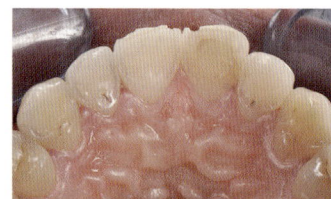

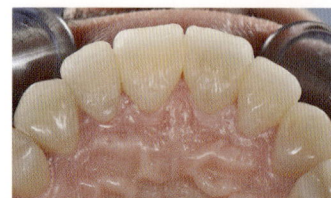

（1）在功能贴面完成后，技师再开始制作颊侧贴面的蜡型。

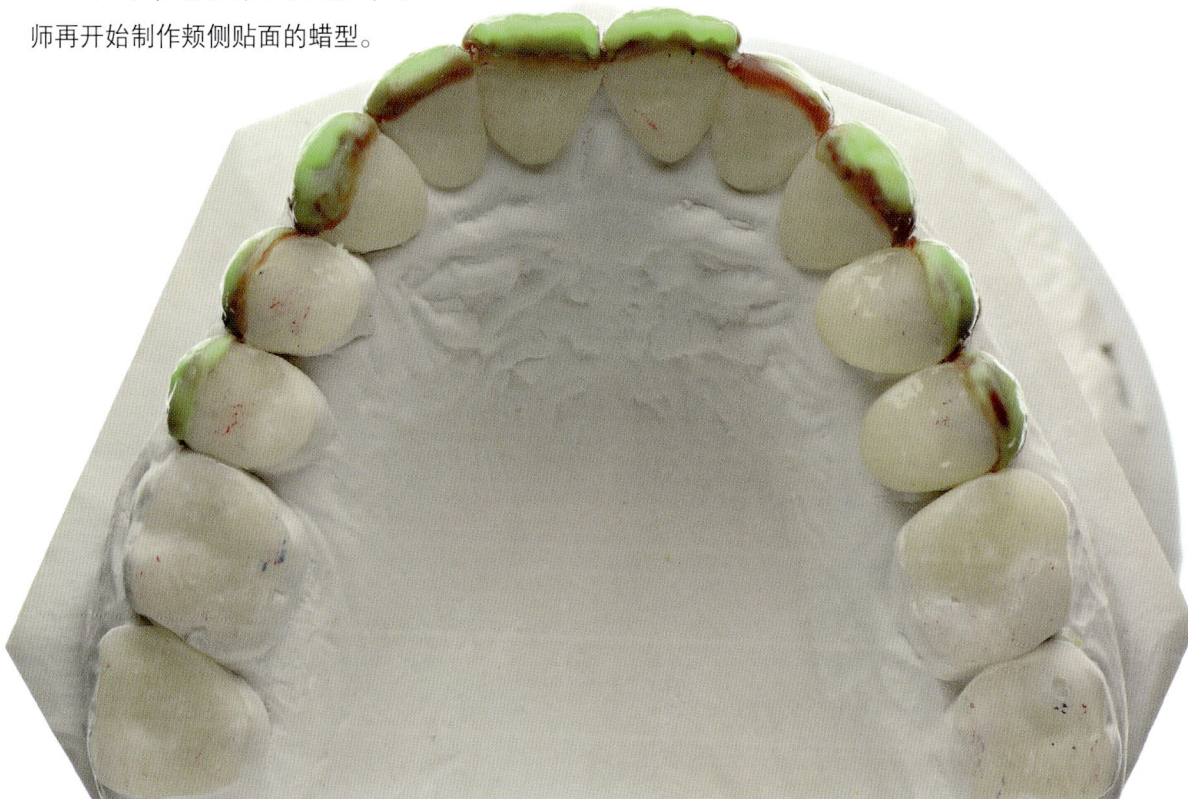

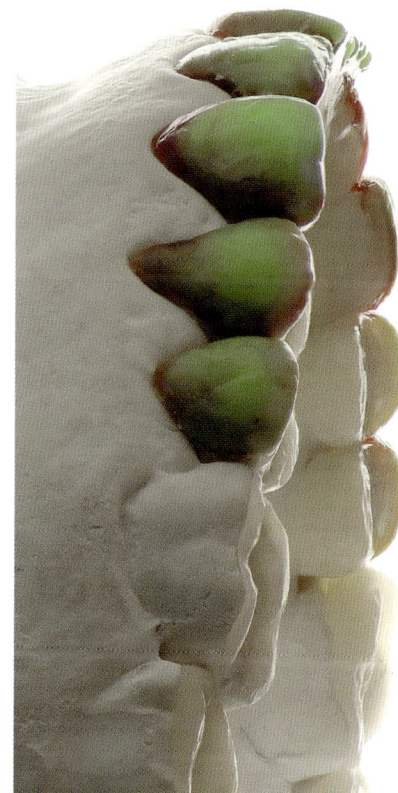

（2）功能贴面以切削技术制作，而颊侧贴面以热压铸技术制作。

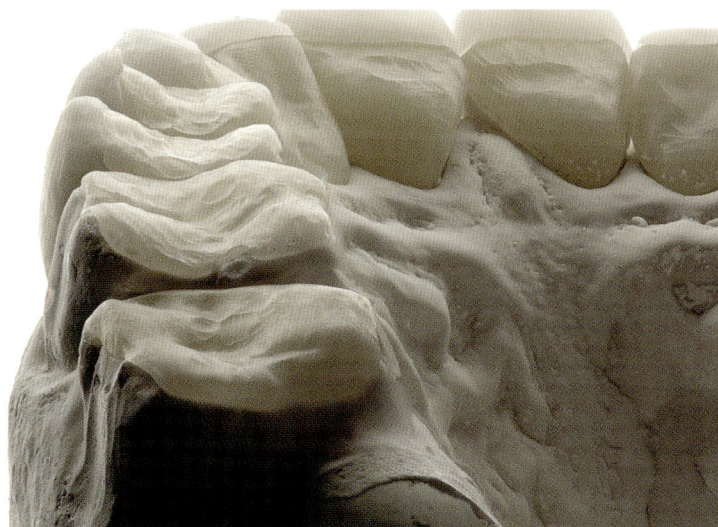

> 技师先完成前后牙的功能贴面，然后再开始制作颊侧贴面的铸造蜡型。

587

二硅酸锂

（IPS e.max Press和IPS e.max CAD，义获嘉伟瓦登特）

IPS e.max Press铸瓷块

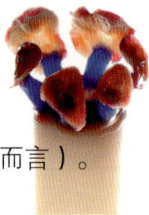

优点

→ 适用范围广。

→ 成本经济。

→ 没有最小厚度的限制（仅热压铸技术而言）。

→ 精确度和密合性非常高。

→ 美观。

→ 整体的机械性能在临床长期稳定。

→ 不易劈裂。

缺点

→ 硬度高于天然牙釉质。

IPS e.max CAD切削块

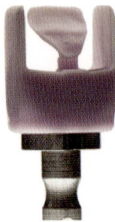

优点

→ 美观。

→ 数字化途径，不需要制作蜡型。

→ 整体的机械性能在临床长期稳定。

→ 不易劈裂。

缺点

→ 达不到0.5mm的切削最小厚度（至少0.8mm）。

→ 成本较高。

→ 硬度高于天然牙釉质。

> ❝ HT（高度透明）切削块或铸瓷块适合用于殆贴面。❞

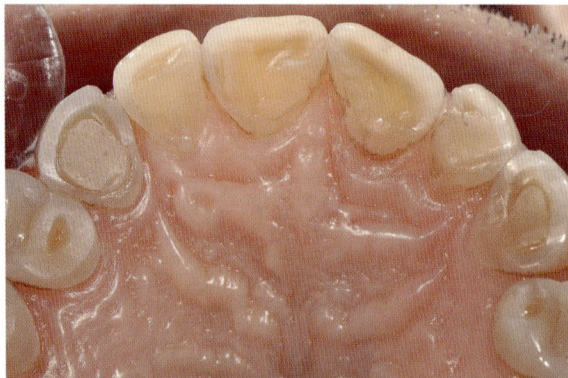

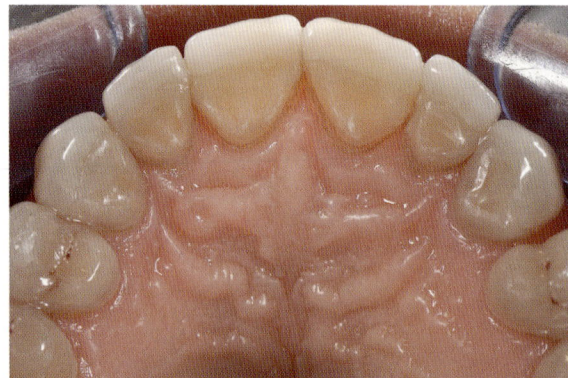

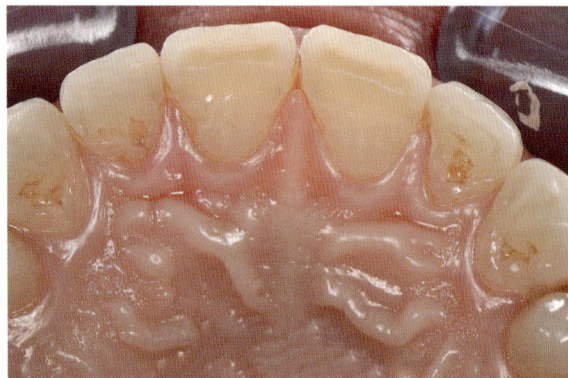

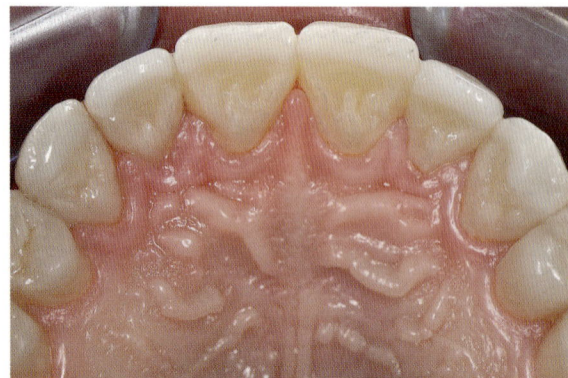

> ❝ 尽管殆贴面的制作材料可以有多种选择，但后牙颊侧贴面的材料仍以二硅酸锂为最佳，因为二硅酸锂具有出色的美观和物理性能。❞

在本案例，后牙牙合贴面的材料选择IPS e.max Press HT铸瓷块。而在前牙区，考虑到为了减少下颌前牙的天然牙磨耗，前牙腭侧贴面选择复合树脂材料制作（SR Nexco Paste，义获嘉伟瓦登特）。最后，完成后牙的颊侧贴面制作，材料选择IPS e.max Press LT铸瓷块。

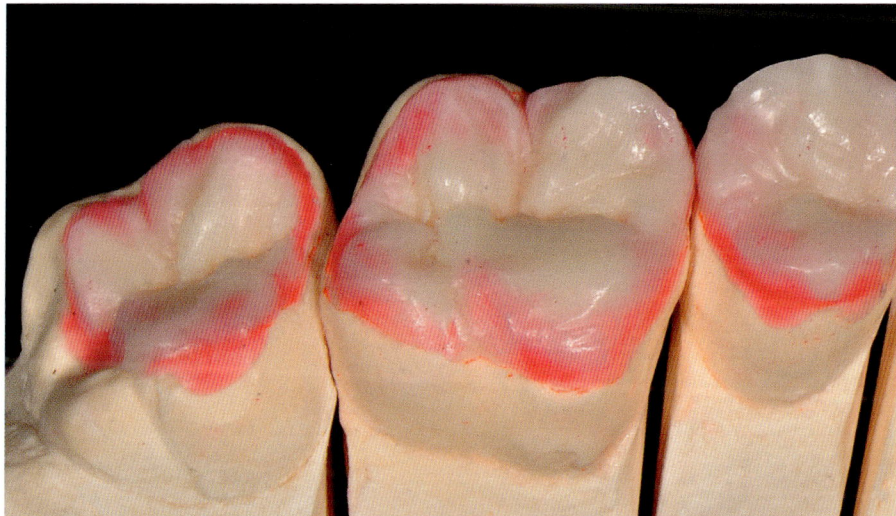

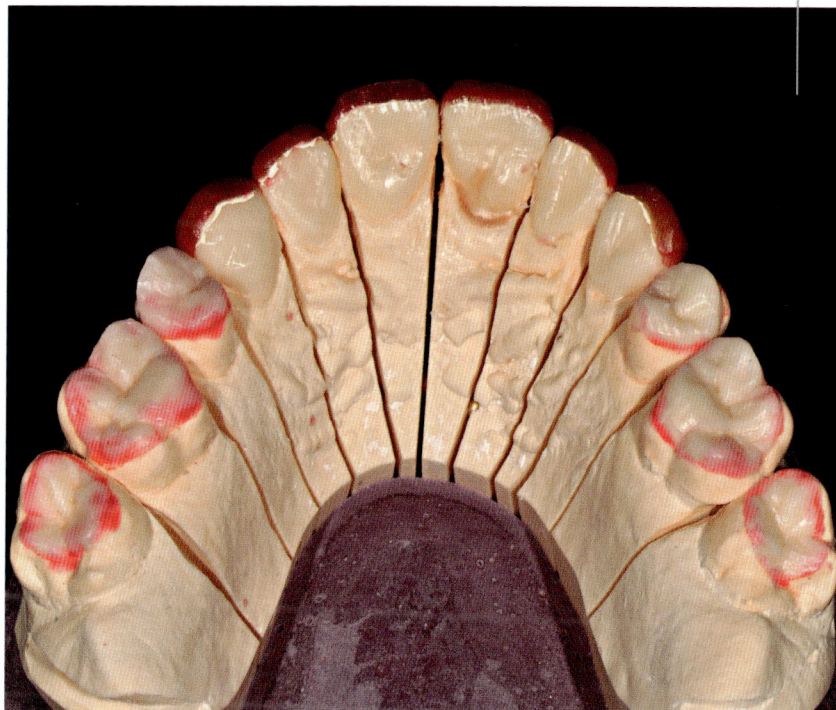

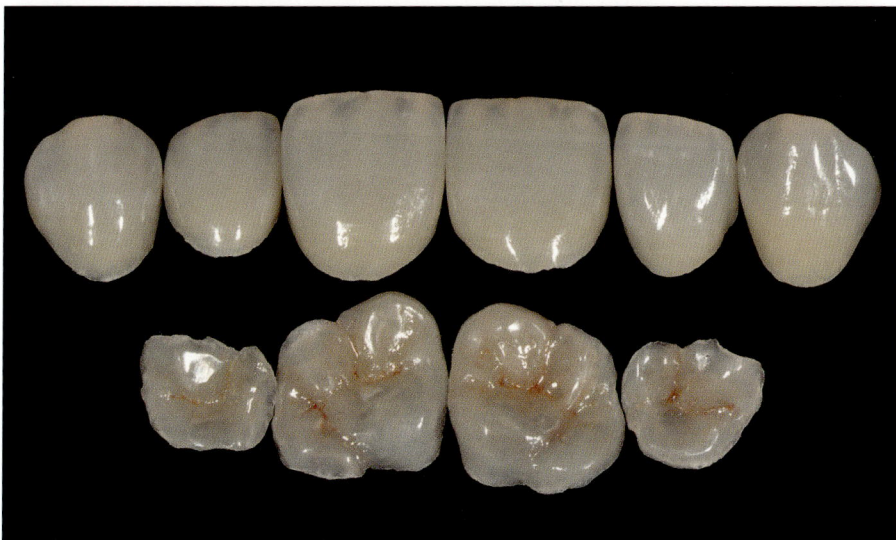

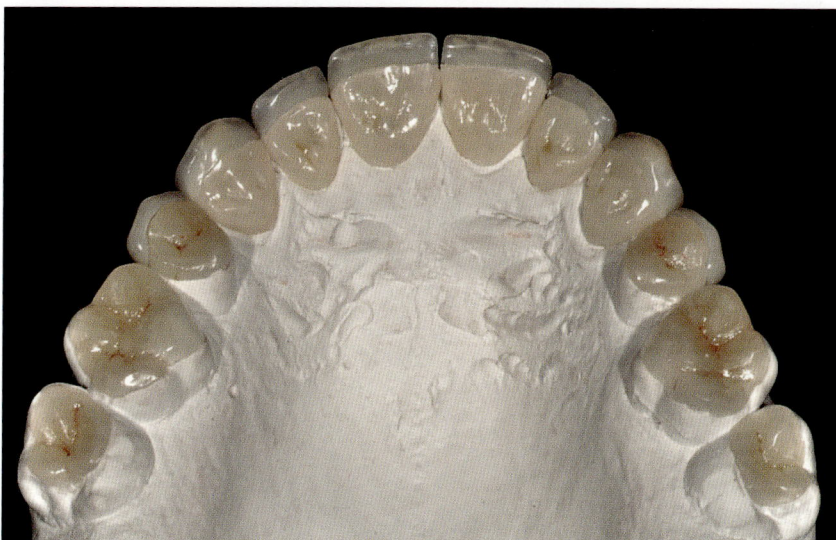

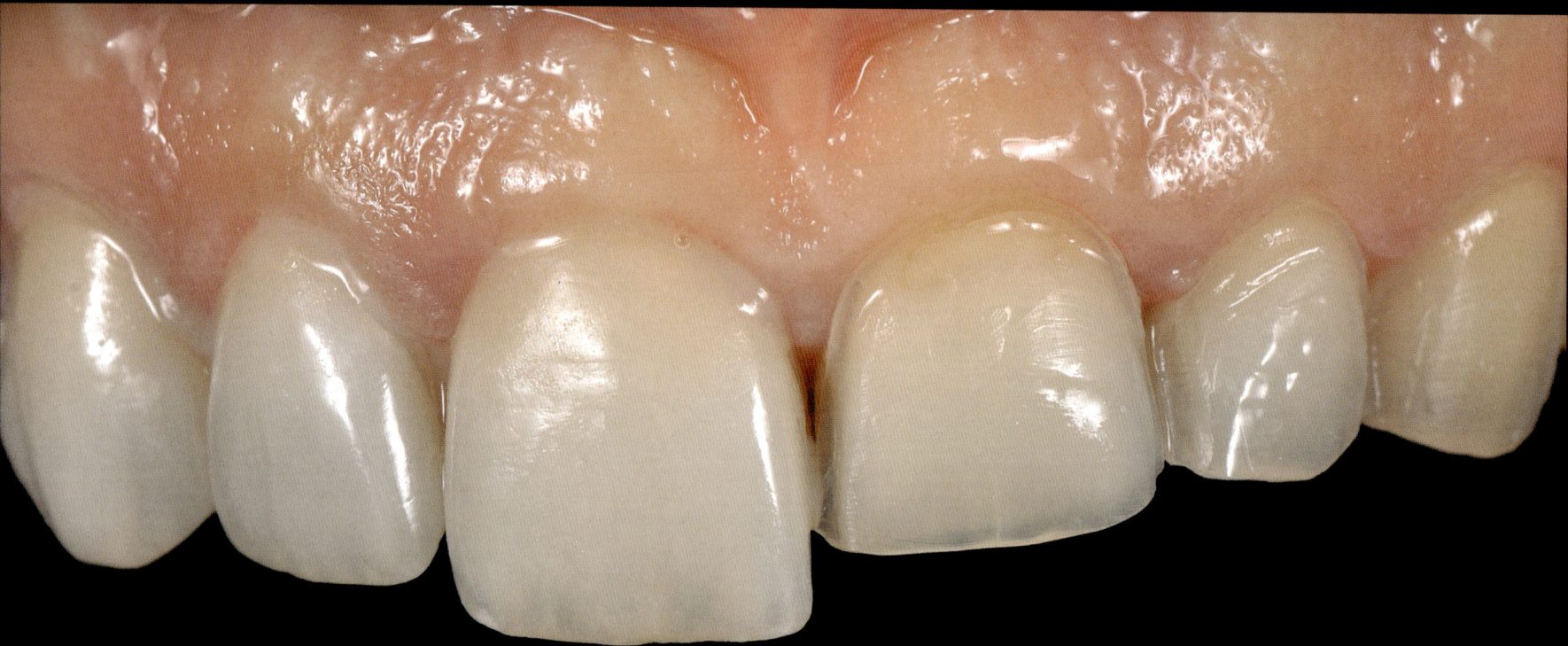

前牙三明治修复技术的粘接流程

　　同样地，结合单颗牙橡皮障技术，逐颗完成粘接。

　　唇颊侧贴面和腭侧贴面虽然同时粘接，但是二者就位有先后。首先，涂布树脂水门汀粘接就位腭侧贴面。在这个阶段临床医生还有可能检查确定贴面是否准确就位，而如果唇颊侧贴面和腭侧贴面同时粘接就位，那么医生就不可能确定贴面就位，以至于无法避免贴面错位或出现间隙的风险。

　　在唇颊侧涂布树脂水门汀后，唇颊侧贴面完成粘接就位。然后以毛刷清除多余的水门汀，最后光照固化。

　　本案例其实严格遵循了简单贴面的粘接流程，二者一致。

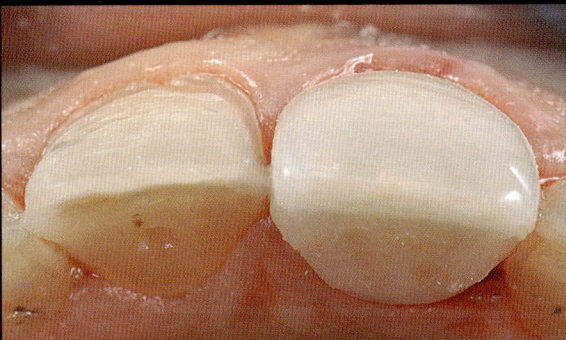

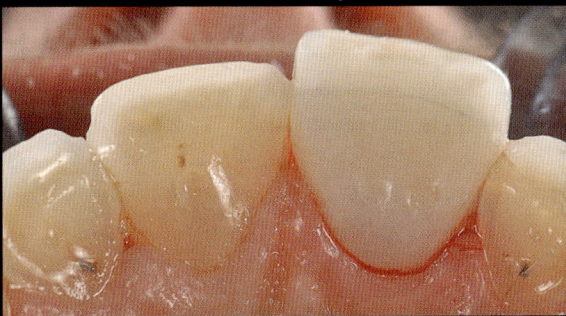

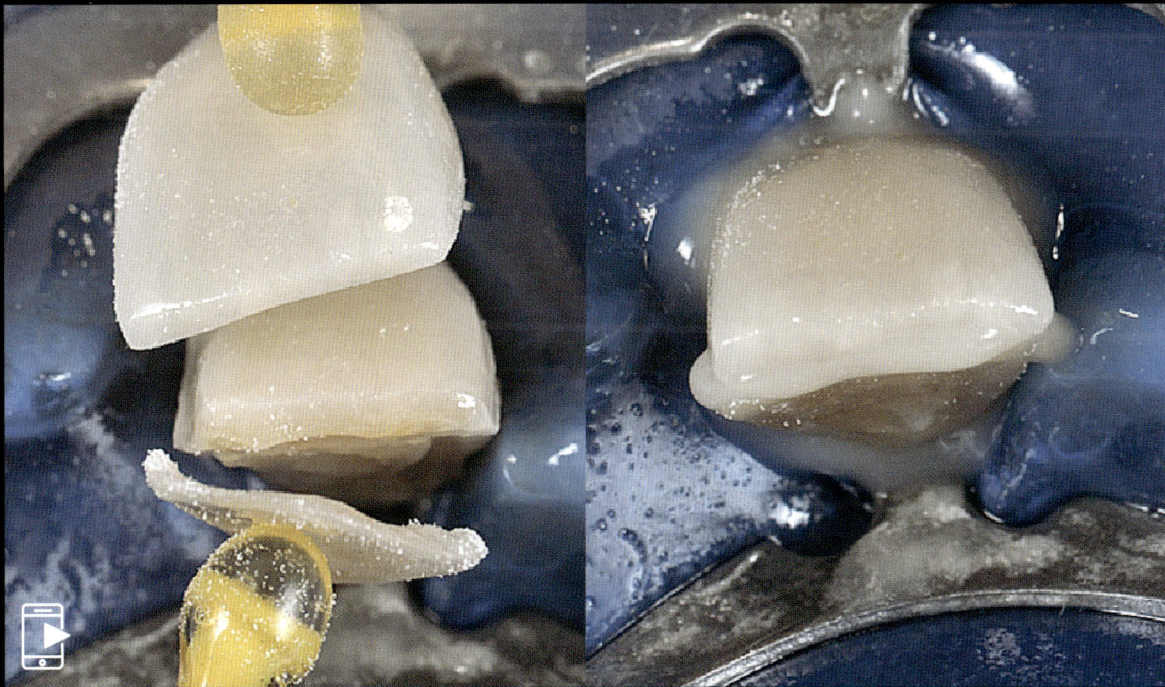

前磨牙三明治修复技术的粘接流程

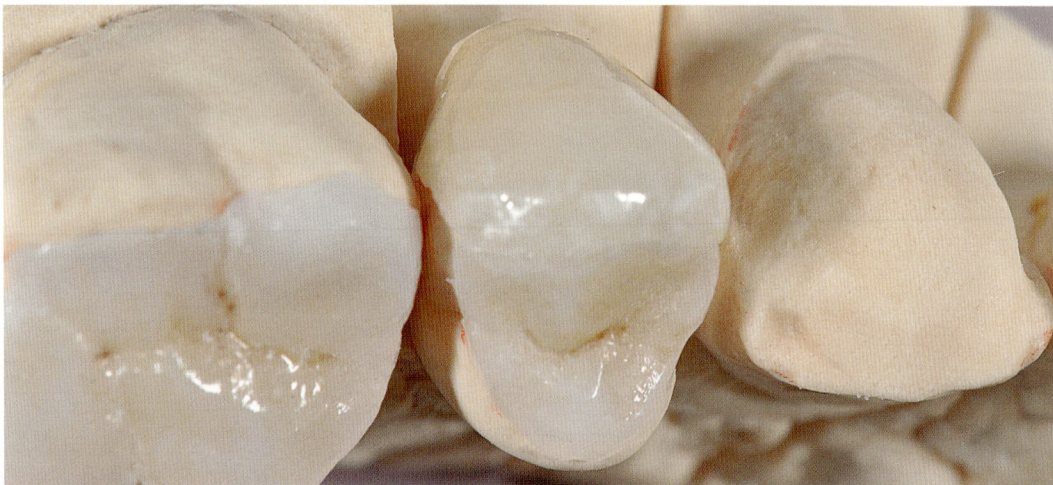

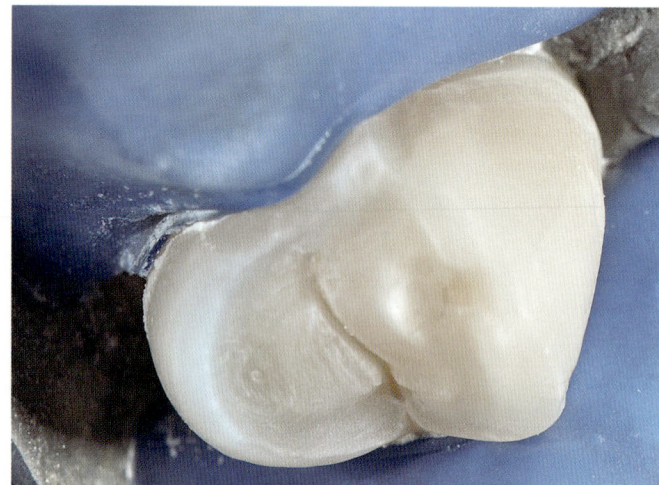

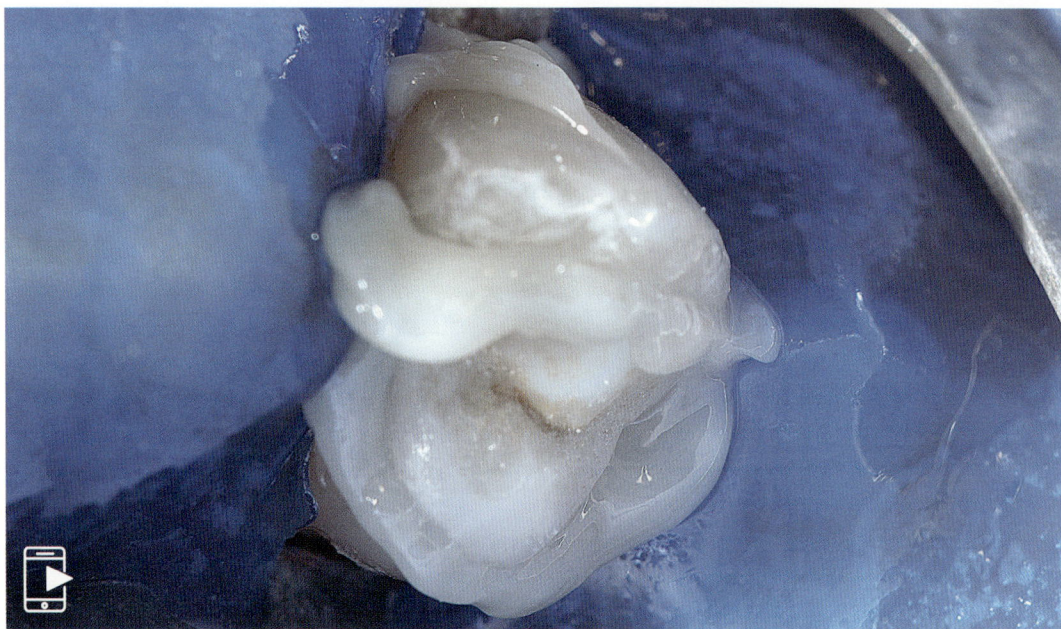

> 前磨牙（三明治）修复体也遵循与前牙相同的粘接次序，即𬌗贴面为先，颊侧贴面次之，二者都准确就位后一起光照固化。

磨牙𬌗贴面的粘接流程

对磨牙来说，粘接仅涉及𬌗贴面这一种类型，没有颊侧贴面。粘接流程与前文所述基本一致，依然结合了单颗牙橡皮障技术，但唯一要注意障夹的选择不同（Hager & Werken No. 26）。

在贴面就位后用毛刷去净多余树脂水门汀，通过拍拍棒OptraSculpt Pad（义获嘉伟瓦登特）施予一定的压力，保证贴面完全就位，光照固化。最后采用12号刀片在颊侧和舌侧边缘彻底去净多余水门汀（少量的已固化）。

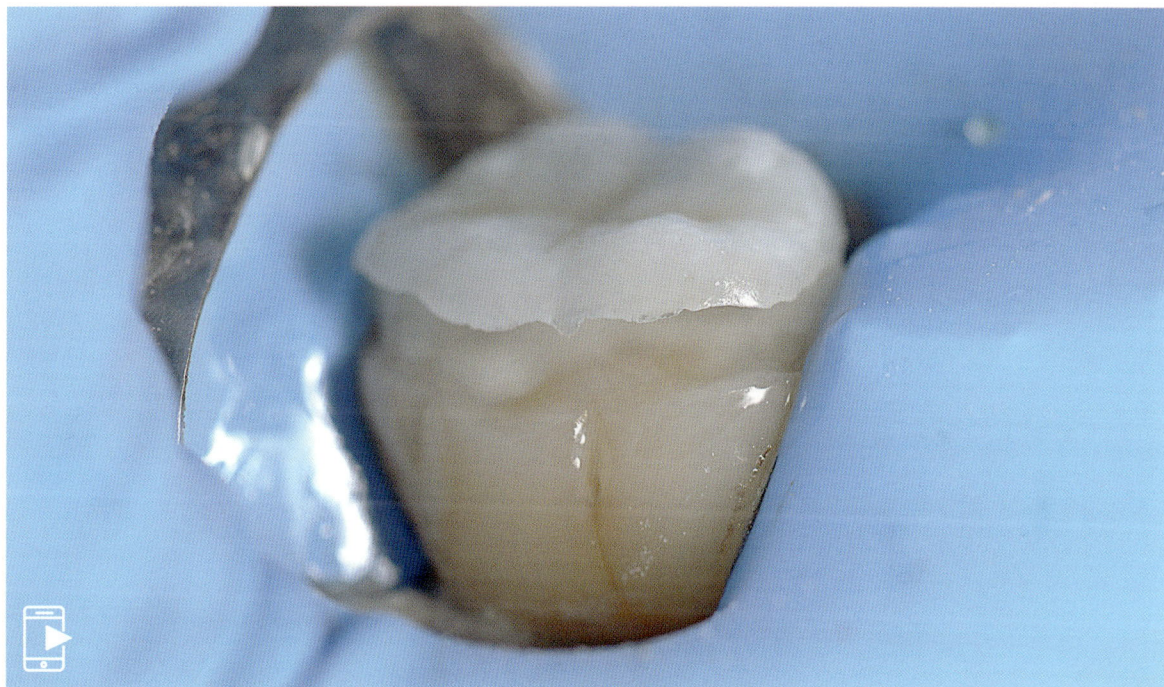

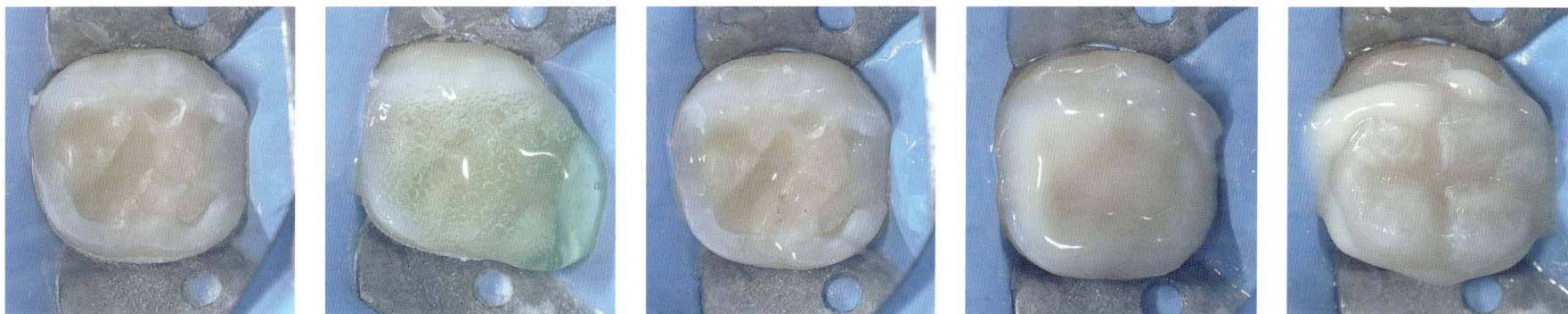

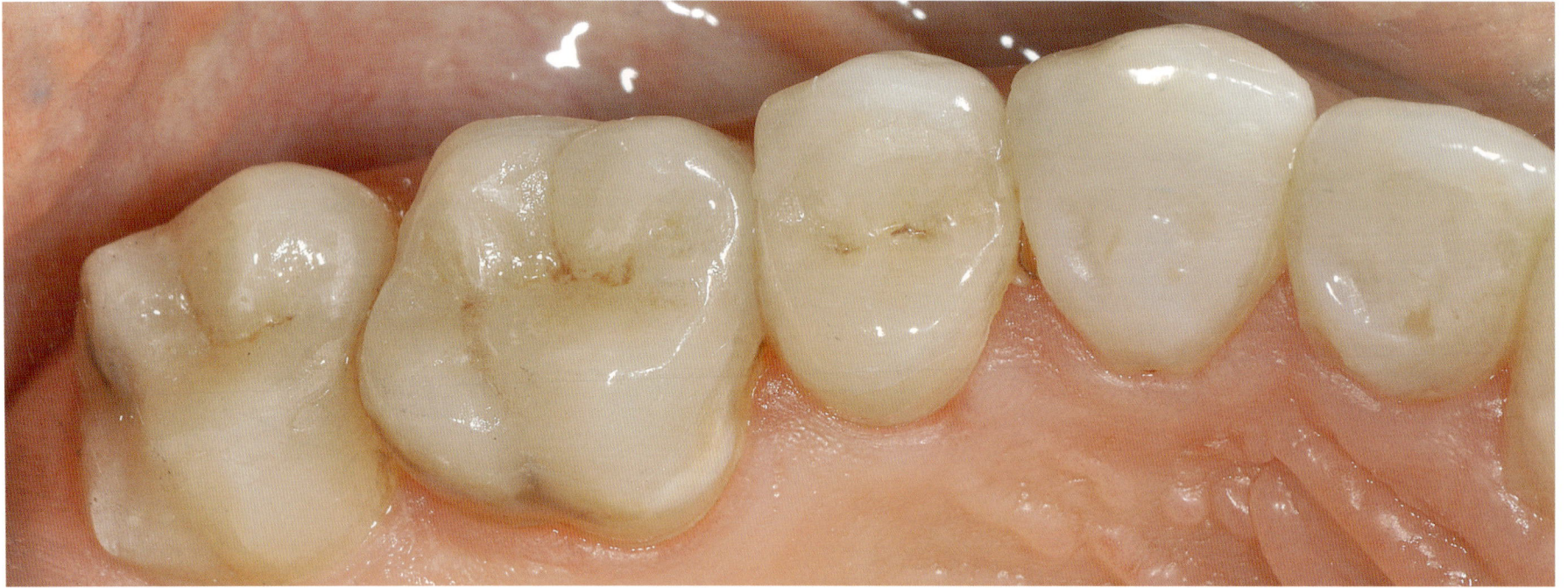

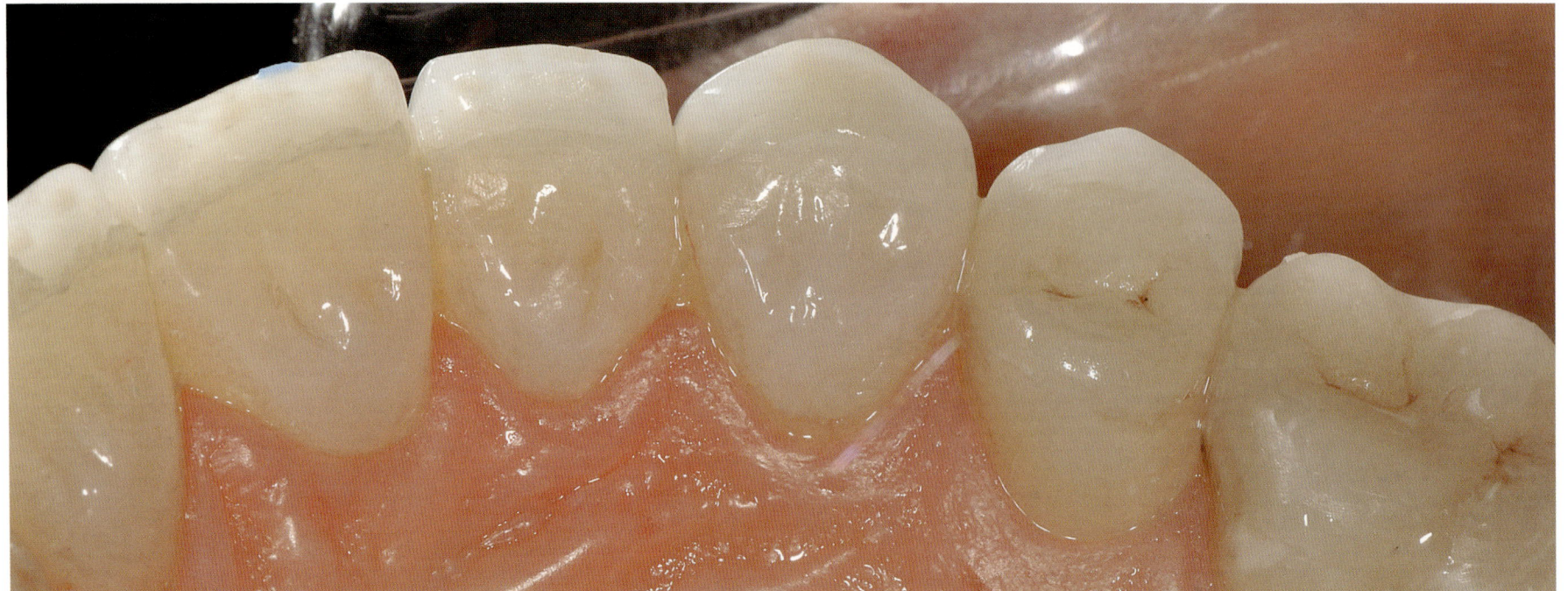

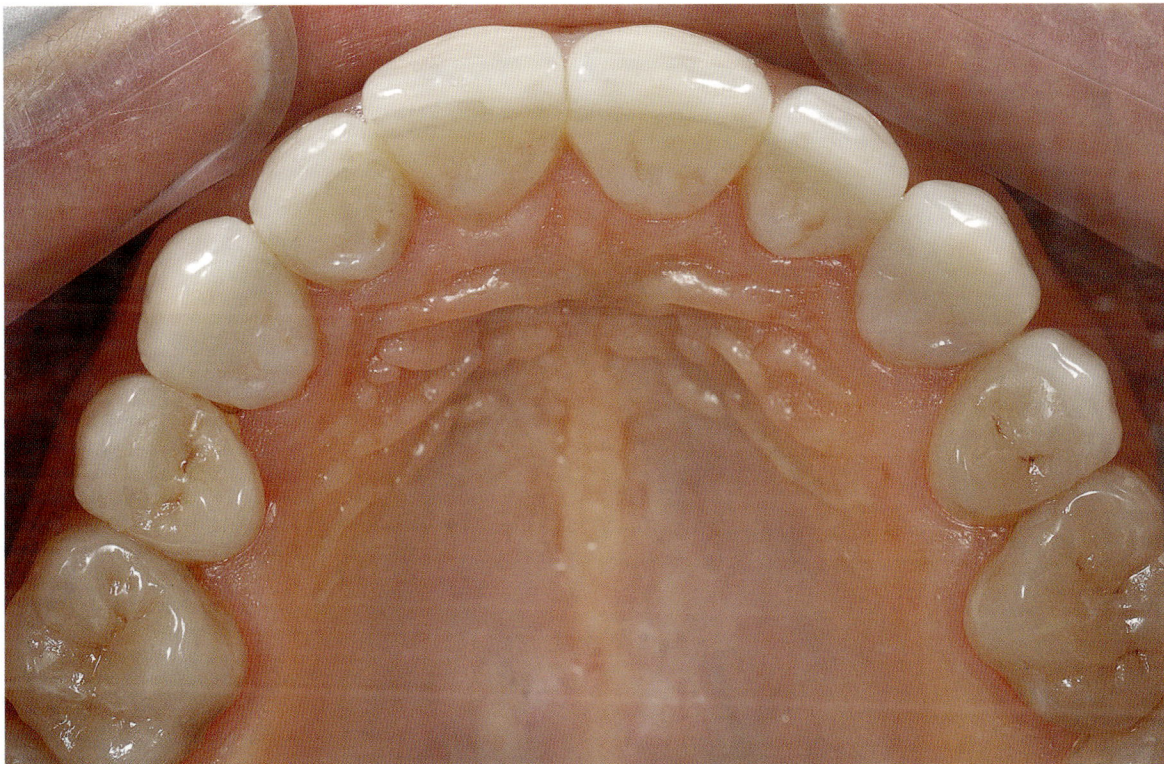

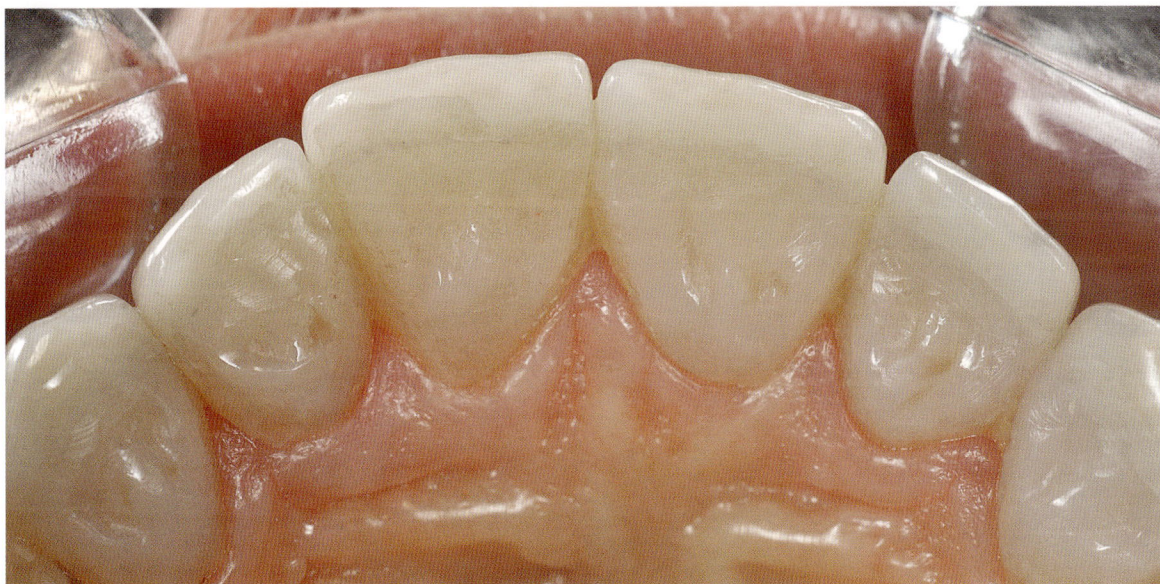

> 由于材料高度透明，接近牙釉质特性，所以殆贴面最终的美学效果非常理想。

材料

→ 殆贴面：IPS e.max
   Press HT（义获嘉伟瓦登特）

→ 腭侧贴面：SR Nexco Paste
   （义获嘉伟瓦登特）

→ 颊侧贴面：IPS e.max Press
   LT B1（义获嘉伟瓦登特）

→ 粘接水门汀：Variolink Esthetic
   Light（义获嘉伟瓦登特）

"全牙弓诊断饰面"理念–第4步
下颌牙弓的临床治疗

上颌牙弓一旦修复粘接完成后，医生即可在口内做下颌牙列的全牙弓诊断饰面。如有需要，可以在诊断饰面上做适当调整咬合。

下颌的牙体制备和咬合记录步骤与上颌牙弓的处理一致，同样注意要记录新的VDO并且控制制备深度。下颌牙弓的修复仅涉及后牙区，所以制备过程并不耗时，可以与上颌牙弓的粘接流程同期完成。

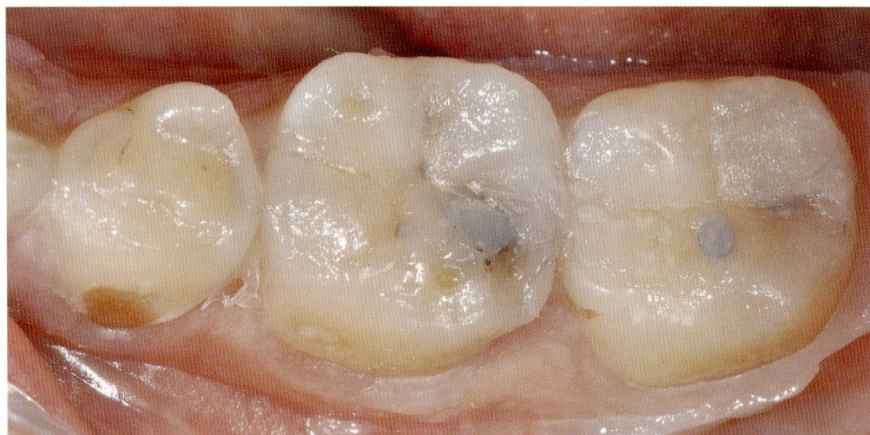

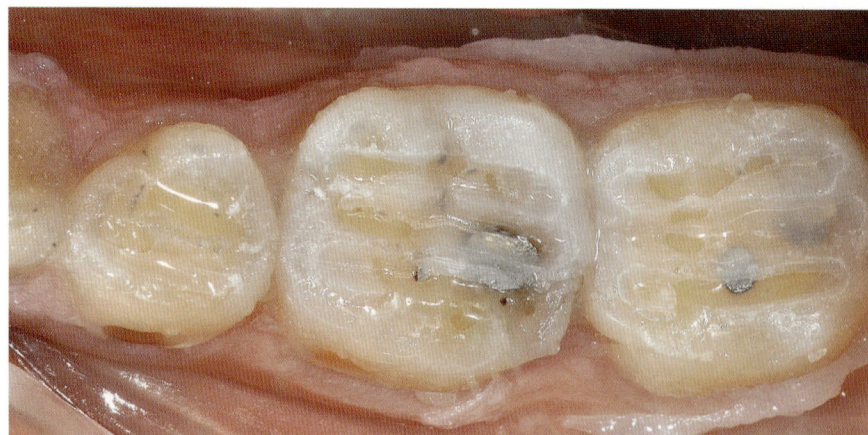

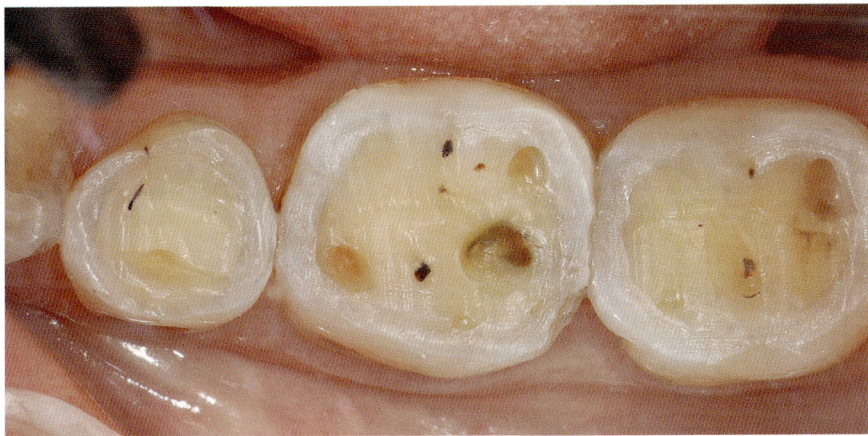
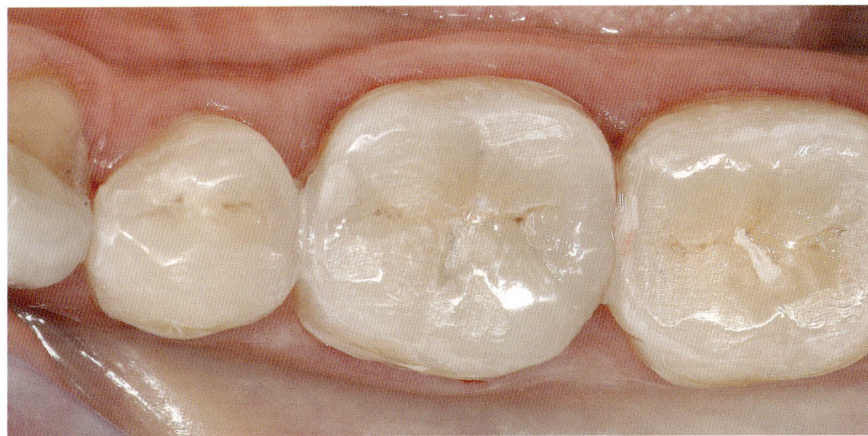

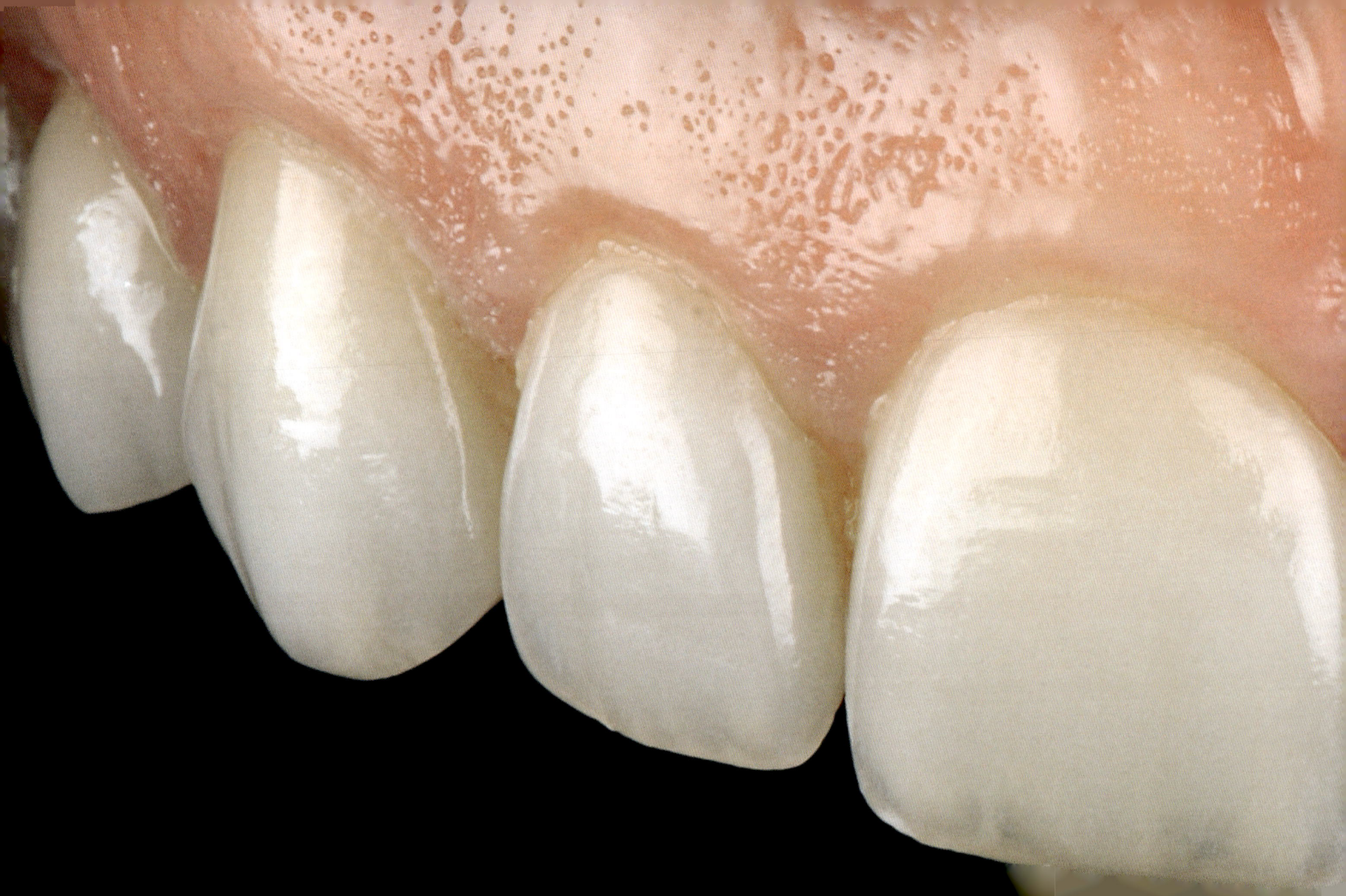

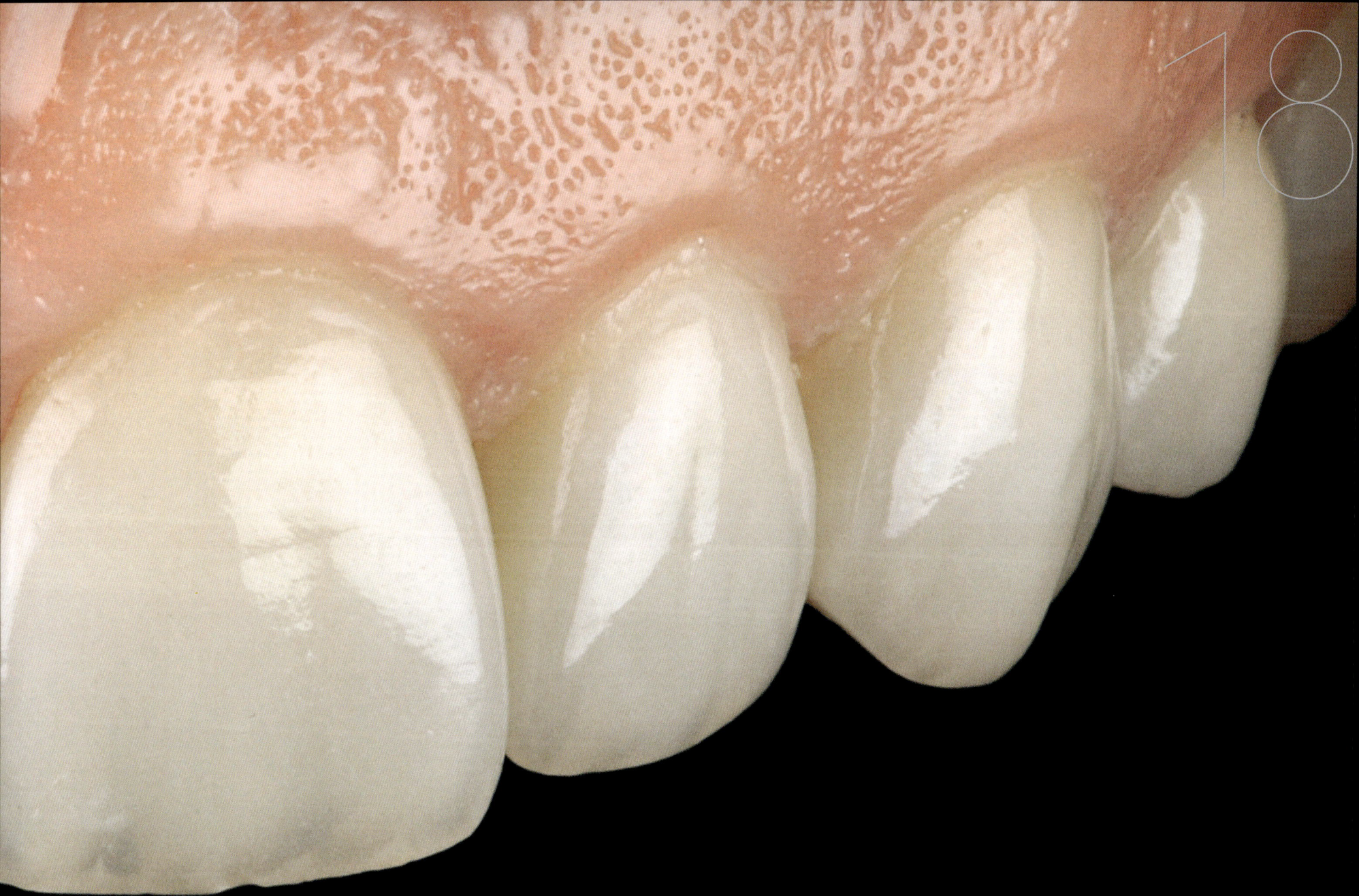

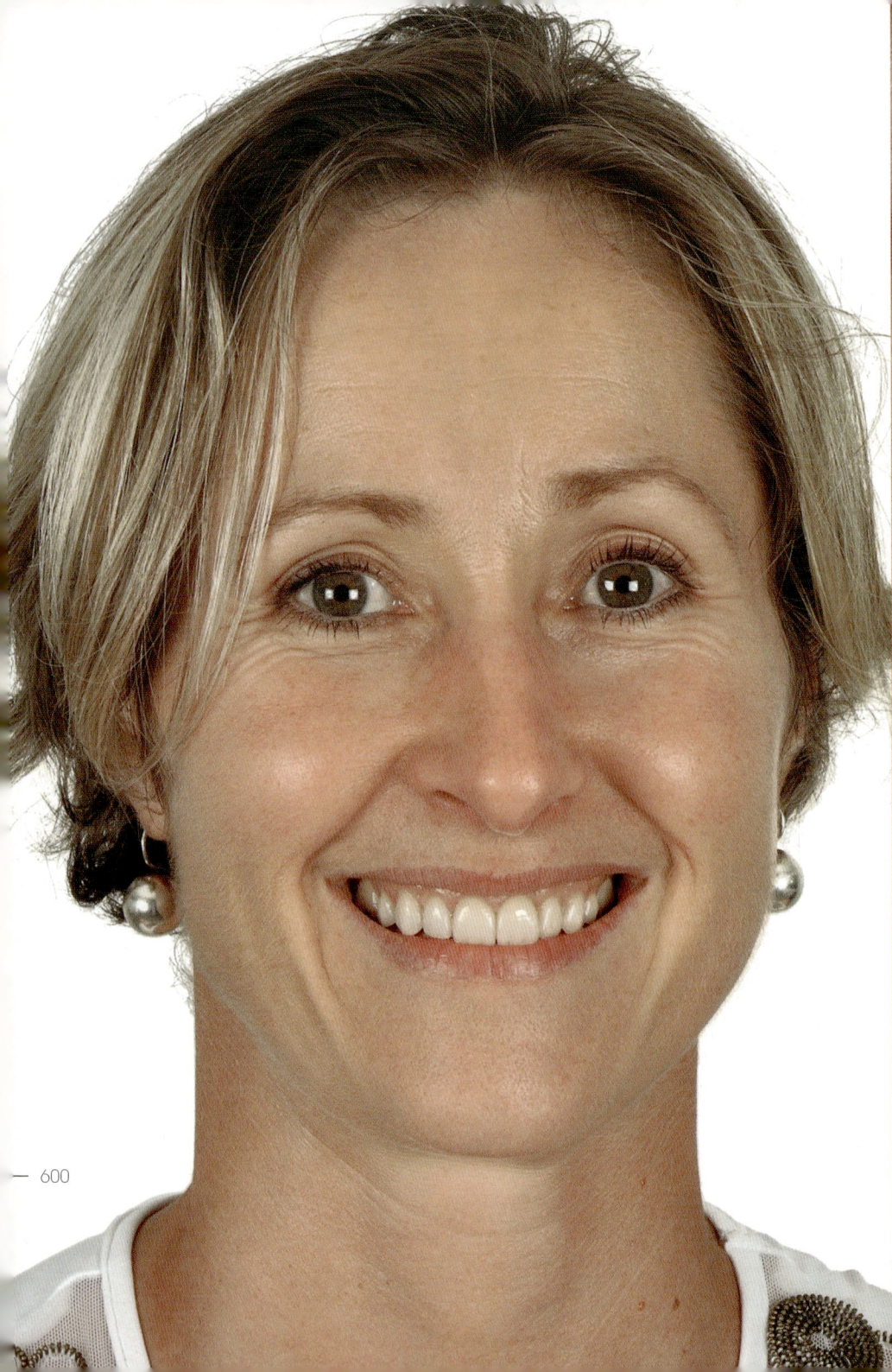

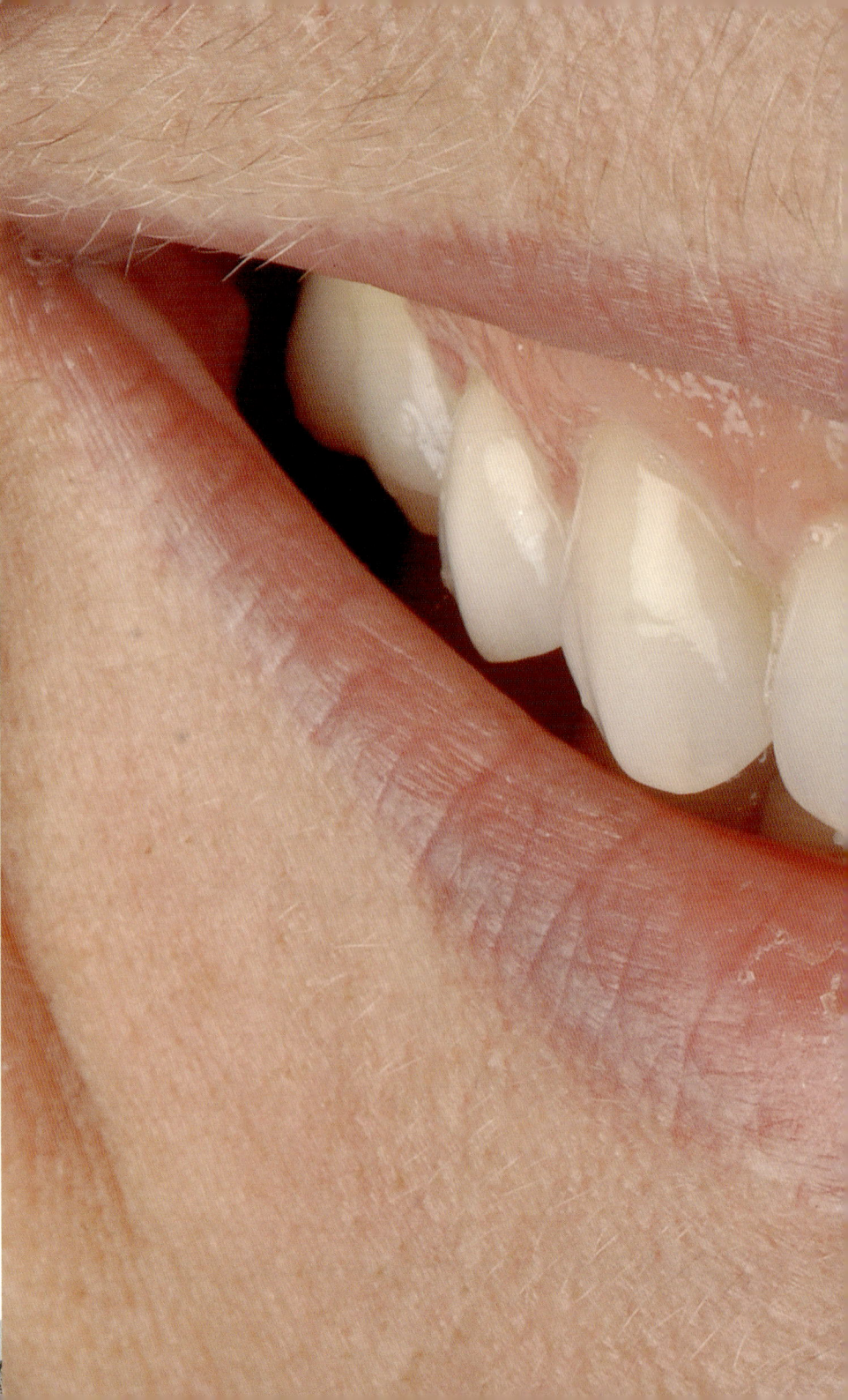

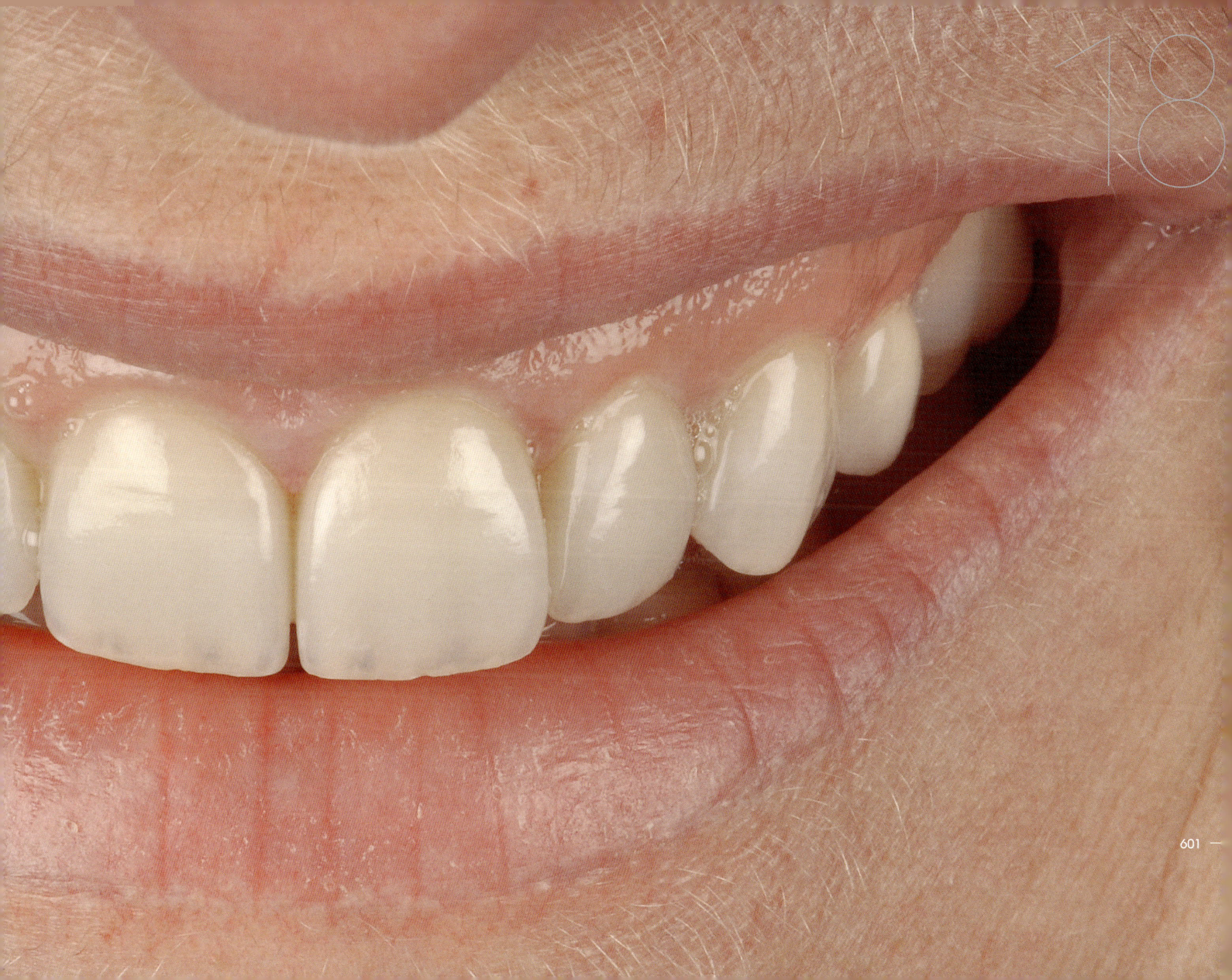

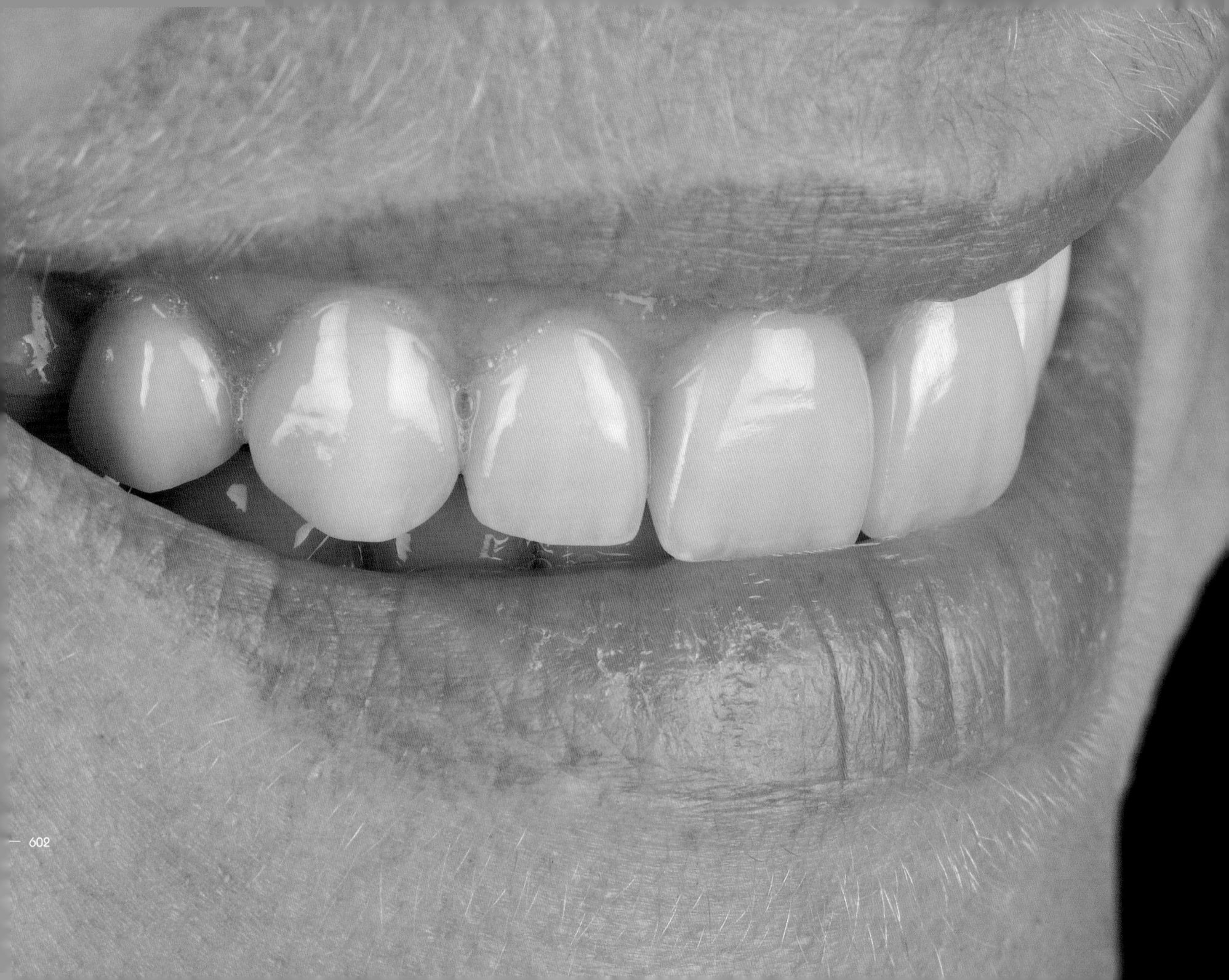

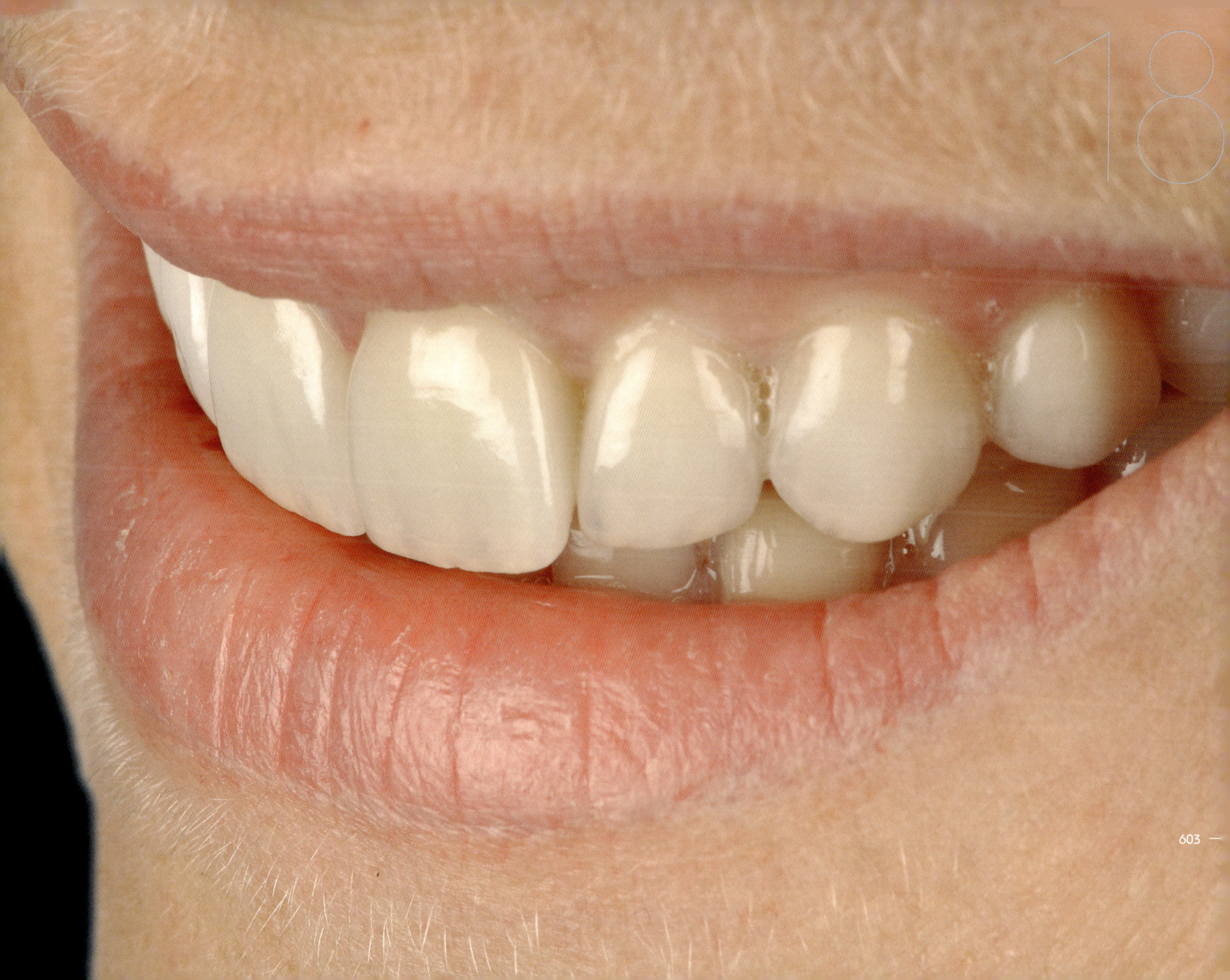

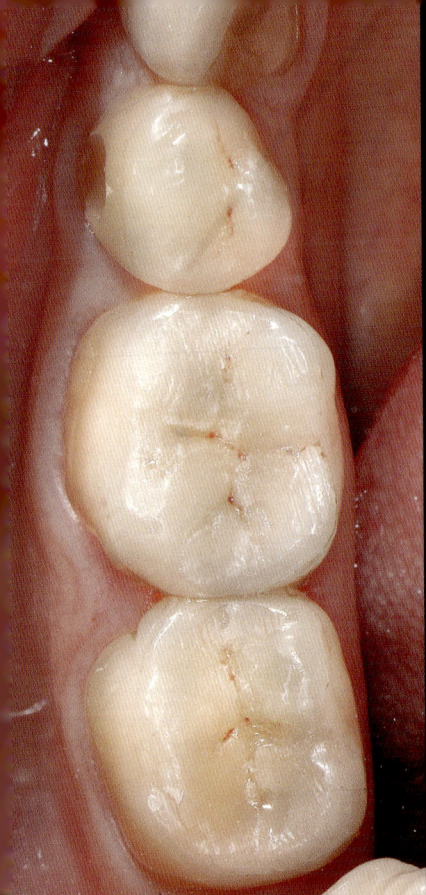

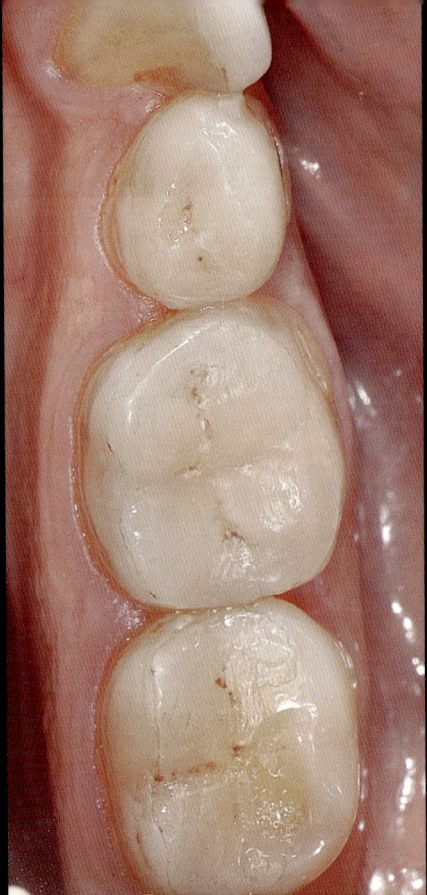

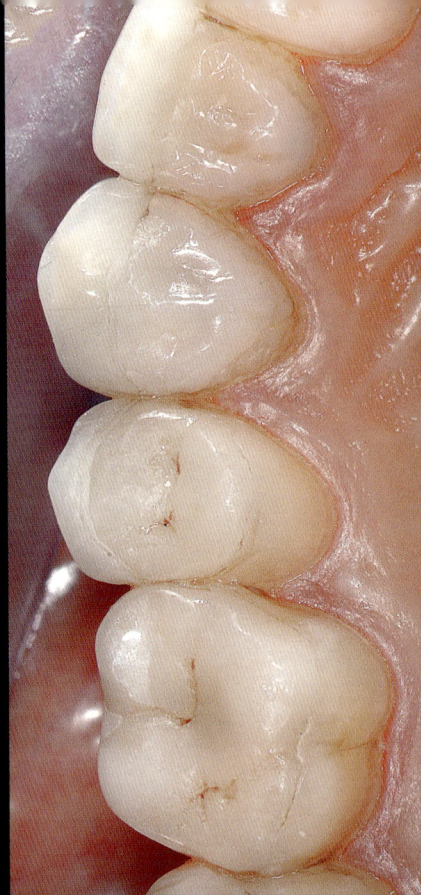

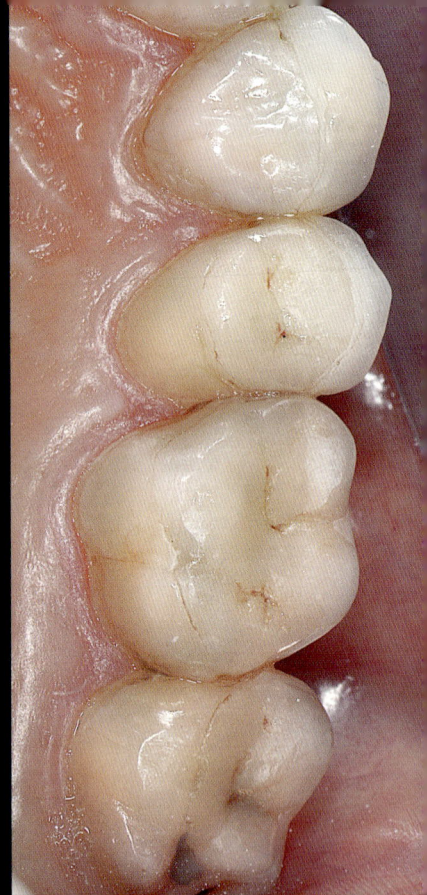

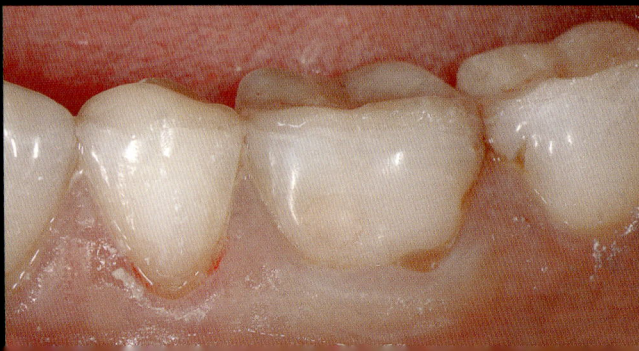

治疗6年后随访

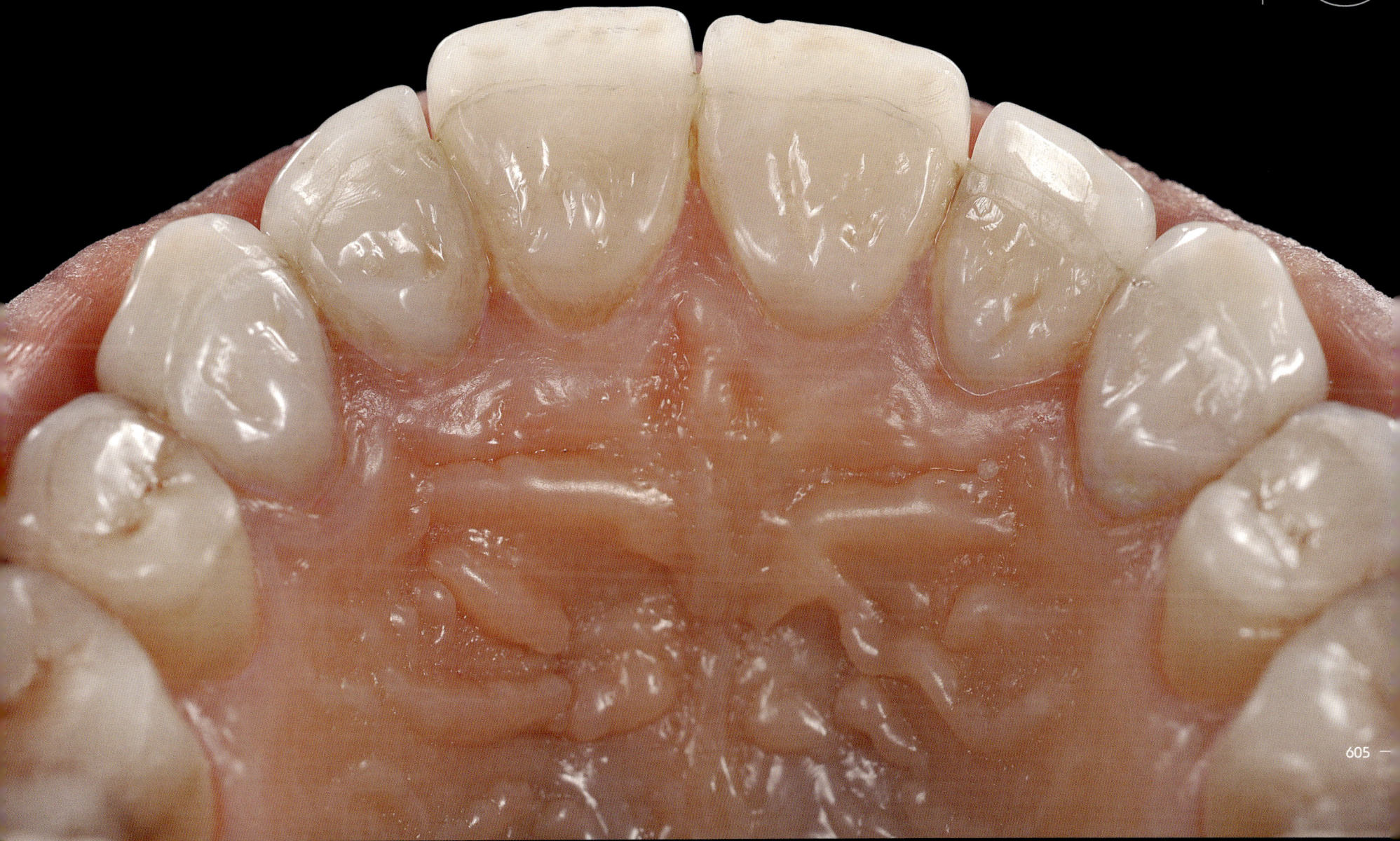

治疗6年后随访

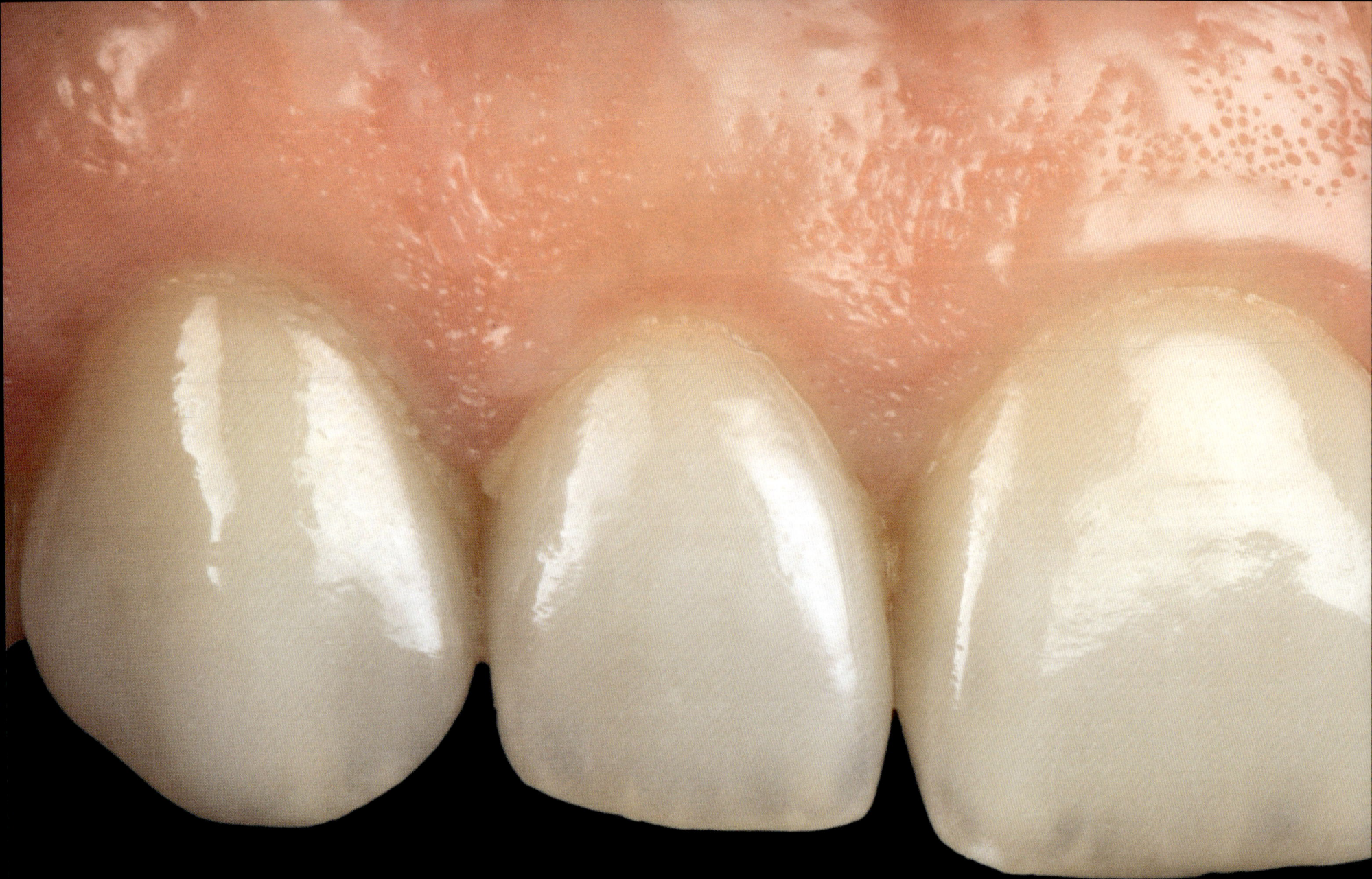

本章精要

→ 美学分析（息止和微笑时的口唇状态与面部特征）。

→ 准确的口内牙列分析，判断受损耗影响的牙面和组织缺损程度。

→ 充分收集患者的临床信息，制订符合美学和功能要求的治疗方案。

→ 通过全牙弓诊断饰面，"预览"和确定最终的治疗方案。

→ 上颌牙弓的牙体制备和粘接流程。

→ 下颌牙弓的牙体制备和粘接流程。

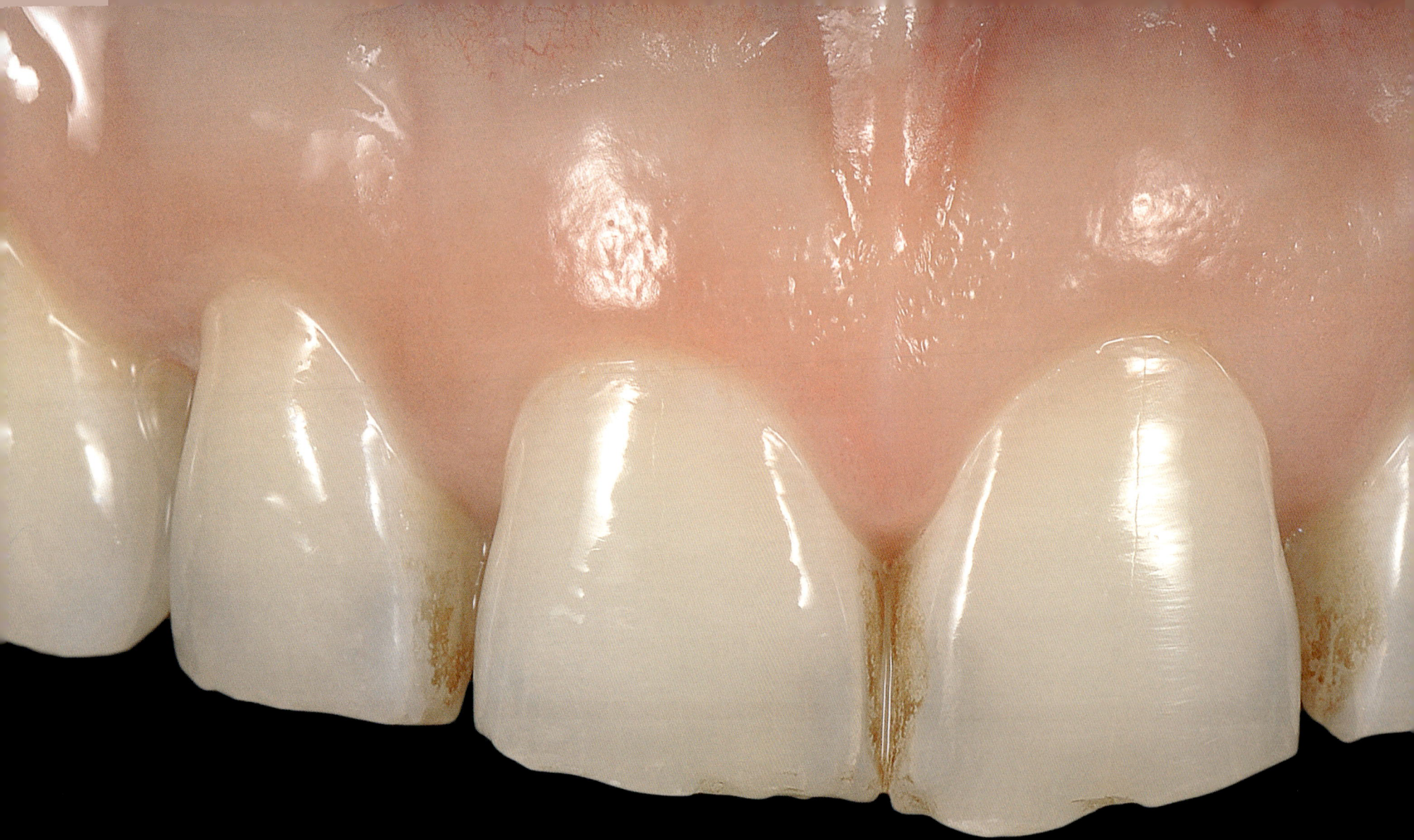

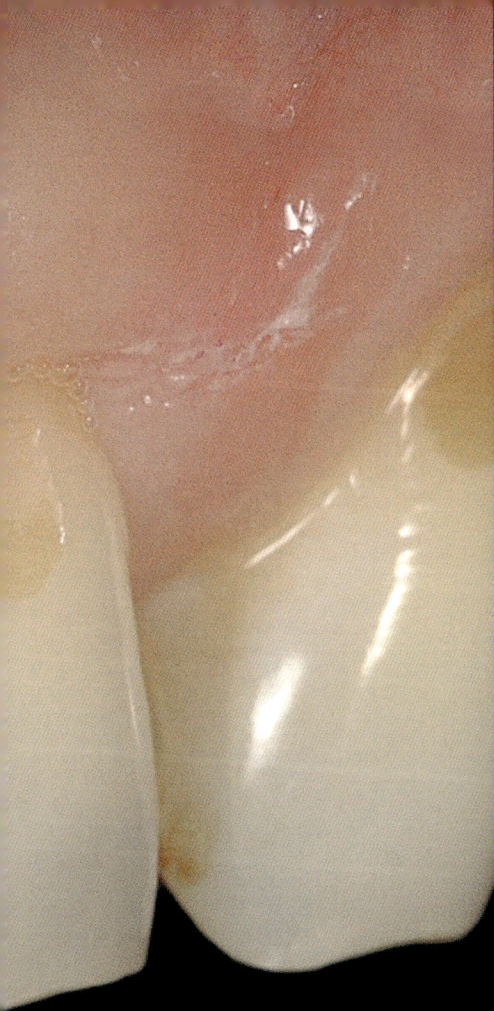

19

瓷贴面与全口牙列损耗：牙体"不制备"途径
Veneers and wear
"no prep" approach

→ 前牙树脂直接法诊断饰面。

→ 瓷的表面纹理和抛光流程。

→ 贴面不覆盖唇颊侧时的美观效果。

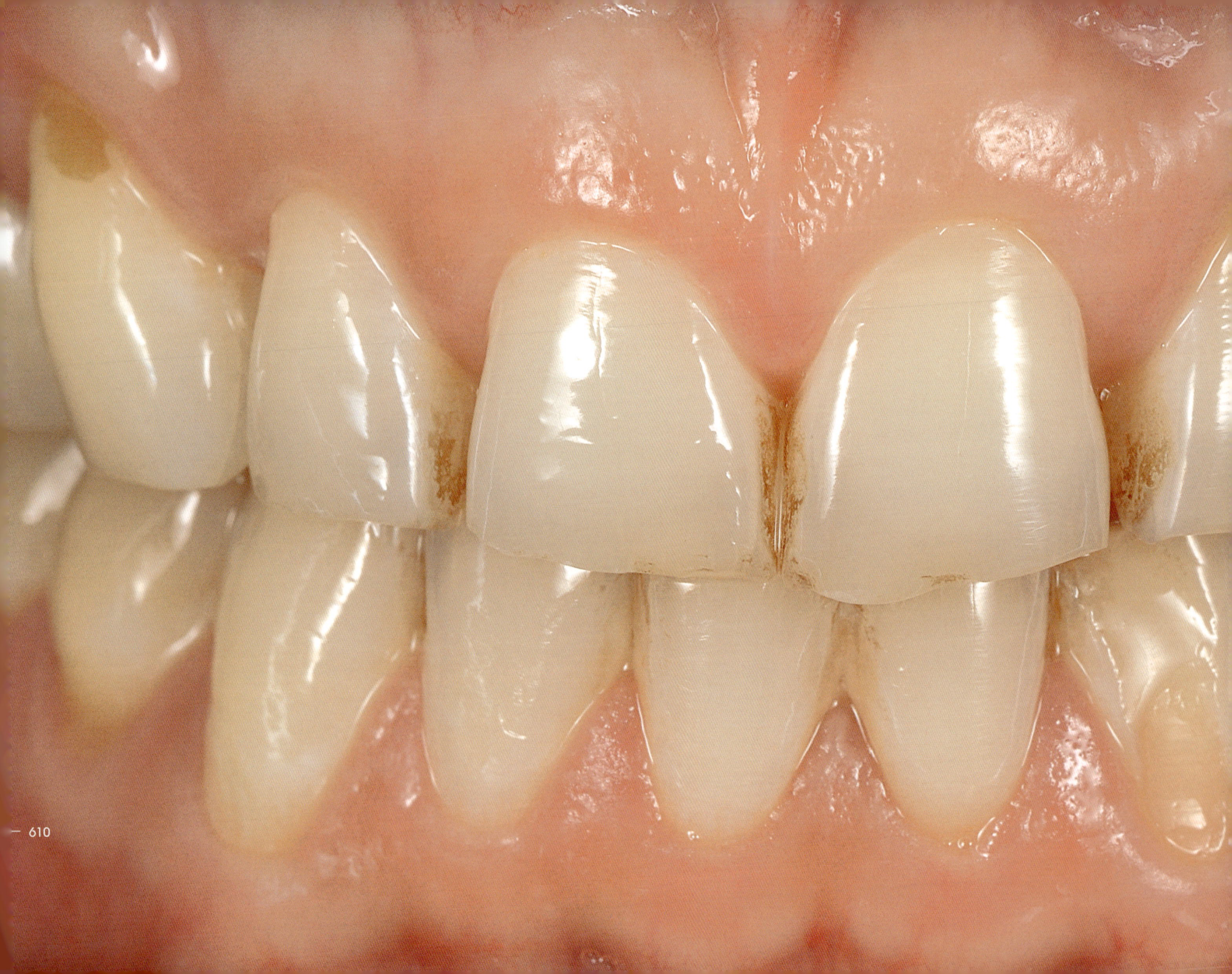

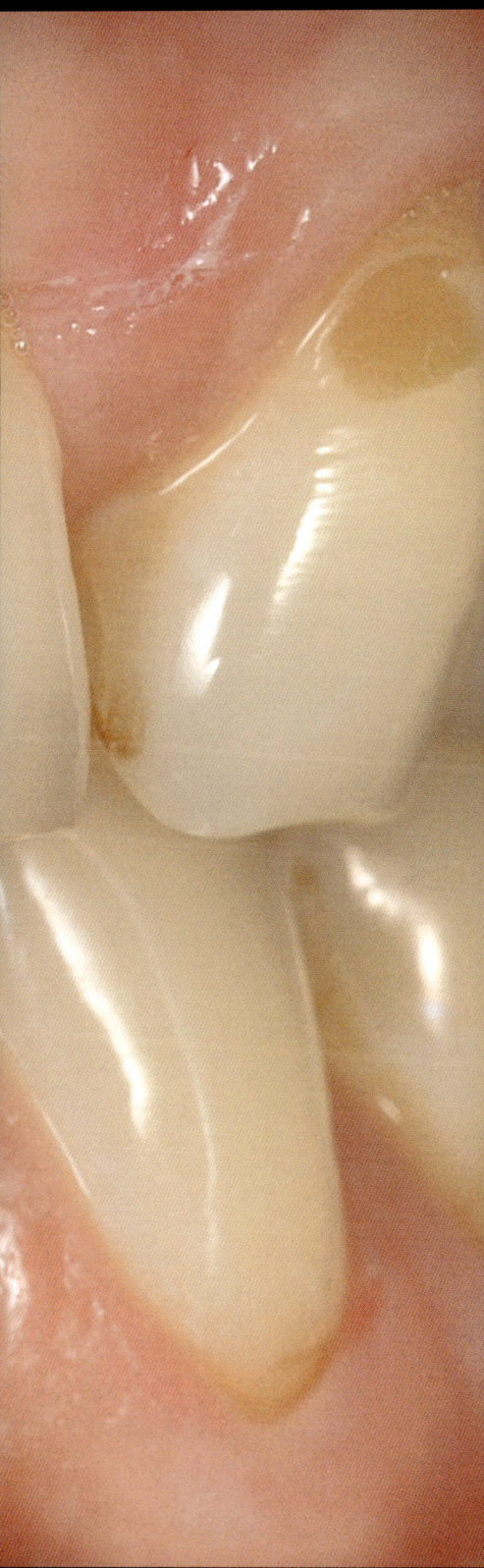

临床情况

病史

→ 29岁，男性。

→ 职业游泳运动员。

→ 咬肌非常发达。

微笑分析

→ 希望改善微笑美观。

→ 多颗牙齿崩裂缺损。

→ 牙齿敏感症状。

面部分析

→ 磨损：主要表现在前牙切端（磨牙症）。

→ 生物腐蚀：主要表现在前牙颈部和后牙𬌗面。

主诉

→ 唇颊侧的牙釉质厚。

→ 腭侧的牙釉质尚有少量留存，但非常薄。

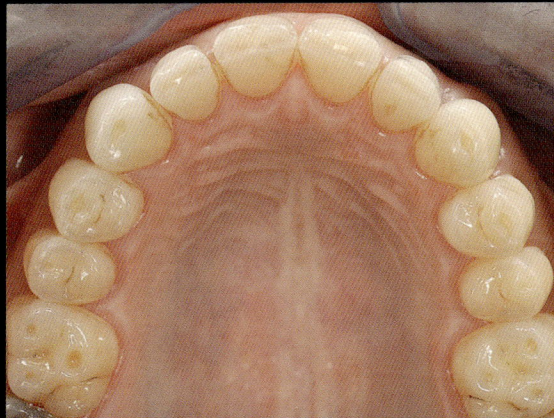

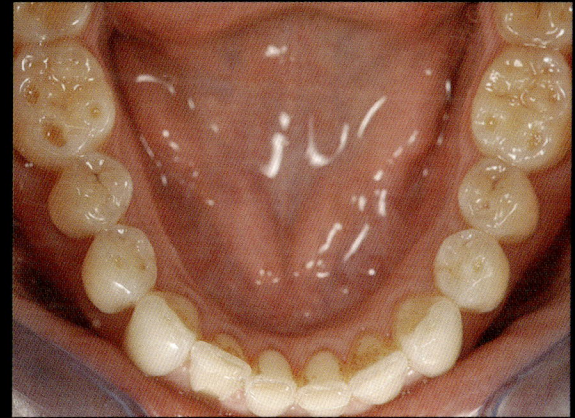

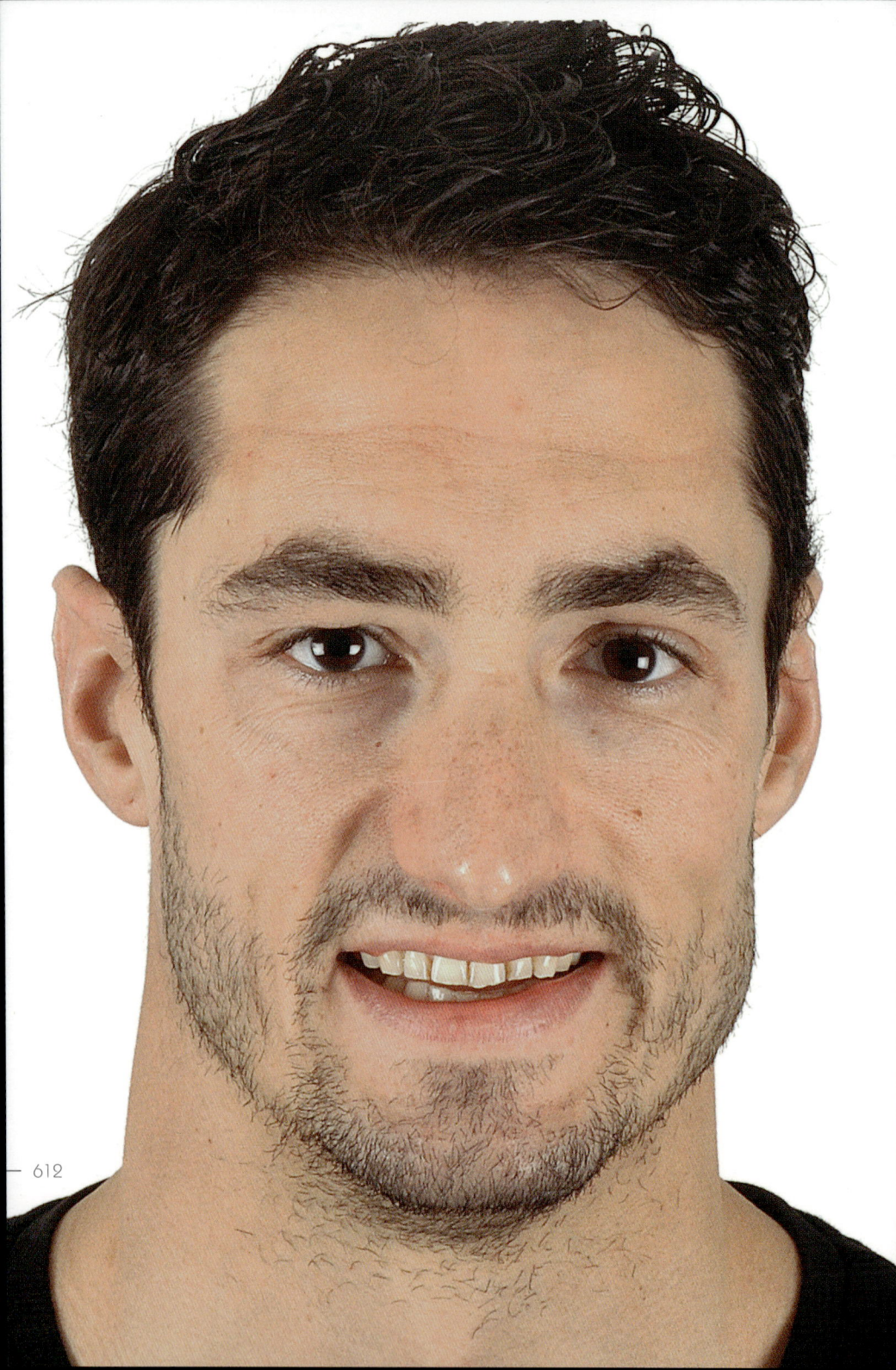

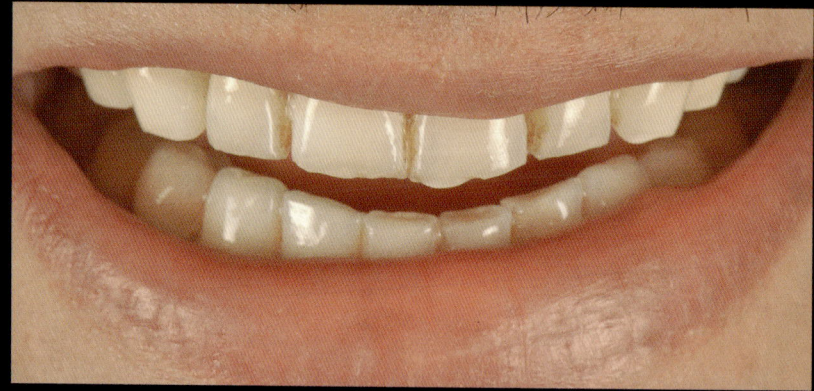

→ 长方脸型。

→ 𬌗平面与瞳孔连线不平行：主要左侧失衡。

→ 上颌的前牙中线偏移面中线1.0～1.5mm。

→ 下颌的前牙中线与面中线一致。

→ 低位笑线。

→ 上颌前牙切缘曲线平坦且左右不对称（主要左侧失衡）。

→ 下唇肌张力左右两侧不对称，微笑时下唇左侧高于右侧。

→ 前牙的轮廓形似正方形，切缘不规则：牙齿过短。

→ 两侧尖牙的龈缘有明显退缩。

→ 牙列颜色和亮度正常。

"全牙弓诊断饰面"理念–第1步

信息采集

美学分析

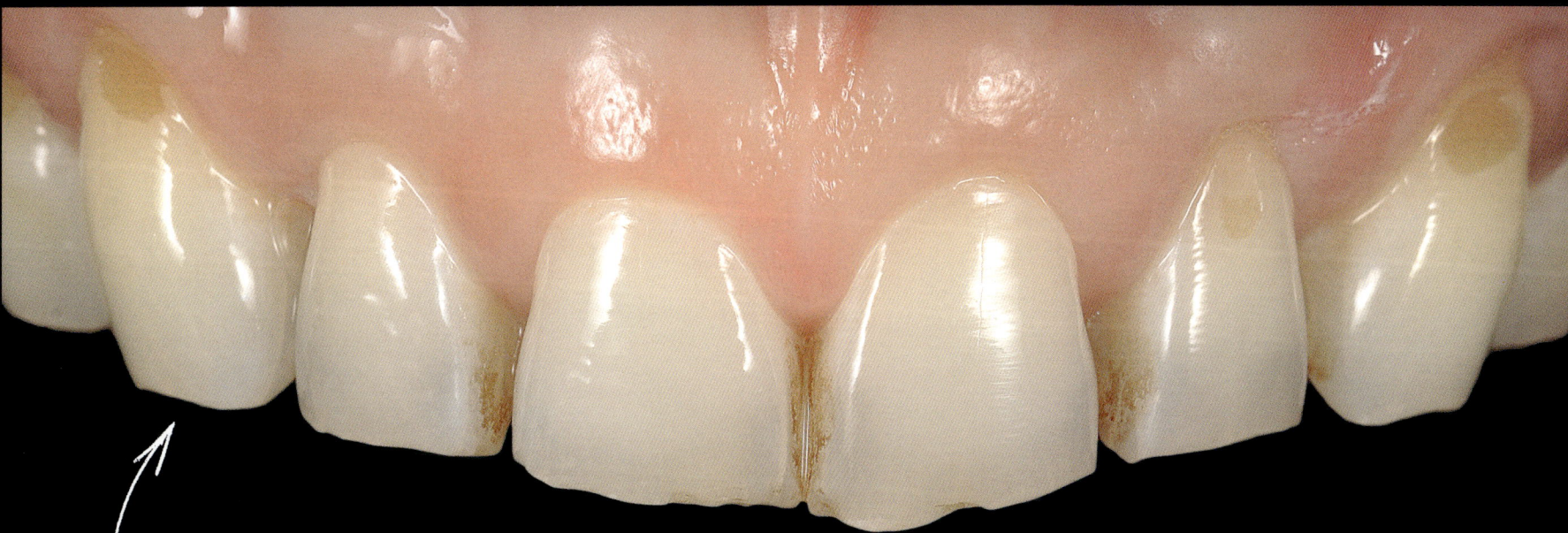

尖牙的牙尖缺失

前牙切缘损耗
程度不一致

上颌中切牙:
似正方形,牙齿过短

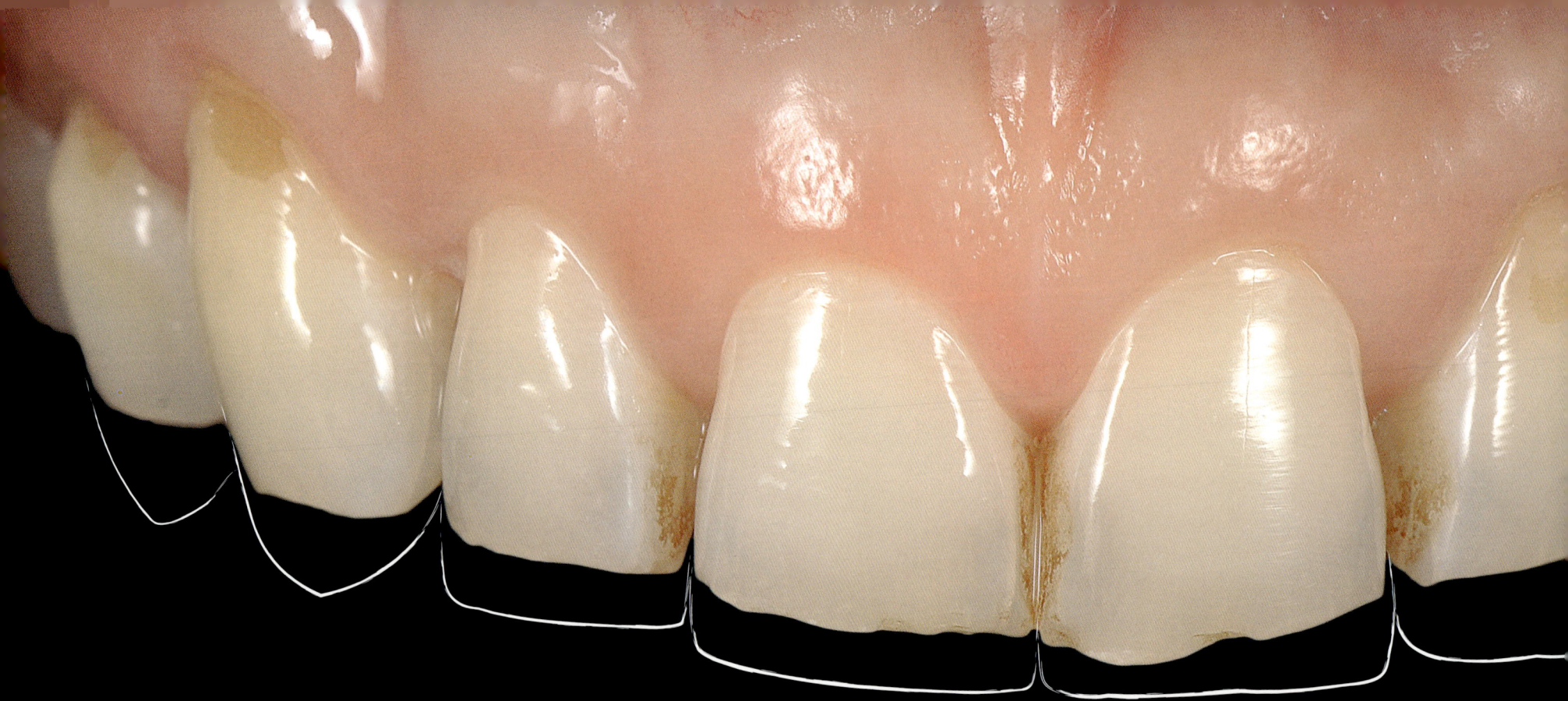

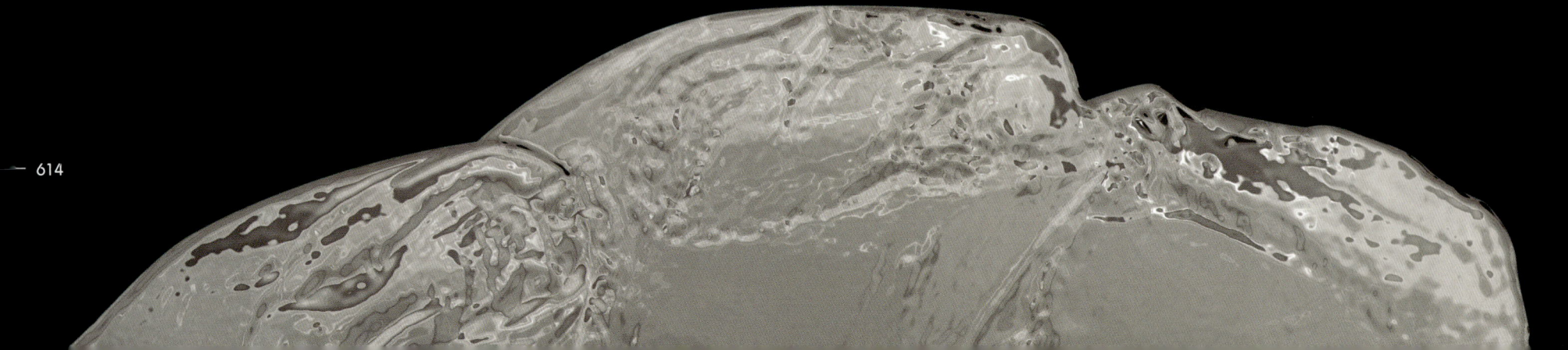

治疗目标

→ 恢复与面部关系和谐的上颌前牙切缘曲线（与瞳孔连线和下唇缘弧度的关系）。

→ 通过重建殆面损耗的牙体解剖形态，充分恢复咀嚼功能。

→ 选择微创修复（接近牙体"不制备"途径），目标是保留整个唇颊侧的牙釉质。

　　与患者沟通后确定的方案是先完成上颌牙弓的美学修复，下颌牙弓的治疗将推迟到下一年（出于经济方面的考虑）。除了瓷贴面，右侧上颌侧切牙受生物腐蚀影响的小面积牙釉质将以复合树脂直接法修复。

数字化取模

治疗第一阶段医生需要充分收集临床信息并制订兼具功能和美学要求的治疗方案。

为了在临床上准确评估重建牙体需要的体积增量，医生在制订方案时先要以"自由手"途径和复合树脂直接法在口内模拟建立上颌中切牙未来的切缘高度与腭侧贴面。这一步骤很重要，且应当先于诊断饰面的操作。主要优点有以下两方面：

→ 复合树脂可以实现少量增补，操作便利性好。目标是将上颌中切牙的切端高度恢复到理想水平，不仅有正常的牙体宽高比，也能使切缘曲线与下唇缘弧度关系和谐。

→ 大量节省了时间。一旦前牙的切缘高度在临床得到确定，技师就能非常精准地设计和制作蜡型方案。

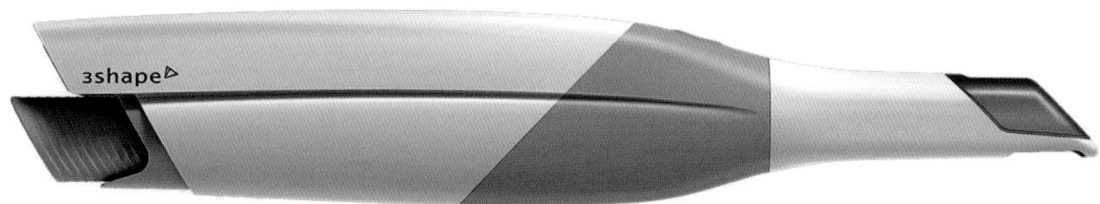

"自由手"途径和树脂直接法模拟

以树脂直接法堆塑未来中切牙的切缘高度，然后从美观和功能两方面评估。经过确认，然后取模和记录咬合，为技师精确制作符合功能要求的全牙弓蜡型方案（包括前牙和后牙）提供充分的信息。

模拟腭侧贴面的树脂承担着Lucia夹板的作用，咬合记录应确保患者是处于正中关系位（CR）。

记录咬合的材料选择双丙烯酸树脂材料（LuxaBite, DMG）。相比硅橡胶本身具有弹性的特点，树脂咬合材料在转移𬌗架操作时有更好的准确性和稳定性。

记录咬合关系之后，注意要用车针磨除𬌗面接触周围的多余树脂咬合材料，避免在转移𬌗架时干扰石膏模型的准确就位。

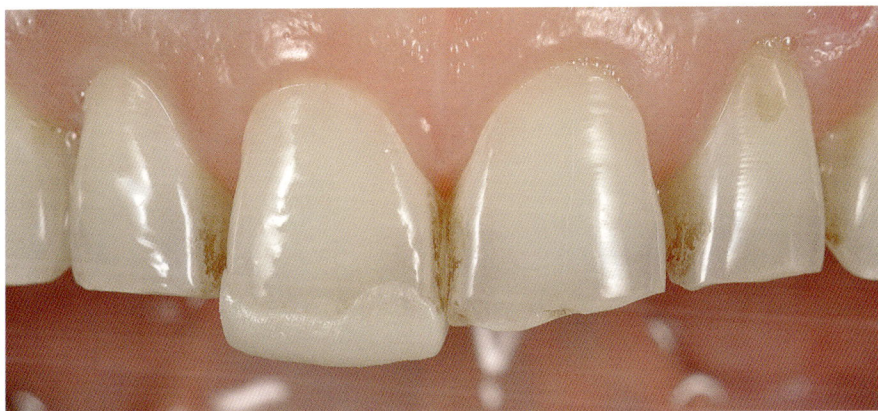

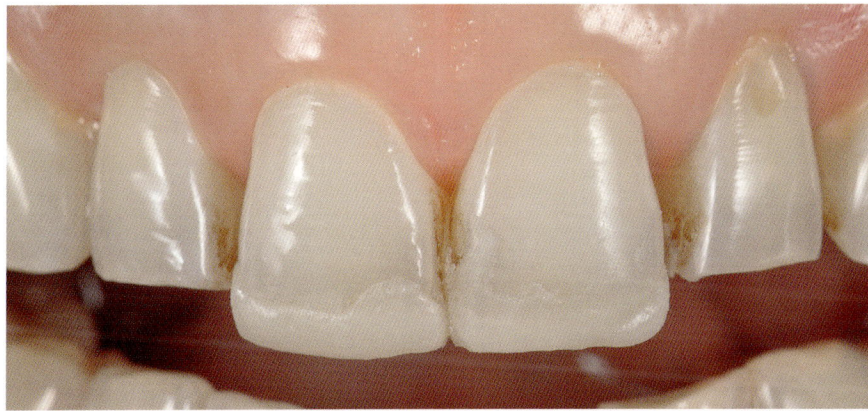

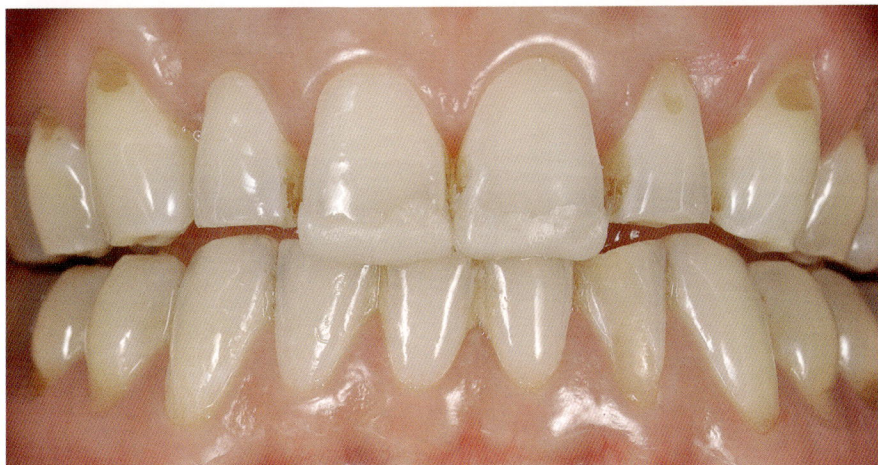

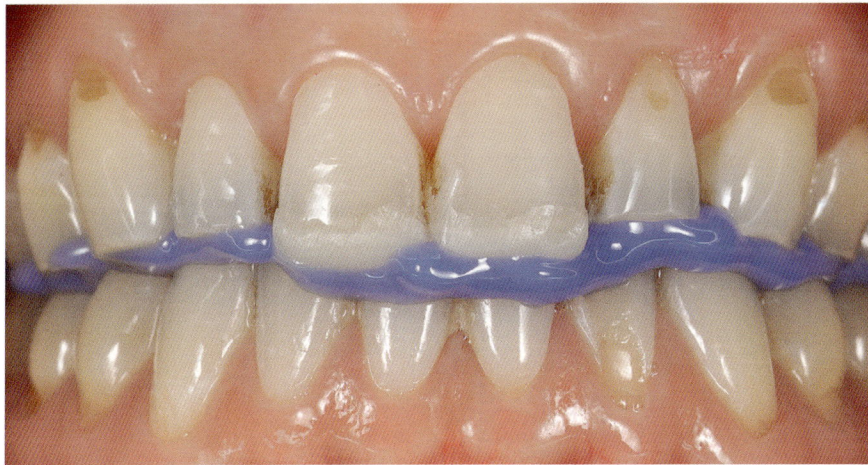

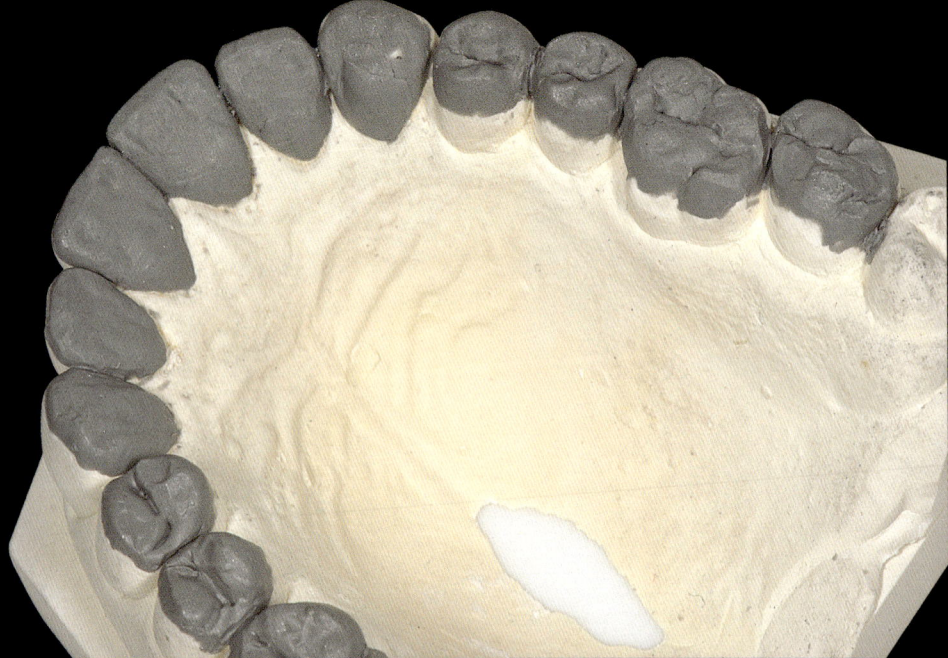
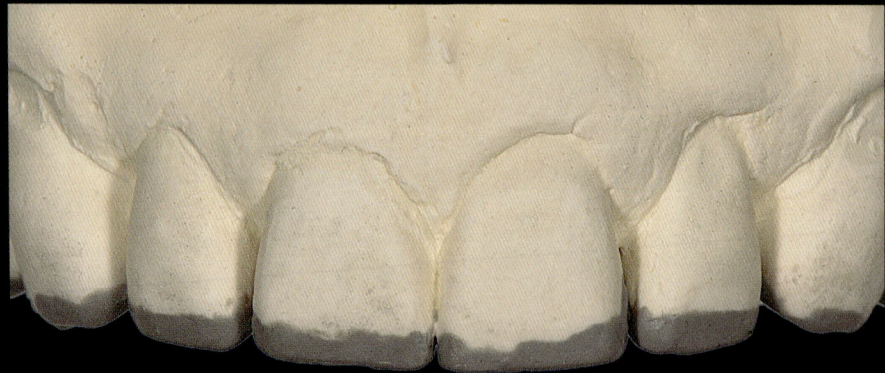
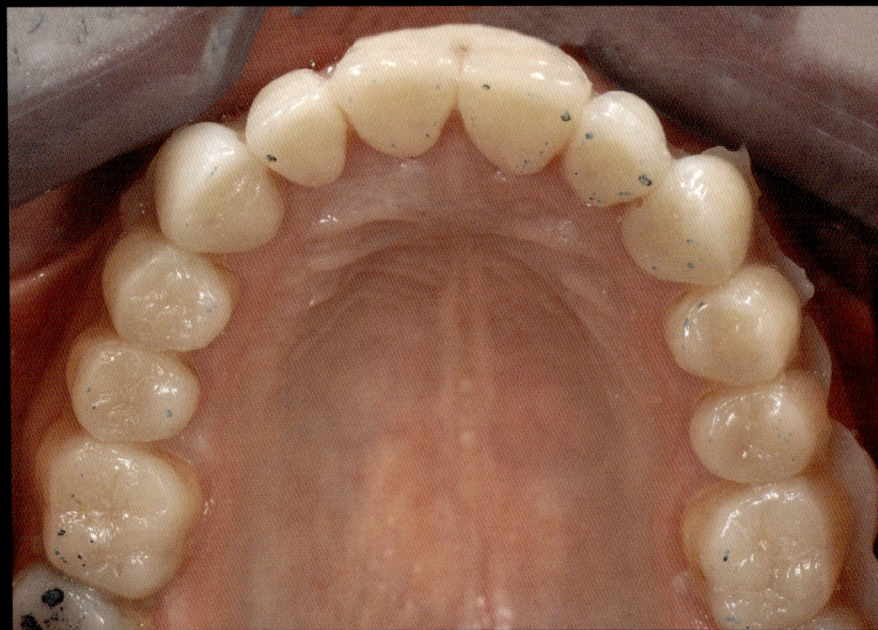
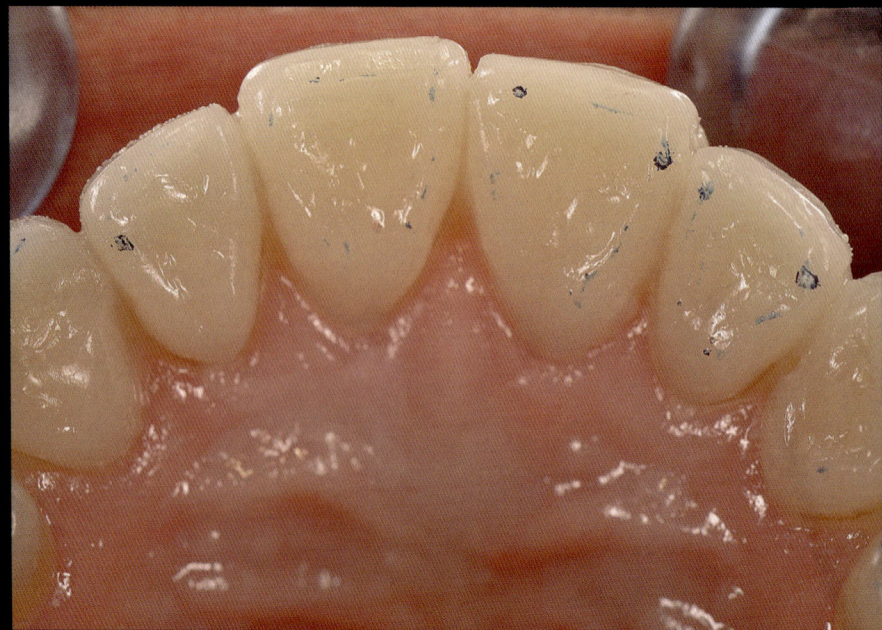

"全牙弓诊断饰面" 理念-第2步

治疗方案的临床调整和确认

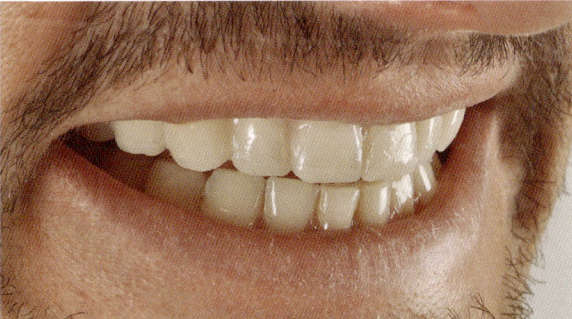

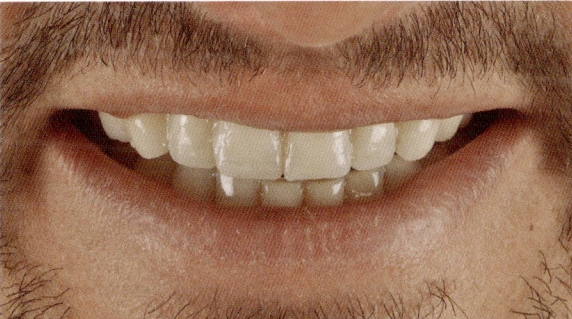

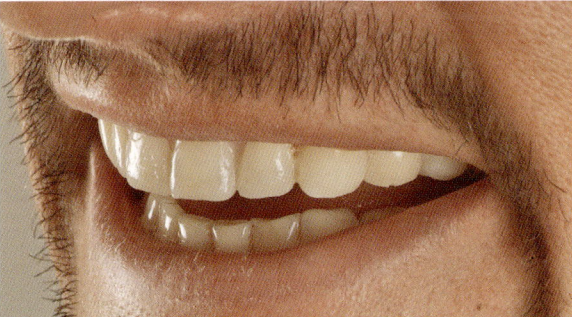

> **"** 全牙弓蜡型方案的范围包括后牙𬌗面以及前牙腭侧和切端。 **"**

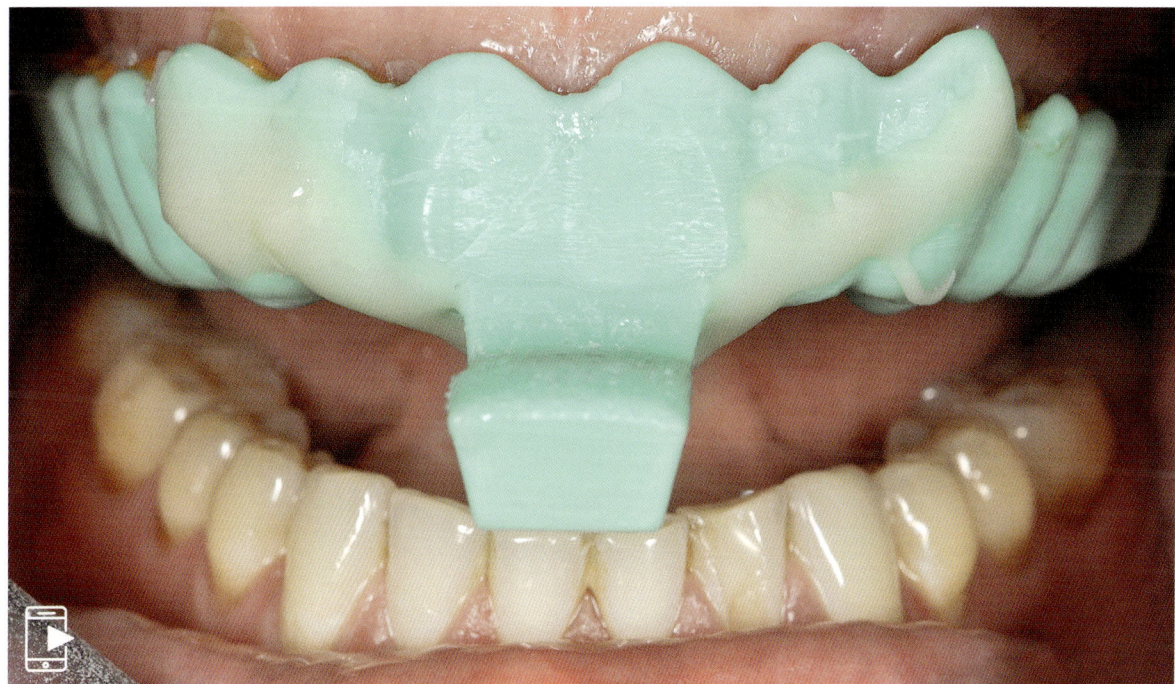

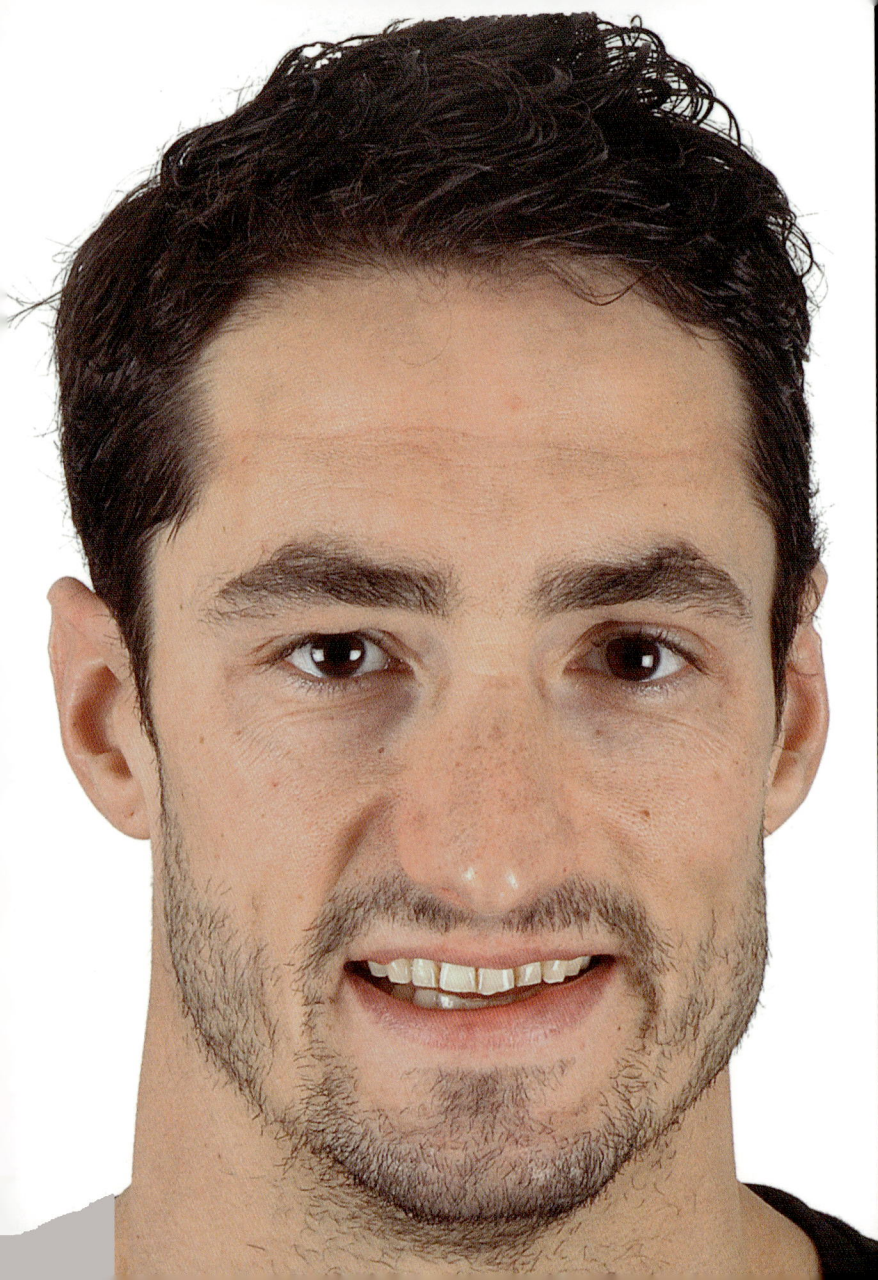

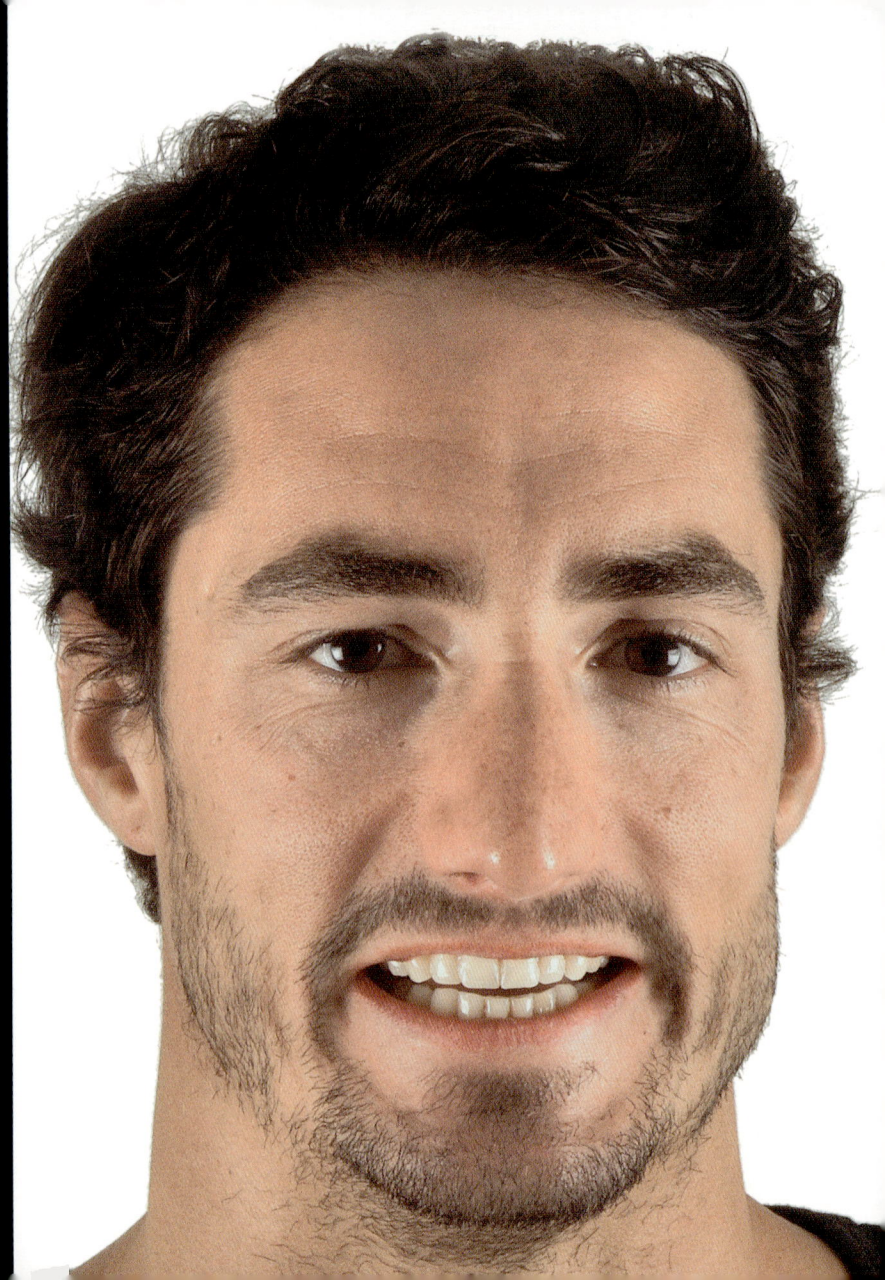

全牙弓诊断饰面的数字化取模

在临床上，患者认可了诊断饰面的效果，医生根据实际情况也酌情少量调整了咬合。由于本案例结合数字化工作流程，所以临床确定方案之后随即进行数字化口内扫描。

口内扫描顺序是先上颌牙弓的唇颊侧、殆面和腭侧，然后是对颌牙列。扫描的范围也适当延展到牙龈组织，目的是有助于后期扫描图像的叠加处理。在上下颌咬合状态下扫描后牙颊侧，得到的图像用以确定上下颌牙弓的位置关系。诊断饰面的图像在后续还将与预备体数字化模型做准确叠加。这样一来，最终修复体的制作就能忠实还原这个确定的功能美学方案了。

> **"** *临床确定方案之后，*
> *数字化扫描取模这一步很重要。* **"**

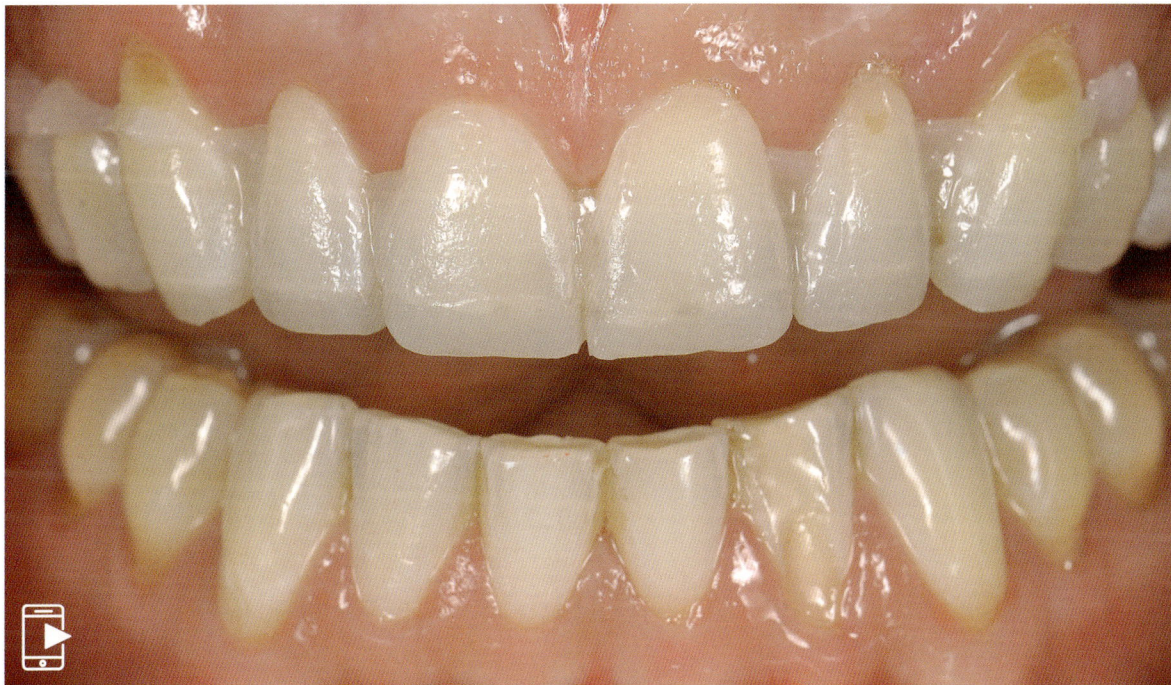

"全牙弓诊断饰面"理念－第3步
上颌牙弓的临床治疗

后牙（从第一前磨牙至第二磨牙）

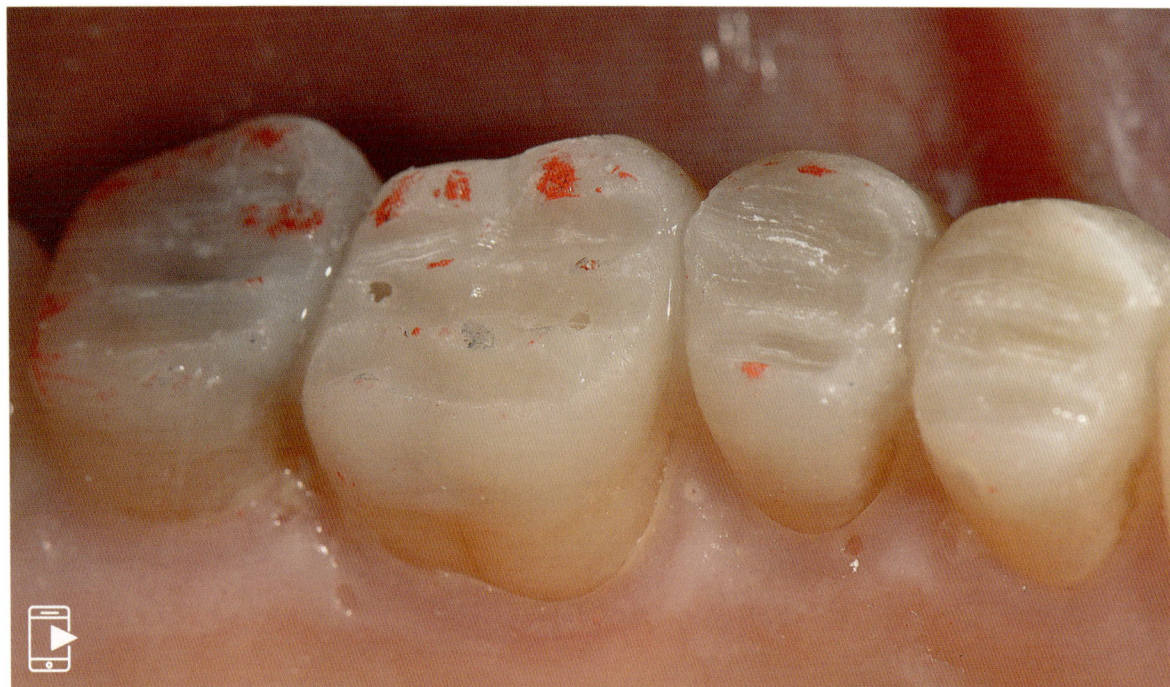

通过硬质导板，完成口内诊断饰面。然后在诊断饰面的基础上，制备定深沟。牙体制备必须遵循组织创伤最小化的原则。

医生在制备时依然要面临两个关键问题：
→ 制备深度是多少？
→ 如何设计预备体形态？

制备深度

首先在𬌗面制备3条定深沟，深度0.5mm。

金刚砂球钻的直径为16mm，车针轴向沿牙尖内斜面的切线方向。

> **"** 在后牙𬌗面，
> 先制备3条深度0.5mm的定深沟。 **"**

预备体形态

在定深之后，去除后牙区的诊断饰面但仍然保留前牙区的饰面，以维持新的VDO。

根据𬌗贴面的设计原则，制备范围仅局限在𬌗面，而不做邻轴面的延伸扩展。

因此，有必要用球钻在牙面标识未来𬌗贴面的边缘，这样有助于贴面的准确就位和设计相应的解剖形态。

后牙区的牙体制备完成，下一步就是做咬合记录。同样，选择双丙烯酸树脂咬合材料，记录新VDO条件下8颗后牙的咬合关系（LuxaBite, DMG）。然后，开始前牙区的牙体制备。

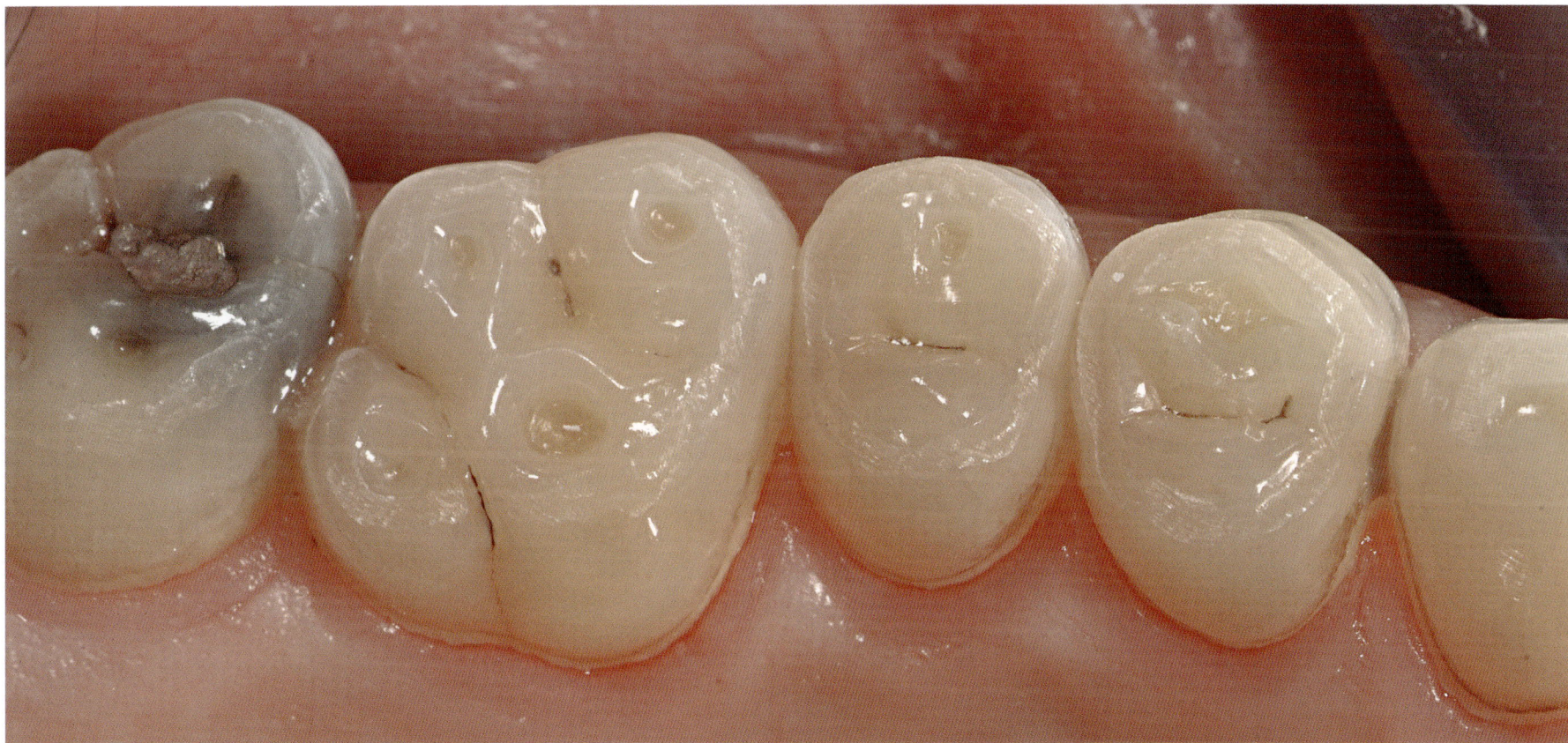

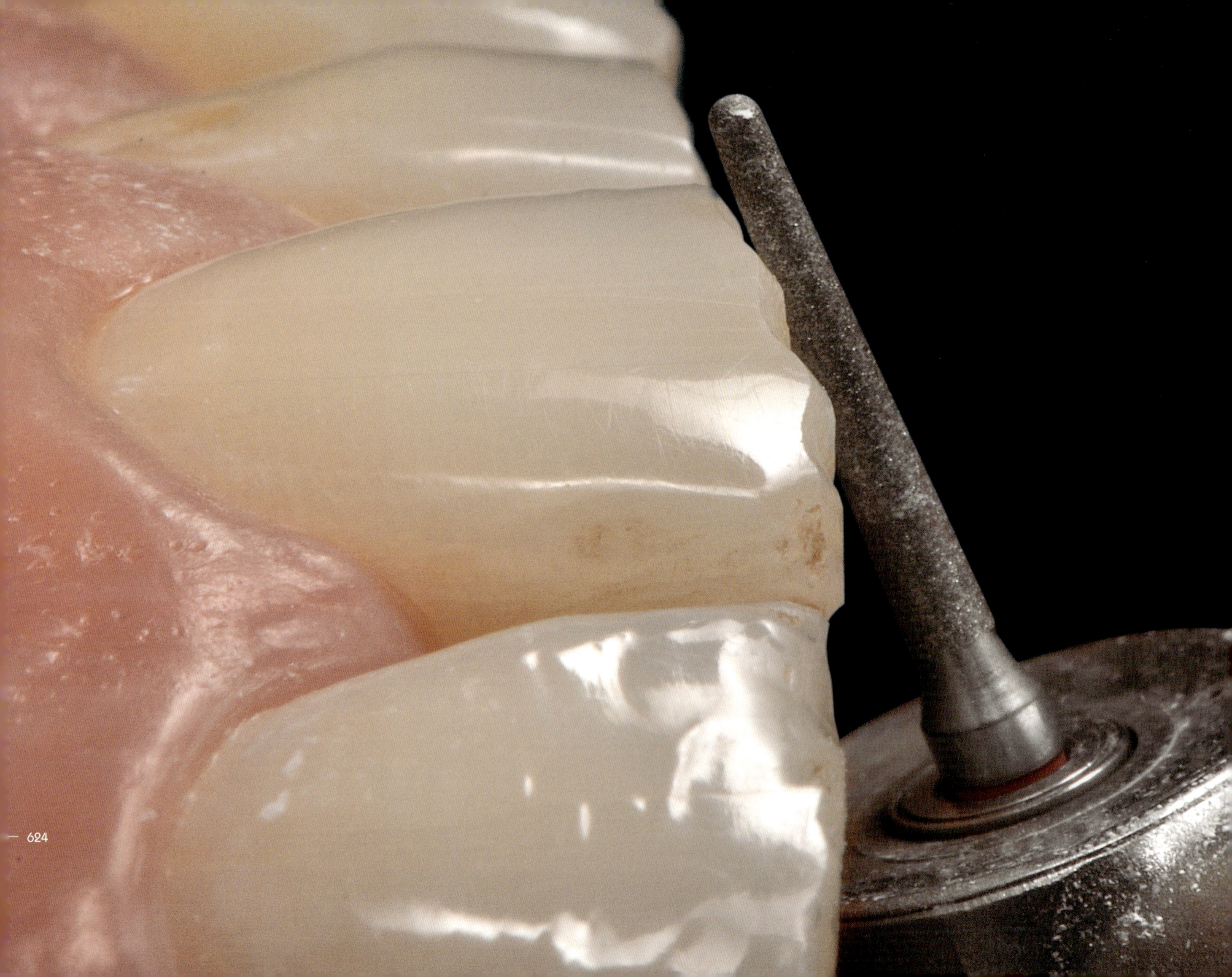

前牙

临床工作流程与前文基本一致，但鉴于本案例的方案是完整保留唇颊侧牙釉质，所以"在诊断饰面上制备唇侧定深沟"这一步骤就不必要了。

如何设计预备体形态？

本案例的牙体制备接近"不制备"途径，牙体解剖形态的恢复通过单纯的体积"加法"形式实现，仅涉及腭侧牙面和切端高度。

因此，牙体制备只需要两步骤：

→ 用金刚砂球钻在腭侧牙面中央制备一个小浅凹（约腭隆突水平）。

→ 极少量调磨切端，形成不规则表面。目的是促进边缘衔接自然，降低美学失败的风险。如果牙体与修复体的衔接表面平直且光滑，那么光线在牙体和修复体界面的反射与透射会表现出明显差异。而我们的目标是让二者的衔接边缘达到肉眼无法分辨。

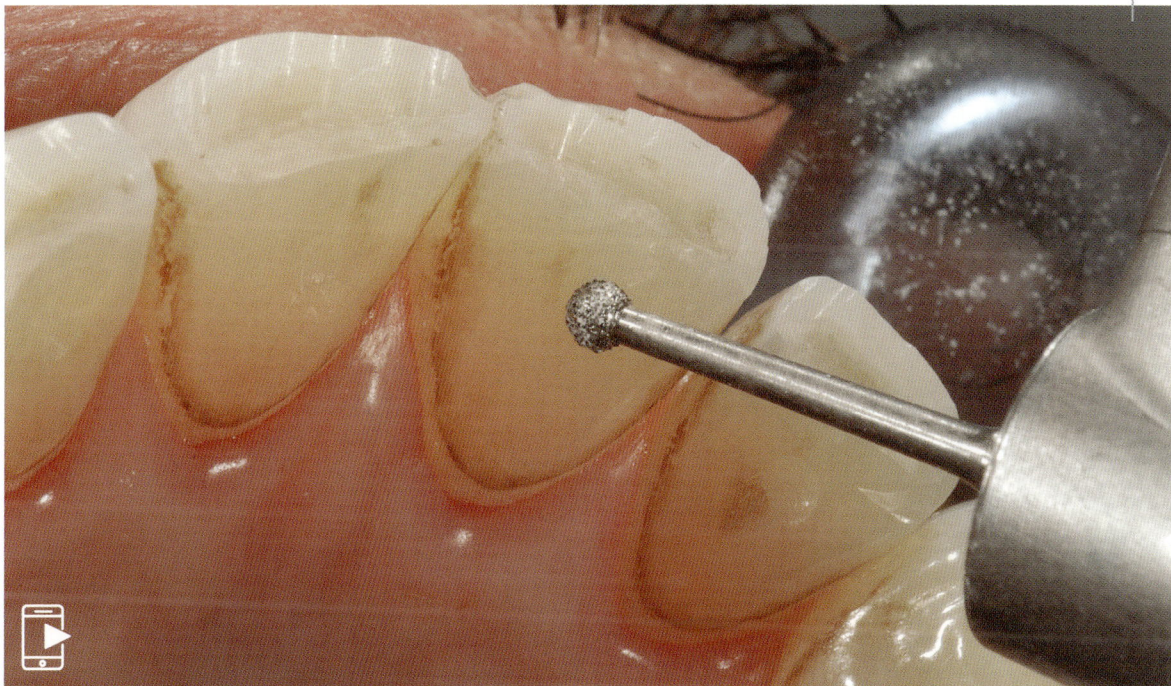

66 *腭侧牙面的小浅凹（well）有利于修复体的准确就位。* **99**

预备体采用数字化取模，还是传统取模？

牙体制备完成之后，我们采用数字化口内扫描作为预备体的取模途径。软件获取预备体的扫描图像后，将之与前面全牙弓诊断饰面的图像做叠加处理。然后，数字化演算法就能非常精确地计算出两个图像叠加之下的厚度差异，从而评估和判断是否能在临床实现方案所设计的理想牙体解剖形态。

（1）数字化印模。

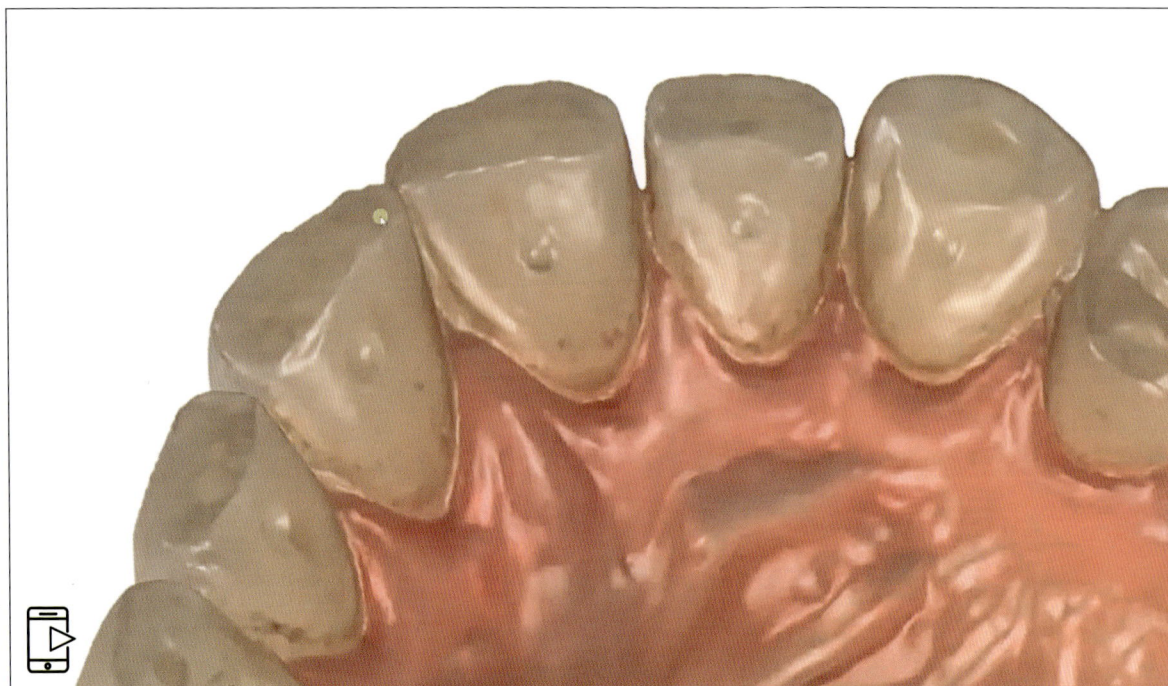

（2）传统取模。

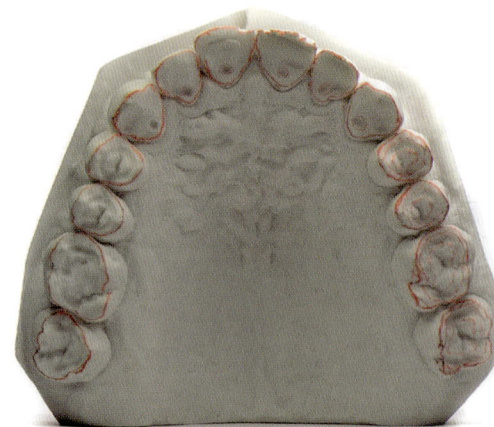

> **"** 数字化口内扫描的图像做叠加处理之后，软件就能精确测量出未来的修复体空间。然后再设计出最终的修复体形态。 **"**

技工室制作

此处，我们结合了传统和数字化途径来作为制作最终修复体的方式，充分发挥二者之优势。数字化途径设计牙体形态快速便捷，而传统途径制作在精确性和密合性上更有优势，尤其针对精细度要求较高的功能贴面。

数字化设计𬌗面解剖形态之后，将蜡块圆盘放入切削设备，制作得到的蜡型再置于石膏模型上，由技师进一步精确调整和制作完成铸造蜡型。最后，通过热压铸技术得到最终的修复体。

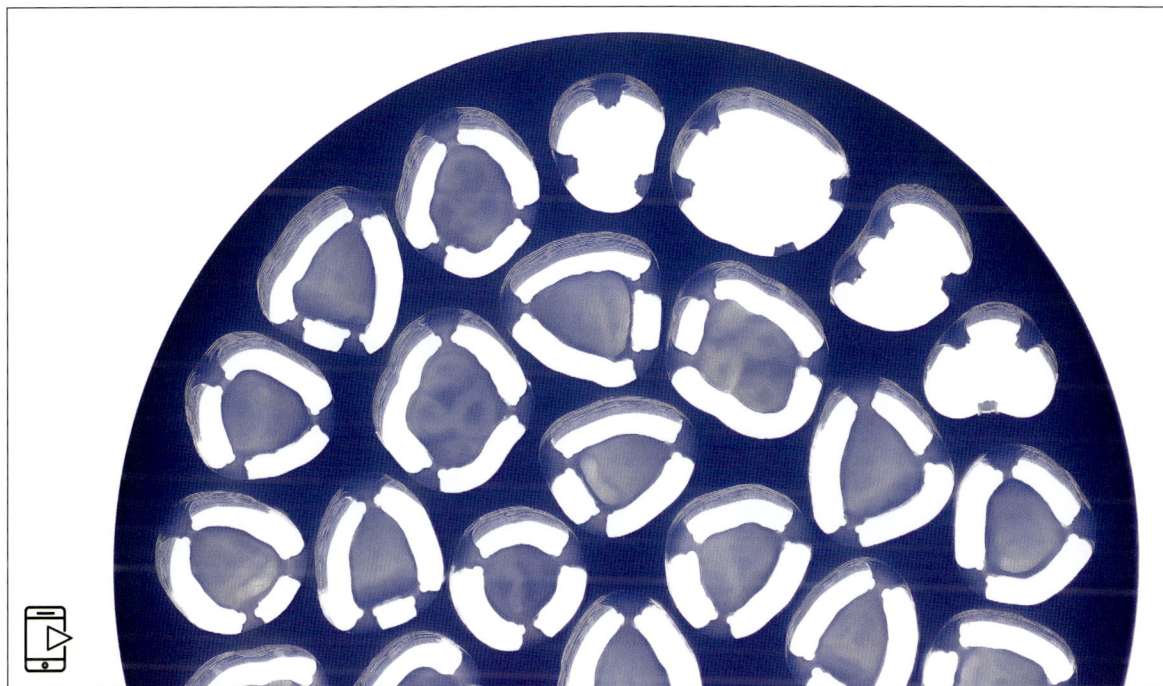

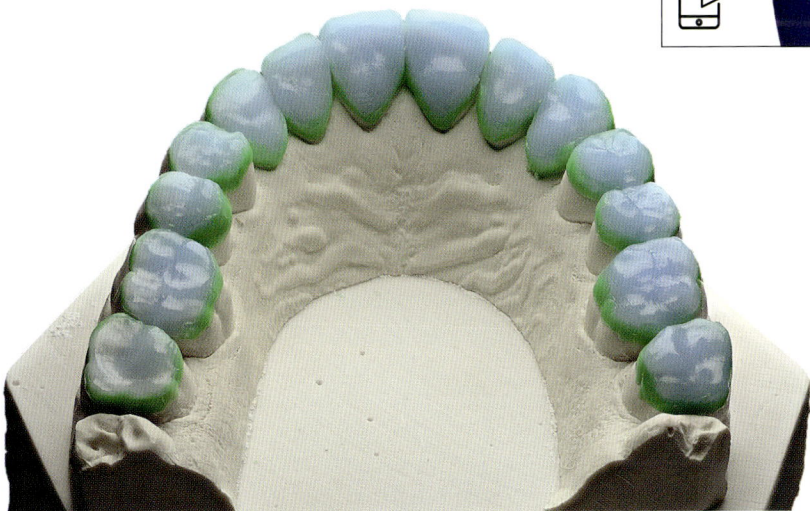

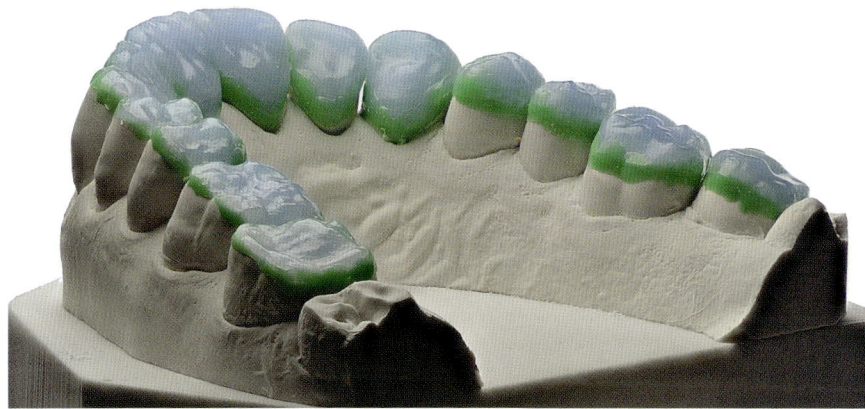

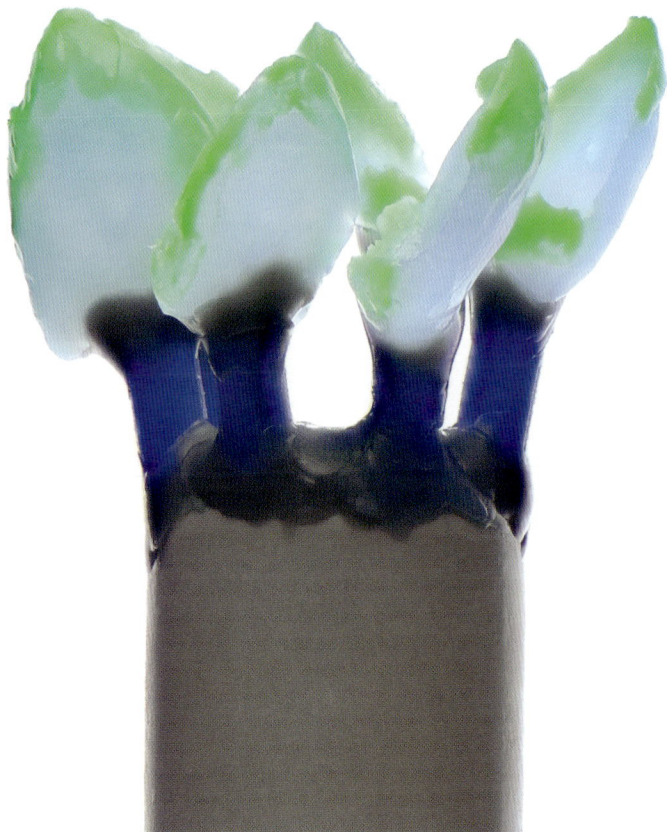

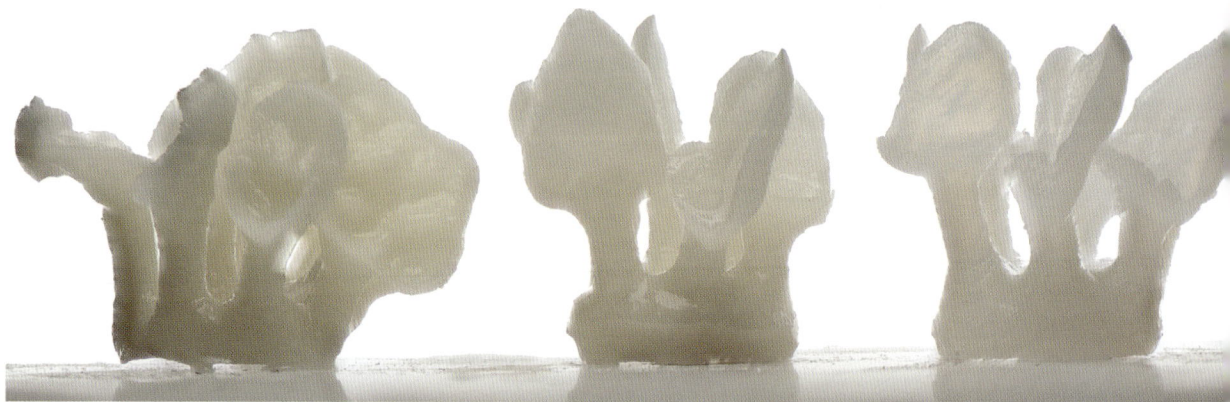

> 殆贴面和腭侧贴面先是通过数字化途径设计、切削蜡盘，再由技师在石膏模型上精细调整和制作铸造蜡型，最终的修复体才有最大限度的精确性。

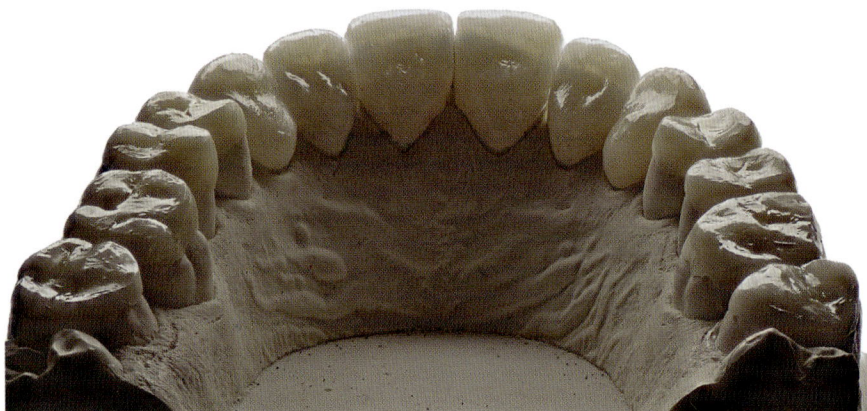

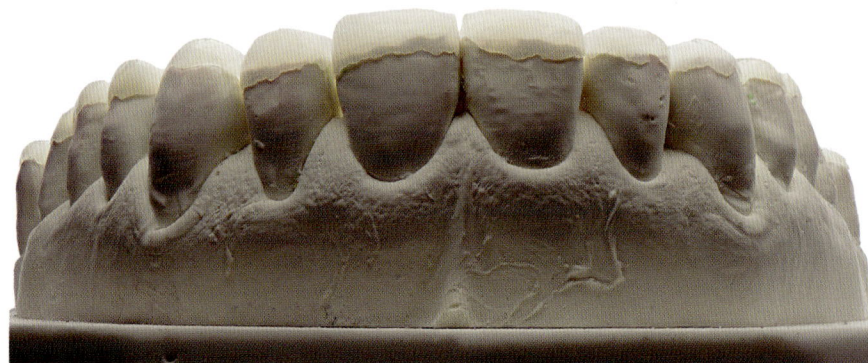

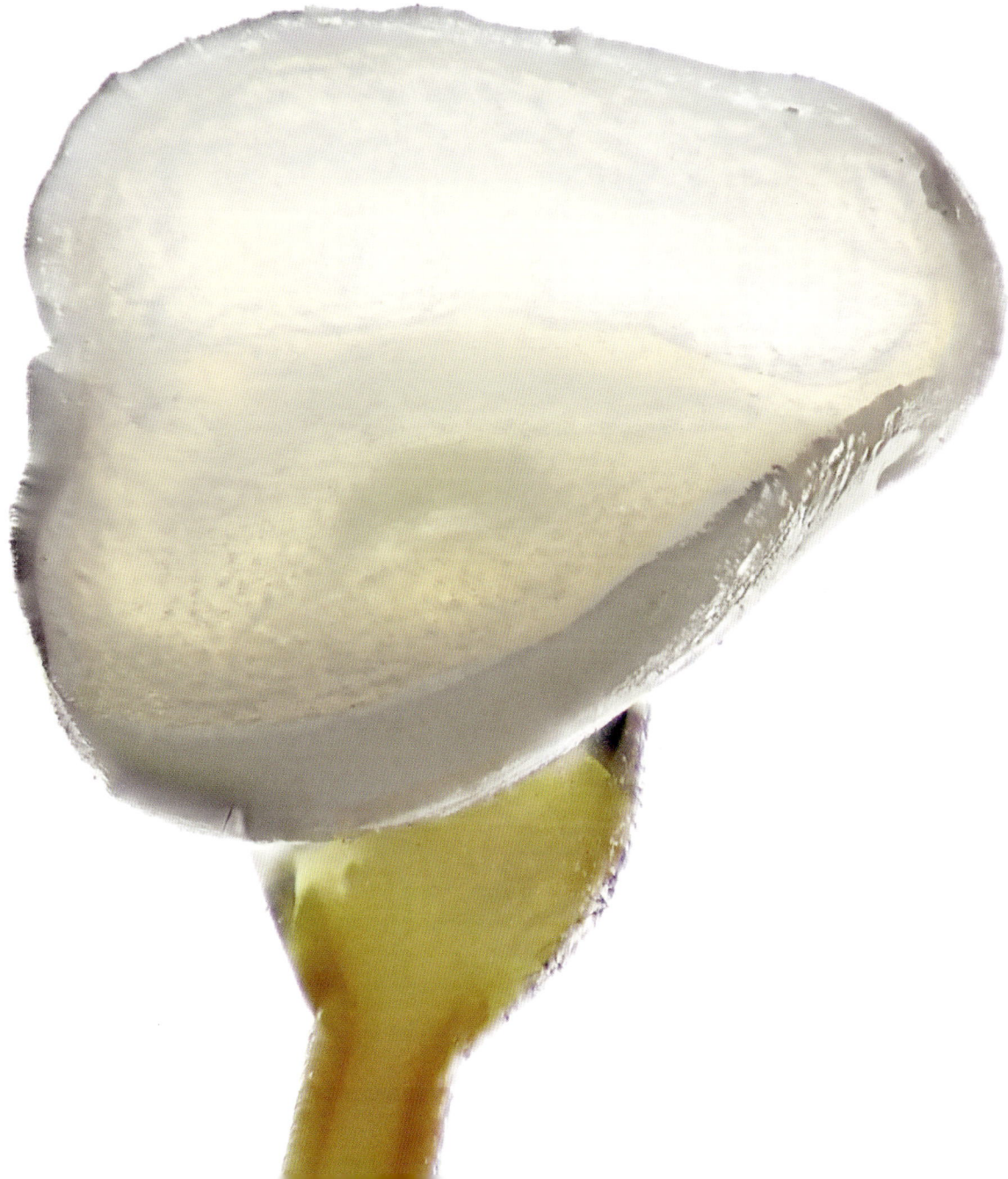

19

IPS e.max
Opal 1

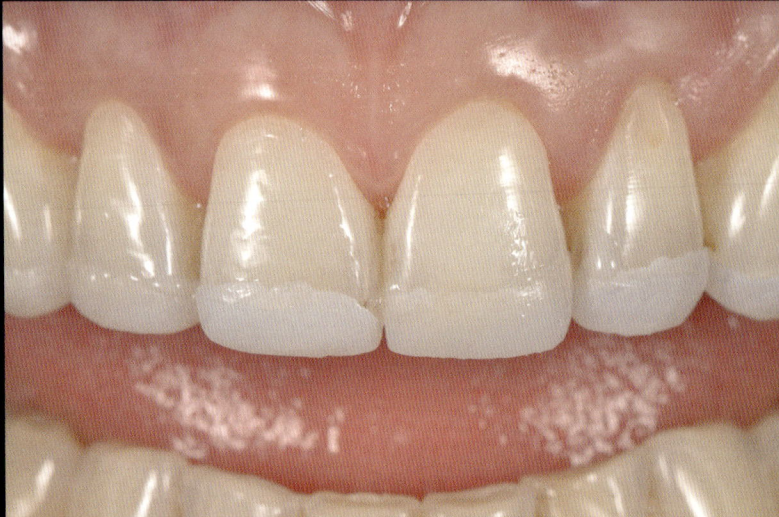
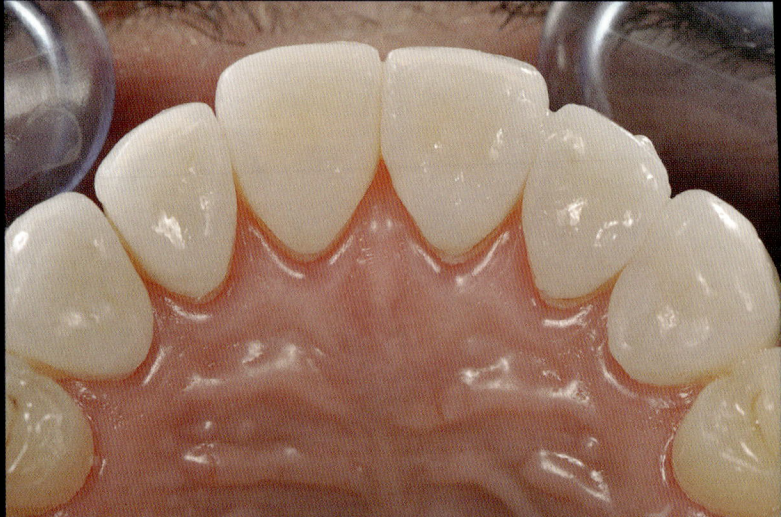

IPS e.max
LT A1

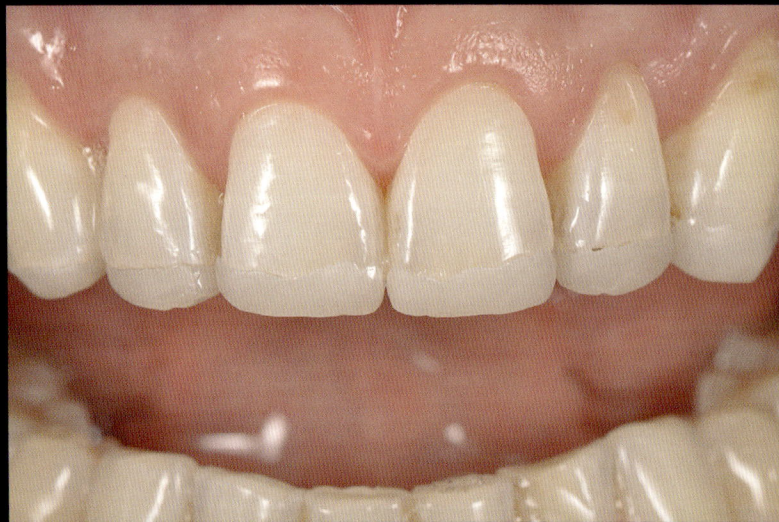
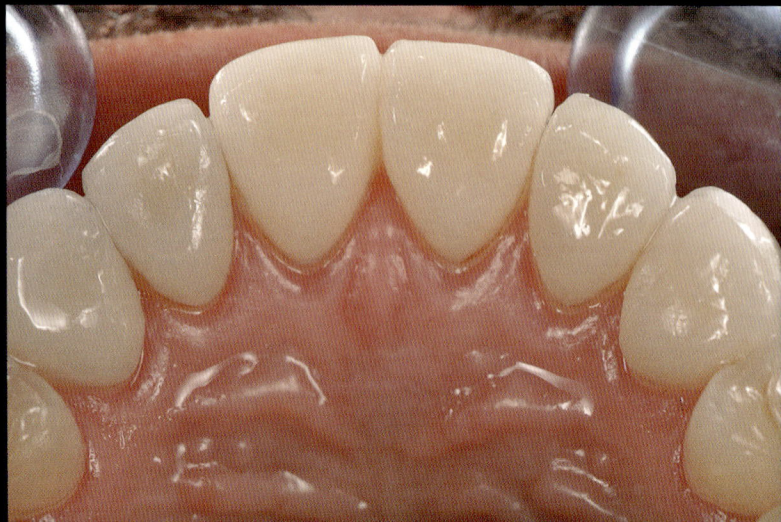

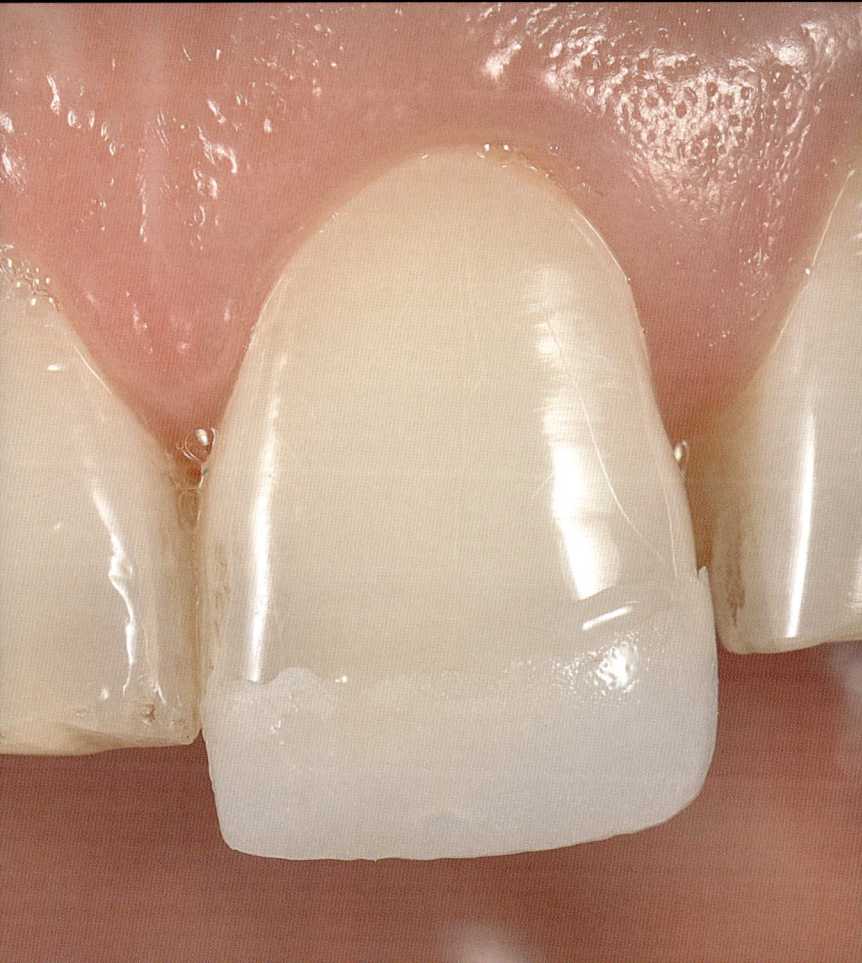

IPS e.max Opal 1

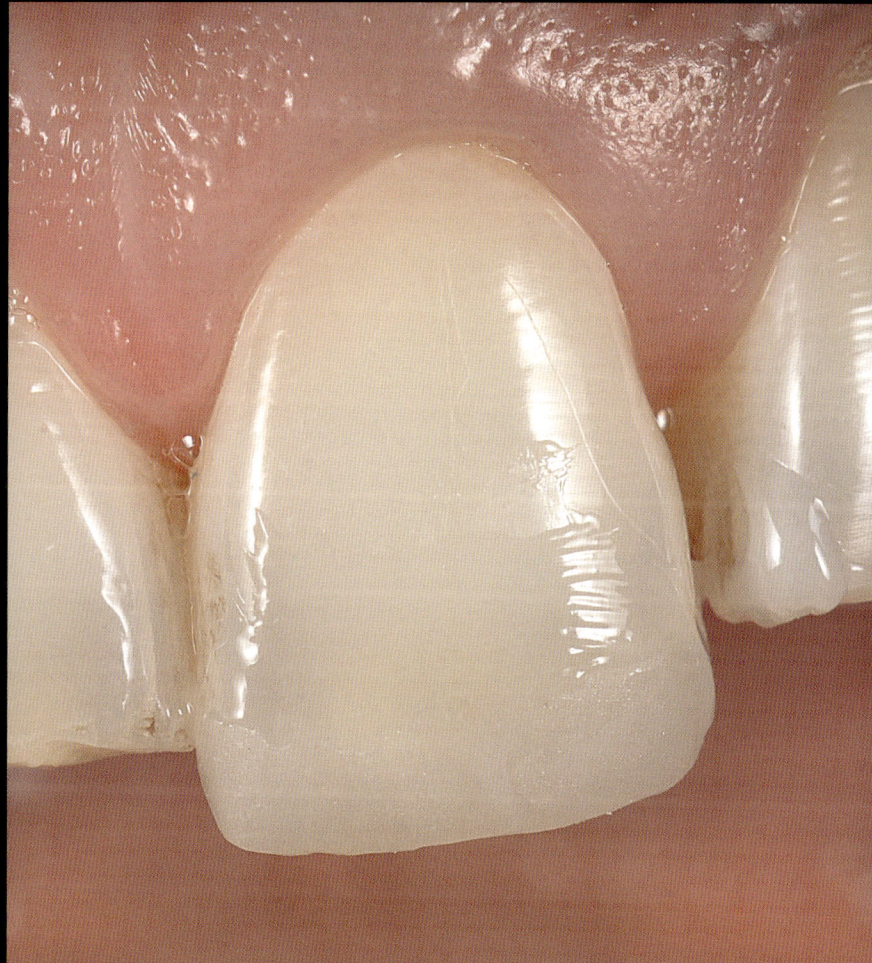

IPS e.max LT A1

单颗牙橡皮障的基础上，逐颗完成粘接

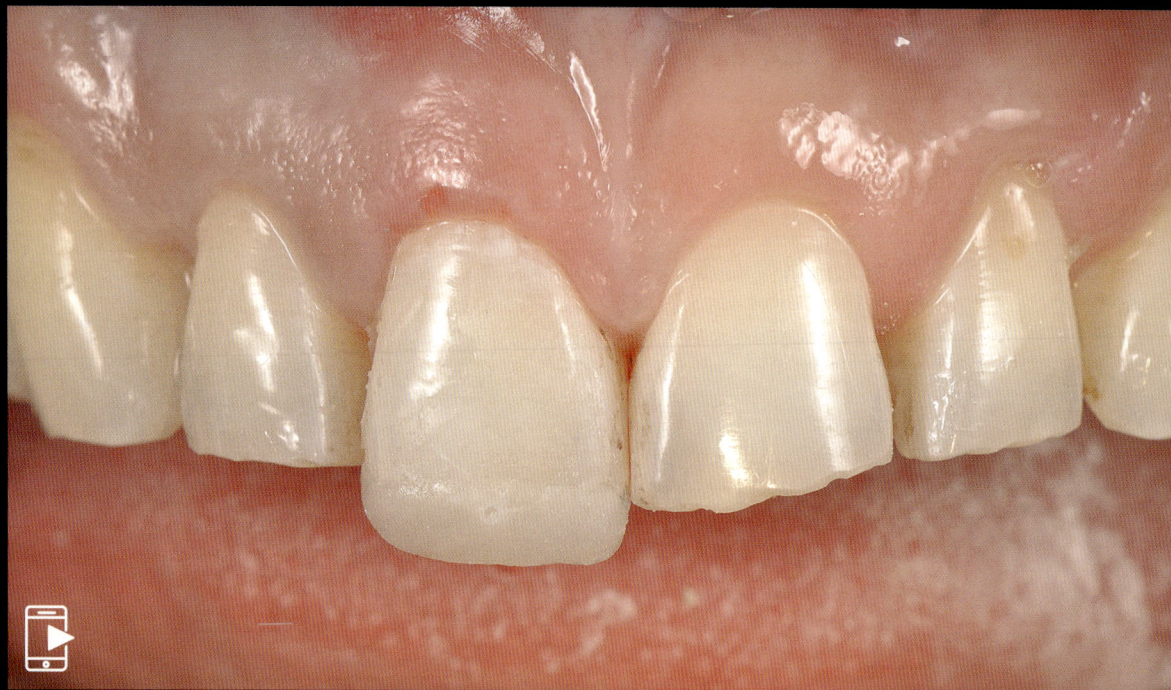

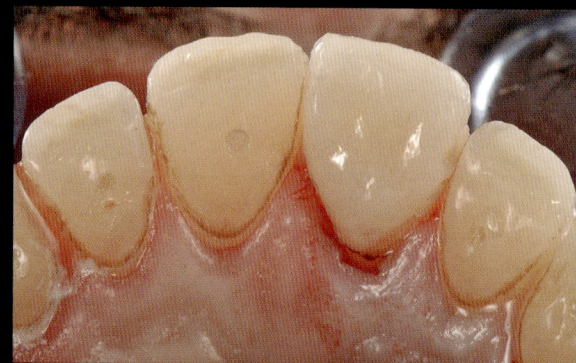

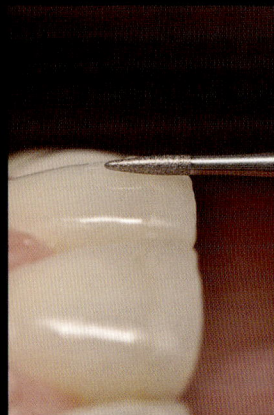

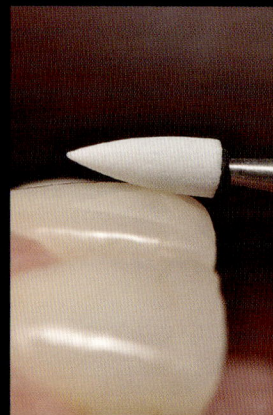

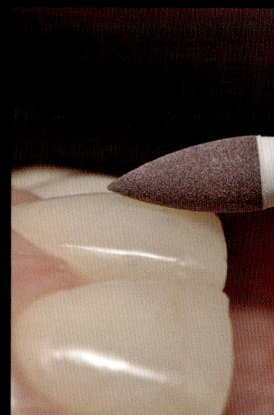

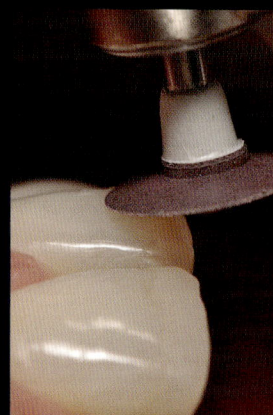

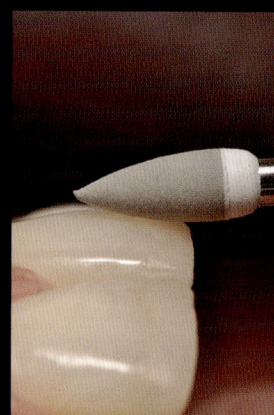

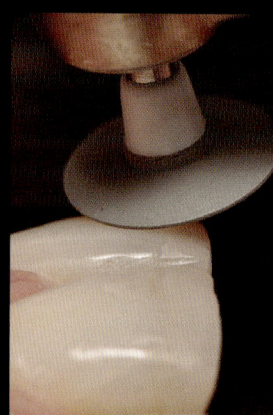

唇侧粘接边缘的抛光

常规的瓷面抛光流程不适合此类案例，因为它无法达到高质量的抛光效果。市面上有特殊的抛光工具可供选择，这里以J.-F. Lasserre研发的工具套装为例（Symbiose，德国固美）。抛光步骤如下：

→ （红色）精细颗粒度的火焰状金刚砂车针，平整牙面与修复体的过渡衔接区。

→ 阿肯色砂石（低速喷水、红色圈反角弯手机）。

→ 红色子弹头状的硅胶尖，随后是同色抛光盘（低速喷水，红色圈反角弯手机）。

→ 灰色子弹头状的硅胶尖，随后是同色抛光盘（低速喷水，红色圈反角弯手机）。

→ 含氧化铝颗粒的抛光膏以及抛光刷，抛光刷安装在反角弯手机上。

（译者按：contra-angle，反角弯手机，这里指连接在电动微马达上的手机。红色圈代表是倍速手机，以取代临床的高速涡轮手机。电动微马达最大的优点是提供手机稳定的转速和良好的操控性能）

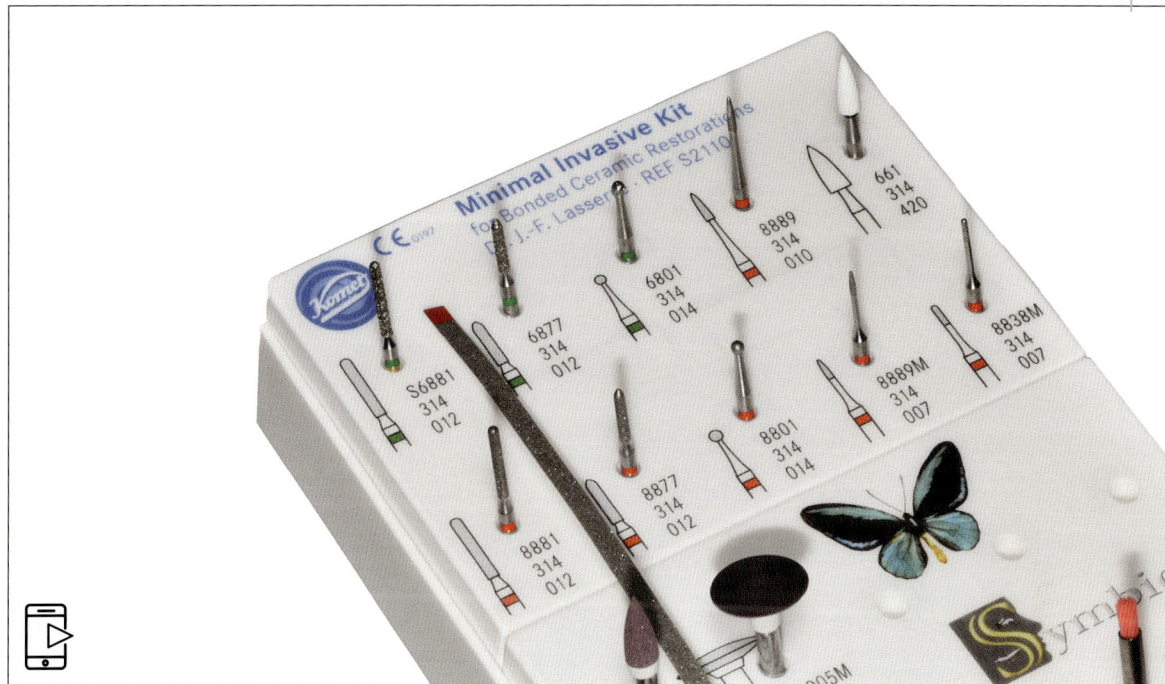

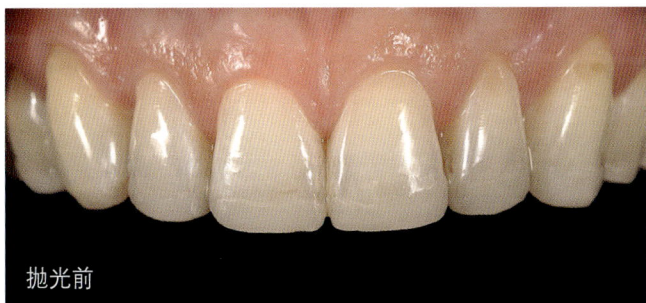

抛光前

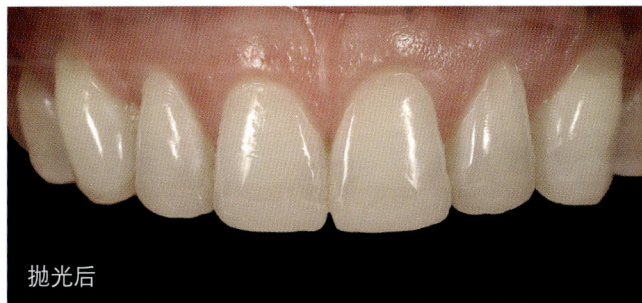

抛光后

材料

→ 压铸瓷块：IPS e.max LT A1
（义获嘉伟瓦登特）

≥ 粘接水门汀：Enamel Plus HRi flow Dentin 1（美塑）

≥ 抛光套装：Symbiose（德国固美）

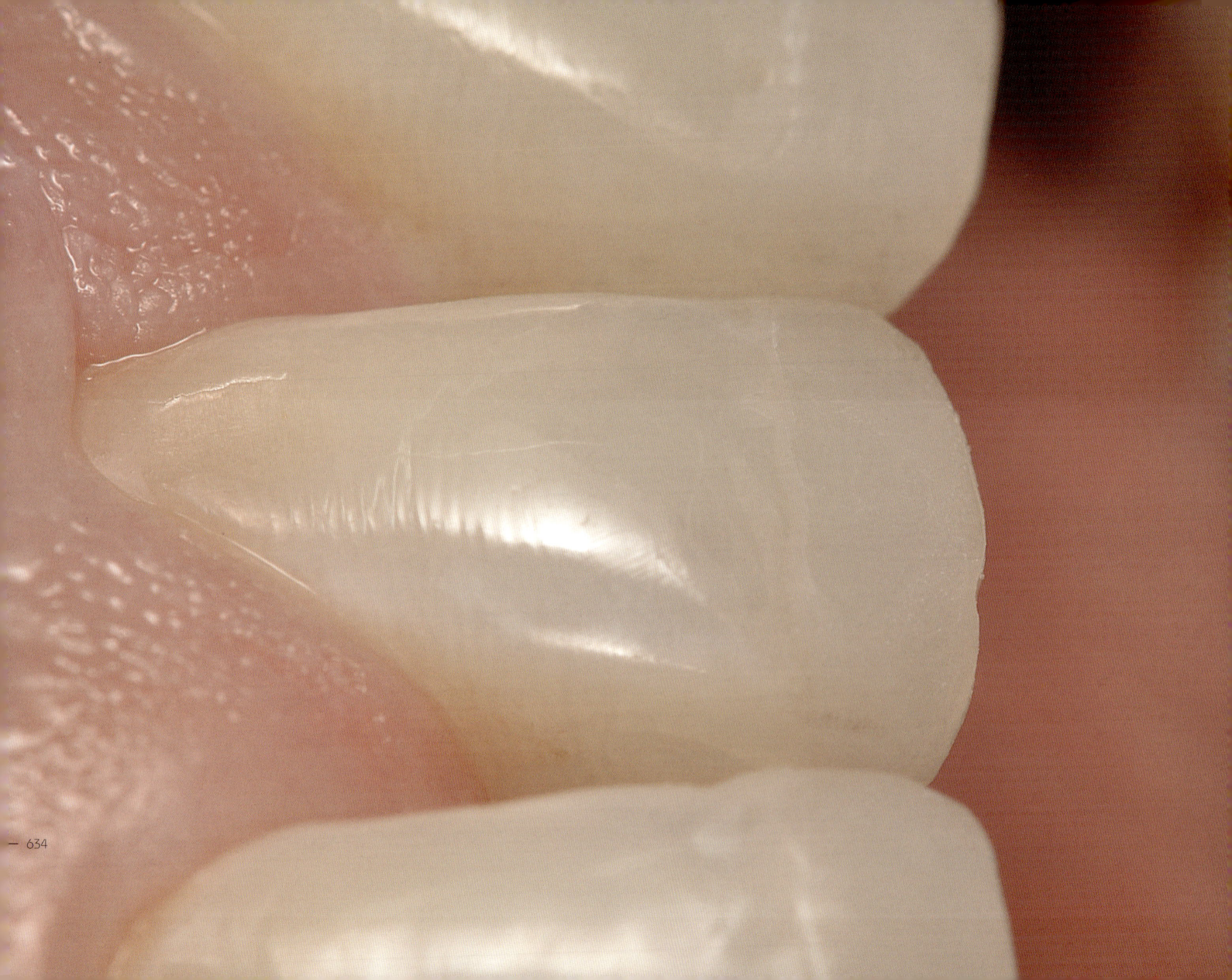

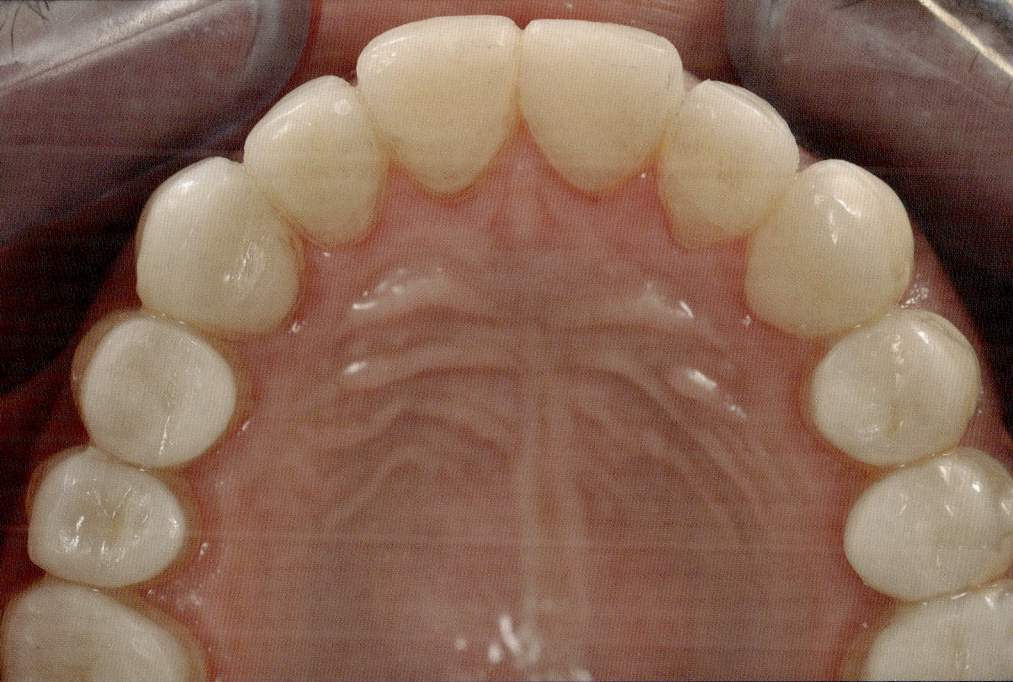

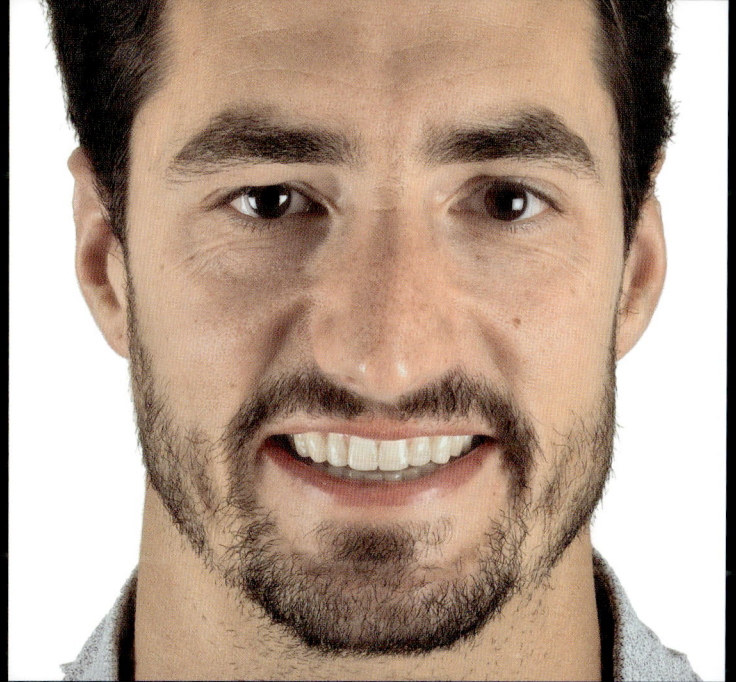

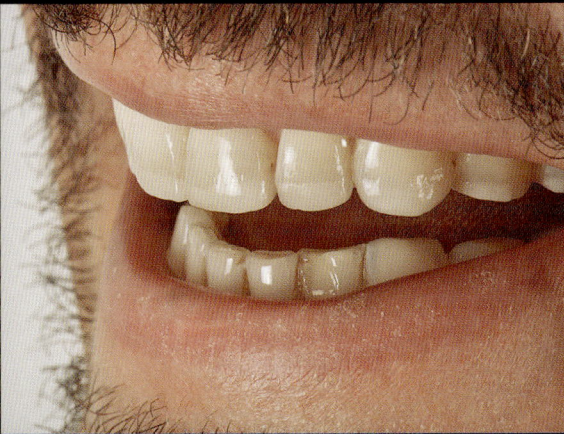

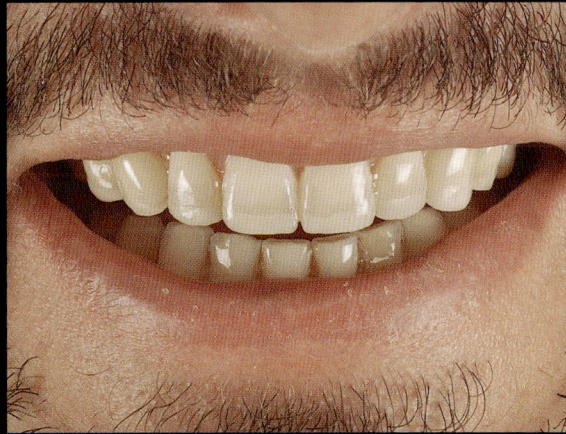

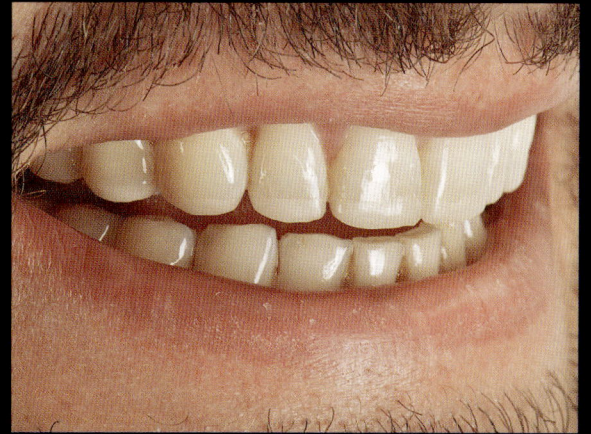

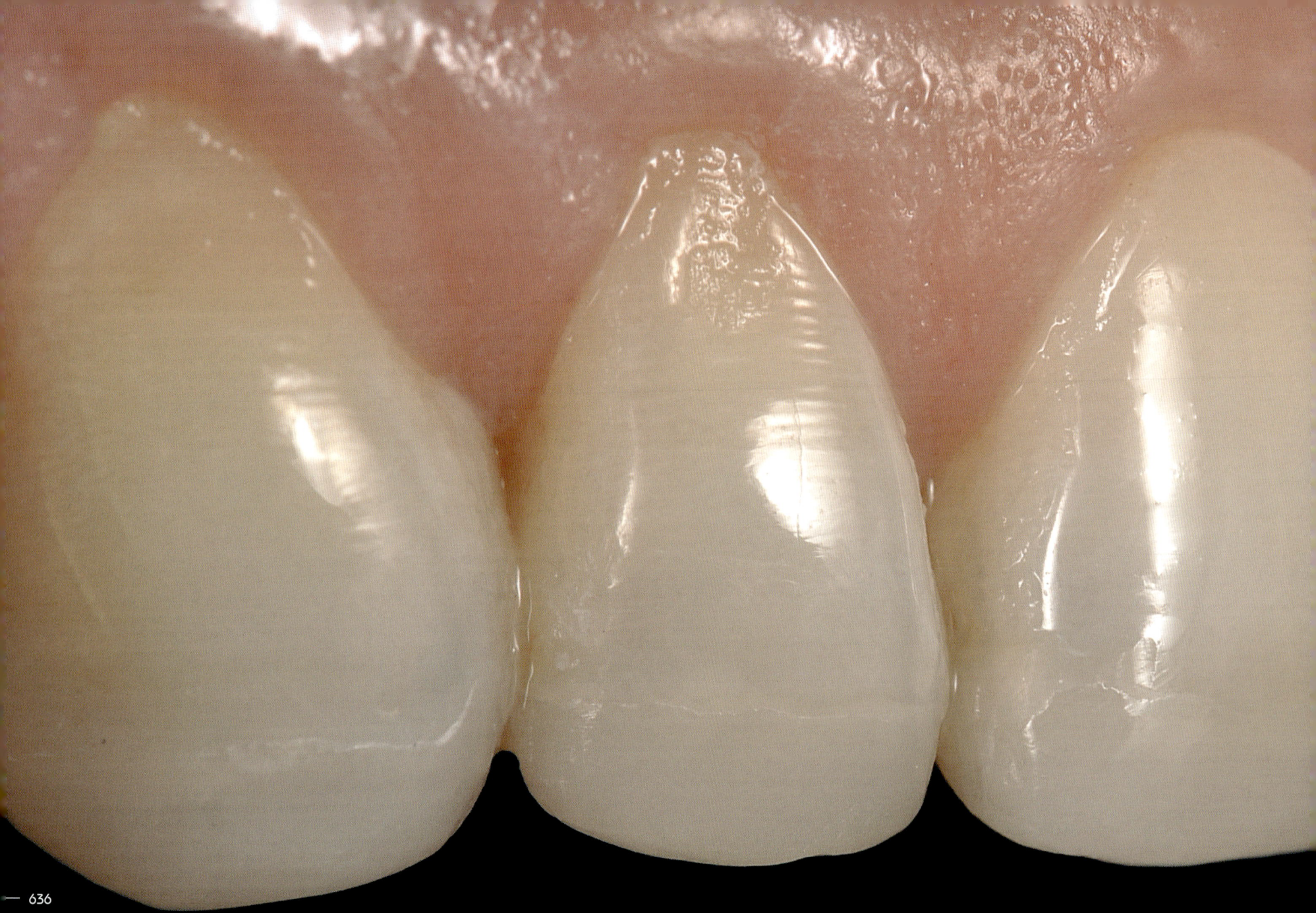

全瓷技师 Hilal Kuday（土耳其）

本章精要

→ 如果年轻患者牙体损耗并且切缘高度缺损低于2mm，那么以全解剖式
  腭侧贴面来恢复牙体组织和切缘高度是一种兼顾美学和经济成本的治
  疗选择。

→ 为了唇颊侧牙釉质和修复体有天然的衔接效果的关键，仍然是选择材
  料的种类和颜色。

→ 牙体制备时，注意在切端形成不规则表面，目的是达到修复体和牙体
  颜色的自然过渡。

→ 最后，抛光流程也决定了最终的美学效果。

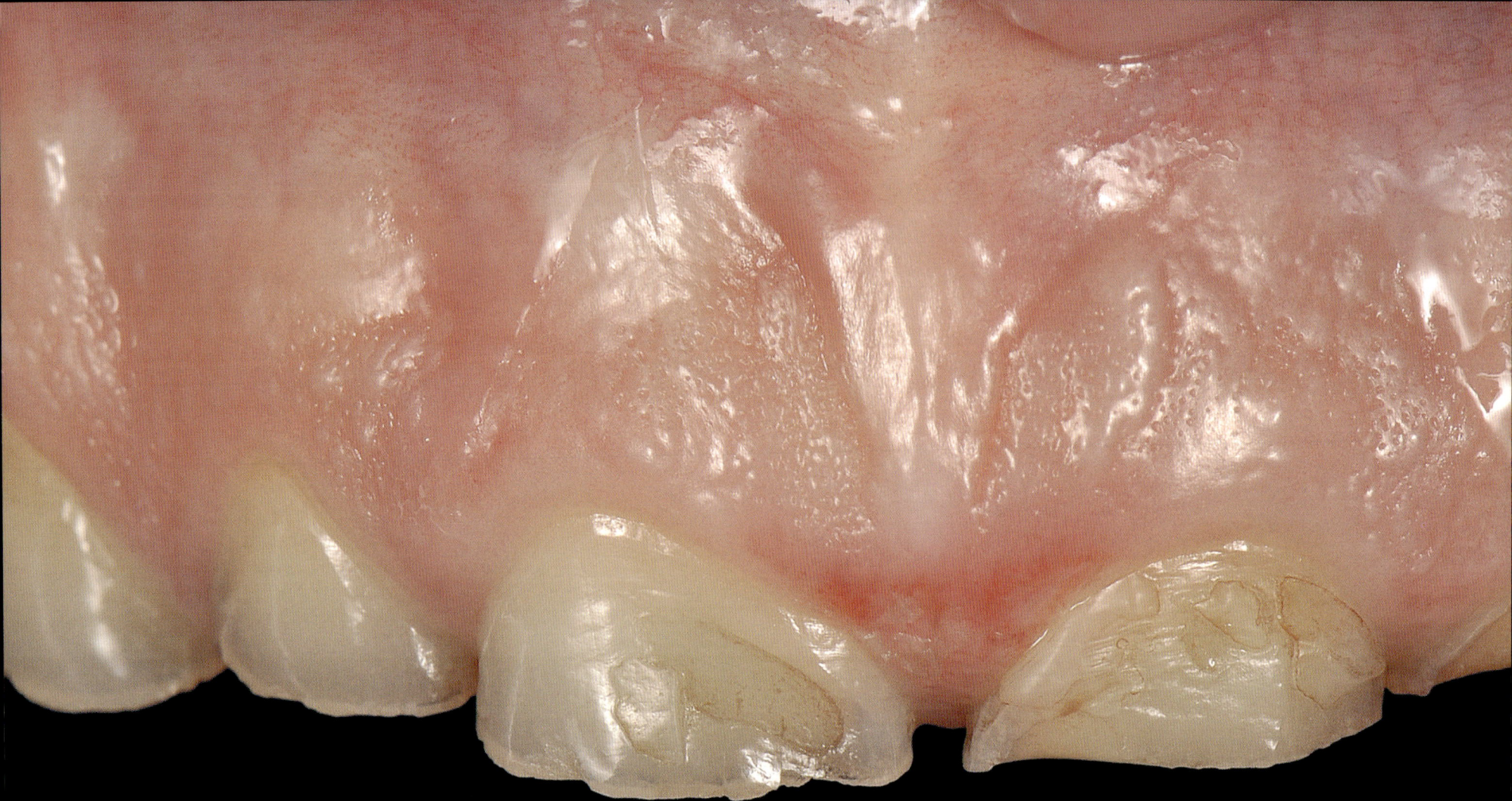

20

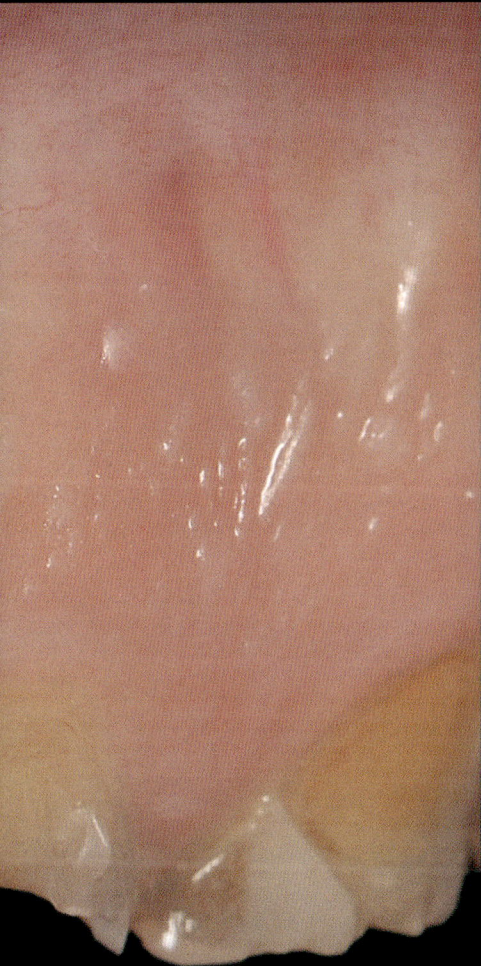

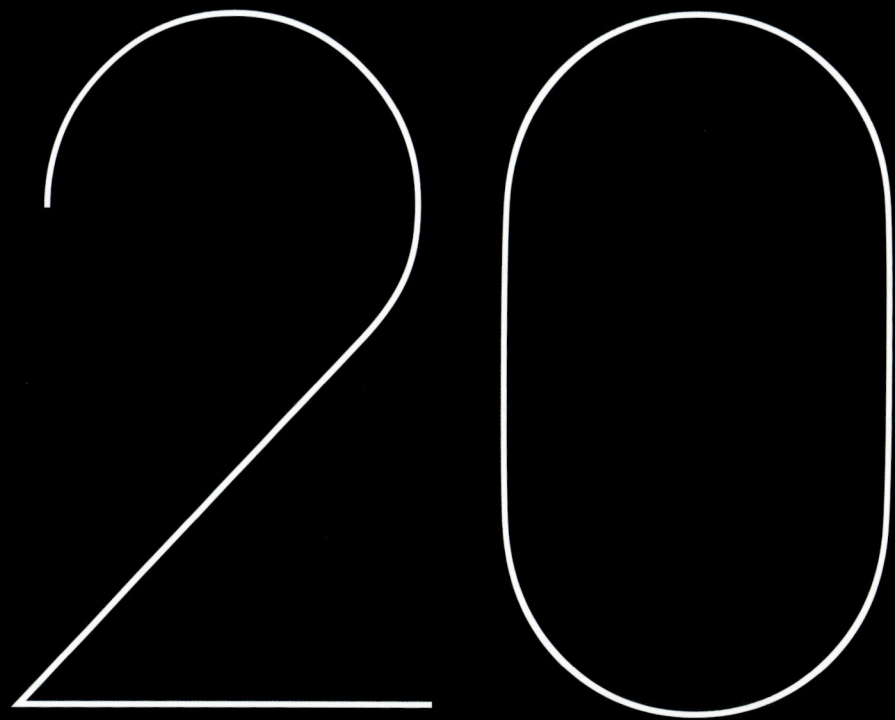

全口严重牙列损耗：
牙体"常规制备"途径

Extreme wear
"prep" approach

→ 重建切缘曲线。

→ 牙槽骨代偿反应机制。

→ 露龈微笑。

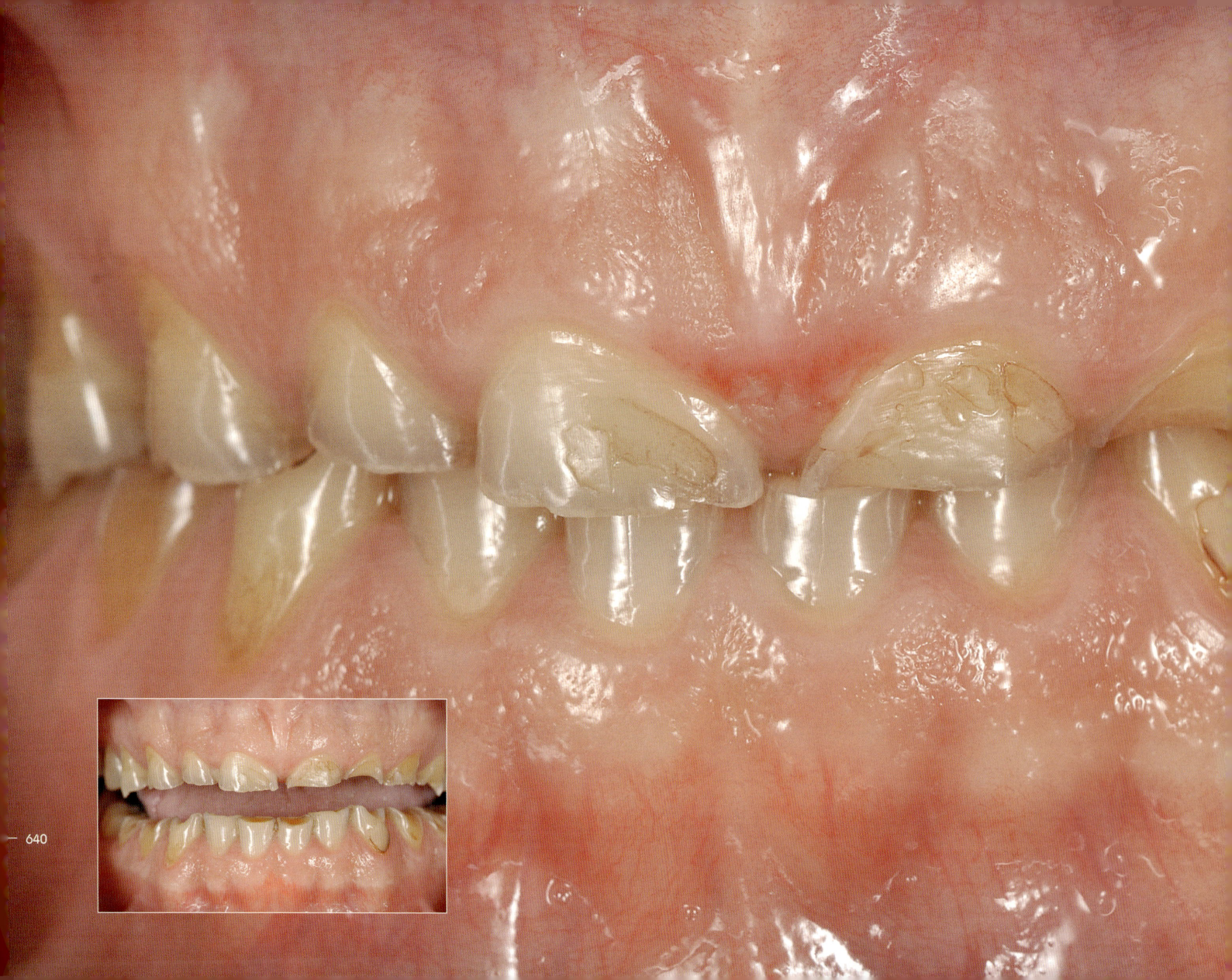
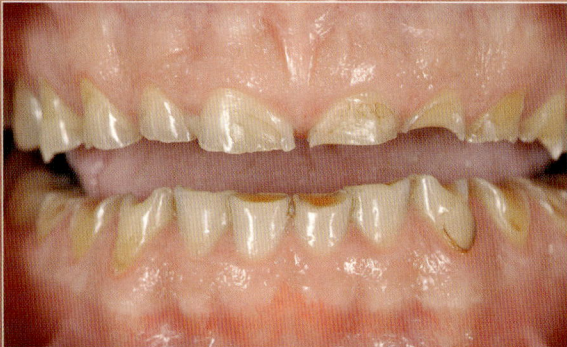

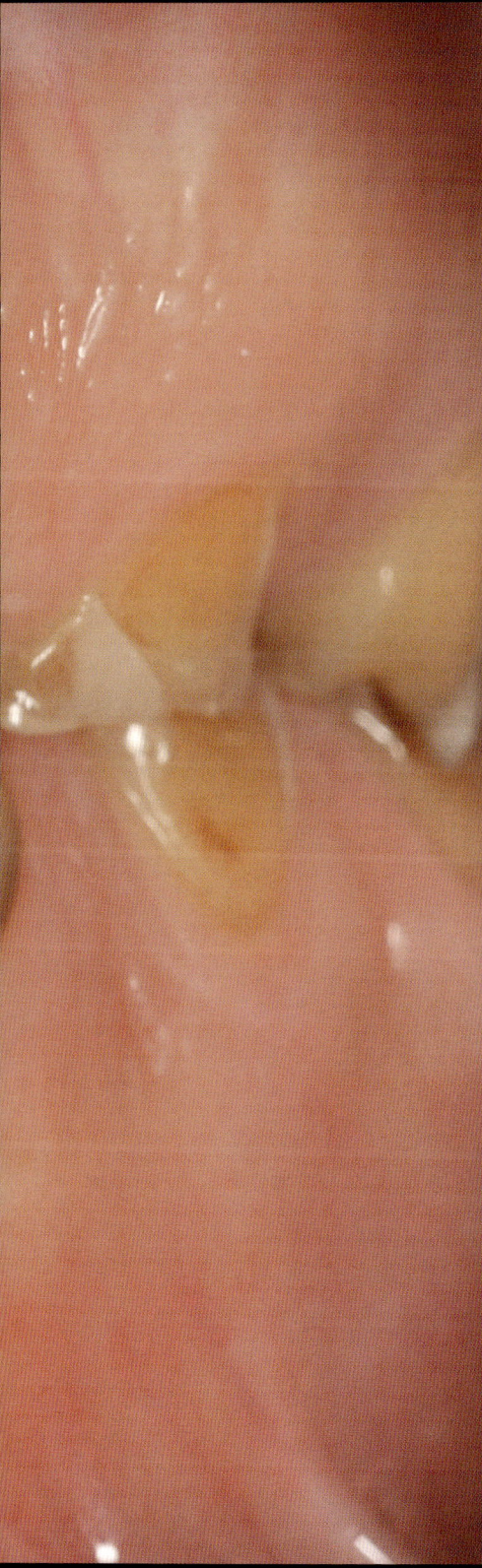

临床情况

病史

→ 45岁，男性。

→ 无明显颞下颌关节病理性疾病。

→ 重度牙列腐蚀，以及严重的牙体损耗（日间和夜间都磨牙）。

→ 没有牙体敏感症状。

微笑分析

→ 牙槽骨代偿明显，导致露龈笑。

→ 尽管牙体损耗缺损严重，但切缘曲线仅极少量上移。

→ 患者几乎很少微笑。

→ 在发音、言语或日常交 不明显。

面部分析

→ 方脸型。

主诉

→ 希望能正常微笑。

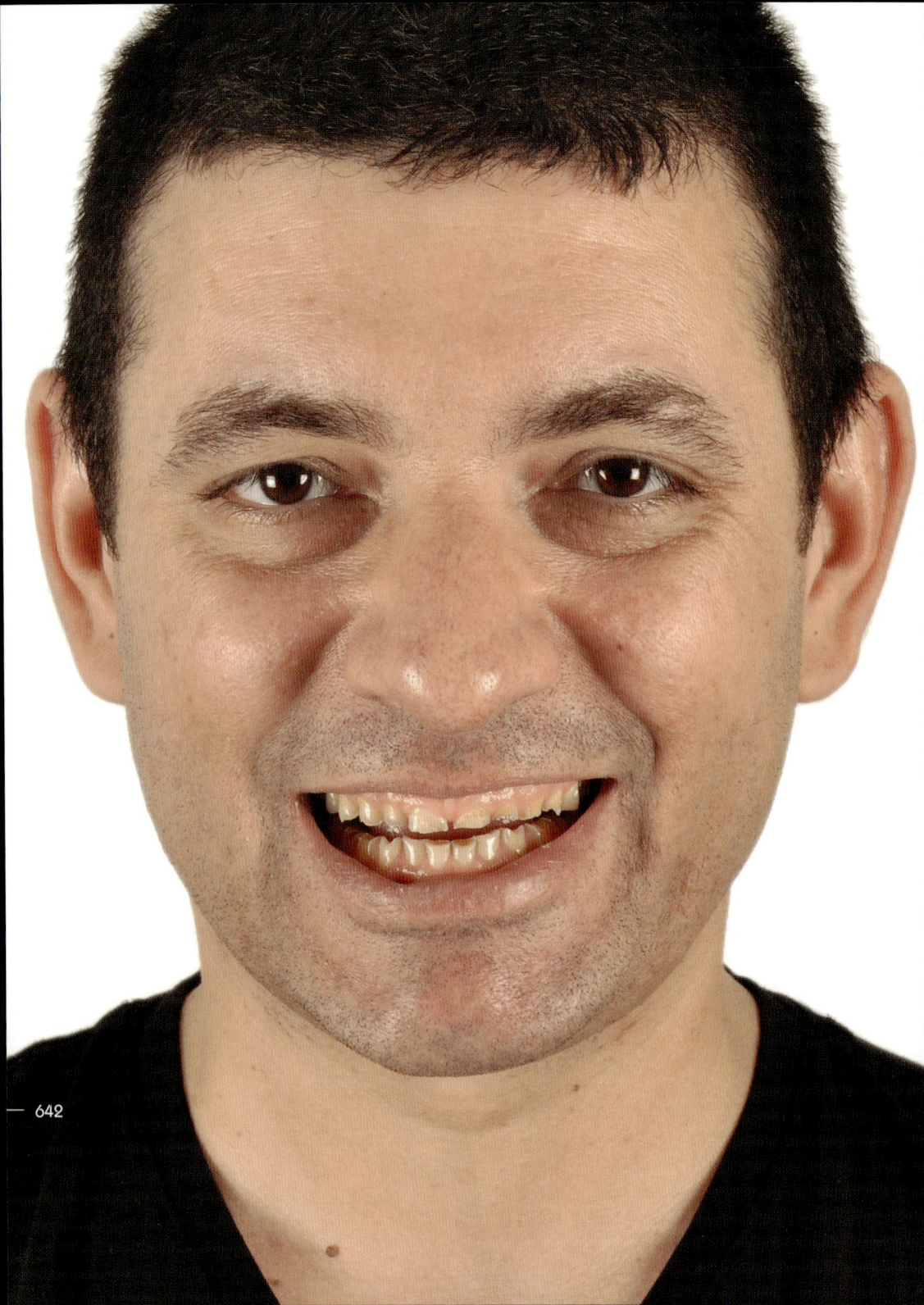

→ 方脸型。

→ 殆平面与双侧瞳孔连线平行。

→ 上颌前牙中线与面中线一致。

→ 上下颌中切牙连线一致。

→ 高位笑线。

→ 切缘曲线的弧形不连续，且远离下唇缘位置

→ 牙弓侧方的宽度比例正常（前磨牙区）。

→ 由于牙釉质缺失，所以牙列颜色饱和度高。

"全牙弓诊断饰面"理念–第1步
信息采集

美学分析

→ 尽管牙体损耗程度很严重，但是牙槽骨代偿机
制维持了原本的咬合垂直高度。

→ 通常而言，牙槽骨代偿结果是对美学的影响：
龈缘位置下移导致患者有明显的露龈笑。这一
现象在全口严重牙列损耗的情况下普遍存在。

→ 为了重建牙体在三维空间内的正常形态比例并
且考虑到软组织的迁移变化，治疗方案还需涉
及粉色美学的改善。

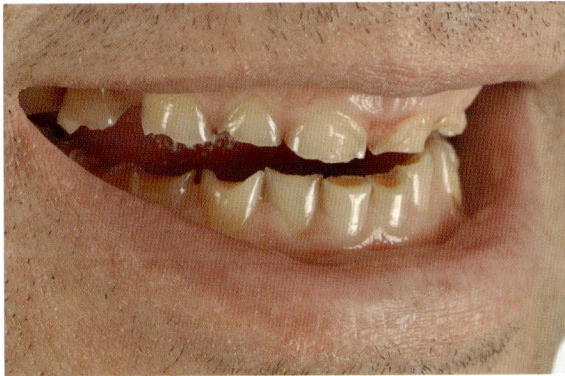

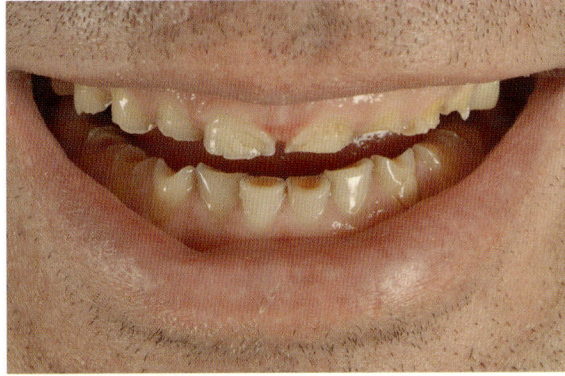

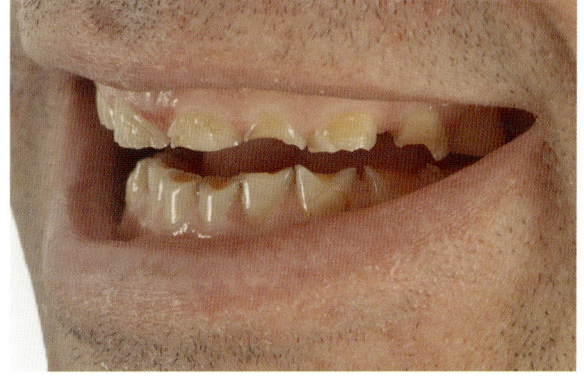

口内分析

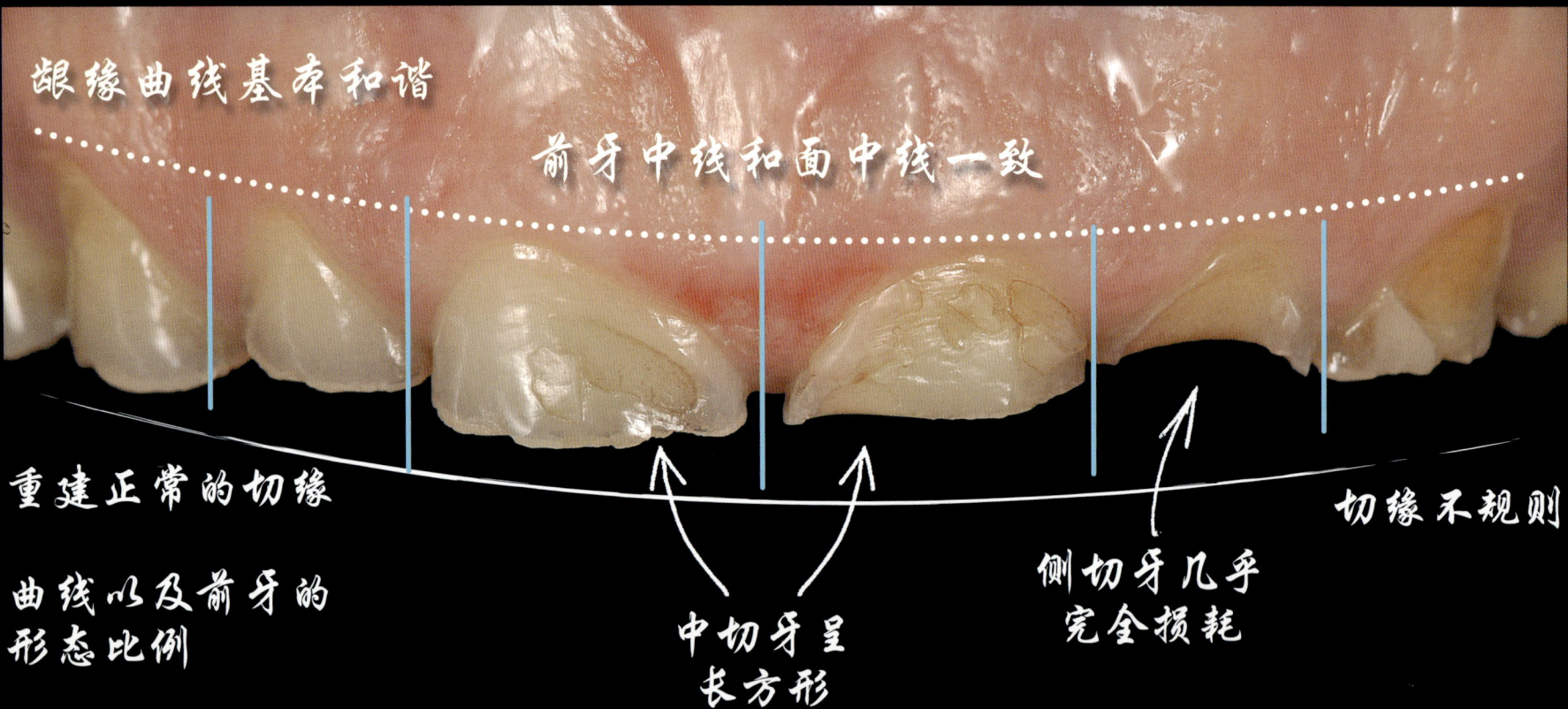

龈缘曲线基本和谐

前牙中线和面中线一致

重建正常的切缘
曲线以及前牙的
形态比例

中切牙呈
长方形

侧切牙几乎
完全损耗

切缘不规则

❝ 前牙和后牙的损耗程度不一致，
牙体形态的重建恢复需要在美观和功能之间取得平衡。❞

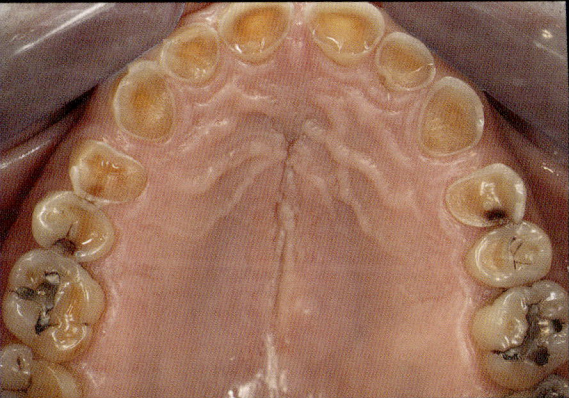

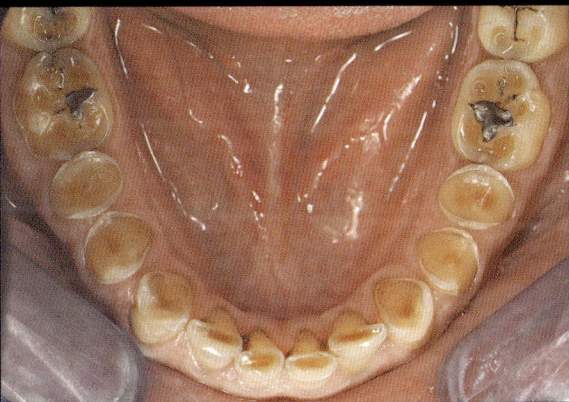

在口内的前牙区观察到：

→ 牙体解剖结构受到严重损耗。

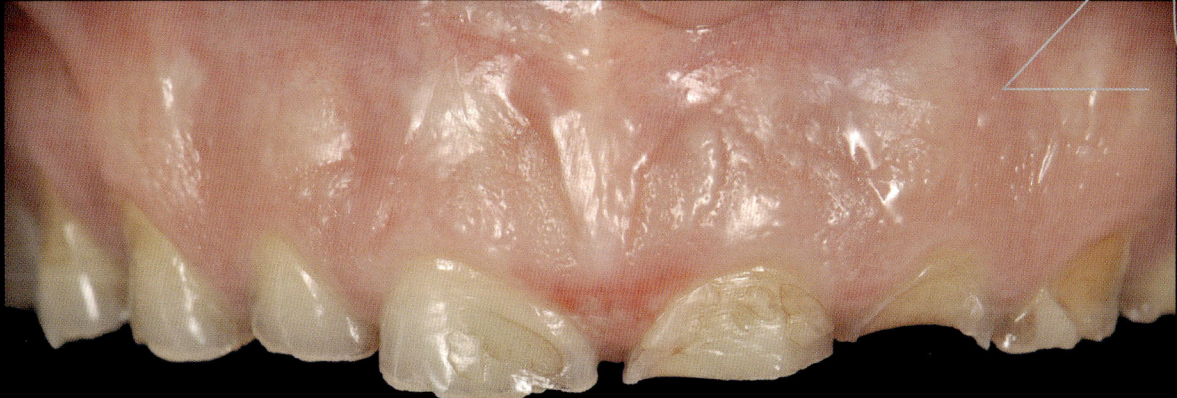

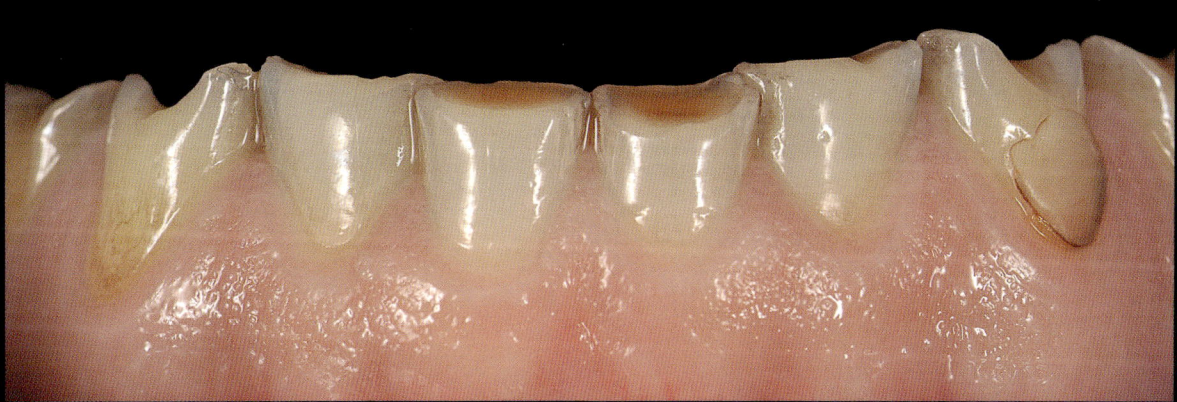

在口内的后牙区观察到：

→ 上颌和下颌前磨牙的牙体组织受到严重损耗，

治疗目标

→ 通过重建正常的前牙形态和比例，提高微笑牙列的美观。

→ 通过重建正常的殆面解剖形态，改善咀嚼功能。

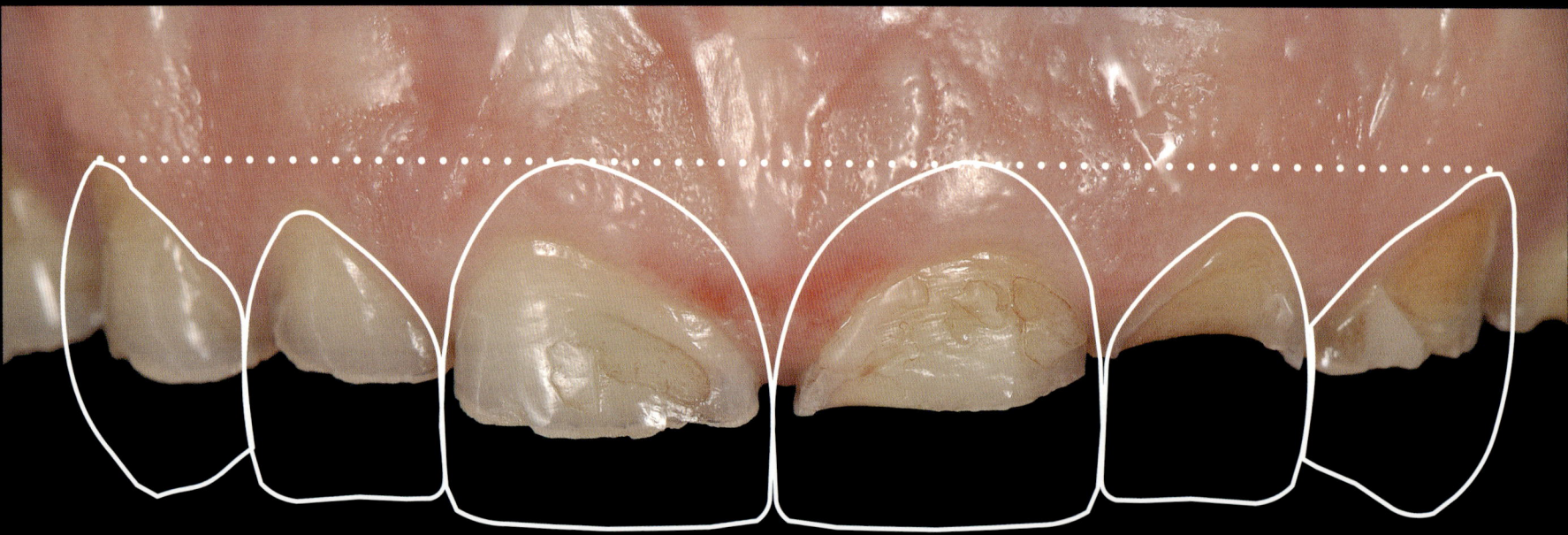

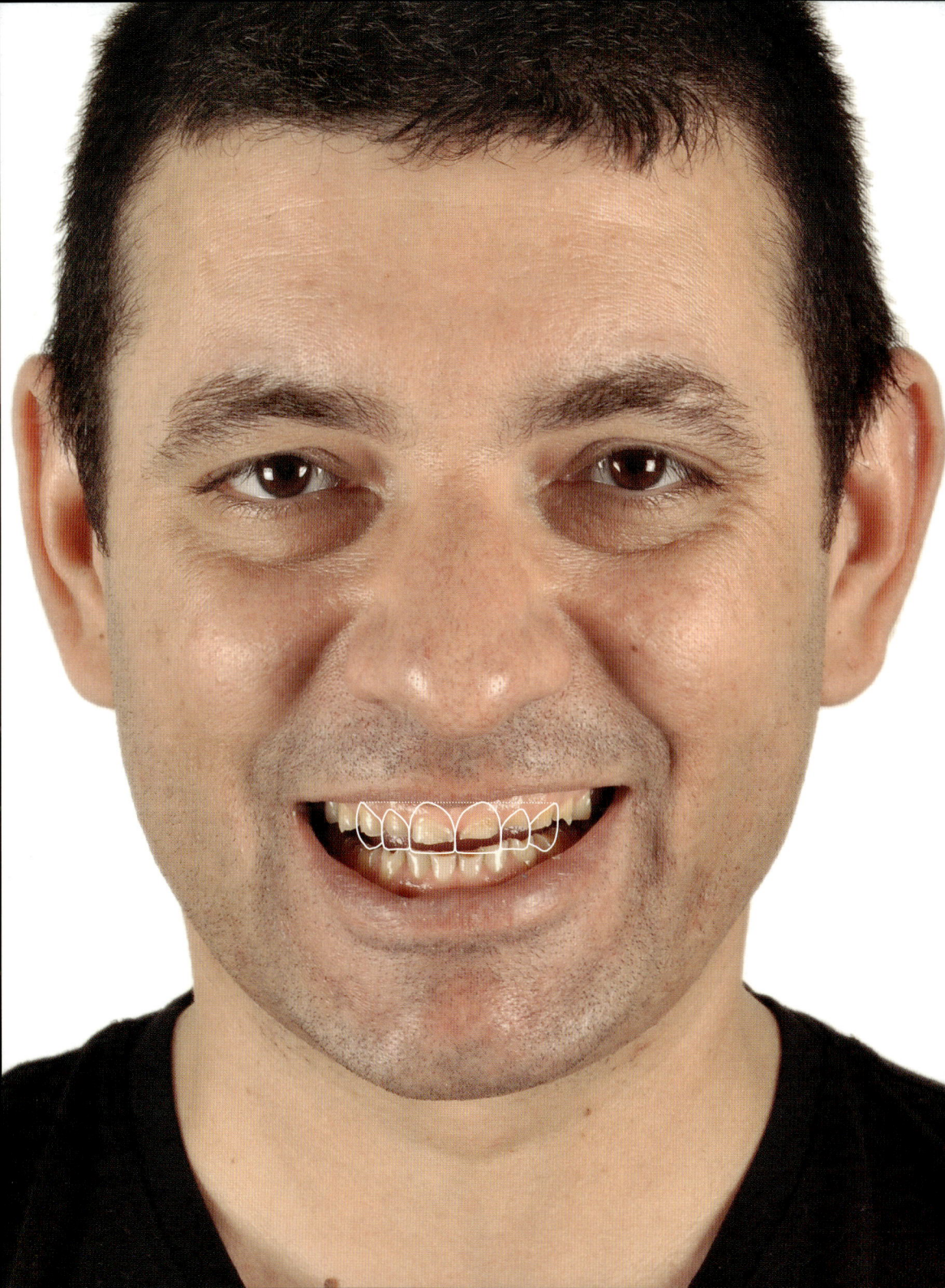

❝ 通过Visagismile或者DSD这类软件，医生就能通过数字化途径分析患者的微笑美学并且即时勾画和制订治疗方案。❞

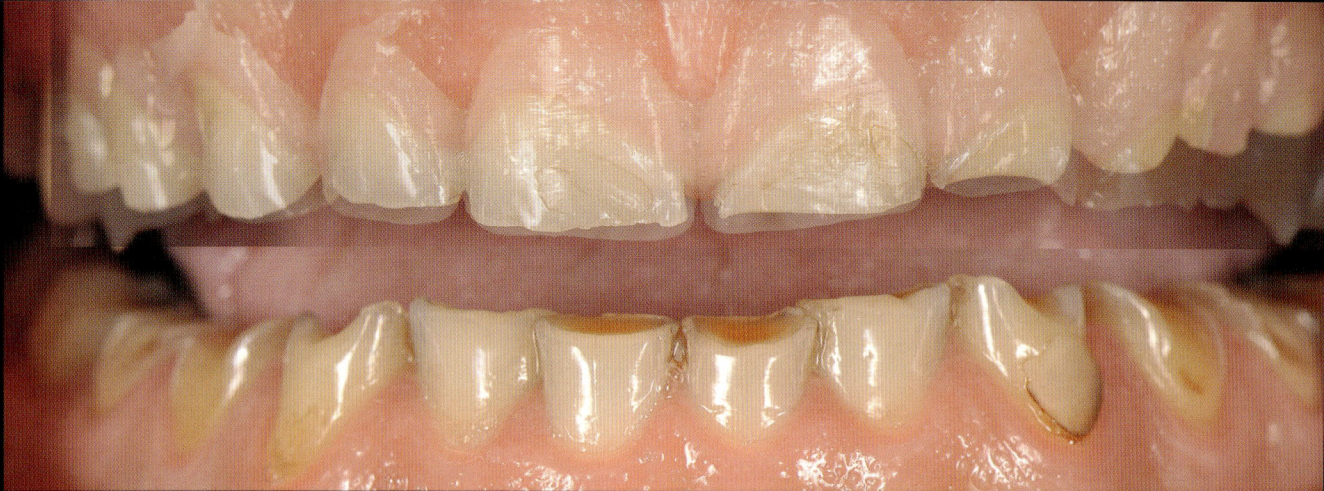
第一种方案

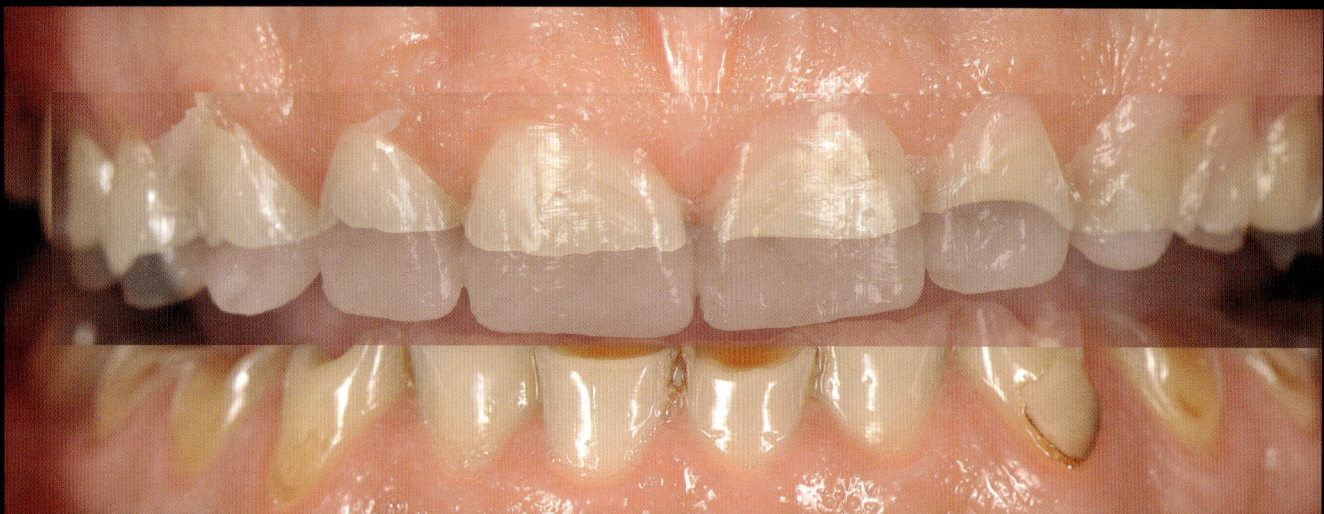
第二种方案

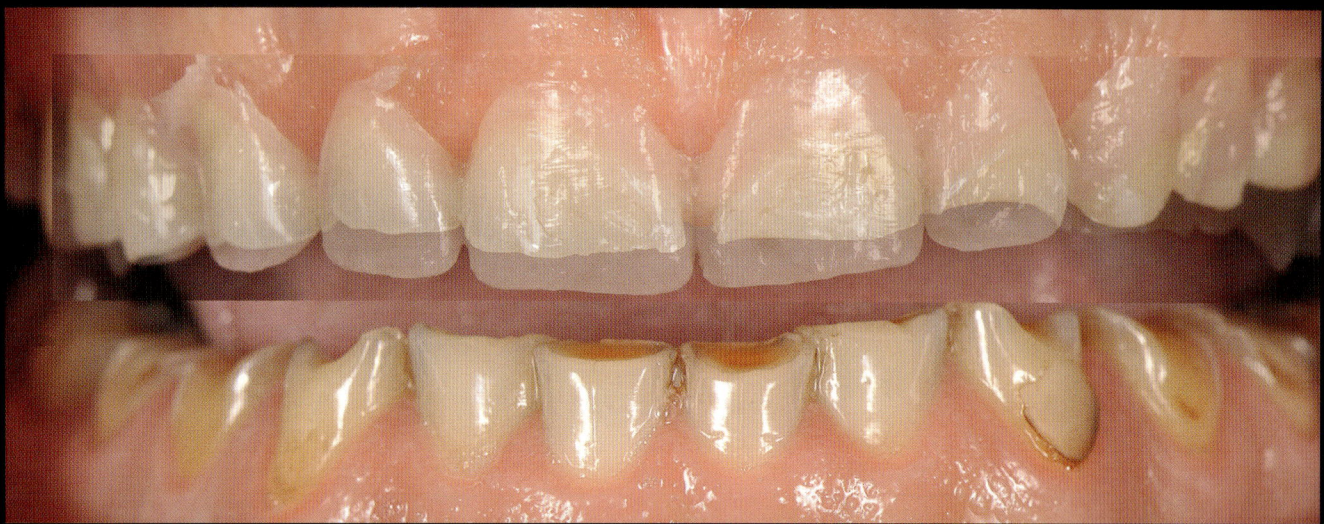
第三种方案

确定微笑牙列在三维空间的理想位置

严重损耗案例在美学设计时的最大挑战不在于理想的牙体宽高比［根据黄金比例（0.85）法则以及剩余牙体宽度来确定正常的牙体高度］，而是**牙体在三维空间内的正常形态**。

在前牙美学区，有3种选择来恢复正常的牙体比例和形态。不同的选择对应不同的治疗方案。

第一种方案

牙体高度恢复的空间完全以牙龈组织为代价。这一方案的结果无法纠正当前的切缘曲线位置，而且也会过多破坏牙龈组织结构。

第二种方案

牙体高度恢复的空间完全以延长前牙切端来实现。这一方案的结果是前牙切端位置过低，不是合理的空间位置，也因此会干扰到发音和微笑美观。

第三种方案

牙体高度恢复的空间将在红白美学代价之间取得合理平衡。这一方案的结果不仅能重建牙体在空间内的正常比例（宽高比80%），也能合理纠正切缘曲线的位置。

治疗前的照片

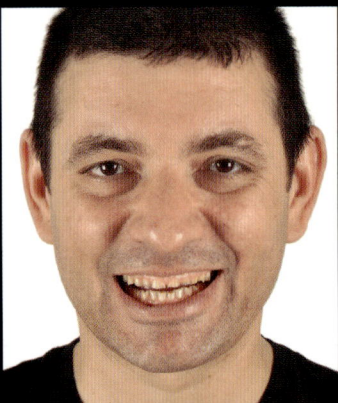

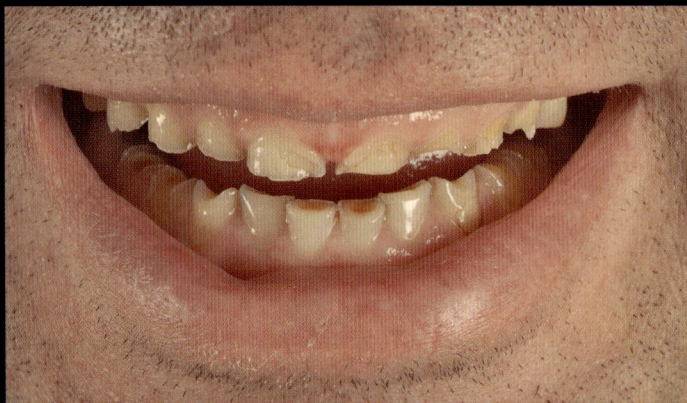

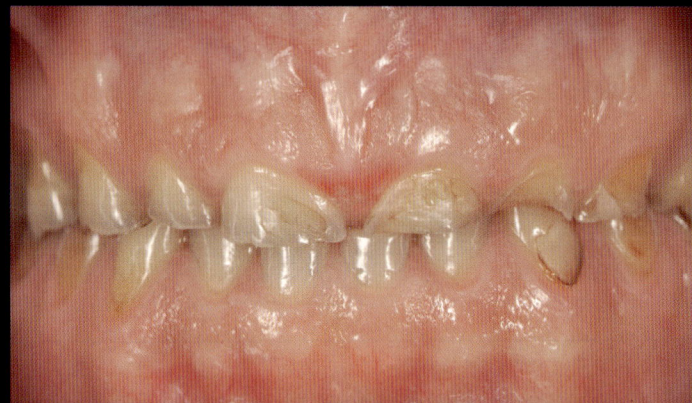

治疗前的石膏模型

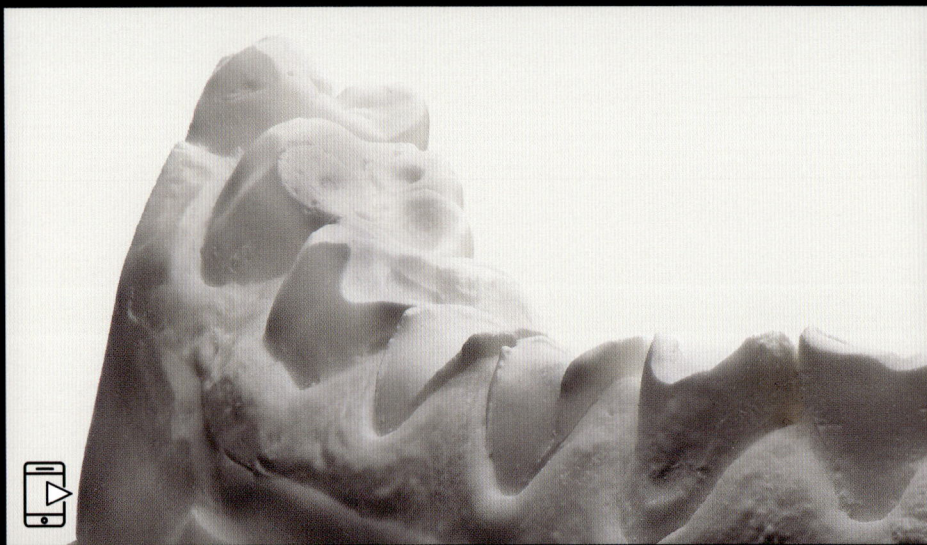

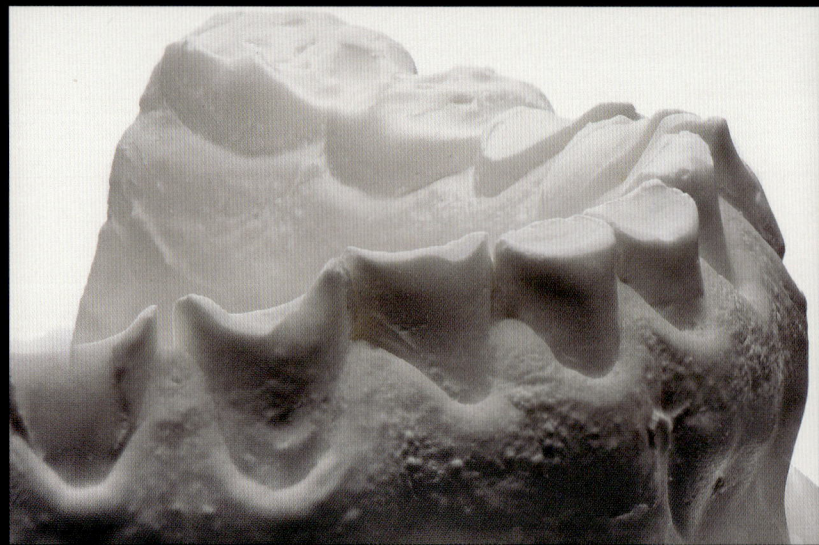

转移面部美学参数

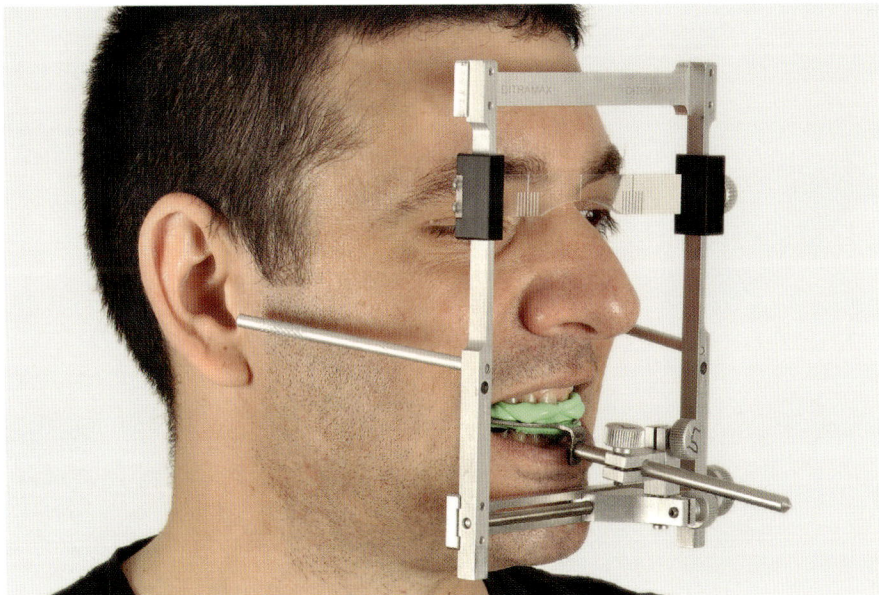

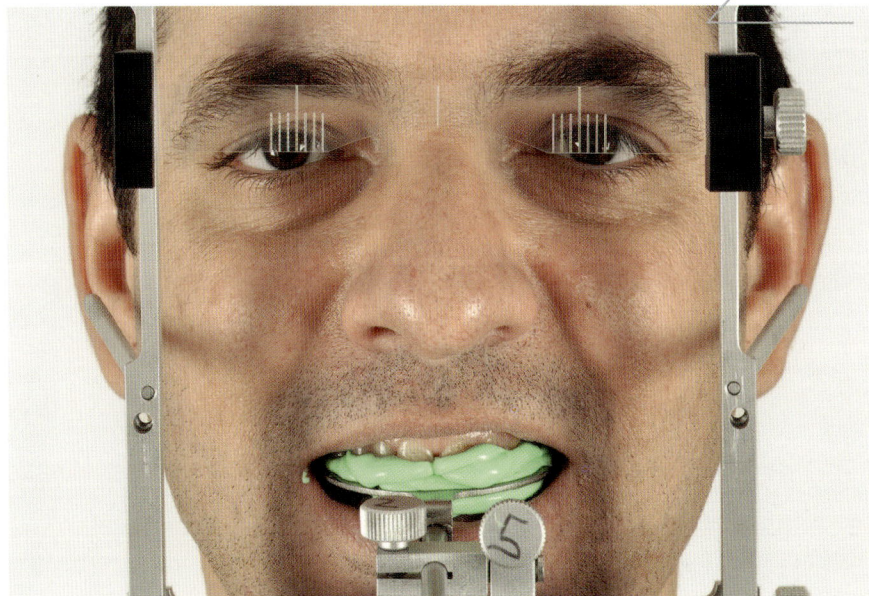

记录新建立的VDO
树脂直接法模拟未来的切缘高度

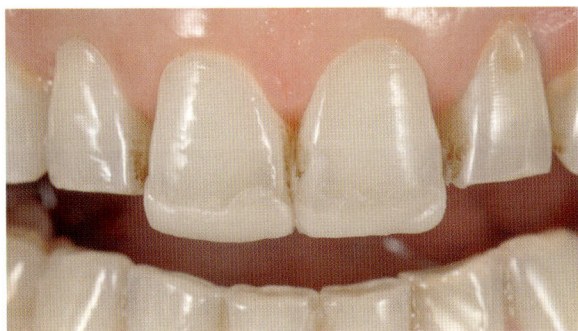

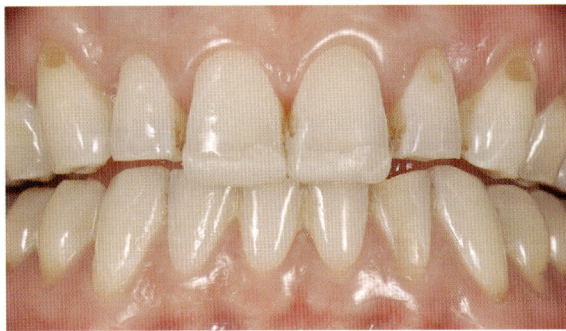

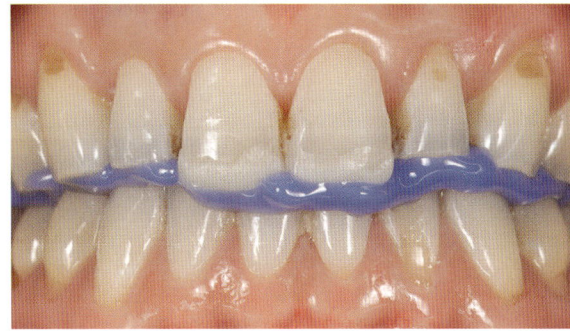

"全牙弓诊断饰面"理念-第2步
治疗方案的临床调整和确认

Ditramax殆架系统和面弓

治疗第一阶段先以树脂直接法模拟未来的切缘高度并确定全新的VDO。随后以Ditramax殆架系统和树脂咬合记录精确转移口内的新VDO,这样技师就能准确地将上下颌石膏模型安放上殆架,避免出错。

如果缺少树脂直接法饰面这一步,那么医生就不可能提供给技师全新VDO的咬合记录。在这种情况下,建议医生利用面弓来转移上下颌牙弓的三维位置关系,以提供给技师必要的患者信息。但此时VDO增量就由技师在口外殆架上根据修复空间和治疗目标来决定了。如果连面弓都不使用,那么就不可能实现在口外模拟患者的动态咬合,而这也是为什么石膏模型要上殆架的原因。下颌在功能运动范围(envelope)内可有多种运动路径,而我们制订的功能美学方案必须要符合下颌的生理性功能运动范围。

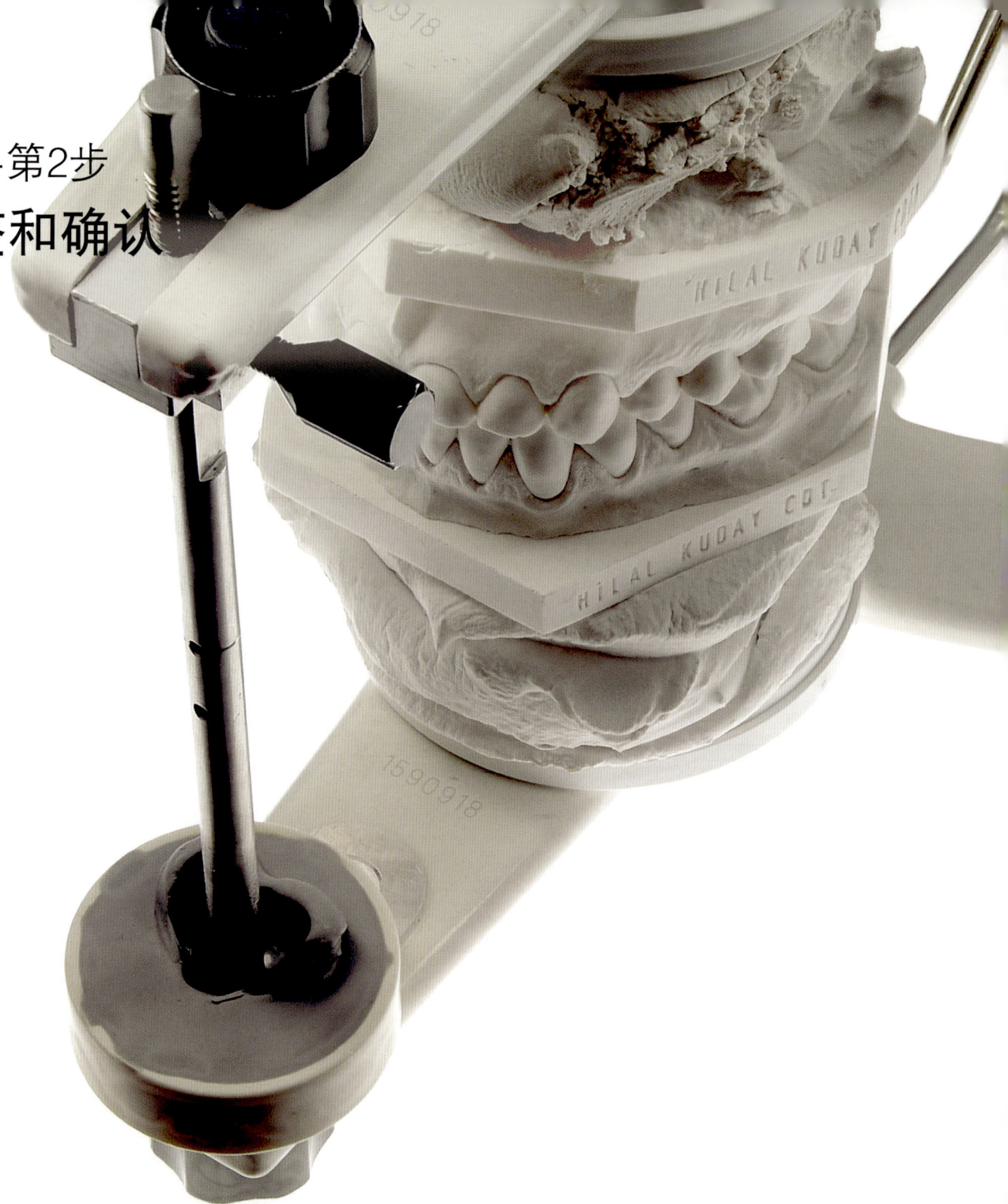

蜡型方案的目标有二，一是通过建立理想的前牙形态和比例来改善微笑美观；二是通过建立理想的后牙殆面解剖形态来改善咀嚼功能。面部参数能指导技师确定全新的龈缘高度，在此基础之上再确定牙体的理想外形。数字化方案制订以治疗目标为指导，技师再结合虚拟美学标尺测量出全新的牙体比例和软组织上移调整的多少。这些测量数值再精确转移到石膏模型上。每一颗牙齿的蜡型方案都采用这样的流程逐一制作，从确定理想的龈缘高度到正常的牙体比例恢复。

对严重损耗的组织，牙体解剖形态应当如何设计？

首先，没有必要完全遵循非常精细和理想的牙体解剖形态，尤其是这类牙体有严重组织损耗的患者。实际上，天然牙的解剖形态并没有很多繁复和精细的解剖结构。其次，重建全新的牙体解剖形态要考虑到患者当前的功能状态并在此基础上做改善和提高。为此，确定个性化前导可以指导整个蜡型方案的设计。再次，解剖形态的确定还要考虑到整个案例的具体条件（修复空间的大小）。以本案例患者来说，上下颌全牙弓都需要修复重建，VDO增量需要分配在上下颌两个牙弓上。

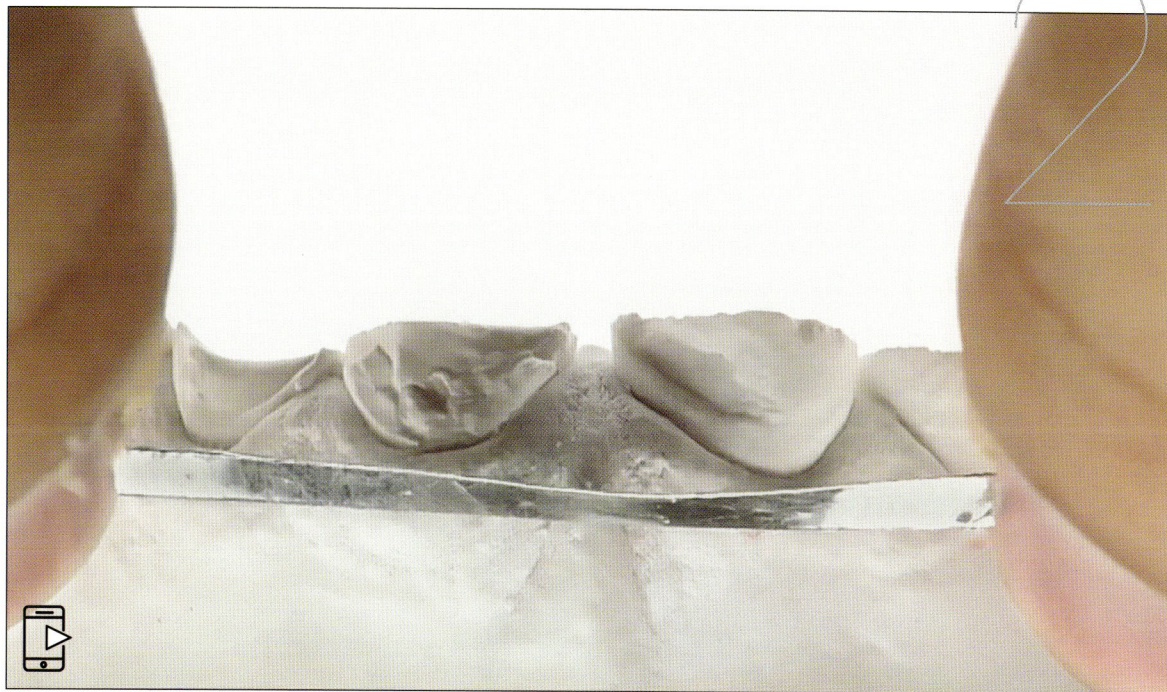

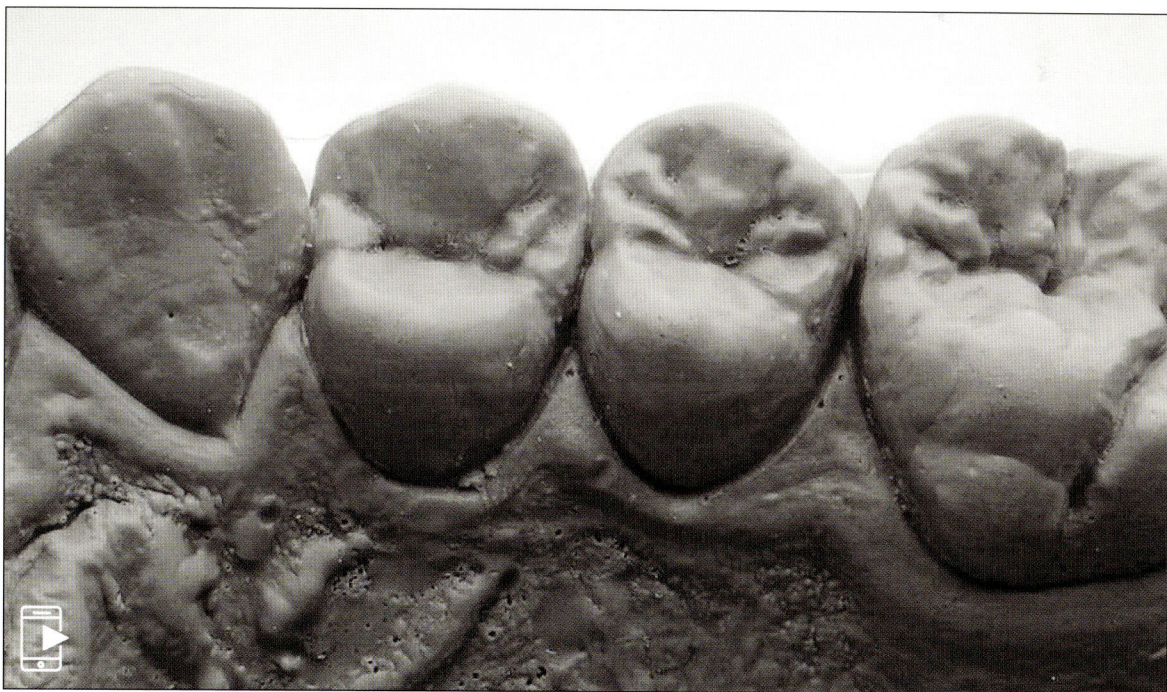

将蜡型方案转移到口内

蜡型设计完成后，随后将其通过诊断饰面的形式转移到患者口内。饰面导板的外层是硬质的个性化托盘，内层是硅橡胶轻体重衬。导板制作步骤如下：

→ 椅旁口内扫描或技工室扫描获得蜡型方案的数字化图像。

→ 将扫描后形成的stl格式文件输入到CAD软件。

→ 以数字化途径设计导板外层的个性化托盘。其本质就是数字化蜡型的阴模，但需要为重衬硅橡胶预留出至少0.8mm的空间。此外，建议在托盘前方设计手柄，形似常规的预成托盘。

→ 3D打印个性化托盘和蜡型方案（作为复制模，用以硅橡胶重衬，这样就不会破坏蜡型方案的原型）。

→ 在个性化托盘的内表面涂布专用的硅橡胶粘接剂。

→ 然后以低黏稠度硅橡胶（轻体）重衬个性化托盘。

→ 用外科手术刀片去除边缘多余的硅橡胶材料。

→ 在蜡型复制模上检查和确认导板是否有唯一就位方向和操作可重复性，以及就位稳定无晃动。

患者可以同期得到上下颌牙弓的全牙弓诊断饰面。从美观、功能方面检查和确认方案。其中，患者评估美观的部分，而医生通过咬合纸检查功能。如有需要，可酌情少量调殆。如果需要大量调殆，那么建议重新设计治疗方案。

数字化设计和打印制作的导板有很高的精确性，所以大大减少了临床调殆的可能性。

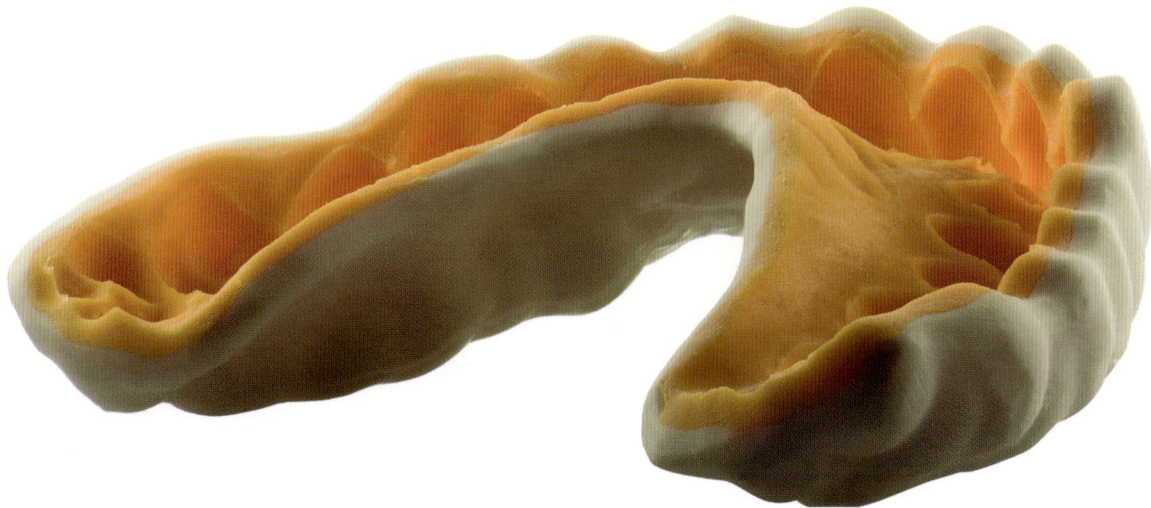

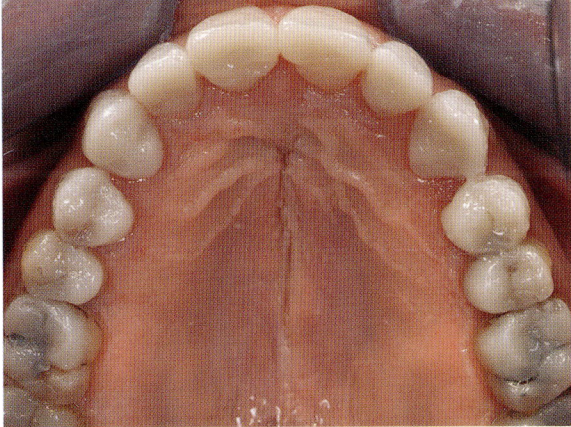
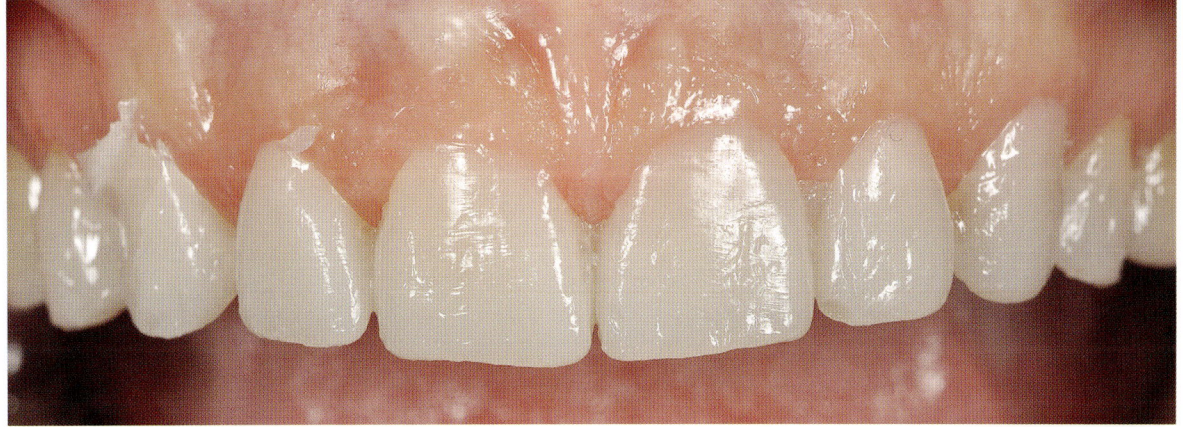
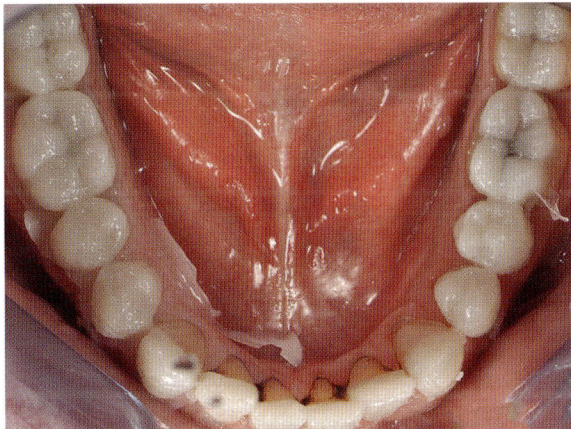
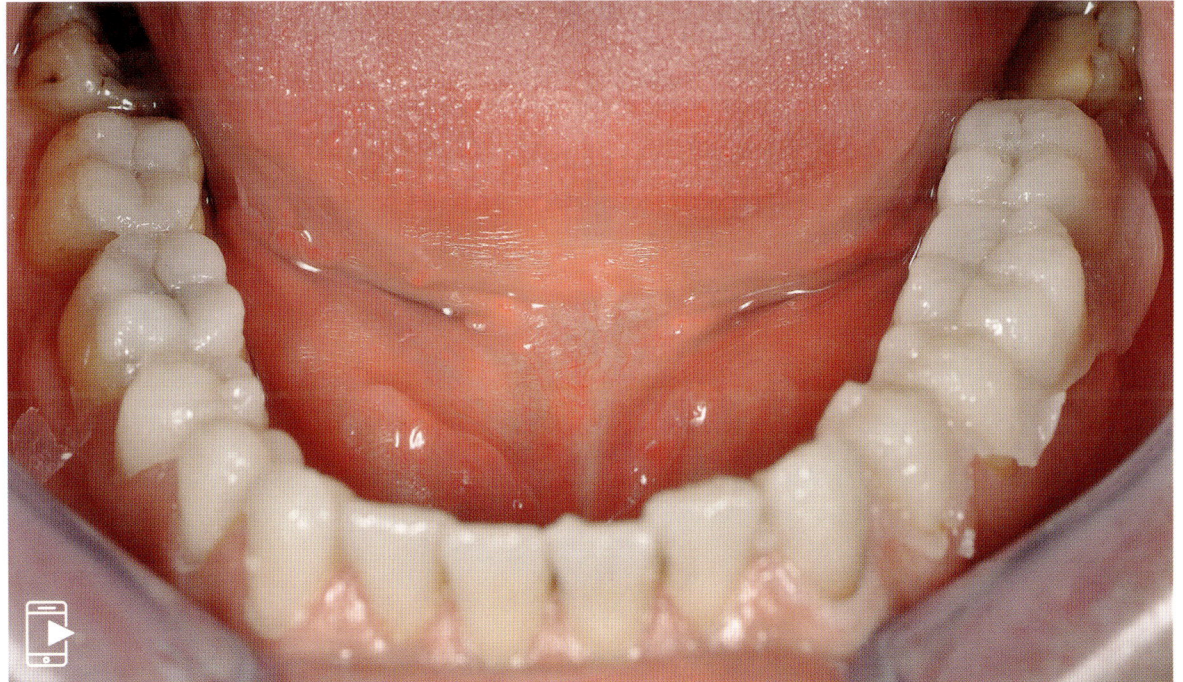

上颌牙弓的临床治疗

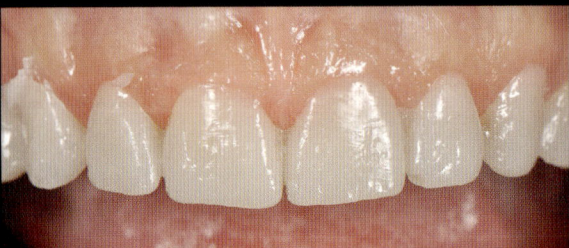

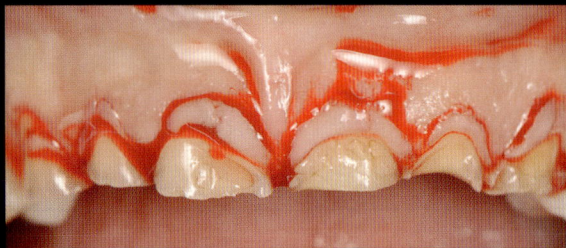

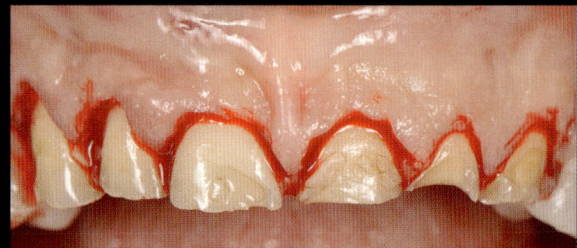

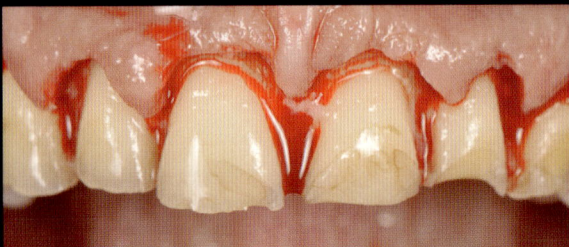

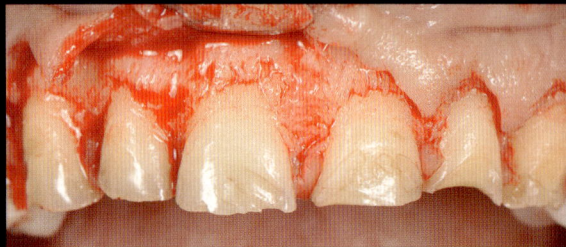

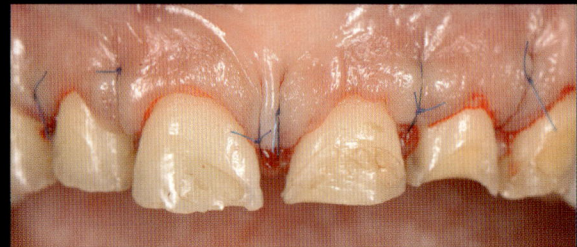

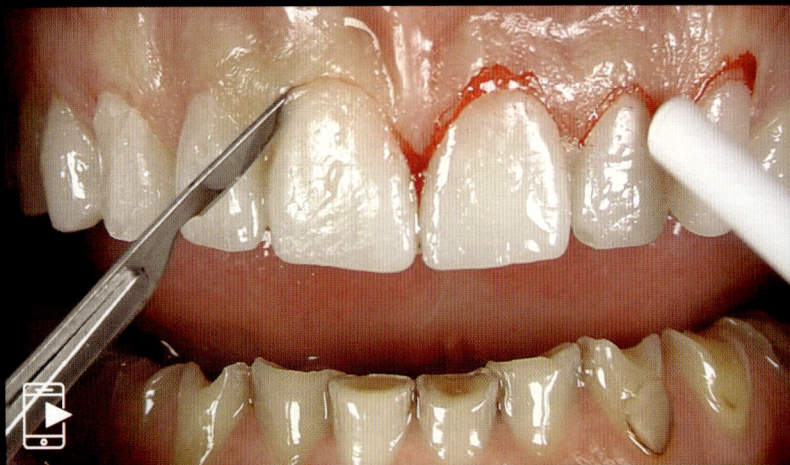

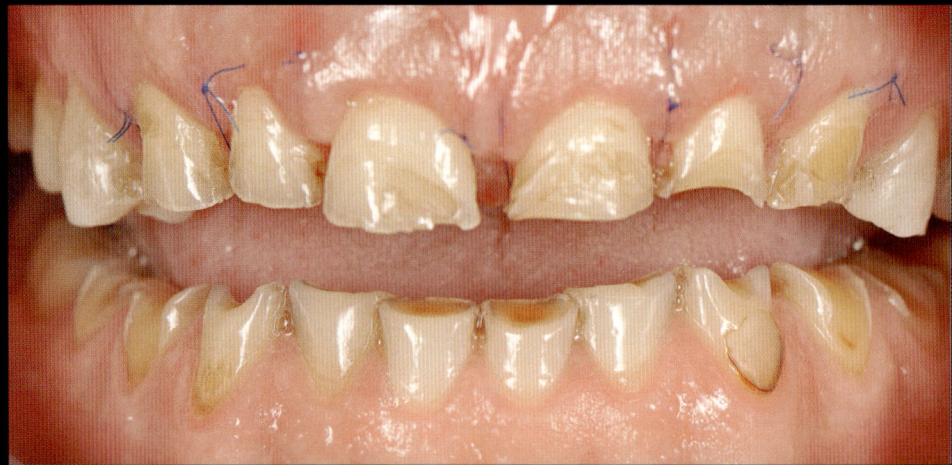

牙龈制备

　　全牙弓诊断饰面还能作为冠延长术的导板，比如本案例。先以15号刀片沿着新的龈缘位置做牙龈切除术。由于本案例还需要骨修整，所以移除诊断饰面后做翻瓣，进行骨修整。骨修整的目的是保持生物学宽度。

　　在冠延长术后，口内前牙的临床冠高度增加了1倍。

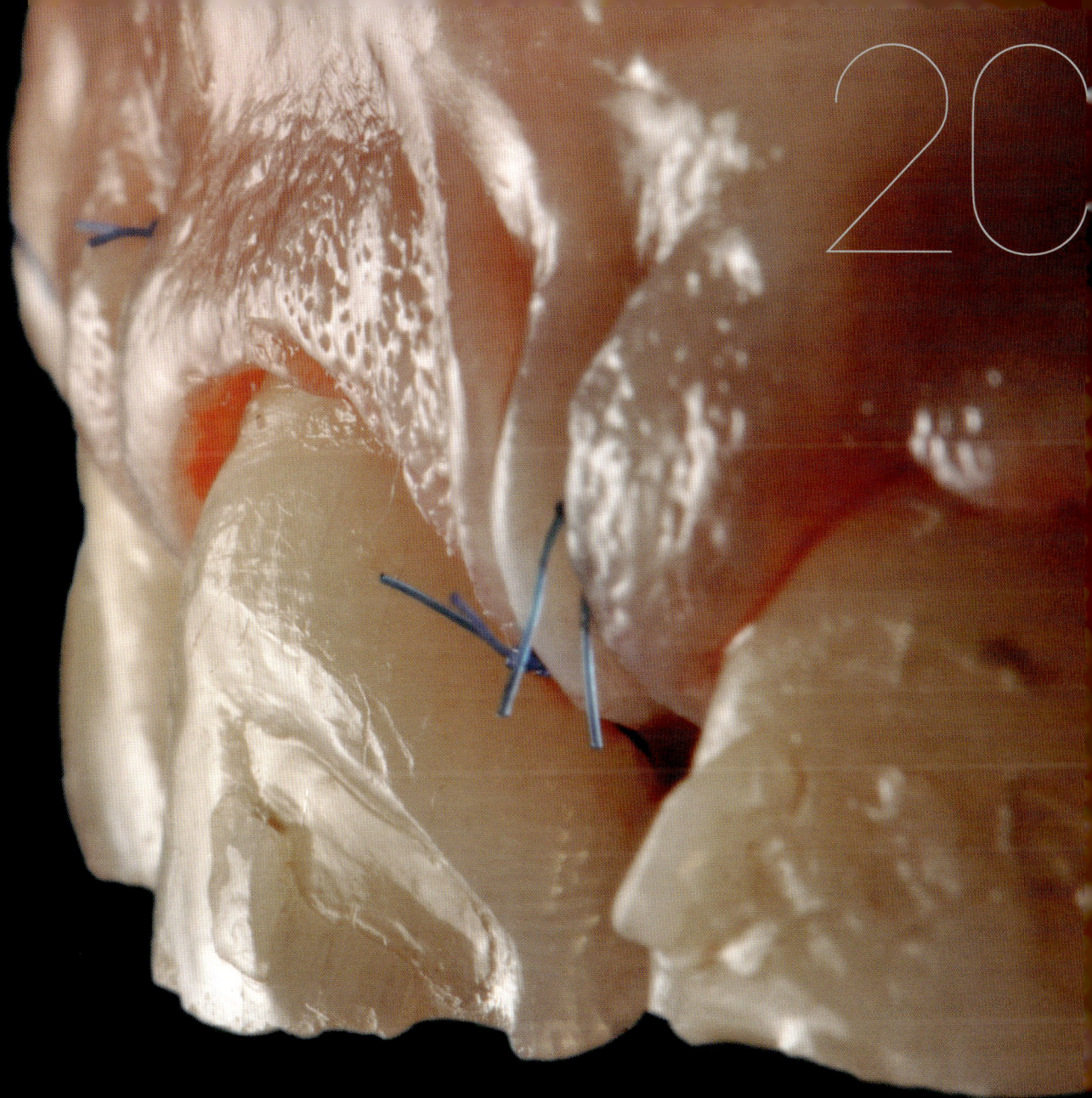

牙体制备

　　剩余组织的多少决定了修复体形式。经过冠延长术，前牙临床冠的高度得到增加，但是颈部牙面就已然是牙骨质或根面牙本质了。严重组织损耗的情况下，牙本质有大面积暴露，此时修复体就不符合粘接性部分冠的适应证，因为在机械力学和生物学方面无法达到整个治疗方案的要求。

　　因此，本案例的上颌前牙和下颌前磨牙采用全解剖式单冠，后牙仍然有条件采用𬌗贴面修复。

原则：预备体牙面有50%以上是牙本质，属于贴面的禁忌证。因为牙本质的粘接强度低，在功能状态下贴面脱粘接的风险很高。

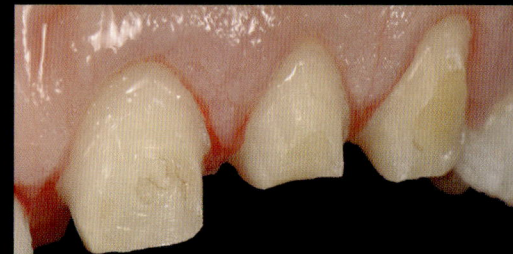

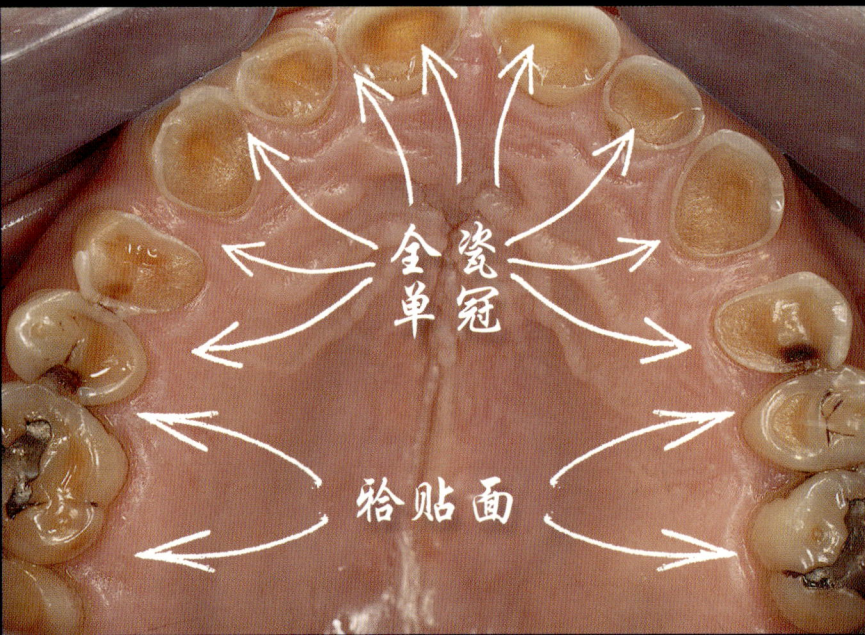

全瓷单冠

𬌗贴面

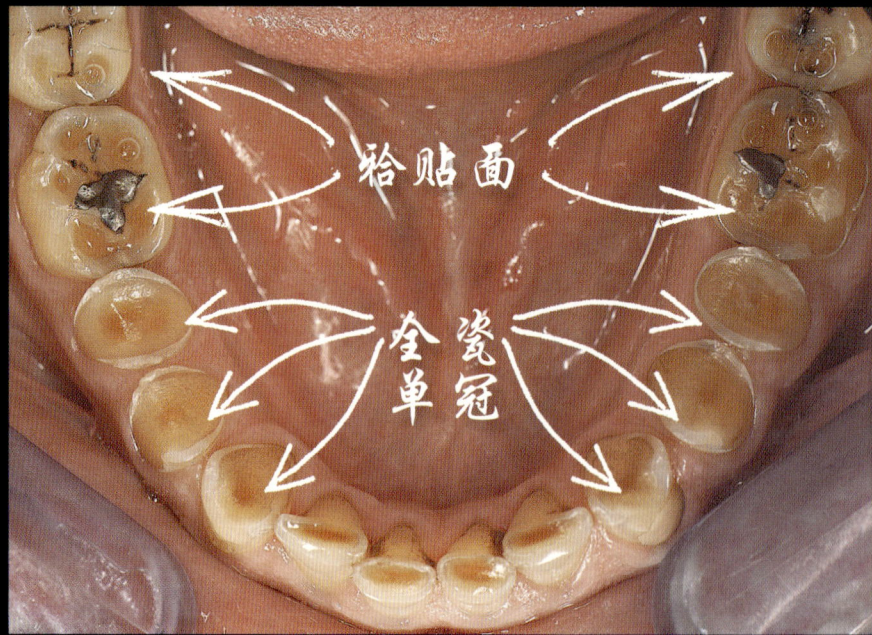

𬌗贴面

全瓷单冠

在全牙弓诊断饰面的基础上完成牙体制备：

→ 在上颌和下颌牙弓上制作诊断饰面。

→ 在上颌牙后牙区的诊断饰面上制备定深沟。

→ 利用车针从上颌尖牙和前磨牙的位置切分诊断饰面，用CK6器械去除后牙区的诊断饰面。

→ 继续完成牙体制备。

→ 以双丙烯酸树脂材料（LuxaBite）记录后牙咬合关系。先将咬合树脂材料置于后牙咬合面，嘱患者闭口咬合直到前牙诊断饰面接触。这样就能完成新VDO的口内转移。

→ 随后完成前牙区的全冠制备。

重点

后牙𬌗面原有充填物由复合树脂（大块、双固化或流体树脂）重新替换，简单平整窝洞表面即可。树脂充填不影响𬌗贴面的牙体制备，它们将被视作基牙的一部分。

如果是邻面充填，目的和原则也仍然相同。确保𬌗面制备的厚度均匀，否则容易导致机械性应力集中。

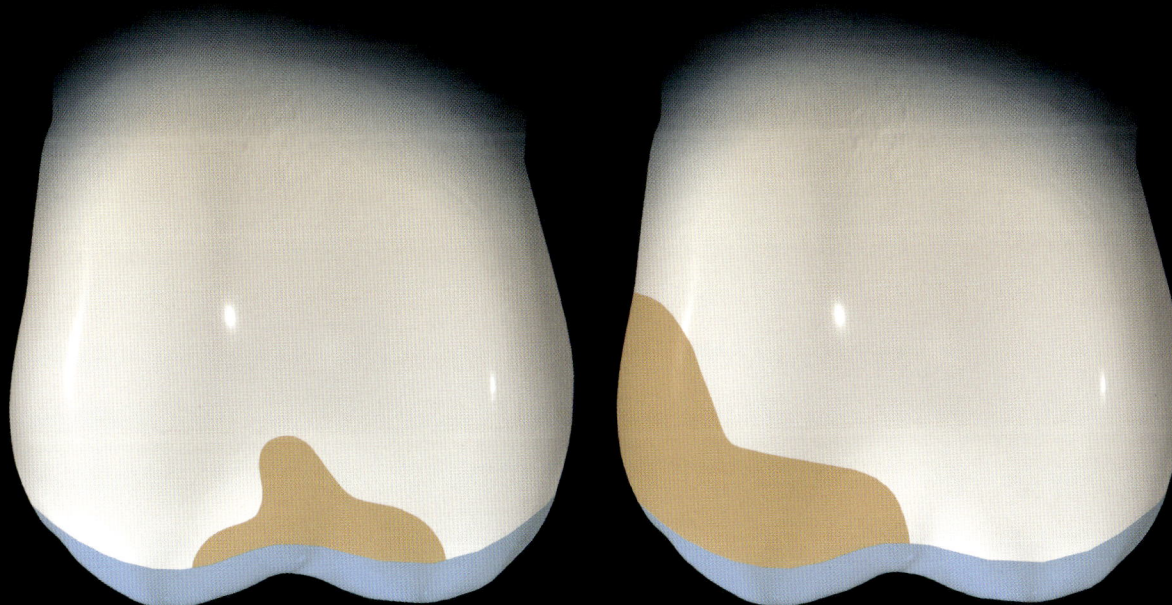

■ 牙面充填物

■ 𬌗贴面

技工室制作

由于损耗程度严重,牙体的解剖结构已被显著破坏,所以制备时更要注意保存剩余牙体组织。后牙殆面在制备后外形依然是比较无规则的状态,保留了中央仅存的一些牙釉质,尽管这些牙釉质孤立且不连续。对于全冠制备来说,要保证预备体的高度至少有2mm(肩领效应)。肩领效应不仅为全冠提供固位,在粘接后也可以提高修复体的机械性抗力。

考虑到殆面的不规则形态和印模精确性的要求,传统取模途径(硅橡胶印模)会是更好的选择。数字化取模也仍然是一种选择,只不过印模在精确性上的失败风险比较高。光学扫描对平滑表面的辨识度更高。

同样出于精确性的考虑,热压铸技术更适合本案例的全解剖式修复体。这种技术具有高度精确性和忠实还原的特点(IPS e.max Press Multi渐变色瓷块,义获嘉伟瓦登特)。

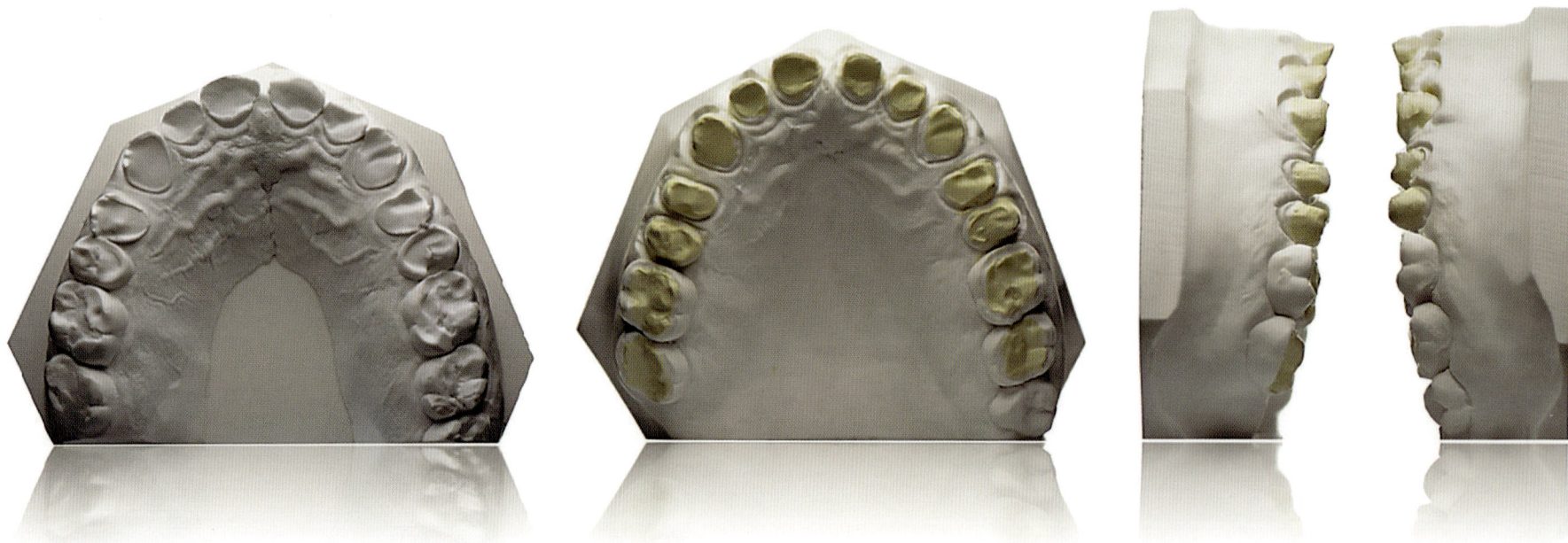

修复体蜡型

从视频观察到，传统途径制作的蜡型在形态上可以达到较高的精细程度，相比来说数字化途径（通过数字化蜡型和预备体图像做叠加）望尘莫及。

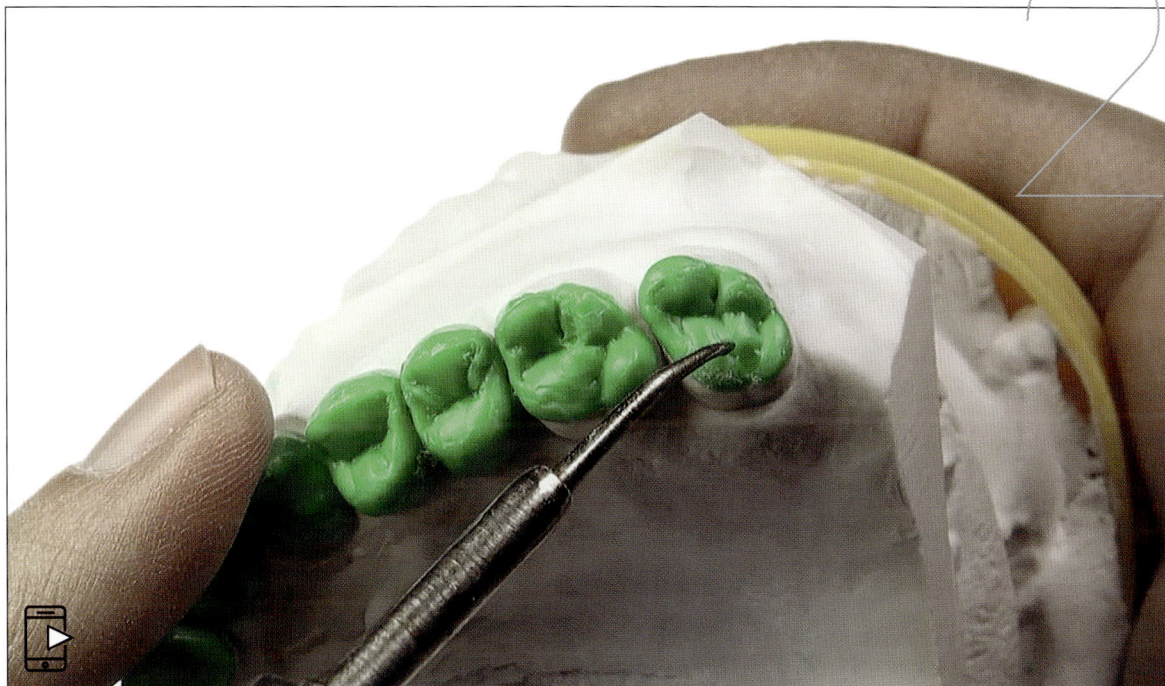

根据半透性或饱和度的要求，将蜡型就位到铸圈内部

IPS e.max Multi渐变色瓷块可以实现修复体在半透性和饱和度上的渐变效果，达到天然仿生美学。

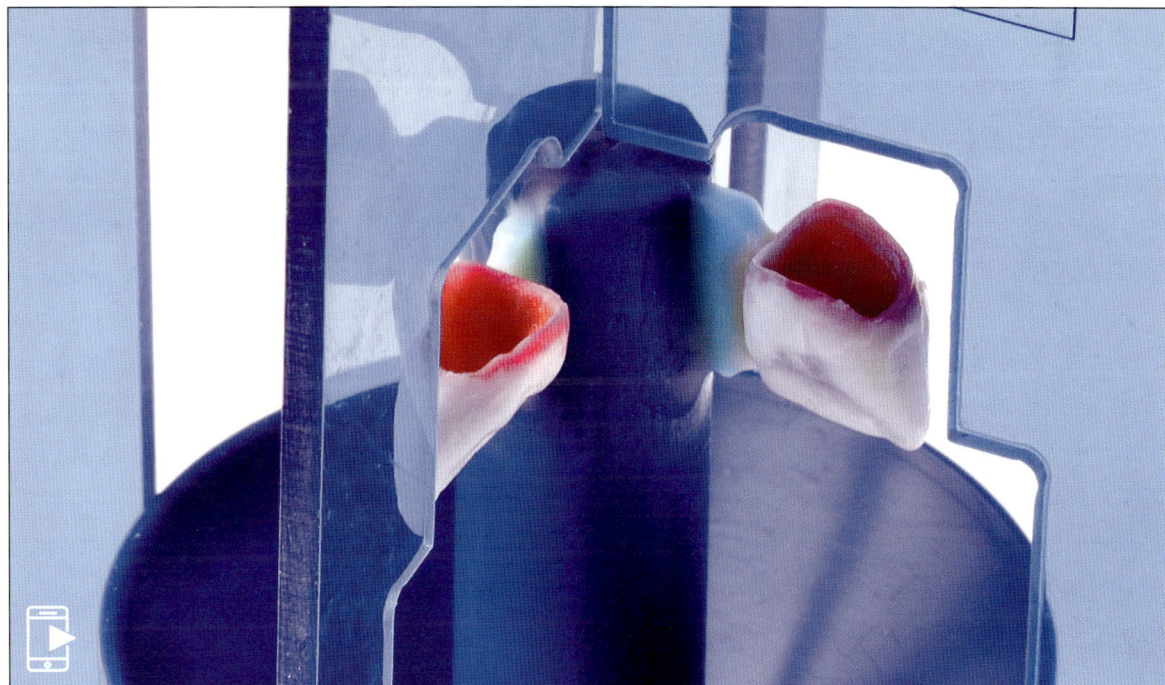

去除包埋材和代型

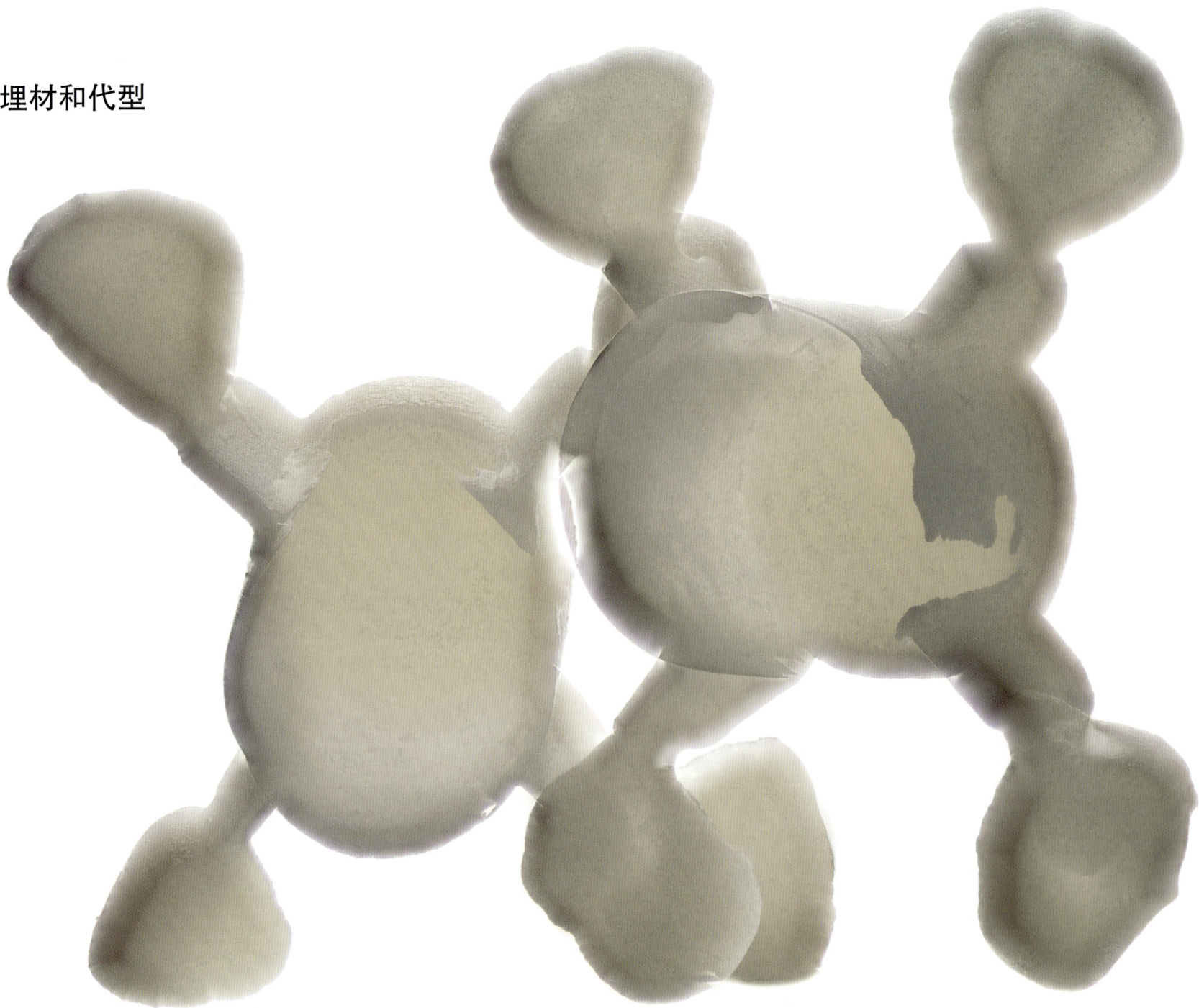

在工作模型上检查被动就位

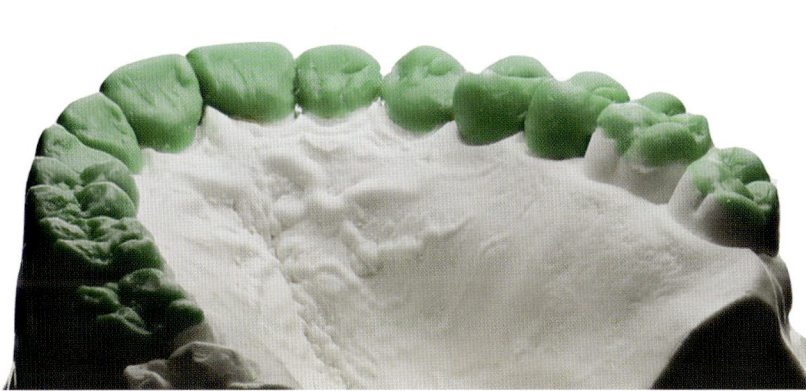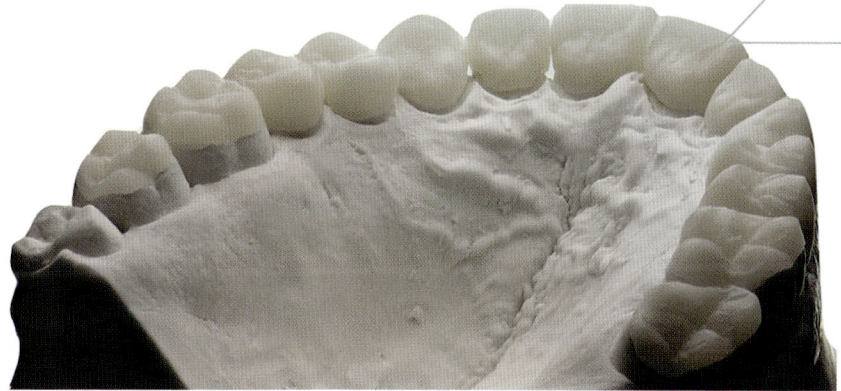

精修（唇轴角、唇面表征、切缘）

（1）光线透射。

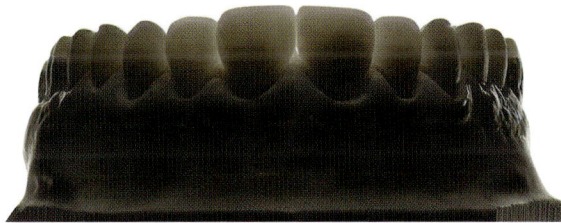

（2）光线反射。

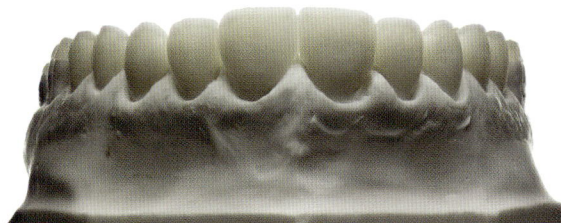

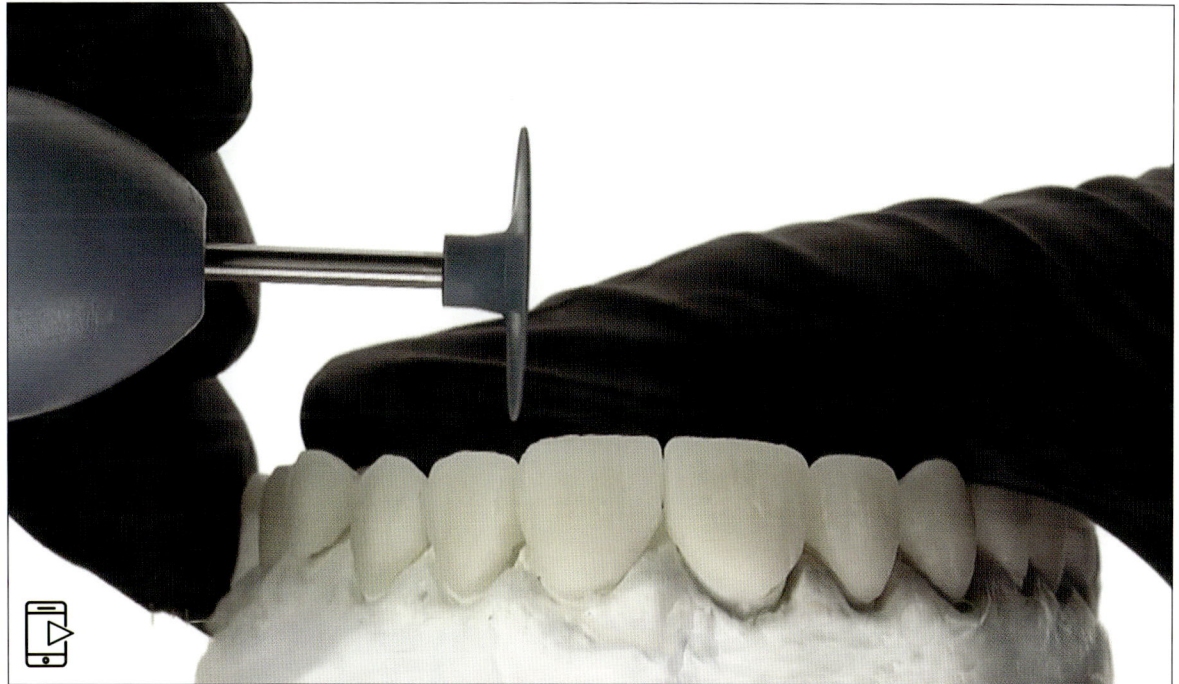

（3）表面抛光之前。

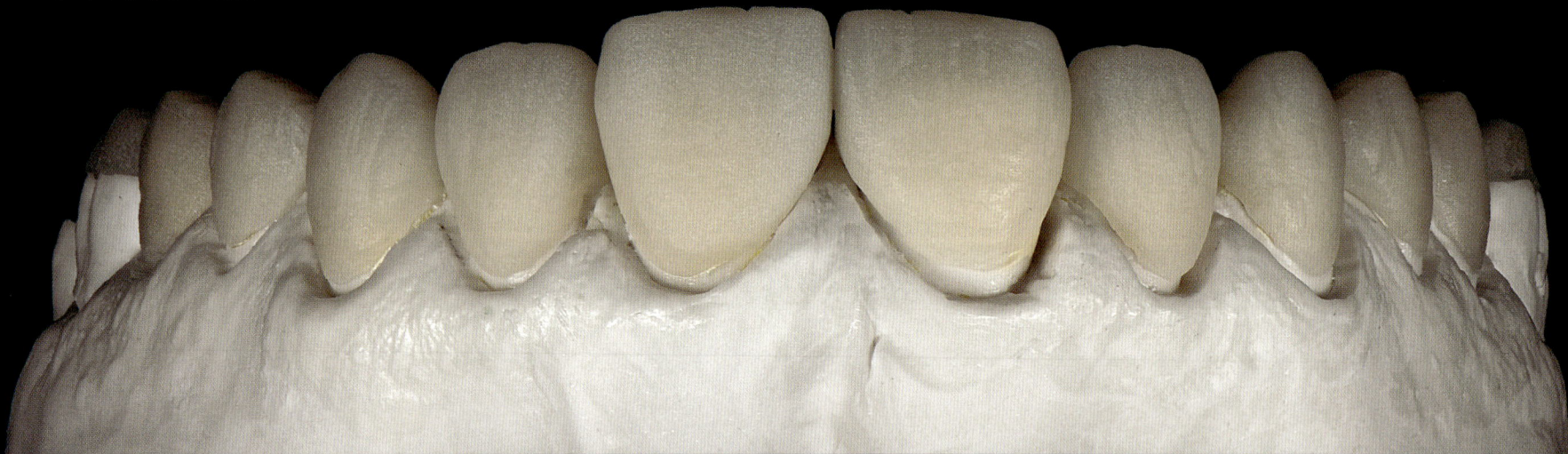

（4）表面抛光之后。

注意：IPS e.max Press Multi渐变色瓷块的饱和度视觉效果从颈部到切端逐渐递减。

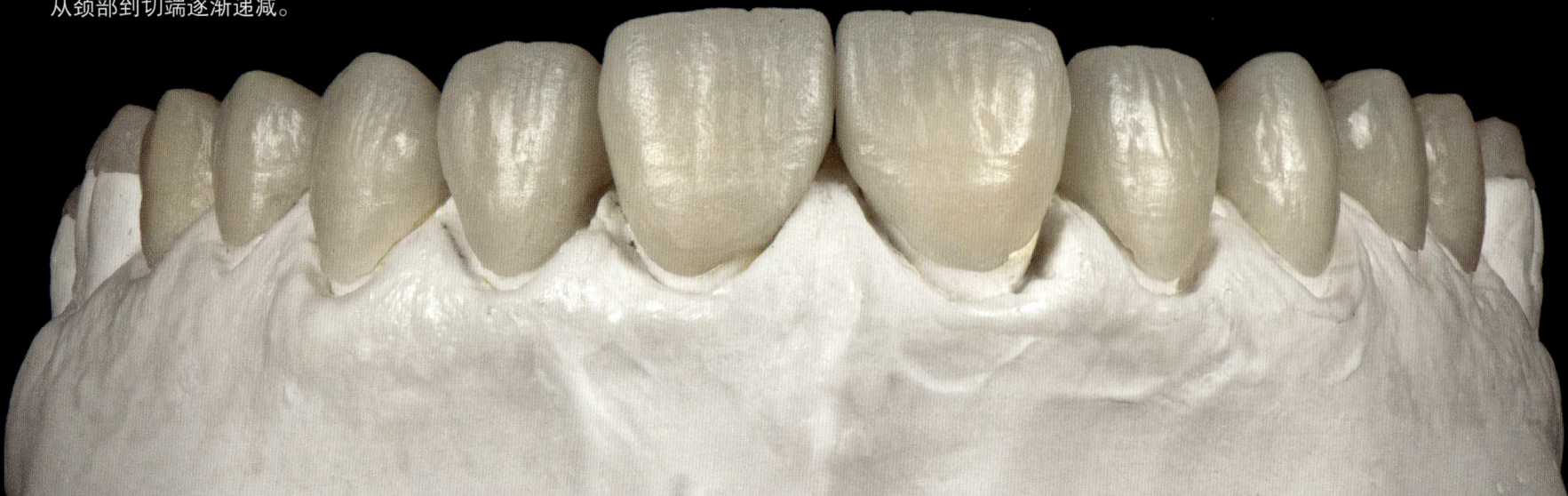

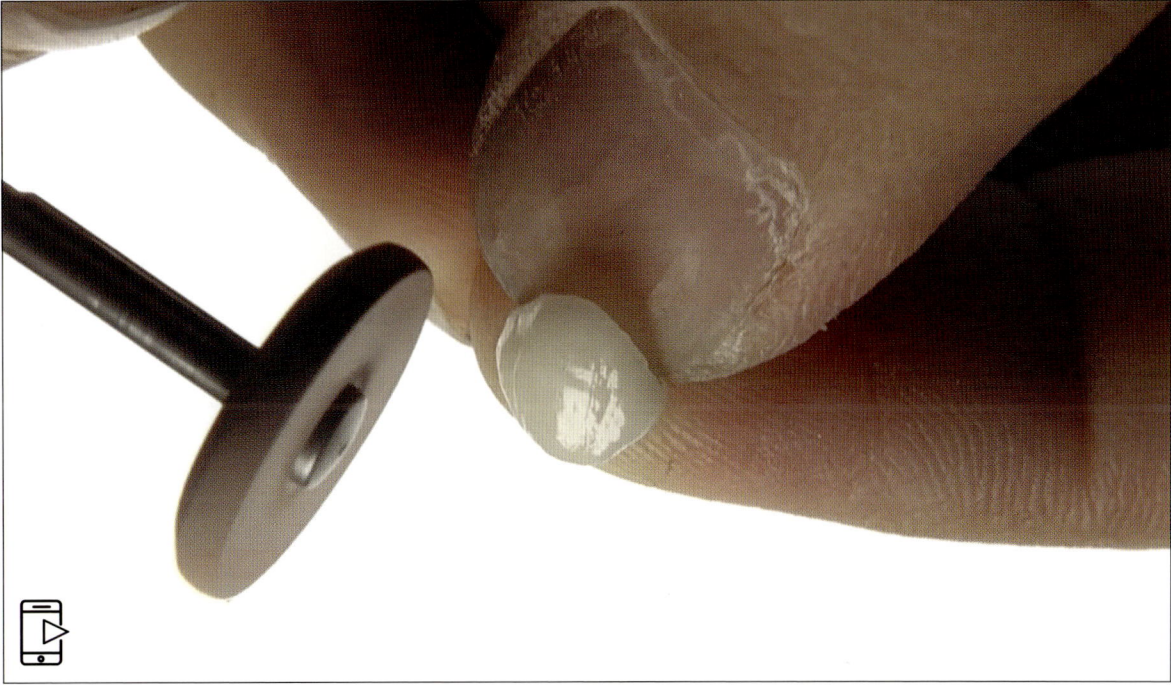

抛光

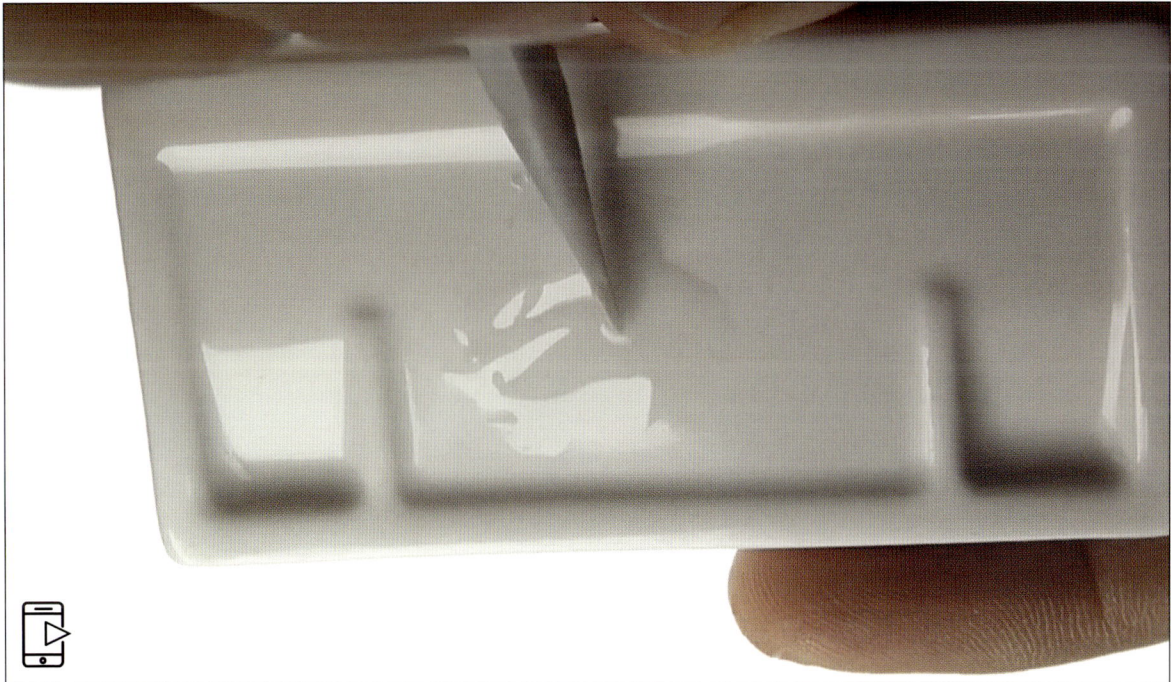

染色上釉

IPS e.max Press Multi渐变色瓷块
（义获嘉伟瓦登特）

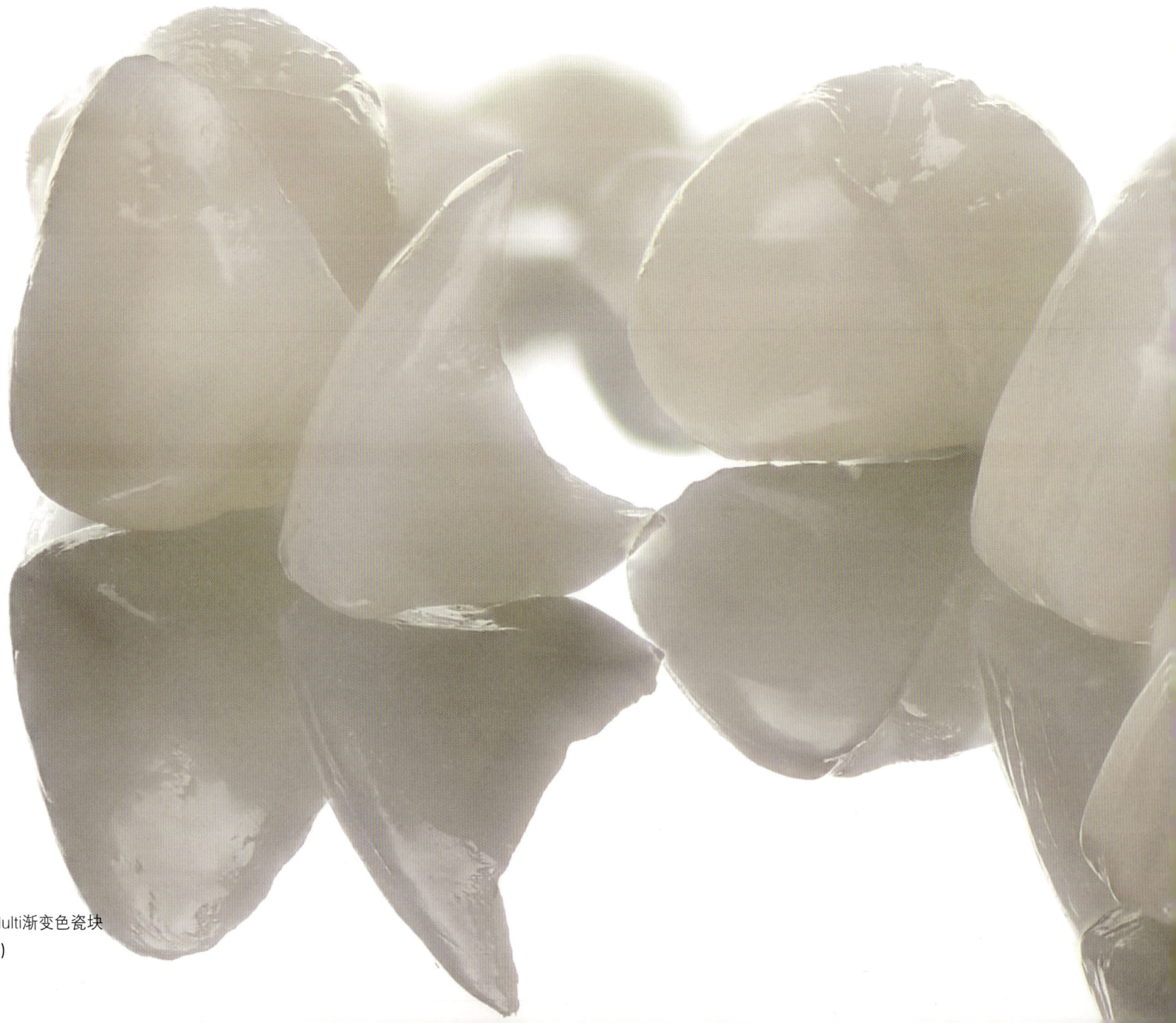

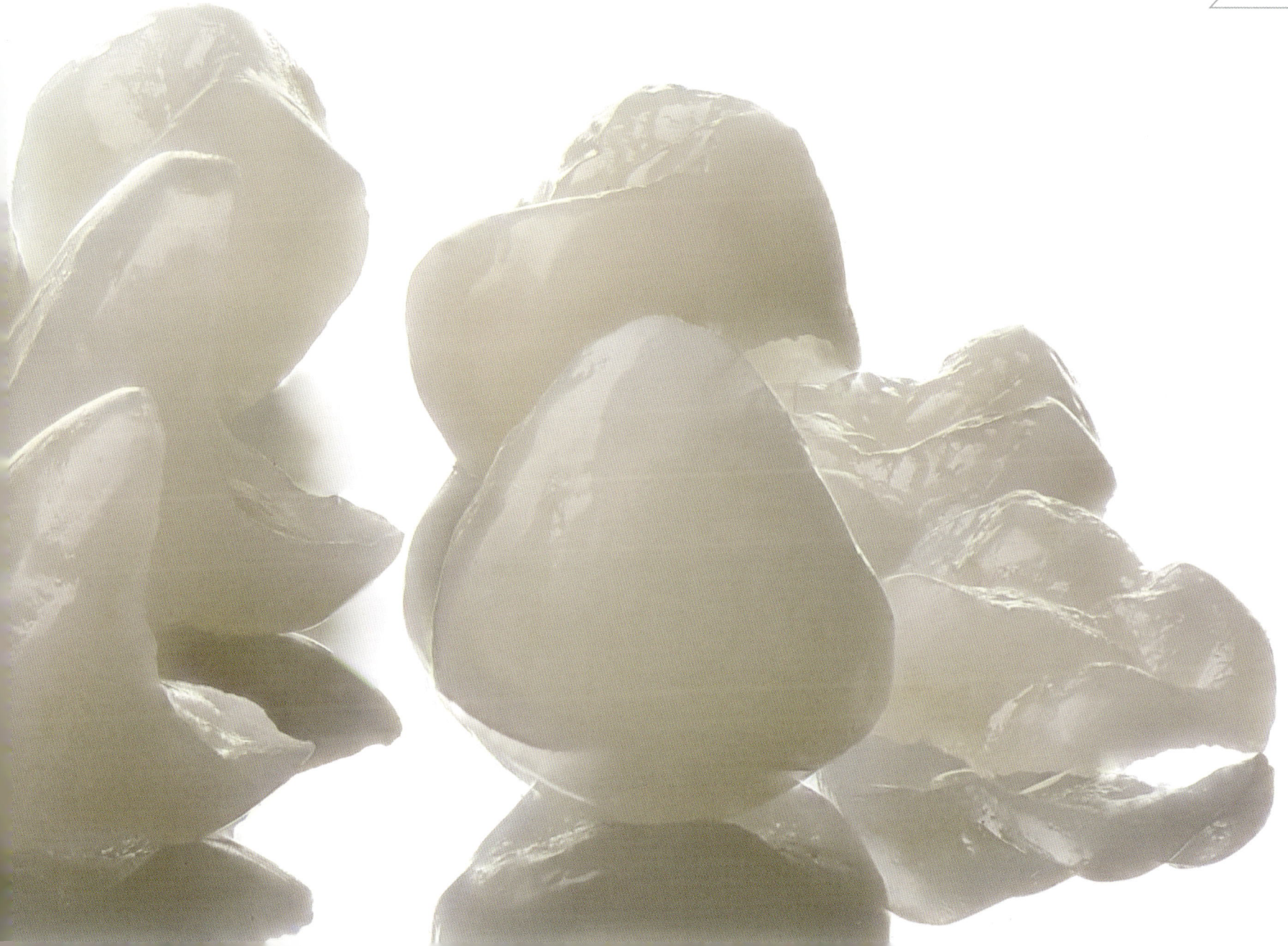

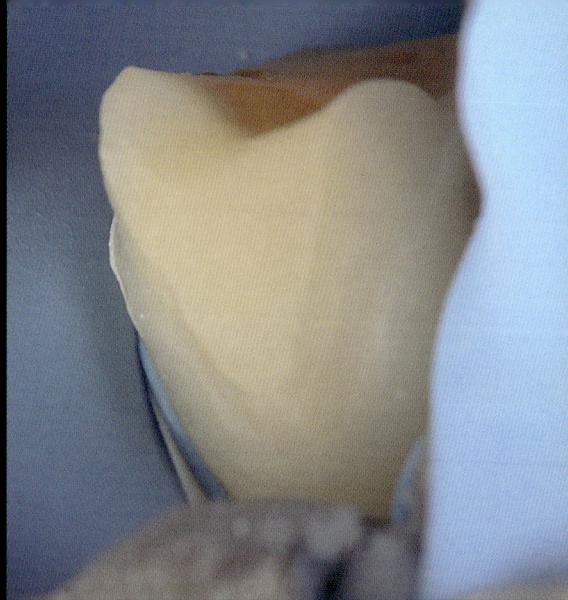

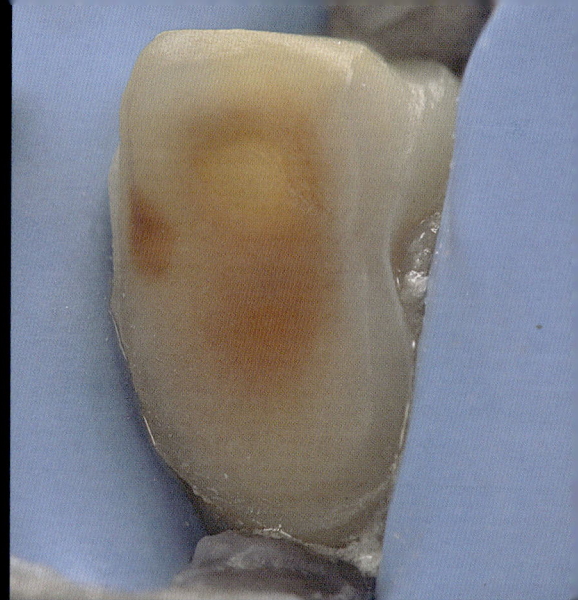

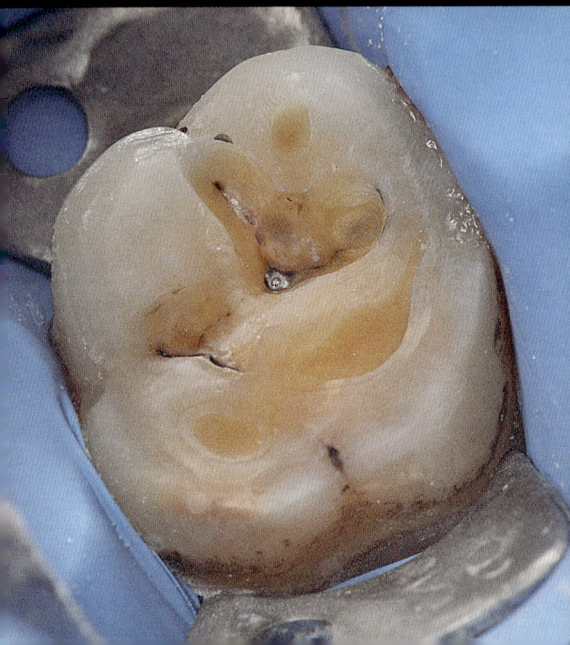

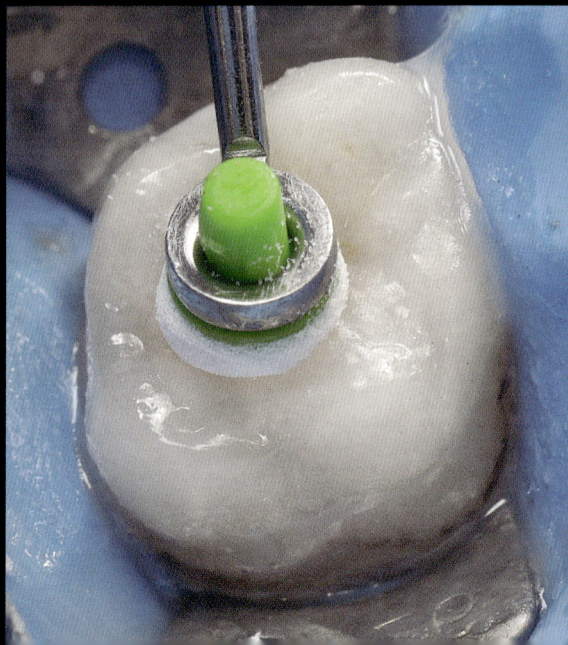

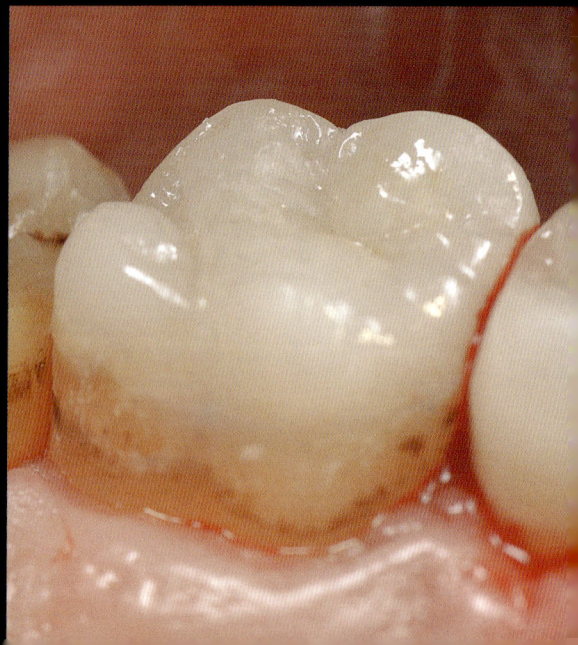

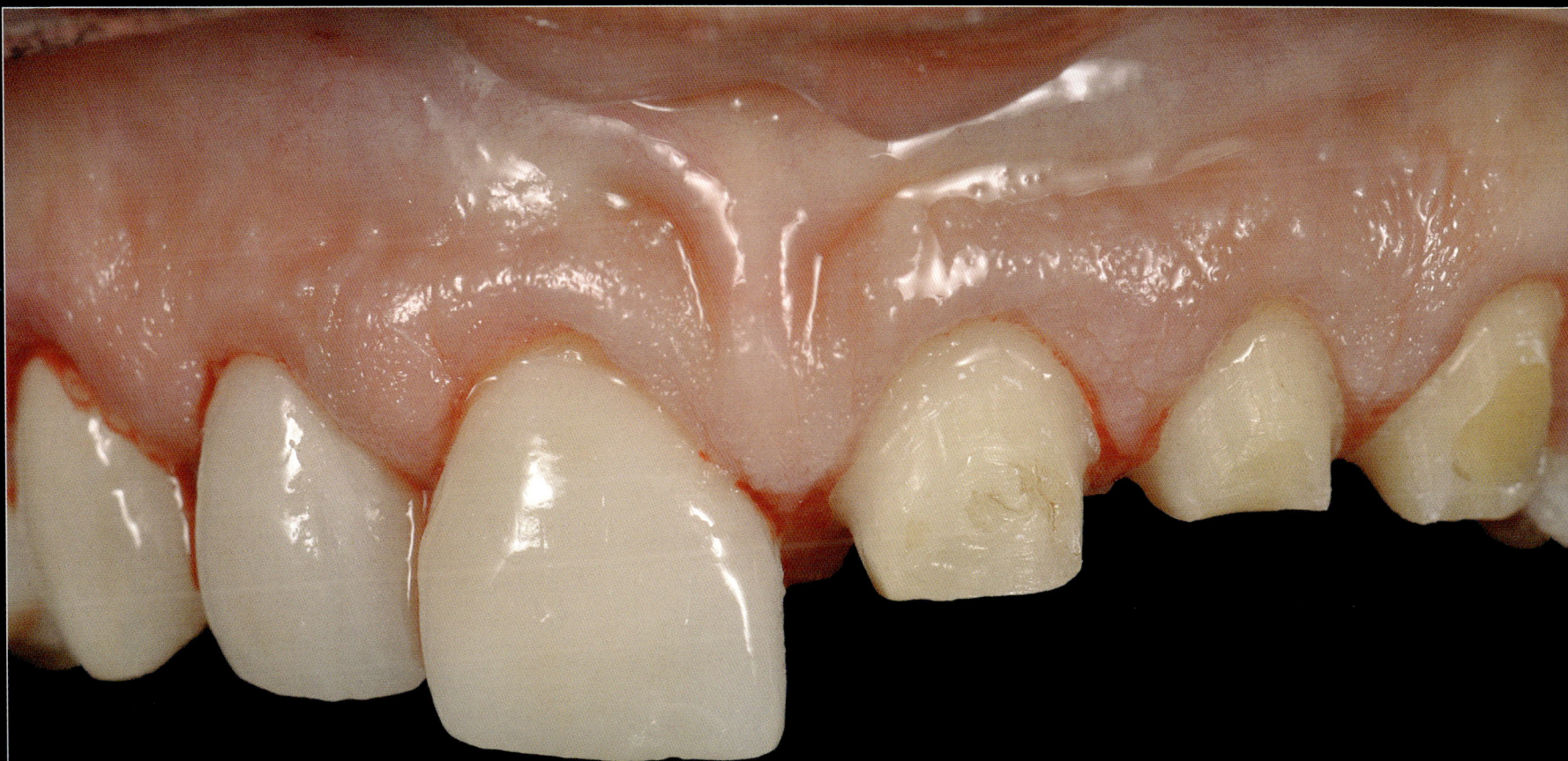

"全牙弓诊断饰面"理念-第4步
下颌牙弓的临床治疗

上颌牙弓粘接流程和调𬌗完成之后，开始下颌牙弓的治疗：

→ 牙体制备同样基于全牙弓诊断饰面：

 – 先从后牙区开始。

 – 定深后移除诊断饰面继续制备。

 – 记录后牙咬合关系。

 – 最后，完成前牙制备。

→ 前磨牙和尖牙的全冠制备采用微创途径（肩台不需要过宽），保证预备体有充分的肩领效应。

→ 技工室制作。

→ 粘接流程：标准化步骤。

→ 检查咬合。如有需要，调𬌗然后抛光。

> 66 上颌牙弓和下颌牙弓分开修复能减少误差，避免重新制备。通常来说，下颌牙弓的牙体制备耗时比较短，可以与上颌牙弓粘接流程同期完成。 99

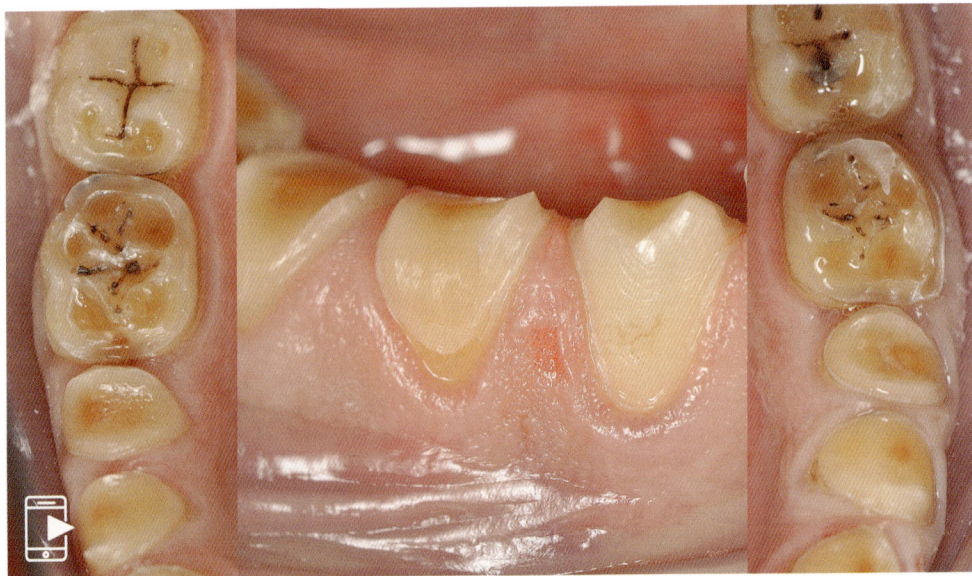

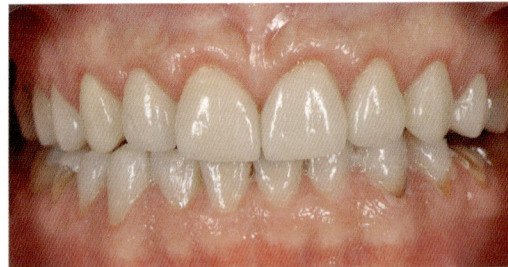

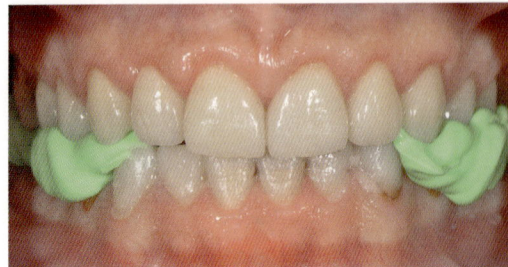

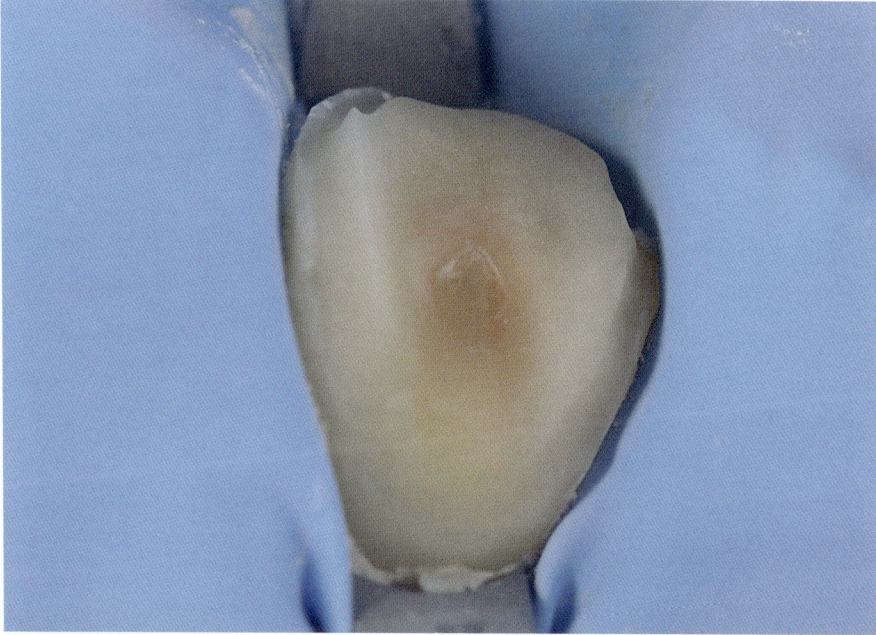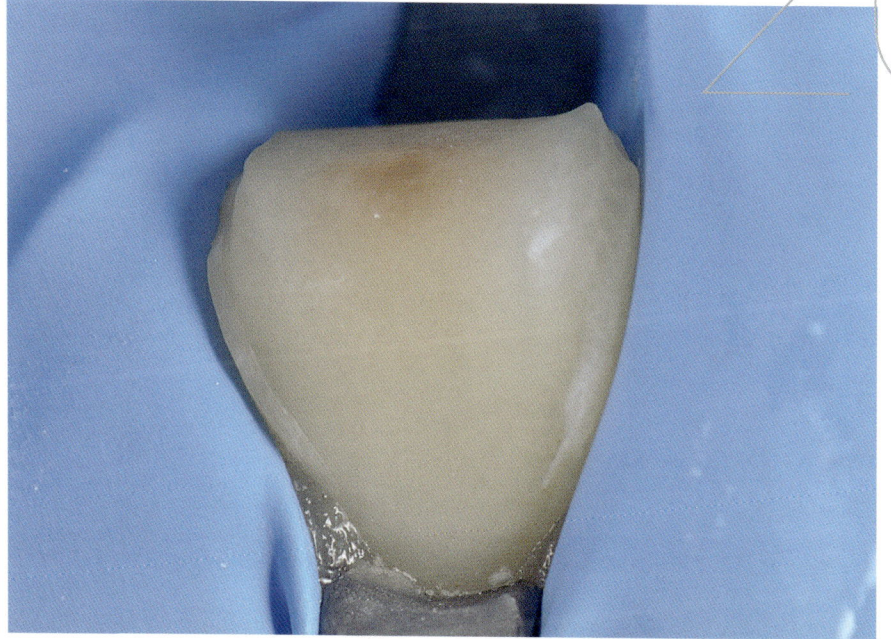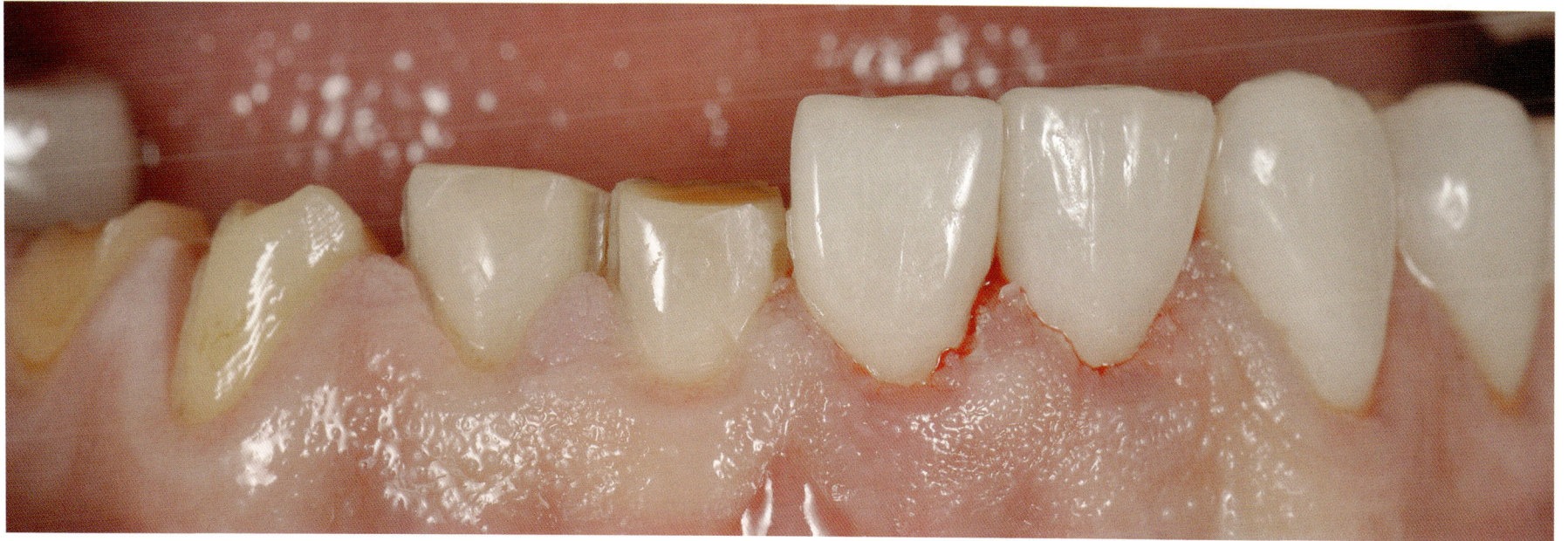

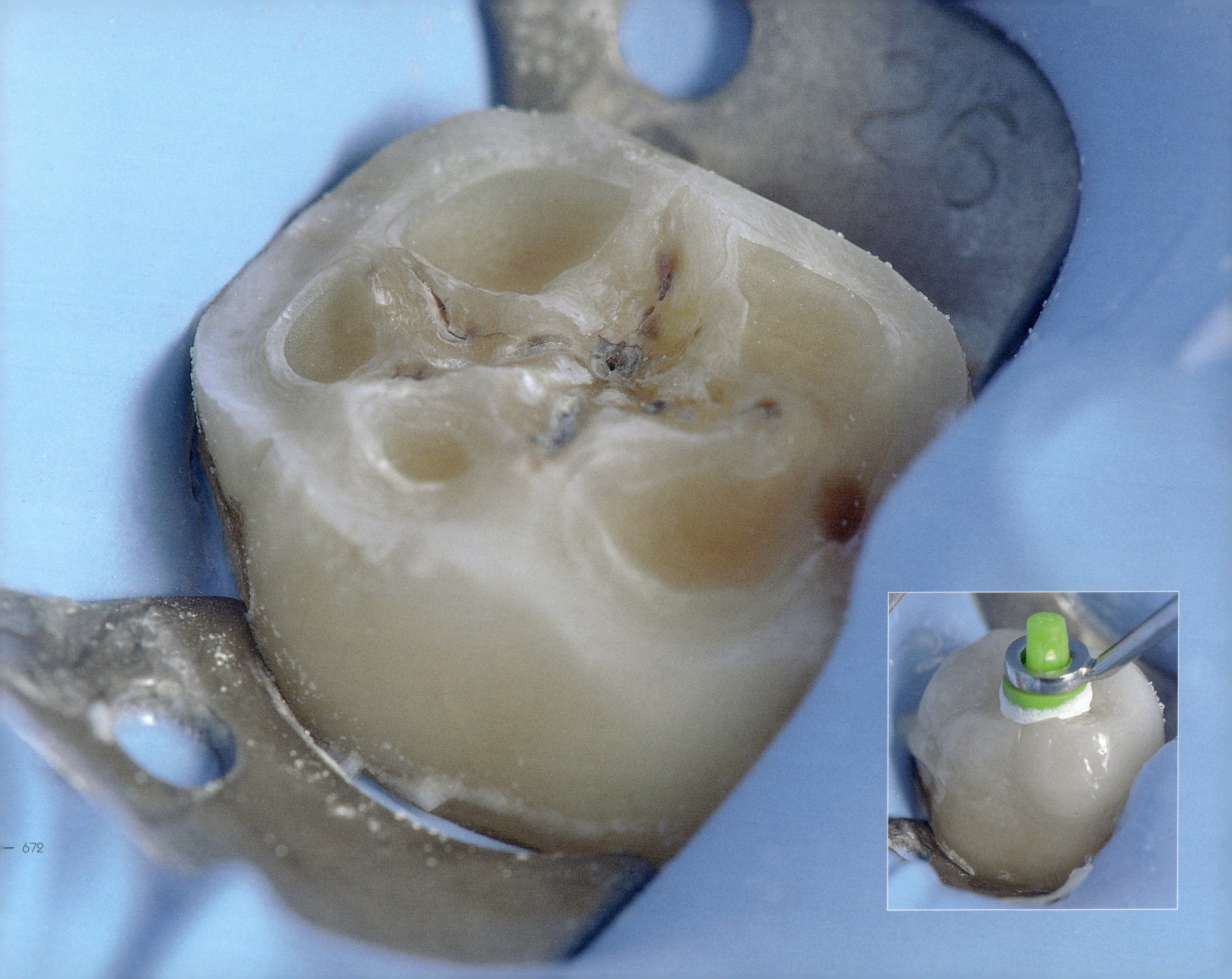
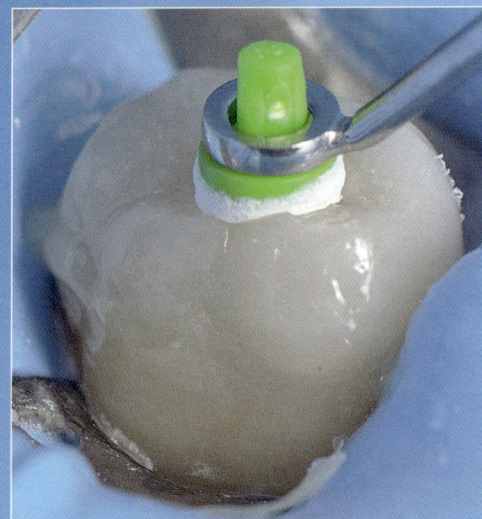

对比治疗前后，以下几点的重要性值得再次强调：

→ 全面而详尽的术前分析。

→ 切端高度在三维空间内的位置，以及牙体大小比例都要与面部和谐融洽。

→ VDO增量取决于为恢复牙体解剖形态和改善功能所需要的修复空间，并且也不干扰正常的微笑美观。

→ 严重组织损耗常会表现为，前牙组织缺损比后牙更显著。因此，前牙和后牙体积恢复的多少也不同。这一点要在美学方案中考虑到。

> **最终的修复体虽然采用全解剖式设计，但美观和细节表现并不逊色。这说明无论是全解剖式还是瓷层堆塑都可以实现模拟天然的美观效果。**

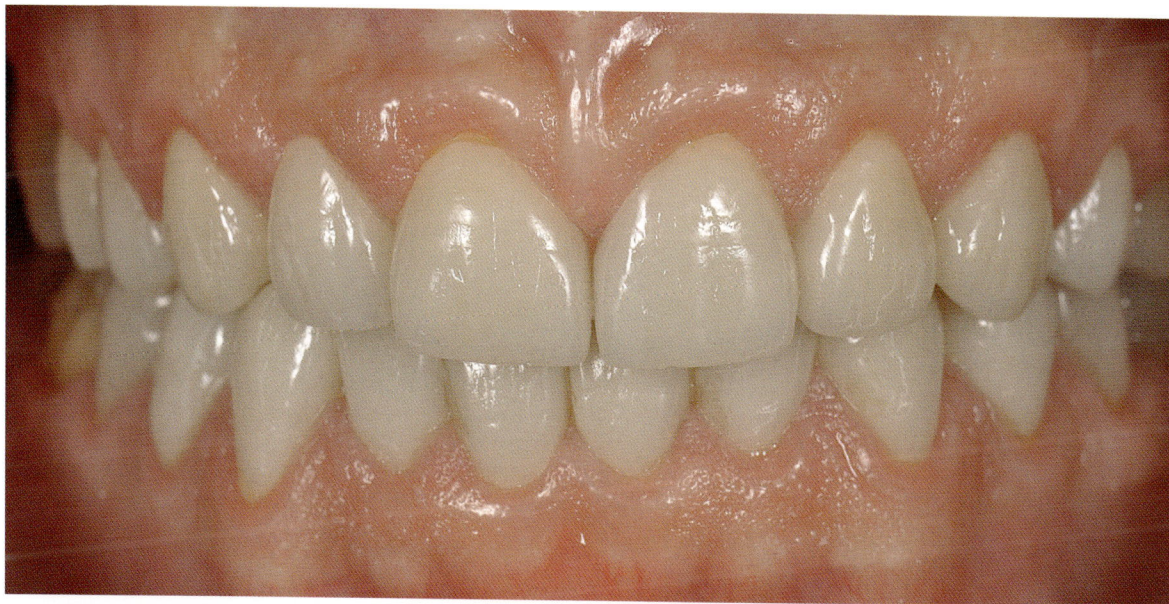

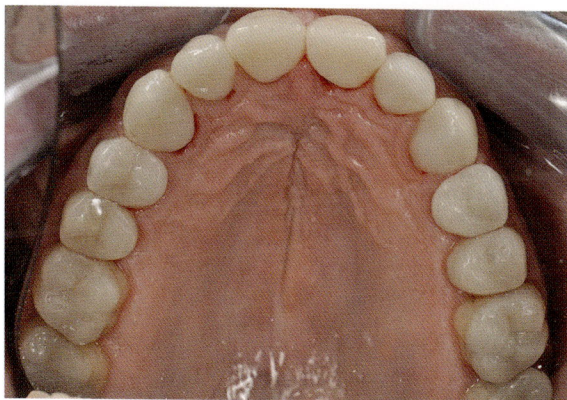

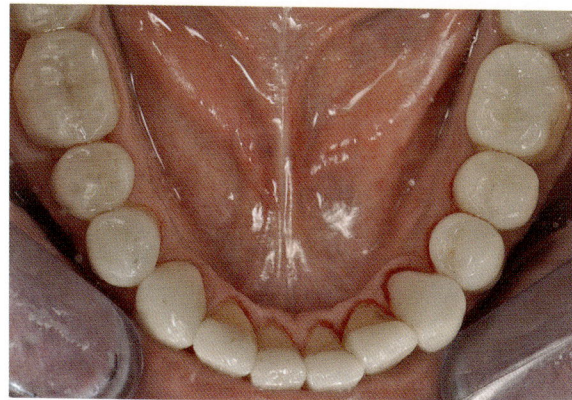

材料

→ 瓷表面处理剂：Monobond瓷酸蚀&底漆二合一液剂（义获嘉伟瓦登特）

≥ 粘接水门汀：Variolink Esthetic Light（义获嘉伟瓦登特）

≥ 全瓷：IPS e.max Press Multi渐变色瓷块（义获嘉伟瓦登特）

最终结果

　　最后，我们为患者制作了夜磨牙粭垫。虽然当前的咬合状态稳定，但是口腔副功能仍然存在。另外，修复材料虽然有令人满意的机械强度，但从长远看其抗力仍然不如健康的牙体组织。综上所述，夜磨牙粭垫能起到缓冲和保护的作用，减缓修复体损耗，也作为治疗的一部分。粭垫一旦破损或者每12~18个月就需要重新更换。

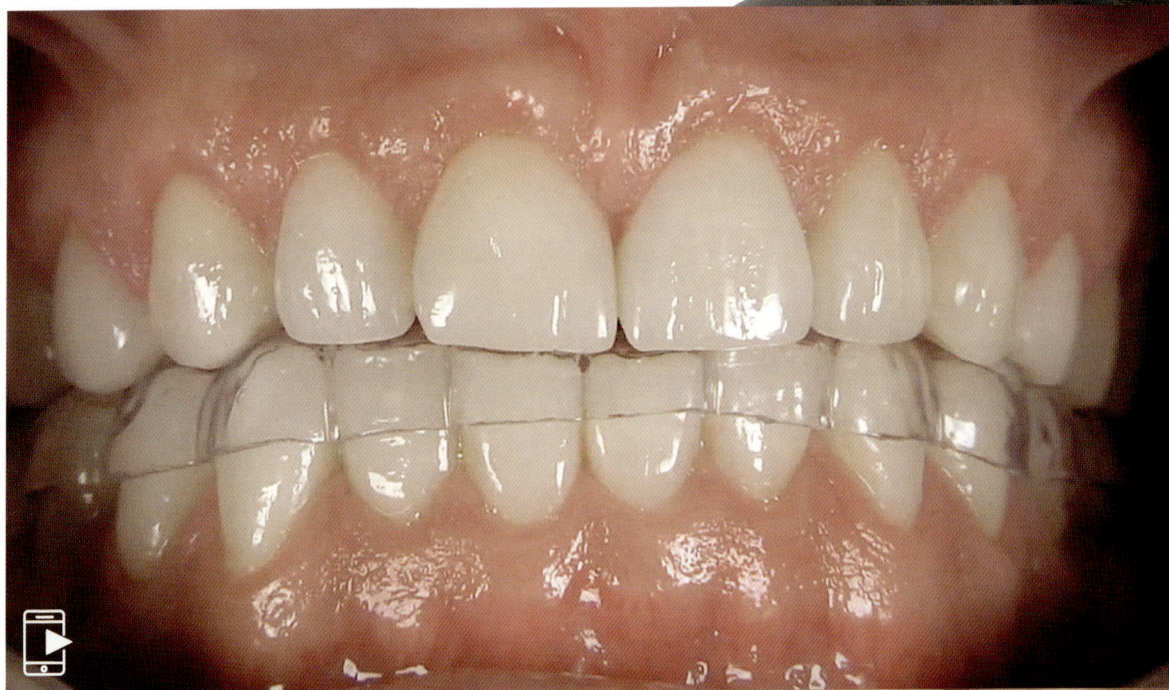

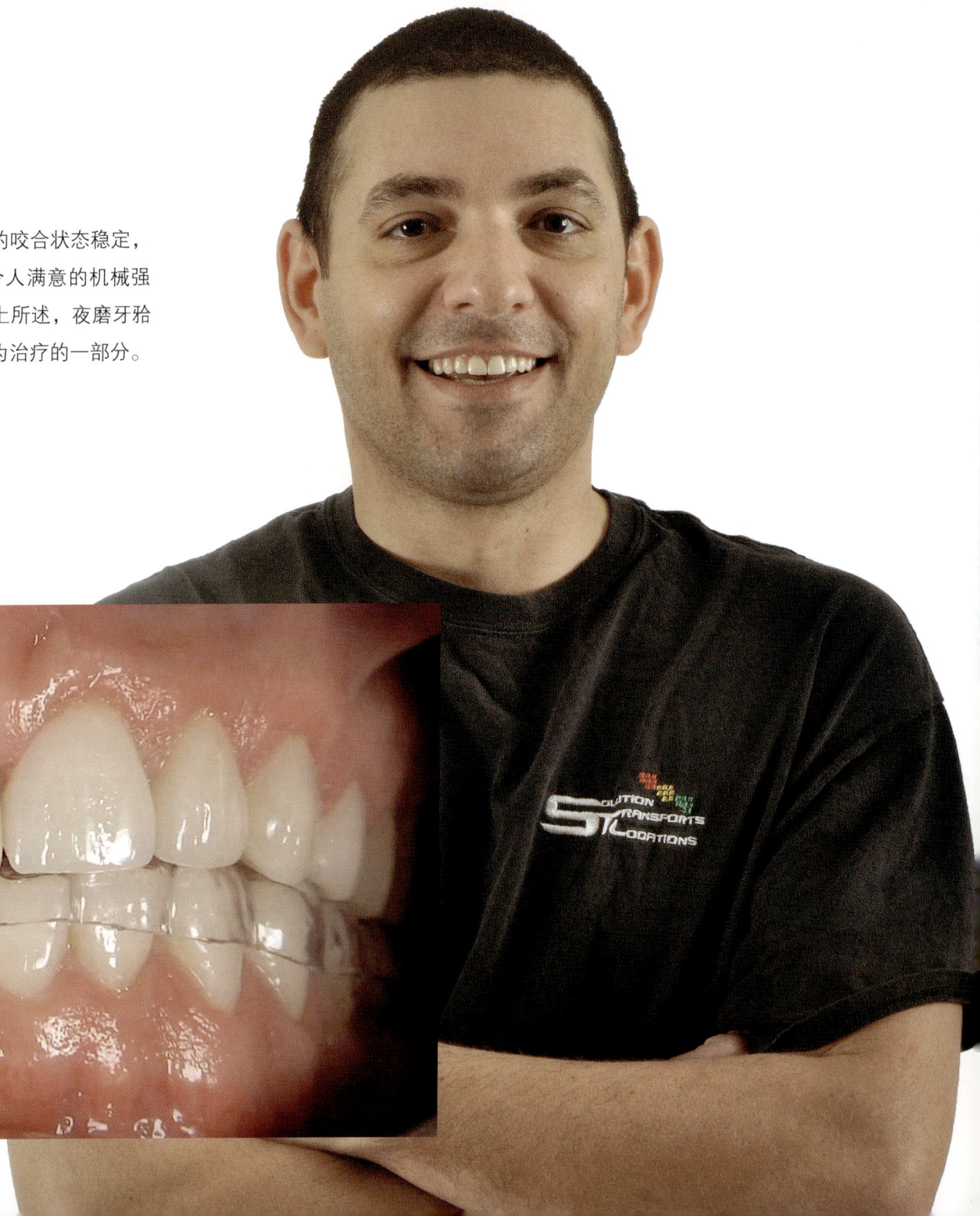

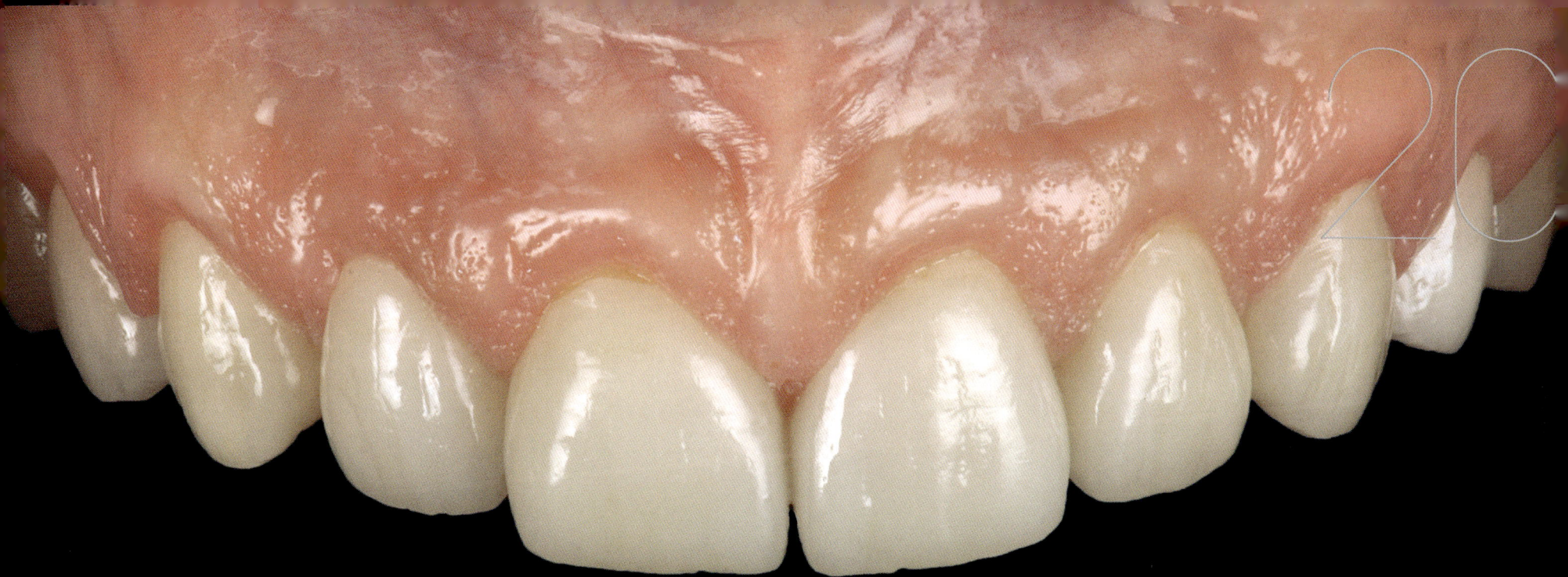
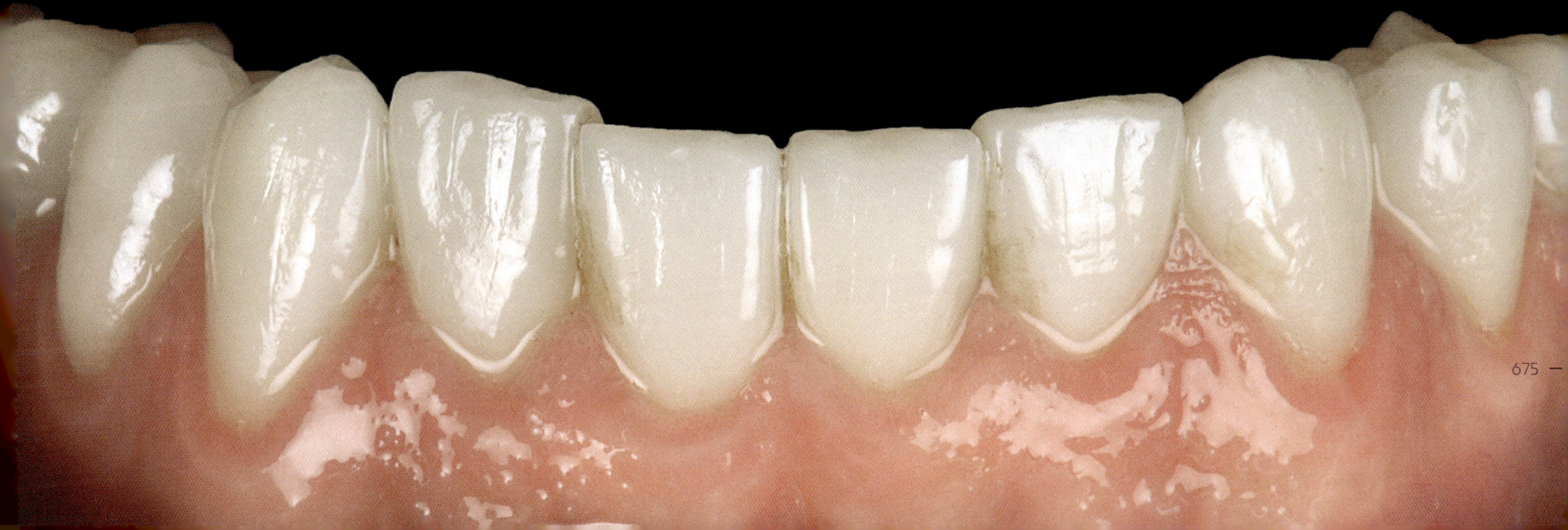

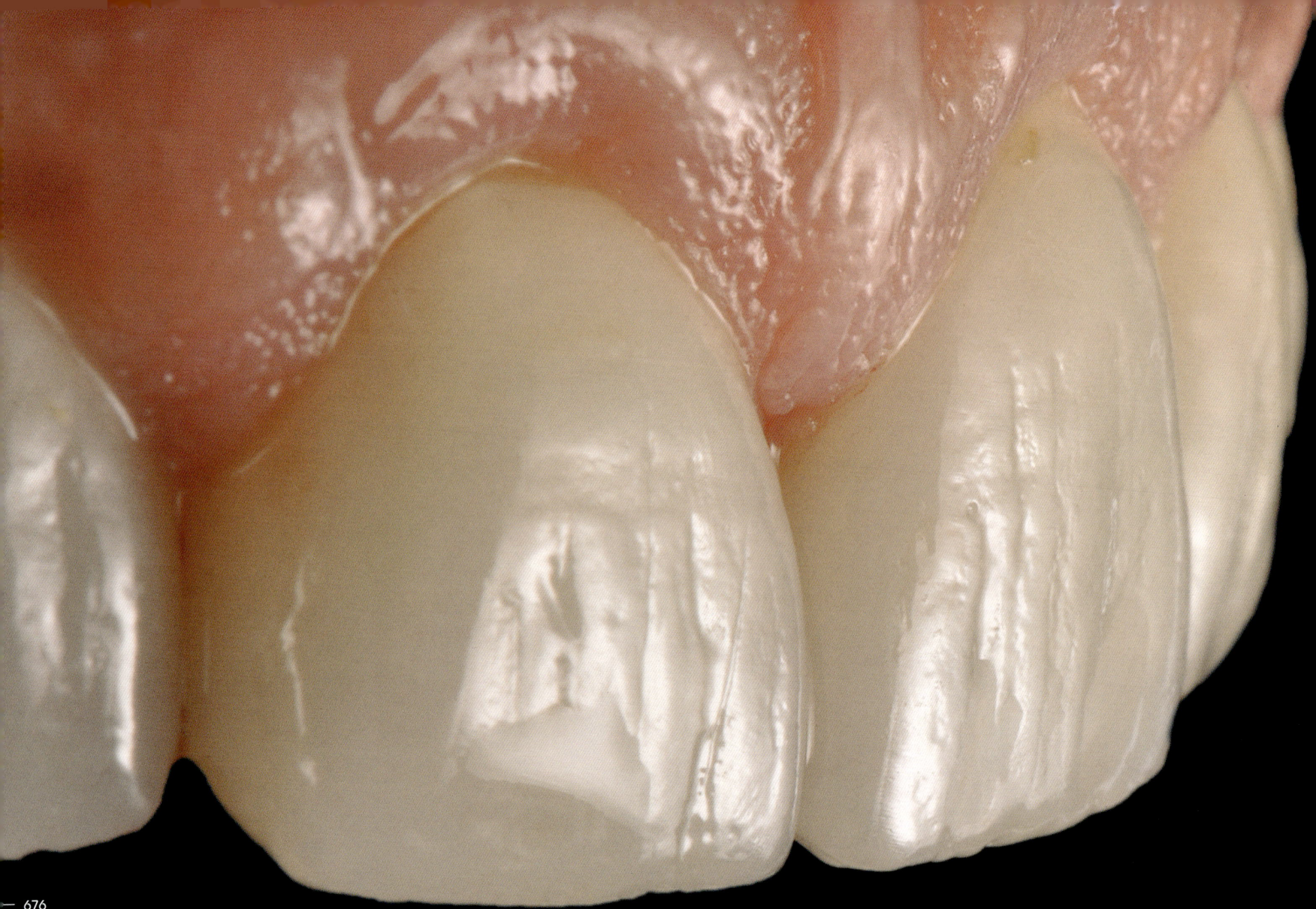

全瓷技师 Hilal Kuday（土耳其）

本章精要

→ 理想的美学方案是基于牙齿在三维空间内的正确位置。

→ 前牙组织损耗严重，治疗需要结合牙周手术（冠延长术）。

→ 严重牙体损耗（腐蚀或磨耗）的情况下，渐变色瓷块和全解剖式修复
体是比较理想的选择。

推荐阅读 Further reading

1 | 美学治疗的系统化流程

Chiche GJ, Pinault A. Esthetics of anterior fixed prosthodontics. Chicago: Quintessence, 1994.

Coachman C, Calamita MA, Sesma N. Dynamic Documentation of the Smile and the 2D/3D Digital Smile Design Process. Int J Periodontics Restorative Dent. 2017;37(2):183-193.

Coachman C, Paravina RD. Digitally Enhanced Esthetic Dentistry - From Treatment Planning to Quality Control. J Esthet Restor Dent. 2016;28 Suppl 1:S3-4.

Fradeani M. Esthetic rehabilitation in fixed prosthodontics. Esthetic Analysis: A Systematic Approach To Prosthetic Treatment. Vol. 1. Chicago: Quintessence, 2004.

Fradeani MB, Barducci G, Esthetic rehabilitation in fixed prosthodontics. A Systematic Approach to Esthetic, Biologic and Functional Integration. Vol 2. Chicago: Quintessence, 2008.

Mahshid M, Khoshvaghti A, Varshosaz M, Vallaei N. Evaluation of «golden proportion» in individuals with an esthetic smile. J Esthet Restor Dent. 2004;16(3):185-92; discussion 193.

Malafaia FM, Garbossa MF, Neves AC, Silva-Concilio LR, Neisser MP. Concurrence between interpupillary line and tangent to the incisal edge of the upper central incisor teeth. J Esthet Restor Dent. 2009;21(5):318-22.

Margossian P, Laborde G, Koubi S, Couderc G, Mariani P. Use of the Ditramax system to communicate esthetic specifications to the laboratory. Eur J Esthet Dent. 2011;6(2):188-96.

Miller EL, Bodden WR Jr, Jamison HC. A study of the relationship of the dental midline to the facial median line. J Prosthet Dent. 1979;41(6):657-60.

Namano S, Behrend DA, Harcourt JK, Wilson PR. Angular asymmetries of the human face. Int J Prosthodont. 2000;13(1):41-6.

Ritter DE, Gandini LG Jr, Pinto Ados S, Ravelli DB, Locks A, Analysis of the smile photograph. World J Orthod. 2006;7(3):279-25.

Roach RM, Muia PJ. Communication between dentist and technician: An esthetic checklist, in Preston JD. Perspectives in Dental Ceramics. Proceedings of the Fourth International Symposium on Ceramics. Chicago: Quintessence, 1988;445.

2 | 材料：正确选择瓷块

Azer SS, Rosenstiel SF, Seghi RR, Johnston WM. Effect of substrate shades on the color of ceramic laminate veneers. J Prosthet Dent. 2011;106(3):179-83.

Chen XD, Hong G, Xing WZ, Wang YN. The influence of resin cements on the final color of ceramic veneers. J Prosthodont Res. 2015;59(3):172-7.

Griffiths CE, Bailey JR, Jarad FD, Youngson CC. An investigation into most effective method of treating stained teeth: an in vitro study. J Dent. 2008;36(1):54-62. Epub 2007 Dec 3.

Jarad FD, Griffiths CE, Jaffri M, Adeyemi AA, Youngson CC. The effect of bleaching, varying the shade or thickness of composite veneers on final colour: an in vitro study. J Dent. 2008;36(7):554-9.

Turgut S, Bagis B. Effect of resin cement and ceramic thickness on final color of laminate veneers: an in vitro study. J Prosthet Dent. 2013;109(3):179-86.

3 | 瓷贴面：制备和操作的基本原则

Belser U. Changement de paradigmes en prothèse conjointe. RéalClin. 2010;21(2):79-85.

Edelhoff D, Sorensen JA. Tooth structure removal associated with various preparation designs for anterior teeth. J Prost Dent. 2002;87(5):503-9.

Gürel G. Les facettes en céramiques : de la théorie à la pratique. Quintessence Publishing 2005.

Gürel G. Predictable, precise, and repeatable tooth preparation for porcelain laminate veneers. PractProcedAesthet Dent. 2003;15(1):17-24.

Gürel G, Bichacho N. Permanent diagnostic provisional restorations for predictable results when redesigning the smile. Pract Proced Aesthet Dent. 2006;18(5):281-6.

Gürel G, Morimoto S, Calamita MA, Coachman C, Sesma N. Clinical performance of porcelaine laminate veneers: outcomes of the aesthetic pre-evaluative temporary (APT) technique. Int J Periodontics Restaurative Dent. 2012;32(6):625-35.

Magne P, Belser UC. Novel porcelain laminate preparation approach driven by a diagnostic mock-up. J Esthet Restor Dent. 2004;16(1):7-16.

Magne P, Douglas WH. Porcelain veneers: dentin bonding optimization and biomimetic recovery of the crown. Int J Prosthodont.1999;12:111-21.

Magne P, Magne M. Use of additive wax-up and direct intraoral mock-up for enamel preservation with porcelain laminate veneers. Eur J Esthet Dent. 2008;1(1):10-19.

Touati B, Bersay L. Émaillage des dents au moyen de facettes en vitrocéramique. Les cahiers de prothèse. 1987 Dec;15(60):167-89.

Touati B, Pissis P, Miara P. Restaurations unitaires collées et concepts de préparations pelliculaires. Les cahiers de prothèse. 1985;52.

Touati B, Plissart-Vanackere A. Facettes collées en céramique, vers une prothèse a minima. Real Clin. 1990;1(1):51-66.

Zhang HP, Wei Y, Deng XL, Zheng G. The effect of simulate intraoral sandblasting on the bond strength between enamel and composite resin. Beijing Da Xue Xue Bao. 2004 Apr;36(2):207-9.

4 | 牙体"不制备"途径的适应证和操作方法

D'Arcangelo C, Vadini M, D'Amario M, Chiavaroli Z, De Angelis F. Protocol for a new concept of no-prep ultrathin ceramic veneers. J Esthet Restor Dent. 2018;30(3):173-9.

Gresnigt M, Ozcan M. Esthetic rehabilitation of anterior teeth with porcelain laminates and sectional veneers. J Can Dent Assoc. 2011;77:143.

Magne P, Hanna J, Magne M. The case for moderate « guided prep » indirect porcelain veneers in the anterior dentition. The pendulum of porcelain veneer preparations: from almost no-prep to over-prep to no-prep. Eur J Esthet Dent. 2013;8(3):376-88.

Molina IC, Molina GC, Stanley K, Lago C, Xavier CF, Volpato CA. Partial-prep bonded restorations in the anterior dentition: Long-term gingival health and predictability. A case report. Quintessence Int. 2016;47(1):9-16.

Piwowarczyk A, Blum J, Abendroth H. Non-prep restoration of an ankylosed incisor: a case report. Quintessence Int. 2015;46(4):281-5.

Radz GM. Minimum thickness anterior porcelain restorations. Dent Clin North Am. 2011;55(2):353-70.

8 | 黑三角和前牙间隙

Katsarou T, Antoniadou M, Papazoglou E. Effectiveness of optical illusions applied on a single composite resin veneer for the diastema closure of maxillary central incisors. Int J Esthet Dent. 2017;12(1):42-59.

Priest G. Proximal margin modifications for all-ceramic veneers. Pract Proced Aesthet Dent. 2004;16(4):265-72;quiz 273.

Ricci A, Ferraris F. A minimally invasive approach to restore function and esthetics in periodontally involved teeth. Eur J Esthet Dent. 2011;6(1):34-49.

Viswambaran M, Londhe SM, Kumar V. Conservative and esthetic management of diastema closure using porcelain laminate veneers. Med J Armed Forces India. 2015;71(Suppl 2):S581-5.

9 | 瓷贴面与个别变色牙

Coelho CS, Biffi JC, Silva GR, Abrahão A, Campos RE, Soares CJ. Finite element analysis of weakened roots restored with composite resin and posts. Dent Mater J. 2009 Nov;28(6):671-8.

Del Curto F, Rocca GT, Krejci I. Restoration of discolored endodontically treated anterior teeth: a minimally invasive chemomechanical approach. Int J Esthet Dent. 2018;13(3):302-17.

Oskoee SS, Bahari M, Daneshpooy M, Ajami AA, Rahbar M. Effect of Different Intraorifice Barriers and Bleaching Agents on the Fracture Resistance of Endodontically Treated Anterior Teeth. J Endod. 2018 Nov;44(11):1731-5. doi:10.1016/j.joen.2018.07.025. Epub 2018 Sep 25.

10 | 瓷贴面与全口变色牙

Coachman C, Gürel G, Calamita M, Morimoto S, Paolucci B, Sesma N. The influence of tooth color on preparation design for laminate veneers from a minimally invasive perspective: case report. Int J Periodontics Restorative Dent. 2014;34(4):453-9.

De Azevedo Cubas GB, Camacho GB, Demarco FF, Pereira-Cenci T. The Effect of Luting Agents and Ceramic Thickness on the Color Variation of Different Ceramics against a Chromatic Background. Eur J Dent. 2011;5(3):245-52.

Gürel G, Sesma N, Calamita MA, Coachman C, Morimoto S. Influence of enamel preservation on failure rates of porcelain laminate veneers. Int J Periodontics Restorative Dent. 2013;33(1):31-9.

Koutayas SO, Charisis D. Influence of the core material and the glass infiltration mode on the color of glass-infiltrated ceramic veneers over discolored backgrounds. A spectrophotometric evaluation. Eur J Esthet Dent. 2008;3(2):160-73.

Kugel G, Gerlach RW, Aboushala A, Ferreira S, Magnuson B. Long-term use of 6.5% hydrogen peroxide bleaching strips on tetracycline stain: a clinical study. Compend Contin Educ Dent. 2011;32(8):50-6.

Magne M, Magne I, Bazos P, Paranhos MP. The parallel stratification masking technique: an analytical approach to predictably mask discolored dental substrate. Eur J Esthet Dent. 2010;5(4):330-9.

Shono NN, Al Nahedh HN. Contrast ratio and masking ability of three ceramic veneering materials. Oper Dent. 2012;37(4):406-16.

11 | 超白瓷贴面

Maunula H, Hjerppe J, Lassila LLV, Närhi TO. Optical Properties and Failure Load of Thin CAD/CAM Ceramic Veneers. Eur J Prosthodont Restor Dent. 2017;25(2):86-92.

Roberts M, Shull GF Jr. Treating a young adult with bonded porcelain veneers. J Am Dent Assoc. 2011;142 Suppl 2:10S-3S.

12 | 侧切牙先天缺失

Al-Jewair TS, Swiderski B. Orthodontic Canine Substitution for the Management of Missing Maxillary Lateral Incisors May Have Superior Periodontal and Esthetic Outcomes Compared to an Implant- or Tooth-Supported Prosthesis. J Evid Based Dent Pract. 2018;18(2):153-6.

Gomes AF, Pinho T. Esthetic perception of asymmetric canines treated with space closure in maxillary lateral incisor agenesis. Int J Esthet Dent. 2019;14(1):30-8.

Silva G, Normandes AC, Barros Júnior E, Gatti J, Maranhão K, Reis AC, Jassé F, Moura L, Barros T. Ceramic Laminate Veneers for Reestablishment of Esthetics in Case of Lateral Incisor Agenesis. Case Rep Dent. 2018;17;2018:4764575.

13 | 瓷贴面：在牙周组织退缩的情况下

Morris ML. The position of the margin of the gingiva. Oral Surg Oral Med Oral Pathol. 1958;11(9):969-84.

Su H, Gonzalez-Martin O, Weisgold A, Lee E. Considerations of implant abutment and crown contour: critical contour and subcritical contour. Int J Periodontics Restorative Dent. 2010;30(4):335-43.

14 | 瓷贴面与正畸联合治疗

Gresnigt MM, Kalk W, Özcan M. Clinical longevity of ceramic laminate veneers bonded to teeth with and without existing composite restorations up to 40 months. Clin Oral Investig. 2013 Apr;17(3):823-32.

Lampreia M, Perez J. Aesthetic porcelain laminate veneer restoration following orthodontic treatment: sequential technique. Pract Proced Aesthet Dent. 2008 Oct;20(9):545-7.

16 | 瓷贴面与种植上部修复

Magne P, Magne M, Jovanovic SA. An esthetic solution for single-implant restorations – type III porcelain veneer bonded to a screw-retained custom abutment: a clinical report. J Prosthet Dent. 2008;99(1):2-7.

Magne P, Oderich E, Boff LL, Cardoso AC, Belser UC. Fatigue resistance and failure mode of CAD/CAM composite resin implant abutments restored with type III composite resin and porcelain veneers. Clin Oral Implants Res. 2011;22(11):1275-81.

Molina I, Goldberg J, Volpato CM, Magne P. Accelerated fatigue resistance of novel-design histoanatomic implant restorations made of CAD/CAM bilaminar assemblies. Int J Esthet Dent. 2017;12(3):336-51.

17 | 瓷贴面与数字化工作流程

Allen KL, Schenkel AB, Estafan D. An overview of the CEREC 3D CAD/CAM system. Gen Dent. 2004;52(3):234-5.

Coachman C, Gürel G, Calamita M, Morimoto S, Paolucci B, Sesma N. The influence of tooth color on preparation design for laminate veneers from a minimally invasive perspective: case report. Int J Periodontics Restorative Dent. 2014;34(4):453-9.

Coachman C, Calamita MA, Sesma N. Dynamic Documentation

of the Smile and the 2D/3D Digital Smile Design Process. Int J Periodontics Restorative Dent. 2017;37(2):183-93

Fasbinder DJ. CAD/CAM ceramic restorations in the operatory and laboratory. Compend Contin Educ Dent. 2003 Aug;24(8):595-8, 600-4; quiz 605.

Gürel G. Applying foundational principles to digital technologies. Ensuring success in aesthetic dentistry. Dent Today. 2014 May;33(5):144,146,148.

Gürel G. Discovering the artist inside: a three-step approach to predictable aesthetic smile designs, part 1. Dent Today. 2013;32(5):74,76-8.

Gürel G. Discovering the artist inside: a three-step approach to predictable aesthetic smile designs, part 2. Dent Today. 2013;32(7):126, 128-31.

LoPresti JT, David SB. New concepts in restorative dentistry. The CEREC CAD/CAM system. N Y State Dent J. 1994;60(9):39-42.

Omar D, Duarte C. The application of parameters for comprehensive smile esthetics by digital smile design programs: A review of literature. Saudi Dent J. 2018;30(1):7-12.

Rambabu T, Gayatri C, Sajjan GS, Karteek Varma PV, Srikanth V. Correlation between Dentofacial Esthetics and Mental Temperament: A Clinical Photographic Analysis Using Visagism. Contemp Clin Dent. 2018;9(1):83-7.

Stanley M, Paz A, Miguel I, Coachman C. Fully digital workflow, integrating dental scan, smile design and CAD-CAM: case report. BMC Oral Health. 2018;18(1):134.

18 | 瓷贴面与全口牙列损耗：牙体"微创制备"途径

Abduo J. Safety of increasing vertical dimension of occlusion: a systematic review. Quintessence Int. 2012;43(5):369-80.

Abduo J, Lyons K. Clinical considerations for increasing occlusal vertical dimension: a review. Aust Dent J. 2012;57(1):2-10.

Bartlett DW, Blunt L, Smith BG. Measurement of tooth wear in patients with palatal erosion. Br Dent J. 1997;8;182(5):179-84.

Bartlett DW, Evans DF, Smith BG. Oral regurgitation after reflux provoking meals: a possible cause of dental erosion? J Oral Rehabil. 1997;24(2):102-8.

Belser U. Changement de paradigmes en prothèse conjointe.

Réal Clin. 2010; 21(2):79-85.

Dietschi D, Argente A. A comprehensive and conservative approach for the restoration of abrasion and erosion. Part 1: concept and clinical rational for early intervention using adhesive techniques. Eur J Esthet Dent. 2011;6(1):20-33.

Edelhoff D, Sorensen JA. Tooth structure removal associated with various preparation designs for anterior teeth. J Prosthet Dent. 2002;87(5):503-9.

Fradeani M, Barducci G, Bacherini L, Brennan M. Esthetic rehabilitation of a severely worn dentition with minimally invasive prosthetic procedures (MIPP). Int J Periodontics Restorative Dent. 2012;32(2):135-47. Jaeggi T, Lussi A. Prevalence, incidence and distribution of erosion. Monogr Oral Sci. 2014;25:55-73. doi: 10.1159/ 000360973. Epub 2014 Jun 26.

Koubi S, Gürel G, Margossian P, Massihi R,Tassery H. Nouvelles perspectives dans le traitement de l'usure : les « Table Tops ». Réalités Cliniques. 2013;24(4):319-30.

Koubi S, Gürel G, Margossian P, Massihi R, Tassery H. A simplified approach for restorartion of worn dentition using the full mock-up concept: clinical case report. Int J Periodontics Restorative Dent. 2018;38(2):189-97.

Koubi S, Gürel G, Margossian P, Massihi R, Tassery H. Traitement de l'usure : rôle fondamental du projet esthétique et fonctionnel. Inf Dent 2014;96(31):66-80.

Koubi S, Gürel G, Margossian P, Massihi R, Tassery H. Préparations postérieures a minima guidées par le mock-up dans les traitements de l'usure. Rev Odont Stomat 2014;43(3):231-249.

Koubi S, Gürel G, Margossian P, Massihi R, Tassery H. Aspects cliniques et biomécaniques des restaurations partielles collées dans le traitement de l'usure: les table top. Réal Clin 2014;25(4):327-36.

Koubi S, Gürel G, Margossian P, Massihi R, Tassery H. Le projet esthétique et fonctionnel: nouveau « GPS » de la dentisterie moderne. Rev Int de Proth Dent 2014;4:257-72.

Koubi S, Gürel G, Margossian P, Massihi R, Tassery H. La dentisterie guidée au service de l'usure. Information Dentaire. 2015;27-28(97).

Lussi A, Schaffner M, Jaeggi T. [Diagnosis of dental erosions]. Swiss Dent J. 2016;126(5):466-7.

Lambrechts P, Braem M, Vuylsteke-Wauters M, Vanherle G. Quantitative in vivo wear of human enamel. J Dent Res. 1989;68(12):1752-4.

Lussi A, Strub M, Schürch E, Schaffner M, Bürgin W, Jaeggi T. Erosive tooth wear and wedge-shaped defects in 1996 and 2006: cross- sectional surveys of Swiss army recruits. Swiss Dent J. 2015;125(1):13-27

Lussi A, Jaeggi T, Schaffner M. Prevention and minimally invasive treatment of erosions. Oral Health Prev Dent. 2004;2 Suppl 1:321-5.

Margossian P, Laborde G, Koubi S, et coll. Communication des données esthétiques faciales au laboratoire : le systèmeDitramax®. Réal Clin 2010;21(3):149-155.

Margossian P, Laborde G, Koubi S, Couderc G, Mariani P. Use of the ditramax system to communicate esthetic specifications to the laboratory. Eur J Esthet Dent. 2011;6(2):188-96.

Peutzfeldt A, Jaeggi T, Lussi A. Restorative therapy of erosive lesions. Monogr Oral Sci. 2014;25:253-61.

Smith BG, Bartlett DW, Robb ND. The prevalence, etiology and management of tooth wear in the United Kingdom. J Prosthet Dent. 1997;78(4):367-72.

Spreafico R. Composite resin rehabilitation of eroded dentition in a bulimic patient: a case report. Eur J Esthet Dent. 2010;5(1):28-48.

Vailati F, Belser U. Full month adhesive rehabilitation of a severely eroded dentition: the three-step technique. Part 1. Eur J Esthet Dent. 2008;3(1):30-44.

Vailati F, Belser U. Full month adhesive rehabilitation of a severely eroded dentition: the three step technique. Part 2. Eur J Esthet Dent. 2008;3(2):128-46.

Vailati F, Belser U. Full month adhesive rehabilitation of a severely eroded dentition: the three step technique. Part 3. Eur J Esthet Dent. 2008;3(3):236-57.

Vailati F, Belser U. Classification and treatment of anterior maxillary dentition affected by dental erosion: the ACE classification. Int J Periodontics Restorative Dent. 2010;30(6):559-71.

Wazani BE, Dodd MN, Milosevic A. The signs and symptoms of tooth wear in a referred group of patients. Br Dent J. 2012;213(6):E10.

L' Institut de la FACETTE介绍

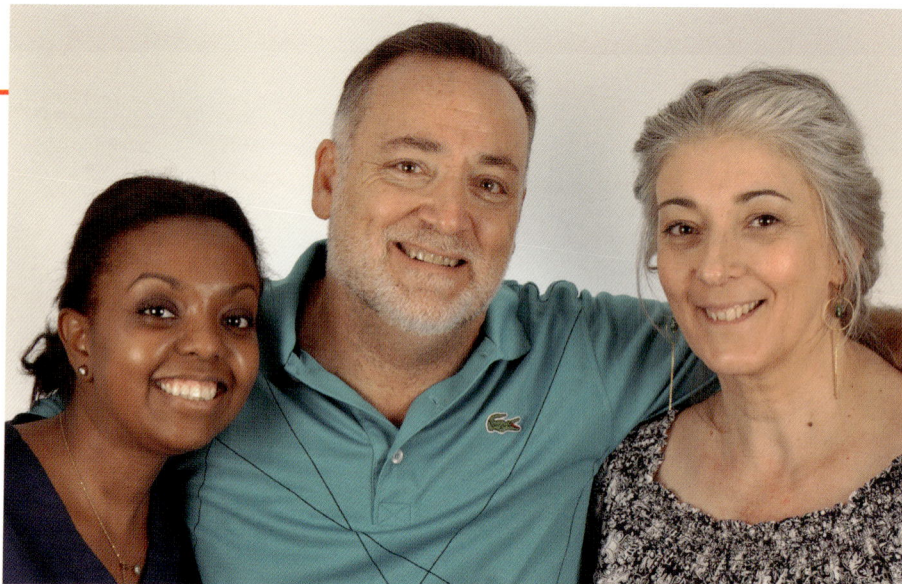

L' Institut de la FACETTE是一家创建于2012年的牙科培训中心。该培训中心的宗旨是为学员们提供一场独特而难忘的瓷贴面学习体验。课程融合理论知识、现场演示和实操训练。为了有完全沉浸式的学习氛围，课程还结合真实临床案例的操作。三大主题课程循环开展：传统模式（非数字化）下的贴面修复系统课程、数字化模式下的贴面修复系统课程，以及损耗牙列的修复重建。

左右两位分别是我工作时的得力助手Badra和Ghislaine，中间这位是我"无所不能"的瓷技师Wilfrid。

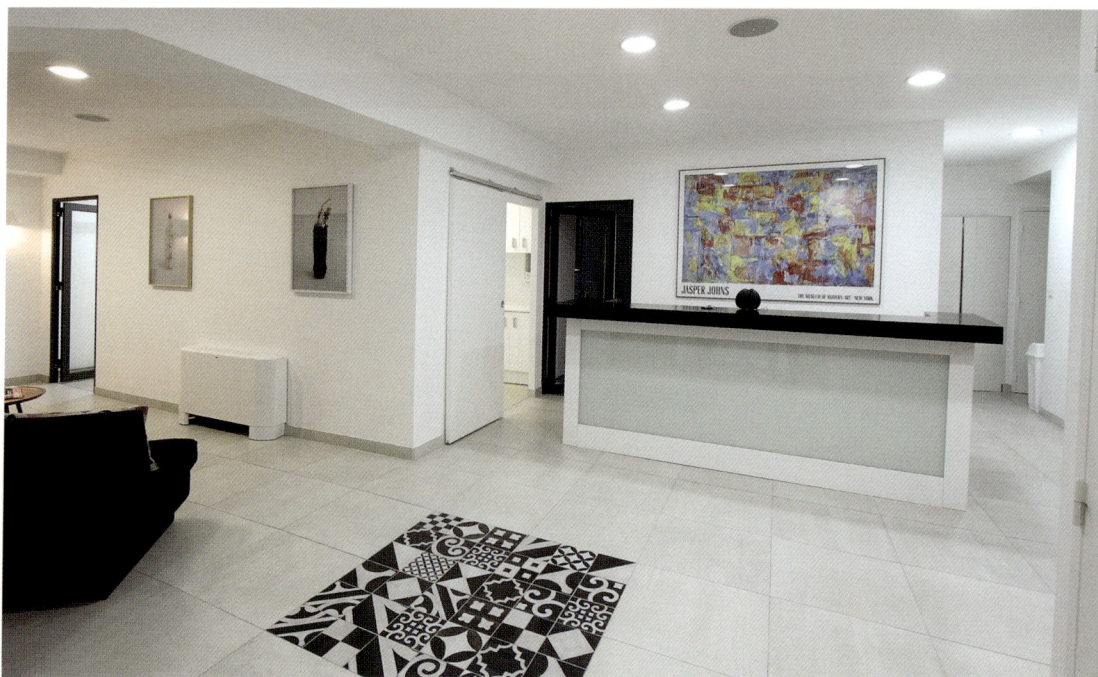

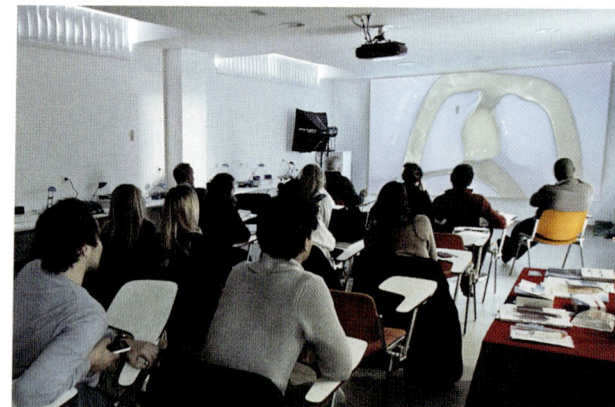

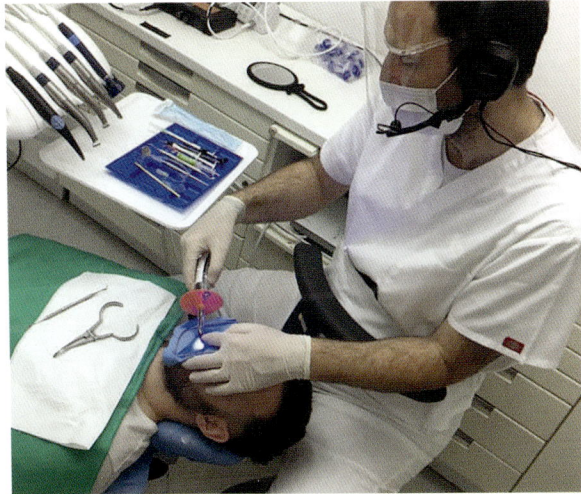

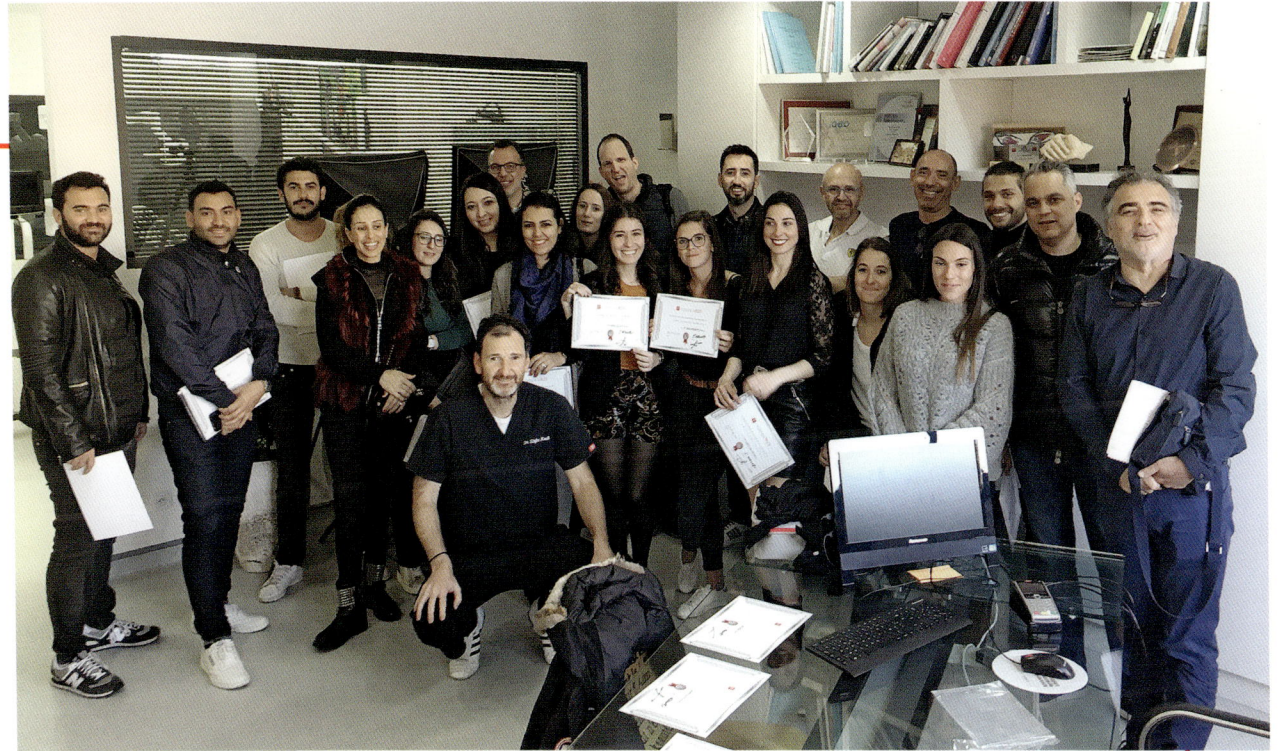

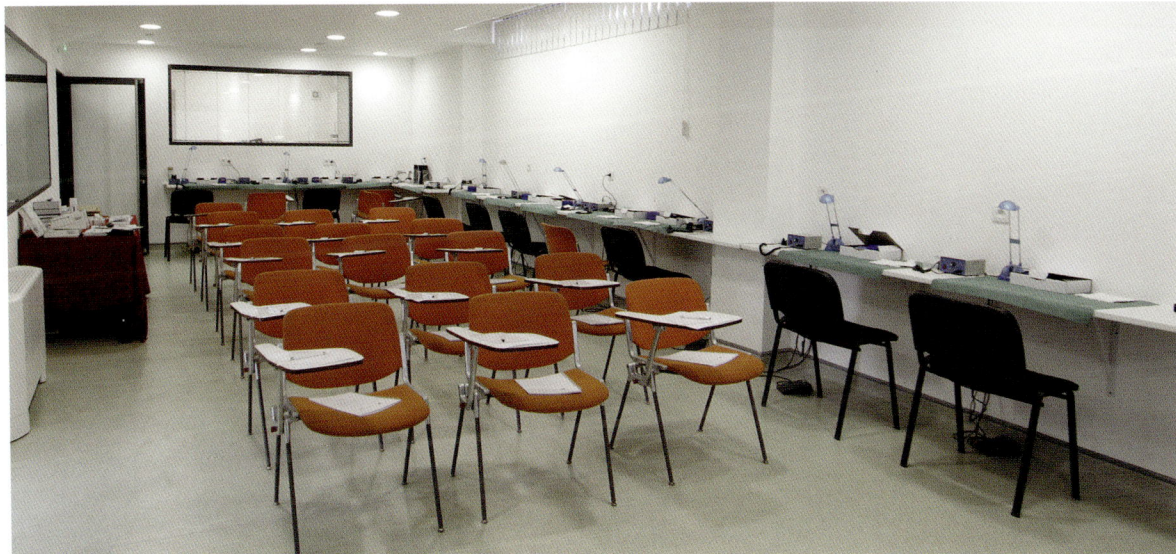

www.linstitudelafacette.com
facette@linstitudelafacette.com